Educational Producer For Your Success

7일만에 끝내는 간호사국가고시 저자가 집필한 기본서 시리즈

간호사 국가고시

성인 · 모성 · 아동 · 기본간호

| 한은경 · 최현주 편저 |

1권

성인간호학
모성간호학
아동간호학
기본간호학

책의 특징

- 핵심 **이론**과 단원별 출제 예상 **문제**의 **단권화** 완성
- 최신 기출분석을 통한 주요 **핵심 이론 요약** 및 체계적인 정리
- 본문에 **출제연도를** 표기하여 출제 빈도와 경향을 한 눈에 파악할 수 있도록 구성

에듀피디 동영상강의 www.edupd.com

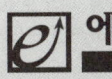
에듀피디
EDUPD

성인 · 모성 · 아동 · 기본간호
간호사 국가고시 1권

1판 1쇄 발행	2022년 8월 17일
2판 1쇄 발행	2025년 7월 21일

편저자	한은경 · 최현주
발행처	에듀피디
등 록	제300-2005-146
주 소	서울 종로구 대학로 45 임호빌딩 2층 (연건동)
전 화	1600-6690
팩 스	02)747-3113

※ 이 책은 저작권법에 따라 보호받는 저작물이므로 무단전재와 무단복제를 금지하며 책 내용의 전부 또는 일부를 이용하려면 반드시 저작권자와 에듀피디의 서면 동의를 받아야 합니다.

최신 수험가이드

1권 성인·모성·아동·기본간호
간호사 국가고시

성인간호학 · 모성간호학 · 아동간호학 · 지역사회간호학 · 정신간호학 · 간호관리학 · 기본간호학 · 보건의약관계법규

간호사가 되기 위한 필수 관문
간호사 국가고시 상세정보

1 시행기관

「한국보건의료인국가시험원」 (홈페이지 : www.kuksiwon.or.kr)

2 응시자격

1 다음 각 호의 자격이 있는 자가 응시할 수 있습니다.

(1) 평가인증기구의 인증을 받은 간호학을 전공하는 대학이나 전문대학[구제(舊制) 전문학교와 간호학교를 포함한다]을 졸업한 자
(2) 보건복지부장관이 인정하는 외국의 제1호에 해당하는 학교를 졸업하고 외국의 간호사 면허를 받은 자

2 결격사유 및 응시자격 제한 등

(1) 제8조(결격사유 등) 다음 각 호의 어느 하나에 해당하는 자는 의료인이 될 수 없다.
  ① 「정신건강증진 및 정신질환자 복지서비스 지원에 관한 법률」 제3조제1호에 따른 정신질환자. 다만, 전문의가 의료인으로서 적합하다고 인정하는 사람은 그러하지 아니하다.
  ② 마약 · 대마 · 향정신성의약품 중독자
  ③ 피성년후견인 · 피한정후견인
  ④ 금고 이상의 실형을 선고받고 그 집행이 끝나거나 그 집행을 받지 아니하기로 확정된 후 5년이 지나지 아니한 자
  ⑤ 금고 이상의 형의 집행유예를 선고받고 그 유예기간이 지난 후 2년이 지나지 아니한 자
  ⑥ 금고 이상의 형의 선고유예를 받고 그 유예기간 중에 있는 자

(2) 제10조(응시자격 제한 등)
  ① 제8조 각 호의 어느 하나에 해당하는 자는 국가시험등에 응시할 수 없다.
  ② 부정한 방법으로 국가시험등에 응시한 자나 국가시험등에 관하여 부정행위를 한 자는 그 수험을 정지시키거나 합격을 무효로 한다.
  ③ 보건복지부장관은 제2항에 따라 수험이 정지되거나 합격이 무효가 된 사람에 대하여 처분의 사유와 위반 정도 등을 고려하여 대통령령으로 정하는 바에 따라 그 다음에 치러지는 이 법에 따른 국가시험등의 응시를 3회의 범위에서 제한할 수 있다.

3 시험과목 및 시험시간

1 시험과목

시험과목수	문제수	배점	총점	문제형식
8	295	1점/1문제	295점	객관식 5지선다형

2 시험시간표

교시	시험과목(문제수)	교시별 문제수	응시자입장시간	시험시간
1	1. 성인간호학(70) 2. 모성간호학(35)	105	08:30	09:00~10:35 (95분)
2	1. 아동간호학(35) 2. 지역사회간호학(35) 3. 정신간호학(35)	105	10:55	11:05~12:40 (95분)
점심시간 12:40~13:40 (60분)				
3	1. 간호관리학(35) 2. 기본간호학(30) 3. 보건의약관계법규(20)	85	13:40	13:50~15:10 (80분)

4 합격기준

1 합격자 결정은 전 과목 총점의 60퍼센트 이상, 매 과목 40퍼센트 이상 득점한 자

2 응시자격이 없는 것으로 확인된 경우에는 합격자 발표 이후에도 합격을 취소합니다.

5 간호사 국가고시 출제범위

시험과목	분야	영역
1. 기본간호학	산소화요구	• 산소화요구 사정 • 산소화 간호
	영양요구	• 영양요구 사정 • 영양 간호
	배설요구	• 배설요구 사정 • 배설 간호
	활동과 운동요구	• 활동과 운동요구 사정 • 활동과 운동 간호
	안위요구	• 수면과 휴식 사정 및 간호 • 체온 사정 및 조절 간호 • 임종 징후 사정 및 간호
	안전요구	• 낙상 및 사고위험 사정 • 낙상 및 사고예방 간호 • 감염 사정 • 감염 관리 • 투약 간호 • 욕창 사정 • 욕창 간호
2. 성인간호학	안전과 안위 간호	• 면역/신체손상 • 안위변화
	영양대사배설 간호	• 섭취/흡수/대사장애 • 체액 불균형/배뇨장애
	활동휴식 간호	• 활동/자기돌봄장애 • 심혈관/혈액장애 • 호흡기능장애
	인지조절감각 간호	• 인지/신경기능장애 • 조절기능장애 • 감각기능장애
3. 모성간호학	여성건강의 이해	• 여성건강 개념 • 성 건강 간호 • 생식기 건강사정
	생애전환기 여성	• 월경 간호 • 완(폐)경 간호
	생식기 건강문제 여성	• 생식기 종양 간호 • 생식기 감염질환 간호 • 자궁내막질환 간호 • 생식기 구조이상 간호 • 난(불)임 여성 간호
	임신기 여성	• 정상임신 간호 • 고위험 임신 간호 • 태아 건강사정
	분만기 여성	• 정상분만 간호 • 고위험 분만 간호
	산욕기 여성	• 정상산욕 간호 • 고위험 산욕 간호

시험과목	분야	영역
4. 정신간호학	정신건강	정신건강과 정신질환의 개념
	정신건강 간호	• 치료적 인간관계와 의사소통 • 정신건강 사정 • 정신간호 중재기법(환경요법, 활동요법, 인지행동요법, 스트레스 관리기법, 정신요법(개인, 집단, 가족), 약물요법 등 포함)
	지역사회 정신건강	• 지역사회 정신건강 간호 • 위기 간호(자살, 학대 및 폭력 대상자 포함)
	정신질환 간호	• 조현병 및 망상장애 간호 • 기분 관련 장애(상실, 우울, 양극성장애)간호 • 불안 관련 장애(공포장애, 공황장애, 광장장애, 범불안장애, 외상후스트레스장애, 적응장애, 반응성애착장애, 전환장애, 허위성장애)간호 • 인격장애 간호 • 물질 및 중독 관련 장애(알코올, 약물, 도박)간호 • 신경인지 관련 장애(치매, 섬망) 간호 • 식사 관련 장애(신경성식욕부진증, 신경성폭식증)간호 • 수면 관련 장애(불면증, 발작수면)간호 • 성 관련 장애(성기능부전, 성도착증)간호 • 발달 및 행동조절장애(자폐스펙트럼장애, 주의력결핍과다활동장애, 행동장애)간호

시험과목	분야	영역
5. 간호관리학	기획	• 간호관리의 이해 • 기획과 의사결정 • 예산과 의료비지불제도 • 간호서비스마케팅
	조직	• 조직화와 조직구조 • 직무관리 • 간호전달체계 • 조직문화와 변화
	인적자원관리	• 인적자원관리의 이해 • 인적자원의 확보관리 • 인적자원의 개발관리 • 인적자원의 보상 및 유지관리
	지휘	• 리더십 • 동기부여 • 의사소통과 주장행동 • 조정과 협력 • 갈등과 직무스트레스 관리
	통제	• 간호의 질관리 • 환자안전
	간호단위관리	• 간호단위 환자관리 • 간호단위관리의 실제 • 환자안전관리활동 • 간호정보와 기록관리
	간호전문직의 이해	• 간호전문직관 • 간호윤리 • 간호사의 법적 의무와 책임 • 세계간호의 역사 • 한국간호의 역사
6. 아동간호학	아동 간호의 개념	• 아동과 가족, 간호사
	아동의 성장발달	• 아동의 성장발달 특성 • 아동의 성장발달 사정
	아동의 건강증진	• 아동의 건강증진 간호
	발달단계별 건강유지증진	• 신생아 건강유지, 증진 간호 • 영아 건강유지, 증진 간호 • 유아와 학령전기 아동 건강유지, 증진 간호 • 학령기 아동과 청소년 건강유지, 증진 간호
	아동의 건강회복	• 입원아동 간호의 기본원리 • 고위험 신생아 간호 • 영양/대사문제를 가진 아동 간호 • 호흡/심혈관/혈액문제를 가진 아동 간호 • 면역/조절/배설문제를 가진 아동 간호 • 인지/감각/운동/신경문제를 가진 아동 간호 • 전염성 감염문제를 가진 아동 간호 • 종양을 가진 아동 간호
7. 지역사회간호학	지역사회건강요구 사정	• 국·내외 보건정책 이해 • 역학지식 및 통계기술 실무 적용 • 지역사회 간호사정 • 건강형평성 이해 및 문화적 다양성의 실무 적용
	보건사업 기획 및 자원활용	• 보건사업 기획 • 자원 활용
	인구집단별 건강증진 및 유지	• 건강증진사업 운영 • 일차보건의료 제공 • 감염성질환과 만성질환 관리
	안전과 환경 관리	• 환경보건 관리 • 재난 관리
8. 보건의약관계법규	의료법	• 총칙 • 의료인의 자격과 면허 • 의료인의 권리와 의무 • 의료행위의 제한과 의료인단체 • 의료기관의 개설 • 감독
	감염병의 예방 및 관리에 관한 법률	• 총칙과 신고 및 역학 조사 • 예방접종과 감염 전파 차단 조치
	검역법	총칙과 검역조사
	후천성면역결핍증 예방법	신고, 검진 및 감염인의 보호
	국민건강보험법	• 가입자와 공단 및 심평원의 업무 • 보험급여
	지역보건법	• 지역보건 의료계획과 건강검진의 신고 • 지역보건의료기관의 설치와 업무, 지도·감독
	마약류 관리에 관한 법률	• 총칙과 마약류의 관리 • 마약류취급자와 마약류 중독자
	응급의료에 관한 법률	총칙, 응급의료종사자의 권리와 의무 및 응급의료기관 등
	보건의료기본법	국민의 권리와 의무, 보건의료의 제공과 이용 등
	국민건강증진법	국민 건강의 관리
	혈액관리법	혈액매매행위 등 금지, 헌혈자 건강진단, 혈액의 안전성 확보, 특정수혈부작용 등
	호스피스·완화의료 및 임종과정에 있는 환자의 연명의료결정에 관한 법률	총칙과 호스피스·완화의료

간호사 국가고시 공부방법/공부팁

1 성인간호학

성인간호학은 방대한 범위로 교과서를 펼치고 공부하기엔 부담스러울 수 있다. 자주 출제되고 꼭 알아야 하는 내용들로 구성한 기본서를 통해 공부하시는 것을 적극 추천한다. 기본서와 요약집, 문제집을 통해 충분히 고득점이 가능한 과목임으로 걱정하지 말고 저자의 말을 믿고 따라주길 바란다.

성인간호학을 공부할 때는 무엇보다 목차를 잘 활용해야 한다. 예를 들어 호흡기계를 공부한다면 호흡기계의 해부생리-각 기관이나 장기에서 생길 수 있는 질환-증상-치료와 약물-간호중재-간호교육 순으로 공부할 것을 권한다. 먼저 큰 그림을 그리고 가지와 나뭇잎을 그리듯 차근차근 키워드로 채워나가는 공부가 도움이 된다. 성인간호는 기존의 긴 지문의 사례중심 문제는 다소 줄고 각 질환의 특이적인 증상, 교육, 가장 우선시 되는 간호중재, 약물 등을 묻는 문제가 많이 출제되고 있다. 간단한 지문속에서 사고의 확장을 요구하는 문제들이 출제되고 있어 정확한 이해를 바탕으로 암기하길 바란다.

2 모성간호학

모성간호학은 학생들에게 생소한 용어가 많으므로 개념의 이해가 무엇보다 필요하다.

모성간호학은 용어에 대한 이해가 선행되어야 하고 여성의 호르몬과 난소주기에 대한 기초 개념이 탄탄해야 하기 때문에 기본 학습량이 부족한 수험생들은 학습한 내용을 실제 시험문제에 응용하여 풀이하기에 어려움을 겪었을 것이다. 따라서 난소주기와 호르몬, 자궁수술의 종류와 수술 후의 영향, 흔한 여성생식기 질환에 대한 검사와 치료방법, 임산부의 정상적인 신체변화증상과 불편감완화법, 산과력, 분만의 기전, 태향, 산욕기 산모관리에 대하여 정확하게 정리하고 암기한 후 모의고사 문제풀이를 통해 반복학습한다면 문제 정답률을 높이는 데 도움이 될 것이다. 시험에 출제되는 기본내용들이 우리 기본서에 모두 정리되어있고 첨부된 그림과 함께 공부하면 좀 더 쉽게 이해할 수 있을 것이라고 생각한다.

3 아동간호학

아동간호학은 아동의 발달단계와 각 단계별 과업, 놀이, 특징, 의사소통 방법, 시기별 예방접종 등을 정확히 기억해야 하고 헷갈리기 쉬운 증상과 질환에 대한 특징적인 개념을 잘 정리해 두는 것이 좋은 점수를 받을 수 있는 방법이겠다. 기본서를 전체적으로 완독하고 아는 부분과 모르는 부분을 파악하고, 모르는 부분은 반복해서 읽고 꼼꼼하게 정리해 두었다가 시험보기 전 완벽하게 암기할 것을 권한다. 다른 과목보다 암기할 내용이 많아 처음부터 암기를 하겠다는 마음으로 공부를 시작하면 쉽게 지칠 수 있으므로 자주 눈으로 익히고 이미지화 시킨다면 조금은 쉽게 암기할 수 있을 것이다.

4 지역사회간호학

지역사회간호학은 주민의 건강을 증진시키기 위한 예방적 간호전략과 프로그램에 대한 이해가 필요하다. 이에 따라 65회 시험에서는 범이론적 모형, SWOT분석, SMART목표설정 기준, 건강신념 모형 등에 대한 문제가 출제되었다.

또한 지역사회간호학은 보건의료정책의 변화, 특히 지역사회 보건서비스와 관련된 법규 및 제도의 이해가 중요하기에 HP2030, 증가되고 있는 국민의료비 현황, 일차보건의료와 관련한 보건소, 보건진료소등의 개념에 대한 정리가 필요하겠다.

covid-19와 같은 감염병의 지역사회 확산 방지 및 대응 전략에 대한 지식이 요구될 수 있기에 집단면역, 재난관리 단계에 대한 꼼꼼한 정리를 해야 한다.

HP2030의 목표에 따라 취약 계층 및 건강 불평등 해소와 관련한 접근법이 중요하게 다뤄질 수 있음에 대비해 일차보건의료의 개념, 건강불평등과 건강형평성의 개념, 다문화가족에 대한 접근, 노인의 보건교육에 대한 접근법 또한 중요하게 다뤄질 수 있다.

지난 65회 지역사회간호학 국가고시 문제의 체감 난이도는 올라갔으며, 오마하 문제분류체계, 제 4차 다문화가족정책 기본계획, 사업장의 보건

관리자 역할, 오타와 헌장의 의미, 역학(양성예측도와 교차비), 실내공기 오염물질인 라돈 등 다소 낯선 문제가 출제되었음이 원인으로 분석되었다. 이에 따라 그동안 빈출되었던 부분 뿐 아니라 새로운 영역에 대한 학습이 문제풀이와 함께 꼼꼼하게 이루어져야 할 것이다.

이러한 주제들이 국가시험에서 강조되는 경향임을 알고 교재와 예상 모의고사를 통해 학습하는 것이 큰 도움이 될 것이다.

5 정신간호학

많은 학생들이 정신간호학에서 높은 점수를 획득하여 평락의 위험에서 벗어나자는 전략을 가지고 공부를 한다. 이번 65회 국가고시 정신간호학 또한 기대하던 수준대로 무난한 난이도를 보였다. 기본적인 부분인 약물의 종류와 부작용에 대한 암기와 더불어 의식구조, 성격구조, 방어기제, 치료적 의사소통 등 중요하게 빈출되어진 부분에 대해 학습을 하여야 한다. 정신질환 간호에서는 각 정신과적 질환에 대한 증상과 특징을 연상하는 학습을 통해 진단과 간호중재까지 이어 생각할 수 있는 학습을 하는 것이 사례문제를 대비하는 방법이 되겠다.

6 간호관리학

간호관리학은 질병을 다루는 과목이 아니어서 다른 과목의 공부와 다르게 생소하고 어렵게 여겨 공부를 시작할 때 막막하다는 느낌을 갖게 된다. 그런데 간호관리학은 정확한 개념을 바탕으로 키워드를 찾아낼 수 있다면 고득점 할 수 있는 과목이다. 간호관리학은 개념 정리와 긴 지문 속 핵심을 파악하는 것, 다양한 사례속에 개념을 적용시키는 능력 등이 필요하다. 문제풀이를 통해 감을 익히고 모르는 부분은 기본서를 통해 꼼꼼히 체크하여 개념 속 키워드를 꼭 기억하기를 바란다.

7 기본간호학

65회 시험에서는 기본간호학도 전반적으로 무난한 수준으로 출제되었으나 확실한 개념 숙지 및 수행의 근거가 중요한 과목임을 염두에 두고 정확하게 개념을 이해하고 수행순서와 그에 대한 근거를 알아야 한다.

특히 이번 기본서를 개편하며 핵심기본간호술을 같이 정리해두었으므로 수행절차와 주의사항, 숫자등을 꼼꼼히 살피고 핵심술만큼은 정확하게 기억해야한다는 것을 명심하고 기본서강의를 통해 개념과 정의 등을 정확히 학습하고, 모의고사 풀이를 통해 난이도가 낮게 출제되는 만큼 전체 총점을 올리기 위해서 만점에 도전하기를 바란다.

8 보건의약관계법규

암기하여야 할 양이 방대한 법규과목은 수험생 분들이 학습 후의 망각을 우려해 가장 뒤로 미루어 공부를 시작하는 과목이다.

막상 공부를 시작할 때에는 시간의 압박으로 인해 문제풀이로만 준비를 하는 분들이 많아 국가시험에서 과락의 위험에 처하는 분들이 많다. 강의의 도움을 받아 기본적으로 빈출되는 내용에 대한 흐름을 잡고, 방대한 법 조항을 단순 암기가 아닌 체계화 및 도식화시킨 학습법으로 어렵지 않게 고득점을 받을 수 있기 바란다.

시험에 출제되는 12파트의 법률 중 가장 비중이 높은 파트는 의료법이다. 법규 전체 20문항 중 매년 6문항이 출제가 되고 있기 때문에 시간이 부족할 경우 의료법에 집중투자할 필요가 있겠다.

CONTENTS

제1과목 성인간호학

PART 01 안전과 안위간호
CHAPTER 01 면역/신체손상 … 020
CHAPTER 02 안위변화 … 046

PART 02 영양/대사/배설 간호
CHAPTER 01 섭취/흡수/대사장애 : 소화기계 … 066
CHAPTER 02 체액불균형/배뇨장애 : 항상성 및 비뇨생식기계 … 102

PART 03 활동휴식 간호
CHAPTER 01 활동/자기돌봄장애 : 근골격계 … 130
CHAPTER 02 심혈관/혈액장애(심장계/혈관계/혈액계) … 154
CHAPTER 03 호흡기능장애 : 호흡기계 … 193

PART 04 인지조절감각 간호
CHAPTER 01 인지/신경기능장애 : 신경계 … 218
CHAPTER 02 조절기능장애 : 내분비계 장애 … 247
CHAPTER 03 감각기능장애 … 268

제2과목 모성간호학

PART 01 여성 건강의 이해
CHAPTER 01 여성 건강 개념 … 282
CHAPTER 02 성 건강간호 … 284
CHAPTER 03 생식기 건강사정 … 290

PART 02 생애전환기 여성

CHAPTER 01 월경간호 · 310
CHAPTER 02 완경간호 · 314

PART 03 생식기 건강 문제 여성

CHAPTER 01 생식기 양성종양 간호 · 324
CHAPTER 02 생식기 악성종양 간호 · 327
CHAPTER 03 생식기 감염질환 간호 · 332
CHAPTER 04 자궁내막질환 간호 · 338
CHAPTER 05 생식기 구조이상 간호 · 340
CHAPTER 06 난임여성간호 · 341

PART 04 임신기 여성

CHAPTER 01 정상 임신간호 · 352
CHAPTER 02 고위험 임신간호 · 365
CHAPTER 03 태아 건강사정 · 380

PART 05 분만기 여성

CHAPTER 01 정상 분만간호 · 402
CHAPTER 02 고위험 분만간호 · 424

PART 06 산욕기 여성

CHAPTER 01 정상 산욕간호 · 442
CHAPTER 02 고위험 산욕간호 · 453

CONTENTS

제3과목 아동간호학

PART 01 아동간호의 개념 — 464

PART 02 아동의 성장발달
CHAPTER 01 성장과 발달 — 472
CHAPTER 02 아동의 건강사정 — 477

PART 03 아동간호의 기본원리 — 490

PART 04 아동의 건강증진 — 502

PART 05 발달단계별 건강 유지·증진 간호
CHAPTER 01 신생아의 건강 유지·증진 — 510
CHAPTER 02 영아의 건강 유지·증진 — 521
CHAPTER 03 유아의 건강 유지·증진 — 526
CHAPTER 04 학령전기 아동의 건강 유지·증진 — 531
CHAPTER 05 학령기 아동의 건강 유지·증진 — 534
CHAPTER 06 청소년의 건강 유지·증진 — 539

PART 06 아동의 건강회복
CHAPTER 01 고위험 신생아 간호 — 546
CHAPTER 02 영양/대사 문제를 가진 아동 간호 — 559
CHAPTER 03 호흡기 문제를 가진 아동 간호 — 566
CHAPTER 04 심혈관 문제를 가진 아동 간호 — 577
CHAPTER 05 혈액 문제를 가진 아동 간호 — 583
CHAPTER 06 면역 문제를 가진 아동 간호 — 587
CHAPTER 07 피부 문제를 가진 아동 간호 — 590
CHAPTER 08 내분비 문제를 가진 아동 간호 — 596
CHAPTER 09 비뇨생식기 문제를 가진 아동 간호 — 601

CHAPTER 10	인지/감각 문제를 가진 아동 간호	606
CHAPTER 11	근골격계 문제를 가진 아동 간호	612
CHAPTER 12	신경 문제를 가진 아동 간호	620
CHAPTER 13	전염성 문제를 가진 아동 간호	625
CHAPTER 14	종양 문제를 가진 아동 간호	630

제4과목 기본간호학

PART 01 산소화 요구

| CHAPTER 01 | 산소화 요구 사정 | 638 |
| CHAPTER 02 | 산소화 간호 | 649 |

PART 02 영양

| CHAPTER 01 | 영양 요구 사정 | 666 |
| CHAPTER 02 | 영양 간호 | 674 |

PART 03 배설요구

| CHAPTER 01 | 배설 요구사정 | 686 |
| CHAPTER 02 | 배설 간호 | 689 |

PART 04 활동과 운동요구

| CHAPTER 01 | 활동과 운동요구 사정 | 708 |
| CHAPTER 02 | 활동과 운동요구 | 712 |

PART 05 안위요구

CHAPTER 01	수면과 휴식사정 및 간호	722
CHAPTER 02	체온사정 및 조절 간호	725
CHAPTER 03	임종징후 사정 및 간호	729

CONTENTS

PART 06 안전요구

CHAPTER 01	낙상 및 사고 위험 사정	**738**
CHAPTER 02	낙상 및 사고예방 간호	**740**
CHAPTER 03	감염 사정	**745**
CHAPTER 04	감염 관리	**747**
CHAPTER 05	투약 간호	**759**
CHAPTER 06	욕창 사정	**787**
CHAPTER 07	욕창 간호	**792**

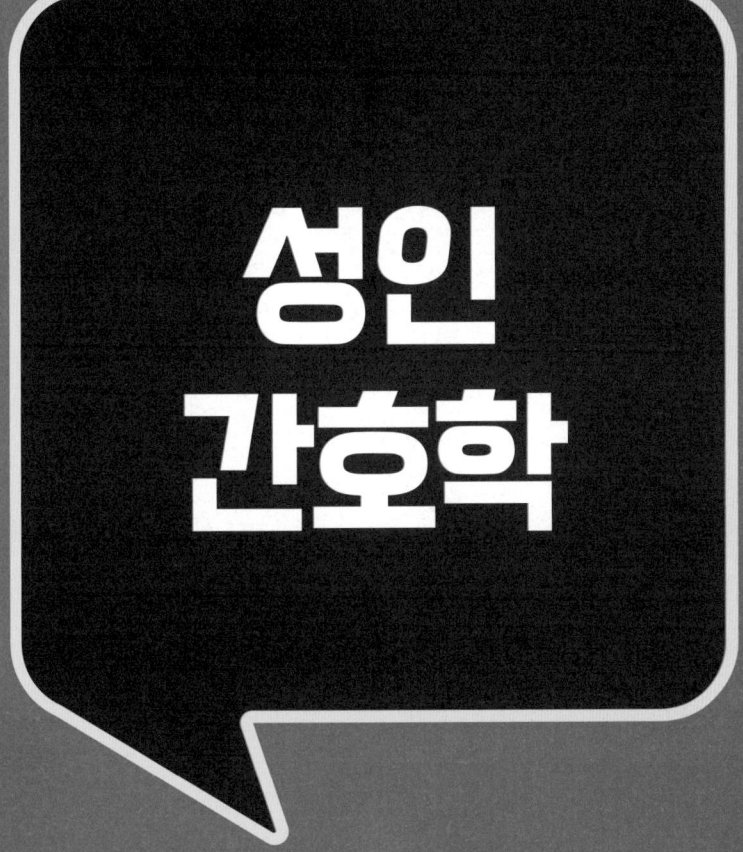

안전과 안위 간호

PART 1

CHAPTER 01. 면역/신체 손상
CHAPTER 02. 안위변화

CHAPTER 01 면역/신체 손상

UNIT 1 피부통합성 장애 : 피부장애

1 피부 기출 02

1) 기능
① **보호기능** : 외부의 충격, 세균이나 이물질로부터 방어
② **체온조절**
③ **감각, 지각 기능** : 촉각, 통증, 온도, 압력 등의 감각
④ **비타민 D 합성**
⑤ **체액조절** : 수분과 전해질 조절
⑥ **분비작용** : 한선과 피지선

2) 피부병변
① **1차병변** : 피진, 구진, 수포, 팽진, 농포
② **2차병변** : 균열, 인설, 궤양, 흉터, 위축, 찰과상

3) 진단검사

우드램프검사	• 진균과 세균의 형광검사, 색소 소실 및 침착의 깊이 추정 • 고압의 수은 램프를 사용하여 검사
도말검사	• KOH 도말법 : 진균(칸디다) 감염 확인을 위한 검사 • Tzanck(청크) 도말법 : 수포성 질환 확인, 옴 검사
패치(첩포)검사	• 알레르기원의 확인 및 접촉피부염을 진단하기 위해 사용 • 알레르기원을 전박이나 상부에 붙인 후 48시간 후 확인
피부생검	• 대부분 피부암이나 악성흑생종 등의 병변을 직접 절제하거나 긁고 떼어내는 방법으로 조직을 채취하여 검사 • 시행 후 지혈하고, 출혈여부 관찰

2 피부질환

1) 감염성 (바이러스성 피부 감염) 기출 04, 08, 11, 13, 15, 16, 17

	단순포진(herpes simplex)	대상포진(herpes zoster) 기출 04, 08, 11, 13, 15, 16, 17
정의	herpes simplex virus, 피부 또는 점막 접촉에 의해 전파	• varicella zoster virus 잠복기 수두의 재활성화 • 노인, 악성종양(백혈병, 림프종), 장기이식이나 골수이식 등 면역결핍 환자에게 빈번히 발생
증상	• 얼굴과 구강, 피부점막에 작은 수포 발생 • 전염력 : 최초 3~5일 사이, 1주일이면 자연 치유	• 신경절을 따라 선형으로 배열된 수포 형성 → 말초감각신경을 따라 대부분 일측성으로 발생 기출 03, 11, 13 • 수포 발생 전 권태, 발열, 가려움, 통증 발생 • 합병증 : 약 10%에서 대상포진 후 신경통 발생
중재	• 병소 건조 : 5% IDU, 70% 알코올 사용 • 항바이러스제제(acyclovir) 투여 • 잦은 손 씻기 • 전염력 상태 시 직접 접촉 피하기 • 급성기에 냉습포 적용	• corticosteroid 기출 16, 17 : 신경통증 감소, 경과기간 단축 • 항바이러스제제 기출 17 : acyclovir(Zovirax) → 바이러스 확산 감소, 치유촉진 • 진통제, 항히스타민제 → 소양감 완화 • 습포 제공 : burrow 용액, 가피형성과 치유증진, 자극과 통증 완화 • 철저한 손 씻기 → 수포형성 시기에 전염 예방 • 조이는 옷 피하기 • 약 10% 대상자가 포진 후 신경통 발병

2) 면역성

	아토피성 피부염	천포창
정의	심한 소양감을 특징으로 하는 만성적이고 재발이 잦은 염증성 피부질환, 환자의 75~80%가 알레르기성 비염이나 천식, 습진, 음식 알레르기 등을 동반	피부와 점막에 수포를 형성하는 만성 수포성 질환으로 표피세포에 대한 자가항체를 가지는 자가면역질환
증상	• 심한소양증과 피부건조증 • 영유아 : 진물이나 딱지 형태의 급성 습진 • 아동 : 사지의 굴곡부위, 접히는 부위에 습진 • 사춘기, 성인 : 태선화	• 전신에 발생하는 커다란 수포 • 니콜스키 징후(Nikolski sign-수포주변 정상피부를 문지르면 쉽게 피부가 벗겨지는 현상) : 양성
중재	• 치료목적 : 소양증의 조절과 이차감염 예방 • 피부보습유지 : 미지근한 물로 샤워, 잦은 비누사용이나 때를 미는 행위 제한, 목욕 직후 보습제 도포, 국소스테로이드제 또는 국소 면역조절제 사용 • 격렬한 운동 피함 • 방안 온도는 서늘하게 유지, 의복은 느슨하게 착용, 손톱을 짧게 깎아 이차손상 예방 • 알레르겐(집먼지, 진드기, 음식 등), 자극물질 피하도록 함 • 악화요인을 확인하고 예방 • 증상과 경과에 따른 식이제한(우유, 계란, 땅콩, 밀가루, 생선 등)	• 주 치료제 : 스테로이드나 면역억제제 사용 • 장기간의 꾸준한 치료가 필요 • 주요합병증 : 스테로이트 제제와 면역억제제등의 다량 사용으로 인한 감염 위험성이 증가

3 피부암 기출 10, 15

1) 원인 및 위험요인 : 자외선이 가장 주된 요인, 방사선, 피부의 만성 궤양 및 반흔, 면역억제

2) 증상과 치료

기저세포상피종	• 피부암 중 가장 흔하며 악성도가 가장 낮음 • 얼굴과 관자놀이 부분에서 잘 발생	절제, 방사선 치료
흑색종	• 멜라닌세포에서 발생하는 심각한 피부암 • 기존 모반 세포의 악성 형질변환으로 발생 • 출혈 및 소양증, 궤양 발생	절제, 알파-인터페론과 백신치료
편평세포암 기출 15	• 태양에 노출되는 외층표피에 발생 • 얼굴, 입, 입술, 손등, 외부생식기에 호발	절제, 방사선 치료 소파술
카포시 육종	• AIDS 환자의 피부에 출현 • 붉거나 자주색 반점, 결절	방사선요법, 화학요법, 면역요법, 외과적 절제

3) 예방간호 기출 10

① 자외선으로부터 피부 보호 : 긴 옷, 양산, 모자, 선글라스, 자외선 차단제 사용
② 균형 잡힌 영양 섭취 : 피부병변 예방
③ 피부 자가 검진 : 모반의 변화나 새로운 피부성장(피부암 경고신호) → 즉시 내원

4 화상 기출 10, 12, 14, 16

1) 화상범위

(1) 9분의 법칙(12세 이상) 기출 12

머리와 목 9%, 몸통 앞 18%, 몸통 뒤 18%, 상지 각각 9%, 하지 각각 18%, 생식기 1%

2) 화상의 깊이 기출 10

분류	손상범위	특징
1도 화상 (표재성 부분층 화상) 기출 22	표피	• 발적, 쓰심, 통증, 냉감에 의해 완화 • 핑크, 붉은색, 누르면 창백, 수포가 형성되지 않음, 부종은 약간 또는 없음 • 3~6일 이내 자연치유
2도 화상 (심부 부분층 화상)	표피와 진피 일부	• 통증, 감각과민, 발적, 수포형성, 부종 • 붉고 얼룩덜룩함, 표면에 수분 나옴 • 2~3주 이내 회복, 약간의 반흔 형성, 변색
3도 화상 (전층 화상) 기출 10	표피, 진피, 피하조직, 근육, 신경	• 감각기능 소실로 무통, 쇼크증상, 혈뇨, 용혈, 체온 조절이 안됨 • 건조, 부종, 조직괴사, 흰색, 갈색, 검은색, 붉은색, 지방층 노출 • 가피, 반흔 형성, 기능상실→ 피부이식 필요
4도 화상 (심부 전층)	피부 전층과 혈관, 근육, 골조직 파괴	• 감각기능 소실로 무통, 회백색 피부, 운동장애 • 피부이식 필요

중증화상	• 10세 이하, 40세 이상에서 2도 이상이면서 전체 체표면적의 20% 이상인 경우 • 10세와 40세 사이에서 2도 이상이면서 전체 체표면적의 25% 이상인 경우 • 3도 이상(전층 화상)이 전체 체표면적의 10% 이상인 경우 • 얼굴, 손, 발과 회음 부위 또는 관절 부위에서 발생한 화상 • 전기, 화학 화상

3) 화상의 단계별 중재

(1) 병원이송 전 응급처치
① 안전한 환경으로 옮기기
② 기도(airway) → 호흡(breathing) → 순환(circulation) 유지 기출 16
③ 화상부위 및 옷을 찬물에 적심 기출 13 : 열 식힘, 통증 완화, 부종 감소, 조직손상 감소
④ 화상부위에 얼음적용 금지 : 갑작스러운 혈관수축, 심한 체액이동의 원인
⑤ 보온유지 : 건조하고 깨끗한 시트로 덮어주기 → 열 손실 및 세균감염 예방, 통증완화
⑥ 화상부위에 연고 등은 바르지 않음
⑦ 화학물질화상 : 흐르는 물로 충분히 세척
⑧ 전기화상 : 전류차단, 환자와 직접접촉 피하기 기출 11, 13, 16

(2) 응급기 기출 25 : 화상이 발생한 즉시부터 약 36~48시간 → 즉각적이고 치명적인 문제해결이 필요한 시기로 체액소실, 저혈량증 및 부종에 대한 관리

① 기도확보 : 기도와 호흡유지가 가장 중요, 화기 흡입시 기도부종으로 기관절개술보다 기관내 삽관 선호 기출 23
② 순환유지 : 수액공급 → 시간당 소변량이 30cc 이하 시 수분 공급 불충분 의미 기출 02, 13
  • 저혈량성 쇼크 예방 : 화상을 입은 후 1시간 이내 체액보충 시작, lactate ringer, 생리식염수, 하트만 용액 사용(수분손실로 혈액의 농축 → 적혈구 순환장애 → 저혈압 → 심한 쇼크 → 사망)
  • 화상 후 12~24시간 후 모세혈관 투과성 감소로 FFP(신선동결혈장), 알부민, 덱스트란 등 교질액 공급
  • 시간당 소변량이 30cc 이하 시 수분 공급 불충분 의미
③ 통증조절 : 진통제와 진정제, Morphine sulfate 같은 마약성 진통제를 정맥으로 투여
④ 감염예방 : 무균술 적용, 철저한 손 씻기, 멸균드레싱 유지
⑤ 체온유지 : 실내온도를 따뜻하게 유지, 열램프 사용 가능

(3) 급성기 기출 02, 03, 07, 12, 13 : 응급기 말 ~ 화상상처가 치유되기까지

① 감염 예방 : 무균술 적용, 역격리, 예방적 항생제 사용
② 적절한 영양 유지 : 고칼로리, 고단백식이, 비타민 식이(A,B,C), 철분의 섭취 격려 → 상처치유 및 감염예방에 도움
③ 기도개방 유지 : 심호흡, 기관내 흡인, 폐활량계 사용(2~4시간마다)
④ 기능적 자세 유지 : cradle 침상 적용, 경축 예방
⑤ 전층 화상 시 피부이식

- 시기 기출 07 : 화상 후 3~21일 사이
- 조기피부이식술의 장점 : 상처치유 촉진, 체액손실 예방, 수분증발과 체열의 발산 방지, 합병증 발생 감소, 조기복귀 도움
- 피부이식 후 간호 기출 07 : 진통제 및 항생제 투여, 습윤 드레싱 적용, 수술부위 상승, 조기이상 격려

(4) 재활기
① 경축예방 : 체위변경, 관절가동범위운동 시행, 부목고정, 치료적 체위(장시간 침상안정 피함) 유지, 조기이상 격려
② 독립성 증진 : 일상 활동 직접 하도록 격려
③ 피부 보호 : 보습제 적용, 자극이 적은 헐렁하고 부드러운 면 소재 의복 착용
④ 정서적 지지, 신체상 증진 → 필요시 사회사업가 연결, 외상 후 스트레스 관리, 재건 수술, 미용 수술 고려

(5) 합병증
① 심혈관계 : 부정맥, 저혈량성 쇼크
② 호흡기계 : 저산소증, 상기도 손상, 호흡운동 문제, 후두개 아래 흡입 손상, 폐부종
③ 신장요로계 : 핍뇨(혈압과 심박출량 감소 → 신혈류량 감소), 저혈량으로 인한 급성 신부전
④ 위장관계 : 컬링궤양(Curling's ulcer) 혹은 스트레스 궤양 기출 12

> **참고 ✓ 컬링궤양(Curling's ulcer)** 기출 12
> 스트레스 반응에 의해 점액생산 감소, 위액분비 증가, 설사, 장폐색
> 예방 : 제산제, 히스타민수용체 차단제 투여

⑤ 마비성 장폐색, 구획증후군
⑥ 수분과 전해질의 변화
- 저나트륨혈증(신장에서 재흡수되나 삼출액으로 소실)
- 고칼륨혈증(조직, 적혈구 손상으로 K^+ 유리, 신장기능 감소로 K^+ 배출 감소) → 이뇨단계 시 저칼륨혈증

5 욕창

1) 뼈 돌출 부위의 피부에 상처가 생기거나 지속적인 압박으로 인한 피부 손상

2) 촉진요소 : 습도, 부동, 운동마비, 저알부민혈증, 영양불량, 빈혈, 연령, 감염 등

3) 원인 : 아래 3가지 중 2가지 이상의 힘이 작용하여 발생
① 압박 : 중력에 의해 발생하며 혈관을 압박하여 허혈, 염증, 괴사 발생
② 마찰 : 환자를 잡아끌 때 발생
③ 응전력 : 반좌위 상태의 대상자가 중력에 의해 아래로 미끄러질 때 발생하는 힘과 침상 표면에서 미끄러지지 않게 지지하는 힘이 엇갈리면서 발생 기출 17

4) 욕창 예방 간호중재

① 욕창발생 기여 요인, 위험 요인 제거
② 2시간마다 체위 변경 → 체위 변경시 마찰, 응전력이 발생하지 않도록 주의
③ **피부의 습기 제거** : 실금 조절
④ 가능하면 활동하고 기동하도록 격려
⑤ 침대나 의자에 압력 감소 기구 사용
⑥ 적절한 영양공급(단백질, 비타민)

UNIT 2 응급환자 간호

1 응급간호의 원칙 [기출] 15, 22

① 기도개방성 유지, 적절한 환기 제공, 출혈 사정 및 지혈, 심박출량 평가 및 유지, 쇼크 예방
② 의식수준, 운동반응 정도, 동공 크기와 반응 확인
③ 골절 의심 시 부목 적용, 멸균드레싱으로 상처 감염 보호
④ 활력징후, 신경학적 상태, 알레르기 병력 등 지속적 사정

> **참고** 응급간호 순서 [기출] 15 : 기도유지 및 적절한 환기보조 → 필요시 산소공급 → 말초정맥관 삽입 및 수액공급 → 심전도 모니터링 → 쇼크예방 → 지속적인 활력징후 관찰 → 정서적 지지

2 응급간호 분류(triage) - 한국형 응급환자 분류도구(KTAS) [기출] 13, 19, 20

KTAS 1등급(소생)	즉각적인 의사 진료 필요 예) 심정지, 호흡정지 또는 심한 호흡곤란, 쇼크, 무의식, 대손상 등
KTAS 2등급(긴급)	잠재적인 위협으로 15분 이내 의사 진료 필요
KTAS 3등급(응급)	30분 이내 의사 진료 필요
KTAS 4등급(준응급)	1시간 이내 의사 진료 필요
KTAS 5등급(비응급)	2시간 이내 의사 진료 필요

3 심폐소생술 기출 10, 12, 13

1) 심폐소생술(2020, 대한심폐소생술협회 기준) 기출 00, 02, 03, 12, 14, 24

의식확인 → 도움요청 → 호흡과 맥박 확인 → 가슴압박 → 기도유지 → 인공호흡

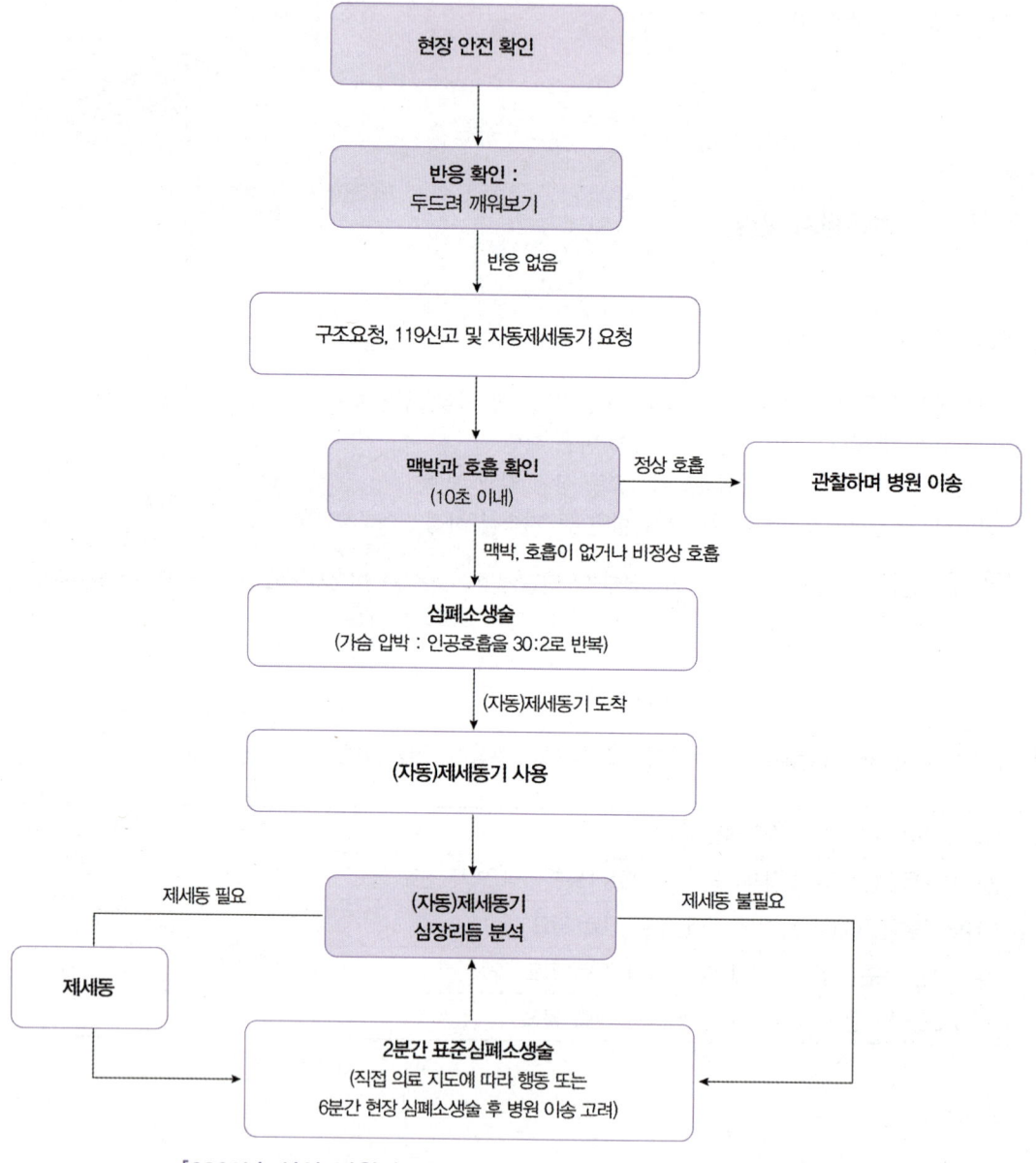

[2020년 성인 병원밖 심장정지 기본소생술 순서(의료종사자용)]

(1) 기본심폐소생술

구분		성인(8세 이상)	소아(8세)	영아(~2세)
심정지의 확인		무반응, 무호흡 혹은 심정지, 10초 이내 확인된 무맥박(의료인만 해당)		
순서 기출 20		가슴압박 → 기도유지 → 인공호흡		
속도 기출 21		최저 100회/분~120회/분		
가슴압박 깊이		약 5cm	가슴깊이 1/3(4~5cm)	가슴깊이의 1/3(4cm)
가슴 이완		가슴압박 사이에 완전한 가슴 이완 유지		
가슴압박 중단		압박중단은 최소화(부득이한 경우 10초 이내로)		
기도유지		• 머리 젖히고 턱 들기(head tilt chin lift) • 경추 손상 의심시 턱 밀어올리기(Jaw thrust)		
가슴압박 : 인공호흡 비율	전문기도 확보 이전	30:2(구조자 수 무관) 기출 00, 03, 12	30:2(구조자 수 무관) (단, 의료인 2인 구조 시 15:2)	
	전문기도 확보 이후	가슴압박과 상관없이 6초마다 인공호흡 시행		
일반인		가슴압박 소생술 시행		

(2) 제세동

① 순서 : 전원 켜기 – 전극 부착 – 리듬 분석 – 제세동
② 패드 부착 위치 : 한 개의 패드는 오른쪽 빗장뼈 아래에 부착하고, 다른 패드는 왼쪽 젖꼭지 아래의 중간겨드랑이선(mid axillary line)에 부착
③ 주의사항 : 제세동 시행 직후에 즉시 심폐소생술을 다시 시작하여 가슴압박 중단시간을 최소화, 제세동 시행시 환자와 접촉된 사람이 없는지 확인 후 시행

4 응급상황 관리 기출 11, 12, 13, 19

1) 다발성 외상, 다발성 골절 기출 14, 15, 17, 21, 22, 25

① 외상의 초기사정(1차조사) : ABCDE(A:기도유지와 경추고정 → B:호흡 → C:순환 → D:신경학적 이상여부 → E:노출) 순서로 사정, 초기사정을 하면서 호흡과 맥박 없다면 소생술 시행
② 두경부 손상 위험성 예방 : 경부고정(부목, 경부고정장비)
③ 척추 손상시 통나무 굴리기 방법 이용
④ 개방 상처, 개방 골절 : 멸균거즈나 청결한 천으로 상처부위 덮기
⑤ 출혈 시 지혈 : 상처 바로 윗부분을 직접 압박하여 동맥 출혈 감소(저혈량성 쇼크 주의), 압박 드레싱, 지혈대 사용

2) 이물질에 의한 기도폐쇄 기출 24

① 의식 있는 대상자 : 기침격려, 등두드리기와 하임리히법(배꼽과 검상돌기 사이의 복부 밀어올리기) 반복 적용
② 의식 없는 성인 대상자 : 심폐소생술 시행
③ 기타 : 후두경, 겸자, 기관지경 이용하여 제거

3) 열과 관련된 응급상황 기출 25

	원인	증상	중재
열경련 (heat cramps)	심한 발한 → 수분과 나트륨 과다 소실 → 근육 강직, 경련 발생	오심, 빈맥, 심한 발한, 차고 축축한 피부	소금물이나 염분함유 음료 제공, 시원한 곳에서 휴식
열사병 (heat stroke)	고온다습한 환경이나 옥외에서 태양의 복사열을 머리에 직접 받는 경우, 체내 열이 축적되어 고열 발생(→ 중추성 체온 조절 장애)	급격한 체온 상승(40℃ 이상), 뜨겁고 건조한 피부, 의식저하(혼미, 혼수), 저혈압, 쇼크	젖은 시트로 덮어주고 선풍기로 증발, 찬물수건, 얼음 담요 적용, 체온을 신속히 내리는 것이 중요
열탈진 (열피로)	고온 환경에서 장시간 노출 시 말초혈관 조절장애와 심박출량의 부족으로 순환부전 발생	두통, 저혈압, 과잉발한, 오심, 구토, 혼미	시원한 곳에서 휴식, 정맥으로 수액 공급
고열로 인한 응급상황 중재	• 목적 : 기도, 호흡, 순환을 안정시키고 심부체온을 하강시키는 것 • 기도, 호흡, 순환유지 위해 필요시 산소 공급 • 정맥 확보, 수액주입 • 시원한 환경 제공 • 모니터링 : 심전도, 전해질 수치, 체온 등		

4) 한랭 관련

(1) 동상(frost bite)

① 정의 : 귀, 코, 손가락, 발가락(신체 말단 부위)의 피부와 피하조직의 말초혈관 수축으로 혈류와 혈행 정체
② 증상 : 창백한 피부(노란색부터 얼룩덜룩한 파란색), 따끔거림, 무감각, 불타는 감각
③ 간호중재
  • 손상 받은 조직을 마사지하거나 소독하지 않음
  • 손상부위 장신구 의복 제거
  • 39~42℃ 온수에 담그기, 수포 절제 후 무균 드레싱, 감염위험시 예방적 항생제 추가, 궤양 시 파상풍 예방주사

(2) 저체온증(Hypothermia)

체온이 35℃ 이하, 신체가 환경으로부터 잃은 열만큼 생산하지 못할 때 발생
① 원인 : 젖은 의복, 차가운 환경에 장시간 노출, 노인이 취약
② 증상 : 떨림, 오한, 체온 저하, 기면, 서맥, 서호흡, 혈압저하, 혼수, 사망
③ 간호중재
  • 기도, 호흡, 순환유지 및 관리
  • 차가운 환경으로부터 환자를 보호하고 보온 적용
  • 쇼크 방지

5) 중독(Poisoning)

(1) 흡입된 독 (일산화탄소 중독) 기출 19
① 일산화탄소(CO) 중독 시 산소운반능력 감소로 두통, 현기증, 청색증, 혼수 발생
② 신선한 공기가 있는 장소로 환자 이동, 조이는 의복은 느슨하게 풀어놓기
③ 100% 산소 공급 : 고압산소요법, 인공적인 환기제공

(2) 접촉에 의한 독 기출 11, 13, 19
흐르는 다량의 물로 피부를 세척, 의복을 제거하고 피부를 다시 세척

(3) 약물중독 기출 08, 18 : 어떤 약물을 얼마나 먹었는지 사정하는 것이 제일 먼저 할 일
① 부식제나 탄화수소가 아닌 다른 물질 : 의식이 있다면 구토제(토큰시럽)로 구토를 유발, 의식이 없거나 구토 효과 없다면 2시간 이내 위세척(생리식염수로 세척)
② 활성탄 투여 : 약물(쥐약) 섭취 후 독성물질이 순환계에 흡수되기 전 복용
③ 강산물질, 강알칼리물질 섭취 : 구토유발 절대 금지, 물을 마셔 중화시킴

6) 교상(bites)

(1) 뱀 기출 17
① 환자안정 및 움직임 최소화, 물이나 음료수 제한
② 물린 부위 윗쪽을 굵은 손수건이나 헝겊으로 묶고(정맥류 차단), 심장보다 낮추기(혈액순환 지연)

(2) 벌
① 아나필락시스 반응 관찰 → 두드러기, 부종, 호흡곤란, 기도폐쇄, 저혈압, 쇼크, 오심, 구토, 복통 점검 및 처치 → 즉시 에피네프린 투여, 30분 이상 상태 관찰 필요
② 침 제거 : 핀셋 및 족집게 사용 금지, 카드나 얇은 판으로 밀어서 제거
③ 가장 심각한 반응은 첫 30분 이내 발생, 지연성 과민방응이 7~10일 이후 발생 가능

5 쇼크(shock) 기출 01, 02, 10, 11, 12, 14, 16

> 부적절한 순환 → 산소 부족 → 조직의 기능 장애, 생명 위협

1) 쇼크의 일반적 증상과 중재

(1) 일반적 증상 : 빈맥, 빈호흡, 혈압저하, 체온저하, 차고 축축한 피부, 소변량 감소, 의식저하

(2) 일반적 중재
① 기도확보-호흡-순환에 초점을 맞춰 환자상태 관찰
② 산소 공급, 산소포화도 측정
③ 부족한 혈량을 보충하고 혈관수축제등의 약물 투여

④ 오한예방과 혈액순환을 위해 담요로 덮어준다. 단, 국소적 열적용은 피함
⑤ 누운자세에서 몸통은 수평하게 하여 하지를 45°정도 올린다.
⑥ 흡인예방과 각종 검사를 위한 금식 유지

2) 종류

구분		원인	증상	중재
저혈량성 쇼크 기출 01, 02, 08, 10, 11, 12, 14, 15, 16, 18, 19, 20, 21, 22, 23, 24, 25		• 혈액, 체액의 손실 • 출혈, 구토, 설사 등으로 수분 상실 • 이뇨, 요붕증, 패혈증, 화상 등	빈맥, 빈호흡(후기 서호흡), 발한, 핍뇨, 불안, 혼돈, 차고 축축한 피부	• 변형된 트렌델렌버그 체위(몸통은 수평, 하지는 45°정도 올린 체위) 취함 • 원인교정, 체액손실(수액, 수혈) 교정, 출혈부위 직접압박 • 기도유지, 산소공급, 체온유지 • 교감신경흥분제 투여
심장성 쇼크 기출 08, 16, 19		• 심박출량 감소 • 심근경색증, 부정맥, 판막부전증 등	빈맥, 저혈압, 발한, 축축한 피부, 소변량 감소, 맥압저하, 호흡증가	• 산소공급 • 수액공급 • 부정맥치료 • 심낭압전 시 심낭 천자 • 혈관확장제, 강심제, 이뇨제, glucocorticoid, 혈전용해제, 항응고제 • 순환혈액양 유지 : 수액공급 • 폐부종시 윤번지혈대 적용
혈관성 (분배성) 쇼크	패혈성	혈관 내 미생물 침입, 산재성 혈관내응고증(DIC) 동반	체온저하, 악설음과 천명음, 폐울혈, 의식 변화 등	• 원인에 따른 치료 : 객담, 소변, 혈액, 뇌척수액, 대변 등 배양 • 감염치료 • 산소공급 • 산-염기 균형 유지
	신경성	교감신경 장애로 전신혈관 이완, 척수손상, 신경손상, 약물투여, 스트레스 등	서맥, 저혈압, 건조한 피부, 피부 변온 현상, 신경계 이상, 방광 및 대장기능 저하 기출 21	• 척수손상 악화 예방 : 고정, methylprednisolone 투여 • 수액공급, 산소공급, 혈압상승제(dopamine) 투여 • 유치도뇨관 삽입 : 조직관류 점검, 방광팽만 예방
	아나필락틱	• 제1형의 즉시형 과민성 알레르기 반응 • IgE가 매개 (페니실린, 조영제, 백신, 음식, 벌 등)	혈압저하, 두통, 빈맥, 후두부종, 쉰 목소리, 호흡곤란, 저산소혈증, 천명음, 두드러기, 소양증, 안검부종, 의식 수준 저하 등 기출 19	• 원인제거, 기도유지, 산소투여 • epinephrine, 항히스타민제, 기관지확장제, corticosteroid 투여 기출 18, 25

UNIT 3 수술환자 간호

1 수술 전 간호 기출 01, 02, 04, 13

1) 수술 전 환자 사정 – 건강력

① 알레르기 확인 : 요오드, 라텍스, 세제, 반창고 등
② 약물 복용 상태
- 흡연, 알코올섭취, 복용중인 약물에 대한 전반적인 사정
- 복용중인 약물로 인해 마취제의 위험성 증가, 수술 중 합병증 위험성이 증가
- 약물 용량 조절 및 중단으로 인한 환자 상태 사정
- 수술 2~3주 전 한약이나 민간요법제제, 비타민 E 등 중단 권고

[마취와 수술에 영향을 미치는 약물]

항응고제 및 항혈소판 제제	• 아스피린과 헤파린은 수술 7일 전 중단, 그외 5~7일 전에 중단 • 출혈 관찰 예 아스피린, 헤파린, 저분자량헤파린(Clopidogrel), 와파린
항고혈압제 / 스테로이드	• 수술 중 약물 치료 유지 • 혈압과 맥박 관찰 / 감염의 증상과 징후 관찰
인슐린	금식 및 스트레스로 인한 약물 요구량 변화
구강 당뇨제제 기출 23	• 수술 전날 저녁이나 당일 아침 : 약물 중단 또는 감소 • 요오드 조영제를 사용하는 수술은 48시간 이전에 metformin 중단

③ 폐기능 상태 : 흡연, 나이, 기침, 호흡곤란, COPD, 천식 등은 수술 후 폐 합병증(흡인, 폐렴, 호흡부전, 무기폐)의 위험이 증가

2) 수술 전 간호진단과 중재

간호진단	간호중재
불안	수술 전 교육, 정서적 지지, 통증관리에 대한 교육
기도개방 유지불능 위험	심호흡과 기침운동 교육, 횡격막 호흡, 강화폐활량계 사용방법 시범 및 교육
말초조직관류 유지불능 위험 기출 22	정맥울혈 예방 : 항색전 스타킹, 간헐적 공기압박기, 다리운동, 조기이상, 적절한 수분섭취, 심호흡

3) 수술 동의서 받기

2 수술 전날 환자 간호

1) **피부준비** 기출 04 : 피부제모와 항균비누를 이용하여 닦음
2) **수술 부위 표시** : 좌우, 손가락, 발가락, 척추 등
3) **자정 이후 금식, 관장, 위관이나 장관 삽입, 유치도뇨관 삽입**
4) **수술 전 투약** : 불안 감소, 인후 분비물 감소, 마취제의 용량 감소, 기억상실유도

진정제 (Barbiturate계)	불안완화, 기억상실 효과, 진정유도(midazolam, diazeparm, phenobarbital)
항콜린제 (부교감신경억제제) 기출 18	기관지 분비물 감소, 서맥 예방, 위산분비 억제(atropine, robinul, glycopyrrolate)
진통제	수술 절차 동안 불편감 감소(morphine, demerol)
히스타민수용체 차단제	위산분비 감소, 위액 산도 증가, 위액의 양 감소 목적(cimetidine, ranitidine, famotidine)
항구토제	위 배출 증가, 오심과 구토 예방 및 감소(ondansetron)

5) **수술 전 교육**
   ① **심호흡** 기출 13 : 반좌위 또는 좌위를 취하고 가슴을 최대한 확장, 복부를 가볍게 지지하고 코로 들이쉬고 입술을 오므려 천천히 내쉼, 3회 반복 후 기침 시행
   ② **기침** 기출 13 : 심호흡 후 깊은 기침을 3번 시행
   ③ **사지운동과 조기이상** : 정맥 내 정체 예방과 말초조직관류 증진에 효과적
   ④ **통증조절** : PCA 사용 방법에 대한 교육
   ⑤ **강화 폐활량계(intensive spirometer)** : 폐확장과 분비물 배출 도움

3 수술 중 간호

1) **수술 중 간호중재**

구분	원인	중재
고체온	특정 마취제에 대한 반응	과도한 방포 제한, 환자의 피부에 알코올이나 찬물 적용, 자동 냉담요
저체온	• 의도적 저체온증 : 기초대사율 감소 유도 • 비의도적 저체온증 : 약제(전신마취제, 근육이완제, 마약제제)에 대한 반응, 수술장 온도, 찬 용액 주입 등	• 혈액제제 및 정맥 내 용액을 따뜻하게 주입 • 온열 도구 이용(담요, 열 덮개, 통풍온열기 등) • 젖은 가운과 방포 즉시 교체 • 소독액은 따뜻하게 데워서 사용
욕창	수술 중 체위의 결과	균등한 체중의 분배와 신체선열 유지

4 수술 직후 간호(회복실 간호)

1) 즉각적인 기본사정 기출 07
① 의식수준(GCS), 기도개방성, V/S, 산소포화도, 섭취량과 배설량, 구개반사
② 수술부위 출혈여부, 드레싱, 피부상태, 배액관 상태, 통증여부 확인

2) 마취회복 시 간호 기출 24, 25
① 기도유지(의식이 회복되지 않았을 경우 측와위를 취해 구토 시 흡인 또는 질식을 예방, 의식 회복 후 반좌위), V/S 측정, 연하반사, 필요시 흡인, 후두경련 관찰, 체온유지, 통증 호소 시 진통제 투여, 출혈유무 확인
② 활력징후, 호흡기계, 산소포화도, 순환기계 기능 안정 시 병실로 이송

5 수술 후기 간호(병동간호) 기출 01, 03, 05, 11, 13, 14, 16, 18, 22

1) 호흡기계 기출 01, 05, 13, 14
① 호흡기 합병증(무기폐, 폐렴, 폐색전증) 예방 : 심호흡, 기침, 강화폐활량계 적용 (시간당 5~10회 심호흡, 시간당 10회 기침 격려)
② 2시간마다 체위 변경, 침상에서 다리 운동, 조기이상
③ 수분공급, 흡인, 가습, 물리요법

2) 순환기계 기출 11, 14, 19, 21
① 합병증 : 정맥혈전증, 부정맥, 고혈압, 저혈압, 쇼크, 출혈, 심근경색증 기출 14
② 정맥혈전증(심부정맥혈전증)
  • 원인 : 3대요인(정맥혈관벽 손상, 정맥울혈, 응고항진), 부동 등
  • 예방 : 수술 후 다리운동 및 조기이상, 혈전예방스타킹 적용, 하지거상, 수분공급, 저용량의 헤파린 투여 기출 22
  • 발생시 중재 : 침상안정, 발생부위 마사지 금지, 온습포 적용, 항응고제 투여 기출 11, 14
  • 합병증 : 폐색전증 → 예리하게 찌르는 듯한 흉통이 갑작스럽고 돌발적으로 발생하여 호흡곤란, 불안, 빈맥, 발한 등의 증상을 보임, 신속히 치료하지 않으면 사망할 수도 있음

3) 위장관계
① 합병증 : 오심과 구토, 복부팽만, 복부 불편감, 복부 통증, 마비성장폐색 등
② 중재 : 장음과 장연동운동의 재개여부를 규칙적으로 사정, 조기이상, 보행

4) 영양 및 수분전해질 균형 기출 03
① 금식 유지기간 : 섭취량과 배설량, 체중 측정
② 소화기능 돌아올 때까지 금식, 정맥으로 수액공급, TPN으로 고열량식이 제공

5) 상처치유 촉진

① 상처파열과 장기돌출 기출 16
- 발생 시기 : 수술 후 6~7일
- 예방 : 기침 시 지지, 영양공급, 복대 적용, 상처감염 예방
- 상처파열시 멸균거즈에 생리식염수 적셔 덮어주기, 즉시 외과의에게 보고, 무릎을 약간 구부려 복근이완, 쇼크징후 확인(저혈압, 빈맥, 빈호흡 등)

② 비타민 C, 단백질 충분히 공급 : 상처 치유, 조직 수복

6) 수술 후 간호진단과 중재

간호진단	간호목표	증상	간호중재
비효과적 호흡양상	호흡기계 기능 유지	호흡곤란, 발열, 오한, 저산소증 등	심호흡과 기침 격려, 강화폐활량계 사용, 횡격막호흡이나 복식호흡 격려, 체위변경, 수분공급 등
급성 통증 기출 24	통증 완화	불편감과 통증 호소	진통제 투여, PCA 사용(오심 또는 구토 호소시 일회주입량, 최대주입량, 지속주입량 확인), 마사지, 체위변경, 온냉찜질, 이완요법 등
위장관운동 기능장애	위장관계 기능 회복	오심, 구토, 복부팽만, 딸꾹질 등	장음사정, 조기이상 권장, 보행격려, 구토시 흡인 예방위해 측위 취해줌, 수분섭취 권장 등
체액불균형과 소변배설	요도기능 회복	무뇨, 핍뇨 등	자연배뇨 유도 : 물 흐르는 소리, 손 씻기, 따뜻한 변기, 회음부 열적용, 배뇨자세로 배뇨하도록 도움 등

UNIT 4 면역(immunization) 이상

1 면역(immunization)

1) 면역세포

① B림프구 : 체액성 면역, 항원에 노출되면 형질세포(plasma cell)와 기억세포(memory cell)로 분화
- 형질세포 : 항체(면역글로불린, 감마글로불린) 생성

IgA	• 분비형 항체로 점막에 고농도로 존재 • 기도, 위장관계, 비뇨생식기계 감염 방지의 역할
IgD	IgD와 공동발현, 소량 존재
IgE	알레르겐(항원)에 노출되었을 때 증가
IgG	혈류에 가장 많이 존재, 장기면역 제공, 유일하게 태반 통과
IgM	항원 노출시 가장 먼저 나타남

- 기억세포 : 항원을 기억하였다가 같은 항원 침입시 다량의 항체를 빠르게 형성

② T림프구 기출 03 : 세포성 면역
  - 골수에서 생성, 흉선에서 분화되고 성숙
  - 이식 거부반응, 암세포의 처리, 자가면역질환에도 관여
③ 자연살해세포(NK 세포) : 세포를 용해하는 화학물질을 분비하여 표적세포의 세포막을 파괴, 악성 세포변화에 대한 특별한 면역감시기능이 있음

2) 면역의 종류

(1) 비특이적 면역

선천적 자연면역, 피부의 항균성 화학물질, 점막 및 분비물(표피, 눈물), 백혈구의 식작용, 자연살해세포의 세포 파괴, 보체의 활성화, 체액 내 인터페론(항바이러스 작용, 면역조절 기능), 발열 및 염증반응

> **참고 염증 증상**
> 발열(국소 신진대사 작용 증가), 발적(충혈 : 혈류증가), 종창(삼출액 축적으로 인한 조직 팽만, 부종), 통증(삼출액에서 나온 화학물질에 의한 신경자극), 전신증상(오심, 허약, 식욕부진, 권태감 등)

(2) 특이적 면역

	체액성 면역 : 항체 매개성 면역	세포성 면역 : 세포 매개성 면역
관련세포와 생성물	B림프구의 항체 생성을 통해 일어나는 면역과정	T림프구에 의해 감작된 T세포 생성을 통한 면역 반응
방어	세균, 바이러스, 호흡기와 위장관 병원체	곰팡이, 바이러스, 만성 감염인자, 종양세포
면역반응에 의한 질환	아나필락시스, 아토피 질환, 수혈반응, 세균 감염	결핵, 곰팡이 감염, 접촉성 피부염, 이식 거부반응, 종양세포의 파괴

① 후천성 특이면역의 유형 = 획득면역 기출 13, 14

	능동면역	수동면역
자연 면역	• 질병을 앓고 난 후 획득, 이물질에 대한 기억을 통해 발생, 재발 안 됨 • 수두, 홍역, 볼거리	태아가 모체를 통해 받는 면역 : 태반, 초유, 모유
인공 면역	적은 양의 항원을 신체 내부에 침투시켜 신체가 항체 형성(예방접종)	• 인체 감마글로불린의 주사 • 다른 사람이나 동물에 의해 이미 만들어진 항체를 주입 • 면역반응 → 즉각적, 효과 → 일시적 • 광견병, 파상풍, 독사에게 물린 경우 적용

2 면역계 장애

1) 알레르기(과민) 반응 : 항원(알레르기원 : 과민반응을 나타내게 하는 물질로 꽃가루, 먼지, 진균, 동물 비듬, 달걀, 초콜렛, 페니실린, 조영제 등)에 대한 과다한 면역반응 → 조직손상

(1) 알레르기 반응의 매개물질

① Histamine 기출 12, 15 : 혈관투과성 증가, 평활근 수축, 수용체 자극 → 천명음, 기관지 경련, 후두부종, 두드러기, 혈관부종, 홍반, 쇼크 등
② Lukotrienes : 기관지 평활근 수축, 혈관 투과성 증가, 세기관지의 지속적 경련, 평활근에 히스타민 작용 강화
③ Prostaglandin : 혈관이완 자극, 평활근 수축으로 피부 팽진, 발적, 저혈압, 기관지 경련
④ 세로토닌 : 혈관 투과성 증가, 평활근 수축으로 점막 부종, 기관지 수축
⑤ kinins : 느리고 지속적인 평활근 수축, 혈관투과성 자극, 점막 분비 자극

(2) 과민반응 유형

유형	항체	증상-관련 질환
제1유형 (아나필락시스성/즉시형 과민반응) 기출 01, 11, 15, 18, 19, 22	IgE	• 아나필락틱 쇼크 : 과민반응 중 가장 심각, 즉시 발생, 소양증, 부종, 천명음, 호흡곤란, 청색증 • 아토피성 질병 : 건초열, 기관지천식, 아토피성 피부염, 음식물이나 약물 알레르기, 두드러기 • 피부반응 : 기생충감염
제2유형 (세포용해성/세포독성 과민반응)	IgG, IgM	수혈반응(ABO 부적합), 약물로 인한 용혈성 빈혈, 자가면역성 혈소판 감소성 자반증
제3유형 (면역복합성 과민반응)	IgM, IgG	• 항원항체 복합체가 과도하게 형성되어 축적된 기관에서 발병 : 사구체염, 류마티스 관절염, SLE • 혈청질환 : 이종혈청 주사한 경우(부종, 열, 염증, 두드러기)
제4유형 기출 16 (세포매개성/지연형 과민반응)	없음	• 알레르기원에 노출 24~72시간에 발생 • 접촉성 피부염, 투베르쿨린 반응, 장기이식 거부 반응

(3) 진단검사 : 피부반응검사, 첩포검사(접촉성 피부염 진단), 식품 알레르기 검사, 폐기능 검사, 임상병리검사 결과 IgE와 호산구 증가

(4) 치료 및 간호중재 기출 00, 02, 04, 05, 10, 11, 16, 18

가. 알레르기 간호

① 알레르기원 확인과 회피 : 약물, 먼지, 꽃가루, 동물, 곤충 등 → 예방이 최선
② 새로운 음식이나 약물, 조영제의 알레르기 반응 관찰 및 확인
③ 아나필락시스에 대한 대처법, 에피네프린 주사방법 교육
④ 알레르기 유발인자를 제거한 환경 조성 : 카펫, 화분, 곰팡이, 먼지 등의 제거
⑤ 필요시 탈감작요법 시행 기출 02, 04, 05, 10, 16

> **참고** 탈감작요법 기출 16, 18, 19
> ① 제1유형 IgE 매개형 과민반응 치료에 사용
>   ㉠ 확인된 알레르기원을 희석하여 용액으로 조제 후 피하로 주입 기출 19
>   ㉡ 적은 용량에서 점차 양을 늘려 둔해지게 하는 방법
> ② 방법
>   ㉠ 1회에 1가지 종류, 정확한 양의 알레르기원을 격주 또는 매주 규칙적으로 주사, 주사시 마다 주사부위 변경 기출 19
>   ㉡ 아나필락시스 쇼크 대비 응급처치 준비(에피네프린)
>   ㉢ 항원용량 정확히 측정하기 위해 1cc 주사기 사용하여 상박에 주사
>   ㉣ 주사 후 20분간 환자 관찰 : 소양감, 두드러기, 인후부종, 쇼크 등
>   ㉤ 최대농도(보통 1:100)가 될 때까지 약 1~2년, 길게는 5년 정도 소요 기출 19

나. 아나필락시스 간호 기출 11, 15, 18

① 증상 : 콧물, 재채기, 눈물, 충혈, 모세혈관투과성증가, 광범위 혈관확장, 기관지 협착, 심박출량 감소 등
② 중재 : 적절한 환기와 조직관류 유지
  ㉠ 기도유지, 좌위
  ㉡ 필요시 1 : 1,000 epinephrine 0.3~0.5mL 10~15분 반복 피하 투여 기출 18
  ㉢ 고용량의 산소 공급, 정맥으로 수액 공급
  ㉣ 두드러기, 혈관부종, 기관지 경련 : 진경제, 항히스타민제, 코르티코스테로이드 사용
  ㉤ 쇼크, 기도폐쇄, 심부정맥, 위 내용물의 흡인, 발작 등의 징후 관찰
  ㉥ 24시간 이내에 재발여부 관찰, 대상자와 가족지지

2) 자가면역 : 자기를 비자기로 인식하여 항체나 림프구가 건강한 세포와 조직을 공격 → 과다 면역반응 유발 → 세포성, 체액성 면역반응 일으킴, 류마티스 관절염, 전신 홍반성 낭창증(SLE), 중증 근무력증 등이 해당

(1) 전신성홍반성낭창(SLE : systemic lupus erythematosus) 기출 01, 03, 08, 10, 17

① 정의 : 결체조직과 여러 기관에 염증 증상을 나타내는 자가면역성 질환으로 가임기간 젊은 여성(15~45세)에게 호발, 면역조절기전 장애로 면역복합체가 광범위한 조직손상으로 유발하며 악화와 완화를 반복

② 진단 : 혈청 내 자가항체, anti DNA, anti nucleo antibody(ANA)의 존재 확인, 백혈구 감소증, ESR의 증가, 면역글로불린의 증가, 보체감소, 혈청에 면역 복합체의 존재

③ 증상 기출 13
  • 관절염과 관절통증 호소
  • 뺨에 나비모양 발진, 원반모양의 발진
  • 신증상 기출 17 : 혈뇨, 단백뇨, 소변량 감소
  • 혈액계 : 백혈구 감소증, 림프구감소증, 혈소판감소증, 용혈성 빈혈

- 심폐증상 : 심내막염, 심근염, 심낭염 등
- 위장계 : 복통, 설사, 연하곤란, 오심과 구토 등
- 신경계 : 발작, 뇌신경마비, 손발 저림, 감각장애(Raynaud 현상)
- 광과민성, 구강궤양, 추위에 노출시 손끝 창백

④ 치료
- 비스테로이드성 항염제 : 간염유발, 신장손상환자에게 금기
- NSAIDs에 반응하지 않는 대상자 : hydroxychloroquine sulfate가 활액막염 억제
- 코르티코스테로이드와 metotrexate 사용
- 혈청교환 방법 : 자가항체와 면역복합체 제거(효과는 일시적임)

⑤ 간호중재 기출 01, 08, 10, 17
- 통증 : 관절운동범위, 근육강화(등척성) 운동, 열·냉 적용
- 피부 보호 기출 13 : 깨끗하게 유지, 피부자극 예방, 노출된 피부에 발진 등 변화 관찰, 외출할 때 자외선 차단크림, 긴 소매, 긴 바지, 챙이 넓은 모자 착용, 건조하지 않도록 로션, 보습제 사용
- 적절한 휴식과 활동, 감염예방, 신체적, 정서적 스트레스 피함

3) **선천성 면역 결핍증** : 간세포 결핍, 항체형성결핍(자가면역 질환 호발, IgA 결핍, 아토피성 질환 호발), 세포매개성 면역 결핍(흉선의 기능저하 → 장기기형), 보체기능이상(전신성홍반성낭창 및 결합조직 질환이 잘 발생)

4) **후천성 면역결핍 질환(AIDS)** 기출 02, 06, 07, 10, 11, 13

(1) 원인 및 전파경로

① 원인균 기출 10 : HIV(human immunodeficiency virus)
② 전파경로 기출 10 : 성적접촉, 혈액 및 혈액제제, 주삿바늘, 모체로부터의 전파 등

(2) 진단검사

① 선별검사인 ELISA 시행 → ELISA 양성 시 확진 위해 western blot 검사방법 사용
② 그 외 간접면역 형광법, 바이러스 배양검사, 바이러스 부하검사, 림프구 수 등

(3) 간호중재

① 감염의 예방 기출 02, 06, 07, 11 : 주사바늘 사용 후 캡을 다시 씌우지 않음, 콘돔 사용, 일회용주사기 사용, 면도기·칫솔 등 개인용품 사용, 호중구 수가 500개 이하 시 → 엄격한 무균술 적용, 혈액 및 체액 접촉 시 장갑 착용
② 영양상태 증진 : 수분섭취 격려, 고열량, 고단백 식이를 자주 제공, 식전 구강간호로 섭취 격려
③ 의사소통 증진 : 지지그룹을 이용 격려, 사회적 상호작용 유지

5) 장기이식

(1) 조직적합성(=백혈구 항원 : HLA) 기출 23 : 수혜자와 공여자의 ABO와 조직적합성 항원의 일치 여부 확인, HLA 교차시험검사 실시

(2) 이식거부반응
① 초급성 : 이식 직후부터 48시간 내에 발생 → 즉시 이식한 장기나 조직 제거
② 급성 : 며칠에서 몇 달, 2년 이내 발생, 주로 세포매개반응에 의해 시작 → 면역억제제 투여, 조기 진단시 치료 가능
③ 만성 : 수개월에서 수년 후에 발생, 이식된 장기기능의 퇴화와 관련 → 이식거부 반응 약물 사용으로 진행 과정을 늦춤

(3) 이식편대숙주질환(GVHD)
① 원인 : 면역이 저하된 수혜자에게 면역이 있는 기증자의 골수세포 주입 시 → 공여자 골수 속에 있는 T림프구가 수혜자의 신체를 대상으로 거부반응을 일으킴
② 급성(이식 후 1~100일 사이에 발생, 주로 30~50일 사이에 발생)

증상

피부	홍반성 발진, 심한 탈피
간	간 효소와 빌리루빈 상승, 복통증, 간 비대, 황달
소화기계	오심, 구토, 설사, 소화흡수장애, 장 마비, 장점막 탈락

③ 만성 : SLE와 유사, 홍피증 같은 섬유화 발생
④ 예방 : 수혜자의 면역기능을 억제

UNIT 5 감염환자 문제

1 감염에 대한 인체의 방어기전

1) 비특이적 방어기전

① 1차 방어선 : 피부, 눈(눈물), 소화기계(타액, 연하, 연동 운동), 호흡기계(코의 섬모, 콧물, 기침), 비뇨생식기계(산성유지)
② 2차 방어선 : 식균작용, NK세포(자연살해세포), 염증반응, 인터페론(항미생물성 단백질)

2) 특이적 방어기전(면역) : 이물질 침입 시 자기와 비자기를 식별하여 비자기를 없앰으로써 항상성을 유지하는 일련의 방어기전

2 감염의 전파 과정

① **병원체** : 감염성 질환을 일으키는 원인(박테리아, 바이러스, 진균, 기생충 등)
② **병원소** : 병원체의 저장소, 사람, 동물, 곤충, 정맥준비액, 소변채취기구 등
③ **숙주** : 인체는 숙주로서 자신을 방어하는 효과적인 체계
④ **전파경로** : 호흡기계, 위장관계, 비뇨 생식계, 피부, 점막, 혈류 등을 통해 침입
⑤ **전파방법**
  • 접촉 : MRSA, VRE, 성병, B형간염, 인플루엔자 등
  • 공기 : 결핵, 홍역, 수두 등
  • 매개물 : 오염된 음식, 물, 정맥수액에 의한 전파, 살모넬라 등
  • 매개충 : 곤충, 동물, 진드기, 모기 등

3 감염경로에 따른 감염관리 기출 13, 18

1) 예방 : 손 씻기, 개인보호구 착용, 격리, 개인위생관리, 쓰레기 처리, 멸균과 소독

2) 표준주의 : 병원 내 모든 환자와 오염 기구 및 물체에 적용

  (1) **손 씻기 :** 물과 비누로 마찰을 이용 또는 알코올 사용
  ① 환자 접촉 전
  ② 청결, 무균술 시행 전
  ③ 체액, 분비물 노출된 위험이 있는 행위를 하고 난 후
  ④ 환자 접촉 후
  ⑤ 환자의 주변물품 접촉 후

(2) **개인 보호 장구 착용** : 장갑, 가운, 마스크, 고글 등

(3) **치료기구 및 물품** : 가능한 일회용품 사용

3) 전염경로에 따른 예방관리 기출 13

경로	해당질환	관리
공기감염	홍역, 결핵, 수두	• 음압병실사용(항상 문을 닫아둠) • HEPA 필터 통해 환기 • N95 마스크 착용 • 대상자가 병실에서 나올 때는 마스크 착용
비말감염	디프테리아, 인두염, 폐렴, 풍진, 인플루엔자, 뇌막염, 유행성이하선염, 백일해	• 1인실 또는 코호트 격리 • 일회용 마스크 착용 • 대상자가 병실을 나올 때는 마스크 착용
접촉감염 기출 20, 22	MRSA, VRE, Rota virus, 옴, C. difficile, 세균성이질, 장출혈성 대장균감염증	• 1인실 또는 코호트격리 • 접촉 전 장갑 및 가운 착용, 접촉 후 손 위생 강화, 장갑 및 가운은 병실 나오기 전 벗음 • 접촉 후 환경관리
혈액감염 기출 18	B형/C형 간염, VDRL, HIV	혈액, 체액에 노출되지 않도록 주의(날카로운 기구 베임이나 주사침 주의)

4) 최근 유행성 감염질환

(1) **COVID-19** : 코로나바이러스에 의한 호흡기 감염증으로 비말(기침, 재채기, 말하기, 노래 등), 접촉 전파(코로나19바이러스에 오염된 물건을 만진 후 눈, 코, 입을 만짐), 밀폐된 공간에서 제한적이지만 공기전파 가능

(2) **엠폭스** : 원숭이두창 바이러스에 의한 인수공통감염병으로 감염된 사람·동물의 체액, 피부·점막 병변(발진, 딱지 등)에 직접 접촉, 표면접촉, 호흡기 분비물(코, 구강, 인두, 점막, 폐포에 있는 감염 비말)의 접촉에 의해 전파

CHAPTER 1 면역/신체 손상

01. 투베르쿨린 반응검사와 같이 알레르기원에 노출 후 시간이 경과하여 나타나는 과민반응의 유형은?

① 아나필락스성 과민반응
② 세포독성 과민반응
③ 면역복합체성 과민반응
④ 지연성 과민반응
⑤ 특이성 과민반응

해설 [과민반응 유형]

유형	항체	증상–관련 질환
제1유형 (아나필락시스성/즉시형 과민반응)	IgE	• 아나필락틱 쇼크 : 과민반응 중 가장 심각, 즉시 발생, 소양증, 부종, 천명음, 호흡곤란, 청색증 • 아토피성 질병 : 건초열, 기관지천식, 아토피성 피부염, 음식물이나 약물 알레르기, 두드러기 • 피부반응 : 기생충감염
제2유형 (세포용해성/세포독성 과민반응)	IgG, IgM	수혈반응(ABO 부적합), 약물로 인한 용혈성 빈혈, 자가면역성 혈소판 감소성 자반증
제3유형 (면역복합성 과민반응)	IgM, IgG	• 항원항체 복합체가 과도하게 형성되어 축적된 기관에서 발병 : 사구체염, 류마티스 관절염, SLE • 혈청질환 : 이종혈청 주사한 경우(부종, 열, 염증, 두드러기)
제4유형 (세포매개성/지연형 과민반응)	없음	• 알레르기원에 노출 24~72시간에 발생 • 접촉성 피부염, 투베르쿨린 반응, 장기이식 거부 반응

02. 알레르기 환자에게 시행하는 탈감작요법에 대한 설명으로 옳은 것은?

① 최대 농도에서 점차적으로 용량을 감량한다.
② 정확한 양의 알레르기원을 부정기적으로 근육주사한다.
③ 지연형 과민반응 치료에 이용한다.
④ 제1유형 IgE 매개형 과민반응 치료에 사용한다.
⑤ 치료기간은 수주일 내로 비교적 짧다.

정답 01. ④ 02. ④

🔍 해설 [탈감작요법]
① 제1유형 IgE 매개형 과민반응 치료에 사용
  • 확인된 알레르기원을 희석하여 용액으로 조제 후 피하로 주입
  • 적은 용량에서 점차 양을 늘려 둔해지게 하는 방법
② 방법
  • 1회에 1가지 종류, 정확한 양의 알레르기원을 격주 또는 매주 규칙적으로 주사, 주사시 마다 주사부위 변경
  • 아나필락시스 쇼크 대비 응급처치 준비(에피네프린)
  • 항원용량 정확히 측정하기 위해 1cc 주사기 사용하여 상박에 주사
  • 주사 후 20분간 환자 관찰 : 소양감, 두드러기, 인후부종, 쇼크 등
  • 최대농도(보통 1:100)가 될 때까지 약 1~2년, 길게는 5년 정도 소요

03. 다량의 출혈로 발생한 쇼크 환자의 간호중재 중 확인이 필요한 것은?

① 변형된 트렌델렌버그 체위 취함
② 정맥으로 수액 공급
③ 체온유지 위해 온찜질 적용
④ 출혈부위 직접 압박
⑤ 산소공급

🔍 해설 [저혈량성 쇼크]

원인	• 혈액, 체액의 손실 • 출혈, 구토, 설사 등으로 수분 상실 • 이뇨, 요붕증, 패혈증, 화상 등
증상	빈맥, 빈호흡(후기 서호흡), 발한, 핍뇨, 불안, 혼돈, 차고 축축한 피부
중재	• 변형된 트렌델렌버그 체위 취함 • 원인교정, 체액손실(수액, 수혈) 교정, 출혈부위 직접압박 • 기도유지, 산소공급, 체온유지(따뜻한 수액공급, 담요적용, 국소적 온찜질 금지) • 교감신경흥분제 투여

04. 등 뒤의 신경절을 따라 수포성 발진과 가려움증, 통증을 호소하며 입원한 환자의 가장 우선적인 간호중재는?

① 소양증 완화 염증 예방
② 피부손상예방
③ 통증완화와 합병증 예방
④ 온도와 습도조절
⑤ 정서적 지지

🔍 해설 [대상포진]

원인	• varicella zoster virus 잠복기 수두의 재 활성화 • 노인, 악성종양(백혈병, 림프종), 장기이식이나 골수이식 등 면역결핍 환자에게 빈번히 발생
증상	• 신경절을 따라 선형으로 배열된 수포 형성 → 말초감각신경을 따라 대부분 일측성으로 발생 • 수포 발생 전 권태, 발열, 가려움, 통증 발생 • 합병증 : 약 10%에서 대상포진 후 신경통 발생

03. ③ 04. ③

중재	• corticosteroid : 신경통증 감소, 경과기간 단축 • 항바이러스제제 : acyclovir(Zovirax) → 바이러스 확산 감소, 치유촉진 • 진통제, 항히스타민제 → 소양감 완화 • 습포 제공 : burrow 용액, 가피형성과 치유증진, 자극과 통증 완화 • 철저한 손 씻기 → 수포형성 시기에 전염 예방 • 조이는 옷 피하기 • 약 10% 대상자가 포진 후 신경통 발병

05. 교통사고 응급환자 중 Jaw-Thrust 기법을 이용해 기도유지 해야 하는 환자는?

① 기관지화상 환자
② 다발성 골절 환자
③ 심한 흉통을 호소하는 환자
④ 경추손상 환자
⑤ 두부출혈 환자

🔖해설 [다발성 외상, 다발성 골절]
• 외상의 초기사정 : ABCDE 순서로 사정, 기도유지와 경추고정 → 호흡 → 순환 → 신경학적 이상여부 → 노출, 초기사정을 하면서 호흡과 맥박 없다면 소생술 시행
• 두경부 손상 위험성 예방 : 경부고정(부목, 경부고정장비)
• 척추손상 시 통나무 굴리기 방법 이용, 경추손상 의심 시 턱 밀어올리기(Jaw thrust)

06. VX가스가 신체에 노출되어 응급실에 실려 온 50대 남성의 가장 우선적인 간호중재는?

① 구토를 유발한다.
② 활성탄을 투여한다.
③ 다량의 수액을 공급한다.
④ 흐르는 물로 피부를 세척한다.
⑤ 비위관을 삽입하여 지속적인 위세척을 시행한다.

🔖해설 접촉에 의한 독 : 흐르는 다량의 물로 피부를 세척, 의복을 제거하고 피부를 다시 세척

07. 반코마이신 내성 장알균(VRE) 환자의 감염관리 방법으로 가장 적절한 것은?

① 헤파필터 사용하여 환기
② 음압병실 사용
③ N95 마스크 착용
④ 장갑 및 가운 착용
⑤ 고글과 모자 착용

🔖해설

접촉 감염	MRSA, VRE, Rota virus, 옴, C. difficile, 세균성이질, 장출혈성 대장균감염증	• 1인실 또는 코호트격리 • 접촉 전 장갑 및 가운 착용, 접촉 후 손 위생 강화, 장갑 및 가운은 병실 나오기 전 벗음 • 접촉 후 환경관리

정답 05. ④ 06. ④ 07. ④

08. 다음 화상에 대한 설명으로 옳지 않은 것은?

① 표재성 화상은 표피의 손상으로 수포를 형성하지 않는다.
② 부분층 화상은 다양한 범위의 진피 손상으로 통증과 부종이 나타난다.
③ 3도 전층화상은 피하조직까지의 손상으로 통증이 없고 체온조절이 되지 않는다.
④ 4도 전층화상은 피부 전층의 손상으로 극심한 통증이 동반되고 피부이식이 필요하다.
⑤ 4도 전층화상은 뼈 조직의 손상을 동반한다.

해설

분류	손상범위	특징
1도 화상 (표재성 부분층 화상)	표피	• 발적, 쑤심, 통증, 냉감에 의해 완화 • 핑크, 붉은색, 누르면 창백, 수포가 형성되지 않음, 부종은 약간 또는 없음 • 3~6일 이내 자연치유
2도 화상 (심부 부분층 화상)	표피와 진피 일부	• 통증, 감각과민, 발적, 수포형성, 부종 • 붉고 얼룩덜룩함, 표면에 수분 나옴 • 2~3주 이내 회복, 약간의 반흔 형성, 변색
3도 화상 (전층 화상)	표피, 진피, 피하조직, 근육, 신경	• 감각기능 소실로 무통, 쇼크증상, 혈뇨, 용혈, 체온 조절이 안됨 • 건조, 부종, 조직괴사, 흰색, 갈색, 검은색, 붉은색, 지방층 노출 • 가피, 반흔 형성, 기능상실 → 피부이식 필요
4도 화상 (심부 전층)	피부 전층과 혈관, 근육, 골조직 파괴	• 감각기능 소실로 무통, 회백색 피부, 운동장애 • 피부이식 필요

09. 수술 후 호흡기 합병증을 예방하기 위한 간호로 옳은 것은?

① 항혈전제를 투여한다.
② 침상안정 하도록 한다.
③ 산소를 공급한다.
④ 기침과 심호흡을 격려한다.
⑤ 항혈전스타킹을 적용한다.

해설 [호흡기계 합병증(무기폐, 폐렴, 폐색전증) 예방]
• 심호흡, 기침, 강화폐활량계 적용(시간당 5~10회 심호흡, 시간당 10회 기침 격려)
• 2시간마다 체위 변경, 침상에서 다리 운동, 조기이상
• 수분공급, 흡인, 가습, 물리요법

10. 교통사고 환자에게 신경손상으로 인한 쇼크가 예상되는 사정결과는?

① 서맥
② 과다한 발한
③ 중심정맥압 상승
④ 혀의 부종
⑤ 소변량 증가

해설 [신경성 쇼크]

원인	교감신경 장애로 전신혈관 이완, 척수손상, 신경손상, 약물투여, 스트레스 등
증상	서맥, 저혈압, 건조한 피부, 피부 변온 현상, 신경계 이상, 방광 및 대장기능 저하
중재	• 척수손상 악화 예방 : 고정, methylprednisolone 투여 • 수액공급, 산소공급, 혈압상승제(dopamine) 투여 • 유치도뇨관 삽입 : 조직관류 점검, 방광팽만 예방

08. ④ 09. ④ 10. ①

CHAPTER 02 안위변화

UNIT 1 통증

1 통증의 종류

1) 발생부위에 따른 분류

분류	특징
표재성 통증	피부나 피하조직에서 기원, 예리하고 날카로운 통증을 수반
심부통증	근육과 뼈, 신경 혈관 등에서 기원
내장통	복강, 두개강, 흉강과 같은 몸의 기관에서 시작
연관통	손상, 질병에 의해 자극되는 부위가 아닌 다른 부위에서 통증 느낌 예 심근경색 → 왼쪽팔과 목 아래쪽으로 방사되는 통증 발생
신경병성 통증	신경세포나 척추기전 손상시, 하나 이상의 신경로를 따라 발생 예 삼차신경통, 좌골신경통
환상지통	사지절단 후 실제로 사지가 있는 것처럼 통증 경험

2) 기간에 따른 분류

분류	급성통증	만성통증
특징	갑자기 발생하며 일시적인 통증으로 시간이 지나면 소실, 통증의 부위를 확인하기 쉬움	수개월에서 수년 동안 지속되는 통증, 통증 영역의 구분이나 강도 평가가 어려움
생리적 반응	교감신경계 반응 : 혈압 상승, 맥박과 호흡수 증가, 동공확대, 발한 기출 21	부교감신경계 반응 : 혈압/맥박/호흡/동공 정상, 따뜻하고 건조한 피부
행동적 반응	불안정, 집중저하, 두려움, 통증부위 보호	부동, 우울, 위축, 절망

2 통증사정

1) PQRST 기출 17

P(position)	통증의 부위
Q(quality)	통증의 양상(특성) – 어떻게? 무딘, 예리한, 으스러지는 등
R(relief or aggravation factor)	통증 완화 및 악화요인
S(severity or intensity)	통증 강도
T(time)	통증의 시작 및 지속 시간, 발생빈도

(1) 통증 측정 도구

① 분류측정도구 : 통증없음(0) – 매우 심한 통증(5)로 분류
② 숫자척도(NRS) : 통증없음(0) – 가장 심한 통증(10)의 숫자구간으로 스스로 표현하도록 함
③ 시각상사척도(VAS) : 환자가 느끼는 통증을 선 위에 표시하도록 함
④ 얼굴통증척도(FPS) : 3세 이상 아동, 의사소통장애가 있는 성인, 노인에게 적용

3 약물요법 기출 01, 05, 14, 18

1) 비마약성 진통제

약물	작용	부작용
비스테로이드성 소염진통제(NSAIDs) : Ibuprofen, Naproxen	항염, 진통, 해열	위장관계 손상과 출혈, 장기간 복용 시 소화성 궤양 예방을 위해 H_2 차단제와 함께 복용
salicylate : 아스피린		위장장애, 항혈소판 효과와 응고시간 지연으로 인한 출혈, 레이증후군
아세트아미노펜	진통, 해열	장시간 사용 시 간독성, 신독성 기출 18

2) 마약성 진통제 기출 01, 04, 05, 14, 16

- 척수의 신경 전달 물질의 방출을 차단하여 통증 전달 방지
- 천장효과 없어 용량 증가시 효과 증가
- 종류 : morphine, fentanyl, demerol, codeine

(1) 투여경로

① 경구 투여 : 편리하고 저렴, 가장 우선적 투여 방법이나 작용시간이 느린 편
② 피부접착형(fentanyl) : 경구용 몰핀에 비해 부작용이 적으나 가격이 비쌈
③ 주사형 : 효과가 가장 빠르고 일정수준 유지 가능하나 비쌈
④ 자가 조절형(patient controlled analgesia : PCA) 기출 03
  - 정맥, 피하의 도관을 통해 투여하여 과다 용량 투여를 제한하기 위한 장치
  - 약물 용량을 환자 스스로 조절하여 좀 더 지속적인 진통 유지 가능(혈청 내 마약수준이 거의 일정)
  - 수술 후 통증과 같은 급성 통증에 좋음

(2) **마약성 진통제의 부작용과 간호 중재** 기출▶ 01, 05, 14, 16
① 변비 : 섬유질 풍부한 식사 제공, 변 완화제 투여, 활동격려, 필요시 관장
② 오심, 구토 : 약제를 변경하거나 항구토제 투여
③ 진정, 졸림 : 진통제 감량 혹은 변경, 침상난간 올리고 호흡과 산소포화도 사정
④ 급성호흡억제 기출▶ 01, 05, 14, 16
- 투여 전·후 호흡 수 관찰
- 호흡수 억제(12회/분 이하) → 모르핀 투여중지 → 기도확보 → 산소공급 하며 자극을 주어 깨움, 8회/분 미만 시 naloxone 투여

4 약물 이외의 방법을 이용한 통증 관리 기출▶ 06

1) **물리요법**
    (1) **물리치료** : 통증이 있는 대상자의 기능 향상, 통증 완화 및 악화 예방
    (2) **경피적 신경자극**(transcutaneous lectrical nerve stimulator, TENS)
    (3) **기타** : 접촉, 압박, 진동, 마사지, 열과 냉의 적용, 체위변경, ROM 운동 시행

2) **인지-행동 요법** : 관심전환, 심상법, 이완요법

3) **침습적 중재**
    (1) **신경차단** : 특수부위나 신경에 국한된 통증에 적용, 국소마취제를 신경 내로 투여
    (2) **신경블록요법** : 교감신경블록, 체성신경블록, 척수강 내 약물 주입
    (3) **방사선 치료**
    (4) **외과적 시술** : 신경절제술, 신경근절단술, 척수신경로절제술, 교감신경절제술

4) **통증에 대한 사회·심리적 간호** 기출▶ 22
    (1) 불안은 동통을 악화시키는 요소이므로 불안을 제거
    (2) 얼마동안 환자와 같이 있어줌
    (3) 환자로 하여금 불안을 말로 표현하도록 격려하며 환자와 공감
    (4) 환자 스스로 통증을 조절하는 방법을 취하도록 함
    (5) 기분전환 및 오락요법을 이용

UNIT 2 암(신생물)

1 악성 종양 vs 양성 종양 기출 03, 07, 10, 11, 13, 17

특징	양성 종양 기출 11	악성 종양 기출 03, 07, 10, 13
성장 속도	느림	빠름
성장 양식	확장되면서 성장하고, 경미한 조직손상 일으킴	주위조직에 침윤하면서 성장, 염증, 궤양, 괴사를 일으킴 기출 17
재발	수술로 제거하면 재발은 거의 없음	수술 후에도 흔히 재발
전이	전이되지 않음	직접 또는 림프계, 혈액, 이식에 의해 다른 장기로 전이
세포특징	• 주위의 정상조직과 거의 같음 • 대부분 잘 분화됨	• 주위의 정상조직과 다른 양상, 핵이 정상보다 큼 기출 13 • 대부분 미분화
신체에 대한 영향	내분비계를 침범하지 않으면 일반적인 증상은 거의 없음	악액질, 체중 감소와 같은 전신증상을 유발
피막	있음	피막이 없어 암세포분화도가 높음

2 암의 진단 검사

1) **세포검사(cytology)**
   ① 종양검사와 더불어 악성종양 확진 검사
   ② 암의 조기 선별검사에 적용, 종양과 접촉하는 체액이나 분비물 속에서 종양세포 유무를 검사
   ③ 대상검체 : 자궁경, 기관지, 소변, 객담, 위, 유방 예 PAP Smear

2) **생검(biopsy)** : 조직의 일부를 떼어내어 현미경으로 암세포를 직접 확인

3) **방사선, 핵의학 검사** : 초음파, X-ray, 스캔(방사성 동위원소검사), PET, CT, MRI

4) **종양표지자(tumor marker) 검사** : AFP, CEA, PSA, CA-125, CA15-3, CA19-9

3 TNM 분류체계 기출 05, 12, 14

1) **T(primary tumor)** : 원발 종양의 크기, 침범 부위

   ① T_X : 종양 발견되지 않음
   ② T_0 : 원발성 종양의 증거 없음
   ③ T_{IS} : 상피내암(carcinoma)
   ④ T_1 : 원발 장기 내에 병변, 암세포가 점막주변 구조물 내 깊이 자리하층까지 침범
   ⑤ T_2 : 국소적인 병변, 암세포가 근육층까지 국한
   ⑥ T_3 : 진행된 병변, 원발 장기부위에 제한, 암세포가 근육아래 장막하층까지 침윤
   ⑦ T_4 : 암세포가 장막층을 뚫거나 주변장기 침윤

2) **N(regional lymph node)** : 국소 림프절 침범 정도, 크기, 갯수

   ① N_X : 국소림프결절을 알 수 없음
   ② N_0 : 림프절에 병변 증거 없음
   ③ $N_{1,2,3}$: 국소림프결절의 이상 소견이 증가(a : 림프결절 전이 의심되지 않을 때, b : 림프결절 전이가 의심되거나 확인된 경우)

3) **M(anatomic extent metastasis)** : 원거리(다른 장기) 전이 정도

   ① M_X : 전이를 알 수 없음
   ② M_0 : 다른 장기 전이가 없음
   ③ M_1 : 다른 장기 전이가 있음

4 암 예방 기출 14

1) **1차 예방** 기출 14

   (1) 암 예방 생활습관 : 균형잡힌 식사, 표준체중유지, 금연, 과로와 스트레스 줄이기, 운동 등
   (2) 화학적 암 예방 : 발암물질 생성 예방 및 제거, 항암활성화 촉진

2) **2차 예방**

   (1) 암의 조기발견 및 조기치료의 중요성을 인식, 암 검진에 적극 참여
   (2) 암 발생의 7가지 경고 증상 기출 00

① 배변·배뇨습관의 변화	② 지속되는 상처나 궤양
③ 비정상적인 출혈 또는 분비물	④ 유방 또는 다른 부위의 비후 또는 덩어리
⑤ 소화불량 또는 연하 곤란	⑥ 사마귀 또는 점의 현저한 변화
⑦ 지속적인 기침 또는 쉰 목소리	

(3) 우리나라 국가 암 검진 프로그램 기출 06

종류	대상	주기	방법
위암	만 40세 이상 남녀	2년	위내시경(실시 어려운 경우 위장조영 검사를 선택적으로 시행)
간암	만 40세 이상 남녀로 간경변, B형간염 항원 양성, C형간염항체 양성, B형 or C형간염바이러스에 의한 만성 간질환자	6개월	간초음파와 혈청알파태아단백검사 (α-FP)
대장암	만 50세 이상 남녀	1년	분변잠혈검사 : 이상소견시 대장 내시경검사
유방암	만 40세 이상 여성	2년	유방촬영술(Mammography)
자궁경부암	만 20세 이상 여성	2년	자궁경부세포검사(pap smear)
폐암	만 54~74세 남녀 중 흡연력 30갑년 이상 흡연자나 경험자(흡연력 : 하루 평균 담배 소비량 X 흡연기간)	2년	저선량흉부CT

3) 3차 예방

(1) 암 진단을 받은 환자를 대상 : 효과적이고 지속적인 치료, 자가 관리 방법 습득
(2) 치료 불가능한 말기 환자 : 통증관리로 삶의 질 향상

5 암 치료 기출 01, 02, 03, 04, 08, 11, 14, 15, 16, 17, 18

1) **수술** : 진단적 수술(진단목적-절제생검), 근치적 수술(고형 암 치료), 예방적 수술(용종제거 등의 암 이전 단계에서 절제), 완화적 수술(종양의 크기 감소나 성장 지연)

2) **방사선 요법** 기출 01, 25

(1) 주로 수술 전에 이용, 종양의 크기를 줄이거나 전이병소를 치료해 절제를 용이하게 함, 국소 및 주변 부위의 병변 제거

(2) 부작용과 간호 기출 01, 03, 14, 15, 18, 25

피부반응 기출 15	홍반, 건성·습성박리, 색소침착, 탈색, 화상, 괴사, 궤양, 피하층의 섬유화, 탈모	• 치료부위는 건조하게 유지, 수영 금지 • 물로만 닦고 충분히 헹군 후 두드려 말림, 뜨거운 물 사용 금지 • 태양광선이나 열, 바람, 찬 것에 노출 금지 • 피부에 표시해 둔 것을 지우지 말 것 • 치료부위에 파우더, 로션, 크림, 알코올 등 사용 금지 • 피부에 자극이 적은 느슨하고 부드러운 옷 착용 • 드레싱 치료부위에 테이프 붙이지 않기 • 전기면도기 사용

전신반응	오심 기출 18, 구토, 발열, 식욕상실, 권태	• 진토제 투여, 수액과 전해질 사정 • 음식 소량씩 자주 제공, 신음식 피함 • 휴식 위해 조용한 환경 제공
골수기능 저하	빈혈, 감염, 출혈 가능	• 적혈구보다 백혈구와 혈소판이 많은 영향 받음 • 항암화학요법과 간호 동일
구강 합병증	구내염, 구강 건조증, 미각 변화	• 식사 전 진통제 투여, lidocaine 점적 • 부드러운 음식제공, 흡연과 음주 금지 • 구강위생 청결하게 유지, 소금물로 함수, 치아간호 제공 • 인공타액이나 설탕없는 레몬사탕 등을 제공
일반적인 중재		• 외부 방사선 치료 후 별도의 격리 필요 없음 • 치료 후 1~2일 안정 • 치료시 고통이 없음을 설명 • 검사실에 혼자 있게 됨을 설명하고 의사소통이 가능하다는 것을 인지시켜 줌

3) 항암화학요법 기출 01, 02, 04, 06, 08, 11, 14, 16

정상세포의 파괴를 최소화하면서 암세포를 최대한 파괴시키기 위해 화학물질을 사용

(1) 항암제 부작용과 간호 기출 06, 11, 16, 25

① 일혈관리(extravasation) 기출 01, 08
- 즉시 약제 주입 중단, 정맥 캐뉼라를 제거하지 않고 일혈 부위에 중화제나 길항제 투여
- 약물에 따라 냉찜질 또는 온찜질 시행

② 소화기계 : 오심, 구토, 구강건조증, 구내염, 설사, 변비, 식욕부진

오심, 구토	• 영양식이, 고단백, 고열량식을 소량씩 자주 제공 • 오심이 있을 때는 마른 과자 종류(크래커, 토스트) 제공 • 너무 뜨겁거나 찬 음식 제한, 미지근한 온도로 제공 • 약물 투여 전후 일정시간동안 음식물 섭취를 제한 • 음식냄새에 의한 자극 최소화, 항구토제(프로클로르페라진) 투여 기출 23
구내염 기출 20	• 부드러운 칫솔 사용, 2~3시간마다 구강간호 • 통증이 심할 경우 진통제 투여, lidocaine 점적 • **알코올 없는 구강액 사용-따뜻한 소금물 가글** • 자극적인 음식, 너무 차거나 뜨거운 것, 탄산음료, 술, 담배 금함
설사 기출 25	• 탈수와 전해질 불균형의 증상과 징후 관찰 • 체중과 섭취량과 배설량 매일 측정 • 저잔여식이 제공, 필요시 지사제 투여
변비	고섬유식이, 수분섭취 격려, 변완화제 투여

③ 골수기능 저하 기출 11, 16, 17

빈혈 기출 16, 24	• 창백, 현기증, 빈맥, 대소변에서의 출혈유무 관찰 • 농축 적혈구 수혈, 적혈구 검사 자주 시행 • 고단백식이 제공 • 만성피로를 예방하기 위해 활동과 휴식의 균형 유지
감염위험 기출 19, 21, 23	• ANC 500/mm³ 이하 시 감염 위험 증가 → 호중구 증가를 위해 뉴포젠(G-CSF : 과립구집락자극인자) 투여 가능 • 감염징후 관찰 : 체온과 오한 증상을 자주 사정 • 감염 증상 나타나면 배양검사 시행(혈액, 소변, 객담 등) • 손 씻기, 감염관리방법 준수, 무균술 적용, **사람 많은 곳 제한**, 감염이 있는 자와의 접촉 제한, **생과일, 생야채, 회 섭취 제한**, 방문객 제한 • 직장체온, 좌약, 관장 금기 • 고열량, 고단백 식이 제공
출혈위험 기출 17	• 혈소판 감소로 인한 **점상출혈, 반상출혈**, 비출혈 발생여부 관찰 • 아스피린계 약물 금지, 근육주사 금지, 부드러운 칫솔 사용, 전기면도기 사용, 뜨거운 목욕이나 햇빛 피함 • 혈소판 수혈

④ **피부 부작용** : 탈모증, 발진, 색소침착, 광선민감증, 손·발톱 이상
⑤ **생식기계 영향**

여성	월경불순, 무월경
남성	정자의 수와 운동성 감소, 정액생산 비정상, 불임 가능성

• **장기투여 시 불임, 조기폐경** → 항암제 치료 전 남성은 정자 냉동보존, 여성은 난자 채취하여 보관
• 항암제 치료 끝난 2년 후 임신 권고
• 생식기, 서혜부, 항문부위를 항균비누로 세척하여 청결하게 유지

⑥ **심폐계** : 심박출량 감소
  • 심전도, 심장과 폐청진, 체중측정
  • 빈맥, 심전도의 변화, 좌심부전 증상 및 청색증, 악설음, 천식음 관찰
  • 체위배액, 복식호흡방법, 호흡곤란 관리법에 대한 교육 시행
⑦ **신경계** : 감각 및 지각이상, 운동장애
  • 운동능력의 상실, 다리경련, 심부건 반사의 감소 등을 관찰
  • 약물 치료 4~6주 후에 신경계 증상이 사라짐을 설명하여 안심시킴
  • Walker 및 지팡이와 같은 보행용 보조 장치를 제공

4) 표적치료 : 암세포의 성장과 암의 진행과 연관된 특정한 분자를 방해하는 치료

5) 종양면역치료 : 사이토카인투여, 종양백신투여, 면역관문억제제, 입양세포치료

6) 골수 또는 조혈모세포이식 : 환자의 골수를 고용량 항암제와 전신 방사선 조사로 수혜자의 악성세포를 모두 파괴시킨 후 본인이나 조직형(HLA)이 맞는 형제나 타인으로부터 골수 혹은 조혈모세포를 채취하여 생착을 유도

6 암 환자의 응급상황과 중재 기출 15

1) 증상
① 상대정맥 증후군 : 종양성장으로 인한 압박과 혈전에 의한 폐쇄 → 호흡곤란(빈호흡), 청색증, 기침, 심박출량 감소, 저혈압, 사망까지 초래 → 고용량의 방사선치료, 혈관성형술 시행
② 고칼슘혈증 기출 15 : 암이 뼈의 용해를 증가시키는 물질 방출, 부갑상선 호르몬을 생성, 혈청 칼슘 수준 증가 → 오심, 구토, 변비, 근육허약, 부정맥, 혼수 등 → 수액요법, 이뇨제 투여(thiazid계는 칼슘배출 억제로 금지), 인산염 투여(칼슘과 길항작용)
③ 항이뇨호르몬부적절분비증후군 : 수분증가와 저나트륨혈증 초래 → 적어도 2시간마다 수분과다증상(맥박상승, 경정맥팽창의 증가, 폐의 악설음, 말초부종 증가, 소변량 감소) 관찰

7 암 환자의 증상관리 기출 16

1) 영양 : 음식섭취, 체중, 신체검진 및 임상검사 결과를 평가하여 경구적, 비경구적 영양공급

2) 피로
(1) 영향요인 기출 16

통증, 수면-각성 패턴 장애, 영양, 골수억제, 신체기능 상태, 생활의 변화에 대한 가치, 집중력 감소, 우울, 역할상실, 불안, 통제력, 재정 등

(2) 간호중재 : 심리·정서적 지지, 적절한 대응방법 적용, 충분한 통증관리, 마사지, 이완요법 제공

3) 통증조절 : 비마약성·마약성 진통제 사용, 열·냉 적용, 마사지, 이완, 심리적 중재 등

UNIT 3 호스피스 완화 간호

1 죽음에 대한 반응 5단계 : 엘리자베스 퀴블러 로스 기출 08, 21, 23, 25

1) 1단계 : 부정
① 상황 부정, 현실부정, 다른 병원들을 찾아다님
② 부정하고자 하는 욕구를 존중하며 충분한 시간이 필요함을 이해

2) 2단계 : 분노
① "왜 하필이면 내가?" 라고 생각하며 모든 대상에게 분노, 짜증, 원망을 표현하며 남탓을 함
② 경청, 인내심을 갖고 환자의 분노감을 수용

3) 3단계 : 타협
   ① 죽음을 뒤로 미루고자 운명과 타협해 보려는 노력 시도
   ② 다음 단계에 대한 준비와 현실을 볼 수 있도록 돕기

4) 4단계 : 우울
   ① 더 이상 병을 부인하지 못하게 악화되거나 몸이 현저하게 쇠약해질 때 우울해 짐
   ② 손을 토닥거려 주거나 조용히 곁에 앉아 있기

5) 5단계 : 수용
   ① 일종의 평온과 수용의 단계로 가족의 도움과 이해, 격려 필요
   ② 방문객을 줄이고 가족과 함께 있도록 배려, 조용한 환경제공

2 호스피스의 정의 기출 14, 15, 22

① 생애 말 대상자의 남은 생에 대한 정리, 삶에 대한 의미를 향상, 고통을 경감, 자신의 죽음을 인간답게 수용, 죽음이 삶의 자연스러운 과정임을 받아들일 수 있게 돕는 전인적 간호
② 대상자와 그의 가족이 필요로 하는 정서적, 영적지지 제공
③ 가족이 대상자를 최선으로 돌볼 수 있도록 지원, 가족이 사별에 대처하도록 도움

3 임종환자 간호 기출 12, 14

1) 임종 시 신체변화와 간호

활력징후 변화 기출 20, 24		• cheyne-stokes 호흡 : 무호흡과 깊고 빠른 호흡 주기적 반복 • 호흡수가 증가하다가 점차 느려지고 얕아지며 헐떡거림 • 심박동수가 증가하다가 점차 느려지고 약해짐 • 혈압하강 • death rattle : 기도에 점액 축적으로 호흡시 그르렁거리는 습성의 소음 동반
	중재	• cheyne-stokes 호흡시 호흡을 용이하게 도움 : 파울러씨 체위 또는 심스 체위, 침상머리 올려주는 체위 취함 • 분비물 제거 : 고개를 옆으로 돌려 배출 유도, 필요시 흡인 • 처방에 의한 산소공급
근골격계		안면근의 긴장감소 : 턱이 아래로 처짐, 대화와 연하 어려움, 구개반사 소실, 신체 자세 및 선열 유지 곤란
	중재	• 주기적인 체위변경 : 타액 흡인 방지 위해 측위 또는 고개를 옆으로 돌리기 • 흡수성 있는 패드를 자주 교체

감각 변화		• 시야가 흐려지고 안검 반사 소실, 눈꺼풀이 반만 닫힘 • 청각(가장 마지막까지 남음), 질병의 진행에 따라 촉각, 미각 및 후각은 감소
	중재	• 대상자에게 큰 소리로 말하거나 속삭이지 않고 분명하고 또렷하게 말함 • 방의 조명은 밝게 유지
피부		• 사지에 얼룩덜룩하게 반점 형성, 차고 끈적한 피부, 코, 손톱, 무릎 등에 청색증 보임 • 발, 손, 귀, 코의 순서로 차가워짐
	중재	저체온 : 전신 보온
위장관/비뇨기계		요실금, 변실금, 가스축적, 변비

2) 정서적 간호 기출 22

① **불안과 우울** : 책 읽어주기, 가벼운 터치(이마를 가볍게 문질러주기), 편안한 음악 들려주기 등
② **두려움** : 통증, 호흡곤란, 죽음 등을 지지, 표현하도록 격려
③ **의사소통** : 감정이입, 적극적인 경청

UNIT 4 성인기 발달단계별 간호문제

1 청년기 기출 00, 01 : 18~22세, 정체성 VS 역할 혼돈

1) **신체적 변화** : 급격한 신체성장과 생식기의 성숙
2) **사회적, 정서적 변화** : 부모로부터 독립 원함, 사회적·직업적 역할을 탐색
3) **발달 과업**
   ① 정서적 안정과 좋은 성역할의 모델이 있으면 자신에 대한 통찰과 자아 정체감 갖음
   ② 직업선택, 성역할, 가치관의 확립에 있어 심한 갈등 발생 가능 - 역할 혼돈

2 성인 초기 : 23~39세, 친밀감 VS 고립감

1) **신체적 변화** : 원근조절능력, 고음 청취 능력 감소 진행
2) **사회적, 정서적 변화** : 사회성 발달, 독립생활 가능, 이성 관계 형성
3) **발달과업** : 자율성과 자립, 직업선택
   ① 친밀감 : 결혼, 가정영위
   ② 현실감각 : 실제적인 목표 수립

3 중년기 기출 01, 02, 03, 04, 07, 10 : 40~64세, 생산성 VS 침체성 위기

1) 신체적 변화와 간호중재

신체적 변화	원인	간호중재
체중 증가 가능	운동부족, 신진대사율 감소	• 균형 잡힌 식사, 칼로리 감소 식사 및 운동으로 체중조절 • 여성의 경우 골다공증 예방위해 칼슘 섭취 증가 • 충분한 수분 및 섬유소 섭취로 변비예방 • 스트레스 관리, 이완 요법, 심상 요법 등 • 정기 건강검진 : 암의 조기발견 중요
만성질환 발생 빈도 증가	동맥경화, 고혈압, 당뇨 등	
폐경기와 성적 변화	갱년기 증상, 성욕감소, 골다공증 등	
시력과 청력의 변화	노안 경험, 청력장애(난청) 발생 가능	

2) 사회 정신적 변화 : 생산성 성취하지 못하는 경우 무기력, 침체성

3) 발달과업 기출 02, 04, 10
① 자녀를 낳고 부모로서의 역할 수행
② 인생의 성취를 완성, 자아실현의 완성시기
③ 사회모임, 취미생활, 여가 활동의 개발
④ 자녀 독립 : 빈둥지 증후군을 경험
⑤ 배우자를 인생의 동반자적 상대로 이해하는 태도변화가 중요

UNIT 5 노인 간호

정의 노년기 : 65세 이상, 자아통합 VS 절망감

1 신체 및 생리기능의 변화 기출 01, 02, 04, 05, 06, 10, 11, 14

1) 신체변화와 간호중재

신경계		• 뇌세포의 노화로 운동, 감각, 반응시간 지연 : 사고 발생 위험성 증가 • 수면 : 총 수면시간, REM 수면, NREM 수면 중 3,4단계 수면 감소
	수면 중재	• 수면증진을 위한 환경조성 • 낮 동안 활동증진 및 수면제한 • 수면을 방해하는 약물투여에 대해 검토(이뇨제, 항불안제 등) • 오후에 카페인 섭취 제한

근골격계 기출 06, 18	• 뼈 밀도 감소로 골연화증, 골다공증, 병리적 골절 증가 • 퇴행성 관절염 : 연골의 마모 • 근력의 저하로 근육위축 • 추간판 얇아지고 간격 좁아짐, 척추압박으로 키 작아짐	
	중재	• 허리 편 자세 유지 • 물건 들 때 하지 근육 이용(허리 구부리지 말고 무릎 구부린 상태에서 들기) • 칼슘, 인 섭취, 골다공증 예방 및 관리, 체중부하 운동 권장 • 적정체중 유지, 규칙적인 운동 시행
심맥관계 기출 11	• 동맥경화증 : 에스트로겐 분비 저하로 혈관탄력성 감소, 콜레스테롤 축적 • 고혈압, 심박출량 감소, 관상동맥질환, 울혈성심부전, 부정맥, 심근 비후 • 정맥판막 기능 저하 → 정맥류 • 혈전성 정맥염, 특히 하지 심부정맥(복제정맥)	
	중재	정기적인 혈압측정, 저염, 저지방, 저콜레스테롤 식이 섭취, 금연
호흡기계 기출 25	• 폐기능 감소 : 폐활량 감소, 섬모운동 저하, 폐포의 대식세포 기능 감소, 기관 내 분비물 제거능력 감소, **폐탄력성 감소, 흉벽 순응도 감소** 및 호흡근 약화, 가스교환 표면적 감소, 폐동맥압 증가 • 특이항체(Ig A) 감소, 흉벽의 경직, 기침능력 감소, 호흡 수 16~25회/분으로 증가 • 폐렴, 폐결핵, 만성폐쇄성 폐질환, 폐암 호발	
	중재	• 근긴장성 운동, 심호흡 운동 시행 • 인플루엔자 예방접종 • 적절한 수분섭취로 분비물 묽게 하기 • 구강 청결
위장계	• 식욕감퇴, 미각변화 : 신맛과 쓴맛 증가, 단맛과 짠맛 감소 • 소화액 분비 감소, 식도연동운동 감소, 식도하부괄약근의 부적절한 이완으로 인한 위산 역류 : 소화불량, 가슴앓이 • 비타민 B, 칼슘, 철분의 흡수장애	
	소화불량 중재	• 소량씩 자주 섭취, 식후 30분간 좌위 유지 • 하부 식도 괄약근을 이완시키는 약물의 사용을 피함
	미각변화 중재	• 다양하고 부드러운 음식 포함, 섬유질 포함, 신선한 과일, 채소 충분히 섭취 • 어류의 동물성 지방 섭취, 수분섭취 증가, 미뢰자극 위해 적당한 양념 사용 • 포화지방보다는 불포화지방 섭취
비뇨 생식기계	• 요관과 방광근 허약으로 요실금, 빈뇨, 요정체, 잔뇨량 증가 • 신혈류, 사구체 여과율, 크레아틴 청소율 감소 등 신기능 저하 • 남성 : 전립선비대증과 전립선염으로 배뇨곤란, 불편 등 • 여성 : 질 분비물 감소로 질 건조, 질소양증, 질산도 저하, 성교통, 요실금, 긴급뇨 등	
	중재	• 케겔 운동, 방광훈련, 규칙적인 배뇨습관 갖도록 함 • 적절한 수분섭취 • 방광재훈련, 도뇨관 삽입, 방수용 속옷, 기저귀 활용

피부 기출 11, 14	• 피부 얇고 건조 : 피하지방층 소실, 수분 손실, 탄력성 감소 • 손발톱이 쉽게 부서지고 두꺼워짐 • 체모의 감소 • 모발색 변화 : 멜라닌 색소 감소 • 노인성 반점(senile spot), 피부각질(keratosis), 피부암		
	중재	• 피부 건조 시 크림, 로션 사용 • 따뜻한 물로 목욕 후 보습제 적용	• 적절한 습도유지(40% 이상) • 충분한 수분 공급
감각	• 안검 하수, 눈물 감소로 안구건조, 동공의 크기, 시야의 감소 : 백내장 및 녹내장 발생 증가 • 수정체 기능 감소 : 밝은 조명 사용 • 청신경 변화로 노인성 난청 발생, 고음에 대한 청각 감퇴		
	중재	• 눈과 입을 볼 수 있도록 눈높이에서 대화 • 고음이나 고함은 금기 : 명확하고 중저음의 톤으로 천천히 대화 • 대화중 끼어들지 않고, 듣고 이해할 수 있는 충분한 시간을 제공 • 한 번에 한 가지씩 질문		

2 노인질환의 특성 기출 05, 06, 13, 14

① 증상이 거의 없거나 비전형적이며 서서히 시작하여 만성화 됨
② 초기 진단이 어렵고 질병의 예후를 예측하기 어려움
③ 두 가지 이상의 질병이 함께 발생
④ 관절경축과 욕창을 수반하기 쉬우며 만성적으로 퇴행
⑤ 경과가 길고 재발이 빈번, 합병증 다발

3 노인환자 낙상 기출 05, 10, 13,14

1) 낙상 위험요인 : 신경, 근골격, 심혈관, 내분비, 감각계 둔화, 질환, 투약, 우울, 음주, 어두운 조명, 고정되지 않은 깔개와 카펫, 난간, 거실, 화장실, 손잡이 없는 계단, 미끄러운 바닥, 신발, 지팡이, 고르지 않은 바닥, 높은 침대, 억제대

2) 낙상 예방 기출 05, 06, 13, 14

① 침대높이를 낮추고 침대 난간을 올려줌
② 실내조명 밝게, 야간등 설치
③ 화장실이나 욕실에 미끄럼 방지 매트 사용, 손잡이 설치
④ 주변 물건 즉시 치우고 바닥의 물기는 바로 닦음
⑤ 목발 지팡이, 보행기의 끝이 마모되지 않았는지 확인
⑥ **야간 배뇨 예방** : 취침 전 수분, 알코올, 커피 섭취 제한
⑦ 뒷굽이 낮고 폭이 넓으며 미끄러지지 않는 신발 착용
⑧ 억제대는 가급적 피하기

4 노인의 약물 요법

1) 노인관련 약물 역학

① 위산 감소, 장운동 감소 : 산성약물의 흡수 감소 및 지연
② 체중과 체액 감소, 체지방 증가 : 지용성 약물효과의 증가나 지연, 수용성 약물 독성 증가
③ 간 크기와 간혈류, 효소활동 감소 : 약물의 혈장농도 증가, 약물의 반감기 증가
④ 신사구체 여과율 감소, 신기능 저하 : 약물 배설 지연으로 약물 축적, 약물 중독 위험

2) 투약시 중재

증상	중재
변비	충분한 양의 식사, 식이섬유 섭취 증가, 수분섭취 증가, 신체활동 증가
속쓰림	소량의 식사를 자주 섭취, 경구약물 복용 후 30분간 좌위 유지
불안	상담, 스트레스 감소 방법 제시
통증	주의전환, 냉·온찜질, 이완요법 등

UNIT 6 재활간호

1 정의 기출 06, 15

건강의 재통합 : 질병이나 손상 혹은 재해로 발생한 기능장애를 가지고 최대한 독립수준을 회복하여 신체, 정서, 생리, 사회 및 직업적 기능면에서 삶의 질을 성취하는 것

2 목적 기출 10

환자가 자신의 기능을 최대한으로 활성화, 사회에 재적응, 삶의 질이 최대한으로 유지, 변화된 삶의 형태에 적응, 합병증을 예방

3 재활간호 중재 기출 02, 11, 14

1) **치료적 운동** : 근력유지 및 증진, 관절기능 유지, 기형예방, 힘과 지구력 증강 위함, 관절구축 예방

2) **근력증진 목적에 따른 운동**

등척성 운동 기출 02, 11	• 근섬유 길이는 변하지 않고 근육의 장력만 변화(관절은 안 움직이고, 근육의 강도만 강하게 함) • 근력저하 및 근 위축 예방, 석고붕대 후 근육운동 • 슬관절염 : 대퇴사두근 강화운동, 요통환자 : 복근훈련 • 벽을 밀거나 철봉 매달리기 등

등장성 운동	• 근장력은 변하지 않고 근섬유의 길이가 변하는 동적인 운동 • 저항운동의 원칙적용 : 아령 들기, 도르래 운동, 윗몸일으키기, 턱걸이 등
등속성 운동	• 운동속도가 미리 정해져 있는 트레드밀(런닝머신) • 근력증강의 목적

3) 관절운동

① 능동적 운동 : 도움없이 자신의 힘으로 운동, 관절의 운동범위 및 순환 유지
② 능동보조운동 : 정상적인 근육의 기능 유지
② 저항운동 : 자신의 체중이나 외부의 힘, 기계적인 힘을 이용한 운동
③ 수동적 운동 : 치료사나 간호사 또는 기계적인 힘에 의한 운동

4) 운동의 원칙 : 좋은 체위 유지, 하루 1번, 3회 정도 모든 관절 운동 시행

5) 물리치료

열, 냉, 물, 광선, 운동, 전기, 초단파와 같은 물리적인 요소를 이용하여 병변 치료 및 통증 완화, 접촉열·복사열 이용, 단, 치료부위 직접적인 열 적용 금지(타올로 덮기)

	목적	금기
온열치료	통증 및 경직 완화, 근경련 감소, 혈류 촉진, 근연축 감소 등	급성 염증, 출혈, 무감각한 부위, 동맥부전, 악성종양, 심맥관 질환 등
냉요법	혈관수축, 혈류감소, 국소적 신진대사를 저하, 진통 및 항염증 효과, 발열 억제	개방성 상처, 혈관부전, 마취, 냉과민증, 냉에 대한 내성 저하, 노인과 유아, 감각저하 부위
마사지 기출 14	국소적 혈액순환 증진, 림프와 정맥귀환 증진, 관절부종 감소, 근이완증진 등	급성염증성반응, 혈전성 정맥염, 악성종양, 화농성 피부염

6) 목발보행 기출 00, 03, 05

(1) 주의사항 기출 02, 19

① 목발사용 전 상지와 어깨의 근 강화운동 시행, 대퇴사두근과 둔근 등척성 운동 시행, 이두근과 삼두박근 강화운동 시행
② 손목과 손바닥으로 체중 지지, 액와에 체중 부하 금지(액와 신경총 압박으로 목발마비 발생)
③ 발 옆과 앞 20~25cm 위치에 목발 딛기
④ 팔꿈치는 굴곡, 액와에 닿는 부위에 솜이나 고무 적용
⑤ 굽 낮은 편한 신발 착용
⑥ 계단 보행
  - 내려갈 때 : 목발과 아픈 다리 → 건강한 다리 기출 02
  - 올라갈 때 : 건강한 다리 → 목발과 아픈 다리 기출 02

CHAPTER 2 안위 변화

01. 방사선 요법을 시행 받고 구강궤양과 구내염을 호소하는 환자에게 간호사의 중재로 적절한 것은?

① 알코올이 함유된 가글액을 사용하도록 한다.
② 거친 칫솔을 이용하여 자주 양치하도록 한다.
③ 수분섭취를 제한한다.
④ 생리식염수로 입안을 헹구도록 한다.
⑤ 음식 냄새에 의한 자극이 없는 단단한 음식을 제공한다.

해설

구강 합병증	구내염, 구강 건조증, 미각 변화	• 식사 전 진통제 투여 • 부드러운 음식 제공, 흡연과 음주 금지 • 구강위생 청결하게 유지, 소금물로 함수, 치아간호 제공 • 인공타액이나 설탕없는 레몬사탕 등을 제공

02. 호스피스 간호에 대한 내용으로 옳은 설명은?

① 호스피스 간호는 환자에 국한된다.
② 생명연장을 위해 모든 수단을 동원한다.
③ 죽음과 사후세계에 대해 충분히 설명한다.
④ 성별이나 연령에 따라 호스피스 내용이 달라진다.
⑤ 자신의 죽음을 인간답게 수용하도록 한다.

해설 [호스피스 정의]
• 생애 말 대상자의 남은 생에 대한 정리, 삶에 대한 의미를 향상, 고통을 경감, 자신의 죽음을 인간답게 수용, 죽음이 삶의 자연스러운 과정임을 받아들일 수 있게 돕는 전인적 간호
• 대상자와 그의 가족이 필요로 하는 정서적, 영적지지 제공
• 가족이 대상자를 최선으로 돌볼 수 있도록 지원, 가족이 사별에 대처하도록 도움

03. 천장효과가 없어서 통증이 심한 말기 암 환자에게 투여용량을 늘려 진통효과를 증가시킬 수 있는 약물은?

① Aspirine   ② Morphine
③ Acetaminophen   ④ NSAIDs
⑤ Lorazepam

정답 01. ④ 02. ⑤ 03. ②

🔎 **해설** [마약성 진통제]
- 척수의 신경 전달 물질의 방출을 차단하여 통증 전달 방지
- 천장효과 없어 용량증가 시 효과 증가
- 종류 : morphine, fentanyl, demerol, codeine

04. 노인의 근골격계 변화에 대한 간호 중재로 적절한 것은?

① 물건을 들 때 허리근육 이용
② 체중부하 운동 금지
③ 칼슘과 인의 섭취를 제한
④ 허리를 편 자세 유지하도록 격려
⑤ 포화지방산의 섭취를 권장

🔎 **해설** [노인의 변화]

근골격계	변화	• 뼈 밀도 감소로 골연화증, 골다공증, 병리적 골절 증가 • 퇴행성 관절염 : 연골의 마모 • 근력의 저하로 근육위축 • 추간판 얇아지고 간격 좁아짐, 척추압박으로 키 작아짐
	중재	• 허리 편 자세 유지 • 물건 들 때 하지 근육 이용(허리 구부리지 말고 무릎 구부린 상태에서 들기) • 칼슘, 인 섭취, 골다공증 예방 및 관리, 체중부하 운동 권장 • 적정체중 유지, 규칙적인 운동 시행

05. 오토바이 사고로 인해 발생한 대퇴골절로 NRS 척도가 9점일 때 환자에게서 사정 가능한 생리적 반응은?

① 혈당 저하
② 동공 수축
③ 발한 감소
④ 호흡수 감소
⑤ 장운동 감소

🔎 **해설**
- 통증사정-숫자척도(NRS) : 통증없음(0)-가장 심한 통증(10)의 숫자구간으로 스스로 표현하도록 함
- 급성통증의 생리적 반응-교감신경계 반응 : 혈압상승, 맥박과 호흡수 증가, 동공확대, 발한, 장운동 감소, 혈당 증가 등

06. 유방암으로 항암제 투여중인 환자의 혈액검사 결과 절대호중구수(ANC)가 350/mm³이었다. 간호중재로 옳은 것은?

① 의식수준 확인
② 혈압 측정
③ 체온 측정
④ 동맥혈가스분석검사 시행 준비
⑤ 기관내 삽관 준비

04. ④ 05. ⑤ 06. ③

해설 [항암화학요법으로 인한 골수기능 저하]

감염위험	• ANC 500/mm³ 이하 시 감염 위험 증가 → 호중구 증가를 위해 뉴포젠(G-CSF : 과립구집락자극인자) 투여 가능 • 감염징후 관찰 : 체온과 오한 증상을 자주 사정 • 감염 증상 나타나면 배양검사 시행(혈액, 소변, 객담 등) • 손 씻기, 감염관리방법 준수, 무균술 적용, 사람 많은 곳 제한, 생과일, 생야채, 회 섭취제한, 방문객 제한 • 직장체온, 좌약, 관장 금기

07. 죽음이 임박한 환자의 원활한 호흡을 돕기 위한 간호중재는?

① 침상 머리를 올려준다.
② 환자를 자주 흔들어 깨워서 자극을 준다.
③ 앙와위을 취해주고 잦은 체위변경을 한다.
④ 마약성진통제의 사용을 금지한다.
⑤ 수분섭취를 권장한다.

해설

활력징후 변화	• cheyne-stokes 호흡 : 무호흡과 깊고 빠른 호흡 주기적 반복 • 호흡수가 증가하다가 점차 느려지고 얕아지며 헐떡거림 • 심박동수가 증가하다가 점차 느려지고 약해짐 • 혈압하강 • death rattle : 기도에 점액 축적으로 호흡시 그르렁거리는 습성의 소음 동반
중재	• 호흡을 용이하게 도움 : 파울러씨 체위 또는 심스 체위, 침상머리 올려주는 체위 취함 • 분비물 제거 : 고개를 옆으로 돌려 배출 유도, 필요시 흡인 • 처방에 의한 산소공급

08. 화상환자의 재활기 동안 가장 우선적인 간호사정은?

① 스트레스성 궤양　　　② 정신심리적인 문제
③ 재정문제　　　　　　④ 비효율적 호흡양상
⑤ 피부 및 관절의 구축과 과형성 흉터

해설 재활간호 중재 중 **치료적 운동** : 근력유지 및 증진, 관절기능 유지, 기형예방, 힘과 지구력 증강 위함, 관절구축 예방

07. ①　08. ⑤

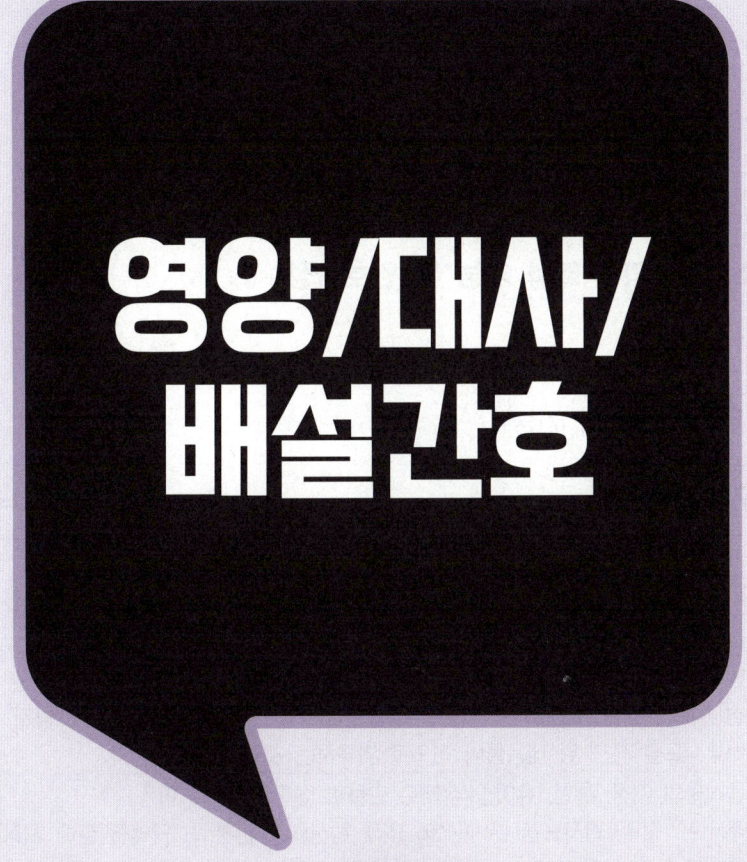

영양/대사/배설간호

PART 2

CHAPTER 01. 섭취/흡수/대사장애 : 소화기계
CHAPTER 02. 체액불균형/배뇨장애(항상성 및 비뇨생식기계)

CHAPTER 01 섭취/흡수/대사장애 : 소화기계

간호사국가고시 대비

UNIT 1 소화기계의 구조와 기능 및 간호사정

1 소화기계 해부학적 순서와 기능

1) 위장관계 구조와 기능

구강	• 저작기능, 침샘분비(설하선, 악하선, 이하선), 타액분비 • 타액아밀라제(타이알린(ptyalin) 탄수화물을 엿당으로 분해) 분비
인두	연하작용(삼킴, 음식물이 식도에서 위까지 도달), 음식물과 공기의 공동통로
식도	• 인두에서 위까지 이어진 근육성 관 • 상부식도괄약근 : 호흡하는 동안 닫혀 있음(공기가 식도로 들어가는 것 방지) • 하부식도괄약근 : 위 내용물이 식도로 역류하는 것을 방지
위	• 음식물의 저장, 혼합, 유미즙 상태로 만들어 십이지장으로 이동 • 주세포 : 점액, 펩시노겐 분비(H^+에 의해 펩신으로 전환 → 단백질 분해 시작) • 벽세포 : HCl과 위산분비, 내인자 생산하여 비타민 B_{12}와 결합 → 소장으로 전달하여 흡수 촉진 • 신경계에 의한 영향 : 부교감신경(미주신경을 통한 위액 분비와 위 운동 증가), 교감신경(위액분비와 위 운동 감소) • 물 및 포도당, 알코올, 일부약물 등의 흡수
소장	① 상장간막동맥으로부터 혈액공급, 정맥혈은 문맥을 통해 간으로 감 ② 소화 운동(혼합, 연동운동, 분절수축운동)을 통해 소화, 융모를 통해 혈액 또는 림프액으로 흡수 　• 십이지장(duodenum) : 유문~공장 　　– 담즙, 소장효소, 췌장효소에 의해 소화 촉진(철분, 칼슘, 지방, 탄수화물, 아미노산 흡수) 　　– 오디괄약근(oddi's sphincter) : 십이지장의 개구부를 싸고 있는 근육, 담즙(간에서 생성, 담낭에서 농축·저장)이 총담관과 췌관으로 모여 오디괄약근이 열리면 십이지장으로 담즙이 흘러 들어감 → 지방소화 　• 공장(jejunum) : 탄수화물, 아미노산 흡수 등 대부분 음식물 흡수 　• 회장(illeum) : 비타민 B_{12} 흡수
대장	• 맹장 → 결장(상행-횡행-하행-S상 결장) → 직장 → 항문 • 수분 흡수, 소듐 흡수, 비타민 B, K 합성, 분변형성 및 배출

2) 소화기계 부속기관

간	• 우상복부에 위치 • 해독작용, 식균작용(쿠퍼 세포), 빌리루빈대사, 담즙생산 • 탄수화물 대사 : 당원(glycogen) 형성, 당원 분해, 당질 신생(단백질과 지방으로부터 합성) • 지방대사 : 지방산의 산화기능, 지단백 형성, 콜레스테롤 합성, 단백질과 탄수화물로부터 지방 합성 • 단백질 대사 : 알부민·프로트롬빈·섬유소원 등의 혈장단백질 합성, 암모니아를 요소로 전환하여 소변으로 배출, 호르몬 전환 • 저장기능 : 혈액, 비타민, 철분 등 저장
담낭	담즙 농축과 저장, 총담관을 통해 십이지장으로 배출
췌장	• 외분비선 : 소화효소(아밀라아제, 트립신, 리파아제)를 십이지장으로 분비 • 내분비선 : 호르몬 분비(β세포-인슐린, α세포-글루카곤) • 알칼리성인 췌장액 분비 : 산성위액을 중화시켜 장벽보호 • 신경계에 의한 영향 : 부교감신경(미주신경)-췌장분비 증가, 교감신경-감소

UNIT 2 위장관 장애 대상자 간호사정

1 신체사정 기출 07, 08, 10, 13, 14, 15

1) 영양상태, 구강, 인두, 복부를 포함한 전반적인 사정

2) 복부 사정

① 배뇨 후 무릎을 구부린 앙와위 자세로 사정
② 순서 : 시진 → 청진 → 타진 → 촉진(장음의 변화나 통증을 유발할 수 있으므로 가장 마지막으로 시행)
③ 장기의 해부학적 위치

우상복부(RUQ)	좌상복부(LUQ)
간, 담낭, 십이지장, 췌장두부, 우측신장과 부신, 우결장곡	위, 비장, 좌측신장과 부신, 췌장의 몸통, 좌결장곡
우하복부(RLQ)	좌하복부(LLQ)
맹장, 충수돌기, 우측 난소와 난관, 우측 정삭	S상 결장, 좌측 난소와 난관, 좌측 정삭

④ 장음 청진 : 복통을 호소하고 복부가 단단해질 때 가장 우선적으로 시행 기출 14, 빈도와 특성 사정, 설사나 초기 장폐색 시 장음 증가(복부 경련 동반한 고음), 복막염 시 장음 소실

3) 직장 사정 : 내진 시 좌측위(심스체위, 왼쪽이 아래로 가는 체위), 고관절과 무릎을 구부린 자세, 배꼽 방향으로 삽입

2 진단검사 기출 03, 04, 07, 10, 14, 15, 16, 18

1) 임상진단검사

전혈검사	적혈구	4.0~5.4백만/μL(여) 4.2~6.3백만/μL(남)	감소 : 빈혈이나 출혈 의미
	혈색소	12.0~16.0g/dL(여) 13.0~17.0g/dL(남)	
전해질 검사	칼륨	3.5~5.0mEq/L	감소 : 위장흡인, 설사, 구토, 장누공
	나트륨	135.0~145.0mEq/L	감소 : 흡수장애와 설사
	칼슘	8.8~10.5mEq/L	감소 : 흡수장애
CEA	(정상수치보다 증가시) 결장암, 직장암, 위암, 췌장암, 간경변 가능성		
AFP	1,000ng/mL 이상 증가시 간세포암		
담즙배설	빌리루빈, 콜레스테롤		증가 : 담도폐쇄(심각한 간손상에서 콜레스테롤 감소)
간기능	알부민 (A/G ratio)	1.5/1~2.5/1	감소 : 만성적인 간질환
	AST ALT LDH	0~40U/L 0~40U/L 250~350U/L	증가 : 간세포 손상
	ALP	30~115U/L	증가 : 담즙정체성 간질환, 간암, Paget병
지혈기능	PT PT INR aPTT	12~15초 0.8~1.2INR 29~45초	지연 : 간세포 손상으로 응고인자 생성 저하
대변검사	잠혈		양성 : 소화성궤양, 결장암, 궤양성대장염 가능성
	회갈색(점토)		담즙부족, 담도 폐색
	적색(hematochezia)		하부 위장관이나 직장 출혈
	흑색(melena)		상부 위장관 출혈
	잠혈 검사 받기 3일 전 고섬유질 식이, 닭고기, 생선 섭취 피함/아스피린, 항염제, 철분제제는 검사 7일 전부터 피함		

2) 방사선

상부위장관 조영술 기출 16	• 조영제(바륨)를 마신 후 식도하부, 위, 십이지장 연속촬영 • 검사 전 8시간 이상 금식, 약물 복용 중지 • 검사 전날 자정부터 금연 : 흡연 시 위 운동 증가 • 검사 후 : 72시간 하얀색 대변은 정상, 수분 섭취권장(∵ 바륨배출 용이), 복부팽만과 변비증상은 바륨매복 의미
하부위장관 조영술	• 직장 카테터로 바륨 주입(바륨 관장)하여 대장의 모양, 움직임 등을 형광투시 촬영 • 검사 전 1~2일동안 저섬유성 식이나 맑은 유동식 제공. 자정부터 금식, 당일 청결관장 반복 • 검사 후 수분섭취 권장, 24~72시간동안의 흰색변은 정상 • 합병증 : 분변매복, 고창, 통증, 출혈

복부초음파	• 복강 내 장기의 크기, 모양, 위치 파악 → 종양, 낭, 농양에 유용 • 검사 전 8~12시간 금식
복부 X-선 촬영	간의 비대나 석회화와 관련된 횡격막 상승 확인
CT	국소 종양의 전이파악에 용이, 금식 필요
복강경검사	• 간경화증, 간암 등의 진단 • 전신마취 후 배꼽 아래 천자하여 복강경 삽입하여 직접 관찰 • 검사 전 혈액응고인자 검사 시행, 8시간 금식, 대소변 보게 함 • 검사 후 출혈과 천공증상 관찰

3) 내시경(endoscopy)

식도위십이지장 내시경 (esophagogastro- duodenoscopy, EGD) 기출 14, 16, 18	• 검사 전 – 동의서 받음, 검사 전 8시간 이상 금식 – 약물투여 : 진정제(midazolam, diazepam, Demerol: 불안감소, 대상자 이완), 항콜린성제제 투여 (atropine, Robinul : 구강인두분비물 감소, 반사서맥 예방) 기출 18, 인두후방에 국소마취제 분무(불편감 완화, 구개예방) – 검사시 체위 : 좌측위 • 검사 후 – 출혈, 발열, 호흡곤란, 연하곤란 등의 천공 징후 사정 – 직접 운전 금지 – 안정제나 국소마취가 풀릴 때까지 흡인 예방위해 측위 취함 – 구개 반사 돌아올 때까지 금식유지 – 인후통 시 따뜻한 생리식염수 함수 • 금기 : 심한 심장질환자
직장 S자 상결장경 검사 (sigmoidoscopy) 기출 03	• S자 결장의 원위부와 직장, 항문 관찰 • 중재 – 검사 전 : 24시간 완전 유동식이, 저녁 하제 투여, 검사 당일 청결관장 – 검사 중 : 슬흉위 또는 좌측위 유지 기출 03 – 검사 후 : 출혈, 통증, 발열 등의 천공증상 사정
대장(결장) 내시경검사 (colonoscopy)	• 항문~맹장까지 대장전체 관찰 → 종양, 궤양, 염증의 진단 및 치료 • 협착 시 출혈과 장천공의 위험으로 금기 • 중재 – 검사 전 기출 13 : 검사전날 유동식, 빨간색이 나는 음료 삼가(포도 주스 등), 수일 전부터 아스피린, 항응고제, 항혈소판제 복용 금지, 검사 전날 저녁부터 검사당일 아침까지 장청소용액 복용, 검사 8시간 전 금식(물은 제외) – 검사 중 : 진정제 투여(호흡수, 산소포화도 모니터), 좌측위 유지 – 검사 후 기출 21 : 천공(갑작스럽고 심한 통증), 출혈, 혈관미주신경반응(갑자기 혈압이 떨어지는 증상)사정, 검사 중 공기주입으로 인한 복부팽만 있을 수 있음을 설명 – 폴립절제술이나 조직생검시 첫 대변과 함께 피가 조금 섞임을 설명 – 합병증 : 과다 출혈과 심한 통증시 즉시 병원에 방문하도록 교육

캡슐내시경 검사	• 회장을 포함한 소장 전체 확인 • 검사 전 8시간 이상 금식, 캡슐을 삼키고 4시간 후부터 식사 가능, 대변을 통해 캡슐이 자연적으로 배출됨을 설명

4) 간생검(liver biopsy) 기출 07, 10

① 경피적으로 가는 바늘을 피부에 삽입하여 간조직의 표본 채취
② **검사 전** : 동의서 받기, 검사 전 6시간 이상 금식, 국소마취, 혈액응고검사
③ **검사 중 자세** : 앙와위 또는 좌측위, 오른팔을 머리 위로 들어 올리고 움직이지 말 것, 숨을 힘껏 내쉰 후 바늘 삽입 시 그대로 숨 참게 함
④ **검사 후** : 바늘 제거 후 생검 부위 압력을 가하고, 최소한 2시간 동안 우측위 취해줌, 활력징후 측정, 12~14시간 침상안정
⑤ 검사 전 후 출혈 예방위해 비타민 K 투여(PT 검사) 기출 07

5) 복수천자
호흡곤란, 심한 복부 불편감 시 시행, 검사 전 배뇨, 침대머리 상승 체위 취함, 천자 시행전 후 체중 측정

6) 식도기능검사
식도내압검사, 산도측정

7) 담관조영술(cholangiography)

경피적 간담관 조영술(PTC) 기출 15	• 담낭에 직접 조영제를 주사하여 X-선 촬영 • 담낭 폐색으로 인한 간 질환, 황달증상 보이는 경우 유용 ① 검사 전 자정부터 금식, 응고지연이나 요오드나 해산물(미역, 다시마 등)에 대한 알레르기 유무 확인 기출 15, 22 정맥주사 경로 확보, 시술직전 페치딘 투여, 앙와위 취함 ② 검사 후 바늘을 제거 전 가능한 많은 담즙과 조영제 흡인해냄, 수분섭취 권장, 24시간동안 조영제에 대한 알레르기반응 유무 관찰 ③ 합병증 : 출혈, 복막염, 패혈증 증상 관찰
역행성 담췌관 조영술(Endoscopic Retrograde CholangioPancreatography, ERCP)	• 내시경으로 식도를 통하여 십이지장을 통과시켜 담도계 관찰 • 검사 전 자정부터 금식, 시술직전 페치딘 투여, 앙와위나 측위 취함 • 검사 후 출혈, 천공 등 합병증 관찰, 구개반사 돌아온 후 구강 섭취
T-tube 담관조영술	담낭적출술 후 T-tube를 통해 조영제 주입 후 담관에 결석 잔존여부 관찰, 담즙배설 확인하기 위한 검사

📢 조영제를 사용하는 모든 검사는 요오드와 미역, 다시마 등의 알레르기 유무 확인

UNIT 3 구강, 식도장애

1 아프타성 구내염(aphthous stomatitis, canker sore) 기출 10

1) 원인 및 위험요인 : 비전염성, 내분비 장애 및 전신질환을 앓은 후 이차적으로 발생

2) 임상증상 : 구강, 뺨 안쪽 등에 작은 궤양, 심한 통증, 구강점막 작열감, 가려움증, 특이 치료 없이 1~3주 후 반흔 없이 회복

3) 치료 및 간호 중재 기출 10
① 스테로이드제제 투여, Tetracycline 구강 현탁액 사용
② 알레르기 유발물질(토마토, 달걀, 초콜릿, 조개류, 우유제품, 땅콩, 감귤류 등)피하기
③ 너무 뜨겁거나 차가운 음식은 피하고 부드러운 비산성 음식, 비자극적 음식 섭취
④ 잦은 구강간호, 부드러운 칫솔사용 권장, 따뜻한 식염수 등으로 자주 함수

2 칸디다증(candidiasis, moniliasis, 아구창) 기출 23

1) 원인 및 위험요인
① 원인 : Candida albicans 진균(구강 내 정상 진균)의 과성장에 의한 구강감염, 비전염성
② 위험요인 : 장기간 코르티코스테로이드제제 복용, 면역 결핍(항암치료, AIDS), 당뇨, 임신, 장기간 항생제 치료 등에서 호발

2) 임상증상
① 혀, 구개, 구강점막에 우유 찌꺼기 모양의 진균성 백반 생성, 건조감, 작열감 호소
② 백반 제거 시 홍반과 통증 있는 출혈

3) 치료 및 간호중재
① 항진균제(nystatin, amphotericin B) 투여, 진통제 투여
② 미지근한 물, 식염수와 과산화수소수를 섞은 물로 양치, 부드러운 칫솔 사용, 유동식 제공

3 위식도 역류질환 기출 06, 07, 13, 14, 15, 19, 20

1) 정의 : 역류된 위 내용물에 노출되어 식도 점막이 손상된 상태

2) 원인 및 위험요인
① 위식도 괄약근부위 신경지배 변화, 위식도의 구조적 이상, 복압증가(비만, 체중증가, 임신, 복수, 기침 등)
② 하부식도괄약근의 부적절한 이완 : 흡연, 음주, 고지방식이, 카페인, 초콜릿, 산성식품, 과식, 위정체 등

3) 증상 기출 03

가슴앓이(양쪽 견갑골 사이), 위산 역류(인두에서 쓴맛, 신맛), 오르락내리락하며 움직이는 작열감, 등·목·턱으로 방사되는 통증, 기침과 재채기와 같은 호흡기 증상, 트림, 연하곤란, 소화불량 등
① 불편감 완화 : 서거나 걸을 때, 제산제나 수분 섭취
② 불편감 증가 : 식후, 무거운 물건을 들어올릴 때, 복압이 증가되는 활동, 위의 팽만, 누워있을 때

4) 진단검사

① 증상에 기반 : 가슴앓이, 위산역류 등
② 바륨연하, 식도내압 측정, 24시간 식도산도 검사(정상 pH : 6.5~7.0, 산 역류시 4.0 감소)
③ 니트로글리세린에 대한 반응 : 협심증과 감별진단

5) 치료 기출 06, 07, 13, 14, 15, 19, 25

(1) 약물

제산제	• 분비된 산 중화 → 통증완화 • 식전 1시간과 식후 2~3시간에 복용
H_2 수용체 길항제(zantac, pepsid, tagamet)	위산분비를 감소시켜 조직 치유 촉진
프론톤 펌프 억제제 (Omeprazole, Lansoprazole)	위산분비 억제, 아침 식전 복용
콜린성제제(bethanechol)	• 하부식도괄약근 압력강화 • 위산분비를 증가시킬 수 있으므로 제산제나 H_2 수용체 길항제와 함께 식전 복용
위장관운동 증진제 Metoclopramide(Reglan)	식전 복용, 위장관의 평활근 자극과 위배출 속도 증가

금기약 기출 19 : 항콜린성제제, 칼슘차단제, theophylline → 하부식도 괄약근의 압력 감소(하부식도 괄약근 이완시킴), 위배출 속도 지연

(2) 내시경적 치료 : 괄약근 조여 주는 시술

(3) 외과적 수술 : 위저부 추벽 성형술, 항역류 보철술

6) 간호중재 기출 13, 14, 15, 19, 23, 24

(1) 생활방식 개선

① 적정체중 유지(과체중시 체중 줄임)
② 식후 1~2시간 동안 앉은 자세 유지, 절대 누워 먹는 것 금지
③ 복압상승 행위 제한 : 식후 힘주는 일, 무거운 물건 들기, 앞으로 굽히는 자세, 발살바 조작 등
④ 꽉 조이는 옷 착용 금지(넉넉하고 편안한 옷 입기) 기출 19
⑤ 수면 시 침상머리 높여 역류 예방, 취침 2~3시간 전부터 음식 섭취 제한 기출 13
⑥ 금주, 금연
⑦ 아스피린 사용 제한 : 식도염 악화시킬 수 있음

(2) 영양
　① 부드러운 식사를 소량씩 자주, 식사 시 적당한 수분 섭취, 저지방식 섭취 기출 15
　② 자극적이고 양념이 강한 음식, 지방식이, 커피, 초콜릿, 토마토, 감귤류 주스 등을 피함
　③ 가스 발생 음식(탄산음료)이나 행위(빨대로 음료섭취) 제한

4 식도게실(esophagus diverticula) 기출 10, 12

1) 원인 및 위험요인
　① 선천성, 식도외상, 흉터조직 또는 염증 등에 의해 식도내강의 압력이 높아져 식도점막과 점막하층이 주위 조직 속으로 탈장되어 주머니가 1개 이상 생김 → 식도 벽의 전층, 일부가 주머니 모양처럼 돌출한 상태
　② 음식이 고여 있다가 역류되거나 국소 농양을 일으킴

2) 증상 기출 10, 12
　① 연하곤란, 트림, 소화되지 않는 음식물의 역류, 구취, 입안의 신맛, 야간 기침
　② 합병증 : 흡인성 폐렴, 기관지 확장증, 폐농양

3) 진단검사
　① 바륨연하검사로 게실의 위치 확인
　② 식도내시경 검사 및 비위관 삽입 금기 : 게실천공의 위험이 있음

4) 치료 및 간호
　① 반고형 식이를 소량씩 자주 먹기
　② 수면 시 침상머리 높이기, 식후 2시간 이내 눕지 않기
　③ 격렬한 운동이나 꽉 조이는 옷 피하기

5 식도이완불능증 기출 17, 19

1) 정의 : 연하곤란이 심해짐에 따라 목에 무언가 걸린 느낌을 갖는 질환

2) 원인 : 식도하부 신경근육 손상으로 하부식도괄약근이 이완하지 못함, 연하시 반사적 이완불능, 점진적·기능적 폐색 야기

3) 증상
　① 연하곤란(음식물과 액체가 하부식도 괄약근을 통과하지 못함), 식도경련, 흉골하부통증, 트림 못함, 소화되지 않은 음식물의 역류, 쉰 목소리
　② 상기도 감염, 정서적 장애, 과식 및 임신으로 인해 악화
　③ 역류로 인한 기도흡인 → 무기폐와 같은 호흡기계 문제, 궤양, 장기간 진행 시 영양결핍, 체중감소

4) 진단 `기출` 22 : 바륨연하검사, 식도내압 측정(40mmHg 이상 상승, 정상 15mmHg), 내시경

5) 치료

① 항콜린성제제, NTG, 칼슘차단제 `기출` 19 : 하부식도괄약근의 이완, 식도압력 감소
② 비마약성/마약성 진통제, 공기풍선확장술, 식도근절개술, 보툴리눔독소 주사

6) 간호중재

① 영양공급 : 소량씩 자주 먹기, 따뜻한 반고형식, 구강섭취 곤란 시 비위관, 위루술로 주입
② 식사시 수분섭취 권장 : 하부식도괄약근 아래로 음식물 이동 촉진
③ 금지 : 뜨겁거나 찬 음식, 강한 양념, 술, 담배, 꽉 끼는 옷
④ 식사 시 등을 구부리고 턱을 굴곡시키는 자세를 취함
⑤ 수면 시 침상 머리 높여 주어 역류방지
⑥ 위 내용물 역류로 인한 자극 시 제산제 투여로 통증완화
⑦ 필요시 위루술(Percutaneous Endoscopic Gastrostomy, PEG) 삽입 `기출` 17, 21, 23
  • 적응증 : 장기간 경관 영양이 필요한 대상자
  • 음식물 주입 전 내용물 흡인하여 위치 및 잔여량 확인
  • 음식물 주입 전·후 미지근한 물 30~60cc 주입(위관폐쇄 방지 및 세척)
  • 흡인하여 위 잔여물 100cc 이상 시 1시간 내 음식 주입 금지 및 보고
  • 음식물 주입 중·후 침상머리 상승, 주입 후 1시간 동안 침상머리 상승 체위 유지
  • 카테터 교체시기 : 6개월~1년 정도
  • 관 주위 피부관리 : 매일 물과 비누로 씻고 건조

6 식도암(esophageal cancer) `기출` 16, 18

1) 정의 : 편평상피암(식도 상부 1/3 부위, 중간이상 부위), 선암(식도의 원위부 1/3)의 형태로 발생, 식도는 장막층이 없고 림프관이 풍부하여 전이가 빨라 조기발견과 치료가 중요

2) 원인 및 위험요인 : 흡연, 지나친 음주, 식도이완불능증, 농약, 석면 노출, 뜨거운 음식(음료) 섭취, 비만, 치료되지 않은 역류성식도염, 영양실조 등

3) 증상 `기출` 16, 18, 22 : 초기 무증상, 지속적이고 점진적인 연하곤란, 연하통, 역류, 만성기침, 쉰 목소리, 철결핍성 빈혈, 악취, 지속적인 흉부나 복부통증, 식욕저하, 체중감소, 혈액 섞인 위 내용물 역류

4) 치료 `기출` 18

① 방사선요법(수술 전·후에 사용, 종양의 크기 감소, 종양의 성장 지연), 화학요법
② 수술요법 : 식도 확장술, 인공식도관 삽입, 식도 절제술, 식도 위·장 문합술

※ 수술 전 간호

- 수술 전 2~3주 위관영양이나 완전비경구영양(TPN) 공급
- 2~4주 전부터 금연 권고
- 수술 후 감염 예방을 위해 하루에 4회 구강간호 시행

참고✓ 비위관 통해 영양공급 기출 17

- 주입 전 위장관의 위치 및 내용물 흡인하여 잔여량 확인
- 주입 중·후 좌위 또는 30° 이상 침상머리 상승
- 주입 전·후 관이 막히지 않도록 30~50mL 물 주입
- 영양액은 실온 정도의 온도로 천천히 주입

※ 수술 후 간호 기출 25

- 환기지지 및 역류 예방위해 반좌위나 좌위 취해줌
- 모든 배액관(흉부, 비위관 등)의 개방성을 유지하고 배액물의 양과 색의 변화 감시
- 수술후 폐합병증(무기폐, 폐렴) 예방 : 절개부위 지지하고 기침 격려, 심호흡, 체위변경
- 비위관 삽입 환자 관리 : 관의 위치 점검(처방없이 세척이나 관의 위치 변경금지), 개방성 유지, 배액물의 색은 하루 후 혈액성에서 황록색으로 바뀌어야 정상, 2~4시간마다 구강간호 실시, 침상머리 올린체위 유지
- 식도절제술 후 영양관리 기출 23
  - 초기 : 위관영양(식후 침상머리 30° 정도 올린 체위 유지), 필요시 총비경구영양(TPN)
  - 경구식이 : 유동식 → 반고형식 → 고형식 순서로 진행, 직립자세 유지, 연하시도시 항상 감시, 하루에 6~8회 소량의 음식을 섭취하는 것이 중요, 식사와 함께 수분섭취 제한, 설사예방음식 섭취

UNIT 4 위, 십이지장 장애

1 위염(gastritis) 기출 03, 06, 15, 16

	급성 위염	만성 위염 기출 03, 06, 15, 16
원인	• 프로스타글란딘(위 보호 점액 생산 매개체)으로 구성된 점막방어벽 손상으로 발생 • NSAIDs(프로스타글란딘 합성 억제), 아스피린, 강심제, 항암제, 코르티코스테로이드, 흡연, 알코올, Helicobacter pylori 급성감염 등	• Helicobacter pylori에 의한 위염 → 소화성 궤양을 유발, 위암 발생위험 증가 • 자가면역성 위염 : 내적인자와 벽세포에 대해 자가 항체를 만들어냄으로써 발생 → 악성빈혈 유발(Vit. B_{12} 흡수 안됨), 위축성 변화로 산분비량 감소, 무산증유발 → 위암 발병의 주된 위험요인 • 담즙역류 기출 15, 흡연, 음주, 약물복용

	• 미란성위염 : 급성위염의 심각한 형태 • Curling's ulcer : 화상에 의해 발생 • Cushing's ulcer : 두부손상이나 신경계수술에 의해 발생	
증상	• 식욕부진, 오심, 구토, 상복부통증, 복부압통, 토혈 또는 흑색변 • 무통성 출혈(아스피린, NSAIDs 규칙적 복용시)	• 모호한 상복부 통증, 악성빈혈, 피로 • 식욕부진, 오심, 구토 • 강한 양념, 기름진 식품에 대한 불내성
치료 및 간호 기출 03, 06	• H.pylori 감염검사 : 요소호기검사, 대변항원검사등 → 감염시 항생제 투여(metronidazole) • 히스타민 수용체 차단제[ranitidine(zantac), famotidine(Pepcid), cimetidine(tagamet)], PPIs[omeprazole(prilosec)] : 산 분비 감소, 증상 완화 • 점막방어벽강화제(sucralfate) : 위 조직 손상을 예방 • 제산제 투여 • NSAIDs가 원인이면 즉시 투약 중단 후 misoprostol(cytotec) 투여로 위 점막 보호 • 오심, 구토가 소실될 때까지 금식, 수액공급 • 출혈 시 비위관 흡인, 실온의 생리식염수로 세척 • 제한 : 자극적이고 양념이 강한 음식, 과식, 카페인, 알코올, 흡연	기출 03, 06, 16 • 소량씩 자주 섭취, 지방 섭취 감소, 증상을 일으키는 음식 제한 • 제산제, 항콜린성 제제(미주신경차단제), 히스타민수용체 길항제 • H.pylori 감염시 항생제 투여(metronidazole) • 악성빈혈 시 Vit.B$_{12}$ 비경구 투여 • 코르티코스테로이드 투여 : 위벽세포 재생 • 내과적 치료로 출혈 조절 불가시 수술시행

2 소화성 궤양 기출 01, 02, 05, 06, 07, 12, 14, 15, 18, 19, 21, 22

위장관의 점막이 위액에 직접 접촉되면서 손상되는 질환으로 위궤양보다 십이지장궤양이 더 흔하게 발생하며 흡연자나 비스테로이드성 항염제를 만성적으로 복용한 사람에게 흔히 발생

1) 십이지장 궤양 VS 위 궤양

	십이지장 궤양 기출 15, 21	위 궤양 기출 02, 17, 21
원인 기출 15, 18	• 과도한 위산 분비(자극요소 : 고단백식이, 칼슘제제, 미주신경을 자극하는 것) 기출 12 • 90%에서 헬리코박터 균 발견	• 유문부 무력, 점액생성 감소 → 담즙의 역류로 점막방어 능력 감소 → 방어벽 손상에 의해 발생 • 70%에서 헬리코박터 균 발견
위산분비	증가	정상 또는 감소
통증 기출 18, 22	• 우측 상복부에서 시작하여 등쪽으로 방사 • 공복시, 식후 2~3시간이나 새벽 1~2시에 발생 • 음식이나 제산제로 완화	• 상복부 중앙선에서 왼쪽 상복부 • 음식에 의해 악화(식후 30분~1시간) • 구토로 완화(제산제 효과 없음) 기출 02
영양상태	영양상태 양호, 식욕 정상적	식욕부진, 체중감소, 소화불량

오심/구토	경우에 따라 발생	위정체나 유문부 폐색에 의해 더 발생
출혈	흑색변 > 토혈	흑색변 < 토혈
재발률	높음	같은 부위에서 재발율 높음

합병증
기출 01, 17, 25
	• 출혈
	  – 증상 : 피로, 어지럼증, 커피찌꺼기 같은 구토물, 토혈, 흑색변, 혈변, 저혈량성 쇼크 발생
	  – 중재 : 금식 후 정맥 수액공급, CBC 시행, 비위관 삽입하여 실온의 생리식염수로 세척
	• 폐색(증상 : 구토발생)
	• 천공(가장 치명적, 극심한 상복부 통증이 어깨와 복부 전반으로 방사, 빈맥과 얕고 빠른 호흡, 복부 경직되어 나무판자처럼 단단해지며 장음소실, 반동압통 동반, 즉시 금식 후 비위관 삽입하여 흡인, 정맥관 유지, 항생제 투여, 시간당 소변량 측정)	

진단검사 기출 13	• 내시경검사, 조직검사, 위액검사, 헬리코박터 균 확인검사(항원검사, 요소호기검사) • 대변의 잠혈, CBC 검사	

내과적 치료
기출 01, 04, 06, 08, 11, 13, 19, 21
	• 헬리코박터 균 제거 : 2가지 이상의 항생제 병용투여(metronidazole(flagyl)과 tetracycline)
	• 산 분비 억제제
	  – H₂ 길항제 : ranitidine(zantac), famotidine(Pepcid), cimetidine(tagamet)
	  – Proton Pump Inhibitor : omeprazole(prilosec) 기출 19
	  – 항콜린제(부교감신경 차단제) : 위 운동감소, 위액분비 억제
	• 점막방어벽 보호(sucralfate) : prostaglandin 합성증가와 점액생성 자극, 제산제와 히스타민 수용체 차단제 투여 후 30분 동안은 투여 금지
	• 제산제 : 위산 중화에 효과적, 치유촉진이나 재발을 예방하지는 못함
	• 금연, 위산 증가시키는 것 제한(카페인, 술, 초콜릿, 우유, 뜨겁거나 양념 강한 음식, 잦은 음식 섭취, 식사 사이 간식)
	• 아스피린이나 NSAIDs 복용 피함, 복용 시 식간에 제산제와 병행투여 기출 13, 21	

3 위암(gastric cancer) 기출 05, 16

1) 원인 : H.pylori 감염, 악성빈혈, 만성위축성 위염, 절인 음식, 흡연, 유전적 요인, 채소섭취부족, 고염 식품 등

2) 증상 기출 05

① 조기 위암의 경우 특별한 증상이 없음
② 막연한 소화불량, 조기포만감, 복부불편감, 식욕부진, 오심, 고창, 체중감소, 빈혈
③ 분문부 종양 : 연하곤란
   유문부 종양 : 오심, 구토
④ 덩어리가 만져짐, 복수, 전이로 인한 뼈 통증(말기)

3) 진단 : 상부위장 내시경 검사와 조직검사(확진) 기출 16, CT, 내시경적 초음파, CEA, CA19-9

4) 치료 : 수술, 항암요법 및 방사선 요법

외과적 치료	• 미주신경절제 : 위산분비를 자극하는 요소 제거
	• 유문성형술 : 날문부에 있는 위의 배출구를 넓혀 주는 수술
	• 위부분절제술
	  - 위십이지장문합술(billroth Ⅰ) : 위 하부를 절제하고 남은 위를 십이지장과 연결
	  - 위공장문합술(billroth Ⅱ) : 위의 끝부분과 공장을 문합, 십이지장궤양 치료시에도 시행

수술전 간호	• 비위관 삽입 후 흡인 • 위장관영양이나 총비경구영양 공급

수술후 합병증
기출 22
	① 변연부 궤양(marginal ulcers), 유문폐색, 천공
	② 출혈 : 활력징후 사정, 출혈시 수액공급, 수혈, 혈액량 유지
	③ 흡수장애 : 비타민 B_{12}, 엽산, 칼슘, 비타민 D 등의 흡수 저하 → 필요시 보충 필요
	④ 급속이동증후군(dumping syndrome) 기출 00, 03, 07, 08, 10, 11, 13, 14, 15, 16, 17, 18, 19
	  • 섭취된 음식물(고농도의 탄수화물)이 정상적인 십이지장에서의 소화과정 없이 공장으로 급속히 내려가는 증상(billroth Ⅱ에서 가장 빈번)
	  • 초기 : 식후 5~30분 안에 발생, 후기 : 식후 저혈당으로 2~3시간에 발생
	  • 증상
	    - 초기 : 오심, 구토, 상복부 통증, 허약, 현기증, 발한, 빈맥, 심계항진, 충만감, 불편감, 설사 등
	    - 후기 : 저혈당증상 나타남
	  • 수술 후 몇 주 동안 나타날 수 있음(대부분 6~12개월 후 소실)
	  • 간호 기출 00, 03, 07, 08, 10, 11, 13, 14, 15, 16, 17, 18, 19, 23
	    - 소량씩 자주 섭취
	    - 고단백, 고지방, 저탄수화물, 저섬유식이, 수분이 적은 식사
	    - 식전 1시간, 식후 2시간 동안 수분 섭취 제한
	    - 금지 : 너무 뜨겁거나 차가운 음식, 우유, 단 음식, 설탕
	    - 식사시 누운 자세나 기댄 자세에서 식사, 식후 20~30분 정도 좌측위 또는 앙와위
	    - 진정제, 항경련제, 항콜린성제제(부교감신경억제제) 투여 : 위 배출 지연
	      기출 05, 06, 07, 08, 09, 10
	⑤ 빈혈 기출 24
	  • 악성빈혈 : 완전위절제술 시행시 위의 내인자의 감소로 비타민 B_{12}가 흡수 안됨 → 정기적으로 비타민 B_{12} 혈중 농도 검사 시행, 필요시 비타민 B_{12} 주사 투여
	  • 철분결핍성 빈혈 : 부분위절제술과 완전위절제술에서 위산의 소실로 철분 흡수안됨 → 철분제 투여

UNIT 5 소장, 대장장애

1 과민성 대장증후군 [기출] 20

1) **정의** : 하부위장관의 운동장애, 만성설사나 재발되는 설사, 변비, 복통과 가스팽만을 유발하는 기능적 위장장애

2) **원인 및 병태생리** : 불분명, 음식섭취, 호르몬, 신체적, 정신적 스트레스, 장내세균 등의 자극에 의해 소장과 대장의 운동증가, 위장관의 과민성, 과활동성, 장의 점액이 과도하게 분비

3) **증상** : 좌하복부 통증(식후 통증 증가, 배변 후 통증 완화), 설사나 변비와 함께 나타나는 복부경련, 배변 양상 변화(설사, 변비, 점액변), 트림, 가스, 식욕부진과 복부팽창, 오심, 구토 등

4) **치료 및 간호중재**

① 약물요법은 주요 증상에 따라 시행
- 부피형성완화제 투여 : 장의 경련 감소, 장운동의 횟수와 형태를 정상화함
- 항콜린성제제 투여 : 부교감신경을 자극하여 장운동을 경감, 식전에 투여하여 식후 복부통증 완화 (부작용 : 입마름, 흐린 시야, 배뇨지연)
- 선택적 세로토닌 재흡수 억제제(SSRIs) : 복부통증 경감
- 세로토닌 수용체 길항제(Alosetron) : 복부통증 경감, 설사 감소

② **영양** : 식이섬유 섭취 권장, 규칙적인 식사와 수분섭취, 가스형성 음식(콩, 사과, 포도 주스, 건포도, 견과류 등)과 과식, 카페인 함유 식품 제한

③ 적당한 휴식과 규칙적인 운동, 스트레스 관리

2 충수돌기염 [기출] 01, 04, 06, 10, 11, 17

1) **원인**

① 충수의 관강 폐색으로 관강 내부의 압력이 증가하게 되면 정맥 배액이 감소, 혈전증 및 부종발생, 세균침입으로 괴사

② 심한 경우 천공, 파열이 발생 → 복막염으로 진행 가능함 [기출] 11

③ 조기 발견 중요(예방이 어려움)

2) **증상** [기출] 01, 04, 06, 10, 11

① 지속적인 중앙 상복부 통증 혹은 배꼽주위 통증, McBurney(RLQ) 부위에 반동성 압통(rebound tenderness : McBurney 지점을 깊이 누른 다음 손을 뗄 때 나타나는 통증)

② 오심, 구토, 식욕부진, 미열, 호흡곤란, 얕은 호흡, 판자같이 단단한 복부

3) 진단검사 기출 11, 17

① WBC 증가, 초음파 검사, 복부 CT촬영
② McBurney's point 반동압통(+)
③ Rovsing sign(+) : LLQ(Mcburney 대칭부위) 압력을 가하면 RLQ 통증
④ Obturator muscle test(폐쇄근 검사)(+) : 우측 무릎을 구부린 채로 고관절을 굴곡시키고 대퇴부를 내측으로 회전시킬 때 통증

4) 치료 및 간호중재

① 충수 절제술, 항생제 투여, 합병증(천공, 복막염) 예방관리가 매우 중요
② 진단 확정 시까지 진통제 투여 금지(통증이 가려져 진단이 어려워짐), 관장 및 하제, 복부에 온찜질 금지

3 복막염(peritonitis) 기출 10, 13, 17, 19

1) **특징** : 내장을 덮고 있는 복막의 염증, 복부장기 질환의 합병증으로 호발, 원인 질환치료가 곧 예방

2) **증상** 기출 19, 21

① 반동압통, 복부팽만, 장음소실, 마비성 장폐색, 복통, 복부강직
② 오심, 구토, 미열, 얕고 빠른 호흡, 빈맥, 발한
③ 움직일 때 심해지는 통증호소, 횡와위, 다리 구부리는 자세 취하여 통증완화

3) **진단** : WBC 증가(2만 이상), 복부 X선, 혈액배양검사 등

4) **치료 및 간호 중재** 기출 10, 13, 17, 19

① 광범위항생제 투여, 복부 절개 및 배액관 삽입
② 금식, 장관 삽입으로 감압, 전해질 교정과 정맥 수분 공급
③ 반좌위 : 염증의 국소화 및 폐 환기 증진

5) **합병증** : 농양, 전신패혈증, 패혈증과 순환혈량 감소로 인한 쇼크

4 게실염(intestinal diverticulosis) 기출 06, 11, 13, 15, 19

1) **특징** 기출 11

① 게실 : 근육막을 통해 장 점막층이 탈장되거나 바깥으로 돌출되어 나온 것 기출 11
② 게실증 : 장벽의 비염증성 주머니 모양이 여러 개 탈출
③ 게실염 : 하나 이상의 게실에 염증 발생

2) **원인** 기출 11, 13, 15 : 저섬유식이로 인한 변비, 장관강내 압력증가, 노화, 비만, 장 근육의 위축 등에 의해 게실 내에 소화되지 않은 음식물 덩어리(팝콘, 씨가 있는 식품 등) 잔존 → 혈액공급 감소시킴 → 세균 증식되어 발생, 주로 S상 결장에서 발생

3) 증상 기출 15, 22
① 좌측 하복부에 둔한 경련성 통증, 미열, 오심, 구토, 팽만감, 배변습관 변화(설사, 변비), 식욕부진, 허약감, 피로 등
② 누공발생시 심하면 천공으로 복막염

4) 검사
직장지두검진 시 부드러운 덩어리 만져짐, 바륨을 이용한 장관 X선, CT, 혈액검사, 급성 게실염인 경우 바륨관장 및 대장내시경 금기(천공 위험)

5) 치료 기출 06
① 금식, 장폐색 시 비위관 삽입(장내 압력 감소), 항생제, 진통제(마약성 진통제 금지 : 분절운동, 장관강 압력 증가), 항경련제
② 수술 : 폐색, 농양, 치질, 천공 등이 발생한 경우 병변 결장을 잘라내고 문합, 일시적 대장루를 만들고 난 후 일정기간 후 재문합

6) 간호 기출 06, 19, 23
① 급성기 : 금식, 맑은 유동식으로 식이제한, 침상안정, 수액공급, 항생제와 진통제 투여
② 변비예방 : 충분한 수분섭취(2L/일 이상), 변 완화제 투여, 고섬유질 식이(악화기 : 고섬유식이 피하고, 회복 후 고섬유식이 시작), 비만 시 체중감소
③ 제한음식 : 콩 종류, 씨 있는 과일이나 채소
④ 복압 상승 행위 피하기 : 긴장, 몸 굽히기, 무거운 것 들기, 힘주기, 허리 굽히기, 기침, 구토, 몸 웅크리기 등
⑤ 의사에게 보고해야 할 증상 교육 : 설사, 변비, 대변에 점액이나 혈액 섞임, 열, 복통
⑥ 합병증 감시 : 천공의 증상 및 징후 관찰

5 만성 염증성 장 질환(inflammatory bowel disease, IBD) 기출 04, 11, 13, 14, 15, 18

1) 분류 기출 11, 13

	크론병(Crohn's disease) = 국소적 회장염 기출 04	궤양성 대장염(ulcerative colitis) 기출 14, 21
위치 및 특징	• 만성 재발성 염증성 질환 • 대장의 모든 층에 침범, 회장 말단에 호발 • 점막 밑이 두꺼워지는 것이 특징	• 직장에서 시작, 지속적으로 상부로 진행되는 만성 염증성 질환 • 결장전체에 걸쳐 부종, 충혈, 점막궤양, 장관폐색 유발 • 악화와 완화가 반복
원인, 위험요인	• 자가면역 • 흡연, 비스테로이드성 항염제, 박테리아 감염	세균감염, 면역요인, 자가면역설, 유전적 요인, 정서적 긴장 등
호발	• 젊은 층 • 회장말단부	• 젊은 층에서 중년층 • 직장결장말단부위 : 직장, S상 결장

병태생리	• 장벽 전층 침범하여 두껍게 만드는 염증 → 장비후, 장내강 협착, 림프절 비대 • 장점막에 파이어반(부종으로 인해 두껍게 부풀어오른 보라색 병변)과 이 부위에서 육아종와 균열 동반한 표재성 궤양 나타남 → 섬유화, 장폐색 발생	• 대장의 염증이 연속적, 염증의 반복 → 점막하섬유화 생성, 대장 좁아지고 짧아짐 • 직장 대부분 침범되며 상부로 확산
대변양상 기출 18, 21, 25	• 1일 5~6회 부드러운 설사 • 혈변은 가끔 혹은 없음	1일 10~20회 혈액 섞인 설사(묽은 혈변)
임상증상 기출 11, 18	• 경련성 우측 하복부통증(RLQ) : 식후, 배변 시 악화, 배변 후와 가스배출 후 완화 • 지방설사, 복통, 미열, 체중감소 • 전해질 불균형, 영양결핍, 식욕부진, 빈혈, 피로	• 왼쪽 하복부 산통(LLQ), 반동 통증 • 오심, 구토, 발열, 체중감소, 식욕부진 • 직장출혈, 이급후증, 빈혈 • 백혈구 증가, 혈청 칼륨과 단백질 저하 • 구토, 설사로 인한 대사성 산증
합병증	누공, 영양결핍, 장폐색	출혈, 천공, 누공, 영양결핍, 직장결장암 위험 증가
진단검사	대장내시경 검사(colonoscopy), 조직검사	

치료 및
간호중재
기출
11, 15, 21
	• 지사제(위장관 운동감소), 항경련제, 항균제(sulfasalazine : 복용동안 피부색이나 소변색이 노란색 혹은 오렌지색으로 변할 수 있음을 설명, 엽산 흡수 방해하므로 보충 필요), 스테로이드, 면역억제제, 항콜린제 투여(복부경련과 설사 완화), 생물학적 반응조절제(단클론항체약물) 기출 21
	• 총비경구영양(TPN), 설사로 인한 수분 전해질 불균형 조절 기출 14
	• 영양교육 기출 15, 24, 25
	  – 고단백, 고열량, 고비타민식이, 저지방, 저섬유소 식이, 저잔류식이, 조금씩 자주 섭취
	  – 빈혈과 비타민 B_{12} 결핍증 교정
	  – 제한 식품 : 코코아, 초콜릿, 감귤류 주스, 찬 음식, 탄산, 견과류, 술, 콩류나 씨앗류, 팝콘, 카페인, 유제품 등
	• 배변양상 관찰, 항문 주위 피부 청결 및 건조유지
	• 스트레스 관리
	• 통증관리 : 항콜린성제제, 항경련제 투여(마약성 진통제 사용주의), 온습포 적용	

외과적 수술 기출 25	• 천공, 출혈, 폐색, 독성거대결장, 농양, 누공 등이 있을 때 시행 • 종류 : 전체 직장–결장절제술, 회장–직장연결술, 회장주머니–항문연결술, 소장절제술 • 수술 후 식이 : 고단백, 고탄수화물, 고칼로리의 섬유소가 적은 식이 권장, 비타민 A,D,E,K,B_{12} 보충 • 합병증 : 설사(장운동 정상화를 위해 고형식이 금지, 맑은 유동식 권장), 변비(수분섭취 권장)	

6 결장 직장암(colorectal cancer) 기출 03, 06, 08, 10, 11, 12, 16, 17, 18, 19

1) 원인 기출 17, 24

① 저섬유, 고지방, 정제된 탄수화물식이, 흡연, 비만, 과도한 알코올
② 크론병, 궤양성 대장염, 대장용종이나 선종
③ 50세 이상, 가족력(가족성 선종성 용종, 가족 내 결장암)
④ **호발부위** : 직장(50%)과 S자 결장, 대부분 선암(95%)

2) 증상

우측결장 (오름결장)	복통, 오심, 구토, 식욕부진, 체중감소, 피로, 허약감, 검은변, 빈혈, 덩어리 촉진
좌측결장 (직장과 내림결장)	점액이나 혈액 섞인 변, 폐색으로 인한 배변 습관의 변화(변비와 설사의 교대, 변 굵기가 가늘어짐), 이급후증, 식후 복부 산통, 직장출혈

3) 검사 : CEA, 결장경검사, 생검, CT, 대변잠혈검사(대장암 조기 진단)

4) 치료 : 방사선, 항암화학요법, 수술요법(위치에 따라 결장절제술, 회장루술, 결장루술)

5) 간호중재 기출 11, 17, 18

수술 전	영양관리	고열량, 고단백, 고탄수화물, 저잔여식이 기출 17, 유동식 → 장내 분변량을 줄이기 위함, 장운동 증진시키는 음식제한
	장준비 기출 11, 18	• 수일 전부터 저섬유식이 → 수술 전 1~2일 동안 맑은 유동식 제공 • 경구 항생제투여 : 장내 세균 수 감소목적, 수술 전 12~48시간 동안 투여 • 하제투여, 청결관장(단, 장폐색 시 금기) 실시
수술 후		• 상처간호 기출 23 : 수술부위 관찰, 배액양상사정(배액량 많아지면 활력징후 측정 후 보고), 연동운동 회복 시 음식섭취, 좌욕 • 합병증 예방 : I/O 측정, 상처배액관찰, 홍반, 부종, 출혈, 독특한 냄새, 통증감시 등

6) 장루 간호 기출 03, 06, 08, 10, 12, 16, 18, 19, 20, 22

장루 관찰	색깔과 부종 사정, 붉고 습기를 띄며 약간 올라와 있고 주위는 깨끗함
피부간호 기출 22	• 약한 중성 비누와 물로 세척하고 두드려 건조 • 장루주머니 부착 전 피부보호제 사용
주머니 관리 기출 18, 20, 22	• 주머니 비우기 : 1/3~1/2 정도 찼을 때 비움 • 주머니 교환 : 3~5일마다 또는 필요시 빈도 조정, 변 배설량이 적은 이른 아침에 교환하는 것이 좋음 • 주머니 크기 측정 : 장루보다 2~3mm 더 크게 잘라서 사용
장세척 기출 03, 08, 10, 18	• 목적 : 규칙적인 배변습관 형성 • 수술 전 배변하던 시간대에 시행, 매일 또는 격일로 세척(설사 시 금지) • 방법 : 500~1,000mL의 체온정도 미온수 사용, 세척통은 약 45cm 높이, 튜브는 5~10cm 삽입, 6~8분 동안 천천히 세척액 주입, 15~20분에 걸쳐 대변 배출 • 주입 시 경련이 발생하면 용액의 주입을 멈추고 심호흡, 복부마사지 후 천천히 주입
식이 기출 03, 12, 16, 19	• 냄새유발 음식 제한 : 마늘, 양파, 계란, 양배추, 양념류 등 • 가스유발 음식 제한 : 콩, 맥주, 양파, 양배추, 탄산음료, 무 등 • 가스 형성 행위 : 흡연, 빨대사용, 껌 씹기, 말하면서 식사 금지 • 주머니 방취제, 활성탄 필터, 방취처리 주머니 사용 • 하루 2~3L의 충분한 수분섭취 권장(특히 회장루 환자)
생활습관	무거운 물건 들지 않기, 격렬한 운동이나 테니스, 꽉 조이는 벨트나 옷의 착용은 피함

7 장폐색(intestinal obstruction) 기출 01, 07, 11, 13, 16

1) **정의** : 장 내용물의 흐름이 부분적으로 또는 완전히 막혀 음식물, 소화액, 가스 등이 통과하지 못하는 질환, 소장(특히 회장)에서 호발

2) **원인**

   (1) **기계적 폐색** 기출 01, 11 : 유착(소장폐색의 가장 흔한 원인), 탈장, 장축염전, 장중첩증
   (2) **신경성 폐색** : 마비성 장폐색(복부수술 후 장의 연동운동 저하로 발생)
   (3) **혈관성 폐색** : 완전 폐색(장간막 경색, 색전), 부분적 폐쇄(복부 허혈)

3) **증상** 기출 13

   ① 괴사 시 발열, 장음(초기에 고음, 후기는 감소나 소실), 딸꾹질

소장폐색 기출 13, 22	대장폐색
• 상복부와 중간부위의 통증, 경련통(심한 복통) 호소 • 정체된 장 내용물에 세균이 증식 → 복부팽만 악화 • 오심과 과다한 구토 • 변비 • 대사성 알칼리증	• 하복부의 간헐적 산통 호소 • 하복부 팽만 • 구토는 거의 하지 않음 • 변비 또는 리본 모양의 배변 • 대사성 산증

4) **진단검사** : X선 촬영, 바륨조영술, 혈액검사(Na^+, K^+, Cl^-, BUN 감소(소장폐색 의미), Hct과 Hb 상승(탈수의미))

5) **치료 및 간호 중재** 기출 07, 16, 23

   ① 내과적 치료 : 금식, 감압위해 장관 삽입 기출 07, 위관 삽입(위액 흡인)
   ② 감염예방, 휴식, 체액과 전해질 교정, 통증 조절
   ③ 치료 반응에 따라 48시간 내 수술 결정(장제거술, 결장루술, 우회술)

8 탈장(hernia) 기출 16

1) **정의** : 장기 조직, 혹은 장기 일부가 약화된 복막 밖으로 돌출되어 나온 것
2) **원인** : 복부 근육의 약화(노화), 복압 증가(비만, 임신, 무거운 짐 들기)
3) **증상** : 탈장된 부분의 복부돌출, 발사바 수기나 복압을 주면 돌출된 덩어리가 나타남, 염전(장폐색 초래하여 심한 통증 발생), 오심, 구토, 복부팽만
4) **치료**

내과적 치료	• 복압 증가 활동 금지, 변완화제, 고섬유식, 금연, 탈장대 착용 • 탈장을 손으로 복강 내로 밀어 넣어 복구
외과적 치료	• 탈장봉합술, 서혜부 탈장 교정술 • 수술 후 복압상승 행위금지, 호흡기 합병증 예방위해 기침보다 심호흡 격려, 기침은 수술부위 지지하고 시행 기출 16

9 항문질환

1) 치질(hemorrhoids) 기출 08, 12, 13, 16, 19, 20

(1) **원인** : 항문주위 정맥류로 복부내압, 항문관의 정맥압 상승(가장 흔한 원인)시 발생

내치질	외치질
• 직장 괄약근 위쪽에 발생 • 문맥성 고혈압이 있는 간질환 환자에게 호발 기출 20	• 항문 괄약근 아래쪽에 발생하며 육안으로 확인 가능 • 임신, 비만, 장시간 앉아있을 경우 기출 16, 19, 대변 시 힘 많이 줄 때, 울혈성심부전, 만성변비, 잦은 설사

(2) **치료 및 간호** 기출 08, 12, 13

내과적 치료 기출 08	변비 예방, 음식제한(양념 강한 것, 땅콩류, 커피, 알코올), 수분섭취 권장, 적당한 운동, 고섬유식이 제공, 좌욕시행
외과적 수술 후 간호 중재 기출 22, 24	• 수술부위 청결과 규칙적인 배변 권장 → 협착 예방 • 배변 촉진 : 고섬유식이, 수분섭취, 적절한 운동 시행, 변완화제 투여 • 좌욕 : 수술 첫 12시간부터 배변 시마다 또는 하루 3~4회 실시 → 불편감과 경련완화, 치유 촉진 • 수술 직후에는 열을 가하지 않음 : 출혈 예방 • 통증 조절 : 측위, 진통제 투여, 첫 배변 전 마약성 진통제와 대변완화제 투여하고 저혈압, 어지럼과 실신 관찰 • 배뇨곤란과 요정체 관찰 : 직장경련과 항문직장의 압통으로 발생

2) 치열 : 항문관 선이나 항문 직장선 아래 균열로 갈라지고 틈이 생긴 궤양

3) 치루 기출 12 : 항문주변에 1차 개구부가 있고 2차적으로 항문이나 회음부 피부, 직장, 점막선에 염증성 관이 생김

UNIT 6 간, 담도 췌장장애

간	• 우상복부에 위치 • 해독작용, 식균작용(쿠퍼 세포), 빌리루빈대사, 담즙생산 • 탄수화물 대사 : 당원(glycogen) 형성, 당원 분해, 당질 신생(단백질과 지방으로부터 합성) • 지방대사 : 지방산의 산화기능, 지단백 형성, 콜레스테롤 합성, 단백질과 탄수화물로부터 지방 합성 • 단백질 대사 : 알부민·프로트롬빈·섬유소원 등의 혈장단백질 합성, 암모니아를 요소로 전환하여 소변으로 배출, 호르몬 전환 • 저장기능 : 혈액, 비타민, 철분 등 저장
담낭	담즙 농축과 저장, 총담관을 통해 십이지장으로 배출
췌장	• 외분비선 : 소화효소(아밀라아제, 트립신, 리파아제)를 십이지장으로 분비 • 내분비선 : 호르몬 분비(β세포-인슐린, α세포-글루카곤) • 알칼리성인 췌장액 분비 : 산성위액을 중화시켜 장벽보호 • 신경계에 의한 영향 : 부교감신경(미주신경) - 췌장분비 증가, 교감신경 - 췌장분비 감소

1 황달(jaundice)

(1) 정의 : 혈청 내의 빌리루빈 색소가 과도하게 축적되어 공막, 피부, 심부조직이 노란색으로 착색(혈청 bilirubin 2~2.5mg/dl 증가)

(2) 증상 : 회백색 대변, 진한 커피색 소변, 소양감, 피로, 식욕부진

(3) 치료 및 중재
 ① 원인 질환치료
 ② 담즙산의 축적으로 소양증 간호 : 약물투여(콜레스티라민레진을 경구투여, 항히스타민제, 진정제), 치료적 목욕(미온수목욕, 전분목욕), 피부건조방지(로션), 침구관리(조이지 않는 옷, 면내의 착용), 손톱을 짧게 깎아 피부손상 예방, 방안의 온도는 서늘하게 유지, 알칼리성 비누 사용 피함
 ③ 외과적 관리 : 담도폐쇄 수술, 총담관 조루술로 담즙배액

2 바이러스성 간염(viral hepatitis) 기출 07, 08, 11, 12, 13, 15, 16, 17, 18, 19

1) 형태에 따른 분류 : 경구전파(A, E형), 혈액이나 체액 전파, 만성간염으로 이환(B, C, D형)

	A형간염 기출 13, 19	B형간염	C형간염
원인	RNA 바이러스	DNA 바이러스	RNA 바이러스
전파경로	감염된 대변, 대변에 오염된 음식이나 식수의 섭취(경구감염)	오염된 혈액과 혈청 및 체액, 모유수유, 수직감염, 손상된 점막과 피부, 성적 접촉, 혈액투석환자 등	수혈, 오염된 주사바늘이나 혈액제제, 문란한 성접촉 등

잠복기	2~6주(평균 28일)	6주~24주(평균 12~14주)	5~12주
예방법 기출 20	• 개인위생 철저(대소변 취급에 주의, 철저한 손 씻기, 1회용 식기 사용, 먹다 남은 음식 버리기, 개인용 세면도구(수건) 사용) • 노출 후 1~2주 내 면역글로불린 근육주사, 노출 전 간염바이러스 백신주사 기출 15, 19	• 필요시만 수혈(가능한 자가 수혈) • 일회용 주사기와 주사침 사용 • 개인용품 공동 사용 금지 • 체액, 혈액 취급 시 가운과 장갑 착용 • 철저한 손 씻기 • 성 행위시 콘돔 사용 • HBsAg 양성인 사람과 성 파트너인 경우 면역글로불린 투여, 예방접종 시행 • B형 간염바이러스에 노출시 B형 간염 면역글로불린 투여 기출 08, 11, 16, 17, 18, 22	• B형간염과 유사 • 주사기 공동사용 금지 • 예방접종이 없음으로 혈액 접촉 주의
예후	사망률 낮음, 드물게 간부전 초래	15%가 만성 간염으로 이행, 간경화나 간암의 주요 원인	50~85% 만성간염으로 진행, 간경변증으로 진행
고위험군	보호시설(교도소, 데이케어, 노인요양원)의 직원 및 환자	HBV 보균자 배우자 및 가족, 마약중독자, 동성애자, 혈액접촉이 잦은 직업 등	약물남용자, 다수의 성행위환자, 다수의 수혈
진단검사	기출 13, 19 IgM anti-HAV 있으면 진단	기출 07, 12, 25 ① HBsAg 양성, IgM anti-HBc 양성, Anti-HBc 양성 : 급성 감염 ② HBeAg(+) : 급성기, 전염력 강함, 급성에서 만성으로 발전함을 의미 ③ HBsAg 양성, Anti-HBc 양성, IgM anti-HBc 음성 : 만성 감염 ④ HBsAg(-), HBsAb(+) : 예방주사로 면역이 형성됨 ⑤ HBsAg(-), HBsAb(-) : 예방접종필요 ⑥ HBeAb(+) : 전염력 없음 ⑦ Anti-HBs : 면역된 상태 ⑧ Anti-HBe(+) : HBV 급성기가 끝나거나 거의 끝나가고 있음을 의미, 전염력 감소	HCV, anti-HCV 있으면 진단
증상 기출 16	SGOT·SGPT 증가, 혈청 총빌리루빈 증가, 프로트롬빈시간(PT) 지연 • 급성간염 : 1~4개월 정도 지속, 황달기 또는 비황달기 발생 - 잠복기 : 권태감, 식욕부진, 피로, 오심, 가끔 구토, 우상복부 불편감 - 황달기 : 공막과 피부 황달, 소변색이 짙어짐, 점토색 변, 소양증 - 회복기 : 황달이 사라짐, 평균 2~4개월 지속, 권태감, 피로 호소 • 만성간염 : 피로, 식욕부진, 황달, 간경화증, 간부전등 다양하게 나타남		

중재
기출 01, 06,
17, 24
	• 충분한 휴식 및 활동 기출 17
	• 소양감 완화
	• 수분 섭취와 영양상태 유지
	  – 급성기 3,000mL/일 수분 필요, 오심, 구토 심하면 정맥으로 수액 공급, I&O와 체중 측정
	  – 영양이 풍부한 아침 식사, 고열량, 고탄수화물, 고단백질, 저지방식이 제공
	  – 간 기능 악화 시 단백질(20~30mg/일)과 나트륨 제한 : 혈액 내 암모니아 축적을 방지해 간성 뇌증(간성혼수) 예방
	  – 금주
	• 약물요법
	  – B형간염 : 경구용 항바이러스 제제(Lamivudine), 인터페론, 페그 인터페론 투여
	  – C형간염 : 경구용 항바이러스 제제(Ribavirin), 페그 인터페론 투여
	  – 비타민 K 보충제 투여 : PT 지연 시
	  – 간독성 유발 약물 제한 : 클로르프로마진, 아스피린, 아세트아미노펜 등

3 간경화증(Liver cirrhosis, LC) 기출 00, 01, 02, 07, 08, 10, 11, 12, 13, 14, 15, 17, 19, 21, 22

1) 특징

① 지속적이고 반복적인 간세포 파괴, 간실질 손상으로 간의 섬유화와 결절을 특징으로 하는 만성적이며 진행성 질환
② 간기능의 저하와 문맥성 고혈압 발생

2) 원인 : 알코올의 남용, 바이러스성(B형/C형) 만성간염, 담낭질환, 약물, 비알코올성 지방간염, 자가면역 등

3) 증상

① 초기 : 식욕부진, 소화불량, 권태감, 체중변화, 간 비대, 맥관 변화
② 진행시 : 복수, 문맥성 고혈압, 저알부민혈증, 빈혈, estrogen 과잉 증상, 비장비대, 내치질, 메두사 머리모양, 간성뇌병증
③ 출혈경향(PT 지연, 혈소판 감소), 위장관 출혈, 점상출혈, 반상출혈, 자연적인 멍
④ 황달, 회색변, 진한 소변, 소양감

4) 진단검사 및 간호 기출 11

① 간생검 : 결정적 진단검사
② 혈액검사 : AST · ALT · LDH 상승, PT 지연, 알부민 저하, A/G ratio 저하

5) 합병증

① 문맥성 고혈압 기출 00, 07, 08, 13, 14 : 문맥혈관계 폐색으로 측부순환 → 복부정맥팽윤, 복수(교질삼투압 감소, 저알부민혈증) 기출 10, 13, 17, 25 식도정맥류 출혈, 비장비대(빈혈, 혈소판 감소증을 초래하여 출혈경향 증가) 기출 14
② 간성뇌병증(간성 뇌질환) 기출 22 : 기억력 · 주의력 · 집중력 감퇴, 혼돈, 불안정, 수면장애, 기면, 자세고정불능, 호흡시 악취, 심한 착란, 혼수, 경직, 과다굴곡, 퍼덕이기 진전(asterixis) 등 발생

6) 합병증 관리

복수관리 기출 19, 21, 24	• 복수 천자 및 알부민 투여 • 수분과 나트륨 제한, 이뇨제(스피로노락톤), 침상안정, 섭취 및 배설량 측정, 체중과 복부 둘레 매일 측정 • 호흡 증진 : 반좌위, 기침과 심호흡 격려, 호흡곤란시 산소투여 • 외과적 관리 : 복강정맥 측로술 시행
식도정맥류 관리 기출 02, 15, 17, 19, 24	• 출혈 예방 : 알코올/아스피린 금지, 변비예방, 거친 음식제한, 복강이나 흉강내 압력 증가시키는 행동 피함 • 급성 출혈 : vasopressin(문맥압 낮춤), 베타차단제 투여(출혈감소), 비위관 삽입하여 식염수로 위세척, 내시경적 결찰, 경화제 주사요법, 풍선압박 삽입, 수혈 **S-B tube 간호중재** 기출 15, 17 • S-B tube 삽입 기출 02 : 식도정맥류 압박, 분문부 압력으로 지혈 유도 • 구강간호 : 갈증해소, 외비공 미란 예방 • 심호흡, 기침 금지 : 식도 풍선이 기도로 빠져 질식 위험 • 얼음주머니 금지 : 장시간 혈관 수축으로 식도 괴사 초래 • 주기적으로 풍선 압력 제거 : 식도괴사 예방, 순환증진 • 흡인 예방 : 식도풍선이 부풀어 있는 동안 분비물과 타액 제거, 침상머리 상승(35~40°) • 기도폐색 증상 관찰 : 맥박 및 호흡수 증가 시 즉시 튜브를 자르고 기도개방 후 의사에게 보고, 침상에 가위 준비하기
간성 뇌병증 (간성혼수) 관리 기출 01, 12, 15, 19	• 의식상태와 지남력을 자주 사정 • 식이 : 단백질제한식, 단순 탄수화물, 저염, 저지방식 제공 • 출혈징후 관찰 : 위장관 출혈은 위장관에 단백질을 축적하여 암모니아 생성 증가 • neomycin 경구 투여 : 장내 세균파괴 → 단백질 분해 감소 → 암모니아 생성 감소 • metronidazole(광범위 항생제) 투여로 암모니아 생성 감소 • Lactulose 기출 12, 19, 23, 24 : 구강, 관장 통해 장내 산도(pH)를 감소시켜 박테리아 성장을 억제, 암모니아의 체외 배출유도 → 설사유발로 전해질 불균형 주의 • 신체손상 예방 : 침대는 낮게, 침상난간 설치, 체위변경 • 변비 예방 : 고섬유식이, 변완하제, 관장 실시 • 마약성 진통제, 진정제 및 정온제의 투약 제한

7) 간호중재 기출 01, 02, 12, 13, 15, 17, 19

(1) 휴식

(2) 영양 간호 기출 13

① 고비타민(A,B,C,K)과 엽산식이, 고탄수화물, 고단백(암모니아 수치 상승, 복수 있는 경우 저단백식이), 저지방, 저염식이 제공, 복수와 부종 있을 때 수분 제한
② 식욕부진 시 소량씩 자주 섭취
③ 알코올성 간경변증 시 비타민 B와 지용성 비타민 투여

(3) **피부 간호** : 체위변경 및 보습유지, 감염예방, 소양증 간호 제공

(4) **출혈 징후 관찰** : 대변에 선홍색 또는 검은색 출혈, 잇몸 출혈, 혈뇨 증상 사정

4 간암(liver cancer) 기출 11, 13

1) **원인** : 만성간염(B, C형), 간경화, 만성 알코올 섭취, 비알코올성 지방간, 아플라톡신
2) **증상** : 상복부 통증과 팽만감, 우상복부 통증과 덩어리 만져짐, 피로, 체중 감소, 황달, 출혈, 복수, 부종, 간부전 등
3) **진단** 기출 11, 13
   ① 혈액검사(ESR, ALT, AST, ALP, AFP 증가), A/G ratio 저하(손상된 간세포가 알부민을 합성하지 못함)
   ② 초음파, CT, MRI, ERCP(담관 내 결석 확인), 간생검, 혈관조영술
4) **중재** : 항암화학요법, 경피적 알코올 주입, 방사선 고주파 소작술, 간절제술, 간 이식 등

   ① 간 절제술

수술 전 기출 21	간기능 검사 시행, Vit-K 투여(응고인자 결핍 보충), 필요시 수혈, 알부민 수치 저하 시 알부민 투여
수술 후	• 48시간 이내 포도당액 정맥으로 공급 : 포도당 신생 능력 저하로 인한 저혈당 예방 • 알부민 투여 : 간기능 저하로 단백질과 지방 대사 변화 • 복수사정 : 매일 복부둘레와 체중 측정 • 수술중 과도 출혈 있었다면 수혈과 수액 보충

   ② 항암화학요법 : 간동맥화학색전술(TACE; transarterial chemoembolization) 기출 25

시술 전	• 시술 전날 밤 자정부터 금식 • 시술 전 방광 비우도록 하고 18G 이상의 정맥로 확보 • 시술부위의 말초맥박 확인 및 표시(검사 후 비교)
시술 후	• 도관 삽입부위에 모래주머니로 압박, 8시간 동안 침상안정, 활력징후 자주 측정 • 도관 삽입부위의 동맥과 발등맥박(말초맥박), 삽입부위 출혈과 종창 확인 • 복통, 복부팽만감, 호흡곤란, 열, 오심, 구토 발생시 보고 • 조영제 주입한 경우 수분섭취 권장

   ③ 간 이식 수술 후 교육

감염관리	• 열, 기침, 전신 권태감, 오심, 구토, 두통 증상시 의사에게 알림 • 면역억제제 복용 : 사람 많은 곳 피하기, 상처 주의, 정규적인 치과 검진 및 구강간호
거부반응	황달 발생시 의사에게 알리도록 교육
활동과 운동	일상적인 활동은 제한 없음, 무거운 물건올리기와 운전, 격렬한 운동은 의사와 상의

5 담석증(cholelithiasis, gallstones) 기출 02, 06, 08, 09, 10, 11, 13, 14, 15, 16, 17, 18

1) 병태 생리 및 원인 기출 15
① 담즙성분변화(담즙산염 부족, 콜레스테롤 과잉) → 담즙 구성 성분의 침전, 담낭운동기능의 저하, 담낭수축력과 비우기 감소, oddi 괄약근경련 → 담즙정체 → 담석형성, 담낭에 염증성 변화 초래 → 담관폐쇄
② 감염, 유전소인

2) 위험요인
① 담석의 고위험 집단(4F) : female, forty, fatty, fecund(경산부)
② 기타 : 경구피임약, 에스트로겐, 간 질환, 고지혈증, 위장관 질환, 장 질환

3) 증상 기출 08, 09, 11, 16, 18, 21, 25
① 지방음식 섭취 후의 복부팽만, 불편감, 우상복부 통증, 식후 트림 등
② 담석 산통 → 우상복부에서 등과 우측 견갑골로 방사, 발한, 오심, 구토, 빈맥 동반
③ **총담관 폐색 증상** : 혈청 빌리루빈 상승, 황달, 회색 점토같은 대변, 진한 소변, 소양증 유발
④ 비타민 결핍(A,D,E,K) : 정상적인 혈액 응고 저하

4) 진단검사 : 복부초음파(매우 정확한 방법), CT, ERCP, 담관조영술

5) 내과적 치료 기출 02, 08, 13, 14, 18, 19

식이	• 저지방 식이 섭취 • 제한 음식 : 고콜레스테롤, 고지방, 튀김, 계란노른자, 초콜릿, 가스형성 채소, 알코올
통증	• 경구용 진통제 투여, 급성통증에는 마약성 진통제(demerol) 투여, 몰핀은 담도 경련과 oddi 괄약근의 경련을 유발함으로 금지 • NTG 투여 : 담석 산통 감소
체액, 전해질	• 정맥 수액 공급, 비위관 삽입 : 구토 및 팽만 완화 • 황달, PT연장 : 비타민 K 투여 • 오심, 구토 심할 때는 진토제 투여
폐렴 예방	기침, 심호흡 격려(담낭 절개부위 위치로 곤란함)

6) 시술 및 수술

약물	담석용해제 투여
담관배액술	• 담도 폐쇄시 시행하는 시술로 담관의 압력을 완화, 담즙이 흐를 수 있도록 함 – 경피적 담관배액술(PTBD) : 체외에서 간을 통해 간내의 담관으로 배액관 삽입 – 내시경 담관배액술(EBD) : 십이지장에서 담관으로 배액관 삽입
체외충격파	시술 후 수분섭취 권장, 합병증 사정 : 혈뇨, 산통

개복 담낭절제술	① 수술 후 간호 기출 06, 10, 13
	  • 수술 후 호흡기 합병증(무기폐, 폐렴) 예방 : 상체를 올린 체위, 기침과 심호흡 격려, 조기이상, 잦은 체위변경
	  • 비위관 개방성 유지, 배액물의 사정, 출혈 사정, 진통제(Demerol, mepheridine) 투여

개복 담낭절제술	• 수술 후 4~6주 동안 저지방 식이 유지 `기출` 18 → 일반식 제공(계란, 튀긴 음식, 크림, 가스 생성을 유발하는 채소류, 알코올 제한 `기출` 13) ② 퇴원 간호 및 환자교육 `기출` 24 　• 수술 수주 또는 수개월 후 구토를 동반한 복부나 심와부의 반복적인 통증 발생시 즉시 병원에 방문하도록 함 → 담낭절제술후증후군의 발생을 암시 　• 정상체중 유지 　• 수술 후 7~10일 후 대변색이 갈색으로 돌아오는지 관찰 → 담즙이 정상적으로 십이지장으로 분비됨을 의미 `기출` 14 ③ T-배액관 관리방법 간호 및 교육 `기출` 13, 14, 17, 20 　• 배액량과 색깔, 개방성 확인 　　- 배액량 : 첫 24시간동안 300~500mL, 3~4일 후 200mL 이하로 감소 　　- 색깔 : 초기 혈액 섞인 배액, 이후 초록색 　　- 배액량의 감소 : 관의 개방성 확인(관의 꼬임/막힘/눌림 등 확인), 관의 개방성이 유지되는 때에는 담관폐색, 복강 내 누출 가능성 → 복부통증과 복막염 유발 　　- 배액량 증가 : 수분전해질 불균형 초래, 1일 1L 이상시 보고 　• 감염예방 : 배액물 냄새와 양상(농) 사정, 배액으로 젖으면 자주 교환, 비누와 물로 피부의 담즙 제거 　• 배액관은 담낭보다 아래에 위치하게 하고 반좌위 유지 `기출` 17 　• 식사 전후 1~2시간 동안 T-tube 막아두도록 교육 　• T-tube 제거 시기 : X선 검사 상 담석이 발견되지 않을 때, 주입염료 흐름이 원활할 때, T-tube를 잠근 후 5~7일 동안 특이 증상이 나타나지 않을 경우, 담관조영술 후 총담관 개방성을 확인한 후 제거
복강경 담낭절제술	• 수술 후 조기이상 권장, 심즈체위 취해줌 → 이산화탄소 배출 도움 • 수술 후 24시간 이내 귀가 가능, 1~3주 이내 일상활동 복귀 가능

6 담낭염(cholecystitis)

1) 원인
① 담석에 의한 담관폐색, 담즙정체로 담낭염 발생
② 담석 없이 발생 : 노화(담낭혈류의 저하), 세균의 침입, 손상 등

2) 위험요인 : 좌식생활습관, 비만

3) 증상 : 우상복부(RUQ)의 극심한 압통, Murphy's 증후(+), 담도산통, 오심, 구토, 발열, 식욕부진 등
　Murphy's sign : 우측 갈비뼈 밑을 촉진할 때 심호흡하도록 하여 환자가 극심한 압통을 호소하면서 호흡을 멈추면 양성

4) 중재
① 내과적 중재 : 약물(항생제, 미주신경차단제, 진정제, 제산제)투여, 저지방식이, 체중감량, 운동
② 외과적 중재 : 담낭절제술

7 급성췌장염(acute pancreatitis) 기출 01, 03, 04, 10, 13, 14, 19

1) 원인 : 과도한 음주, 담석, 췌장의 외상, 약물독성 등

2) 증상 기출 13, 19

① 복통
- 명치나 배꼽주변에서 시작, 격심해지고 찌르는 듯한 통증이 등, 가슴, 옆구리, 하복부로 방사 기출 13
- 상복부 압통, 복부강직, 복부팽만, 장운동 감소 또는 소실
- 담석으로 인한 췌장염 시 고지방 식사 후 통증 발생
- 앙와위나 횡와위시 심해지고 태내자세, 무릎을 구부리거나 앉아서 앞으로 기울인 자세를 취할 때 완화 기출 20

② 오심, 구토, 식욕부진, 발열, 황달, 고혈당, 쇼크, 저칼슘혈증
③ 출혈성 췌장염 : cullen's sign(배꼽 주위가 푸르게 변함), turner's sign(왼쪽 옆구리가 푸르게 변함) 나타남

3) 진단검사 기출 01, 19, 24

① 증가 : 아밀라아제(일반적 지표), 리파아제(정확한 지표), 백혈구, 혈당, 질소
② 고지혈증, 고빌리루빈혈증, 저칼슘혈증(지방괴사부위에 칼슘 침전)

4) 치료 및 간호중재 기출 03, 04, 10, 14, 15

① 통증관리 : 마약성 진통제 demerol 사용, 모르핀 금지(oddi괄약근 수축으로 췌장 파열 위험증가)
② 급성기 : 금식, 수분 및 전해질 공급, 필요시 TPN 기출 14
③ 항생제, 항콜린성 제제, 제산제, 항히스타민제, 산도스타딘 투여
④ 혈당수치에 따라 필요시 인슐린 투여
⑤ 췌장효소제 투여 : 변 색깔의 변화로 효과 확인(회색의 지방변 → 갈색변) 기출 15
　　　　　　　　　음식이나 간식과 함께 복용, H_2 길항제와 함께 투여
⑥ 비위관 흡인 : 복부팽만 완화, 췌장 분비 자극 방지(지속적 흡인 시 대사성 알칼리증 발생)
⑦ 금지 : 술, 커피, 양념 강한 음식, 향이 많은 식품, 기름진 음식
⑧ 필요시 췌장절제술, 담석관련 췌장염시 담낭 절제술

8 만성 췌장염(chronic pancreatitis) 기출 07, 15, 16, 23

1) 원인 : 급성 췌장염의 재발로 조직의 섬유화와 반흔, 만성 알코올 중독자, 담도계 질병(담낭염, 담석증)

2) 증상 기출 07

① 지속적이며 타는 듯한, 갉는 듯한 심한 복부 통증, 복부 압통, 복부 팽만, 복부 경련
② 악취나는 지방변, 오심, 구토, 발열, 황달, 체중감소, 고혈당, 호흡곤란, 호흡음 감소

3) 치료 및 간호 중재 기출 15, 16

① **통증조절** : 금주, 식이조절, 진통제 투여(비마약성으로 시작 → 심하면 마약성 투여)
　　식이조절 : 저지방, 고단백, 중정도 탄수화물 섭취, 카페인·알코올·흡연·양념 강한 음식 등은 제한
② **내분비 기능부전 치료** : 인슐린 치료
③ **외분비 기능부전 치료** 기출 16 : 췌장 효소 보충, 히스타민 수용체 길항제(zantac) 투여
④ **외과적 관리** : oddi 괄약근 성형술, 췌장-공장문합술(담즙 배액)

9 췌장암

1) **원인** : 흡연, 췌장의 두부에서 호발
2) **증상** : 종양이 현저히 커질 때까지 증상이 나타나지 않음, 전이된 후 증상 발현 → 황달, 회백색 대변, 거품 섞인 짙은색 소변, 소양증, 상복부 통증, 체중 감소, 식욕부진, 오심, 구토 등
3) **진단** : 혈청 lipase, amylase 상승, 세포흡인 또는 생검, CA19-9, CEA 상승
4) **수술** : whipple 수술(췌십이지장 절제술)

CHAPTER 1. 섭취/흡수/대사장애 : 소화기계

01. 위식도 내시경 시행 전 구강인두 분비물 감소를 위해 투여하는 약물은?

① 아트로핀
② 시메티딘
③ 리도카인
④ 미다졸람
⑤ 모르핀

해설	

식도위십이지장 내시경
(esophagogastro-
duodenoscopy, EGD)
	• 검사 전
	  – 동의 필요, 검사 전 8시간 금식
	  – 약물투여 : 진정제(midazolam : 불안감소, 대상자 이완), 항콜린성제제 투여(atropine : 구강인두분비물 감소, 반사서맥 예방, 위 운동 억제), 인두후방에 국소마취제 분무(불편감 완화, 구개예방)
	  – 수면내시경인 경우 질식예방 위해 좌측위 취함
	• 검사 후
	  – 출혈, 발열, 호흡곤란, 연하곤란 등의 천공 징후 사정
	  – 직접 운전 금지
	  – 구개 반사 돌아올 때까지 금식 유지
	  – 인후통 시 따뜻한 생리식염수 함수
	• 금기 : 심한 심장질환자

02. 위식도역류질환(GERD) 환자가 역류 예방법에 대해 질문하였다. 간호사의 대답으로 적절한 것은?

① "식사 시 수분의 섭취량을 늘립니다."
② "물을 마실 때 꼭 빨대를 이용합니다."
③ "수면 3시간 전에 간식을 섭취하도록 합니다."
④ "꽉 조이는 옷을 입습니다."
⑤ "금연하도록 합니다."

해설 [위식도 역류질환 간호중재]

생활방식 개선	• 적정체중 유지(과체중시 체중 줄임) • 식후 1~2시간 동안 앉은 자세 유지, 절대 누워먹는 것 금지 • 복압상승 행위 제한 : 식후 힘주는 일, 무거운 물건 들기, 앞으로 굽히는 자세 등

01. ① 02. ⑤

	• 꽉 조이는 옷 착용 금지(넉넉하고 편안한 옷 입기) • 수면 시 침상머리 높여 역류 예방 • 금주, 금연 • 아스피린 사용 제한 : 식도염 악화시킬 수 있음
영양	• 부드러운 식사를 소량씩 자주 섭취, 식사 시 적당한 수분 섭취, 저지방식 섭취 • 자극적이고 양념이 강한 음식, 커피, 초콜릿, 토마토, 감귤류 주스 등을 피함 • 가스 발생 음식(탄산음료)이나 행위(빨대로 음료섭취) 제한 • 밤중에 역류 예방 : 최소한 수면 3~4시간 전에 식사, 물 섭취 금지

03. 소화성궤양으로 치료받는 환자의 사정결과 다음과 같을 때 예상되는 합병증은?

> • 구토와 실신
> • 복통과 함께 나무판자처럼 단단한 복부
> • 오른쪽 어깨로 방사되는 통증
> • 복부 청진시 장음소실
> • 쇼크

① 복막염 ② 천공
③ 유문부폐색 ④ 궤양성대장염
⑤ 패혈증

해설 [소화성 궤양의 합병증]
• 출혈 : 금식, 비위관 삽입하여 실온의 생리식염수로 세척, 정맥 수액공급
• 폐색 : 구토발생
• 천공 : 가장 치명적, 극심한 상복부 통증이 어깨와 복부 전반으로 방사, 빈맥과 얕고 빠른 호흡, 복부 경직되어 나무판자처럼 단단해짐, 반동압통 동반, 즉시 금식 후 비위관 삽입하여 흡인, 정맥관유지, 항생제 투여, 시간당 소변량 측정

04. 심한 상복부 압통과 복부팽만을 호소하는 급성 췌장염 환자의 통증 조절을 위한 간호중재로 적절한 것은?

① 모르핀 투여 ② 데메롤 투여
③ 췌장효소억제제 투여 ④ 아트로핀 투여
⑤ 글루카곤 투여

해설 급성 췌장염 통증관리 : 마약성 진통제 demerol 사용, 모르핀 금지(oddi 괄약근 수축으로 췌장 파열 위험 증가)

정답 03. ② 04. ②

05. 담낭절제술후 T-tube 환자의 간호중재로 적절한 것은?

① 수술 첫 날 혈액섞인 배액물이 관찰되면 즉시 의사에게 알린다.
② 배액관은 항상 담낭보다 아래에 위치하도록 한다.
③ 환자가 이동할 때는 배액관을 잠그도록 한다.
④ 복부 통증을 호소하면 tube 세척을 시행한다.
⑤ 배액량이 줄고 녹색으로 변하면 즉시 보고한다.

해설 [T-tube 환자 간호]

배액양과 색깔, 개방성 확인	• 배액양 : 첫 24시간동안 300~500mL, 3~4일 후 200mL 이하로 감소 • 색깔 : 초기 혈액 섞인 배액, 이후 초록색 • 배액량의 감소 　- 관의 개방성 확인(관의 꼬임/막힘/눌림 등 확인) 　- 관의 개방성이 유지되는 때에는 담관폐색, 복강 내 누출 가능성 → 복부통증과 복막염 유발 • 배액량 증가 : 수분전해질 불균형 초래, 1일 1L 이상시 보고
감염예방	배액물 냄새와 양상(농) 사정, 배액으로 젖으면 자주 교환, 비누와 물로 피부의 담즙 제거

• 배액관은 담낭보다 아래에 위치
• 저지방식이, 균형 잡힌 식사, 식사 전후 1~2시간 동안 T-tube 막아두도록 교육

06. 하부식도괄약근의 이완으로 연하곤란과 가슴통증, 식후 가슴앓이와 역류, 쉰목소리를 호소하는 환자에게 필요한 검사는?

① 바륨연하검사　　　　　　② 심장초음파
③ 대장내시경검사　　　　　④ 잠혈검사
⑤ 폐기능검사

해설 [식도이완불능증]
• 원인 : 식도하부 신경근육 손상으로 하부식도괄약근이 이완하지 못함, 연하시 반사적 이완불능, 점진적 기능적 폐색 야기
• 증상
　- 연하곤란(음식물과 액체가 하부식도 괄약근을 통과하지 못함), 식도경련, 흉골하부통증, 트림 못함, 소화되지 않은 음식물의 역류, 쉰목소리
　- 상기도 감염, 정서적 장애, 과식 및 임신으로 인해 악화
　- 역류로 인한 기도흡인 → 무기폐와 같은 호흡기계 문제, 궤양, 장기간 진행 시 영양결핍, 체중감소
• 진단 : 바륨연하검사, 식도내압측정(40mmHg 이상 상승, 정상 15mmHg), 내시경

05. ②　06. ①

07. 식도암이 점진적으로 진행되고 있을 때 환자에게서 확인 가능한 특징적인 증상은?

① 미각 상실
② 구강 건조
③ 연하곤란
④ 심한 입냄새
⑤ 기침반사 소실

해설 식도암 증상 : 초기 무증상, 지속적이고 점진적인 연하곤란, 연하통, 역류, 만성기침, 쉰목소리, 철결핍성 빈혈, 악취, 지속적인 흉부나 복부통증, 식욕저하, 체중감소, 혈액 섞인 위 내용물 역류

08. 속쓰림을 호소하는 환자의 사정결과 십이지장 궤양으로 의심되는 증상은?

① 식후 통증 호소
② 한밤중에 통증 발생
③ 제산제로 완화되지 않는 통증
④ 구토 후에 통증 완화
⑤ 음식 섭취시 악화되는 통증

해설 십이지장 궤양 환자의 통증 : 우측 상복부에서 시작하여 등쪽으로 방사, 공복시, 식후 2~3시간이나 새벽 1~2시에 발생, 음식이나 제산제로 완화

09. 위절제술을 받은 후 급속이동증후군(dumping syndrome)을 예방하기 위한 간호중재로 옳은 것은?

① 수분이 많은 음식을 권장한다.
② 소량씩 자주 섭취하도록 한다.
③ 식사 후 30분 이상 반좌위를 취해준다.
④ 고탄수화물, 고섬유질식이를 제공한다.
⑤ 식사시 국과 함께 먹도록 한다.

해설 [급속이동증후군 간호중재]
- 소량씩 자주 섭취
- 고단백, 고지방, 저탄수화물, 저섬유식이, 수분이 적은 식사
- 식전 1시간, 식후 2시간 동안 수분 섭취 제한
- 금지 : 너무 뜨겁거나 차가운 음식, 우유, 단 음식, 설탕
- 식사시 누운 자세나 기댄 자세에서 식사, 식후 20~30분 정도 좌측위 또는 앙와위
- 진정제, 항경련제, 항콜린성제제(부교감신경억제제) 투여 : 위 배출 지연

07. ③ 08. ② 09. ②

10. 장게실염 환자 사정시 확인 가능한 특징적인 증상은?

① 호흡곤란
② 연하곤란
③ 가슴앓이
④ 좌측하복부의 경련성 통증
⑤ 쉰 목소리

해설 [게실염 증상]
- 좌측 하복부에 둔한 경련성 통증, 미열, 오심, 구토, 팽만감, 배변습관 변화(설사, 변비), 식욕부진, 허약감, 피로 등
- 누공발생시 심하면 천공으로 복막염

11. 궤양성 대장염 환자에게 sulfasalazine을 투여하는 목적은?

① 염증완화
② 면역억제
③ 통증조절
④ 오심완화
⑤ 장운동 감소

해설 [궤양성 대장염의 약물 치료]
- 항염증제(sulfasalazin) : 복용동안 피부색이나 소변색이 노란색 혹은 오렌지색으로 변할 수 있음 설명, 엽산 흡수 방해하므로 보충 필요
- 스테로이드, 면역억제제, 항콜린제 투여(복부경련과 설사 완화), 생물학적 반응조절제(단클론항체 약물), 지사제(위장관운동 감소), 항경련제

12. 결장루 수술을 위해 입원한 환자에게 수술 전 예방적 경구 항생제를 투여하는 이유는?

① 수술 후 호흡기 합병증 예방
② 요로감염 예방
③ 장내 세균수 감소로 감염 예방
④ 소화액의 변화유도
⑤ 수술 봉합부위 염증 예방

해설 [수술 전 장 준비]
- 수일 전부터 저섬유식이 → 수술 전 1~2일 동안 맑은 유동식 제공
- 경구 항생제 투여 : 장내 세균 수 감소 목적, 수술 전 12~48시간 동안 투여
- 하제투여, 청결관장(단, 장폐색 시 금기) 실시

10. ④　11. ①　12. ③

13. 결장루를 갖고 퇴원하는 환자의 퇴원 교육 내용으로 적절한 것은?

① 수영은 절대 금한다.
② 음료는 빨대를 이용하여 섭취한다.
③ 가능한 수분 섭취를 제한한다.
④ 규칙적으로 장세척을 시행한다.
⑤ 장루주머니는 1/2 이상 차면 배액한다.

해설 [장루간호]

주머니 관리	• 주머니 비우기 : 1/3~1/2 정도 찼을 때 비움 • 주머니 교환 : 3~5일 마다 또는 필요시 빈도 조정, 변 배설량이 적은 이른 아침에 교환하는 것이 좋음 • 주머니 크기 측정 : 장루보다 2~3mm 더 크게 잘라서 사용
장세척	• 목적 : 규칙적인 배변습관 형성 • 수술 전 배변하던 시간대에 시행, 매일 또는 격일로 세척(설사 시 금지) • 방법 : 500~1,000mL의 체온정도 미온수 사용, 세척통은 약 45cm 높이, 튜브는 5~10cm 삽입, 6~8분 동안 천천히 세척액 주입, 15~20분에 걸쳐 대변 배출 • 주입 시 경련이 발생하면 용액의 주입을 멈추고 심호흡, 복부마사지 후 천천히 주입
식이	• 냄새유발 음식 제한 : 마늘, 양파, 계란, 양배추, 양념류 등 • 가스유발 음식 제한 : 콩, 맥주, 양파, 양배추, 탄산음료, 무 등 • 가스 형성 행위 : 흡연, 빨대사용, 껌 씹기, 말하면서 식사 금지 • 주머니 방취제, 활성탄 필터, 방취처리 주머니 사용 • 하루 2~3L의 충분한 수분섭취 권장(특히 회장루 환자)
생활습관	무거운 물건 들지 않기, 격렬한 운동이나 테니스, 꽉 조이는 벨트나 옷의 착용은 피함, 수영과 통목욕 가능

14. 소장폐색이 의심되는 환자에게서 확인 가능한 사정결과는?

① 복부팽만 악화와 심한 복통
② 황달과 심한 소양증
③ 악취나는 회색변
④ 물 같은 혈변
⑤ 일시적 고혈당

해설 [소장 폐색 증상]
• 상복부와 중간부위의 통증, 경련통(심한 복통) 호소
• 정체된 장 내용물에 세균이 증식 → 복부팽만 악화
• 오심과 과다한 구토
• 변비
• 대사성 알칼리증

정답 13. ④ 14. ①

15. 치질을 형성시키는 생활습관은?

① 자극적인 음식의 섭취 자제
② 고섬유질식이 섭취
③ 잦은 좌욕시행
④ 변기에 장시간 앉아 영상 보기
⑤ 하루 2L 이상 수분섭취

> **해설** 치질 원인 : 항문주위 정맥류로 복부내압, 항문관의 정맥압 상승(가장 흔한 원인)시 발생

내치질	외치질
• 직장 괄약근 위쪽에 발생 • 문맥성 고혈압의 간질환 환자에게 호발	• 항문 괄약근 아래쪽에 발생하며 육안으로 확인 가능 • 임신, 비만, 장시간 앉아 있을 경우, 대변 시 힘 많이 줄 때, 울혈성심부전, 만성변비, 잦은 설사

16. 간경화로 치료중인 환자의 혈청 암모니아 수치가 205μg/dL일 때 확인 가능한 사정결과는?

① 퍼덕떨림
② 탈수
③ 산통
④ 체중감소
⑤ 혈소판 증가증

> **해설** 간성뇌병증(간성 뇌질환) 증상 : 기억력/주의력/집중력 감퇴, 혼돈, 불안정, 수면장애, 기면, 자세고정불능, 호흡시 악취, 심한 착란, 혼수, 경직, 과다굴곡, 퍼덕이기 진전(asterixis) 등 발생

15. ④ 16. ①

CHAPTER 02 체액불균형/배뇨장애 (항상성 및 비뇨생식기계)

간호사국가고시 대비

UNIT 1 항상성 유지 간호(체액-전해질, 산-염기의 평형상태 유지)

1 체액-전해질 균형

1) 체액의 분포 및 기능

수분 : 성인체중의 60~70% 차지

	세포내액(ICF)	세포외액(ECF)
특징	• 세포내에 존재, 총 체액의 2/3, 체중의 40% • K^+(가장 많다), Mg^{++}, P^-, protein	• 체액의 1/3, 체중의 20% • 구성 : 혈액 내 혈장, 간질액(림프포함), 체강액(타액, 위장관분비물, 뇌척수액, 활액과 같이 샘(gland)에서 분비되는 물질) • Na^+(가장 많다), Ca^{++}, Cl^-, HCO_3^-
기능	• 세포의 화학적 기능 유발 • 소화기 내의 음식물 가수 분해 • 인체 구조물을 구성	• 세포에 영양분, 수분, 전해질 전달 • 노폐물 운반 • 산소, 이산화탄소 운반 • 세포대사 위한 용매 역할 • 체온 조절

2 체액불균형 01, 02, 04, 14, 15, 17, 19

1) 세포외액 불균형 기출 01, 14, 15, 17, 19

구분	세포외액 결핍(저혈량) 기출 14,19	세포외액 과다(과혈량) 기출 01
특징	간질액과 혈장량 감소	나트륨 증가, 수분 과다로 체액정체가 증가
원인	• 다량의 출혈 또는 발한, 심한 구토, 설사 • 수분과 나트륨의 불충분한 섭취 등	• 혈관질환, 신장질환, SIADH • 나트륨 과다섭취, 과다한 물관장 • 저장성 용액으로 위&방광세척
병태생리 기출 19, 20	• 불충분한 수분의 섭취나 수분소실 → 혈청 내 나트륨 농도 증가 → 세포에서 혈관내로 수분이동 → 세포 내 탈수 초래, 뇌세포 탈수 → 혈관경련, 뇌출혈, 혼수 발생	• 체액 과부하 → 말초혈관의 저항 증가 → 좌심실압 상승 → 좌심방압 상승 → 폐부종 → 우심부전 초래 → 말초부종 발생

구분			
증상 기출 15, 17	• 빈맥, 혈압 저하, 맥압과 중심정맥압 감소 • 피부탄력성 감소, 피부 및 구강점막건조 • 갈증, 체중감소, 핍뇨 • 불안, 두통, 체온상승 • 임상검사 결과 : Hct 상승, 혈청나트륨 증가 혹은 정상, BUN 증가, 요비중 증가, 혈청 삼투질농도 증가		• 체중증가, 요흔성 부종, 경정맥 팽창 • 호흡곤란, 계속적 기침, 청색증 • 강한 맥박, 혈압 상승 • 의식수준 변화 : 뇌부종에 의함 • 청색증 • Hct 감소, BUN 감소, 요비중 저하, 혈청 삼투압 농도 감소
치료, 간호	• 경구 또는 정맥으로 수분과 전해질 공급 (수액을 빨리 주입 시 뇌부종, 폐수종이 발생함으로 주의깊은 속도 조절) • 심장, 신장, 간 질환 대상자는 수액공급에 따른 합병증 감시를 위해 중심정맥압(CVP)과 폐동맥압 관찰 • 체위성 저혈압 예방을 위해 서서히 기립, 필요시 변형된 트렌델렌버그 체위 • 출혈시 지혈 • 음료수로 식염수 제공, 구강간호 • 혼돈 대상자는 침대 난간 올림, 필요시 억제대 적용		• 이뇨제, 베타차단제, 강심제 투여 • 염분과 수분제한 • 부종 시 피부간호, 신체 압박부위 사정 • 알부민 부족 시 단백질 섭취 • 정맥주입의 경우 속도 조절이용 • 심부전 환자 : 침상안정, 산소공급 • 하지 부종 환자 : 오래 서있거나 다리 꼬지 않도록 설명 • 침상머리 30~45° 올린 체위 : 심장의 과부하와 뇌부종 예방

2) 세포내액 불균형 기출 02, 04

구분	세포내액 결핍 기출 04	세포내액 과다(수분중독증)
특징	세포 내 수분손실이 심한 상태	수분 과다나 용질 결핍상태로 많은 물에 희석된 상태
원인 기출 02	• 갑작스러운 수분 손실 • 고나트륨혈증과 심한 탈수로 세포 탈수 발생	• 정맥 내 저삼투성 용액 과다 투여 (0.45% 생리식염수 등) • 항이뇨호르몬(ADH) 지속투여 • 과다 수분섭취 시
병태생리	세포의 탈수	수분에 비해 용질 결핍 → 희석 → 혈관 내 저삼투성 변화 → 혈관에서 세포 내로 수분이동 → 세포부종 → 심한 경우 뇌부종 초래
증상	갈증, 발열, 핍뇨, 의식변화(혼돈, 혼수, 뇌출혈)	• 두개내압 상승 초기 증상 : 두통, 행동변화, 불안, 흥분, 지남력 상실, 혼돈 • 동공 크기 변화, 운동 및 감각기능 저하 • 뇌압상승 후기 증상 : 서맥, 혈압상승, 맥압상승, 호흡양상 변화
치료, 간호	등장성 용액 주입(혈장과 비슷한 농도 0.9% 생리식염수, 하트만 용액)	• 섭취량과 배설량, 체중 사정 • 의식수준사정, 손상 예방 • 필요시 수분제한

3 전해질 불균형 기출 00, 02, 03, 05, 06, 07, 08, 09, 11, 13, 15, 16, 17, 18

1) 나트륨 불균형

나트륨 : 세포외액에 가장 많은 양이온, 정상 혈청농도 135~145mEq/L

구분	고나트륨혈증(hypernatremia)	저나트륨혈증(hyponatremia)
정의	혈청 내 나트륨 145mEq/L 증가	혈청 내 나트륨 135mEq/L 감소
원인	• 나트륨 배설 저하 : aldosterone 과잉증, 염류코르티코이드의 과다 투여, 쿠싱증후군 • 나트륨 섭취 증가, 수분섭취 감소 • 수분소실 증가 : 대사율 증가, 과다 환기, 감염, 심한 발한, 화상, 요붕증	• 나트륨 배설 증가 : 이뇨제, 과도한 발한, 위장관 배액, aldosterone 결핍, 신장질환, 구토, 설사 • 부적절한 나트륨 섭취 • 혈청 나트륨의 희석 : 과다한 수분섭취, 저장성 용액의 과도한 투여, 고혈당, 항이뇨 호르몬 부적절 분비 증후군 • 나트륨 결핍(고혈량 저나트륨혈증) : 울혈성 심부전, 신부전
증상	• 신경계 : 안절부절, 흥분, 기면, 혼돈, 근약화, 진전, 경련, 강직성 마비 • 심혈관계 : 빈맥, 혈압변화(저혈량성 : 혈압하강, 고혈량성 혈압 상승), 부종 • 위장관계 : 식욕부진, 오심, 구토 • 피부의 건조와 홍조, 체온상승 • 신장계 : 핍뇨, 농축된 진한 소변 • 혈청 내 삼투압 증가	• 신경계 : 두통, 불안, 기면, 혼돈, 행동변화, 진전, 경련, 근육 강도 감소, 심부건 반사 감소, 두개내압 ICP 상승 기출 21 • 심혈관계 : 이완기압 감소, 체위성 저혈압, 약한 맥박, 빈맥(고혈량성 저나트륨혈증-혈압은 정상이거나 상승, 강하고 빠른 맥박) • 위장관계 : 오심, 구토, 설사, 장음항진, 복부경련 • 피부, 혀와 점막의 건조 • Hct 감소
치료 및 간호 기출 16, 25	• 근본 원인 교정 • 나트륨 섭취 제한 • 이뇨제와 포도당 용액 • 저장액 투여(0.2% 또는 0.45% NaCl)	• 원인교정 • 균형잡힌 식이, 수분제한 • 생리식염수, 하트만용액 투여 • 심한 나트륨혈증시 고장액(3%N/S) 주입, 이뇨제 투여(체액 과다 예방)

2) 칼륨 불균형

칼륨 : 세포 내 주요 양이온, 생존에 절대 필요, 체내에 잘 저장되지 않으므로 매일 섭취
혈청 정상 : 3.5~5.0mEq/L, 세포내 정상 : 140mEq/L

구분	고칼륨혈증(hyperkalemia) 기출 00, 02, 03, 06, 11, 13, 16, 17, 18	저칼륨혈증(hypokalemia) 기출 00, 02, 03, 06, 11, 13, 16, 17, 20, 22
정의	혈청 내 칼륨 : 5.0mEq/L 증가	혈청 내 칼륨 : 3.5mEq/L 감소
원인 기출 16	• 구강 또는 정맥으로 과다한 칼륨 섭취 • 산독증, 조직의 이화(심한 화상, 심한 좌상, 심한 감염) : 세포외액으로 칼륨 이동 • 부신피질 장애, 신부전 등	• 칼륨 섭취 감소 : 금식 • 세포 내로 칼륨 유입 : 알칼리혈증(과식 또는 포도당 정맥 투여로 인한 인슐린 과다 분비) • 칼륨 배출 증가 : 이뇨제(푸로세미드) 기출 17, 강심제, 심한 발한, 설사, 구토, 하제의 잦은 투여 • 칼륨 소실 : 구토, 설사, 비위관흡인 등
증상	• 설사, 장 경련, 핍뇨 → 무뇨 진행 • 감각장애, 근육허약 → 근육이완 → 마비로 진행, 근육경련	• 복부 팽만, 장음 감소, 변비, 다뇨, 야뇨 • 골격근 약화, 마비, 다리 경련, 심부건 반사 감소, 감각 이상

	• 초기 빈맥-후기 서맥, 심부정맥, 심장 마비, 사망	• 약한 맥박, 저혈압, 부정맥, 빠르고 얕은 호흡
심전도 기출 21	뾰족하고 좁은(상승된) T파, 넓고 편평한 P파, 길어진 PR 간격, 넓은 QRS, 내려간 ST 분절 기출 02, 18	QT 간격 연장, 내려가고 길어진 ST, 내려간 T파, 현저해진 U파
치료 및 간호	기출 13, 15, 17, 19, 21, 23, 25 • 인슐린과 포도당 주입 : 50% 포도당에 RI(속효성인슐린)을 혼합하여 정맥투여(인슐린은 나트륨-칼륨 펌프 자극 → 세포 내로 칼륨 흡수 촉진 → 과다 투여 시 저칼륨혈증 유발) • 칼륨배출 이뇨제(푸로세미드) 투여 • 고칼륨 음식 제한 • Kayexalate의 양이온 교환수지를 구강, 직장으로 투여(칼륨이 대변으로 배출)	기출 00, 03, 06, 13, 17, 22 • 고칼륨 식품 섭취 : 바나나, 오렌지 주스, 고기, 토마토 주스 • 칼륨보충 : 경구, 정맥(정맥투입시 희석, ECG 모니터링, 시간당 20mEq/L 초과 금지) • 칼륨보유 이뇨제(스피로노락톤) 대체

3) **칼슘** 기출 05, 07, 08, 09, 13, 15, 18

(1) **기능 및 조절**

① 신경근육의 흥분성 증가, 근육수축 증가
② 조절 호르몬 : 부갑상샘 호르몬(증가), 칼시토닌(감소)
③ 장관에서 칼슘 흡수 시 비타민 D 필요
④ 정상 혈청 내 칼슘농도 : 9~11mg/dl(4.5~5.5mEq/L)

(2) **칼슘 불균형** 기출 05, 07, 08, 09, 13, 15, 18

	고칼슘혈증(hypercalcemia) 기출 15	저칼슘혈증(hypokalemia)
정의	혈청 내 칼슘 : 11mg/dl(5.5mEq/L) 증가	혈청 내 칼슘 : 9mg/dl(4.5mEq/L) 감소
원인 기출 16	• 칼슘과 비타민 D의 과다 섭취 • 뼈로부터 칼슘 방출 : 부갑상샘기능항진증 또는 암으로 유발(유방암, 폐암, 난소암, 전립선암, 방광암, 뼈암 등) 기출 15, 장기간 부동 • 칼슘 배출 감소 : 신부전, Thiazide계 이뇨제 사용	• 칼슘 섭취 및 흡수 감소, 비타민 D 결핍 • 칼슘배설 증가, 신부전의 이뇨기, 설사, 지방변, 상처 배액(위장관), 설사 • 내분비 장애(부갑상샘 장애), 고단백혈증, 알칼리증, 급성췌장염, 고인산혈증
증상	기출 05, 09, 15, 18 • 오심, 구토, 변비, 식욕부진, 장 연동운동 감소 등 • 신경계 기출 18 - 경증 : 허약감, 피로감, 우울, 집중력 감소 - 중증 : 심한 무력감, 감각기능 감소, 혼돈, 혼수 • 부정맥, 심장전도 차단, 심장마비 • 다뇨, 신결석, 신부전 • 뼈의 통증, 골절 기출 15	• 장운동 증가, 설사 • 신경계 기출 13, 20 - 강직증상(tetany) : 입주변의 뒤틀림, 손가락의 저림, 무감각, 사지와 얼굴 경련, 후두경련, 심하면 강직성 경련 - trousseau's sign 양성, Chvosteck's sign 양성 • 심계항진, 부정맥, 약한 맥박, 저혈압 • 병리적 골절, 출혈시간의 연장

심전도	QT 간격 감소, ST 분절 감소	QT 간격 증가, ST 분절 상승
치료 및 간호	• 칼슘 섭취 제한, 구강 혹은 정맥으로 인 투여 • 생리식염수, 이뇨제(furosemide) 투여 : 칼슘배설이 나트륨 배출에 의해 촉진 • 칼슘 결석 예방 : 수분 섭취 격려, 산성 식이 섭취(자두 주스, 비타민 C) 제공 • 활력징후, ECG 모니터링, 혼돈, 기면, 혼수시 안전사고 예방, 체위변경, 이동시 골절, 운동 격려	• 고칼슘식이(우유, 치즈, 요구르트 등) 섭취 • 구강(비타민 D 병용) 또는 정맥 내 칼슘 투여 • 암포젤 투여 : 인수치 낮춤 • Trousseau's/Chvosteck's sign 사정 • 활력징후, ECG, 출혈 경향, 병리적 골절 관찰

4) 산-염기 균형(acid-base balance) 기출 00, 02, 03, 04, 05, 06, 07, 08, 11, 13, 14, 16, 18, 19

① 체내 산도(pH)는 수소이온(H^+)의 농도에 의해 결정 기출 06
② 중탄산 또는 탄산의 부족이나 과다 시 산-염기 불균형 초래
③ 정상적인 균형은 탄산(H_2CO_3) : 중탄산(HCO_3^-)의 비율 = 1 : 20

산증(acidosis)	수소이온 농도가 증가한 결과 원인 : 탄산의 증가(2:20) 또는 중탄산의 감소(1:18)
알칼리증(alkalosis)	수소이온 농도가 감소한 결과 원인 : 탄산의 감소(0.6:20) 또는 중탄산의 증가(1:24)

(1) 정상 ABGA결과 기출 04, 05, 16

① pH : 7.35~7.45
② PaO_2 : 80~100mmHg
③ $PaCO_2$: 35~45mmHg
④ HCO_3^- : 22~26mEq/L

(2) 산, 염기 불균형

	호흡성 산증 기출 06, 18	호흡성 알칼리증 기출 11
진단기준 기출 00, 01, 02, 15, 16, 18, 19, 20	• pH : 7.35 이하 • $PaCO_2$: 45mmHg 이상 • HCO_3^- : 정상 혹은 약간 증가	• pH : 7.45 이상 • $PaCO_2$: 35mmHg 이하 • HCO_3^- : 정상 혹은 약간 감소
원인	호흡저하 : COPD, 호흡중추 기능저하 약물(마약성진통제, 진정제, 마취제 등), 기도폐쇄, 호흡근의 약화 등 • 이산화탄소 과잉 생성 및 축적	호흡과다(과다환기) : 이산화탄소 부족, 저산소혈증, 발열, 갑상샘기항진증, 과도한 기계환기, 호흡중추의 외상성 자극(통증, 뇌압상승, 스트레스, 중추신경계 손상 등)
증상 기출 04	호흡곤란, 두통, 흐린 시야, 빈맥, 기면, 졸림, 의식저하, 부정맥, 고칼륨·고칼슘혈증 기출 04, 19	**빈맥, 과호흡**, 현기증, 혼수, 이상감각(저림, 무감각), 경련, 저칼륨혈증, 저칼슘혈증
치료	근본원인 교정, 환기증진, 반좌위, 산소공급, 기관지 확장제, 마약성진통제 사용 중단 및 금지, 전해질 불균형 조절	• 호기된 공기의 재흡흡 : 이산화탄소 정체 유도(종이봉투 사용) → 혈중 $PaCO_2$ 증가시킴 • 경련예방

	보상 기전 기출 19	신장에서 중탄산염 생산 증가 및 보유, 소변으로 수소이온 배출 증가, 염소 배출 증가	신장에서 중탄산 이온 배출 증가, 수소이온과 염소이온의 배출 감소
		대사성 산증 기출 08, 19	**대사성 알칼리증** 기출 13
	진단 기준	• pH : 7.35 이하 • HCO_3^- : 22mEq/L 이하 기출 20 • $PaCO_2$: 정상 혹은 약간 감소	• pH : 7.45 이상 • HCO_3^- : 26mEq/L 이상 • $PaCO_2$: 정상 혹은 약간 증가
	원인	• 산성물질과다 : 신부전, 당뇨성 케톤산증, 독물질 섭취, 아스피린 등 • 염기(중탄산염)손실 : 심한 설사, 장루, 약물	• 비휘발성 산 소실(CO_2 이외의 산 부족) : 위액상실(구토, 위흡인), 이뇨, 제산제 과다섭취, 이뇨제 사용으로 저칼륨혈증 • 산증 시 중탄산나트륨($NaHCO_3$) 과다 투여 • 과다한 HCO_3^- 재흡수 : 쿠싱증후군, 알도스테론증
	증상 기출 19	두통, 졸림, 혼돈 또는 혼수, 과호흡(보상기전), 고칼륨혈증(부정맥), 고칼슘혈증	의식저하, 근허약, 부정맥(포타슘 저하), 느리고 얕은 호흡(호흡기계 보상), 저칼륨혈증, 저칼슘혈증
	치료 기출 04, 06, 14	• bicarbonate(중탄산나트륨 : $NaHCO_3$) 정맥 투여 • 전해질 불균형 조절 • 구강간호 • 마약성진통제 사용 금지	이뇨제 투여(diamox = acetazolamide), 전해질 보충(칼륨, 칼슘), 산소화 증진, 적절한 제산제 사용 교육, 적절한 수분섭취
	보상 기전	• 호흡수와 깊이 증가 기출 19, 25 폐에서 CO_2 배출 증가 • 신장에서 중탄산이온 형성 증가	• 호흡수와 깊이 감소, 폐에서 더 많은 CO_2 보유(종이봉투 사용) • 신장에서 중탄산염 배출 증가

> **참고** ✔ **산-염기 불균형 핵심 파악**
> • 1단계 : 산도(pH) 확인 → 산증인지 알칼리증인지 구별(정상수치를 기준으로 숫자가 작아지면 산증, 숫자가 커지면 알칼리증)
> • 2단계 : $PaCO_2$와 HCO_3^- 수치를 확인하여 호흡성과 대사성 구별 → $PaCO_2$ 수치의 변화가 있으면 호흡성, HCO_3^-의 변화가 있으면 대사성

UNIT 2 비뇨기계

1 신장, 요료계의 기능

1) 신장의 기능 기출 13

① 소변형성과 배설 : 하루 약 1,200~1,800mL의 소변 형성
② 수분과 전해질 조절, 산-염기 균형
③ 혈압 조절 : 레닌-안지오텐신-알도스테론 체계에 의해 말초혈관수축과 알도스테론 생성을 자극하여 혈압 상승
④ 대사 및 내분비 기능 : 활성 비타민 D의 활성화 작용, 적혈구 조혈인자 생성, 인슐린 분해, 프로스타글란딘의 합성

2) 요관 : 신우에서 방광까지 소변 운반

3) 방광 : 근육성 주머니로 소변 저장, 성인의 방광용적은 500mL, 교감과 부교감신경의 지배를 받으며 직접적인 담당은 부교감신경, 150~400mL 찼을 때 요의 느낌

4) 요도 : 남자 16~20cm, 여자 3~5cm

2 배뇨양상의 변화 기출 18

구분	양상	의미
소변양	무뇨(anuria)	하루 총 소변 배설량 100mL 이하
	핍뇨(oliguria)	하루 총 소변 배설량 100~400mL 이하, 30mL/hr 이하
	다뇨(polyuria)	하루 총 소변 배설량 2,500~3,000mL 이상으로 증가
소변 성분	혈뇨(hematuria)	혈액 섞인 소변 색, 산성소변 시 뿌옇고 혼탁, 알칼리성 소변 시 붉은 색
	마이오글로빈뇨(myoglobinuria)	심한 과로, 근육 손상 시 콜라색을 띰
	세균뇨, 농뇨(pyuria)	혼탁함 기출 18, 악취
	당뇨	소변에 비정상적으로 당이 포함
	단백뇨	소변에 단백질 함유, 과다한 거품이 생성되는 소변
배뇨양상	배뇨곤란	배뇨 시 통증과 작열감 발생
	빈뇨	1일 배뇨 횟수가 증가, 소량 자주 배뇨
	긴박뇨	요의를 긴박하게 느낌, 참을 수 없음
	야뇨	밤에 2배 이상 더 많이 배뇨
	배뇨지연	배뇨시작이 지연되고 어려움
	요실금	소변이 불수의적으로 배출됨

3 진단검사 기출 08, 18

1) 혈액검사

검사종류	정상범위	의미
BUN(혈액요소질소) 기출 18	10~20mg/dl	단백섭취, 탈수, 위장관 출혈 등 영향을 받아 크레아티닌보다 덜 특이적, 신질환 시 증가
Cr(크레아티닌)	남: 0.6~1.2mg/dl 여: 0.5~1.1mg/dl	근육의 형성과 단백질 대사 후 생성, 전적으로 신장에 의해서만 배설, 신질환 시 증가
BUN/Cr 비	12:1~20:1	비에 따라 체내 수분 부족 및 과잉, 신질환 상태 평가
요산	7mg/dL 미만	퓨린 물질의 대사산물로 주로 신장에서 배출

2) 소변검사

① 색 : 호박색, 미색, 짚색
② 혼탁도 : 투명
③ 산도(pH) : 4.6~8.0
④ 비중 : 1.010~1.025
⑤ 당, 케톤, 단백, 빌리루빈, 세균, 원주체, 결정체 등 : 미검출
⑥ 사구체 여과율(GFR) : 신장에서 1분 동안 여과되어 생성되는 요량(90~120mL/분), 신장여과능력을 평가, 신기능 저하 시 감소
⑦ 크레아티닌 청소율 : 신장 여과 능력 평가, 신기능 저하 시 감소, 남 85~125mL/min, 여 75~115mL/min

4 방광경 검사(cystoscopy) 기출 12

1) 목적 : 방광경을 통해 방광을 직접 시진

① 진단목적 : 방광의 종양, 결석, 궤양 확인
② 치료목적 : 종양 절제, 결석 제거

2) 검사 전 간호

① 관장 시행, 금식(치료동반, 전신마취 시), 아침식사 유동식(국소 마취 시)
② 수액공급으로 방광 채우기, 진정제 투여, 쇄석위

3) 검사 후 간호 기출 12, 22

① 전신마취 시 활력징후 측정, 국소마취 시 거동 가능하나 서서히 일어날 것(체위성 저혈압 예방)
② 아랫배의 갑작스러운 통증은 요관 천공의 징조로 즉시 보고
③ 분홍빛 소변은 정상, 소변 내 선홍색 출혈이나 핏덩이가 섞여 있으면 즉시 보고
④ 수분 섭취 장려 : 요로감염 예방
⑤ 요통, 작열감, 방광경련, 빈뇨 시 더운물 좌욕이나 통목욕, 진통제 제공
⑥ 요도부종으로 인한 요정체 시 좌욕, 이완제 사용, 필요시 카테터 삽입하여 배뇨시행

5 신생검(renal biopsy) 기출 04, 12, 15

1) 목적
신 조직을 직접 채취하여 사구체 상태사정, 세뇨관과 간질조직 검사, 염증반응, 섬유증, 반흔 확인

2) 검사 전 간호
사전동의서, 4~6시간 금식, 진정제 투여, 복위, 소독포 씌운 후 국소마취 시행, 심호흡(흡기) 후 멈추게 하고 생검침으로 조직 채취

3) 검사 후 간호 기출 04, 12, 15, 22
① 생검 후 30분 동안 복위 유지 후 적어도 24시간 안정
② **출혈여부 관찰** : 5~10분마다 활력징후 측정, 천자 부위, 소변량 관찰
③ **수분섭취 권장** : 혈괴형성 및 요정체 예방
④ 검사 후 8~10시간 내에 빈혈검사 시행
④ 약 2주 동안 격렬하고 힘든 활동 피함

4) 금기증
비협조적이거나 무의식 대상자, 한쪽 신장만 있는 경우, 패혈증, 응고장애 등

UNIT 3 신장과 요로계 질환

1 요정체(urinary retention) 기출 04, 10

1) 신장에서 만들어진 소변이 방광에서 완전히 비워지지 못하는 상태

2) 간호 기출 04, 10
① **급성요정체** : 즉각적인 사정과 즉시 배뇨를 할 수 있도록 함
② **배뇨곤란** : 카페인 함유 음료 섭취와 따뜻한 물로 목욕 권장
③ **만성요정체** : 행동요법(방광재훈련, 이중배뇨방법), 간헐적 도뇨, 유치도뇨, 수술, 약물요법 시행
  • 방광재훈련 : 3~4시간마다 규칙적인 배뇨습관 갖도록 함
  • 이중배뇨방법 : 배뇨욕구 있을 때 3~4분 동안 변기에 앉아 있고 화장실 나오기 전 한 번 더 배뇨하는 방법

2 요실금(urinary incontinence) 기출 01, 02, 05, 12, 14, 15

소변의 흐름을 조절하지 못해 소변이 저절로 새어나오는 상태

1) 종류 기출 14

복압성 요실금 기출 12, 14, 15, 23 = 스트레스성 요실금	복압상승 시 방광 압박으로 실금 : 재채기, 기침, 웃기, 운동, 물건 들어올리기 시
절박성 요실금 기출 05, 25 = 긴박성 요실금	요의 느낄 때 불수의적 배뇨가 무작위로 발생 : 방광의 경련성 수축
역리성 요실금 = 축뇨성 요실금	방광에 가득 찬 소변의 압력으로 소량의 소변이 계속 새어 나오는 상태
반사성 요실금 = 계속적 요실금	• 방광에 일정한 용량이 채워지면 반사적으로 배뇨되는 형태 • 척수반사의 비정상적 활동에 의한 실금
기능성 요실금	요로계 기능은 정상이나 기동장애, 인지장애(치매), 환경적 문제(화장실이 없음)로 발생
복합성 요실금	복압성, 절박성, 범람성 요실금이 함께 있는 경우, 여성 노인에 흔함

2) 치료와 간호중재 기출 01, 02, 05, 14

(1) 약물요법, 수술, 행동요법(배뇨훈련 프로그램, 주기적인 배뇨, 요의 느끼는 즉시 배뇨, 골반저 근육운동) 등

> **참고 ✓ 배뇨훈련 프로그램**
> - 절박성, 기능성 요실금 시 효과적
> - 1~2시간마다 규칙적으로 배뇨하도록 강제
> - 적당한 수분 섭취(8시 이후 수분섭취 제한)
> - 방광 완전히 비우도록 격려
>
> **참고 ✓ 골반저 근육운동(회음부 운동, kegel's exercise)**
> - 치골과 미골의 근육 강화(요도괄약근)로 복압성, 긴박성 요실금에 효과적
> - 1회에 10회씩 회음부근육의 수축과 이완을 반복, 잘되면 횟수 증가

(2) **감염예방** : 운동, 정상 배뇨를 위한 체위, 적절한 수분 섭취로 예방

(3) **도뇨** : 필요시 유치도뇨관 삽입, 감염 증상 확인

(4) **피부감염, 발진, 손상** : 깨끗하게 씻고 건조하게 유지, 침상정리, 의복관리 필요

(5) **요실금 환자 교육**

① 수분 섭취의 중요성 설명 : 낮 동안 일정한 간격을 두고 섭취, 취침 전 수분 제한

② 카페인 섭취 제한, 저녁식사 후 수분 섭취 제한

③ 정상 체중 유지

3 요로 감염(urinary tract infection, UTI) 기출 05, 06, 11, 12, 13, 14, 15, 17, 18, 19

구분	신우신염 기출 05, 06, 15	방광염 기출 05, 17, 19	요도염 기출 13
원인	• 요도, 방광 통한 역행성 감염으로 주 원인균은 E-coli • 급성 : 요도의 세균감염, 도뇨 • 만성 : 요역류, 만성적인 폐색, 급성감염의 재발	• 상행성 세균감염, 가장 흔한 원인균 E-coli • 여성＞남성(여성의 요도가 짧고 항문과 요도구가 인접) • 병원성 감염으로 인한 방광염의 원인 : 카테터	• 남성 : 성병(임질, 트리코모나스 등) • 여성 : 세균, 폐경기의 에스트로겐 저하와 관련된 조직 변화
증상	• 급성 기출 21 : 옆구리 통증, 오한, 고열, 오심, 구토, 늑골척추각의 심한 압통, 백혈구 증가, 세균뇨, 농뇨, 빈뇨, 배뇨장애, 긴박뇨, 소변악취 • 만성 : 고혈압, 질소혈증(BUN 상승), 농뇨, 빈혈, 산증, 단백뇨	• 빈뇨, 긴박뇨, 배뇨곤란 • 배뇨시 작열감 • 요통, 복통, 오한, 열, 구토 • 뿌옇고 악취나는 소변, 혈뇨	• 남성 : 배뇨 시 작열감, 배뇨곤란, 요도구의 분비물 • 여성 : 세균성 방광염 증상과 유사
치료 및 간호 기출 00, 05, 11, 14, 17, 18, 19, 23, 24, 25	• 소변배양 검사 후 원인균에 맞는 항생제 투여, 특수상황(임신, 당뇨 등)에는 소변배양검사 음성일 때까지 지속적 치료 • 방광 자극하는 음식(커피, 알코올, 토마토 등) 피하기 • 소변 산성화 유지 : 크랜베리 주스, 비타민 C 섭취 • 수분 3~4L/일 섭취 : 소변희석, 세균정체 및 성상 최소화 • 여성인 경우 회음부 앞 → 뒤로 세척, 통목욕 보다는 샤워 • 헐렁한 면 내의 착용 • 성관계 전후 방광 비우기, 성교로 인한 재발 방광염에는 예방적 항생제 투약 • 요의 느끼면 바로 배뇨시행, 요의 없으면 규칙적으로 배뇨 • 병원감염으로 인한 요로감염 예방 : 엄격한 멸균법, 회음부 간호, 도뇨관 유지 기간을 단축		

4 사구체 신염(glomerulonephritis) 기출 11, 13, 15, 16, 18, 19

항원 항체 반응의 결과 복합체가 형성되어 혈액을 순환하다가 사구체에 침전을 일으켜 염증반응을 초래

구분	급성사구체 신염 기출 15, 16, 18	만성사구체 신염 기출 13
원인	편도염, 인후염 등의 호흡기 감염이나 피부감염 후 발생	• 모든 형태의 사구체염이 만성으로 발생 • 가벼운 항원 – 항체반응이 만성화되어 발생, 서서히 신부전으로 이행
기전	Group A β-용혈성 연쇄상구균 감염 → 항체형성 → 항원, 항체복합체 형성 → 사구체에서 침전 → 염증반응 → 사구체 기저막의 손상 → 단백뇨, 혈뇨	사구체가 서서히 파괴, 신장 기능 점차 소실
증상	• 혈뇨, 단백뇨, 부종, 고혈압, 핍뇨 • 열, 오한, 창백, 식욕부진 등 • 망막부종 • 후기 : 전신부종, 복수, 흉막삼출, 울혈성 심부전	• 지속적인 혈뇨와 단백뇨, 기출 22 체중감소, 권태, 피로, 부종 • 혈압상승 : 유두부종, 혈관의 변성 • 핍뇨, 경정맥 울혈, 심장비대, 요독증, 혼돈

진단	• 소변검사 : 콜라색이나 적색 또는 갈색의 혈뇨, 단백뇨, 약간 높은 정상범위의 요비중 • 사구체여과율 저하, 혈액검사 상 ASO titer 증가 기출> 16 • 신생검	• 소변검사 : 요비중 고정 기출> 22, 혈뇨, 단백뇨, 소량의 원주체와 백혈구 검출 • 혈청 BUN/Cr 증가, 포타슘/인 증가, 사구체여과율 감소, 칼슘 감소
치료	• 부종과 고혈압 　- 이뇨제와 항고혈압제 　- 염분과 수분 제한 • 항생제 : 연쇄상구균에는 페니실린계 투여 • 면역억제제 기출> 11, 13 : 항원-항체 반응 억제 • 혈장분리반출법	• 항염증성 약물과 항응고제 투여 • 투석이나 이식술 요구됨
간호	• I/O, 체중 매일 측정 기출> 19 • 감염 예방 　- 호흡기, 피부질환 조기 치료로 예방하는 것이 중요 기출> 13, 19 　- 면역억제요법으로 감염 가능성 높으므로 감염 예방 중요 • 고탄수화물, 저단백식 • 침상 안정	급성 사구체신염과 동일(단백질 손상을 막고 부종예방)

5 신증후군 혹은 신증(nephrotic syndrome, nephrosis) 기출> 18

1) **정의** : 사구체 기저막의 비정상적인 투과의 증가로 혈장단백질이 사구체를 통해 과도하게 배출

2) **원인** : 면역이나 염증과정(사구체신염, SLE, 당뇨, 상기도 감염 등), 알러지 반응

3) **증상** : 심한 단백뇨, 저알부민혈증, 부종, 고지혈증, 빈혈, 소변검사(과립 원주체, 상피세포 원주체, 지방체, 약간의 혈뇨, 다량의 단백질 검출), 혈액응고 증가

4) **치료** : 스테로이드, 면역 억제제, 안지오텐신전환 효소 억제제(사구체 내부 압력 낮춤), 콜레스테롤강하제, 헤파린 등

5) **간호**
① **피부간호** : 공기침요적용, 체위변경
② **감염예방** : 무균술, 자가 간호 격려, 백혈구 수 감소 시 보호격리
③ **활동 유지** : 관절범위운동
④ **식이** : 저염식, 수분제한, 단백질은 사구체 여과율에 따라 조절, 소량씩 자주 섭취, 철분 함유 높은 비타민 제공

6 신장암(renal cell carcinoma) 기출 00, 08, 15

1) **원인** : 흡연, 비만, 카드뮴, 석면, 고무제품, 벤젠, 폐암이나 유방암에서의 전이
2) **증상** : 심한 혈뇨, 옆구리 통증(flank pain), 복부의 종양 덩어리 촉진 등
3) **치료 및 간호 중재** 기출 00, 08, 15

① 수술 : 부분적 또는 근치적 신장절제술(신장적출술)
② 수술 후 간호
- 폐환기 증진 : 횡격막 근접 부위의 수술로 기침과 심호흡 어려움, 폐 합병증 예방위해 심호흡, 체위 변경, 조기이상 격려 기출 15
- 배액관, 수술 부위 관찰, 소변량 관찰, 방광팽만 예방, 통증관리
- 남아있는 신장 기능 확인 : 첫 24시간동안 소변배설량 확인
- 출혈과 부신부전 증상 관찰 : 복부팽창, 저혈압, 소변배설량 감소, 의식 수준의 변화

7 방광암 기출 00, 07, 15, 17

1) **원인** : 흡연, 염료의 노출(염색약품, 고무, 가죽, 페인트 작업 시), 만성 방광염, 신석증, 페나세틴 함유 진통제 중독
2) **증상** : 무통성 혈뇨, 배뇨곤란, 빈뇨, 긴박뇨, 방광-질 루(fistula), 폐색, 감염 등
3) **치료 및 간호** 기출 00, 02, 03, 06, 07, 15, 17

(1) 항암화학요법, 방사선치료
(2) 수술요법

① 경요도 절제술 : 수술 후 24시간 침상안정, 지속적인 방광 세척, 출혈, 감염증상 관찰, 수분 섭취 격려
② 요로전환술 : 방광과 요도의 영구적 제거 시에 필요

> **참고 요로전환술**
>
> 1. 수술 전 간호 기출 15
>   - 장 준비 : 저잔유식이, 구강 neomycin(장내 세균 멸균) 투여, 하제와 관장
>   - 루설치 부위 선택 및 채워질 주머니를 예정된 부위에 부착해봄(요관 S자 장루는 소변주머니에 부착하지 않음)
>
> 2. 실금형 요로전환술 후 중재(요관회장 도관)
>   1) 수술 후 간호 기출 02, 03, 06, 07, 17
>   - 삽입된 도뇨관의 개방성과 배설량 관찰 : 첫 24시간동안은 매시간 요량 측정(수술 후 첫 12~18시간 동안 요관 이식부위의 부종으로 요량 감소)
>   - 신장기능 사정 : BUN/Cr, 전해질 균형상태 평가
>   - 장폐색 예방 : 비위관 삽입
>   - 감염예방

- 루의 위치, 크기, 모양, 색을 주의 깊게 관찰
- 통증 완화 : 진통제 투여
- 조기이상 : 정맥정체, 무기폐 예방, 연동운동 촉진
- 정서적 지지 : 변화된 자아상에 적응하도록 돕고 긍정적 자기 이미지 갖도록 기회 증진

2) 개구부 관리
- 분홍색 혹은 붉은 색이 정상, 거무스레하거나 청색증을 띠면 응급처치 요함
- 부착물의 지름은 개구부보다 2~3mm 정도 크게 유지
- 알칼리성 소변으로 인한 결정체는 희석식초용액으로 닦음
- 개구부 주위 비누와 물로 청결히 하고 건조

3) 소변 수집주머니 관리
- 소변 주머니는 3~5일 마다 교환, 1/3~1/2 정도 채워지면 주머니 비움
- 착용기구 교환은 이른 아침(요생성 속도가 느린 시간)에 시행
- 교환 시 피부로 요가 흘러나오지 않도록 인공루 위로 거즈나 휴지뭉치, 탐폰 삽입
- 피부보호 : Karaya 분말을 바름

4) 냄새 관리
- 소변 주머니를 비누와 미지근한 물에 헹군 뒤 희석된 식초용액에 20~30분 정도 담금(뜨거운 물은 주머니 손상 유발), 물에 헹군 뒤 직사광선을 피하고 그늘에서 말릴 것
- 비타민 C 등의 소변을 산성화시키는 음식 권장
- 희석된 식초용액 몇 방울을 소변 배액주머니에 떨어뜨려 냄새 제거
- 방취제 알약을 주머니에 넣어 사용

5) 합병증 관찰 : 피부감염, 출혈, 탈장, 협착 등

3. 비실금형 요로전환술 후 중재(요관 S자 장루)
- 환자가 소변배설을 조절할 수 있는 방법으로 소변 수집 주머니의 부착이 필요하지 않음
- 소변주머니가 체내에 있으므로 전해질 흡수에 영향을 미치므로 전해질 불균형에 주의
- 식이조절
  - 고칼륨식이, 저염소식이, 저칼슘식이(우유와 유제품 섭취제한) 제공
  - 가스형성 예방 : 콩, 양배추, 무, 껌 씹기, 빨대 사용, 흡연 등 제한
  - 충분한 수분 섭취 권장

8 요로결석(urolithiasis) 기출 02, 03, 08, 11, 14, 18

1) 원인 기출 11, 20

① 칼슘, 요산, 인산 같은 결정의 침전(고칼슘뇨, 과수산요, 고요산혈증)
② 요정체, 부동, 탈수, 요중 알루미늄이나 철분의 증가 등

2) 임상증상

① 갈비척추각 부위에 갑작스럽고 예리하며 심한 통증
② 산통, 오심, 구토, 창백, 발한
③ 빈뇨, 배뇨곤란, 혈뇨, 요로폐쇄 시 핍뇨와 무뇨, 세균감염시 발열

3) 치료 기출 08, 14

(1) **자연배출 촉진** : 수분섭취(3~4L/일 권장), 걷기 격려

(2) **체외 충격파 쇄석술(extracorporeal shock wave lithotripasy, ESWL)**
① 초음파, 레이저, 건성충격파 에너지 등으로 결석에 분쇄하는 비침습적인 시술
② 편평한 시술대에 눕히고 충격파 방출, 30~40분 정도 부동
③ 결석 배출을 돕기 위해 조기이상, 수분 섭취 증가로 이뇨촉진
④ 합병증은 드물지만 출혈, 시술 후 결석 파편 통과 시 신산통 경험(항경련제 투여) 기출 02

4) 간호중재

(1) **통증조절** : 마약성 진통제 정맥 주입, NSAIDs, 항경련제
(2) **감염예방** : 적절한 항생제 투여, 영양 균형을 맞춘 충분한 열량 섭취
(3) **식이**
① 수분섭취 권장
② 퓨린식품 제한, 염분섭취 제한, 비타민 D 함유식품 섭취 제한(부갑상선호르몬 생성 자극 예방) 기출 03
③ 결석종류와 중재 약물요법

종류	특징	약물요법	식이요법 기출 02, 03, 11, 18
칼슘결석	가장 흔하며 결석의 80% 이상에서 발견	hydrochlorothiazide(신세뇨관에서 칼슘 재흡수 증가로 요중 칼슘을 감소시킴) 투여	인산/수산함유 식품 제한, 저단백 및 저염식 제공, 적절한 칼슘섭취
요산결석	요산염 배설 증가, 수분 결핍, 통풍, 고퓨린 식이에 의해 발생	allopurinol, 소변 중화를 위해 중탄산나트륨, 구연산 투여	고기 내장, 가금류, 생선, 육즙, 적포도주, 정어리 등 퓨린식품 금지, 단백질 섭취 제한
수산결석	유전 또는 과다한 수산염 섭취	allopurinol과 비타민 B_6 투여	차, 코코아, 인스턴트 커피, 콜라, 맥주, 콩, 시금치와 감귤, 사과, 포도 등 수산식품제한, 비타민 C의 과량 섭취 주의
시스틴결석	선천성 대사장애로 신세뇨관에서 시스틴 재흡수 감소	penicillamine 투여	구강 수분 섭취 격려 (4시간마다 500mL, 밤에 750mL)
스트루바이트 결석	요로감염에 의해 발생	염증부위제거, 항생제 투여	저인산식이, 소변의 산성화유지(Vit. C 섭취)

9 급성신장손상(acute kidney injury, AKI) 기출 01, 02, 10, 11, 12, 14, 17, 18, 19

1) 정의 : 갑작스러운 신장기능의 저하상태로 과거 급성신부전이란 용어를 대신함

2) 원인 기출 10
① 신전성(prerenal) : 신혈류량 감소, 저혈량, 심박출량 감소, 저혈압
② 신장성(renal) : 신장 실질조직 병변으로 신독성 물질 노출, 요세관 손상, 혈관 내 혈전 및 색전 등으로 혈관 변화
③ 신후성(postrenal) : 양측 요관, 방광, 요도의 폐색, 종양, 전립선 비대 등

3) 급성신장손상의 4단계
① 시작기 : 조기 중재로 손상 예방
② 핍뇨기 : BUN/Cr 상승, 요비중 – 1.010 고정, 소변량 감소, 400mL/일 이하, 투석 필요
③ 이뇨기 : 사구체여과율과 BUN 회복, 하루 소변배설량이 4~5L 이상으로 탈수 예방, 수분공급
④ 회복기 : 12개월까지도 지속, 이전의 활동수준으로 회복

4) 증상 기출 14, 17
① 무뇨 또는 핍뇨
② 수분 전해질 불균형 기출 14, 18, 20 : 저나트륨혈증(체액 과다), 고칼륨혈증(신장의 칼륨 배출 부전)
③ 산-염기 불균형 기출 14 : 대사성 산독증(수소이온의 배출 감소, 중탄산염 생산 감소)
④ 대사성 노폐물 축적 : 고혈압, 말초부종, 폐부종, 요독증(혼돈, 혼수, 자세고정 불능증 등)

5) 치료 및 간호 중재 기출 01, 10, 11, 12, 14, 19
(1) 원인교정
(2) 수분 전해질, 산-염기 균형 유지
  ① 이뇨제(furosemide) 투여, 필요시 저용량의 도파민 사용
  ② 고칼륨혈증 기출 12, 14, 21, 25
    • 심전도모니터링 : 심정지 예방 기출 01
    • 응급 : 고농도의 포도당과 인슐린을 혼합하여 정맥주사(인슐린은 K^+을 세포내로 이동)
    • Kayexalate 기출 19, sorbitol : 구강, 직장 투여로 K^+ 낮춤
  ③ 대사성 산증 교정 : 중조(중탄산나트륨) 투여
  ④ 저나트륨혈증 교정, 체액 보충 시 과도하지 않도록 주의
(3) 영양상태유지 : 수분제한, 저염, 저칼륨식이, 고칼로리, 저단백, 고탄수화물식이
(4) 빈혈 : 수혈, erythropoietin 투여, 출혈예방(제산제 혹은 비타민 K 투여)
(5) 심낭염 치료 : 스테로이드, NSAIDs, 경련(정맥 내 phenytoin, phenobarbital 투여)
(6) 신기능 대체요법
  ① 투석 : 혈액/복막 투석
  ② 지속적 신기능 대체요법(CRRT)

10 만성신장질환=만성콩팥병(chronic kidney disease, CKD) 기출 01, 03, 10, 11, 12, 13, 14, 17, 18

1) 정의
① 점진적이고 비가역적 신장 기능 상실 기출 17
② 3개월 이상 사구체 여과율 60mL/min 미만
③ 네프론이 60% 이상 비가역적으로 감소된 상태 기출 17

2) 원인 : 당뇨병, 고혈압, 사구체 기능장애(만성 사구체신염), 다발성 동맥염, 혈관염

3) 병태생리

신장변화 기출 03, 13, 18	① 사구체여과율감소 → 소변생성과 수분배설 이상 → 전해질 불균형, 소변농축 저하로 다뇨, 저나트륨혈증, 극심한 탈수 → CRF 초기 증상 ② 질병이 진행되면, 신장 기능 저하로 소변생성 감소 → 나트륨 정체, 수분과다 위험 ③ 사구체 여과율이 10~20mL 이하로 감소 시 혈중 요소 증가로 요독증 → 사망 기출 18
대사장애	사구체여과율감소 → BUN/Cr. 증가
전해질, 산염기 균형 장애 기출 03, 13, 24	① 고칼륨혈증 : 부정맥, 사지의 이완성 마비, 근육허약 등을 초래 기출 12 ② Na : 초기 다량의 수분정체로 저나트륨혈증, 후기 Na 정체로 부종, 고혈압, 심부전 ③ 저칼슘혈증(칼슘배설 증가)과 고인산혈증(인 배설 저하) ④ 신기능 저하로 혈청 비타민 D 부족

4) 증상
요독증 기출 13 : 위장관점막에 염증 발생 → 요독성 구취증, 요독성 구내염, 호흡 시 요독성 악취유발, 요독성 대장염(설사)

5) 치료 및 간호 중재 기출 10, 11, 13, 14

(1) 수분과 전해질 교정
(2) 식이조절 기출 11, 13, 14 : 제한(단백질, 나트륨, 칼륨, 인, 수분), 보충(철분 + 칼슘 + Vit D), 고칼로리
(3) 감염과 상처예방 : 조직손상은 감염발생, 혈청 칼륨 증가되니 주의
(4) 안위증진 기출 01
① 소양증 간호
② 약물로 인한 독성 증상, 부작용 예방 : 아스피린 제한
③ 피로 : 휴식 중요, 불면증 해소, 적절한 운동, 빈혈 치료(erythropoietin)

11 투석(dialysis) 기출 02, 10, 12, 14, 15, 16, 19

구분	복막투석(peritoneal dialysis, PD)	혈액투석(hemodialysis, HD)
특징	복막강에 고장성 투석액을 주입하여 복막 통해 노폐물, 수분제거	신장의 여과기능과 배설 기능을 수행하기 위해 인공신장기를 이용한 체외순환을 통해 혈액 정화
장점	간단한 조작, 시간제약이 적고 혼자서 시행 가능, 혈역동학적 변화가 적음, 식이나 수액제한이 적음	짧은 치료시간, 효율적인 노폐물과 수분의 제거
단점	치료시간 긴 편, 복막염 가능성	전신적인 헤파린 요법 필요
합병증	• 복막염 기출 10, 12, 14, 15, 20 (혼탁하고 불투명 → 배양검사 시행, 항생제 사용) • 복통 : 낮은 투석액 온도, 빠른 주입속도 • 저류동안 하부 요통, 탈장 위험성 • 호흡곤란(투석액에 의한 횡격막 압박) • 단백질 소실, 저알부민혈증	• 투석 불균형증후군 기출 25 (초기 : 오심, 구토, 두통, 피로 → 심하면 경련과 혼수발생, 증상발생시 혈류속도를 느리게 유지하고 혈류량을 감소시킴) • 헤파린 사용으로 인한 출혈(뇌출혈 위험) • 저혈압, 좌심비대, 관상동맥, 부정맥 기저질환자에게 심정지 발생 위험 높음

간호
중재
기출
02, 14
	• 충분한 양의 단백질 섭취, 지방 제한
	• 투석 전, 중, 후 주의 깊게 관찰
	• 투석시 감염 예방 : 카테터 연결시 멸균적으로 시행
	• 투석액 주입시 반좌위, 기침, 심호흡 적용
	• 투석액은 체온정도로 데워서 사용
	• 통목욕 금지, 체중, 활력징후 매일 측정
		• 투석 전후 체중 및 활력징후 측정
		• 혈관의 개존성(진동과 잡음)여부 확인
		• 헤파린 사용으로 인한 출혈 증상 사정
		• 동정맥루가 설치된 팔에서 혈액채취, 정맥주사, 혈압측정 금지, 혈관을 조이는 장신구, 의복 착용, 무거운 것을 들거나 팔베개를 하지 않도록 교육
		• 동정맥루 수술 후 운동 교육 : 수술 직후 심장보다 팔을 높게 상승, 수술 2일 후 통증과 부종이 감소하면 운동 시작(공 주무르기)
		• 식이요법 원칙 기출 16
		  - 질 좋은 단백질과 적절한 열량 섭취
		  - 제한(염분, 수분, 칼륨, 인)
		  - 필수복용(수용성 비타민, 철분제제, 인결합제, 항고혈압제)
		  - 활성 비타민 D와 칼슘보충제 복용

참고✓ 동정맥루, 동정맥이식, 동정맥문합을 가진 대상자의 간호 기출 14, 19, 24
① 혈관통로가 있는 사지에서 혈압측정, 정맥주사, 채혈 금지
② 매일 자주 진동(thrill) 촉진, 잡음 청진
③ 수술 직후 환측 사지 상승, 말초맥박, 순환 사정
④ 수술 2일 후 통증과 부종이 감소한 때부터 운동 시작(공 주무르기 운동)
⑤ 바늘 삽입부위의 출혈 유무와 감염증상 사정
⑥ 혈관 통로가 있는 사지를 압박 또는 무거운 물건을 들거나 무게가 가해지지 않도록 주의

12 신장이식(Kidney transplantation, KT) 기출 06, 08, 13, 16, 17, 18

1) 신장이식술 환자의 간호

(1) 수술 전 간호
① 수술 방법과 과정, 예측되는 결과 설명 및 동의서 받기
② 감염 예방, 감염된 경우 항생제 투여, 수술 3일 전부터 격리
③ 수술 전 검사 : 체중, 혈액검사, 흉부 X선 검사, 심전도, 조직적합검사
④ 면역억제제의 투여 : 거부반응을 억제하기 위해 수술 2일 전부터 투여

(2) 수술 후 간호
① V/S, CVP, 체중, I/O 매시간 측정 → 이식 신장의 기능 확인 : 성공 시 즉시 배뇨 가능 기출 08
② 거부반응 증상 확인 : 소변량 감소, 이식부위의 부종과 통증, 열, 체중증가, 하지부종, 음낭수종, BUN/Cr. 상승, 식욕감퇴, 무력감
③ 감염관리 : 손 씻기, 유치도뇨관 관리, 무균적 상처관리, 철저한 구강간호
④ 수술 후 폐렴 예방 : 기침, 심호흡 격려
⑤ 면역 억제 기간 동안 역격리
⑥ 첫 24시간 동안 비위관 삽입 : 마비성 장폐색 발생 가능
⑦ 장 연동운동이 돌아오면 구강 섭취, 제산제 투여, 조기이상 격려
⑧ 자가간호 교육 : 처방된 약물 복용의 철저한 준수(이식 거부 반응을 방지하기 위해 평생동안 면역억제제 복용 기출 20), 합병증 증상 관찰과 예방법, 식이, 운동, 정기적 추후 검사 및 방문

(3) 이식거부 반응(rejection) 기출 06, 08, 13, 16, 17, 18

구분	특징	증상	치료
초급성	• 이식 직후부터 48시간 내에 발생 • 체액성 면역반응	급격한 무뇨, 고열, 혈압상승, 이식부위 통증	즉시 이식한 장기 제거
급성 기출 13, 16, 17, 18	• 며칠에서 몇 달, 2년 이내 발생 • 주로 세포매개반응에 의해 시작	소변량 감소(핍뇨 또는 무뇨), 발열, 권태감, 기면, 부종, 갑작스런 체중증가, 고혈압	고용량의 스테로이드, 단일 항체 면역억제제, 방사선 조사
만성	• 수개월~수년 • 이식된 장기기능의 퇴화와 관련	신장기능 점차 악화, 단백뇨, 고혈압	원인에 따른 중재로 진행 과정을 늦춤

13 외상성 비뇨기 장애

	신장손상	방광손상 기출 24
증상	혈뇨, 통증, 핍뇨, 무뇨 등	혈뇨, 통증, 배뇨 시 불편감, 핍뇨, 무뇨 등
치료 및 간호	• 침상안정 : 요가 맑아질 때까지 • 출혈 경과 사정 : 헤마토크릿과 활력징후 관찰, 소변검사를 통해 요 색깔과 혼탁도 비교, 배뇨양상의 변화 확인 • 수액공급, 섭취량과 배설량 확인	• 안정 • 카테터를 이용하여 지속적으로 배뇨 도모 • 방광열상이나 관통상 의심시 즉시 수술 시행 • 수액 공급 및 배뇨양상의 변화 확인

UNIT 4 남성 생식기계 장애

1 양성 전립선 비대증(benign prostatic hypertrophy, BPH) 기출 03, 05, 08, 09, 11, 13, 15, 17, 18

1) **정의** 기출 25 : 전립샘의 세포가 증식되어 전립샘 조직이 비대되고 요도가 폐쇄되어 소변흐름이 감소되는 상태

2) **증상** 기출 08, 09 : 빈뇨, 배뇨시간 지연, 배뇨력 저하, 잔뇨(일류성 요실금 초래), 요정체(요로감염과 요로결석의 원인)

3) **진단검사** : 직장 수지검사(선별검사) 기출 15 혈액검사, 소변검사, 신기능검사(BUN, Creatinine), 전립선특이항원검사(PSA), 방광경검사, 방광조영술, 경정맥 신우조영술, KUB, 잔뇨량 검사 등

4) **내과적 중재** 기출 23
   ① 약물치료 : α-아드레날린 차단제(근이완, 소변정체 감소)
   ② 요정체개선 : 유치도뇨관 삽입
   ③ 수분섭취권장 : 요로감염 예방, 금기가 아니라면 2L/일 이상 권장
   ④ 염증시 항생제 투여 : 소변을 산성으로 유지시켜 방광염 감소
   ⑤ 배뇨조절 : 방광이 빨리 채워지지 않도록 요의 시 배뇨함

5) **경요도 전립선절제 수술 후 간호중재** 기출 03, 05, 11, 13, 18
   (1) 활력징후, 출혈과 감염 관찰, 카테터의 배액 상태 유지
   (2) 수술 후 2~3일간 2,000~3,000cc/일 수분 섭취 격려
   (3) 통증관리 : 방광경련, 배뇨관 폐색으로 인한 통증 관찰, 진통제 투여
   (4) 24시간 침상안정 후 조기 이상, 심호흡, 기침 격려
   (5) 치골 상부 온찜질, 좌욕, T 바인더 지지, 직장 체온, 튜브 삽입 금지
   (6) 방광세척 기출 11, 17, 18, 22, 24 : 혈괴형성 예방
      ① 유치도뇨관 개방상태 유지(폐쇄시 감염과 출혈 초래)
      ② 생리식염수(물 사용시 수분 수독증, 전해질 결핍 발생)를 이용한 무균 세척
      ③ 수술 후 2~3일간 지속
      ④ 세척액 주입시 힘을 가하지 말 것
      ⑤ 튜브의 위치와 세척액의 색 관찰, 출혈 관찰
      ⑥ 섭취량과 배설량을 확인
   (7) 환자교육 기출 13, 19 : 요도폐색증가 및 전립선 울혈 예방
      ① 수분섭취 격려, 자극적인 음식과 카페인, 알코올 섭취 금기
      ② 배변완화제 복용, 6~8주간 무거운 물건 들기 금지, 힘든 운동이나 운전 피함
      ③ 4~6주간 성생활 금지(발기는 정상임을 설명)

UNIT 5 유방질환

1 유방암(breast cancer) 기출 01, 02, 03, 04, 07, 08, 09, 11, 12, 13, 16, 17, 19

1) 위험요인 기출 02
① 연령이 증가할수록 증가, 가족력
② 유방암 관련 유전자의 변이가 있는 여성
③ 조직검사 상 비정형세포의 과다형성, 고밀도 유방
④ 이른 초경, 늦은 폐경(55세 이후), 분만경력 없는 경우, 30세 이후 첫 출산
⑤ 비모유수유 여성, 호르몬 대체요법, 경구용 피임약 장기복용
⑥ 폐경 후 비만, 고지방식이, 알코올 섭취

2) 임상증상 기출 17
① 유방의 멍울(무통성의 단단하고 불규칙한 모양의 움직이지 않는 덩어리)
② 유두의 지속적인 피부 홍조와 발진, 분비물, 위치 변화
③ 움푹 파인 유방 조직, 작열감, 유방의 비대칭(환측 상승)

3) 호르몬치료 기출 12 : 항에스트로겐 제제(홍조, 질 분비물, 오심, 구토 증상이 나타날 수 있음)

4) 유방절제술 후 간호중재 기출 01, 03, 04, 07, 08, 09, 11, 13, 16, 19
(1) 출혈 부위와 활력징후 사정
(2) 수술 후 압박드레싱은 초기에 사용 : 수술부위 유합 촉진
(3) 절개부위 얼음주머니 제공 : 부종 경감
(4) 진통제 투여 : 체위변경, 신체 활동 전 진통제 투여로 안위도모와 스트레스 완화
(5) 림프종창(부종) 예방 기출 11, 16, 19, 21, 23 : 환측 상승(팔꿈치는 심장보다 높게 베개를 대주고, 손은 팔꿈치보다 높게 둠), 탄력붕대나 장갑 착용, 팔 마사지(말초 → 어깨 방향)
(6) 운동 : 수술직후 팔운동 격려 (예 주먹 쥐고 펴기, 공 주무르기, 팔꿈치를 구부렸다 폈다 하는 운동)
기출 07, 13, 16
(7) 주의사항 교육 기출 01, 04, 07, 19, 25
① 수술한 쪽 팔 : 혈압 측정, 주사, 채혈(순환장애, 감염 유발 가능) 금함
② 수술한 쪽 팔에 꽉 끼는 의복, 손목시계, 보석 착용 제한
③ 무거운 물건을 들거나 힘이 가해지는 활동을 하지 않기
④ 손상주의 : 화상, 찰과상, 절상 등에 의한 감염 가능, **설거지 시 고무장갑 착용**
⑤ 태양광선을 피하고 자외선 차단제 사용
(8) 정서적 지지 : 신체변화, 성적 문제와 성생활의 회복에 대한 두려움을 표현하도록 도움

CHAPTER 2 체액불균형/배뇨장애 (항상성 및 비뇨생식기계)

01. 전립선절제술 후 세척액으로 수돗물을 사용할 경우 나타날 수 있는 전해질 불균형은?

① 저칼륨 대사성 산증
② 고칼륨 대사성 산증
③ 고나트륨 대사성 알칼리증
④ 고나트륨 대사성 산증
⑤ 저나트륨 대사성 알칼리증

해설 [경요도 전립선절제 수술 후 방광세척]
- 혈괴형성 예방
- 유치도뇨관 개방상태 유지(폐쇄 시 감염과 출혈 초래)
- 생리식염수(물 사용 시 수분 수독증, 전해질 결핍 발생)를 이용한 무균 세척
- 수술 후 2~3일간 지속
- 세척액 주입 시 힘을 가하지 말 것
- 튜브의 위치와 세척액의 색 관찰, 출혈 관찰
- 섭취량과 배설량을 확인

02. 만성콩팥병 환자의 혈청 칼륨 수치가 6.1mEq/L로 확인되어 케이엑살레이트를 경구 투여하였다. 투여 후 우선적인 간호중재는?

① 심전도상 T파 변화 관찰
② 스피로노락톤(spironolactone) 투여
③ 오렌지 주스 섭취 권장
④ 호흡음 관찰
⑤ 소변 비중 검사

해설 [고칼륨혈증]

심전도 변화	뾰족하고 좁은 T파, 넓고 편평한 P파, 길어진 PR간격, 넓은 QRS, 내려간 ST 분절
치료 및 간호	• 인슐린과 포도당 주입 : 포도당 5~10g 당 1unit의 인슐린 섞은 25% 고장성 포도당 정맥주사(인슐린은 나트륨-칼륨 펌프 자극 → 세포 내로 칼륨 흡수 촉진 → 과다투여시 저칼륨혈증 유발) • 칼륨배출 이뇨제(푸로세미드) 투여 • 고칼륨 음식 제한 • Kayexalate의 양이온 교환수지를 구강, 직장으로 투여(칼륨이 대변으로 배출)

01. ⑤ 02. ①

03. 푸로세미드(furosemide)를 장기간 투여할 때 발생 가능한 전해질 불균형은?

① 고칼륨혈증
② 저칼륨혈증
③ 고나트륨혈증
④ 저나트륨혈증
⑤ 저칼슘혈증

> **해설** [저칼륨혈증 원인]
> - 칼륨 섭취 감소 : 금식
> - 세포내로 칼륨 유입 : 알칼리혈증(과식 또는 포도당 정맥 투여로 인한 인슐린 과다 분비)
> - 칼륨 배출 증가 : 이뇨제(푸로세미드), 강심제, 심한 발한, 설사, 구토, 하제의 잦은 투여
> - 칼륨 소실 : 구토, 설사, 비위관흡인 등

04. 부갑상샘절제술 후 근육경련과 손가락 저림이 나타났다. 이러한 증상과 관련이 깊은 전해질불균형은?

① 저칼슘혈증
② 저칼륨혈증
③ 고칼륨혈증
④ 저나트륨혈증
⑤ 고나트륨혈증

> **해설** [저칼슘혈증]

원인	• 칼슘 섭취 및 흡수 감소, 비타민 D 결핍 • 칼슘배설 증가, 신부전의 이뇨기, 설사, 지방변, 상처 배액(위장관), 설사 • 내분비 장애(부갑상샘 장애, 부갑상샘 절제), 고단백혈증, 알칼증, 급성췌장염, 고인산혈증

증상	• 장운동 증가, 설사
	• 신경계
	  - 강직증상(tetany) : 입주변의 뒤틀림, 손가락의 저림, 무감각, 사지와 얼굴 경련, 후두경련, 심하면 강직성 경련
	  - trousseau's sign 양성, Chvosteck's sign 양성
	• 심계항진, 부정맥, 약한 맥박, 저혈압
	• 병리적 골절, 출혈시간의 연장

정답 03. ② 04. ①

05. 하제의 과다 복용으로 인한 심한 설사와 과호흡으로 내원한 환자의 동맥혈 가스분석결과이다. 환자의 상태로 옳은 것은?

- pH : 7.30
- $PaCO_2$: 35mmHg
- PaO_2 : 90mmHg
- HCO_3^- : 17mEq/L

① 호흡성 산증 ② 대사성 산증
③ 호흡성 알칼리증 ④ 대사성 알칼리증
⑤ 정상

해설 [대사성 산증]

원인	• 산성물질 과다 : 신부전, 당뇨성 케톤산증, 독물질 섭취, 아스피린 등 • 염기(중탄산염) 손실 : 심한 설사, 장루, 약물
동맥혈가스분석 결과	• pH : 7.35 이하 • HCO_3^- : 22mEq/L 이하 • $PaCO_2$: 정상 혹은 약간 감소
증상	두통, 졸림, 혼돈 또는 혼수, 과호흡(보상기전), 고칼륨혈증(부정맥)

06. 점차적으로 소변량이 감소하는 환자의 검사결과 간호중재가 필요한 것은?

① 요비중 1.010 ② 혈청칼륨 4.8mEq/L
③ 혈액요소질소 45mg/dL ④ 혈청나트륨 136mEq/L
⑤ 혈청크레아티닌 1.0mg/dL

해설

BUN (혈액요소질소)	10~20mg/dL	단백섭취, 탈수, 위장관 출혈 등 영향을 받아 크레아티닌보다 덜 특이적, 신질환 시 증가	
Cr(크레아티닌)	0.6~1.2mg/dL	근육의 형성과 단백질 대사 후 생성, 전적으로 신장에 의해서만 배설, 신질환 시 증가	
K(혈청칼륨)	3.5~5.0mEq/L	증가	• 구강 또는 정맥으로 과다한 칼륨 섭취 • 산독증, 조직의 이화(심한 화상, 심한 좌상, 심한 감염) : 세포외액으로 칼륨 이동 • digitalis 제제 과량 투여 : 심근수축력 감소, 심부정맥 유발 • 부신피질 장애, 신부전 등
		감소	• 칼륨 섭취 감소 : 금식 • 세포 내로 칼륨 유입 : 알칼리혈증(과식 또는 포도당 정맥 투여로 인한 인슐린 과다 분비) • 칼륨 배출 증가 : 이뇨제(푸로세미드), 강심제, 심한 발한, 설사, 구토, 하제의 잦은 투여 • 칼륨 소실 : 구토, 설사, 비위관흡인 등
Na (혈청나트륨)	135~145mEq/L	증가	• 나트륨 배설 저하 : aldosterone 과잉증, 염류코르티코이드의 과다 투여, 쿠싱증후군

05. ②   06. ③

			• 나트륨 섭취 증가, 수분섭취 감소 • 수분소실 증가 : 대사율 증가, 과다 환기, 감염, 심한 발한, 화상, 요붕증
		감소	• 나트륨 배설 증가 : 이뇨제, 과도한 발한, 위장관 배액, aldosterone 결핍, 신장질환, 구토, 설사 • 부적절한 나트륨 섭취 • 혈청 나트륨의 희석 : 과다한 수분섭취, 저장성 용액의 과도한 투여, 고혈당, 항이뇨 호르몬 부적절 분비 증후군 • 나트륨 결핍(고혈량 저나트륨혈증) : 울혈성 심부전, 신부전
요비중	1.010~1.025	증가	항이뇨호르몬 부적절분비 증후군, 세포외액 결핍
		감소	다뇨, 요붕증

07. 혈액투석중인 환자를 대상으로 식이교육을 시행 후 간호사가 질문하였을 때 재교육이 필요한 대상자는?

① '염분을 제한합니다.'
② '칼륨을 제한합니다.'
③ '칼슘보충제를 투여합니다.'
④ '인의 섭취를 늘립니다.'
⑤ '활성 비타민 D를 섭취합니다.'

해설 [혈액 투석 시 식이요법 원칙]
• 질 좋은 단백질과 적절한 열량 섭취
• 제한(염분, 수분, 칼륨, 인)
• 필수복용(수용성 비타민, 철분제제, 인결합제, 항고혈압제)
• 활성 비타민 D와 칼슘보충제 복용

08. 신장이식을 받은 환자에게 초급성 거부반응은 언제 발생하는가?

① 이식 직후부터 수 시간 이내
② 이식 후 5일 이내
③ 이식 후 7일 이내
④ 이식 후 1개월 이내
⑤ 이식 후 3개월 이내

해설 [이식거부 반응(rejection)]

	특징	증상	치료
초급성	• 이식 직후부터 48시간 내에 발생 • 체액성 면역반응	급격한 무뇨, 고열, 혈압상승, 이식부위 통증	즉시 이식한 장기 제거
급성	• 며칠에서 몇 달, 2년 이내 발생 • 주로 세포매개반응에 의해 시작	소변량 감소(핍뇨 또는 무뇨), 발열, 권태감, 기면, 부종, 갑작스런 체중증가, 고혈압	고용량의 스테로이드, 단일 항체 면역억제제, 방사선 조사
만성	• 수개월~수년 • 이식된 장기기능의 퇴화와 관련	신장기능 점차 악화, 단백뇨, 고혈압	원인에 따른 중재로 진행 과정을 늦춤

07. ④ 08. ①

09. 급성 신우신염이 의심되는 환자의 사정결과는?

① 긴박뇨와 백혈구 감소
② 옆구리 통증과 발열
③ 배뇨시 작열감
④ 야뇨와 소양감
⑤ 급격한 무뇨

> **해설** [급성 신우신염 증상]
> - 급성 : 옆구리통증, 오한, 고열, 오심, 구토, 늑골척추각의 심한 압통, 백혈구 증가, 세균뇨, 농뇨, 배뇨장애, 빈뇨, 긴박뇨, 소변악취
> - 만성 : 고혈압, 질소혈증(BUN 상승), 농뇨, 빈혈, 산증, 단백뇨

10. 방광염으로 치료 후 퇴원하는 환자에게 재발방지를 위한 교육내용은?

① 소변을 산성화시키는 음식을 제한한다.
② 요도의 자극을 피하기 위해 통목욕을 한다.
③ 6시간마다 배뇨하여 방광팽만을 예방한다.
④ 매일 3,000mL 이상의 수분을 섭취한다.
⑤ 회음부는 뒤에서 앞으로 닦고, 습하게 하고 조이는 속옷은 피한다.

> **해설** [방광염 예방]
> - 방광 자극하는 음식(커피, 알코올, 토마토 등) 피하기
> - 소변 산성화 유지 : 크랜베리 주스, 비타민 C 섭취
> - 수분 3~4L/일 섭취 : 소변희석, 세균정체 및 성상 최소화
> - 여성인 경우 회음부 앞 → 뒤로 세척, 통목욕 보다는 샤워
> - 헐렁한 면 내의 착용
> - 성관계 전후 방광 비우기, 성교로 인한 재발 방광염에는 예방적 항생제 투약
> - 요의 느끼면 바로 배뇨시행, 요의 없으면 규칙적으로 배뇨

11. 급성 사구체신염 대상자의 간호중재로 알맞은 것은?

① 수분섭취를 격려한다.
② 고칼륨식이를 제공한다.
③ 매일 체중을 측정한다.
④ 저탄수화물식이를 제공한다.
⑤ 부종 감소를 위해 운동을 적극 권장한다.

09. ② 10. ④ 11. ③

🔍해설 [급성사구체신염]

치료	• 부종과 고혈압 　– 이뇨제와 항고혈압제 　– 염분과 수분 제한 • 항생제 : 연쇄상구균에는 페니실린계 투여 • 면역억제제 : 항원–항체 반응 억제 • 혈장분리반출법
간호	• I/O, 체중 매일 측정 • 감염 예방 　– 호흡기, 피부질환 조기 치료로 예방하는 것이 중요 　– 면역억제요법으로 감염 가능성 높으므로 감염예방 중요 • 고탄수화물, 저단백식 • 침상안정

12. 경요도 전립선 절제술을 받은 대상자의 교육내용으로 수정이 필요한 내용은?

① 하루 2~3L의 수분을 섭취합니다.
② 자극적인 음식의 섭취를 제한합니다.
③ 약 2달 정도는 무거운 물건을 들지 않도록 합니다.
④ 일주일에 3회 이상 힘들다고 느끼는 정도까지 운동을 합니다.
⑤ 변비 예방을 위해 배변완화제를 복용합니다.

🔍해설 **전립선 절제술 후 환자교육** : 요도폐색 증가 및 전립선 울혈 예방
　• 수분섭취 격려, 자극적인 음식과 카페인, 알코올 섭취 금기
　• 배변완화제 복용, 6~8주간 무거운 물건 들기 금지, 힘든 운동이나 운전 피함
　• 4~6주간 성생활 금지(발기는 정상임을 설명)

13. 유방절제술 후 환측 팔의 림프부종을 예방하기 위한 간호중재는?

① 환측 팔의 움직임 제한
② 환측 팔을 아래로 하여 측위를 취해줌
③ 환측팔에 탄력붕대를 감아줌
④ 환측 팔로 무거운 물건 들기 운동 격려
⑤ 어깨에서 말초방향으로 환측 팔 마사지 시행

🔍해설 **유방절제술 후 림프종창(부종) 예방** : 환측 상승(팔꿈치는 심장보다 높게 베개를 대주고, 손은 팔꿈치보다 높게 둠), 탄력붕대나 장갑 착용, 팔 마사지(말초 → 어깨 방향)

정답 12. ④ 13. ③

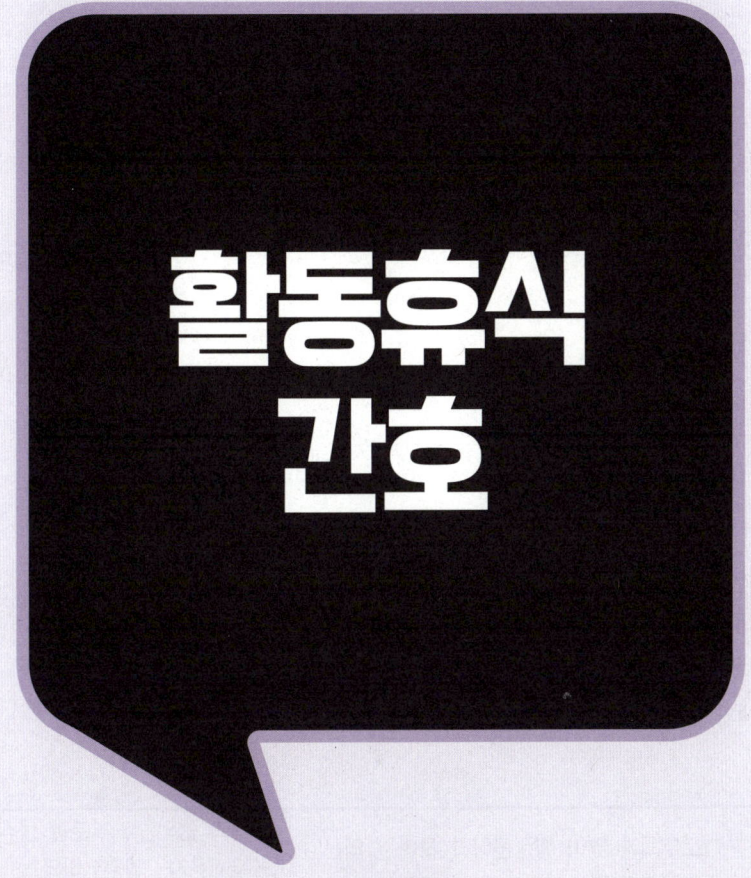

활동휴식 간호

PART 3

CHAPTER 01. 활동/자기돌봄장애 : 근골격계
CHAPTER 02. 심혈관/혈액장애(심장계/혈관계/혈액계)
CHAPTER 03. 호흡기능장애 : 호흡기계

CHAPTER 01 활동/자기돌봄장애 : 근골격계

간호사국가고시 대비

UNIT 1 근골격계의 구조와 기능

1 근골격계의 구성

1) 뼈
    (1) 구조 : 골수(혈구생산), 골막(뼈 보호, 혈관, 신경통과), 골조직(해면골, 치밀골)
    (2) 기능
        ① 신체의 형태와 모양 유지, 근육부착, 관절형성
        ② 주변조직(근육과 건) 지지, 주요장기(심장이나 폐) 보호
        ③ 자발적인 움직임, 적골수에서 혈액세포 생성, 무기물(칼슘, 인 등) 저장

2) 관절 : 인체의 가동성과 유연성 제공

3) 근육계

골격근	• 가로무늬가 있어 횡문근이라 하며 수의근임 • 중추신경과 말초신경에 의해 조절 • 구성 : 근섬유, 근초, 핵	• 몸과 몸의 각 부분을 움직임 • 자세유지 : 체중부하와 선 자세 가능하게 함 • 체온유지 : 떨기(shivering)를 통해 골격근 수축으로 열을 생산
평활근	• 민무늬근육 = 내장근육 • 자율신경계에 의해 조절되는 불수의근	• 장기와 혈관의 수축을 담당 • 소화관, 방광, 자궁, 혈관, 요관, 기도와 같이 속이 빈 기관의 벽을 이룸
심근	자율적으로 수축과 이완하는 불수의근, 가로무늬와 사이원반(개재판)이 있는 것이 특징	심근의 박동을 주재

4) 지지구조물

구조		기능
연골	단백질로 구성, 혈관과 신경분포가 없음 칼슘 침착 없음	관절에서 뼈의 충격 완충, 흡수
건	근육과 뼈에 부착된 섬유조직의 단단한 띠	골막에 근육을 부착시키며 유연하고 신축성 있음-뼈와 근육 연결

인대	섬유성 결합조직으로 뼈와 뼈를 연결	뼈를 서로 연결시킴
근막	표재근막, 심부근막으로 구성	결체조직, 근육신경, 근육의 외부를 둘러싸서 보호, 외형유지
활액낭	피부와 뼈, 근육과 뼈, 건과 뼈, 인대와 뼈, 근육 사이에 위치	뼈와 인접구조물과의 마찰 감소, 완충작용

2 가동관절(활막관절)의 가동성

(1) **굴곡** : 관절과 관절 사이의 각도의 감소
(2) **신전** : 관절과 관절 사이의 각도의 증가
(3) **과신전** : 관절을 과도하게 펴는 운동
(4) **외전** : 인체 중심부에서 멀어지는 운동
(5) **내전** : 인체 중심부로 가까워지는 운동
(6) **회전** : 중심축을 따라 관절을 돌리는 운동-내회전, 외회전, 회내, 회외
(7) **순환(회선)** : 굴곡-신전-내전-외전 등을 결합

UNIT 2 근골격계 사정

1 근골격계 신체사정 기출 12, 13, 15

1) **신체검진** : 시진과 촉진, 관절가동범위 측정
2) **자세와 체위검사**

자세	• 선 자세나 보행 중의 신체 골격과 배열 포함 • 전반적인 관절의 움직임, 균형, 보행, 운동력 사정 • 자세는 기형, 비정상, 근육허약, 외상, 통증의 영향을 받음
기형	• 발의 자세와 척추의 기형 사정 • 사지의 대칭성, 정렬상태 관찰 • 관절탈구, 내반기형, 외반기형, 외반족, 내반족, 척추후만증, 척추전만증 등

3) **관절과 뼈**

① 사지의 대칭성, 정렬상태확인
② 발적, 부종, 팽창, 기형, 압통, 연발음은 비정상

4) 관절가동범위(ROM)

① 관절각도기로 측정, 모든 관절은 0°에서 측정, 평가 동안 대상자가 능동적으로 운동하도록 함
② 급성염증 시에는 ROM 사정 금지(압통이 심해짐)

5) 신경 및 혈관상태 기출 15

① 허혈, 기형, 사지의 기능 손상 위험이 높은 경우(외상성 손상, 수술, 석고붕대, 견인)에 사지의 신경 혈관 상태 사정 중요
② 사정요소 : 통증, 온도, 맥박과 모세혈관에 혈액이 채워지는 시간, 감각이상, 움직임
  • 맥박, 모세혈관 혈액 충만도(정상 2~3초 이내 손톱색 붉게 회복)
  • 혈액순환 부전 증상 : 창백함, 냉감, 청색증
  • 사지의 감각과 운동기능의 감소는 신경손상을 의미

6) 근력등급

등급	사정내용
0(zero)	근수축력 전혀 없음
1(trace)	근수축이 느낄 수는 있으나 운동력은 없음
2(poor)	중력을 배제한 상태에서 관절을 완전히 움직임(수동적 관절운동범위까지 가능)
3(fair)	중력에 저항하여 관절을 완전히 움직임
4(good)	중등도의 저항과 중력에 대항하여 완전히 움직임
5(normal)	최대의 저항과 중력에 대항하여 완전히 움직임

2 진단검사 기출 10, 16

1) 혈액검사, 소변검사, 단순 X-ray 검사, CT, MRI, 초음파검사(종양, 체액축적 등 확인), 골조사, 생검, 척수조영술, 근전도 검사 등

2) 관절조영술

① 관절강 내로 조영제 주입 후 방사선 촬영 실시
② 조영제 알레르기 유무 확인, 검사 전 배뇨, 검사 후 1~2일 정도 격렬한 운동 제한
③ 관절 내 뼈조각, 찢어진 인대, 이물질 여부 확인

3) 관절경검사(arthroscopy) 기출 10, 16

① 관절의 진단목적이나 수술목적으로 시행, 무릎관절에 흔히 사용(무릎을 구부려야 하므로 무릎을 40° 이상 구부리지 못하거나 감염이 있는 사람은 검사 불가)
② 검사 전날 밤 12시부터 금식 유지, 검사 후 대부분 정상식이 가능
③ 검사 후 시술부위의 신경혈관상태 사정, 24시간 동안 검사부위 고정과 거상, 진통제 투여, 얼음주머니 적용
④ 2~3일간 관절의 과도한 사용과 보행 자제

⑤ 감염 징후 사정 : 체온상승, 절개부위의 염증 → 증상이 나타나면 바로 알리도록 교육
⑥ 합병증의 증상과 징후 사정 : 종창, 혈전성 정맥염, 출혈, 감염 등

4) 관절천자
① 류마티스 관절염이나 염증상태의 진단목적과 통증경감 및 활액 제거를 위해 시행
② 검사 후 압박붕대 적용, 8~24시간 관절 부동

5) 관절의 특수 검사

반달손상 평가	맥머레이 검사, 아플레이 압박 검사, 되튀김 검사
십자인대 손상 기출 22, 23	라크만 검사, 앞쪽당기기 검사, 뒤쪽밀기 검사
무릎뼈의 골절 및 탈구	드레이어 징후 검사, 무릎뼈 불안 검사
회전근개 손상 기출 22	상지하수검사(팔처짐 징후 = 낙하상완 징후), 움츠림 증상
어깨관절 유착성 관절낭염(오십견 = 동결견)	거상운동, 중립위 외회전 운동, 외전에서의 외회전과 내회전 운동범위 검사
수근관증후군	Tinel 징후, Phalen 징후

UNIT 3 뼈의 장애

1 골다공증(osteoporosis) 기출 08, 10, 11, 13, 18

뼈에서 무기질이 빠져나가 골밀도가 감소, 병리적 골절이 생기는 대사성 질환, 팔목, 둔부, 척추 호발

1) 원인 기출 08
① **원발성** 기출 20 : 폐경기 여성, 노인 여성, 마르고 작은 체격, 에스트로겐 결핍, 지속적 부동, 흡연, 음주, 카페인, 영양결핍, 칼슘과 비타민 D 결핍, 정기적 운동 부족 등
② **속발성(2차성)** : 약물(헤파린, 스테로이드, 항경련제 등), 질병(내분비질환, 부갑상샘 기능항진증, 골수질환 등)

2) 증상 기출 18
① **흉추와 요통** : 날카롭고 갑자기 발생, 활동시 심해지고 휴식시 완화
② 척추후만증, 신장감소, 경직과 불안정한 걸음걸이, 병리적 골절 호발(대퇴경부, 요골 원위부(colles 골절), 상박골, 척추 압박골절
③ 불면증, 우울, 낙상에 대한 공포, 자아존중감 상실 등

3) 진단검사 : 골밀도 검사에서 환자의 T점수에 근거하여 진단
골밀도 검사 T score 결과 해석 : 골감소증(-1~-2.5 사이), 골다공증(-2.5 이하) 기출 18

4) 치료 및 간호중재 기출 11, 13

(1) **약물치료** 기출 11
① 칼슘과 비타민 D 투여
② 비스포스포네이트(bisphosphonates, BPs) : 골소실 예방, 골밀도와 총 골질양을 증가시킴, 아침 공복에 물 200mL와 함께 복용, 섭취 후 약 1시간 정도 상체 세운 자세 유지
③ 에스트로겐 요법 : 환자의 위험률과 치료가능성 평가 후 짧은 기간 동안 최소한의 용량 투여
④ 칼시토닌 : 골 흡수 억제

(2) **식이요법** 기출 13 : 칼슘, 비타민 D, 저염식이, 카페인-초콜릿-탄산음료 제한, 과량의 인 섭취 제한, 적당량의 단백질 섭취, 금연, 알코올 섭취 제한

(3) **낙상예방** : 편한 신발 착용, 무리한 행동 삼가, 필요시 패드형 둔부보호대 착용, 안전한 환경 제공

(4) **통증관리** : 진통제, 근이완제, NSAIDs 투여

(5) **규칙적인 체중부하운동** 기출 21, 23 : 30분/일, 3~5일/주, 걷기 운동이 가장 효과적(수영은 전반적인 근육운동에 도움을 주나 골밀도 증가에는 도움이 안됨, 승마나 볼링, 물구나무서기 등의 운동 제한), 근육강화운동 병행

2 골연화증(osteomalacia) 기출 11, 15

1) 특징 기출 15 : 비타민 D 결핍으로 칼슘과 인이 뼈 기질에 축적되지 못하여 광범위한 뼈 조직의 탈칼슘화와 연화 발생, 척추와 골반, 하지에 호발

2) 원인 기출 15
① 비타민 D 결핍 : 섭취부족, 위장의 흡수불량, 자외선에 노출 부족, 불충분한 생산
② 간담즙성 질환, 췌장 질환, 장기간의 항경련제 사용, 신장질환
③ 저칼슘혈증, 저인산혈증, 혈중 alkaline phosphatase 증가

3) 치료 및 간호 기출 11, 15
① 비타민 D 투여, Calcium lactate 또는 gluconate 투여
② 칼슘 섭취권장, 적당량의 고단백식이
③ 적절한 체중부하운동과 자외선에 노출, 필요시 태양광선 및 인공일광요법 시행
④ 골절예방 : 단단한 침요, 보조기, 코르셋 사용

3 골수염(osteomyelitis) 기출 15

1) 특징
① 주로 농포성 감염이 있을 때 혈행으로 뼈, 골수, 연조직에 전파하거나 개방성 골절 시 발생
② 항생제 투여해도 치료가 어렵고 재발이 잘됨

③ 심한 골수염의 합병증 : 병적 골절, 탈구
④ 조기에 치료하는 것이 매우 중요

2) 원인 : 황색포도상구균(주원인), 연쇄상구균, 피하농양, 폐렴, 감염된 열상 등

3) 증상
① 급성 : 발열, 부종, 홍반, 압통, 열감, 활동시 악화되는 통증 등
② 만성 : 고열, 운동장애, 근육위축, 피부궤양, 국소적 통증, 삼출물

4) 치료 및 간호 기출 15
① 장기간 항생제 투여, 침상안정(평평한 침대에서 휴식), 진통제 투여
② 절개배농술, 부골절제술 시행 → 수술 후 부목, 압박붕대 적용하여 환부 고정
③ 기능회복을 위해 온요법 적용 후 치료적 운동 시행

4 절단(amputation) 기출 01, 07, 08, 11, 17, 18

1) 원인
① 말초혈관 질환(위험요인 : 고혈압, 당뇨병, 흡연 및 고지혈증), 당뇨병으로 인한 말초신경병증
② 외상 : 사고, 폭력, 동상, 화상, 폭발 등
③ 감염, 선천적 장애, 악성 종양

2) 간호 중재 기출 01, 07, 08, 11, 18

(1) 수술 전
① 기구의 사용법 교육, 고관절이나 무릎관절의 가동범위운동 교육, 상지근력 강화운동, 근육강화운동
② 선택적 하지 절단 수술 전 : 절단부위 힘 증진을 위해 대퇴관절 신전, 대퇴사두근 근육운동, 목발 사용 위해 삼두박근 강화운동 필요 기출 18

(2) 수술 후
① 24시간동안 절단부위 상승 : 정맥귀환 증진, 부종 예방, 통증 감소
 (장기간 상승은 제한 : 고관절 구축 위험성 증가)
② 고관절 굴절, 경축 예방 기출 11
 • 고관절 굴곡과 상승금지
 • 3~4시간 마다 20~30분간 엎드린 자세 취함
 • 단단한 매트리스 사용
③ 환지통 조절 기출 17
 • 수술 직후 또는 수술 2~3개월 후 절단된 신체가 존재한다는 느낌과 함께 통증 호소
 • 환자가 경험하는 환지통의 유형에 따라 약물 처방
 • ROM 운동, 만성 통증완화법 적용(TENS 등), 기분전환, 타월, 마사지 적용
 • 증상은 점차 감소됨을 설명하고 통증을 표현하도록 격려

④ 감염예방
- 절개부위 발적, 열감, 배액물 증가, 부종, 봉합선의 상태 등을 사정
- 무균적인 상처드레싱 적용
- 절단부 붕대 교환법 교육 : 원위부 → 근위부로 감아 정맥 귀환 촉진, 8자형으로 감아 혈류의 제한 예방, 탄력붕대가 느슨해질 때마다 다시 감기

⑤ 절단부 관리 : 피부통합성 유지
- 절단부는 매일 주로 밤에 따뜻한 물과 부드러운 비누로 씻고 건조 → 아무것도 바르지 않음
- 절단부의 발적, 자극발생 여부 및 찰과상의 발생 사정
- 수술 3주 후부터 절단부에 대한 마사지 시행
- 잔존사지의 피부중 손상이 있다면 매일 1시간씩 4회 정도 공기중에 노출
- 매일 절단부의 양말과 붕대를 교환 – 건조하고 깨끗한 상태로 유지
- 의지를 착용하지 않는 경우 절단지의 성숙과 부종예방을 위해 압박붕대 적용하고 4~6시간마다 풀고 마사지

⑥ 재활과정에서 환자가 주의해야 할 사항(관절 구축을 예방하기 위함)
- 둔부나 슬부 아래, 대퇴 사이에 베개를 놓지 않는다.
- 침대, 휠체어, 목발 손잡이에 절단부를 걸쳐 놓지 않는다.
- 슬부나 둔부를 굴곡시킨 채 눕지 않는다.
- 척추를 구부리지 않는다.

5 골절(fracture) 기출 01, 02, 03, 04, 06, 07, 10, 11, 12, 13, 14, 15

1) 골절의 종류

상처상태	개방(복합) 골절	피부에 창상이 있어 골절된 뼈가 노출
	단순(폐쇄성) 골절	피부에 창상이 없어 골절편이 외부로 노출되지 않음
골절형태	완전골절	골막과 뼈가 모두 분리, 뚜렷한 두 개의 골절편이 나타나는 상태
	불완전골절	뼈의 한쪽 면만 파괴, 아동처럼 유연한 뼈에 호발
	충돌(감입=압박)골절	한 개의 골절편이 다른 골편이나 뼈조직에 박힘
	분쇄골절	골절편이 3개 또는 그 이상으로 부서진 상태
	견열골절	인대와 연결된 골절편과 다른 골절편이 분리
	병리적 골절	골다공증, 골종양에서 흔히 발생
	스트레스 골절	뼈에 반복되는 힘에 의해 발생, 마라톤 선수에게 흔함
골절선	선상골절	뼈에 금이 간 골절선 존재
	종적골절	골절선이 세로로 장축과 평행을 이룸
	사선골절	골절선이 사선으로 경사가 생긴 골절
	나선골절	골절선이 뼈 둘레를 돌면서 나선을 이룸
	횡골절	골축과 수직을 이룸

신체 부위별	손목(콜리스)골절	• 요골 원위부에서 발생, 여성 노인에게 호발 • 넘어지면서 땅을 손으로 짚으면서 발생 • 진단 : X-ray 검사, 손가락의 운동 범위 확인 • 증상 : 수근관절부위의 통증과 부종, 손가락 기능 악화, 손가락 운동범위 제한 및 지각이상 등
	골반골절	• 차량 또는 오토바이 충돌 등 사고로 흔히 발생 • 증상 : 다량의 출혈 등 • 치료 : 골반걸대 견인, 침상안정 • 합병증 : 요도와 방광파열 → 소변에 혈액이 나오는지 확인
	쇄골골절	• 쇄골의 중앙부, 또는 안쪽의 2/3선에서 호발 • 치료 : 비개방정복, 부동(쇄골띠, 쇄골밴드 사용) • 합병증 : 기흉, 쇄골하 동맥 혹은 정맥 손상, 상완신경총 손상, 부정유합
	대퇴골 골절	• 증상 : 환부에 통증, 수의적 움직임 장애, 하지의 단축, 외회전 제한 • 합병증 : 출혈, 쇼크, 부동으로 인한 폐렴, 혈전성 정맥염 및 폐동맥 색전증 등

2) **골절의 증상** : 통증, 근육경직, 종창, 좌상, 비정상적인 움직임, 기능장애, 감각손상(신경손상, 부종, 출혈, 파편에 의한 압박), 염발음(골편의 끝이 부딪혀서 나는 마찰음), 부종, 쇼크 등

3) **골절치유 5단계**

① 혈종형성 : 골절 후 즉시 그 부위에 출혈과 삼출물 발생
② 세포증식(육아조직 형성) : 혈종 주변을 섬유아세포가 둘러싸며 연조직 가골 형성하여 회복과정 시작
③ 가골 형성 : 정상보다 느슨한 가골 형성
④ 골화 : 손상 3~10주 내 가골이 뼈로 변화
⑤ 골재형성 : 과도 증식했던 뼈들의 재흡수, 가골은 영구적인 뼈가 됨

4) **치료**

(1) **기본원칙** : 정복, 고정, 재활
(2) **비수술요법** : 정복, 견인, 석고붕대
(3) **수술요법** : 내부고정(골수강 내 고정, 나사 고정)

5) **골절의 합병증**

지방색전증 기출 01	• 장골이나 골반부 골절 시 48시간 이내 발생, 골절부위의 골수에서 지방조직이 나와 혈관으로 유입되어 혈관 막음 → 폐의 저산소증 발생 → 빈맥, 창백증, 기침, 흉통, 호흡수 증가, 급성 폐수종 발생 • 예방 : 최소한의 골절처치, 골절부위의 부동화 및 지지 • 중재 : 산소투여, 기도유지, 코르티코스테로이드 투여, 헤파린 투여

구획증후군 기출 14, 15	• 골절로 인한 출혈과 부종으로 구획의 크기 증가 → 구획 내의 조직압박(정상 구획압 : 0~10mmHg, 20mmHg 이상이면 비정상) → 혈류감소, 조직허혈 → 심혈관계 손상 • 증상 기출 21 : 진통제로 감소되지 않는 극심한 통증, 환측의 능동적 움직임 감소, 감각이상(핀으로 찌르는 듯한 감각), 맥박의 감소 또는 소실, 냉감, 창백, 괴사, 마비 • 치료 : 압박의 원인 제거(석고붕대 및 압력붕대 제거), 근막절개술 • 중재 : 손상된 사지는 심장과 같은 높이에 둠(심장보다 높게 두면 동맥순환장애 초래), 수분섭취 권장, 규칙적으로 CMS 사정, 냉요법 금지
볼크만 허혈성 구축 기출 22	• 12시간 이상 지속된 구획증후군에 의해 신경과 근육의 비가역적 손상 발생 • 증상 : 팔과 손이 갈고리 모양으로 변형, 경직, 저린감, 마비 • 원인 : 주관절이나 전박의 골절, 석고붕대의 과도한 압력으로 인해 발생
무혈성골괴사 기출 04, 07	혈류공급의 감소로 골조직 괴사(주로 고관절 골절의 합병증으로 발생) → 걷거나 활동시 통증 악화, 활동 장애, 다리길이 단축 → 뼈이식, 인공관절 대치술, 보조기 착용, 체중부하 금지
석고붕대증후군	꽉 조이는 체간 석고붕대 적용 후 몇 주~몇 개월 이후 발생, 십이지장 압박으로 위장관폐색, 복부팽만감, 오심, 구토, 모호한 복통, 출혈 → 석고붕대에 '창' 만들어줌, 비위관 삽입, 수액 공급
심부정맥혈전증, 폐색전증	• 골반이나 하지에 골절로 기동이 불가능한 환자에게 호발 • DVT : 환측 다리에 국한된 부종과 통증, Homan's sign : 양성 • 폐색전증 : 갑작스러운 호흡곤란, 빈호흡, 흉통, 창백, 의식변화 • 중재 : 조기이상, 등척성 운동, 탄력스타킹 착용, 예방적 항응고제 투여

6 석고붕대(cast) 환자 간호 기출 04, 10, 11, 13, 14

1) 석고붕대 목적

① 환부의 고정 및 지지 : 골편을 정복된 상태로 유지하며 관절 지지
② 기형 예방과 교정 : 관절의 굴곡구축 예방
③ 외부자극으로부터 보호, 안정

2) 석고붕대 간호 중재

① 건조
  • 적당한 실내온도 유지(전기히터 사용 시 거리 유지 및 자주 옮김, 전기램프나 드라이어 사용 금지)
  • 천으로 된 베개 위에 올려둠(부종예방)
  • 젖어있는 석고붕대는 손바닥을 사용하여 만짐
  • 단단한 침요와 침요 밑에 나무판을 깔아줌

② 신경혈관계 사정 기출 10, 13, 22
  • 구획증후군 예방(감각·운동·순환 사정) : 손, 발, 손가락, 발가락, 손톱, 발톱을 정상 쪽과 비교 → 피부 냉감은 동맥혈액 순환부전 의미
  • 창백검사(blanching test) : 말초 혈액순환의 적절성 사정
  • 석고붕대 끝의 피부손상이나 부종 관찰
  • 석고붕대 창구와 반원통 절개 : 과도한 압박감 방지, 순환사정, 수술부위 배액 등
  • 매시간 등척성 운동 시행(대퇴사두근 힘주기, 둔부근 힘주기)

③ 부종 : 초기 24~48시간 이내 얼음주머니 적용, 골절부위 심장보다 높게 상승 기출 11
④ 피부간호 기출 11
- 석고붕대 가장자리 : 매일 씻고 건조
- 석고붕대 내로 이물질이 들어가지 않도록 함
- 소양감이 나타나면 소양감이 있는 피부의 반대 부위에 얼음 적용(땀띠분, 녹말가루 사용 금지, 옷걸이나 연필 등 날카로운 물건으로 긁지 않음)
⑤ 감염사정 : 열감, 곰팡이 냄새나 역한 냄새, 체온상승 등
⑥ 합병증 기출 22, 24, 25 : 구획 증후군, 석고붕대 증후군, 감염, 조직괴사 등
- 상지 석고붕대 : 볼크만 허혈성 구축 발생(증상 : 요골맥박 측정 안됨, 손과 손가락의 부종 및 변색)
- 하지 석고붕대 : 비골신경 손상으로 영구적 손상 초래되므로 하지의 CMS 철저한 사정 중요
- 중재 : 즉시 석고붕대 잘라 압력 완화

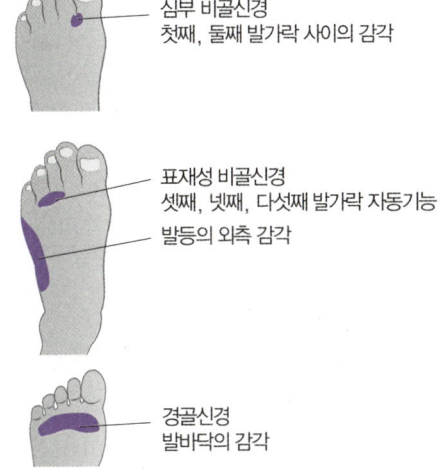

7 견인장치(traction) 환자 간호 기출 02, 03, 06, 07, 10, 11, 13

1) 목적 기출 02
골절의 정복, 배열상태 유지, 근육경련 감소, 변형이나 조직손상 예방 또는 교정, 척추 압박요인 제거

2) 종류

	피부견인	골격견인
특징	피부에 벨크로 장화, 벨트, 턱걸이, 부착성 테이프를 적용하여 추 연결	핀, 철사, 집게 등을 뼈에 직접 삽입하여 견인 추와 줄을 연결
적응증	• 골절 수술 전 부종예방 • 골절편 고정위해 일시적 적용 • 관절염 환자의 관절경축 예방	• 지속적인 견인력 적용 시 • 견인기간이 장기화될 때 적용
단점	• 개방상처시 사용불가 • 피부염, 테이프 과민반응 시 사용불가 • 추의 무게 제한(2.3~4.5kg)	추의 무게가 무겁고 핀 삽입부위 감염 발생 가능

종류	• buck's traction : 하지를 신전시킨 상태에서 수평견인/적용 : 고관절, 대퇴, 무릎 기출 03, 13 • Russel's traction : 수평(하지신전) + 수직(무릎을 걸대에 걸침)견인/적용 : 골반부, 대퇴 • bryant traction : 3세 미만 아동의 대퇴골절시 적용, 고관절을 90° 굴곡한 상태로 견인 • 골반띠견인 : 좌골신경통, 요부의 근육경련, 척추의 경증 골절에 적용 • 골반현수견인 : 골반부 골절, 하복부 연조직 손상시 적용 • 경부견인 : 경추부의 손상 및 골절	• 평형현수대견인 : 대퇴 골절시 전위, 겹치게 되었을 때, 골반이나 하지의 다발성 골절시 적용 • 두부 골격견인 : 경추나 상부 흉추 손상

3) 간호 기출 11

① 견인의 지속성 유지, 견인기구, 견인줄은 항상 제자리에 유지
② 추는 바닥에 닿지 않도록 하고 임의로 추의 무게를 조정하거나 제거하지 않음
③ 움직일 때 삼각손잡이 이용, 주기적인 ROM, 등척성 운동
④ 부종 및 부동관련 합병증(혈전성 정맥염)예방 및 사정 : 고정부위 상승, 압박스타킹 적용, 종아리 통증 및 둔부 방사통 사정
  • 피부견인 : 비골신경마비관찰(손상된 발 배굴), buck's 견인(매 8시간마다 풀고 다시 감기 기출 03), Russel 견인시 발뒤꿈치 욕창 예방
  • 골격견인 : 핀 삽입부위 감염증상 사정, 무균술 적용, 체위변경 등

8 전체고관절 치환술(THR, 고관절 전치환술) 기출 00, 10, 11, 12, 13, 16, 17, 18

1) 수술 전 간호

① 재활운동 교육 : 대퇴사두근 힘주기 운동, 둔부근육 힘주기 운동, 고관절 신전 및 외전상태의 유지, 목발이나 보행기의 사용법에 대해 설명
② 수술 전 처치 : 수술부위 면도, 비누로 세척, 수술전 항생제 투여

2) 수술 후 간호 : 운동으로 근력강화, 신경혈관상태 사정, 통증조절

(1) 탈구 예방 기출 11, 12, 18, 19, 21

체위 기출 20, 23, 25	• 고관절 굴곡, 내전, 내회전 금지 → 고관절 탈구 예방 • 외전부목, 외전보조기, 베개, 모래주머니를 이용하여 반드시 외전 유지 • 수술한 쪽으로 측위 금지
탈구 증상 기출 17	• 외측성 탈구 : 둔부 주름이 비대칭적, 환측 길이가 짧아짐 • 피스톤 징후 : 탈구부 쪽 다리를 당겼다 놓았을 때 '딸깍'하는 소리 남 • 트렌델렌버그 증상 : 선 상태에서 정상인 다리를 들어 올릴 때 정상 측으로 골반이 기움 • 양측성 탈구 : 오리걸음, 하복부 돌출, 요추 전만

(2) 활동 기출 18

수술 후 첫날부터 침상운동 시작, 대퇴사두근과 둔부의 등척성 운동 시행 → ROM 운동, 경사침대, 평행봉 등을 이용 기출 18

(3) 기타
① 감염예방 : 항생제 투여, 감염징후 사정
② 심부정맥혈전증, 폐색전증 예방 : 탄력스타킹 착용, 항응고제 투여
③ 조기이상 및 통증 시 진통제, 근육이완제 투여 기출 21
④ 피부간호, 적절한 수분섭취, 고섬유식 제공(변비 예방), 물리치료 시행
⑤ 호흡기 합병증(무기폐, 폐렴) 예방 : 심호흡과 기침 격려, 간이 폐활량계 이용

(4) 퇴원 시 교육 기출 11, 13, 16, 23
① 높은 좌변기나 높고 팔걸이가 있는 의자 사용, 다리를 꼬지 않고 앉게 함 기출 11
② 고관절 굴곡을 예방하기 위해 신발, 양말, 옷 착용시 구부리지 말고 보조기 이용
③ 한쪽 다리 위에 다른 쪽 다리를 올려놓지 않기
④ 수술 후 6주간 혈전방지 탄력스타킹 착용
⑤ 수술 후 6주 이내에는 운전 금지, 3개월간 양반다리 금지 등 활동제한에 대한 교육
⑥ 오랫동안 앉아 있거나 서 있지 않기, 조심스럽게 계단 오르기

9 전슬관절 대치술(TKR) 기출 08, 17, 19

체위	수술 후 48시간 하지거상, 무릎의 굴곡 예방(무릎은 중립 위로 유지, 내회전과 외회전 금지, 무릎을 편 상태로 유지, 과다신전 제한) 기출 19
수술부위 사정	감염과 출혈 사정 : 분비물 확인, 수술 2일 후 능동적 굴곡운동 전 드레싱제거
감염예방	배액관 사정(배출액 과다, 냄새, 색 등 관찰), 항생제 투여, 체온상승 등 관찰
운동	• 수술 후 1일째 보조기구 이용하여 가벼운 체중부하 시작, 환자가 견딜 수 있는 만큼 증가, 능동적인 발목의 배족저 굴곡, 대퇴사두근 힘주기 운동 격려 • 능동적인 하지직거상 운동이 가능할 때까지 무릎 고정 장치착용 • 지속적인 수동운동(CPM) : 수술 후 3~5일부터 하루 3~4회 시행하여 점진적인 강도 증가, 퇴원 시 100~120° 가능하도록 적용 기출 17, 19, 24 • 항혈전 스타킹 착용 : 혈전 예방 기출 19
통증간호	• 초기 마약성 진통제 투여, 체위 변경, 수술 후 48시간 얼음주머니 적용 기출 19 • 능동적 굴곡운동 전후 얼음주머니 적용, 진통제 투여

UNIT 4 관절 장애

1 골관절염(osteoarthritis, OA)과 류마티스 관절염(rheumatoid arthritis, RA)

기출 01, 03, 04, 05, 06, 10, 12, 13, 14, 15, 16, 17, 18, 19, 21, 22

	골관절염(=퇴행성 관절염) 기출 09, 15, 16, 18	류마티스 관절염 기출 06, 13, 14, 15, 19
정의	하나 이상의 관절에서 연골의 만성적, 진행적인 파괴와 상실	활막관절 내의 결합조직에 염증성 변화를 가져오는 만성적이고 전신적인 자가면역 질환
원인/ 위험 요인	• 관절연골의 퇴행성 변화, 관절면의 연골 마모로 시작 • 노화, 비만, 생활습관과 자세, 반복적인 노동이나 작업에 의해 주로 발생 • 체중부하 관절에 발생(고관절, 무릎)	• 활액막에서 염증, 울혈, 부종 → 활액막의 괴사 → 강직, 변형 • 유전, 자가면역설 • 여성에게 호발
임상 증상 기출 14, 15, 16, 18, 19, 23, 24	• 비대칭적 • 관절의 구축, 근육의 경직, 운동제한 • 국소통증 : 휴식시 완화, 추위와 습기, 운동 후에 악화 • 원위지관절 골증식 : Heberden's 결절 • 근위지관절 골증식 : bouchard's 결절	• 대개 양측성, 대칭적임 • 조조강직(1시간 이상 지속) • 초기 : 열감, 부종, 통증, 관절강직, 운동제한 등 • 후기 : 관절기형(Swan-neck, Boutonniere, 척골편위), 심한 통증, 골다공증, 피로, 빈혈, 체중감소, 피하결절, 심낭염 등 • 관절 외 증상 : 류마티스 결절, 쇼그렌증후군, 펠티증후군
진단 검사	• X선 검사 : 좁아진 관절공간, 골증식체 • 관절경 검사	• X선 검사 : 전형적인 RA변화 • 임상병리 검사 기출 25 : 류마티스 인자(RF)(+), ANA(+), ESR/CRP 상승, 류마티스 자가항체 검사, 전혈구 검사(WBC 증가, Hb 감소) • 활액 검사 : 백혈구 상승, 탁함, 점도 감소

치료
및
간호
중재
기출
01, 03, 04, 05, 06, 10, 12, 15, 17, 19, 22
	• 관절강내 스테로이드, 히알루론산 주사
	• acetaminophen, NSAIDs
	• 물리치료 : 온열, 초음파, TENS, 마사지, **냉요법은 급성 염증시에만 사용**
	• 휴식과 관절보호
	  – 오후에 휴식, 무리하지 않기
	  – 통증이 심해지면 휴식
	  – 과체중 조절(음식조절과 운동)
	  – 체중부하 되지 않는 운동 격려(수영)
	  – 쪼그려 앉지 않게 함
	  – 정좌 자세 금지
		• NSAIDs : 아스피린, 콕스투억제제, 살살레이트
		• 진통제 : 아세트아미노펜, 이부프로펜, 마약성 진통제
		• 스테로이드 : 염증 제거
		• 항류마티스제 : 메토트렉세이트(부작용 : 골수억제 → 전혈구 검사 시행/오심, 구토, 식욕부진, 구강궤양 → 엽산 투여/간장애 → **간기능검사 시행**)
		• 근육이완제, 항우울제, 면역억제제
		• 급성기 : ABR(단단한 매트리스 제공)
		• 안위간호 : 휴식, 열·냉요법, 마사지, 전환요법
		• ROM, 등척성 운동(근육강화) : 진통제 복용 후 시행하며 통증 심하면 중단

• 식이요법 : 항산화 영양소 섭취, 영양보충제 공급 • 부목, 보조기, 견인요법 • 수술 : 인공관절대치술, 무릎관절 성형술 등	• 조조강직 시 따뜻한 물에 해당부위를 담그거나 샤워

2 통풍(gout) 기출 02, 10, 12, 14, 15, 17, 18

1) 특성
① 퓨린의 신진대사 장애 → 퓨린의 과잉공급 또는 배설저하 → 혈중 요산 증가, 요산나트륨 축적 → 심한 발작성 관절통을 유발
② **원발성 통풍** : 요산의 과잉생산이나 정체를 초래하는 퓨린 대사의 유전적 이상
③ **속발성 통풍** : 다른 질병이나 약물로 인해 퓨린의 과잉공급과 요산 배설의 원인

2) 진단검사
① 혈중(정상범위 남 : 5~6mg/dL, 여 : 4~5mg/dL), 요중 요산수치 증가
② BUN/Cr 검사, 활액분석검사(결정체 확인)
③ colchicine에 대한 반응 : 24시간 내 통증 완화

3) 증상
발작적인 통증이 주로 야간에 발생, 통풍결절, 무증상성 고요산혈증, 관절의 발적(엄지발가락 90%), 침범된 발가락의 종창, 충혈, 열감, 조조강직

4) 치료 및 간호 중재

(1) **급성기 치료** : 절대안정, 부목 고정, 냉습포 적용(온요법 금지 : 염증유발), 통증관리(통증부위 크레들 사용, 조기이상 금지)

(2) **약물요법** 기출 02, 10, 12, 14, 17, 18

① **콜히친(colchicine)** 기출 12, 14, 17, 22 : 통증 완화, 요산 배설
  • 통증완화 될 때까지 매시간 투여
  • 부작용 : 설사, 구토, 오심 → 증상 나타나면 투약 중지 기출 22
  • 부신피질 자극 호르몬과 함께 투여 시 안전하고 효과적
② 요산배설제(probenecid), 요산생성억제제(allopurinol) 기출 17
③ **아스피린 복용 금지** : 약의 효과 방해(요산 축적) 기출 10
④ **요산축적 약물** : 이뇨제, 항생제(cyclosporine), 항결핵제(ethambutol, pyrazinamide)

(3) **식이요법** 기출 15, 18, 23 : 고퓨린식이 제한, 알코올(요산배설 감소, 퓨린합성 자극, 요산합성 증가) 금지
  • **고퓨린식이** : 내장류(곱창, 간, 허파, 천엽 등), 육즙, 멸치, 정어리, 진한 고기 국물
  • **중퓨린식이** : 쇠고기, 돼지고기, 닭고기, 흰살 생선(조기, 갈치, 명태), 현미, 통보리, 버섯류, 일부 채소류(시금치, 아스파라거스), 새우, 게, 조개류, 감

- **저퓨린식이** : 곡류(빵, 쌀, 감자류), 계란, 우유, 치즈, 과일 및 주스, 당류, 대부분 채소류, 호두 등
- **알칼리성 식품 섭취** : 감귤, 우유 등 → 요산 배출 효과
- **적정 체중 유지** : 저칼로리식이, 탄수화물 제한
- 충분한 수분 섭취(1일 3L 이상) 권장

UNIT 5 근육 지지구조 장애

1 타박상(contusion), 염좌(sprain), 좌상(strain) 기출 11, 13, 14, 17

	타박상(contusion)	염좌(sprain) 기출 17	좌상(strain)
특징	연조직 손상으로 국소적 출혈이나 피하출혈 및 심부조직 파괴동반	염좌 : 인대나 인접조직이 과하게 늘어나 심한 압통을 동반	ROM각도에서 벗어나서 과신전되거나 근육의 심한 긴장으로 발생, 근염좌라고도 함
원인	둔탁한 힘에 의한 손상	낙상, 운동 시 뒤틀린 동작	무리하게 물건 들어올리기, 갑작스러운 운동, 낙상
호발부위		발목, 경추	
증상	피하출혈, 반상출혈(멍), 통증, 부종	손상직후 부종, 통증, 변색, 점점 심해지는 운동 및 기능장애	부종, 점상출혈, 압통
치료 및 간호 기출 11, 13, 17, 23	• price 치료 　P : 보호(protection) 　R : 휴식(rest) 　I : 냉요법(ice) 　C : 압박(compression) 　E : 거상(elevation) • NSAIDs 투여 • 첫 24~48시간 동안 냉요법 적용, 이후 간헐적 온습포 적용(혈액흡수 및 안위도모) • 탄력붕대, 발목 교정기, 부목, 석고붕대 적용, 완치 후 과다한 운동 제한		

UNIT 6 기타 근골격계 장애(손, 발, 척추, 결체조직장애)

1 어깨관절 유착성 관절낭염

1) **증상과 징후** : 심한 통증, 야간통, 능동적·수동적 관절 운동 제한
2) **회전근개 질환과의 구별** : 수동적 관절운동의 제한 유무로 판단
3) **진단검사** : 관절운동범위 검사와 마찰 및 건에 대한 통증, 관절운동범위 사정(거상 운동, 중립위 외회전 운동, 외전에서의 외회전과 내회전 운동 범위)

2 회전근개 손상

1) **원인** : 외상, 어깨관절 전방탈구, 과도한 사용, 퇴행성 변화, 팔을 뻗은 상태에서 낙상 등
2) **증상과 징후** : 팔을 사용할수록 어깨전방의 심한 통증, 야간에 악화하여 수면 방해, 근력약화와 근육 사용시 피로감, 능동적인 외전 제한(외전 시도시 특징적인 어깨의 움츠림 증상 나타남), 팔 처짐 징후(= 상지하수검사 = 낙하상완징후 : 외전 각이 90° 전후의 어느 지점에서 갑자기 힘이 빠지며 팔이 떨어지는 현상), 움츠림 증상(팔의 외전시 팔은 올라가지 않고 어깨만 위로 으쓱거리는 현상) 기출▶ 22
3) **치료와 간호** 기출▶ 24

비수술적 치료	팔걸이를 사용하여 수일전 안정, 통증 없어진 후 운동요법 시작, 비스테로이드성 소염제, 물리치료(냉열요법, 초음파, 경피적 전기신경치료)
수술적 치료	• 종류 : 관절경 견봉 성형술, 회전근개봉합술 등 • 수술 후 중재 – 수주동안(1~8주) 팔걸이로 환측 상지 고정 – 어깨고정기로 환측 어깨 외전 유지 – 수술 후 3~4일에 운동시작 – 수술 후 6주 이후부터 어깨에 무리가 가지 않는 일상생활 활동 가능 – 3~6개월간 어깨에 힘이 들어가는 활동 제한

3 수근관증후군(손목굴증후군, carpal tunnel syndrome) 기출▶ 09, 12, 19

1) **특징** : 손목의 정중신경이 압박이 가해져 손목에 통증이 발생하는 가장 흔한 신경성 질환
2) **원인** : 주로 손목을 많이 사용하는 직종, 손가락과 손목을 쓰는 근로자, 계속적인 망치를 사용하는 사람, 류마티스 관절염, 임신말기, 폐경 시

3) 증상 기출 19

① 손바닥과 손가락의 통증, 근육 허약, 손이 힘이 없어져 물건 잡기 어려움
② 밤에 통증 심해지며, 팔과 어깨로 방사
③ 손을 흔들거나 손가락을 마사지하면 증상 완화
④ Phalen 징후(+) 기출 19 : 손목을 90° 구부린 상태에서 양손 등을 마주하고 60초 정도 유지 시 손의 저림과 통증, 손목 부위가 무감각하고 얼얼해지면 양성
⑤ Tinel 징후(+) 기출 19, 24 : 정중신경 부위를 가볍게 두드릴 때 3개 반 정도의 손가락에 작열감, 저림(+)
⑥ 수근압박검사(+) : 수근의 굴근 표면에 약 30초 가량 손으로 압박 시 감각 이상 호소

4) 치료 및 간호 기출 12

① 아스피린, NSAIDs 투여, 국소적 스테로이드 주사
② 손목 부목으로 굴곡 운동 제한, 야간에도 착용, 손과 팔을 올린 자세유지
③ 외과적 수술 : 수근터널해리술(carpal tunnel release)
   손목을 부목으로 고정하여 굴곡방지, 냉찜질, 진통제, 4~6주간 무거운 물건 들기 금지, 신경혈관계 합병증 관찰(손가락 색깔, 모세혈관 충만, 온도감 측정) 등
④ 냉요법 적용, 휴식 격려
⑤ 부종 : 이뇨제와 저염식이 권장, 피리독신 투여

UNIT 7 척추질환

1 강직성 척추염

1) 증상 기출 23
아침 기상시 심한 요통과 강직(휴식 후에 심함, 활동 시 불편감 완화), 신경손상 없음, 죽상척추현상(척추 전체가 한 덩어리의 뼈로 보임, 완전히 강직, 체위 기형과 변형 유발), 머리와 목의 경직

2) 간호

① 근육경련과 통증완화 : 아스피린과 NSAIDs 투여, 온요법과 습포 적용
② 적절한 체위유지, 단단한 매트리스, 얕은 베개 사용 또는 베개 사용하지 않음
③ 관절 전체의 신전운동과 폐활량 유지를 위한 심호흡 격려
④ 관절의 가동성 유지 : 수영 또는 수중 운동 권장
⑤ 수술 : 심한 기형 시 시행

2 척추측만증 기출 09

1) **정의** : 척추 변형 질환 중 가장 흔한 형태로 척추가 10° 이상 옆으로 굽은 상태

2) **원인**
   ① 특발성 : 뚜렷한 원인 없음, 대부분 청소년기 초기의 급성장기에 나타남
   ② 선천적 : 태아기 발달 중 발생, 다른 장기의 선천성 기형 동반
   ③ 신경근육성 : 뇌성마비, 근이영양증, 사지마비 등과 같은 신경근육질환이 있을 때 발생

3) **증상**
   ① 서 있는 자세 : 어깨 높이 다름, 견갑골 높이, 고관절과 둔부의 높이 비대칭, 옆구리 모양과 가슴 크기 다름
   ② Adam's 검사(전방굴곡 검사) : 몸을 앞으로 굽힐 때 등의 높이 다름, 늑골과 옆구리 비대칭, 한쪽 견갑골이 위쪽으로 튀어 나옴

4) **치료 및 간호**
   ① 20° 이하인 경우 치료없이 지속적 관찰과 운동
   ② 운동을 해도 만곡이 증가하는 환자에게 보조기 적용
      • Milwaukee 보조기 : 거의 매일 하루 종일 착용
      • 흉요천추보조기(TLSO) : 20~40° 정도의 만곡, 골격성장이 2년 이상 남아 있는 환자에게 효과적
   ③ 50° 이상의 만곡, 성장이 거의 완료된 만곡에는 수술적 치료 적용

3 척추후만증

1) **정의** : 등이 굽은 상태로 흉부 및 천추부의 후방만곡이 증가된 것

2) **종류**

선천성	• 추체의 형성부전이나 분절부전으로 발생 • 진행되는 후만증이 심해지면 하반신 마비 발생 → 수술적 치료 시행
노인성 기출 18	• 작은 충격에 의한 척추 압박골절, 추간판의 퇴행성 변화, 폐경기 후 골다공증 등이 주요 요인 • 척추 후만과 동시에 통증과 피로감 발생 • 자세교정, 복근 및 배근 강화 운동, 보조기나 코르셋 착용, 골다공증에 대한 치료

4 요통(back pain) 기출 03, 17

1) **원인** : 추간판 탈출, 염증(강직성 척추염), 척추협착, 골다공증, 심인성, 자궁신장병변 등
2) **약물** : 비스테로이드성 소염제, 근이완제 투여
3) **예방** : 좋은 자세, 근력 강화

① **요근 체위** : 똑바로 누워 다리를 의자에 올려 골반관절과 무릎관절 90도 유지
② 단단한 침요, 베게는 높게 하거나 무릎 밑에 넣어 허리를 평형하게 유지, 환자가 편한 체위 취하도록 함, 의자는 움직이지 않고 등받이가 높은 것을 사용
③ 앉을 때 발판을 사용하여 무릎이 대퇴관절보다 약간 높이 올라가도록 함
④ 서서 작업할 때는 발판 위에 한쪽 다리를 올려둠 기출 17
⑤ 물건을 들어 올릴 때는 반드시 무릎을 구부려서 들어올림
⑥ 허리근육 강화와 유연성 운동, 유산소 운동 권장, 근골격계에 긴장을 주는 운동 제한
⑦ 체중조절

CHAPTER 1. 활동/자기돌봄장애 : 근골격계

01. 비골골절로 석고붕대를 한 환자가 진통제로 감소되지 않는 극심한 통증을 호소할 때 의심 가능한 합병증은?

① 구획증후군
② 폐색전증
③ 관절강직
④ 무혈성괴사
⑤ 관절탈구

해설 [구획증후군]

정의	골절로 인한 출혈과 부종으로 구획의 크기 증가 → 구획 내의 조직압박(정상구획압 : 0~10mmHg, 20mmHg 이상이면 비정상) → 혈류감소, 조직허혈 → 심혈관계 손상
증상	진통제로 감소되지 않는 극심한 통증, 환측의 능동적 움직임 감소, 감각이상(핀으로 찌르는 듯한 감각), 맥박의 감소 또는 소실, 냉감, 창백, 괴사, 마비
치료	압박의 원인 제거(석고붕대 및 압력붕대 제거), 근막절개술
중재	손상된 사지는 심장과 같은 높이에 둠(심장보다 높게 두면 동맥순환장애 초래), 수분섭취 권장, 규칙적으로 CMS 사정, 냉요법 금지

02. 전체고관절 치환술 후 탈구 예방을 위한 교육이 필요한 환자의 행동은?

① 다리를 꼬고 앉아 있다.
② 높은 좌변기를 사용한다.
③ 외전부목 보조기를 착용하고 있다.
④ 신발을 신을 때 보조기를 이용한다.
⑤ 팔걸이가 있는 의자를 이용한다.

해설 [전고관절 치환술 후 간호]

탈구예방	• 고관절 굴곡, 내전, 내회전 금지 → 고관절 탈구 예방 • 외전부목, 베개, 모래주머니를 이용하여 반드시 외전 유지 • 수술한 쪽으로 측위 금지
환자교육	• 높은 좌변기나 높고 팔걸이가 있는 의자 사용, 다리를 꼬지 않고 앉게 함 • 고관절 굴곡을 예방하기 위해 신발, 양말, 옷 착용시 구부리지 말고 보조기 이용 • 한쪽 다리 위에 다른 쪽 다리를 올려놓지 않기 • 수술 후 6주간 혈전방지 탄력스타킹 착용 • 수술 후 6주 이내에는 운전 금지, 3개월간 양반다리 금지 등 활동제한에 대한 교육 • 오랫동안 앉아 있거나 서 있지 않기, 조심스럽게 계단 오르기

01. ① 02. ①

03. 전슬관절 치환술 후 회복실을 거쳐 병실로 이동한 환자의 간호중재로 가장 적절한 것은?

① 수술한 무릎의 굴곡상태를 유지한다.
② 더운물주머니를 적용한다.
③ 보조기구를 이용해 능동적 굴곡운동을 시행한다.
④ 수술한 하지를 거상한다.
⑤ 드레싱을 교환한다.

[해설] [전슬관절 치환술 후 간호중재]

체위	수술 후 48시간 하지거상, 무릎의 굴곡 예방(무릎은 중립 위로 유지, 내회전과 외회전 금지, 무릎을 편 상태로 유지, 과다신전 제한)
수술부위 사정	감염과 출혈 사정 : 분비물 확인, 수술 2일 후 능동적 굴곡운동 전 드레싱제거
감염예방	배액관 사정(배출액 과다, 냄새, 색 등 관찰), 항생제 투여, 체온상승 등 관찰
운동	• 수술 후 1일째 보조기구 이용하여 가벼운 체중부하 시작, 환자가 견딜 수 있는 만큼 증가, 능동적인 발목의 배족저 굴곡, 대퇴 사두근 힘주기 운동 격려 • 능동적인 하지직거상 운동이 가능할 때까지 무릎 고정 장치 착용 • 지속적인 수동운동(CPM) : 수술 후 3~5일부터 하루 3~4회 시행하여 점진적인 강도 증가, 퇴원 시 100~120° 가능하도록 적용 • 항혈전 스타킹 착용 : 혈전 예방
통증간호	• 초기 마약성 진통제 투여, 체위 변경, 수술 후 48시간 얼음주머니 적용 • 능동적 굴곡운동 전후 얼음주머니 적용, 진통제 투여

04. 메토트렉세이트를 처방받은 류마티스 환자에게 약물에 대한 교육을 진행하려고 한다. 재확인이 필요한 내용은?

① "주기적으로 혈액검사를 시행합니다."
② "간 장애가 발생할 수 있습니다."
③ "구강궤양이 발생하면 즉시 약물을 중단합니다."
④ "강한 햇빛에 노출을 자제합니다."
⑤ "반드시 용법대로 복용해야 합니다."

[해설] [메토트렉세이트 부작용]
• 골수억제 → 전혈구 검사 시행
• 오심, 구토, 식욕부진, 구강궤양 → 엽산 투여
• 간 장애 → 간기능검사 시행

03. ④ 04. ③

05. 어깨 통증을 호소하는 환자의 신체사정을 하였다. 팔처짐징후가 관찰될 때 어느 부위의 손상을 의심할 수 있는가?

① 회전근개 손상
② 어깨관절의 탈구
③ 경추 추간판탈출증
④ 어깨염좌
⑤ 어깨 관절낭의 염증

🔖해설 **회전근개 손상의 증상과 징후** : 팔을 사용할수록 어깨전방의 심한 통증, 야간에 악화하여 수면 방해, 근력약화와 근육 사용시 피로감, 능동적인 외전 제한(외전 시도시 특징적인 어깨의 움츠림 증상 나타남), 팔처짐징후(=상지하수검사 = 낙하상완후 : 외전 각이 90° 전후의 어느 지점에서 갑자기 힘이 빠지며 팔이 떨어지는 현상), 움츠림 증상(팔의 외전 시 팔은 올라가지 않고 어깨만 위로 으쓱거리는 현상)

06. 수근관증후군 환자에게 확인할 수 있는 특징적인 사정결과는?

① 팔렌 징후 양성
② 라크만검사 양성
③ 상지하수검사 양성
④ 맥머레이 검사 양성
⑤ 하지직거상검사 양성

🔖해설 [수근관증후군 증상]
- 손바닥과 손가락의 통증, 근육 허약, 손에 힘이 없어져 물건 잡기 어려움
- 밤에 통증 심해지며, 팔과 어깨로 방사
- 손을 흔들거나 손가락을 마사지하면 증상 완화
- Phalen 징후(+) : 손목을 90° 구부린 상태에서 양손 등을 마주하고 60초 정도 유지 시 손의 저림과 통증, 손목부위가 무감각하고 얼얼해지면 양성
- Tinel 징후(+) : 정중신경 부위를 가볍게 두드릴 때 3개 반 정도의 손가락에 작열감, 저림(+)
- 수근압박검사(+) : 수근의 굴근 표면에 약 30초가량 손으로 압박 시 감각 이상 호소

07. 골관절염 환자의 신체사정결과 확인 가능한 특징적인 증상은?

① Heberden's 결절
② Swan-neck 기형
③ 척골편위
④ Boutonniere 기형
⑤ 피하결절

🔖해설 [골관절염 증상]
- 비대칭적
- 관절의 구축, 근육의 경직, 운동제한
- 국소통증 : 휴식시 완화, 추위와 습기, 운동 후에 악화
- 원위지관절 골증식 : Heberden's 결절
- 근위지관절 골증식 : bouchard's 결절

08. 상지 석고붕대 환자에게 손과 손가락의 부종 및 변색이 관찰되고 요골동맥이 측정되지 않을 때 간호중재는?

① 환측 상지를 거상한다.
② 얼음주머니를 적용한다.
③ 석고붕대를 제거한다.
④ 손 마사지를 실시한다.
⑤ 처방된 진통제를 투여한다.

해설 석고붕대 합병증 : 구획 증후군, 석고붕대 증후군, 감염, 조직괴사 등
- 상지 석고붕대 : 볼크만 허혈성 구축 발생(증상 : 요골맥박 측정 안됨, 손과 손가락의 부종 및 변색)
- 하지 석고붕대 : 비골신경 손상으로 영구적 손상 초래(하지의 CMS 철저한 사정 중요)
- 중재 : 즉시 석고붕대를 잘라 압력 완화

09. 주관절 골절로 석고붕대를 적용한 환자가 손의 경직과 마비감을 호소하여 신체사정을 한 결과 갈고리 모양의 변형이 확인되었다. 예상 가능한 합병증은?

① 볼크만 허혈성 구축
② 수근하수
③ 관절강직
④ 석고붕대 증후군
⑤ 상지 감염

해설 [볼크만 허혈성 구축]
- 12시간 이상 지속된 구획증후군에 의해 신경과 근육의 비가역적 손상 발생
- 증상 : 팔과 손이 갈고리 모양으로 변형, 경직, 저린감, 마비
- 원인 : 주관절이나 전박의 골절, 석고붕대의 과도한 압력으로 인해 발생

10. 골밀도가 감소한 폐경기 여성의 병리적인 골절의 발생을 예방하는 방법은?

① 비타민 D와 고나트륨 식이
② 고단백질 식이 섭취
③ 우유, 유제품 등을 섭취
④ 골밀도 증가를 위해 수영과 같은 운동을 규칙적으로 시행
⑤ 필요시마다 에스트로겐을 복용

해설 [골다공증 치료 및 간호중재]
- 칼슘과 비타민 D 투여
- 비스포스포네이트(bisphosphonates, BPs) : 골소실 예방, 골밀도와 총 골질양을 증가시킴, 아침 공복에 물 200mL와 함께 복용, 섭취 후 약 1시간 정도 상체 세운 자세 유지
- 에스트로겐 요법 : 환자의 위험률과 치료가능성 평가 후 의사처방하에 짧은 기간 동안 최소한의 용량 투여
- 칼시토닌 : 골 흡수 억제
- 식이요법 : 칼슘, 비타민 D, 저염식이, 카페인-초콜릿-탄산음료 제한, 과량의 인 섭취 제한, 적당량의 단백질 섭취, 금연, 알코올 섭취 제한
- 규칙적인 체중부하운동 : 30분/일, 3~5일/주, 걷기 운동이 가장 효과적(수영은 전반적인 근육운동에 도움을 주나 골밀도 증가에는 도움이 안됨, 승마 볼링, 물구나무서기 등의 운동 제한), 근육강화운동 병행

정답 08. ③ 09. ① 10. ③

11. 관절염으로 입원한 대상자가 골관절염과 류마티스 관절염의 차이에 대해서 질문하였을 때 담당 간호사의 설명 중 수정이 필요한 내용은?

① "골관절염은 비대칭적으로 나타납니다."
② "류마티스성 관절염은 활액막 염증으로 시작됩니다."
③ "골관절염은 통증이 국소적으로 나타납니다."
④ "두 가지 관절염 모두 진행되면서 뼈의 변형을 초래합니다."
⑤ "류마티스 관절염 환자는 통증 예방을 위해 부동자세를 유지하는게 좋습니다."

해설

	골관절염 = 퇴행성 관절염	류마티스 관절염
원인/ 위험 요인	• 관절연골의 퇴행성 변화, 관절면의 연골 마모로 시작 • 노화, 비만, 생활습관과 자세, 반복적인 노동이나 작업에 의해 주로 발생 • 체중부하 관절에 발생(고관절, 무릎)	• 활액막에서 염증, 울혈, 부종 → 활액막의 괴사 → 강직, 변형 • 유전, 자가면역설 • 여성에게 호발
임상 증상	• 비대칭적 • 관절의 구축, 근육의 경직, 운동제한 • 국소통증 : 휴식시 완화, 추위와 습기, 운동 후에 악화 • 원위지관절 골증식 : Heberden's 결절 • 근위지관절 골증식 : bouchard's 결절	• 대개 양측성, 대칭적임 • 조조강직(1시간 이상 지속) • 초기 : 열감, 부종, 통증, 관절강직, 운동제한 등 • 후기 : 관절기형(Swan-neck, Boutonniere, 척골편위), 심한 통증, 골다공증, 피로, 빈혈, 체중감소, 피하결절, 심낭염 등 • 관절 외 증상 : 류마티스 결절, 쇼그렌증후군, 펠티증후군
치료 및 간호 중재	• 관절강내 스테로이드, 히알루론산 주사 • acetaminophen, NSAIDs • 물리치료 : 온열, 초음파, TENS, 마사지, 냉요법은 급성염증시에만 사용 • 휴식과 관절보호 - 오후에 휴식, 무리하지 않기 - 통증이 심해지면 휴식 - 과체중 조절(음식조절과 운동) - 체중부하 되지 않는 운동 격려(수영) - 쪼그려 앉지 않게 함 - 정좌 자세 금지	• NSAIDs : 아스피린, 콕스투억제제, 살살레이트 • 진통제 : 아세트아미노펜, 이부프로펜, 마약성 진통제 • 스테로이드 : 염증제거 • 항류마티스제 : 메토트렉세이트 • 급성기 : ABR(단단한 매트리스 제공) • 안위간호 : 휴식, 열·냉요법, 마사지, 전환요법 • ROM, 등척성 운동(근육강화) : 진통제 복용 후 시행하며 통증 심하면 중단 • 조조강직 시 따뜻한 물에 해당부위를 담그거나 샤워

12. 퓨린의 대사 장애로 엄지발가락과 발목에 심한 통증과 종창을 호소하는 대상자에게 우선적인 간호중재는?

① 치즈와 우유 등 고퓨린식이 제한
② 수분섭취 제한
③ 부목으로 고정 후 냉습포 적용
④ 근력강화 운동 권장
⑤ 아스피린 투여

해설
- **통풍의 급성기 치료** : 절대안정, 부목 고정, 냉습포 적용(온요법 금지 : 염증유발), 통증 관리(통증부위 크레들 사용, 조기이상 금지)
- **아스피린 복용 금지** : 약의 효과 방해(요산 축적)
- 고퓨린식이(내장류(곱창, 간, 허파, 천엽 등), 육즙, 멸치, 정어리, 진한 고기 국물) 제한, 알코올(요산배설 감소, 퓨린합성자극, 요산합성 증가) 금지

11. ⑤ 12. ③

CHAPTER 02 심혈관/혈액장애
(심장계/혈관계/혈액계)

간호사국가고시 대비

UNIT 1 심장의 구조와 기능

1 기본구조

① 좌측 제 3~5늑골 사이의 종격동에 위치, 성인주먹만한 크기
② 3개의 층으로 구성 : 심외막, 심근, 심내막
③ 심장은 이중벽의 심낭(pericardium)으로 보호 : 15~20mL의 심낭막액이 심낭강에 있어 심장 수축시 마찰 방지(장측심낭, 벽측심낭)

2 심방(atrium)과 심실(ventricle)

1) **우심방** : 상하대정맥과 관상정맥동을 통해 전신순환으로부터 돌아온 정맥혈 받음
2) **우심실** : 심실확장기에 우심방으로부터 정맥혈을 받아 폐동맥을 통해 폐로 보냄
3) **좌심방** : 폐순환으로부터 산화된 동맥혈을 받아 좌심실로 보냄
4) **좌심실** : 좌심방으로부터 동맥혈을 받아들여 대동맥을 통해 전신 동맥순환계로 박출(전신박출로 좌심실 벽이 우심실벽보다 2~3배 두꺼움)

3 판막(valves)

이완기에 판막이 열려 심방 → 심실로 혈액 이동, 수축기에 판막이 닫혀 심방으로의 역류 방지

1) **방실판막(atrioventricular valves)**
   ① 삼첨판 : 우심방과 우심실 사이
   ② 이첨판(승모판) : 좌심방과 좌심실 사이

2) **반월형 판막(semilunar valves)**
   ① 폐동맥 판막 : 우심실과 폐동맥 사이에 위치
   ② 대동맥 판막 : 좌심실과 대동맥 사이에 위치

4 관상순환(coronary circulation)

1) **관상동맥(coronary arteries)** : 대동맥 시작부위(valsalva's sinus)인 대동맥 판막 바로 위에서 나와 좌측, 우측으로 나뉨, 심근에 적절한 혈액 공급

2) **관상정맥** : 심장근육을 순환한 후 정맥혈은 전신순환으로 들어가지 않고, 관상 정맥동이나 전방심장 정맥 등을 통해 심장으로 유입

5 심전도계

1) **심장근육의 특성** : 자동성(심장박동을 자발적으로 시작, 동방결절의 자동성이 가장 두드러지며 일차적 심박조절자), 흥분성, 전도성, 수축력, 불응성, 율동성(자극-전도-수축-이완), 신장성

6 심방전도체계의 구조 기출 04

1) **전도체계** : 동방결절 → 방실결절 → 히스번들 → 프르킨예섬유

2) **심박출량** : 1회 박동량(stroke volume, SV) × 심박동수(HR) 기출 01

3) **심박출량에 영향을 주는 3가지 요인** 기출 01

   (1) **전부하(preload)**
   ① 이완기말, 심실수축 전에 심근의 팽창 정도, 용적부하
   ② 영향요인 : 혈액량 → 심장으로 돌아오는 혈액량이 많으면 전부하 증가

   (2) **후부하(afterload)**
   ① 수축기 동안 좌심실에서 대동맥으로 혈액 박출을 위한 심실의 긴장 정도, 압력부하
   ② 심실이 반월판막을 거쳐 말초혈관까지 박출하기 위해 극복해야 할 압력이나 저항
   ③ 영향요인 : 말초혈관의 저항, 혈액의 점성도, 대동맥압, 심실의 크기 등
   ④ 후부하의 증가는 결국 심박출량이 감소

   (3) **심근수축력(contractility)**
   ① 심장수축의 힘
   ② 영향요인 : 증가(교감신경자극, 칼슘방출, 강심제 등), 감소(저산소증, 산혈증)

UNIT 2 심혈관계 사정

1 순환기계 증상

- 호흡곤란 : 발작성 야간성 호흡곤란, 좌위호흡(기좌호흡), 운동시 호흡곤란
- 흉통, 심계항진, 피로, 실신, 기침, 부종(edema) 및 체중증가
- 간헐적 파행증 : 말초혈관의 정맥부전과 죽상 경화로 인한 허혈로 발생, 걸을 때 다리나 대퇴부에 심한 통증을 호소하나 휴식 및 아픈 다리를 내리면 통증 감소

2 건강력

연쇄상구균 감염, 류마티스열(심장판막 질환의 흔한 원인), 투약(항고혈압제, 이뇨제 등), 선천성 심장 기형의 유무, 흡연, 음주, 운동, 비만 등

3 신체검진 기출 10

1) **시진** : 피부색(청색증), 경정맥 팽창, 호흡양상, 말초부종(요흔성 부종)
2) **촉진** : 말초맥박(대칭성 확인 위해 경동맥을 제외하고 양측에서 동시 촉진), 심첨맥박
3) **타진** : 심장비대
4) **청진** : 심음, 심낭마찰음
   ① **정상 심음** : S1(승모판, 삼첨판이 닫힐 때 나는 소리), S2(대동맥판막, 폐동맥판막이 닫힐 때 나는 소리)
   ② **비정상 심음** : S3(심실충만음, 심실초기 이완기 시 들림), S4(심방수축기에 심실이완이 잘 안 되는 소리, 심방수축기에 들림)

4 진단검사 기출 03, 10, 14, 15, 16, 19

1) **심도자술(cardiac catheterization)**
   ① 심장혈관에 도관을 넣어 심장의 구조, 판막, 순환계 정보파악
   ② 관상동맥 혈관조영술(coronary angiography) : 심도자술 중 관상동맥에 조영제를 투여하여 X선 촬영

검사 전 간호	• 서면동의, 검사과정에 대한 정보 제공, 조영제 알레르기 유무 확인, 금식, 흉부 X선 검사, 혈액검사, 혈액응고검사, 심전도 검사 등 • 강심제나 이뇨제 복용하는 환자는 투약 보류
검사 후 간호 기출 14, 16	• 검사 후 4~6시간 동안 천자부위를 구부리지 않고 편 채로 침상안정 • 출혈예방 : 압박지혈, 혈관폐쇄장치 이용 • 활력징후 관찰, 말초 순환, 심전도 관찰 • 카테터 삽입 부위관찰 : 출혈, 혈종형성 • 조영제 배출 위해 정맥 수액 공급 또는 경구 수분섭취 권장

2) 심전도(electrocardiogram, ECG, EKG) 기출 13, 14, 19, 25

피부에 전극을 부착하여 심장의 전기적 활동을 그래프상에 파형으로 나타낸 것

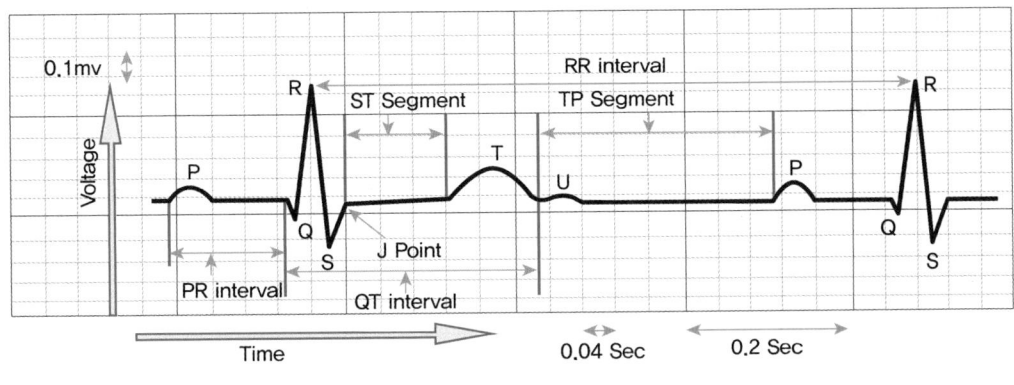

- PR interval   0.12 – 0.20 sec
- QRS duration   0.08 – 0.10 sec
- QT interval   0.4 – 0.43 sec
- RR interval   0.6 – 1.0 sec

① P파 : 심방의 탈분극(심방수축)
② P-R 간격 : 동방결절에서 방실결절의 전도시간
③ QRS파 : 심실의 탈분극(심실 수축), 0.12초 이상 : 심실 내 전도장애 의미
④ ST분절 : 심실의 탈분극 후 재분극이 나타나기 전까지의 전기적 침묵기(QRS파가 끝나는 부분에서 T파가 시작되는 점 사이)
⑤ T파 : 심실의 재분극(이완)
⑥ QT간격 : 심실의 탈분극과 재분극의 전체 지속시간
⑦ U파 : 푸르킨예 섬유의 느린 재분극, 없거나 T파 후에 작은 파형으로 나타남(뚜렷한 U파 : 서맥, 저칼륨혈증)

> 참고 ✓ 심전도 상 심박수 계산 기출 19, 24 → R-R 간격으로 1분당 계산
> - R-R 간격으로 1분당 계산(1칸 → 300회/분, 2칸 → 150회/분, 3칸 → 100회/분, 4칸 → 75회/분, 5칸 → 60회/분, 6칸 → 50회/분)
> - 분당심박수 = 6초 동안의 QRS 군 × 10
> - 분당심박수 = 60 ÷ R 사이 간격의 초
> - R-R 사이의 작은 눈금을 세어 1,500으로 나누기
> - R-R 사이의 큰 눈금을 세어 300으로 나누기

3) 운동부하 검사(Exercise test, stress test) 기출 10

- 심근 허혈을 유발시키기 위해 운동으로 심장에 부담을 가하면서 심전도 검사, 최대 심박동수의 80~90%까지 증가, ST분절과 T파에 변화가 있는 경우 관상동맥질환의 증거
- 검사 전 금연, 카페인과 알코올 섭취금지, 응급상황에 대비하여 니트로글리세린 준비
- 검사 중 흉통, 어지럼증, 숨가쁨, 불규칙적인 심박동에 대해 주의깊게 관찰

4) 혈액역동검사 기출 10, 15, 25

(1) **중심정맥압(central venous pressure, CVP)**
① 우심방으로 들어오는 혈액의 압력
② 정상 : 4~12cmH₂O(1~7mmHg), 정상수치에 있어도 변화양상을 관찰하는 것이 중요
  - 상승 : 과다한 수액공급, 울혈성 심부전(우심실의 수축부전)
  - 저하 : 출혈, 쇼크와 같은 원인으로 순환혈액량 감소

(2) **폐동맥압과 폐모세혈관 쐐기압(pulmonary capillary wedge pressure, PCWP)**
정상범위 : 4~12mmHg
  - 상승 : 심장압전(심장눌림증), 좌심실부전, 25 이상 → 폐부종 암시
  - 저하 : 출혈, 쇼크와 같은 원인으로 순환혈액량 감소

(3) **심박출량** : 심장에서 1분동안 분출되어 나가는 혈액의 양, 정상범위 : 4~8L/min

(4) **심실의 구출률(박출률, ejection fraction, EF)** : 수축시 심실에서 분출되어 나오는 혈액량의 비율,
정상범위 : 55~70%(평균 60%)
  - 75% 이상 : 비후성 심근병증
  - 40% 이하 : 심부전, 심근병증

5) 심장초음파 기출 23 : 심장과 판막의 구조와 운동을 평가, 심박출량을 산출하여 심방과 심실의 직경을 측정, 심근의 수축력을 관찰하여 심실의 박출률(EF)를 계산, 심낭강 내 삼출액, 판막질환, 심실벽의 운동상태 진단에 사용

UNIT 3 심장계 질환

1 심부전 기출 02, 03, 05, 06, 07, 10, 11, 13, 14, 15, 16, 17, 18, 19

1) 정의
① 심장이 신체의 대사요구에 따른 충분한 혈액량을 박출하지 못하는 상태 기출 17
② 심박출량 저하, 폐정맥과 전신정맥이 울혈, 신체조직 산소부족 초래
③ 심박출량 저하시 증상 : 혈압저하, 빠르고 약한 맥박, 소변량 감소, 피로 등 기출 21

2) 심장의 보상기전 기출 03, 21
(1) **교감신경계** : 1차적 보상기전, 심박동수 증가, 심장 수축력 증가, 동/정맥의 수축
(2) **레닌-안지오텐신계의 활성화** 기출 05 : 수분과 염분보유로 심장 귀환혈류량을 증가
(3) **심실확대와 심근비대** : 좌심실의 재형성

3) 심부전 분류 기출 02, 04, 05, 11, 13, 15, 16

급성심부전		출혈이나 쇼크, 탈수(구토, 설사, 심한 발한, 과도한 상처 배액량) 등으로 순환혈액량이 급속히 감소하여 발생
만성울혈성 심부전 기출 11, 13	좌심부전	• 좌심실 펌프기능장애 → 좌심실의 혈액 박출량 감소 → 좌심방압과 폐정맥압 상승 → 폐울혈 • 가장 흔한 원인 : 고혈압과 허혈성 심장질환
	우심부전	• 우심실 펌프기능장애 → 폐순환계로 박출 감소 → 전신 정맥계 울혈 • 대부분 좌심부전에 이어 우심부전 발생(좌심부전 → 폐울혈 → 우심실압력 상승)
		좌심실부전 → 혈액박출량이 감소 → 좌심방압 상승 → 폐정맥압 상승 → 폐울혈(폐동맥압 증가), 폐부종, 호흡기계 증상 → 우심실의 압력 증가 → 우심실부전 → 정맥울혈 증가, 정맥귀환 감소 → CVP 증가 → 말초부종

4) 증상

좌심실부전 기출 15, 16, 25 (폐울혈 → 호흡기계 조절기전 장애)		우심부전 기출 04, 11, 15 (정맥혈귀환 감소 → 전신정맥계 울혈)	
증상		증상	
심박출량 감소 기출 20, 21, 23	폐정맥압 상승, 폐울혈	울혈증상 기출 15, 22	소화기계
• 허약, 피로, 차가운 사지, 소변량 감소, 빈맥, 교대맥 • 뇌혈류감소로 뇌저산소증 발생 : 혼미, 불안, 어지럼증, 안절부절 못함, 불면증	호흡곤란, 기좌호흡(orthopnea), 발작성 야간 호흡곤란, 운동시 호흡곤란, 기침, 많은 양의 거품 섞인 분홍색 객담(객담에 혈액 섞여 있기도 함), 폐모세혈관쐐기압(PCWP) 증가, 폐잡음증가,	경정맥확장, 문맥압상승, 말초부종(요흔성 부종), 중심정맥압 상승, 간·비장 종창	식욕부진, 오심, 소화불량, 복부팽만 및 복통, 체중증가

5) 치료

(1) 심근수축력 강화

① 강심제 Digitalis(digoxin, digitoxin) 기출 03, 07, 10, 14, 17, 19
- 독성 sign : 오심, 구토, 설사, 복통, 부정맥, 기면, 시력장애(갈색 시야)
- 서맥주의 : 투약 전 반드시 심첨맥박 1분간 측정(분당 60회 미만 시 중단 후 보고)
  기출 02, 11, 14, 19
- 치료 혈중농도 유지 위해 투약 전과 투약기간 중 혈중 level 측정
- 혈중 전해질(칼륨) 농도 관찰 : 필요시 K⁺ 제제 섭취 또는 투약(∵ 저칼륨혈증시 독성 증상위험 증가) 기출 10, 14

② dopamine, dobutamine(베타 교감신경작용 약물) 투여

(2) 심근의 작업량 감소를 위한 치료

전부하 감소 기출 02, 03, 14, 15, 18, 19	이뇨제 기출 02, 03, 14, 18, 24	• 신장에서 소듐과 수분배설 증가, 순환혈량 감소 → 전부하 감소 → 전신울혈, 폐울혈 감소 • Lasix(furosemide) 투여 : 저칼륨혈증/저혈량증/저혈압(기립성 저혈압) 기출 19 유발될 수 있으니 주의(부작용 발생시 칼륨보유이뇨제 (spironolacton, 알닥톤)로 대체)
	정맥확장제 투여 기출 15	• nitrates 투여 → 정맥확장 → 혈관 내 용적 증가 → 심장귀환 혈액량 감소 → 심장부담 감소 → 좌심실기능 향상 • 부작용 : 초기에 두통, 저혈압 기출 22 • 정맥/동맥 모두 확장시킴, 용량조절시 혈압측정 필수 (SBP < 90mmHg 시 금기)
후부하 감소 기출 18,19	ACE억제제 기출 18, 19, 25	• 세동맥이완 → 좌심실 저항 감소, 심박출량 증가 • captopril, enalapril : 저혈압, 마른 기침, 신장 기능 저하 주의
	β-blocker	• 교감신경차단 → 심박동 감소 및 심근의 산소요구량 감소 • propranolol 기출 18, 25, metoprolol : 저혈압 주의

6) 간호중재 기출 03, 06, 14, 16, 22

(1) 안정 및 체위
① 정신적, 신체적 안정 : 신체활동에 필요한 조직의 산소요구도 감소 → 심장부담 감소
② 호흡곤란 기출 22, 23 : 산소공급, 반좌위나 좌위, 기좌호흡 시 → 다리를 침상 아래로, 몸은 침상에 기대게 하는 자세, 체위변경, 심호흡, 기침 권장
③ 방문객 제한, 실내 환경 정돈, 스트레스 감소(휴식, 진정제 사용)

(2) 식이 기출 16, 22, 24
① 수분 및 염분 제한 : 갈증호소 시 얼음조각 제공
② 충분한 열량과 단백질 공급, 소화되기 쉬운 음식을 소량씩 자주 제공
③ 알코올 카페인 금지 : 빈맥 유발

2 급성폐수종(acute pulmonary edema) 기출 01, 14, 15, 16

폐간질액과 폐포강에 비정상적으로 수액이 축적된 상태

1) 증상 기출 16, 22
① 객담이 동반된 기침, 호흡곤란, 청진시 수포음, 천명음
② 차고 축축한 피부, 청색증(손톱, 얼굴), 빈맥, 불안
③ 좌심실 충만압의 상승 = 폐모세혈관 쐐기압(PCWP) : 25mmHg 이상 증가 기출 16

2) 중재 기출 01, 14, 15, 16, 22
① 고농도 산소공급 : PO_2 60mmHg 이상 유지, 인공호흡기 PEEP(호기말 양압) 적용

② 약물요법 : 모르핀, digitalis, 이뇨제, 기관지확장제, 혈관확장제 등 기출▶ 16
• morphine sulfate : 불안과 조직의 산소요구량 감소, 심장귀환 혈액량 감소
• Digitalis : 심근 수축력 증진, 심박출량 증가로 폐울혈 감소
• loop 이뇨제(furosemide) : 신속하게 소변배출, 폐울혈 감소
• aminophylline : 기관지 경련 완화로 호흡곤란 완화
• 혈관확장제 : 말초혈관의 혈액정체 유도하여 심박출량 증가, 폐울혈 감소
③ 윤번지혈대 적용 : 3사지의 윗부분을 묶어 혈류 차단, 사지를 교대하여 돌아가며 차단(혈액 정체로 심장부담 감소)
④ 좌위 기출▶ 21 : 다리와 발은 침대 아래로 내린 자세(정맥귀환 혈액량 감소, 우심실 박출량 감소, 폐울혈, 전부하 감소)

3 허혈성 심질환 기출▶ 00, 01, 02, 04, 05, 06, 07, 08, 09, 10, 11, 12, 13, 14, 15, 16, 17, 18, 19, 20, 21

1) 정의 : 관상동맥의 부분적 혹은 완전폐쇄로 심근으로 혈류 공급 부족, 협심증과 심근경색으로 구분

2) 원인

  (1) 조절 불가능한 위험요인 : 가족력, 성별과 연령, 인종

  (2) 조절 가능한 위험요인 기출▶ 11, 21, 24 : 흡연, 고혈압, 고지혈증, 당뇨, 비만, 고지방식이, 운동 부족, 심한 스트레스, 과다한 음주

3) 협심증(angina) 기출▶ 11, 13, 15, 16, 17, 18

  (1) 특징 : 관상동맥이 부분적으로 차단 → 혈액 공급 부족 → 허혈상태 초래 → 흉통 발생

  (2) 증상 : 흉통, 창백, 심계항진, 발한, 호흡곤란, 불안, 공포

> **참고✓ 흉통**
> • 양상 : 조이는 듯한, 타는 듯한, 쥐어짜는 듯한, 숨이 막힌 듯
> • 방사통 : 좌측 어깨와 좌측 팔, 목, 턱, 상복부 부위로 방사
> • 지속시간 : 2~3분
> • 악화요인 : 심한 운동, 식사 후 추운 날씨에 노출, 습한 기후, 정서적 흥분, 심한 스트레스

  (3) 진단 기출▶ 00, 07, 15, 16, 22

   ① 불안정형 협심증 : T파 편평 및 역전
   ② 이형성 협심증 : ST분절 상승, T파 역전

(4) 종류 기출 11, 13, 18

	안정형 협심증	불안정형 협심증 기출 18	이형성 협심증
특징	• 초기단계로 신체적 노력이나 정서변화에 의해 흉통 발생 • 5~15분 지속 • 휴식이나 NTG에 의해 완화	• 예측불가, 응급으로 발생 • 최대한 10분 이상 지속 • 휴식이나 NTG에 의해 완화되지 않음, 빈도, 강도 점차 증가 • 20~30% 1년 이내 심근경색으로 진행	• 비특이성 • 통증시간 길고 신체 활동과 무관 • 새벽에서 아침에 흉통 발생 • 악화 : 흡연과 음주
원인	심근허혈, 죽상경화증, 운동, 극한 기온, 흡연, 스트레스 등	관상동맥의 죽상경화성 플라그 파열	관상동맥의 경련
심전도	정상	T파 편평 혹은 역전	ST분절 상승, T파 역전 기출 00, 07, 15, 16

(5) 치료, 간호중재

① 약물요법 : Nitroglycerin(부작용 : 두통, 피부발적, 저혈압, 현기증, 실신, 오심, 구토) 기출 02, 04, 07, 10, 22, 23 교감신경차단제(β차단제, propranolol), 칼슘차단제(verapamil, diltiazem), 항응고제, 혈소판응집억제제, ACE inhibitor(captopril)

② 수술요법 : 경피적 관상동맥 성형술(PTCA), 관상동맥 우회술(CABG)

③ 발작 시작 시~흉통 소멸 시까지 휴식과 처방된 산소 요법 시행

④ NTG 자가 투여 방법 교육 기출 02, 04, 07, 10, 24, 25
  • 항상 휴대, 혀 밑에 넣고 녹여서 먹음, 투여 후 1~2분 이내 흉통 완화
  • 흉통 지속되면 5분 간격으로 3회까지 복용 가능 → 효과 없으면 즉시 병원 방문
  • 차광용기에 보관, 습기가 많은 곳은 피하기, 유효기간 준수
  • 부작용 : 저혈압, 두통, 현기증, 실신, 오심, 구토, 피부 발적 등(혀의 작열감은 정상반응)

⑤ 협심증 악화 및 위험요인의 조절 교육 기출 11, 12
  • 과식, 과음, 찬 기온, 심한 운동, 긴장, 피로 등 위험요인 피하기
  • 비만조절, 변비예방위한 고섬유식 권장, 저지방·저염식, 규칙적 운동(관상 순환 증진) 및 금연

4) 심근경색증(myocardiac infarction, MI) 기출 08, 12, 13, 17, 23

(1) 특징 : 관상동맥 완전차단 → 심근조직의 비가역적인 손상과 괴사 발생

(2) 증상 기출 10, 14, 19

① 흉통 ┬ 양쪽 가슴 쥐어짜는 듯한 분쇄성(crushing) 통증
       ├ 방사통 : 가슴, 상복부, 턱, 등, 팔
       └ 30분 이상 지속 → 휴식이나 NTG로 완화되지 않는 흉통

② 오심, 공포, 불안, 부정맥, 피로, 상복부 불편감, 숨가쁨

③ 미주신경 반사에 의한 다한증

④ 좌심실부전, 폐울혈, 심박출량 감소 : 호흡곤란, 사지 냉감, 소변량 감소 등

(3) 진단
  ① 심전도 기출 09, 11, 17, 19, 20
    • 초기 = 심근허혈 : T파 역전 기출 17
    • 급성기 = 심근손상 : ST분절 상승
    • 후기 = 심근괴사 : 비정상적으로 깊은 Q파
  ② 혈액검사 기출 13, 16, 17, 25

CK, CK-MB	심근경색 후 4~6시간 후 상승, 12~18시간 : 최고치
LDH	늦게 상승, 경색 초기 시 크게 유용하지 않음
Troponin I/T 기출 13, 16	정상인에게는 측정 안 됨, MI시 20배 이상 상승, 흉통이 소실된 환자에게 유용, 심근에 대해 특이도 높음
myoglobin	MI 후 증가되는 첫 혈청 심장효소 지표, 단, 심장에만 국한되지 않고 빨리 배설
뇌나트륨펩티드 (BNP)	심부전의 진단 및 예후 판정에 유용한 검사로 심근경색에서 심부전으로 진행하는지 확인 가능

(4) 치료 및 중재
  ① 약물요법 기출 00, 01, 05, 07, 13, 14, 15, 22, 25
    • Nitroglycerin 설하 투여(NTG : SBP 90mmHg 이하 시 금지)
    • 모르핀 IV : NTG로 흉통 완화되지 않을 시 투여, 통증완화 및 심근 산소요구도 감소
    • 교감신경차단제(β차단제) : PO, IV
    • 혈전용해요법 : streptokinase, urokinase, TPA : 발병 후 6시간 내 투여, 출혈 감시
    • 아스피린 : 폐색부위의 혈소판 응집 예방
  ② 수술요법 : PTCA, 관상동맥 스텐트삽입술, CABG 시행
  ③ 간호중재 기출 00, 07, 13, 15, 23, 24
    • 산소요법 : 2~4L/분 비강캐뉼라, SaO₂ 95% 이상 유지, 반좌위, 심호흡 격려
    • ECG 관찰 : 조기심실수축 여부 관찰
    • 첫 24시간 ABR → 이후 BR, 침상 변기 사용, 대변완화제 투여
    • I/O 측정 : 핍뇨 관찰
    • **퇴원교육** : 금연, 활동범위, 약물(니트로글리세린 항상 휴대), 스트레스 관리, 성생활, 혈압, 혈당, 체중관리, 흉부 불편감 관리, 심장병력카드 소지

(5) 합병증
  • 부정맥 기출 02, 16, 17 : MI시 가장 흔함, 40~50%가 심실성 부정맥으로 사망
  • 심인성 쇼크
  • 심부전과 폐수종
  • 폐색전증

5) 허혈성심질환의 중재

(1) 경피적 관상동맥중재술(Percutaneous coronary intervention, PCI)

- 경피적 관상 동맥 성형술(PTCA) : 대퇴/요골 동맥 통해 관상동맥 내로 풍선달린 카테터 삽입, 풍선을 부풀려 협착된 관상동맥을 확장
- 관상동맥스텐트삽입술 : PCI(PTCA)로 확장된 혈관에 재협착을 막기 위해 스텐트를 삽입하여 확장 병소 지지

> **참고 시술 간호** 기출 14, 15, 19, 23
> ① 헤파린투여 : (혈전예방), NTG 투여(관상동맥 경련예방)
> ② 시술 후 사용한 말초 맥박확인, 양측 비교(대퇴동맥 이용 시 족배동맥 확인), 시술 후 심장모니터 통해 합병증 관찰
> ③ 시술 후 4~8시간 삽입부위 사지 굴곡 금지
> ④ 카테터 삽입부위 출혈예방 : 모래주머니 압박, 기계지혈방법(10~20분 압박지혈)
> ⑤ 수분섭취 권장 : 조영제 배출 촉진
> ⑥ 시술 후 지속적인 생활습관 개선 및 증상관리 필요성 설명

(2) 외과적 중재 : 관상동맥 우회술(CABG) 기출 18, 20

- 환자의 정맥이나 동맥, 합성이식물(이식혈관)을 이용하여 협착된 부위에 우회로를 만들어 주는 수술
- 심폐체외순환을 이용할 경우 저체온법(조직의 산소용량이 감소되어 주요 장기 및 심근 보호) 적용
- 합병증 : 심박출량 저하, 고혈압, 출혈, 심근경색, 부정맥, 무기폐, 신경계 기능장애

6) 심장재활의 단계 기출 20, 22

1단계	• 입원 중 시행(3~5분간 시행, 1~2분간 휴식) • 조기보행 및 점진적인 신체활동

2단계	퇴원 후 1개월 후부터, 관상동맥후회술의 경우 수술 후 2~3개월 경과 후
	• 준비운동
	  - 7~15분간 최대 산소섭취량의 40~50% 수준
	  - 종류 : 체조, 관절운동, 걷기, 무저항 자전거 타기
	• 본운동
	  - 15~20분간 산소섭취량의 50~70% 수준, 매일 2~3분간씩 늘림
	  - 종류 : 자전거 타기, 트레드밀, 계단오르기, 노젓기
	• 정리운동 : 5~10분간 산소섭취량의 40%, 체조 관절운동 등

3단계	• 2단계를 마친 후 약 3~6개월 동안 시행 • 30~45분간 최소 산소섭취량의 50~85%가 적합 • 종류 : 걷기, 조깅, 자전거 타기 및 수영
4단계	지역사회센터 및 가정 내에서 계속적으로 시행

4 부정맥(cardiac arrythmia, dysrhythmias) 기출 01, 02, 03, 04, 06, 08, 10, 11, 12, 13, 14, 15, 16, 17, 18, 19

1) 정의 : 심장의 리듬이 불규칙하거나 심박동수가 비정상적인 상태로 심전도를 통해 진단

2) 부정맥의 분류

<mark>동방결절에서 발생하는 부정맥</mark>

(1) 동성빈맥(sinus tachycardia) 기출 10, 19

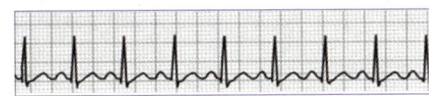

① 빠른 규칙적 리듬, 100회/분 이상
② 원인 : 교감신경자극, 카페인, 알코올, 흡연, 불안, 통증, 스트레스, 흥분, 운동 등
③ 증상 : 심계항진, 두근거림, 호흡곤란, 어지럼증
④ 치료 : 원인제거, 약물투여(digoxin, adenosine, 베타차단제(propranolol), 칼슘통로차단제)

(2) 동성서맥(sinus bradycardia) 기출 12

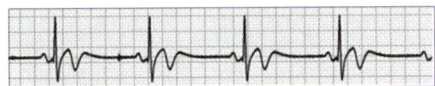

① 동방 결절에서의 흥분발생빈도 감소, 60회/분 미만의 규칙적 리듬
② 원인 : 수면, 노인, 운동선수, 저체온, 디기탈리스제제 투여, 갑상샘저하증 등
③ 증상 : 대부분 무증상, 심박출량 저하로 인한 의식저하, 실신, 저혈압
④ 치료 기출 11 : 증상이 있는 경우 - 산소공급 및 부교감신경 차단제(항콜린제, atropine), 교감신경 흥분제 투여, 심장박동조율기 사용, digitalis 등 약물이 원인인 경우 투약 중지 및 의사에게 보고

(3) 동성부정맥(sinus arrhythmia)

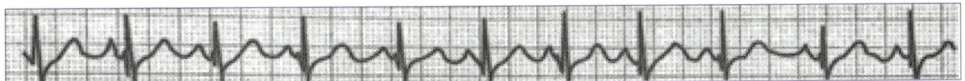

① 동발결절에서의 불규칙한 자극으로 발생
② 호흡성 : 호흡주기에 따라 심박동 변화(흡기 : 심박동수 증가, 호기 : 심박동수 감소)
④ 비호흡성 : 호흡주기 무관, 노인, 급성심근경색, 디기탈리스, 모르핀 투여 후 발생
⑤ 치료 : 증상 동반하는 서맥 시 atropine 투여

<mark>심방에서 발생하는 부정맥</mark>

(1) 조기심방수축(premature atrial contraction, PAC) : 정상 성인의 60%가 발생하는 흔한 부정맥

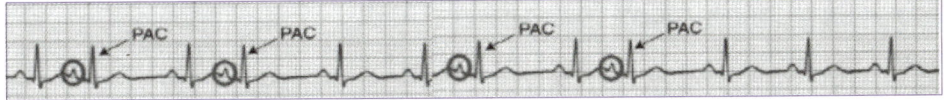

① 심방의 한 세포가 흥분하여 정상적인 심장주기보다 먼저 심장수축

② 심박동수 60~100회/분, P파 일찍 나타나며 모양이 거꾸로 되거나 변형, QRS파 정상, P-R간격 감소
③ 원인 : 교감신경흥분, 스트레스, 흡연, 카페인, 저산소증, 심근허혈, 피로, 저칼륨혈증 등, 정상적인 사람에게도 종종 발생

(2) 발작성 심방빈맥(paroxysmal atrial tachycardia, PAT)

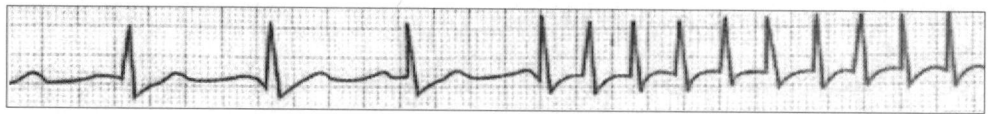

① 갑자기 심방의 어느 한 세포가 흥분, 150~250회/분으로 현저한 증가
② P파가 T파에 감추어져 P파 구별 어렵고, P-R간격 짧고 규칙적, QRS 정상
③ 증상 : 심계항진, 불안 호소, 빠른 심장리듬으로 심박출량 감소되어 뇌혈류저하 발생되었을 때 혼돈, 현기증, 실신 발생
④ 치료 : 미주신경자극(경동맥마사지, 안구에 힘주기, 발살바 수기), digitalis제, 아데노신, quinidine, propranolol 투여, 심장율동전환술(cardioversion) 실시

(3) 심방조동(atrial flutter, AF)

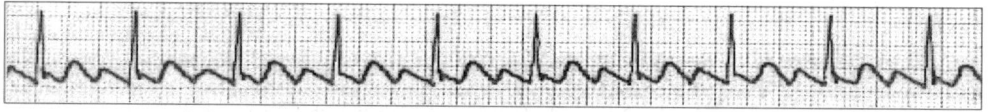

① 심방의 비정상적인 흥분으로 250~400회/분의 아주 빠르고 규칙적인 심방빈맥
② P파 : 규칙적이고 톱니바퀴 모양, 조동파(flutter wave, F파)라고 함 [기출] 12
③ QRS파 : 파형은 정상, 규칙적 또는 불규칙적(방실결절에서 심방흥분을 차단하여 심실은 규칙적으로 박동)
④ 증상 : 심계항진, 흉통 → 1주일 이상 지속 시 심방세동 및 전신 색전증 위험
⑤ 치료 [기출] 13 : diltiazem, digoxin, 베타차단제(심실박동 저하), cardioversion(동성리듬으로 전환), 전극카테터절제술

(4) 심방세동(atrial fibrillation, AF) [기출] 14, 17, 19, 21, 22, 23, 25

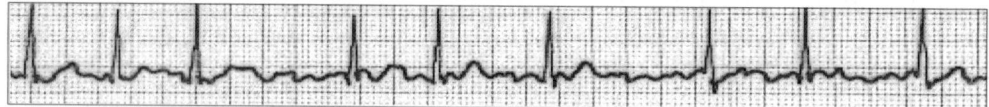

① 가장 빠른 리듬을 보이는 심방 부정맥, 심질환, 심부전이 있는 노인에게 흔함
② 심방 : 350~600회/분 이상, 심실수축 : 120~200회/분 → 방실결절에서의 차단
③ P파 없이 잔물결모양의 기저선 모양의 F파(flutter wave)가 나타남
④ QRS파 : 파형은 정상이나 매우 불규칙(진단 근거)
⑤ 원인 : 구조적인 심장병, 심부전동반 고혈압, 류마티스 심질환, 갑상샘항진증 등
⑥ 증상 : 심박출량 감소로 피로, 호흡곤란, 어지러움, 경정맥 울혈, 불안, 심계항진, 흉통, 저혈압 발생

⑦ 합병증 : 우심방의 혈전 → 폐색전증, 좌심방의 혈전 → 전신적 색전증
⑧ 치료
- 심장율동전환술, digoxin, 베타차단제, 칼슘차단제
- 항응고제(헤파린, 와파린 등) : 심방의 혈전 형성 예방 기출 21, 22

방실접합부(AV junction)에서 발생하는 부정맥

(1) **방실접합부 리듬** : 동방결절이 심박조절의 기능을 하지 못할 때 방실결절이 그 기능을 대신 수행

(2) **방실결절 전도장애(=방실블록, AV block)**

① 1도 방실블록(first degree AV block)

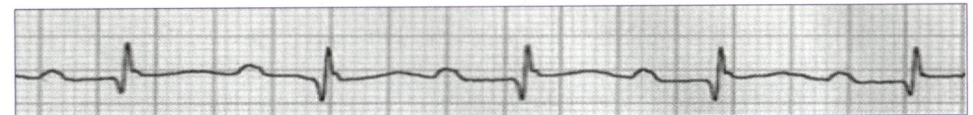

- 방실결절 → His 속 전도 지연으로 PR간격 지연, 60~100회/분, 증상 없으면 관찰
- 관상동맥질환, digitalis 중독과 관련

② 2도 방실블록 : 간헐적 방실 사이 전도 차단, QRS파 가끔 탈락, 심방수축 > 심실수축

㉠ Mobitz Ⅰ형 : P-R 간격 지연, P파 후 QRS파 한 번씩 누락, 리듬 불규칙

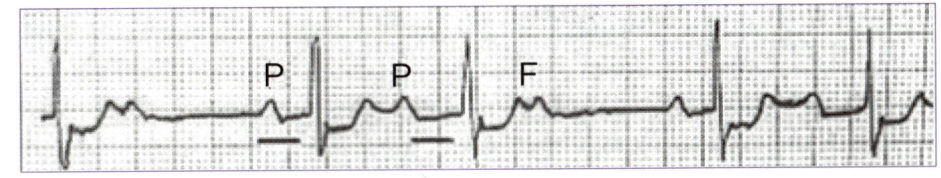

㉡ Mobitz Ⅱ형 : P파 일정 존재, PR간격이 일정하다가 갑자기 QRS군 탈락

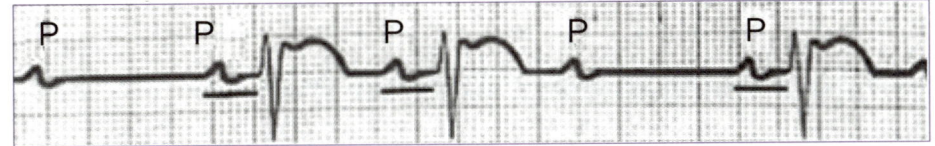

③ 3도 방실블록 기출 10, 17

㉠ 심방 수축이 심실로 전달 안 되고 심방(P파)과 심실(QRS파)이 따로 수축
㉡ P파는 존재하나 PR 패턴 일정하지 않음, 심실의 수축수 20~40회/분 → 심실이 자극을 만들지 않아 심실 수축 지연 → 심박출량 급격히 감소, 주요 장기에 순환 감소 → adams stokes 증후군 발생 → 뇌혈류량 감소, 즉시 무의식, 사망 → 응급조치 필요
㉢ epinephrine 투약, 영구 인공심박동기 삽입 기출 20

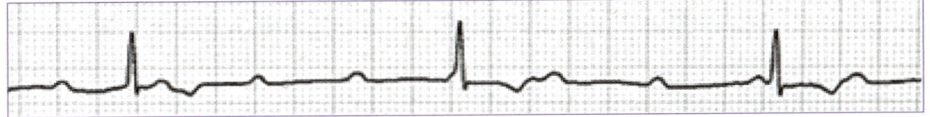

심실에서 발생하는 부정맥

(1) 조기심실수축(premature ventricular contraction, PVC) 기출▶ 01, 02, 04, 06, 11, 14, 15, 16, 24

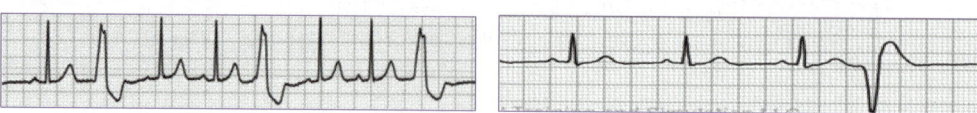

① 동방결절에서 정상적 수축 내보내기 전 심실 내의 세포가 먼저 흥분하여 심실을 직접 수축하여 발생
② P파 없고, 파형이 넓어(0.12초 이상)지고 변형된 모양의 QRS파가 나타남
③ 위험한 PVC(심실세동 예고) 기출▶ 04, 06, 14, 16, 21 : 1분에 6회 이상 발생, 2개 이상 연이어 발생, 심근경색 후 첫 4시간 이후에 발생, 다초점 PVC, R on T인 경우
④ 원인 : 심근경색증, 교감신경흥분, 미주신경흥분, 흡연, 술, 카페인
⑤ 치료 : 원인제거, 증상 심하면 베타차단제 투여

(2) 심실빈맥(ventricular tachycardia, V-tach) 기출▶ 06, 08

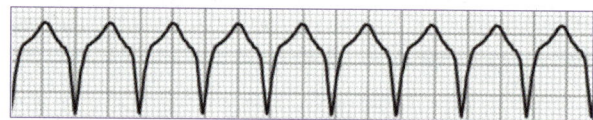

① 3개 이상의 심실조기박동이 연속하여 발생, 폭이 넓은 QRS 복합이 연속적으로 출현
② 심실세동을 야기하는 위험한 부정맥
③ 치료 기출▶ 21, 22

　　┌ 맥박 있는 경우 : 심장율동전환, 나트륨통로차단제, 베타차단제, 전해질 보정 등
　　└ 맥박 없는 경우 : 빠른 제세동과 심폐소생술

(3) 심실세동(ventricular fibrillation, VF) 기출▶ 06, 11, 16, 23

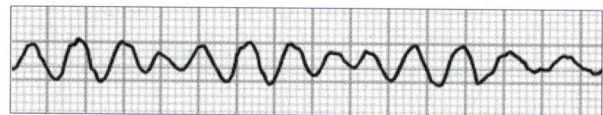

① 심실이 빠르고 비효과적으로 떨리는 상태 → 심실의 비효과적 수축 → 심박출 없음 → 맥박 촉지 안됨, 호흡 정지, 의식 저하 → 3~5분 내 즉시 치료 안하면 수분 내 사망
② 파형 구분이 어렵고 불규칙적이고 모호한 곡선을 보임
③ 원인 : 급성심근경색, 심한 좌심실부전, 저체온, Adams-stokes 증후군, 출혈, 디기탈리스중독
④ 치료 기출▶ 06, 11, 16, 23 : 즉시 제세동, 즉각적인 제세동이 불가하다면 CPR 시행

(4) 심정지(cardiac arrest) : 심장박동이 멈춘 상태 기출▶ 03, 13
심전도상 일직선으로 나타남, 즉시 CPR 및 제세동 시행, 약물요법 시행

각블럭(bundle branch block, BBB) : 심실전도장애 기출 03, 13

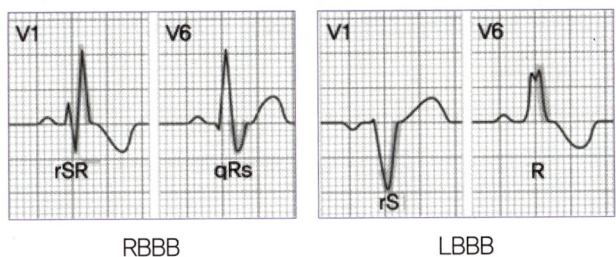

① His 속의 좌우가지 중 어느 한 곳으로의 전도가 차단, 심실 말초부로 전달 안됨
② 각 심실의 독립적인 수축으로 QRS파가 넓어지고 독특한 모양을 보임
③ 우각차단(RBBB) : QRS 군에서 R파가 두 개, ST 하강, T 역전
④ 좌각차단(LBBB) : Q파 볼 수 없고 S파가 없기도 하며 폭넓은 R파

3) 부정맥의 치료

(1) **약물요법** : 항부정맥제, epinephrine, dopamine, dobutamine, atropine, adenosine 등

(2) **인공심박동기(artificial pacemaker)** 기출 04, 08

  가. 심박동수를 유지하기 위해 심장근육에 전기적 자극을 제공하는 기구

  나. 인공심박동기 환자 교육 기출 18, 22, 24

  ① 기구에 대해 설명하고 매일 맥박 측정(요골동맥)하여 정해 놓은 수와 비교
  ② 고압전류와 자기영상촬영기(MRI)와 같은 자력 피하기
  ③ 전자레인지와 공항 안전 경보장치는 안전
  ④ 현기증, 실신, 심계항진 보고하도록 교육
  ⑤ 심박동기 삽입 환자임을 알리는 신분증 휴대
  ⑥ 배터리 교체 필요성 설명

(3) **심폐소생술(cardiopulmonary resuscitation, CPR)** 기출 14

  환자 사정(의식상태, 호흡, 순환, 신경계) → 흉부압박(circulation) → 기도유지(airway) : 두부후굴 하악 거상법(head tilt-chin lift maneuver) 시행 → 인공호흡(breathing)

(4) **제세동(defibrillation)** : 심실세동, 심실조동, 맥박없는 심실빈맥에 적용

(5) **심장율동전환(cardioversion)** 기출 23 : 심장조동, 심방세동, 맥박 있는 심실빈맥에 적용, 시행 48시간 전에 digoxin 투여 중지, 시술 전 4~6주 동안 항응고제 투여, 시행시 단기형 마취제 사용, 제세동기는 동시성 모드(동시 작동)로 설정하여 시행

5 판막성 심장질환 기출 03, 08, 12, 15, 19

① **심장판막의 기능** : 혈액이 한쪽 방향으로만 흐르게 하는 것(심방 → 심실 → 혈관)

② ┌ **협착** : 판막구멍의 협착으로 혈류의 이동 방해
　└ **기능부전** : 판막이 완전히 닫히지 않아 혈류가 역류

구분	승모판막 협착증	승모판막기능부전증 (승모판막역류) 기출 08	대동맥판막협착증 기출 19	대동맥판막 기능부전 (대동맥판막역류) 기출 22
병태 생리	류마티스열 이환 후 판막의 석회화 → 판막구멍이 좁아짐 → 좌심실로 혈액 유입 안되고 좌심방압의 상승 → 좌심방의 확대 및 비대 → 폐울혈 → 좌심부전 → 결국 우심부전 초래	좌심실이 수축할 때 좌심방으로 혈액이 역류되어 심박출량의 감소	대동맥판막구멍이 좁아짐 → 심박출량 감소 → 좌심실의 압력증가 → 좌심실 비후 및 탄성감소 → 좌심방압 상승, 좌심방 비후 → 좌심부전, 우심부전 초래	판막의 변형으로 이완기 동안 대동맥으로부터 좌심실로 혈액 역류
특징	가장 흔한 판막 질환, 30~40대의 젊은 여성에게 호발	주원인은 류마티스열, 그 외 감염성 심내막염, 판막의 퇴행성 병변 등	선천성 기형, 노인(대동맥의 죽상경화증)에게 호발, 후천성 류마티스열	류마티스 심질환, 감염성 심내막염, 선천성 기형, 대동맥죽상경화증
증상	운동성 호흡곤란, 심한 피로, 기좌호흡, 기침, 발작성 야간호흡곤란, 기침, 객혈, 심방세동, 색전, 우심부전 증상(하지부종, 복부팽만, 체중증가 등)	피로, 운동 시 호흡곤란, 좌위, 기침, 청진시 수축기 잡음 기출 03	심박출량 감소로 인해 호흡곤란, 실신(뇌혈류량 감소), 흉통(심근허혈), 폐부종, 기좌호흡, 발작성 야간호흡곤란, 간비대	두통, 운동성호흡곤란, 야간호흡곤란, 호흡곤란, 기좌호흡, 흉통, 현기증, 실신, 수축기압과 맥압 상승, 이완기압 하강 기출 15, 22
치료	염분제한, 좌위, 이뇨제, 디지탈리스, 경피적풍선판막성형술, 판막대치술 등	염분제한, 안정, 신체적 활동 제한, 이뇨제, 판막성형술이나 판막대치술 시행 기출 24	안정, 운동제한, 저염식, 디지탈리스, 이뇨제, 심폐우회술을 동반한 판막 대치술	운동제한, 휴식, 저염식, 디지탈리스, 이뇨제, 니트로글리세린, 판막대치술

> **참고✓ 심장판막질환의 외과적 치료** 기출 06, 19, 21
> ① 병변이 있는 판막을 제거 후 인공판막 삽입, 인공판막의 경우 혈전 형성을 예방하기 위해 수술 후 평생 항응고제 wafarin(쿠마딘) 복용
> ② PT(프로트롬빈시간) 기출 06, 19, 22 : 정상의 1.5~2배로 유지하니 출혈 경향 잘 관찰하기
> 　📢 INR(국제표준화비율) : 혈액응고시간의 지표가 되는 프로트롬빈시간(PT)에 대해 검사기관 상호간의 차이를 보정하기 위한 검사로 목표치 : 2.0~3.0 유지(정상 0.8~1.2)
> ③ 심박출량 감소에 따른 징후를 주의깊게 관찰

6 심근병증

- **확장 심근병증(수축 장애)** : 좌우심실확장, 심실수축 기능의 저하, 울혈성심부전
- **비대 심근병증(이완 장애)** : 비대칭적 심근의 비후로 심실 용적 감소로 운동 후 돌연사, 호흡곤란, 협심증, 실신 초래

7 염증성 심장 질환(inflammatory heart disease) 기출 07, 11, 13, 15, 18, 20, 22

구분	임상적 특징	치료 및 간호
감염성 심내막염 (infective endocarditis) 기출 07, 11	• 심장 내피세포에 세균성 감염이 온 상태 • 호발부위 : 승모판, 대동맥판, 삼첨판 순으로 발생 기출 07, 11 • 증상 : 고열, 판막손상 시 심잡음, 기침 및 호흡곤란, 색전, 패혈증 소견, 비장비대	• 가장 중요한 치료 : 혈액 배양으로 원인 세균에 민감한 항생제 투여, 4주 정도 투약 기출 20 • 침상안정, 강심제, 이뇨제 투여
심근염 (myocarditis)	• 심근의 바이러스나 박테리아 감염 • 증상 : 심전도상 PR간격 연장, ST분절하강, T파 역전, 중증심근염일 경우 류마티스열이나 감염성 심내막염과 증상 유사	• 원인에 따라 항생제, 항바이러스제, 면역억제제 투여 • 침상안정, 활동제한
심장막염 (pericarditis) 기출 13, 15	• 심장막과 심장막안(심낭)에 오는 염증으로 삼출물이 심장 압박하여 심박출량 감소, 만성시 심낭이 섬유화되어 두꺼워짐 • 증상 기출 13, 23 : 흉통(기침, 심호흡, 누운자세 시 악화, 상체를 앞으로 숙이거나 진통제로 완화), 심장막마찰음, 열, 호흡곤란, 부종, 기침, 기좌호흡, 빈맥, 경정맥울혈 • 합병증 기출 13, 18 : 심장압전(급성 심장압전 : 심낭염 환자의 15%)	침상안정, 항생제, NSAIDs 투여, 디기탈리스, 이뇨제, 저염식이, 심장막천자, 심장막절제술
심장눌림증 (cardiac tamponade) 기출 13, 18, 21	• 심낭 내에 혈액 및 삼출액의 축적으로 심낭 내압이 상승 → 심장 압박 → 심박출량 현저히 감소 • 증상 기출 18, 21 : 3가지 징후(약해진 심음, 정맥압 상승, 혈압하강), 기이맥(모순맥박), 빈맥, 청색증, 창백, 발한, 호흡곤란, 정맥울혈, 심하면 심장성 쇼크로 사망	응급상황으로 즉각적인 치료(심장막천자, 개흉술 등) 요구됨 → 즉각적인 치료를 하지 않으면 심정지 발생
류마티스성 심질환	• 류마티스열이 주원인, 류마티스열의 원인균은 A군 베타 용혈성 연쇄상구균 기출 22 으로 침범을 받은 1~5주 후에 발병 • 증상 : 심장염, 관절염, 피하결절, 모서리홍반, 무도병 등	항생제(페니실린계가 가장 유효)를 10일 동안 투약, 스테로이드, 이뇨제, 진통제(아스피린, NSAIDs), 침상안정, 염분과 수분제한

UNIT 4 혈관계 질환

1 고혈압(hypertension) 기출 01, 02, 04, 05, 07, 09, 12, 14, 15, 16, 17

1) 정의
① 수축기 혈압이 140mmHg이거나 이완기 혈압이 90mmHg 이상
② **본태성 고혈압** : 원발성 혹은 원인불명, 유전, 호르몬의 변화, 교감신경의 흥분
③ **이차성 고혈압** : 질환, 약물, 과다한 음주, 비만, 흡연, 포화지방의 과다 섭취 등

2) 위험요인 기출 12
① 조절 불가능한 요인 : 가족력, 연령, 성별(남성), 인종(흑인)
② 조절 가능한 요인 : 비만, 죽상(동맥)경화증, 흡연, 고염식이, 음주, 당뇨, 스트레스, 이상지질혈증 등

3) 증상 : 무증상, 피로, 호흡곤란, 심계항진, 현훈, 협심증, 활동장애, 두통, 비출혈 등
4) 합병증 : 관상동맥질환, 허혈성심질환, 뇌졸중, 신장병증, 망막출혈, 간헐성 파행증 등
5) 치료 및 간호중재

비약물요법	① 생활습관 교정 기출 02, 05, 07, 15, 17 : 적정체중유지(비만감소), 염분제한, 음주제한, 금연, 운동, 스트레스 관리, 콜레스테롤과 포화지방음식의 제한, 칼슘·마그네슘의 적절한 섭취 ② DASH(dietary approaches to stop hypertension) 식이요법 기출 23 : 채소, 과일, 통밀, 저지방식품, 가금류, 생선, 콩, 견과류를 섭취하고 단것과 설탕함유 음료, 붉은 육류, 염분 섭취량은 제한
약물요법 기출 01, 04 14, 17, 25	① 규칙적으로 복용, 임의 중단 시 반동성 고혈압이 발생됨을 교육 ② 약물 복용 직후 체위성 저혈압, 현기증이 있을 수 있음 ③ 연령, 동반질환, 혈압의 중증도, 합병증, 위험요인을 사정하여 선택 ④ 약물의 종류 : 이뇨제, 베타차단제, 칼슘길항제, 안지오텐신 전환효소 억제제, 안지오텐신 수용체 차단제, 혈관확장제 등

6) 고혈압성 위기
① **정의** : 갑작스러운 혈압상승(180/110mmHg)으로 주요장기에 심각한 손상, 사망초래 → 즉각적인 치료 필요
② **증상** : 심한 두통, 혼돈, 흉통, 어지러움, 시야 흐림, 경련, 혼수 등
③ **중재** : 즉시 2~3가지의 약물을 동시에 투여(nitroprusside(nitropress), nicardipine IV), 반좌위, 산소제공 등

2 동맥질환

1) 급성 동맥허혈장애 기출 00, 05, 09, 16

(1) 혈관의 외상, 혈전, 색전에 의해 동맥혈액의 공급이 갑자기 중단되어 심한 통증과 괴사유발

(2) 종류와 특징

급성 동맥혈전증	죽상경화증 → 혈관폐색 → 동맥류로 발전
동맥색전증	심장이나 혈관 내에 이물질이나 혈괴가 혈전형성 → 혈류를 타고 이동 → 어떤 동맥 폐색
급성 동맥폐색	심방세동, 심근경색증 후, 인공판막수술, 류마티스성 심질환 등의 결과로 생긴 혈전이 떨어져 나와 발생

(3) 증상 : 6P증상 → pain(통증), paresthesia(감각이상), poikilothermia(냉감), paralysis(마비), pale(창백), pulselessness(맥박소실)

(4) 진단 : 발목상완지수(ABI), 도플러 초음파검사 등

2) 말초동맥질환 기출 00, 05, 16, 18, 19, 22, 25

(1) 정의 : 죽상경화증에 의해 부분 또는 완전 동맥폐색으로 사지의 관류가 저하

(2) 위험인자 : 흡연, 만성 신질환, 고지혈증, 고혈압, 당뇨 등

(3) 임상증상 : 단계별로 발생

초기 무증상 → 간헐적 파행증(운동 시 근육통증과 경련, 휴식 시 완화, 운동으로 재발) → 안정 시 통증(사지를 올리면 악화, 밤에 자다 통증으로 깸) → 괴사(발가락, 발등, 발뒤꿈치에 호발)

(4) 진단 : 발목상완지수(ABI)≤0.90, 도플러 초음파검사, 모세혈관 재충전시간 지연(<3), 말초맥박이 감소되거나 소실

(5) 치료 및 중재 기출 24 : 금연, 혈압조절, 발의 손상 예방, 규칙적 운동, 다리를 상승시키지 않기, 잘 때 이불이 하지를 압박하지 않게 하기, LDL 콜레스테롤 낮추기(저지방식이-포화지방 섭취 제한), 혈소판억제제 투여

3) 폐쇄성 혈전혈관염(버거씨 병) 기출 15, 16

(1) 상지나 하지의 동맥이나 정맥에 혈전을 형성(주로 동맥, 하지 침범), 염증을 일으켜 혈관을 폐색시킴으로써 말초 순환 부전, 40세 이하 남성 흡연자에게 호발

(2) 증상 : 간헐적 파행증, 감각이상, 청색증, 냉감, 괴저, 통증 – 추위노출 시 발생, 휴식 중에도 손가락에 허혈성 통증, 밤에 더 악화됨

(3) 중재 기출 15, 16, 19, 20

① 금연 : 가장 중요
② 통증완화 : 진통제, 혈관확장제 투여, 추위 노출 피함(∵ 추위 시 통증 악화)
③ 수술요법 : 우회로수술, 교감신경차단술, 절단술(최후방법)

4) 레이노 현상/질환(Raynaud's phenomenon, Raynaud's disease) 기출 19

(1) 사지, 특히 손가락, 발가락의 우발적인 발작성 경련으로 원위부동맥과 소동맥의 혈관 수축, 추위나 스트레스 노출 시 악화

(2) **증상** : 양측성, 주로 상지, 저린 느낌, 무감각, 통증, 차가움 호소, 손·발가락의 창백 및 청색증

(3) **치료 및 간호** 기출 19, 20 : 금연, 보온, 추위에 노출금지, 스트레스 예방, 카페인섭취제한, 혈관확장제(니페디핀)

5) 동맥류

(1) 동맥벽이 탄력성을 잃어 부분적으로 약해지거나 늘어나서 영구적으로 확장

(2) **원인** : 동맥경화증, 외상, 감염, 선천성기형

(3) 종류와 증상

복부 대동맥류 기출 25	• 상복부 중심부에 박동하는 덩어리 만져짐, 등하부 통증 • 파열 → 심한 복통과 등의 통증(찢어지는 듯한 통증이 갑자기 발생) → 쇼크 • 중재 : 콜레스테롤 섭취 제한, 금연, 신체활동의 점진적인 증가, 고혈압 조절 • 혈관의 압력을 시켜 동맥류의 성장 속도를 늦추는 약물 : 베타교감신경차단제(propranolol), ACE억제제(captopril), 안지오텐신 II수용체차단제(losartan) • 수술 : 동맥류제거술–응급이나 계획 후 시행, 파열시 즉시 수술
가슴 대동맥류	• 흉통, 목과 어깨로 방사 • 회귀후두신경 압박 → 기침, 쉰 목소리 • 파열 → 매우 심한 통증

3 정맥질환 기출 05, 07, 11, 12, 13, 14, 15, 16, 17, 18, 19

1) 심부정맥 혈전증(deep vein thrombosis, DVT) 기출 05, 07, 11, 12, 13, 14, 15, 16, 17, 18, 23

(1) 심부정맥에 생긴 혈전성 정맥염의 원인 기출 05, 12
① 정맥혈의 정체 : 부동, 수술, 비만, 임신, 정맥울혈, 장거리 여행, 사지마비
② 정맥혈관의 내피 손상 : 정맥 내 주사, 폐색성 혈전맥관염, 골절 및 탈골 등
③ 혈액의 과다응고 : 악성종양, 탈수, 경구용 피임약, 혈소판 증가증

(2) 증상 기출 13, 14, 18
① Homan's sign(+) 기출 18 : 누워서 다리 들고 발을 배굴할 때 통증
② 침범된 하지에 통증, 일측성 부종(대정맥에 발생시 양측성 부종), 종창, 열감, 표재성 정맥돌출, 압통
③ 합병증 : 폐색전증

(3) 치료 및 간호 기출 07, 11, 13, 14, 16, 17, 18, 19, 23
① 예방적 간호 : 가장 중요, 하지 정맥 주사 피함, 조기이상, 수술 후 탄력 스타킹 적용

② 수동적, 능동적 운동 시행, 다리 상승, 온찜질, 공기 압축 기구 적용
③ 혈전 발생시 마사지 금지 : 색전 형성의 원인
④ 항응고 요법 : 혈액 응고시간 지연, 수술 후 혈전형성 예방, 혈전이 더 커지는 것 방지, 약물요법 시 아스피린 투여 금지

헤파린 기출 07, 19, 23	• Thrombin의 작용을 억제, 단기치료에 우선 사용, 작용 신속, 정맥 또는 피하주사 • PTT(부분트롬보플라스틴시간) 검사하여 용량 조절, 부작용 시 • 해독제 : protamine 투여
저분자량헤파린 기출 25 (enoxaparin)	• Thrombin의 작용을 억제, 피하주사 • 해독제 : protamine 투여
coumadin(wafarin) 기출 16, 17, 24, 25	• 간에서 Vit.K가 prothrombin으로 형성 차단 • 경구 투여, 위장관에서 효과적으로 흡수 • PT INR(정상 : 0.8~1.2, 치료농도 : 2.0~3.0을 유지) 검사하여 용량조절 • 해독제 : Vit.K 투여 ※ 와파린은 투여 후 24~48시간 후에 효과가 나타남으로 헤파린과 같이 투여하다가 와파린의 효과가 나타나면 헤파린을 중단
혈전용해제	urokinase, streptokinase, T-PA, 급성폐색시 3일 이내 투여

2) 정맥류(varicose vein) 기출 00, 02, 03, 06, 12

(1) 정맥 판막의 기능상실과 정맥압 상승으로 표재성 정맥이 확장되고 구불거리고 튀어나오며 특히 서 있을 때 다리 통증과 부종 발생

(2) 원인 기출 22 : 선천성, 외상, 심부정맥혈전증, 손상된 판막의 염증, 임신, 장시간 서있거나 앉아서 작업하는 직업, 비만 등

(3) 진단 기출 03, 06 : 도플러 검사, Trendelenburg test(+)

(4) 치료 및 간호 기출 00, 12

① 자주 다리를 상승시키고 휴식, 적정체중 유지, 탄력스타킹 착용, 다리운동 시행
② 경화요법 : 정맥내막에 약물을 주입 → 증상완화 효과
③ 수술 : 정맥결찰, 정맥류 절제술
④ 수술 후 합병증 : 출혈, 감염, 신경손상, 심부정맥혈전증

3) 정맥부전증 기출 23

(1) 장기간의 정맥고혈압으로 인해 정맥이 확장되고 판막이 손상되어 발생

(2) 증상 : 양측 사지 부종, 정맥의 정체성 궤양, 봉와직염

(3) 치료 및 간호중재 : 낮과 저녁동안 압박스타킹 착용, 하루 4~5회 20분 이상 다리 상승, 침대에 있을 때 하지 상승, 장기간 앉거나 서는 것을 피함, 다리를 꼬지 않음, 조이는 옷 피함, 궤양부위에 하이드로콜로이드 드레싱(습윤드레싱) 적용

4) 림프부종 기출 01, 13

(1) 림프액의 흐름이 폐쇄되어 조직에 림프액이 비정상적으로 축적되어 부종 발생
(2) 치료 및 간호 중재 기출 01, 13, 23
   ① 물리요법 : 림프순환 마사지(말단에서 중심부 방향으로 가볍게)
   ② 증상 완화 : 이뇨제, 이완된 사지 상승, 탄력 붕대지지
   ③ 비만조절, 정서적 지지, 저염식, 항생제 투여, 탄력스타킹 적용

4 혈관계 환자 간호 중재 기출 02

1) 체위
   ① 동맥질환 : 다리를 내리고 휴식(혈액 공급)
   ② 정맥질환 : 다리를 올리고 휴식(혈액 귀환)

2) 혈관수축 예방 : 금연, 카페인 제한, 감정적 흥분 제한, 따뜻한 환경 유지

3) 발 간호 기출 15
   ① 발 청결 : 물 온도는 손으로 확인
   ② 보습제 도포
   ③ 발톱 관리 : 일직선으로 자름
   ④ 편하고 신축성 있는 신발, 발의 보온, 다리는 포개거나 꼬지 않도록 교육
   ⑤ 활동유지 : 개방성 궤양 시 제한
   ⑥ 전기장판 사용 제한

UNIT 5 혈액계 질환

1 혈액계의 구조, 기능, 사정

1) 혈액의 기능과 구성

기능	• 운반 : 산소, 대사노폐물, 영양소, 호르몬 • 조절 : 체액과 전해질 균형, 산-염기 균형, 체온조절 • 보호 : 병원체나 기타 이물질의 침입방어(식균작용), 혈액응고를 통한 지혈
혈장 (55%)	• 구성 : 물 92%, 혈장단백질(알부민, 글로불린, 피브리노겐) 7%, 기타 1% • 혈청 : 혈장에서 피브리노겐을 제외한 노란색의 맑은 액체

혈구 (45%)	적혈구(RBC)		• 산소와 이산화탄소 운반, 산-염기 균형 유지 • 생성조건 : 철, vit B_{12}, vit B_6, vit B_2, 엽산, 단백질
	백혈구	과립구	• 호중구 : 이물질 침입 시 식균작용 • 호산구 : 염증반응 활성화, 화학적 매개물 방출로 알러지 반응물질 해독 • 호염구 : 염증매개물 방출, 세균파괴
		무과립구	• 림프구 : 면역반응(B/T림프구) • 단핵구 : 식균작용, 조직 내 대식세포로 변화
	혈소판		혈액 응고를 도움

2 혈액계 사정

1) 전혈구 측정검사(CBC) 기출 10

구분	정상수치	의미	
		증가	감소
적혈구 수(RBC)	남 : 450만~600만/mm³ 여 : 4~5.5×10⁶/mm³	적혈구 증가증, 탈수, 만성저산소증	수분의 과잉, 빈혈, 출혈 가능성 의미
혈색소(Hb)	남 : 13~18g/dl 여 : 12~16g/dl		
헤마토크릿(Hct)	남 : 40~54% 여 : 38~47%		
백혈구 수(WBC) 기출 10	4,000~11,000/mm³	감염, 염증, 백혈병	골수억압, 감염위험성 증가
백혈구감별수치	호중구 : 50~70%	감염, 염증	감염위험성 증가
혈소판(platelet) 기출 23	150,000~400,000/mm³	다혈구증, 만성백혈병	바이러스 감염, 용혈성 빈혈, DIC 등

2) 출혈과 응고검사 기출 13, 19

구분	정상수치	의미
prothrombin time (PT)	11~15초 INR : 0.8~1.2	• 외적 응고기전에 소요되는 시간 • wafarin 치료의 조절에 유용 • 비타민 K 결핍, DIC에 대한 선별검사
Activated partial thromboplastin time (aPTT) 기출 19, 24	25~38초	• 헤파린치료의 조절에 유용 • 지연시 응고인자 결핍에 의한 응고장애 발생하므로 자주 점상출혈 유무 확인
출혈시간 (bleeding time, BT)	1~6분	혈관, 혈소판 기능 평가
응고 시간 (coagulation time, CT)	5~10(8~12)분	헤파린 요법 사정, 조절

3) 골수 천자와 생검(bone marrow aspiration & biopsy)

① **방법** : 무균적인 방법으로 주로 장골능에서 0.2~0.5mL 정도의 골수 채취
② **간호중재**
- 검사 전 : 검사의 목적, 과정의 충분한 설명으로 불편감 완화
- 검사 후 : 출혈이 멈출 때까지 천자부위 압박, 혈종형성 예방, 출혈과 감염증상 감시, 통증시 진통제 투여

3 적혈구 관련 질환

1) 철분 결핍성 빈혈(Iron deficiency anemia) 기출 01, 06, 09, 10, 13, 14, 15, 16, 18

(1) 원인 기출 15, 16

철분식이 섭취 부족, 영양 부족, 소화흡수장애(만성설사, 위절제술), 철분요구량 증가(사춘기, 임신, 유아), 만성적인 위장 출혈, 월경과다

(2) 증상 : 피로, 권태, 어지러움, 빈맥, 연하곤란, 구내염, 위축성 설염 등

(3) 치료 및 간호

가. 철분 함량 높은 음식 제공
나. 철분제 경구 투여(당의정은 흡수가 안되므로 피함) 기출 01, 10, 13, 14
  ① 오렌지 주스나 비타민 C와 함께 섭취 : 철분 흡수 도움 기출 10, 13
  ② 공복 시 가장 흡수율 좋으나 위장관 장애 발생하면 식후 복용
  ③ 액상제는 치아 변색을 예방하기 위해 빨대로 복용, 구강간호 시행
  ④ 변의 색이 암록색이나 검정색으로 변함을 설명
  ⑤ 부작용 : 변비(예방 : 식이섬유 섭취권장), 복부경련, 위장관 불편감
다. 철분제의 비경구적 투여 기출 09 : Z-track 방법으로 둔부에 근육주사, 주사기에 공기를 약간 남겨두었다가 그것까지 주사 → 약물 새는 것 방지, 주사부위 마사지 금지, 주사 후 걷도록 하여 흡수 촉진

2) 거대적아구성 빈혈(megaloblastic anemia, 대구성 빈혈, macrocytic anemia)

	비타민 B$_{12}$(코발라민) 결핍 : 악성빈혈	엽산 결핍성 빈혈
원인	• 비타민 B$_{12}$ 섭취부족 • 위장관 흡수 장애, 위전절제술 : 내적인자 결핍으로 비타민 B$_{12}$의 흡수불능	• 부적절한 식이 : 생야채, 과일섭취 부족, 알코올과다 섭취, 독거노인 • 엽산 요구량 증가(임신, 유아 등) • 부적절한 흡수 또는 배설 증가

증상	• 조직 저산소증 증상 : 허약, 창백, 피로, 체중 감소, 권태 • 신경계 증상 : 손발의 지각이상, 감각저하, 운동실조, 저림, 마비 등 기출 22 • 위장계 증상 : 위용종과 위암 발생빈도 높아짐 → 위장관 출혈과 암의 조기진단을 위해 정기적인 검사 중요	악성빈혈과 유사하나 신경계 증상 없음
진단	• schilling test(+) 기출 06 : 악성 빈혈진단에 가장 정확한 검진법, 내적인자 부족 시 양성 • 적혈구와 혈색소 수치 저하 • 말초혈액 도말검사 : 적혈구 크기가 정상보다 큼	• 혈청 엽산 : 4ng/mL 이하 • 감별진단 : schilling test(-)
치료 및 간호	• 비타민 B_{12} 섭취 부족 시 경구로 보충(간, 내장, 녹황색 채소 등) • 내적인자 결핍시 경구투여로 흡수되지 않으므로 비타민 B_{12} 근육주사 • 화상으로부터 보호 : 신경손상으로 열과 통증에 대한 감각 저하	• 엽산 함유가 높은 식품 섭취 • 흡수가 안 되는 경우 : 근육주사 • 비타민 C 복용 : 엽산의 조혈기능을 증진 • 알코올중독자 : 엽산의 지속적인 투여 필요

3) 재생불량성 빈혈(aplastic anemia)

(1) 골수의 조혈조직이 감소하고 지방조직으로 대체되어 범혈구(적혈구, 백혈구, 혈소판) 감소증 발생

(2) 증상 기출 03

① 과립구 감소증 : 백혈구 수의 감소로 발열, 인후염, 패혈증 등 감염 자주 발생
② 적혈구 수 감소 : 피로, 권태, 호흡곤란, 창백
③ 혈소판 감소 : 출혈위험 증가, 피부나 점막출혈, 비출혈, 안저출혈 나타남

(3) 치료 및 간호 기출 08, 17, 24, 25

① 치료 : 원인물질 제거, 골수이식, 면역억제치료법
② 간호 : 감염(식사전 구강간호, 생야채나 생과일 제한 등)과 출혈(부드러운 칫솔과 전기면도기 사용, 치실사용금지, 주사보다 경구투여, 관장금지, 변비시 대변완화제투여)예방, 피로 예방, 고비타민, 고단백식이 격려

4) 용혈성 빈혈

적혈구의 과도 파괴 및 용혈에 의해 순환 적혈구가 감소하여 발생

(1) 증상

① 황달 : 적혈구 파괴의 증가로 혈중 빌리루빈치가 상승 기출 15
② 비장, 간 비대 : 대식세포에 의해 손상된 적혈구의 식작용 증가
③ 담석증 : 담낭 내 빌리루빈 과다한 축적, 황달 악화
④ 신부전 : 적혈구 분해산물인 혈색소 배설에 대한 신장부담 증가

(2) 진단 : 망상적 혈구 증가, LDH 증가, 간접빌리루빈 증가, 쿰스검사 기출 15, 20, 23

(3) 치료 및 간호
① 용혈을 일으키는 원인 제거, 비장절제술(스테로이드에 반응하지 않을 때)
② 신장 기능 유지 : 섭취 배설량 측정, 수분 전해질 균형유지

5) 진성적혈구 증가증(polycythemia vera)

(1) 골수증식성 장애로 적혈구, 과립구, 혈소판의 증가

(2) 증상 : 혈액양과 혈액점도 증가(고혈압, 울혈성심부전, 혈전형성), 모든 조직과 기관에 심한 혈액 충혈로 피부가 붉은 빛을 띰, 비장비대

(3) 치료 및 간호중재
① 정맥절개술 : 정맥천자를 통해 혈액을 제거, 혈전예방, 혈량 감소
② 골수억제물질 사용 : 방사성 동위원소 인 투여
③ 환자교육 기출 10, 13
  ㉠ 최소한 1일 3L의 수분섭취 권장, 보행권장
  ㉡ 누워있는 환자 : 잦은 체위변경과 사지의 수동적 운동 시행

4 백혈구 관련 질환 기출 05, 07, 10, 11, 12, 13, 14, 15, 16, 18, 19

1) 호중구 감소증(neutropenia) 기출 07, 10, 11, 14

백혈구 중 과립구의 수(과립구의 93%가 호중구)의 급격한 감소 → 감염률 증가

(1) 원인 : 약물(항암제나 면역억제제)의 독작용이나 과민반응, 자가면역장애, 감염 등

(2) 증상 기출 07, 11
① 발열, 심한 피로, 허약, 인두, 구강점막의 궤양, 연하곤란, 고열, 빈맥, 작열감, 빈뇨
② 호중구가 500/mm³로 저하되면 심한 세균성 패혈증 초래
③ 조기 치료 안 되면 발열과 오한, 패혈성 쇼크 등 치명적 상태로 진행

(3) 진단검사 기출 10 : 백혈구 수치 4,000/mm³, 호중구 2,000/mm³ 이하로 감소

(4) 치료 : 원인에 따른 치료, 감염시 원인균 확인 및 항생제 투여, 조혈성장인자(G-CSF, GM-CSF)투여

(5) 간호 기출 05
① 감염예방 : 보호적 격리술 시행(철저한 손 씻기, 방문객 제한, 독방사용, 무균술적용), 헤파필터 적용
② 충분한 휴식, 안정, 고단백, 고비타민, 고탄수화물식이 제공

2) 백혈병(Leukemia) 기출 02, 11, 12, 13, 14, 15, 16, 19

급성 골수성 백혈병 (AML)	• 성인 급성 백혈병의 85% • 피로, 허약, 두통, 구강통증, 빈혈, 출혈, 발열, 감염, 경증의 간과 비장증대 • 진단 : RBC, Hb, Hct, Platelet 감소
급성 림프구성 백혈병 (ALL) 기출 02, 13	• 소아기에 흔한 악성질환, 2~9세 호발 • 발열, 창백, 출혈, 식욕부진, 뼈의 통증, 체중 감소, 복통 • 중추신경계 침범 : 두개내압상승, 뇌막자극증상
만성 골수성 백혈병 (CML)	• 25~60세 사이, 특히 40대 중반에 호발 • 점진적 발생과 느린 진행이 특징
만성 림프구성 백혈병 (CLL)	• 고령층, 50~70세 호발 • 무증상 상태로 다른 질환을 진단하는 과정에서 발견 • 만성피로, 간 비대, 비장종대, 림프샘종

(1) 증상 : 빈혈, 출혈, 감염, 간과 비장 비대, 고요산혈증, 중추신경계 침범증상, 불안 등

(2) 치료 : 항암화학요법, 방사선 요법, 조혈모세포 이식 기출 11, 18

① 조혈모세포 적응증 : 급성/만성 백혈병, 중증 재생불량성 빈혈, 겸상세포빈혈, 비호지킨성 림프종 등
② 조혈모세포 공여자 기출 18, 23 : 대상자와 동일한 HLA형, ABO형이 일치하지 않아도 됨
③ 조혈모세포 이식 후 합병증 : 이식거부반응, 감염, 폐렴, 이식편 대 숙주 질환, 재발 등

(3) 간호중재

감염예방 기출 13, 15, 19, 25	• 감염증상 관찰 : 활력징후, 혈액검사, 배양검사 확인, 호흡곤란, 기침, 가쁜 호흡, 배뇨 시 작열감, 빈뇨, 긴박뇨, 열감, 정맥주사부위 8시간 마다 사정 • 과립구가 500/mm³ 이하이면 보호격리, 무균술 적용, 처방에 따라 항생제 투여, 방문객 제한, 심호흡, 기침 격려 • 생과일 · 생야채 · 꽃 · 식물 제한 • 구강간호, 회음부 간호, 좌욕실시
출혈예방 기출 16, 19, 20, 24	• 금지 : 면도날 사용, 근육주사, 직장체온측정, 좌약, 치실 • 전기면도기와 부드러운 칫솔 사용, 안전한 환경 유지 • 아스피린과 항응고제 금지, 필요시 수혈 • 비타민 K 풍부한 음식 섭취, 변비예방
식이	• 고단백, 고칼로리 식이 제공, 충분한 수분섭취 권장 • 오심과 구토 : 진토제 투여, 소량씩 자주 제공
통증	진통제 투여
안위증진	충분한 휴식과 수면, 신체상 변화에 대한 정서적 지지

5 혈소판, 지혈, 응고장애 기출 08, 12, 13, 14, 15, 19

1) 혈소판 감소성 자반증(thrombocytopenic purpura)
   (1) 정의 : 혈소판 수가 감소된 상태
   (2) 증상 : 점상 출혈, 반상 출혈, 자반증, 혈뇨, 토혈, 잇몸출혈, 비출혈, 월경과다, 심한 출혈 시 창백, 피곤, 활동 시 호흡곤란
   (3) 치료 : 스테로이드 요법, 혈소판 주입, 비장절제술, 약물에 의한 경우 약물 중단
   (4) 간호중재 기출 14
      ① 출혈예방간호 : 외상 주의, 부드러운 칫솔 사용, 직장체온 측정 금지, 좌약 사용 금지, 근육주사 피하기, 아스피린 투여 금지, 출혈 있을 경우 냉찜질이나 압박하여 지혈 유도, 필요시 혈소판 농축액 주입
      ② 조직 내 출혈로 인한 통증 호소 : 크레들, 가벼운 담요 등을 이용

2) 혈우병(hemophillia)
   (1) 유전성 응고장애로 혈액응고 인자 Ⅷ(혈우병A 기출 08), Ⅸ(혈우병B), Ⅺ(혈우병C) 결핍되어 출혈 경향이 증가하는 성염색체(x)로 유전되는 열성질환
   (2) 진단 : PTT 연장, 그 외 혈액응고검사는 정상
   (3) 증상 기출 08, 13
      ① 무릎의 혈관절증, 관절강직으로 결국 근위축 유발, 사소한 외상에도 고관절, 발목, 어깨 등 관절 등에서 지연 출혈, 혈종, 비출혈, 구강출혈, 위장출혈, 혈뇨등
      ② 합병증 : 두개강 내 출혈, 표재성 출혈
   (4) 치료 및 간호 : 출혈 예방, 지혈, 부족한 응고인자 보충
      ① 혈우병 A : 항혈우인자 투여(필요응고인자 Ⅷ)
         혈우병 B : 신선냉동혈장(FFP) 투여, 섬유소 용해 효소 억제제 투여
      ② 국소적 출혈 : 냉찜질, 손상부위 압박, gelform 사용, 가능한 주사 피함
      ③ 통증 : 진통제와 부신피질 호르몬제 사용(아스피린 절대 금지)

3) 저프로트롬빈혈증
   (1) 혈관 내 순환하는 프로트롬빈 양이 결핍된 상태
   (2) 원인 : 비타민 K 결핍, 간질환, 비타민 K 길항제 과다투여(아스피린, 와파린)
   (3) 증상 : 반상출혈, 비출혈, 수술 후 절개부위 출혈, 혈뇨, 위장관출혈, 정맥 천자부위의 지속적인 출혈 등
   (4) 진단 : PT의 지연
   (5) 중재 기출 22 : 원인에 따른 치료(비타민 K 제제 정맥투여, 항응고치료 중단, 프로트롬빈 농축액이나 신선동결혈장 수혈, 응고인자 투여)

4) 산재성 혈관 내 응고증(disseminated intravascular coagulation, DIC)

(1) **정의** : 전신의 미세혈관 내 미세혈전이 생기고 확산되어 응고인자, 혈소판, 섬유소원의 과다소비로 출혈이 발생

(2) **특징** : 출혈, 국소빈혈로 인한 조직 손상, 적혈구 손상, 용혈로 인한 쇼크 등의 증상 발생

(3) **진단검사** 기출 12, 19
   ① 임상증상(출혈, 혈전 증상, 혈뇨, 의식장애, 발한, 혈압저하 등)과 혈액검사로 진단
   ② 혈소판 수 감소, PT/PTT 지연, 섬유소원 수치 감소, 섬유소 분해산물(FDP) 증가

(4) **치료 및 간호** : 원인이 되는 질병의 치료, 출혈증상 사정, 출혈예방, 신선냉동혈장, 혈소판 주입

6 조혈기관장애 기출 08, 16, 18, 19

1) 다발성 골수종(multiple myeloma) = 형질세포 골수종

① 악성 형질세포가 골수에 침윤 → 비정상적인 면역글로불린의 생산촉진 → 정상 면역글로불린이 저하, 면역기능 손상 → 골수, 뼈, 신장, 비장 등에 영향을 미침
② **증상** 기출 16 : 뼈 통증 호소(골반, 척추, 늑골), 골다공증, 병리적 골절, 척추신경압박, 골수억제 증상, 신부전 증상(단백질의 요세관 폐색), 빈혈, 혈소판감소증, 과립구감소증 등
③ **중재** : 뼈의 통증조절, 신장기능 유지(3L 이상의 수분섭취 권장), 골절/감염 예방, 지속적 걷기로 골절예방, 낙상예방

2) 악성 림프종(malignant lymphoma) 기출 08, 16, 18, 19

림프구의 비정상적인 증식으로 발병, 특히 림프절과 비장에서 림프구가 증식, 악성세포의 림프절 침범으로 림프구가 기능 상실 : 면역손상, 감염위험성 증가

	호지킨병	비호지킨 림프종 기출 08, 18
진단 기출 08, 16, 25	림프절 생검에서 비정상 조직구인 리드-슈테른베르크세포(Reed-sternberg cell) 확인	림프절 생검에 리드-슈테른베르크세포(Reed-sternberg cell)가 없음
증상	• 림프절 비대와 이로 인한 압박, 종격동과 후복막강 내 림프절 침범시 압박증상 초래 : 호흡곤란, 연하곤란, 신경압박시 사지마비 • 간과 비장비대로 빈혈 초래 • 말기 : 심한 체중감소와 악액질, 감염, 빈혈, 전신부종, 쇼크	• 무통성 림프절 비대로 림프절 외 장기에서 초발 • 예후 호지킨병보다 불량
치료	방사선 치료, 화학요법	방사선 치료, 화학요법

CHAPTER 2 심혈관/혈액장애
(심장계/혈관계/혈액계)

01. 심장질환 대상자의 심전도가 다음과 같을 때 예측해 볼 수 있는 상태로 옳은 것은?

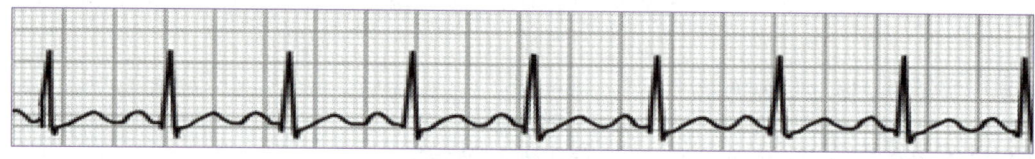

① 정상 심전도
② 동성빈맥
③ 동성서맥
④ 조기심방수축
⑤ 심방조동

해설 [동성빈맥]
- 정의 : 빠른 규칙적 리듬, 100회/분 이상
- 원인 : 교감신경자극, 카페인, 알코올, 흡연, 불안, 통증, 스트레스, 흥분, 운동 등
- 증상 : 심계항진, 두근거림, 호흡곤란, 어지럼증
- 치료 : 원인제거, 약물투여(digoxin, adenosine, 베타차단제(propranolol), 칼슘통로차단제)

02. 심부전 환자가 거품이 섞인 분홍빛의 객담과 호흡수가 증가하고 있을 때 우선적인 간호중재는?

① 산소포화도 측정
② 변형된 트렌델렌버그 체위 유지
③ 수분섭취 권장
④ 체위배액과 물리요법 시행
⑤ 객담검사 실시

해설

좌심실부전(폐울혈 → 호흡기계 조절기전 장애)	
증상	
심박출량 감소	폐울혈
• 허약, 피로, 차가운 사지, 소변량 감소, 빈맥, 교대맥 • 뇌혈류감소로 뇌저산소증 발생 : 혼미, 불안, 불면증, 어지럼증, 안절부절못함	호흡곤란, 기좌호흡(orthopnea), 발작성 야간 호흡곤란, 운동 시 호흡곤란, 기침, 많은 양의 거품 섞인 분홍색 객담(객담에 혈액 섞여 있기도 함), 청진 시 악설음(crackle sound)

정답 01. ② 02. ①

간호중재
① 안정 및 체위
- 정신적, 신체적 안정 : 신체활동에 필요한 조직의 산소요구도 감소 → 심장부담 감소
- 호흡곤란 : 산소공급, 반좌위나 좌위, 기좌호흡 시 → 다리를 침상 아래로, 몸은 침상에 기대게 하는 자세, 체위변경, 심호흡, 기침 권장
- 방문객 제한, 실내 환경 정돈, 스트레스 감소(휴식, 진정제 사용)

② 식이
- 수분 및 염분 제한 : 갈증호소 시 얼음조각 제공
- 충분한 열량과 단백질 공급, 소화되기 쉬운 음식을 소량씩 자주 제공
- 알코올, 카페인 금지 : 빈맥 유발

03. 심부전 환자에게 캡토프릴(captopril)을 투여할 때 설명해야 할 부작용은?

① 혈압 상승
② 객담증가
③ 마른기침
④ 저칼륨혈증
⑤ 두통

해설 ACE억제제	• 세동맥 이완 → 좌심실 저항 감소, 심박출량 증가 • captopril, enalapril : 저혈압, 마른기침, 신장 기능 저하 주의

04. 객담을 동반한 기침과 호흡곤란으로 내원한 환자의 검진 결과 폐기저부에서 수포음이 들리고 폐모세혈관 쐐기압이 25mmHg일 때 간호중재는?

① 호기말양압을 적용한다.
② 혈관수축제를 투여한다.
③ 수분섭취를 격려한다.
④ 정맥으로 수액공급량을 증가한다.
⑤ 아트로핀을 투여한다.

해설 급성폐수종 : 폐간질액과 폐포강에 비정상적으로 수액이 축적된 상태

증상	• 거품이 많은 분홍색의 객담이 동반된 기침, 호흡곤란, 청진시 수포음, 천명음 • 차고 축축한 피부, 청색증(손톱, 얼굴), 빈맥, 불안 • 좌심실 충만압의 상승 = 폐모세혈관 쐐기압(PCWP) : 25mmHg 이상 증가
중재	• 고농도 산소공급 : PO_2 60mmHg 이상 유지, 인공호흡기 PEEP(호기말 양압) 적용 • 약물요법 : 모르핀, digitalis, 이뇨제, 기관지 확장제, 혈관확장제 등 • 윤번지혈대 적용 : 3사지의 윗부분을 묶어 혈류 차단, 사지를 교대하여 돌아가면서 차단(혈액 정체로 심장부담 감소) • 좌위 : 다리와 발은 침대 아래로 내린 자세(정맥귀환 혈액량 감소, 우심실박출량 감소, 폐울혈, 전부하 감소)

03. ③ 04. ①

05. 쥐어짜는 듯한 흉통으로 응급실에 온 환자에게 질산염제제를 투여한 후 관찰이 요구되는 사항은?

① 부정맥
② 혈압 저하
③ 맥압 상승
④ 소변량 감소
⑤ 중심정맥압 증가

> 해설 Nitroglycerin 부작용 : 두통, 피부 발적, 저혈압, 현기증, 실신, 오심, 구토

06. 급성 심근경색일 때 심전도에서 확인할 수 있는 특징적인 변화는?

① ST 분절의 변화는 없다.
② T파가 상승한다.
③ 이상Q파가 나타난다.
④ P-R 간격이 짧고 규칙적이다.
⑤ P파가 T파에 감추어진다.

> 해설 [심근경색 심전도]
> • 초기 = 심근허혈 : T파 역전
> • 급성기 = 심근손상 : ST분절 상승
> • 후기 = 심근괴사 : 비정상적으로 깊은 Q파

07. 심근경색으로 입원치료중인 환자의 심장 모니터링상 심전도의 리듬이 변화하면서 맥박이 촉지되지 않는 환자의 가장 우선적인 중재는?

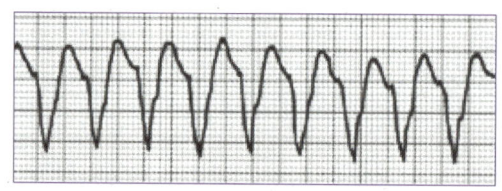

① digoxin 정맥 투여
② 즉시 제세동 시행
③ 베타차단제 투여
④ 발살바 수기 격려
⑤ 경동맥 마사지 시행

> 해설 [심실빈맥]
> • 3개 이상의 심실조기박동이 연속하여 발생, 폭이 넓은 QRS 복합이 연속적으로 출현
> • 심실세동을 야기하는 위험한 부정맥
> • 치료 ┌ 맥박 있는 경우 : 심장율동전환, 나트륨 통로차단제, 베타차단제, 전해질 보정 등
>   └ 맥박 없는 경우 : 빠른 제세동과 심폐소생술

정답 05. ② 06. ③ 07. ②

08. 심장 모니터링을 하고 있는 환자가 다음과 같이 심전도 리듬의 변화를 보일 때 중재로 옳은 것은?

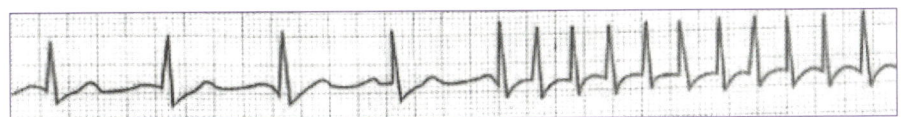

① 경동맥 마사지를 시행한다.
② 교감신경흥분제를 투여한다.
③ 증상이 없다면 치료가 필요하지 않다.
④ epinephrine을 투여한다.
⑤ 항응고제를 투여한다.

해설 [발작성 심방빈맥]
- 갑자기 심방의 어느 한 세포가 흥분, 150~250회/분으로 현저한 증가
- P파가 T파에 감추어져 P파 구별이 어렵고, P-R 간격이 짧고 규칙적, QRS 정상
- 증상 : 심계항진, 불안 호소, 빠른 심장리듬으로 심박출량이 감소되어 뇌혈류 저하가 발생되었을 때 혼돈, 현기증, 실신 발생
- 치료 : 미주신경자극(경동맥마사지, 안구에 힘주기, 발살바 수기), digitalis제, 아데노신, quinidine, propranolol 투여, 심장율동전환술(cardioversion) 실시

09. 급성 심근경색 환자에게 6시간 이내에 우선적으로 투여해야 하는 약물은?

① 혈전용해제 ② 항응고제
③ 항혈소판제 ④ 고삼투성 이뇨제
⑤ 스테로이드

해설 [급성 심근경색 치료 및 중재]
- 약물요법
  - Nitroglycerin 설하투여(NTG : SBP 90mmHg 이하 시 금지)
  - 모르핀 IV : NTG로 흉통 완화되지 않을 시, 심근 산소요구도 감소
  - 교감신경차단제(β차단제) : PO, IV
  - 혈전용해요법 : streptokinase, urokinase, TPA : 발병 후 6시간 내 투여, 출혈 감시
  - 아스피린 : 폐색부위의 혈소판 응집 예방
- 수술요법 : PTCA, 관상동맥 스텐트삽입술, CABG 시행

10. 판막치환술 후 와파린을 처방받은 환자의 정기 혈액응고 검사 결과 PT-INR 수치가 1.2일 때 간호중재로 적절한 것은?

① 와파린의 용량을 감량한다.
② 와파린 투약을 보류한다.
③ 프로타민황산염을 투여한다.
④ 와파린의 복용 이행여부를 확인한다.
⑤ 비타민 K를 투여한다.

해설 [심장판막질환의 외과적 치료]
- 병변이 있는 판막을 제거 후 인공판막 삽입, 인공판막의 경우 혈전 형성을 예방하기 위해 수술 후 평생 항응고제 wafarin(쿠마딘) 복용
- PT(프로트롬빈 시간) : 정상의 1.5~2배로 유지하니 출혈 경향 잘 관찰하기
  - INR(국제표준화비율) : 혈액응고시간의 지표가 되는 프로트롬빈시간(PT)에 대해 검사기관 상호간의 차이를 보정하기 위한 검사로 목표치 – 2.0~3.0 유지(정상 0.8~1.2)
- 심박출량 감소에 따른 징후를 주의깊게 관찰

11. 심낭염에서 발생하는 급성 심장압전의 사정결과는?

① 소변량 증가
② 강하고 불규칙한 심음
③ 맥압 상승
④ 혈압 저하
⑤ 정맥압 감소

해설 심낭염 : 심장막 안(심낭)에 오는 염증으로 삼출물이 심장 압박하여 심박출량 감소, 만성시 심낭이 섬유화되어 두꺼워짐, 심낭염 환자의 15%에서 급성 심장압전의 합병증 발생
심장압전 증상 : 혈압저하, 정맥압 상승, 약해진 심음, 모순맥박(기이맥), 빈맥, 호흡곤란, 흉통 청색증, 경정맥팽창, 정맥울혈, 다리부종, 복수, 발한, 혼돈 등

12. 심전도 모니터 상 심박동수가 140회/분 이상이고 심실기외수축이 3번 이상 연속하여 발생할 때 예상 가능한 부정맥은?

① 심방수축
② 심방세동
③ 심실조동
④ 심실빈맥
⑤ 심방조기수축

해설 심실빈맥 : 3개 이상의 심실조기박동이 연속하여 발생, 폭이 넓은 QRS 복합이 연속적으로 출현

정답 10. ④ 11. ④ 12. ④

13. 심전도상 다음과 같을 때 우선적인 간호중재는?

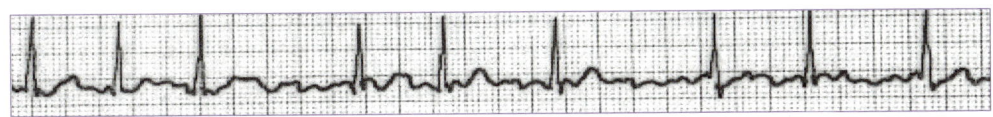

① 에피네프린 투여
② 인공심박동기 삽입
③ 심장리듬전환술 시행
④ 발살바 수기 권장
⑤ 경정맥동 마사지 시행

🔍해설 [심방세동]
- 가장 빠른 리듬을 보이는 심방 부정맥, 심질환, 심부전이 있는 노인에게 흔함
- 심방 : 350~600회/분 이상, 심실수축 : 120~200회/분 → 방실결절에서의 차단
- P파 없이 잔물결모양의 기저선 모양의 F파(flutter wave)가 나타남
- QRS파 : 파형은 정상이나 매우 불규칙(진단 근거)
- 원인 : 구조적인 심장병, 심부전동반 고혈압, 류마티스 심질환, 갑상샘항진증 등
- 증상 : 심박출량 감소로 피로, 호흡곤란, 어지러움, 경정맥 울혈, 불안, 심계항진, 흉통, 저혈압 발생
- 합병증 : 우심방의 혈전 → 폐색전증, 좌심방의 혈전 → 전신적 색전증
- 치료 ┌ 심장율동전환술, digoxin, 베타차단제, 칼슘차단제
       └ 항응고제(헤파린, 와파린 등) : 심방의 혈전 형성 예방

14. 혈압강하제를 처방받은 환자에게 약물 복용 시 주의사항에 대한 설명으로 적절한 것은?

① 약물요법이 시작되면 비약물요법은 중단한다.
② 하루 염분섭취를 15g으로 제한한다.
③ 약물 복용 직후 현기증이 있을 수 있으니 천천히 움직이도록 한다.
④ 혈압이 정상으로 유지되면 임의로 약물을 중단해도 된다.
⑤ 혈압에 따라 항고혈압제를 자가 조절하도록 한다.

🔍해설 [고혈압 약물요법]
- 규칙적으로 복용, 임의 중단 시 반동성 고혈압이 발생됨을 교육
- 약물 복용 직후 체위성 저혈압, 현기증이 있을 수 있음
- 연령, 동반질환, 혈압의 중증도와 합병증 및 위험요인을 사정하여 선택
- 약물의 종류 : 이뇨제, 베타차단제, 칼슘 길항제, 안지오텐신 전환효소 억제제, 안지오텐신 수용체 차단제, 혈관확장제 등
- 약물로 인한 수분과 전해질 불균형을 예방하기 위해 적절한 식이 섭취 격려

15. 하지 말초동맥의 폐색이 의심되는 사정결과는?

① 운동으로 유발되는 다리 통증
② 발을 배굴했을 때 심한 통증
③ 표재성 정맥 돌출
④ 침범된 다리에 열감
⑤ 고온에 노출시 경련 발생

해설 [말초동맥질환]
- 정의 : 죽상경화증에 의해 부분 또는 완전 동맥폐색으로 사지의 관류가 저하
- 위험인자 : 흡연, 만성 신질환, 고지혈증, 고혈압, 당뇨 등
- 임상증상 : 단계별로 발생
  초기 무증상 → 간헐적 파행증(운동 시 근육통증과 경련, 휴식 시 완화, 운동으로 재발) → 안정 시 통증(사지를 올리면 악화, 밤에 자다 통증으로 깸) → 괴사(발가락, 발등, 발뒤꿈치에 호발)
- 진단 : 발목상완지수(ABI) ≤ 0.90, 도플러 초음파검사 등

16. 소동맥의 갑작스런 경련으로 냉감, 통증 및 저린 느낌을 호소할 때 간호중재는?

① 혈관이완제를 투여한다.
② 안정 및 냉습포를 적용한다.
③ 하지를 심장보다 높게 올려준다.
④ 교감신경흥분제를 투여한다.
⑤ 항생제를 투여한다.

해설 [레이노현상/질환]
- 사지, 특히 손가락, 발가락의 우발적인 발작성 경련으로 원위부동맥과 소동맥의 혈관 수축, 추위나 스트레스 노출 시 악화
- 증상 : 양측성, 주로 상지, 저린 느낌, 무감각, 통증, 차가움 호소, 손/발가락의 창백 및 청색증
- 치료 및 간호 : 금연, 보온, 추위에 노출금지, 스트레스 예방, 카페인섭취제한, 혈관확장제(니페디핀)

17. 심부정맥혈전증이 있는 대상자에게 마사지를 시행하지 않는 이유는?

① 통증의 악화
② 궤양 형성
③ 혈관염증 유발
④ 출혈 위험성 증가
⑤ 색전증 유발

해설 [심부정맥에 생긴 혈전성 정맥염의 원인]
- 정맥혈의 정체 : 부동, 수술, 비만, 임신, 정맥울혈, 장거리 여행, 사지마비
- 정맥혈관의 내피 손상 : 정맥 내 주사, 폐색성 혈전맥관염, 골절 및 탈골 등
- 혈액의 과다응고 : 악성종양, 탈수, 경구용 피임약, 혈소판 증가증
- 합병증 : 폐색전증
- 치료 및 간호
  - 예방적 간호 : 가장 중요, 하지 정맥 주사 피함, 조기이상, 수술 후 탄력스타킹 적용, 수동적, 능동적 운동 시행, 다리 상승, 온찜질, 공기 압축 기구 적용
  - 혈전 발생 시 마사지 금지 : 색전 형성의 원인

정답 15. ① 16. ① 17. ⑤

18. 위절제술 후 환자가 사지 무감각과 저린감을 호소하여 시행한 혈액검사 결과 혈색소 수치가 8.3g/dl, 헤마토크릿이 25%일 때 예상가능한 빈혈은?

① 용혈성 빈혈
② 겸상적혈구성 빈혈
③ 재생불량성 빈혈
④ 철분결핍성 빈혈
⑤ Vit B$_{12}$ 결핍성 빈혈

해설 [Vit B$_{12}$ 결핍성 빈혈]

원인	• 비타민 B$_{12}$ 섭취부족 • 위장관 흡수 장애, 위전절제술 : 내적인자 결핍으로 비타민 B$_{12}$의 흡수불능
증상	• 조직 저산소증 증상 : 허약, 창백, 피로, 체중감소, 권태 • 신경계 증상 : 손발의 지각이상, 감각저하, 운동실조, 저림, 마비 등 • 위장계 증상 : 위용종과 위암발생빈도 높아짐 → 위장관 출혈과 암의 조기진단을 위해 정기적인 검사 중요

19. 철분제를 복용하는 환자의 교육내용으로 옳은 것은?

① '비타민 D와 같이 섭취하세요.'
② '위장장애가 발생하면 정맥으로 투여합니다.'
③ '고섬유식이를 섭취하세요.'
④ '변의 색이 검정색으로 변하면 복용을 중단하고 내원합니다.'
⑤ '취침시에 복용합니다.'

해설 [철분제 경구 투여(당의정은 흡수가 안 되므로 피함)]
• 오렌지 주스나 비타민 C와 함께 섭취 : 철분 흡수 도움
• 공복 시 가장 흡수율 좋으나 위장관 장애 발생하면 식후 복용
• 액상제는 치아 변색을 예방하기 위해 빨대로 복용, 구강간호 시행
• 변의 색이 암록색이나 검정색으로 변함을 설명
• 부작용 : 변비(예방 : 식이섬유 섭취권장), 복부경련, 위장관 불편감
철분제의 비경구적 투여 : Z-track 방법으로 둔부에 근육주사, 주사기에 공기를 약간 남겨두었다가 그것까지 주사
→ 약물 새는 것 방지, 주사부위 마사지 금지, 주사 후 걷도록 하여 흡수 촉진

20. 백혈병 환자에게 감염방지를 위한 간호중재는?

① 방문객 제한
② 예방적 항생제 투여
③ 비타민 K가 풍부한 음식 권장
④ 비타민 공급을 위해 싱싱한 생과일 제공
⑤ 실내공기 정화 식물 비치

18. ⑤ 19. ③ 20. ①

> **해설** [백혈병 환자의 감염예방 간호중재]

감염예방	• 감염증상 관찰 : 활력징후, 혈액검사, 배양검사 확인, 호흡곤란, 기침, 가쁜 호흡, 배뇨 시 작열감, 빈뇨, 긴박뇨, 열감, 정맥주사부위 8시간 마다 사정 • 필요시 역격리, 무균술 적용, 처방에 따라 항생제 투여, 방문객 제한, 심호흡, 기침 격려 • 생과일 · 생야채 · 꽃 · 식물 제한 • 구강간호, 회음부 간호, 좌욕실시

21. 산재성혈관내응고증(DIC)이 의심되는 환자의 사정결과는?

① 혈소판 수 증가
② PT & PTT 변화없음
③ 적혈구 수 감소
④ 섬유소원 증가
⑤ 섬유소 분해산물 증가

> **해설** [산재성 혈관 내 응고증 진단검사]
> • 임상증상(출혈, 혈전 증상, 혈뇨, 의식장애, 발한, 혈압 저하 등)과 혈액검사로 진단
> • 혈소판 수 감소, PT/PTT 지연, 섬유소원 수치 감소, 섬유소 분해산물(FDP) 증가

22. 호지킨림프종과 비호지킨림프종을 구별하기 위한 진단검사에서 확인하는 세포는?

① 리드-슈테른베르크세포(Reed-sternberg cell)
② 림프절의 B세포
③ 림프계의 T세포
④ 자연살해세포(natural killer cell)
⑤ 별아교모세포(astroblast)

> **해설**

	호지킨병	비호지킨 림프종
진단	림프절 생검에서 비정상 조직구인 리드-슈테른베르크세포(Reed-sternberg cell) 확인	림프절 생검에 리드-슈테른베르크세포(Reed-sternberg cell)가 없음

정답 21. ⑤ 22. ①

CHAPTER 03 호흡기능장애 : 호흡기계

UNIT 1 호흡기계의 구조와 기능

1) **상부기도** : 코, 부비동, 인두, 후두

2) **하부기도** : 기관, 기관지, 모세기관지, 폐

3) **환기**

   (1) 폐 환기
   - ① 기도를 따라 폐로 드나드는 공기의 움직임
   - ② 흡기 : 대기압 > 폐포압 → 기도에서 폐포로 공기 이동
   - ③ 호기 : 대기압 < 폐포압 → 폐에서 대기로 공기 이동

   (2) 호흡근육
   - ① 흡기 : 횡격막, 외늑간근
   - ② 호기 : 횡격막, 외늑간근 이완, 내늑간근, 복근 수축
   - ③ 부속근 : 사각근, 흉쇄유돌근, 승모근, 대흉근, 소흉근

   (3) 호흡조절 기전
   - ① 신경성 조절 ─ 수의적 조절계 : 대뇌피질에 존재
     　　　　　　　└ 자율조절계 : 연수, 뇌교
   - ② 화학적 조절-호흡중추 ─ 중추화학수용체 : pH 변화와 $PaCO_2$ 감지
     　　　　　　　　　　　　└ 말초화학수용체 : 동맥 내 PaO_2 저하 감지

UNIT 2 호흡기계 간호사정

1 현재의 건강문제

1) 호흡기계 주 증상: 호흡곤란, 기침, 객담, 곤상지두, 흉통, 음성변화, 연하곤란, 피로, 체중변화, 객혈, 천명음(쌕쌕거림), 협착음(그렁거림) 등

2) 신체사정: 시진 → 촉진 → 타진 → 청진

(1) **시진**: 흉곽 움직임의 대칭성, 비율, 흡기의 깊이, 호흡양상 등을 관찰

(2) **촉진**: 기관의 위치, 호흡시 움직임의 대칭성과 비정상 사정(무기폐시 비대칭), 진동의 대칭성, 진동의 증가와 감소 또는 소실부위 확인

- 진동감 [기출] 21 : 소리를 낼 때 흉벽 위에서 촉진
  - 증가: 폐렴, 폐농양 등의 질환으로 흉곽의 밀도가 높은 경우
  - 감소: 공기(기흉)나 액체(늑막삼출)로 차 있거나 기관지가 폐쇄되어 있을 때

(3) **타진**

구분	특징	소견
공명음	낮은 음	정상적인 폐조직
과공명음	공명음보다 길고 높은 음	폐기종, 천식, 기흉
편평음	짧고 높은 음	광범위한 늑막삼출시 폐 전체에서 타진
탁음	중간정도의 음	무기폐, 경화된 폐, 폐부종, 혈흉
고창음	짧고 높은 음	큰 기흉 시 폐 전체에서 타진

(4) **청진**

구분	특징	소견
악설음 (crackles)	• 미세한 수포음: 머리카락을 손가락으로 비비는 것 같은 소리 • 거친 수포음: 부글거리거나 가글거리는 소리	폐렴, 울혈성 심부전, 폐부종, 폐섬유증, 무기폐
건성수포음=나음 (rhonchi)	낮고 지속적인 코를 고는 듯한 소리	폐렴, 만성폐질환
천명음 (wheezing)	높은 음조의 쌕쌕대는 음악적 연속적인 소리	기관지 경련, 분비물, 기도염증, 부종
흉막마찰음 (pleural friction rub)	마찰하면서 삐걱거리는 소리, 마찰음이 들리는 부위 통증 호소	흉막염증, 폐경색

3) 진단검사

(1) 혈액검사

가. 전혈검사(CBC)

① 적혈구 ─ 증가 : COPD, 고도가 높은 지역에 사는 경우 저산소 자극에 대한 반응
　　　　 └ 감소 : 빈혈, 출혈, 용혈

② 혈색소 : 산소를 세포로 운반하는 기능, 감소 시 저산소 혈증

③ 백혈구 : 감염, 염증, 폐렴, 뇌막염, 편도선염, 폐농양 시 증가

나. 동맥혈 가스 분석 검사(ABGA) 기출 07

① 검사부위 : 요골동맥(가장 많이 선택), 상완동맥, 대퇴 동맥

② ┌ 검사 전 : 알렌 테스트(allen test) 시행하여 측부순환 사정
　 └ 검사 후 : 5~10분간 압박하여 지혈

③ 검사 결과의 해석 기출 24

구분	정상치	의미
pH	7.35~7.45	pH > 7.45 : 알칼리증, pH < 7.35 : 산증
$PaCO_2$	35~45mmHg	• $PaCO_2$ > 45mmHg : 호흡성 산증, 대사성 알칼리증의 보상 • $PaCO_2$ < 35mmHg : 호흡성 알칼리증, 대사성 산증의 보상
PaO_2	80mmHg 이상	80mmHg 이하 시 저산소혈증
HCO_3^-	22~26mEq/L	• HCO_3^- < 22mEq/L : 대사성 산증, 호흡성 알칼리증에 대한 보상 • HCO_3^- > 22mEq/L : 대사성 알칼리증, 호흡성 산증에 대한 보상

(2) 객담 검사 : 이른 아침잠에서 깨어난 직후 채취(양치질 하지 않음) → 밤사이 폐에 고인 객담에 병원균이 많이 농축 → 흉부질환 의심환자의 병원체나 비정상세포 확인

(3) 방사선 검사 : 흉부 X선 촬영, 컴퓨터 단층촬영(CT)

(4) 폐기능 검사(pulmonary function test, PFT)

① 폐기능과 호흡문제 평가, 폐질환자 감별, 수술 후 폐기능 합병증의 위험성 규명

② 폐쇄성(obstructive) 또는 억제성(restrictive) 폐질환 구분(폐쇄성 폐질환의 경우 호기 연장)

③ 검사 전 ┌ 4~6시간 기관지 확장제 투약 보류
　　　　　 └ 6~8시간 금연

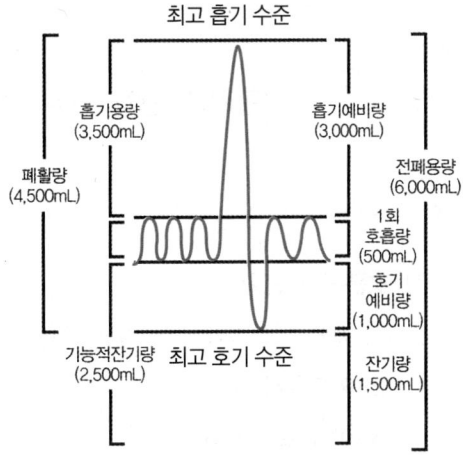

④ 검사 결과

폐기능 검사	폐쇄성 폐질환	억제성 폐질환
폐활량(VC)	감소	정상 혹은 감소
전폐용량(TLC)	증가	감소
노력성 폐활량(FVC)	감소	감소
최대 의식 환기량(MVV)	감소	정상
잔기량(RV)	증가	감소
호기 시간(expiratory time)	증가	정상
기능적 잔기량(FRC)	증가	정상 혹은 감소

(5) 기관지경 검사(bronchoscopy) 기출 08
  ① 기관지 구조를 보고 생검이나 배양위한 조직검사물 채취, 출혈부위 확인, 스텐트 삽입 등
  ② 금기 : 천식, 심부전 및 부정맥이 심한 환자
  ③ 검사 전 : 동의서 받음, 4~8시간 금식, 의치 제거, 흔들리는 치아 확인, 진통제, 진정제, 항불안제, 검사 중 코로 숨 쉴 수 있도록 설명
  ④ 검사 후 : 구개반사 돌아올 때까지 금식, 인후통 완화(아이스칼라, 따뜻한 식염수 함수), 객담에 약간의 피가 섞이는 것은 정상임을 설명, 합병증 사정(출혈, 감염, 저산소혈증, 기관지천공 등)

(6) 흉강천자(thoracentesis) 기출 01, 02, 03, 05, 07, 19, 24
  ① 늑막강의 액체나 공기를 제거, 늑막강 안에 약물 주입
  ② 검사 전 : 앉은 자세에서 테이블에 기댄 자세로 움직이지 않도록 교육, 시술 중 기침과 심호흡 제한, 한 번에 1,000mL 이상 제거 금지(폐부종 방지)
  ③ 검사 후 : 바늘 제거 후 천자부위 무균적 폐쇄 드레싱 시행 후 압박, 천자부위가 위에 가는 체위를 취해줌, V/S 측정, 천자부위 종창, 통증, 출혈 관찰, 심호흡 격려(폐의 재팽창 증진) 기출 19

(7) 폐생검(biopsy)
  ① 세포학적 분석과 배양에 필요한 폐 조직 채취, 폐종양 등 폐 실질 조직의 변화 확인
  ② 생검 후 합병증 관찰 : 호흡곤란, 객혈, 혈흉, 기흉, 출혈 기출 12

UNIT 3 호흡기계 환자 간호 중재

1 호흡기 장애 대상자의 간호 기출 13

1) 호흡곤란 완화
  (1) 자세 : 반좌위 또는 침상머리를 높이거나 똑바로 앉아서 앞으로 기댄 자세
  (2) 기도유지 기출 21
    ① 심호흡 격려 : 폐가 최대로 확장되어 환기와 산소화 증진

② 횡격막호흡과 입술 오므리기 호흡운동 교육
③ 적절한 수분섭취 권장, 효과적인 기침 격려 : 분비물 배출을 용이하게 도움
④ 체위변경 : 분비물의 축적 방지, 기침 자극
⑤ 처방에 따른 약물 투여(기관지확장제, 거담제, 점액용해제 등)

(3) 시원하고 조용한 환경 제공, 적당한 습도 유지
(4) 침상안정, 소량의 식사를 자주 제공
(5) 불안 완화 : 환자 옆에 있어주며 신뢰감을 줌

2) 체위배액과 물리요법 기출 01, 10, 14, 17

(1) 체위배액(postural drainage)
① 분비물 위치에 따라 중력을 이용하는 체위 변경 → 분비물을 이동시켜 배출을 도움
② 하루 2~4회 식전 또는 식후 1~3시간 후, 취침 전 시행
③ 시행 전 기관지 확장제, 가습요법, 분무요법 시행하면 효과적

(2) 두드리기(타진)와 진동
① 깊은 호기동안 진동법이나 두드리기 시행 후 기침하도록 격려
② 두드리기 금기 : 객혈, 폐암, 기관지 경련 등

3) 밀봉흉관배액 기출 01, 02, 07, 08, 11, 12, 14, 15, 16, 18

(1) 흉관삽입 : 흉막강 내 공기나 액체를 제거, 흉막강 내 정상 음압을 유지, 폐의 재팽창을 증진

(2) 간호중재 기출 01, 07, 08, 11, 15, 16, 20, 21, 23

배액관 개방성 유지 확인 기출 07, 11	• 배액기구는 환자의 가슴보다 아래쪽에 둠 • 파동 기출 15, 20 : 흡기 시 물이 올라가고 호기 시 내려감 • 파동 소실 : 흉관의 눌림, 꼬임, 막힘 등을 사정 → 체위변경, 심호흡, 기침하도록 하고, 엄지와 검지로 흉관을 눌러줌 → 파동 발생하지 않으면 의사에게 보고 • 호기 또는 기침 시 거품 발생은 정상, 지속적 거품은 공기 유출 의미
배액병의 양, 색, 특징 관찰	배액량이 100mL/hr 이상이면 보고(과다 출혈)
응급상황 관리 기출 21	• 배액병이 깨진 경우 흉관을 즉시 겸자로 clamping, 노출 부분 소독제로 닦기(긴장성 기흉 시 잠그면 안 됨) • 흉관이 흉강에서 빠진 경우 즉시 개구부를 소독된 거즈로 막고 의사에게 보고
지지적 간호	• 반좌위 취해줌, 체위 변경 시 당겨지지 않도록 주의 • 주기적인 기침과 심호흡 권장 : 폐의 팽창 도움
배액관 제거 기출 04, 12, 16, 20	• 가능하면 빨리 제거 : 감염, 통증, 견관절 활동 제한 예방 • 배액량이 거의 없고, 배액성상이 정상, 흉부 X-ray 촬영으로 폐의 재팽창 확인 • 제거 30분 전 진통제 투여 • 심호흡 후 호기 끝에 숨을 참은 상태에서 빠르게 관 제거, 관 제거 즉시 바셀린 거즈로 밀폐드레싱 시행 : 기흉 예방

4) 산소요법 기출 14

- 흡입 산소 농도는 동맥혈의 산소분압이 60~100mmHg 유지하도록 결정
- FiO_2 : 흡입 공기 중 산소의 비율, 산소 1L/min 증가 시 4% 증가

(1) 저유량 방법 : 실내 공기와 혼합되어 희석된 산소 공급, 환자의 호흡양상에 따라 주입되는 산소량이 변함

(2) 고유량 방법 : 대상자의 총 흡기 요구량을 정확한 FiO_2에 맞추어 제공

저유량 기출 14	비강 캐뉼라	1~6L/m의 산소 공급(FiO_2 : 24~44%)
	안면마스크	• 단기 산소요법이나 응급상황에서 5~8L/min(40~60%)의 산소농도를 제공하기 위해 사용 • 호기된 공기의 재호흡을 막기 위해 최소 5L/min의 유통 속도 필요 • 마스크 및 끈 아래의 피부간호 필요 • 식사나 수분섭취시 비강캐뉼라로 변경 필요
	부분 재호흡 마스크	• 6~11L/min(60~75%) 산소 공급 가능 • 내쉰 공기가 다시 저장백에 들어가 산소와 혼합 • 마스크 사용 전 저장주머니 부풀려주기
	비재호흡 마스크 기출 20	• 10~15L/min(80~95%) 산소공급가능 • 저장백으로 산소 공급 후 일방향 벨브를 통해 환자에게 전달 • 내쉰 공기는 마스크 구멍(호기포트)을 통해 배출
고유량	venturi mask	가장 정확한 산소 농도 전달, COPD 대상자에게 주로 적용

5) 기계적 환기 기출 05, 11, 14

> **목적** 가스교환을 증진, 환자의 폐기능이 적절할 때까지(자발호흡이 가능), 급성발작이 지나갈 때까지 환자 지지

(1) 인공호흡기 간호 기출 11, 15

- 기관내관 위치의 적절성 확인(양측 호흡음 사정), 흉부 X-Ray를 통해 튜브의 위치를 확인 및 고정
- 인공호흡기에 대한 대상자의 반응 모니터링
- 활력징후 사정, 말초 산소포화도 모니터링, ABGA 수치 점검, 시간당 소변량 확인(순환량 확인)
- **감염예방** : 인공호흡기의 연결관은 24시간마다 교환, 튜브 안에 물이나 습기 제거, 구강간호 시행
- 인공호흡기의 가습체계의 온도와 가습기의 물높이를 점검
- 구두 의사소통이 불가능하므로 펜과 종이, 그림판 등을 준비해 의사소통 증진
- 필요시마다 흡인하여 기도 청결 유지

(2) 인공호흡기 경보음 원인 기출 18, 24, 25 : 경보에 대한 즉각적인 반응 및 사정이 필요

① **고압경보음** : 기도분비물의 증가, 기침, 구역질, 입 안의 관을 깨뭄, 불안해하며 인공호흡기에 저항, 천명이나 기관지 경련으로 기도 직경 감소, 기흉 발생, 기관내관의 삽입위치 이탈, 배관에 물이 고였거나 꼬임 등의 튜브폐색

② **저압경보음** : 인공호흡기 회로가 샘, 기관내관 또는 기관절개관 커프가 샘

(3) 합병증 및 관리 기출 14, 16, 18

합병증		원인 및 증상	예방 및 간호
심장	저혈압	양압 적용으로 흉강내압 증가 → 심장으로의 혈액귀환 방해 → 우심방으로의 정맥귀환 감소 → 심박출량 감소	Valsalva maneuver 방지
	체액정체	감소된 심박출량으로 인해 정체	
폐	압력손상 기출 18 (barotrauma)	• 양압에 의한 폐 손상 → 기흉, 피하기종 발생 • 원인 : 만성 기류제한의 질환, 수포, 호기말 양압 적용, 역동적 과팽창, 폐의 환기 시 고압을 필요로 하는 경우	
	용량손상 (volutrauma)	어느 한쪽 폐에 전달된 과도한 용량에 의한 폐손상	
	산-염기 불균형	혈액가스 이상	• 인공호흡기 교체 • 체액-전해질 불균형 교정
위장관	스트레스성 궤양	기계적 환기로 인한 스트레스 → 영양문제 및 전신감염 위험성 증가	삽관 후 양성자 펌프 억제제(PPI), 제산제, 히스타민차단제(tagamet, zantac) 투여
	마비성 장폐색	• 흉곽과 복강 사이의 압력 변화로 발생 • 영양분 흡수 감소	• 경관영양, 비경구영양을 통해 균형 잡힌 식이 공급 • COPD 환자는 탄수화물 과잉섭취 제한 • 전해질 보충
감염	폐렴	• 인공기도는 잠재적인 세균 감염 위험성 있음 → 폐렴 발생 • 입이나 위장에서 나온 체액 흡인 → 감염의 원인	• 철저한 손 씻기 • 구강간호, 흉부 물리요법, 체위배액, 자세변경 실시
근육	근육 소모	부동으로 인한 근육기능 저하와 약화	• 조기 이상, 적절한 운동 • 가스교환 용이하게 조절
인공 호흡기 의존	인공호흡기 중단불능	• 최종적인 합병증으로 심리적, 생리적 원인으로 발생 • 인공호흡기 장기간 사용 시 호흡근이 피로해져 호흡기능 중단	환자가 중단거부 의사를 표현하기 전에 다양한 중단방법 시도

가. 기계적 환기, 호흡기환자에게 적용 가능한 간호진단 기출 14, 19, 21, 22

① 분비물, 기도 경련과 관련된 기도개방유지 불능
② 기관지 경련, 통증, 부적절한 흉부 팽창과 관련된 비효율적 호흡양상
③ 인공호흡기 탈착, 인공호흡기 부적응, 저하된 폐포의 기능과 관련된 가스교환장애
④ 기관내삽관, 기관절개, 방어기전 저하와 관련된 감염위험성
⑤ 기관내삽관과 관련된 의사소통 장애
⑥ 죽음에 대한 공포, 낯선 환경, 통증과 관련된 불안

UNIT 4 상부호흡기계 장애의 간호

1 부비동염(sinusitis)

1) **원인** : 비염이 부비동으로 퍼지거나 정상적으로 배액되는 길이 막혀 발생
2) **증상** : 비루, 두통, 안면압박감, 통증, 압통, 미열, 농성분비물, 치통 등
3) **중재** : 수분 섭취 권장, 비강세척, 뜨거운 물로 샤워하며 증기 흡입, 처방된 약물투여(진통제, 충혈제거제, 항생제, 비강 내 스프레이), 금연, 알레르기에 의한 경우 환경조절
4) **배농을 위한 외과적 절개 수술 후 관리** 기출 16
   ① 수술 후 의식이 없을 때는 측위, 의식 회복 후 반좌위 : 배액증진, 부종 감소
   ② 24시간 얼음찜질 적용
   ③ 출혈, 부종, 호흡곤란 관찰
   ④ 구강간호, 분비물을 삼키지 말고 뱉어내도록 교육
   ⑤ 부드러운 음식, 수분섭취 증가
   ⑥ 아스피린 함유된 약물이나 비스테로이드성 항염제 복용 금지
   ⑦ 기침, 코풀기, 배변 시 힘주기, 과도한 활동 피함

2 비출혈(epistaxis)

1) **간호중재** 기출 07, 10, 17
   ① 혈액의 기도 흡인을 예방하기 위해 약간 앞으로 기울인 좌위 유지
   ② 코의 측면을 10분 동안 직접압박, 얼음이나 냉찜질 적용
   ③ 혈액을 뱉어내도록 격려, 삼키는 혈액의 양 최소화 하여 오심, 구토 예방
   ④ 재출혈을 예방하기 위해 24시간 동안 코를 풀지 않도록 교육
   ⑤ 후비공 심지 삽입 : 출혈부위를 확인할 수 없고 비출혈이 멈추지 않을 때 시행

3 편도선염(tonsillitis) 기출 11, 13, 16, 19

1) **증상** : 인후통, 연하곤란, 발열, 두통, 귀의 통증, 경부림프선 비대, 식욕부진, 편도선의 부종과 발적 등
2) **치료와 간호**
   (1) 페니실린이나 erythromycin 투여(7~10일간, 급성 시), 진통제, 해열제 투여
   (2) 휴식, 수분섭취 증가, 생리식염수 함수, 인후 세척, 목에 얼음칼라 적용
   (3) 외과적 중재 : 편도선 절제술

(4) 수술 후 간호 기출 11, 13, 19
① 출혈관찰 : 자주 삼키는 행동, 빈맥, 불안 → 의사에게 보고
② 가습기와 목에 ice collar 적용
③ 의식 회복 후 차가운 물과 부드러운 음식 제공, 빨대사용 금지
④ 수술 후 1~2주 동안 심한 기침, 코를 푸는 행위, 무거운 짐 들기, 격렬한 운동 등 금지
⑤ 거친 음식이나 산성 주스(오렌지 주스)는 수술 부위를 자극함으로 수일동안 제한
⑥ 수술 후 며칠 동안 검은변을 볼 수 있음에 대해 설명
⑦ 진통제는 aspirin 대신 acetaminophen 사용

4 후두암 기출 04, 08, 13, 15

1) 임상적 특징
(1) 위험요인 : 흡연, 음주, 독성물질, 유해가스 흡입, 만성후두염, 목소리 남용, 방사선 노출 등
(2) 증상 기출 04 : 2주 이상 지속되는 쉰 목소리, 목의 작열감, 연하곤란, 인후통, 체중감소 등

2) 치료 및 간호
(1) 후두 절제술, 항암화학요법, 방사선요법
(2) 후두 절제술 후 간호 기출 08, 13, 15, 25
  ① 기도유지 : 침상머리 약 30~45° 올린 체위로 배액증진, 봉합부위 압력감소, 체위변경 시 머리 부분 지지(봉합선 긴장 방지)
  ② 출혈사정 : 활력징후 측정
  ③ 기관절개관 : 흡인 시행하여 분비물 제거, 심부흡인은 금지, 기관절개관이 빠졌을 경우 즉시 지혈 집게를 이용하여 기도개방
  ④ 적당한 수분섭취와 습도 제공으로 점막 건조 예방, 심호흡과 기침 격려
  ⑤ 통증관리 : 진통제 투여, 침이나 가래는 삼키는 것보다 뱉도록 권장
  ⑥ 수술 부위 무균적 관리와 배액관 관리, 개구부 관리
(3) 언어재활 기출 25
  ① 식도언어 : 구강으로 음식 섭취가 가능한 시기(수술 후 약 1주부터)에 교육 시작, 식도인두로 공기를 들이마시고 내보낼 때 말하는 방법으로 트림과 비슷
  ② 전자후두기 : 식도언어를 배울 수 없거나 못하는 환자에게 사용하는 언어기구, 입과 목 안의 공기가 진동되고 입술과 혀를 움직여 구강으로 소리를 발사하여 입으로 발음할 때 기계음으로 전달, 수술직후부터 사용가능
  ③ 기관식도천공 음성복원 : 음성보철기를 삽입하여 공기가 식도에 부딪힐 때 공기진동에 의해 음성이 생성되며 혀와 입술의 움직임으로써 단어형태로 바뀜

(4) 후두절제술 후 자가간호(기관절개관 관리)와 환자교육

① 수술 후 초기부터 시작 : 거울보고 흡인하는 것 교육
② 기관절개관을 빼서 닦고 다시 끼우는 방법 교육
③ 누공주위는 매일 세척, 건조하지 않게 유지
④ 수영을 삼가고 샤워나 면도, 화장 시 누공덮개를 사용
⑤ 기침이나 재채기시 몸을 앞으로 기울여 객담이 퍼지지 않도록 교육
⑥ 의료경고용 팔찌나 응급의료카드 소지

UNIT 5 하부호흡기계 장애의 간호

1 폐렴(pneumonia) 기출 06, 08, 11, 14, 16

① 병원체가 기도 점막에 침투 → 폐포에서 증식, 폐 실질의 급성 염증 상태
② 폐 조직의 부종, 폐포의 수분이동을 일으키는 염증성 과정으로 저산소증 유발

1) 증상 기출 06, 14

기관지 점막 비후로 인한 점액 과다 분비, 화농성 가래를 동반한 기침, 흉부통증, 호흡수 증가, 호흡곤란, 저산소혈증, 발열, 악설음(간질강과 폐포에 액체가 있을 때), 천명음(염증이나 삼출물로 인해 기도가 좁아져 있을 때), 촉각진탕음 증가 등

2) 진단 기출 16 : 객담배양검사(항생제 투여 전 검체 수집), 혈액배양검사, 흉부 X-ray(폐침윤), 산소포화도 측정

3) 치료 및 간호 중재 기출 06, 11, 14, 23

① 초기에 광범위 항생제 사용, 배양검사 결과에 따른 항생제 투여
② 기관지 경련 시 기관지확장제 투여, 진통제
③ 가스교환증진 및 기도개방 유지 기출 11, 21, 24 : 수분공급, 산소요법, 심호흡과 기침 격려, 가습기 적용, 분무요법, 체위배액, 반좌위 유지
④ 침상안정 및 휴식, 고칼로리, 고단백 식이제공, 체위변경(폐색전, 무기폐 예방)
⑤ 예방 교육 : 폐렴구균백신 예방접종(65세 이상은 매년 접종), 금연, 감염환자 노출 피하기

2 폐결핵(pulmonary tuberculosis) 기출 01, 02, 06, 07, 08, 13, 14, 15, 16, 17, 18, 19

1) 원인 기출 07 : mycobacterium tuberculosis 또는 간균의 비말공기감염, 직업성 폐질환자(규폐증)
2) 특성 : 건락화, 결절형성, 섬유화, 석회화, 공동형성
3) 증상 : 기침, 피로, 식욕부진, 체중감소, 객담, 객혈, 가슴압박과 흉통 동반 등

4) **진단** 기출 06, 16, 17, 20
   ① 투베르쿨린 반응 검사 : PPD 0.1mL 전박내측 피내주사, 48~72시간 후 판독, 경결 지름 0~4mm (정상), 5~9mm(의심), 10mm 이상(양성), 양성 시 결핵균에 노출된 적 있음을 의미(확진할 수 없음)
   ② 객담 항산균 도말 검사 및 배양검사로 확진
   ③ PCR 검사는 몇 시간 내 결핵균 식별 가능 : 초기 진단에 유용
   ④ 흉부 X선 촬영 : 활동성 결핵시 폐침윤, 공동, 소결절, 삼출액 관찰됨

5) **치료 : 항결핵 약물 요법** 기출 02, 08, 14, 19, 21, 22, 24
   ① 항결핵제 병용 투여 : 약제간 상승작용으로 치료 효과 높이며 내성을 줄임
   ② 결핵 초기에는 1차 약 투여, 초기치료 실패 시 2차 결핵약 사용
   ③ 1일 1회 복용 : 정해진 시간에 한꺼번에 모두 복용, 공복 시 투여, 위장장애가 있을 경우 식후 또는 취침 전에 복용
   ④ 장기복용과 임의중단 하지 않도록 교육
   ⑤ 1차 항결핵제 기출 19, 22 : isoniazid, rifampin, pyrazinamide, Ethambutol 등

	약명	부작용	주의사항
1차	isoniazid(INH)	기출 19 말초신경병증(신경장애), 간 장애	간 효소 검사 시행, 말초신경염 예방(pyridoxine 투여)
	Ethambutol(EMB)	기출 25 시신경병증 (시력저하 및 색각변화)	주기적인 시력검사, 신질환시 주의
	Rifampin(RFP)	오렌지색 소변 및 분비물	소변, 침, 객담, 눈물, 땀 등 오렌지색으로 변할 수 있음을 교육
	Pyrazinamide(PZA)	간독성, 관절통, 위장장애	간독성, 간기능, 요산검사 관찰
2차	streptomycin(SM) 기출 14	8뇌신경(청신경) 손상, 신독성	치료 전, 중 주기적으로 청력검사

   ⑥ 결핵 예방 접종 : BCG 접종(투베르쿨린 반응에서 음성인 사람에게만 접종을 하며 피내 주사, 6~10주 후에 양성반응을 보이면 효과가 있는 것)
   ⑦ 예방적 치료 : 활동성 결핵 환자와 밀접한 접촉을 한 경우, 면역결여 환자, HIV감염자등은 예방적 치료제로 isoniazid(INH) 투여를 고려
   ⑧ 잠복결핵 : 활동성 결핵 감염자에 의한 결핵균 노출로 인해 발생, 의사의 판단에 따라 약물치료시행 (이소니아지드/리팜핀 병합요법으로 3개월 복용하는 방법과 이소니아지드 단독요법으로 9개월, 또는 리팜핀 단독요법으로 4개월 복용하는 방법) 기출 23

6) **간호중재** 기출 01, 13, 15, 17, 21
   (1) **감염 전파 예방** : 음압병동, 일광소독(결핵균은 햇빛, 열에 파괴), 잦은 환기, 기침 시 코와 입을 막고 하고, 휴지는 따로 비닐에 모아 소각하도록 교육, 마스크 착용
   (2) **약 복용 이행** : 꾸준히 규칙적으로 복용(약제 복용 거르는 경우 내성 발생), 항결핵제를 2주 정도 투여하면 전염성이 거의 소실됨을 설명
   (3) **고단백, 고칼로리, 비타민 보충 식이**
   (4) **결핵의 주요 간호진단**
      ① 폐용량 감소와 관련된 비효율적인 호흡양상

② 피로, 객담을 동반한 기침과 관련된 영양 불균형
③ 식욕부진 및 섭취량 저하와 관련된 영양 부족
④ 질병과정에 대한 지식부족, 동기 결여, 장기간의 치료와 관련된 지식 부족
⑤ 호흡곤란, 통증, 분비물 정체와 관련된 가스 교환 장애 등

3 건성 흉막염(pleurisy)과 흉막삼출(pleural effusion) 기출 02, 09, 12, 13, 18, 19

	건성 흉막염(늑막염)	습성 흉막염(늑막삼출) 기출 18, 19
원인	• 흉막의 급성 염증상태로, 흉막액은 증가하지 않은 상태 • 폐렴, 폐결핵, 흉부 외상, 폐경색, 폐색전증, 암등이 있을 때 발생	• 벽측늑막과 장측늑막의 윤활제 역할을 하는 흉막액의 비정상적 증가로 일어남(정상 : 5~15mL) • 모세혈관 압력의 증가(좌심부전), 모세혈관 교질삼투압 감소(간부전, 신부전), 흉막과 흉막강에 염증(감염, 종양), 림프계폐쇄
임상 증상 기출 12, 13, 18	• 통증 - 심호흡, 기침, 흡기 시 칼로 찌르는 듯한 날카로운 통증 - 일측성 흉통 - 심호흡, 기침, 늑막운동 시 악화, 숨을 멈추면 통증 감소, 늑막에 삼출물 생기면 통증 소실 • 초기 청진 시 늑막마찰음, 삼출물 생기면 마찰음 소실	• 흉막흉통, 호흡곤란, 마른기침, 고열, 창백, 피로, 허약 • 삼출액 있는 부위의 호흡음 감소 기출 09, 18 또는 소실 • 350mL 이상 삼출액이 있으면 타진시 공명음 없음 • 다량의 삼출물이 고이면 폐 허탈 발생
치료 및 간호 기출 02	• 원인 질병 확인하여 치료 • 항생제 투여, 진통제 투여 • 안정, 호흡곤란 시 산소 투여 • 침범 받은 쪽으로 눕게 하고 기침 시 침범 받은 쪽 흉부를 손바닥으로 지지하면서 하도록 교육 • 주기적으로 기침과 심호흡 시행	• 흉막천자 : 호흡장애 완화, 폐의 재 팽창 도움 • 흉막유착술(pleurodesis) : 흉막강 내 경화제(doxycycline) 주입 → 벽측늑막과 장측늑막을 유착시켜 액체 축적 예방 • 늑막절제술 • 통증 조절 • 폐기능 검사와 동맥혈 가스분석검사로 치료의 효과 사정 **참고 흉막천자 시 간호** • 검사 중 간호 - 앉은 자세에서 두 팔을 올려 테이블에 엎드려 앉아 늑골사이를 넓게 함 - 호기 말에 숨을 참게 하고 바늘을 삽입 - 30분 이내 제거되는 늑막액이 1,500mL가 넘지 않도록 함 • 검사 후 간호 - 천자부위가 위로 향하게 하여 안정(흉막액 유출 방지) - 바늘 제거 후 무균적 압박드레싱 적용, 천자부위 드레싱 자주 관찰 - 활력징후 사정 - 합병증(쇼크, 기흉, 폐외상 등) 관찰-시술 후 흉부 x-ray 촬영 - 합병증 증상 : 저혈압, 빠르고 약한 맥박, 가쁜 호흡, 기침 발작, 혈액성 객담, 기관편위 등

4 무기폐(atelectasis) 기출 04, 07

1) **정의** : 폐의 일부 또는 전부가 허탈되어 공기가 없거나 줄어든 상태
2) **원인** : 기관지분비물이나 종양, 기도폐색과 감염, 흉막삼출액, 수술 및 부동의 합병증, 흡입마취, 기관지 확장증, 산소독성, 과도한 진정제 사용 등
3) **간호** : 예방이 중요, 잦은 체위변경, 심호흡, 기침, 기도 분비물 제거하여 기도유지

5 폐농양 기출 18

1) **증상** : 고열, 기침, 많은 양의 악취 나는 화농성 객담, 흉통, 오한, 체중감소, 빈혈, 폐타진시 탁음
2) **치료** : 항생제(clindamycin) 투여와 농양의 배농, 수시로 구강간호 제공
3) **폐농양의 주요 간호진단**
   ① 과도한 객담과 관련된 비효율적인 기도청결
   ② 폐기능, 폐용량 감소와 관련된 비효율적인 호흡 양상
   ③ 과다 환기, 분비물 정체와 관련된 가스교환장애
   ④ 호흡보조근의 사용, 통증과 관련된 불안

6 폐쇄성 폐질환

1) **천식(asthma)** 기출 01, 02, 03, 08, 11, 14, 15, 16, 17, 18, 19

   (1) **정의** : 기도의 만성 염증, 가역적인 기도폐색 및 기도의 과민성 증가를 보이는 만성질환
   (2) **증상** 기출 11 : 천명음(주로 호기 시), 호흡수 증가, 호흡곤란, 가슴 답답함, 기침, 다량의 점액분비, 보조근육을 이용한 호흡 양상, 술통형 가슴, 저산소혈증으로 의식수준 변화와 빈맥
   (3) **진단** : 폐기능검사(FVC 정상 혹은 감소, FEV1 감소, 잔기량 증가), ABGA, 알레르기 피부반응검사, 객담검사
   (4) **치료** 기출 03, 08, 11, 14, 15, 16, 19 : 천식발작 최소화와 호흡안정

기관지 확장제	β₂ agonist	• β₂ 수용체에 작용하여 기관지 평활근 이완, 특정 염증세포 억제 기출 15 • 단기작용(속효성) 흡입제 : albuterol(ventolin) 기출 08, 16, 23 Fenoterol(베로텍) • 장기작용(지속성) 흡입제 : salmeterol(serevent), Formoterol
	항콜린제	• 부교감신경차단, 교감신경의 활동을 자극하여 기관지 확장, 폐분비물 감소 • 흡입제 : Ipratropium(atrovent) 기출 16
	methylxanthines	아미노필린, theophylline(부작용 : 부정맥 주의) 기출 19

염증억제 약물	corticosteroids	염증이나 알레르기에 의한 천식발작 예방, 기관지의 염증반응과 과민반응 억제하여 기관지 확장, 흡입 후 구강세척 필요 • 흡입용 : budesonid(pulmicort), fluticasone(flovent) • 경구용 : prednisone(deltasone) 복용
	류코트리엔 조절제	부종과 염증 완화, 기관지 이완으로 알레르기에 의한 천식 발작 예방 • 경구용 montelukast 복용
	비만세포 안정제	알레르기성 물질이 IgE와 결합할 때 비만세포막이 열리는 것을 방해, 아토피성 천식 증상에 예방적 효과, 급성 천식 발작시에는 효과 없음 • 흡입제 : 크로몰린(cromolyn), 네도크로밀(nedocromil)

※ 계량용 흡입기(meter dose inhaler, MDI) 사용법 교육 기출 19
  약물을 흔들어 혼합 → 좌위나 반좌위 자세에서 숨을 내쉰 후 숨을 깊게 들이마실 때 약물 흡입기를 눌러 약물 흡인 → 10초간 숨을 멈춘 후 내쉬도록 함 → 흡인 후 가글 또는 양치질 시행 교육
※ 건조분말 흡입기(dry powder inhaler, DPI) : 분말임으로 숨을 들이쉬면서 흡입하고 흡입 후 즉시 흡입기에서 입을 제거

운동과 활동	유산소 운동	• 심기능 유지, 근력 증가, 환기와 관류 촉진 • 환자의 발작 유발 상태를 고려하여 운동시간 조절
산소요법		급성 천식발작 동안 마스크, 비강 캐뉼라, 기관내관을 통해 적용

(5) 만성 천식 간호중재 기출 01, 02, 03, 17, 18, 19, 22

① 약물투여 이행확인, 부작용과 투여방법 교육, 처방받지 않은 약물 투여 방지
② 알레르기원 및 차고 건조한 공기 피하기
③ 호흡기 감염 조기 치료 및 감염예방(독감예방접종 실시), 금연, 스트레스 관리, 불안감소

(6) 급성 천식 간호중재 기출 01, 02, 03, 14, 15, 16, 20

① 신속한 중재 필요
② 기도개방 기출 16, 20 : 속효성 β2-agonists 흡입제(albuterol), 스테로이드 경구 투여
③ 불안조절 : 간호사가 옆에 있어 주며 부를 때 즉시 반응
④ 산소공급 : 비강 캐뉼라 적용(마스크는 질식감 느낄 수 있음), 이산화탄소 수치 확인
⑤ 구강, 정맥 내 수분 공급

2) 만성폐쇄폐질환(chronic obstructive pulmonary disease, COPD) 기출 01, 03, 06, 07, 09, 11, 12, 14, 17, 18

	폐기종 기출 04, 14	만성기관지염 기출 18, 24
병태생리 기출 11, 14	폐 탄력성의 손상과 폐의 과잉 팽창으로 호흡곤란, 호흡수 증가	• 자극성 물질, 특히 담배의 만성적인 노출에 의한 기관지와 세기관지의 염증 • 1년에 3개월 이상 만성적인 객담 동반 기침 유발이 2년 이상 지속 시 • 자극물질의 염증반응으로 혈관 확장, 울혈, 점막부종, 기관지경련, 많은 점액 생산, 기관지벽 두꺼워져 기도폐쇄

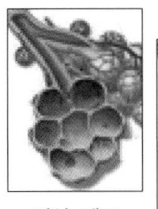
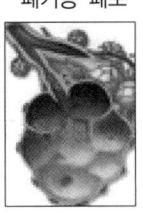
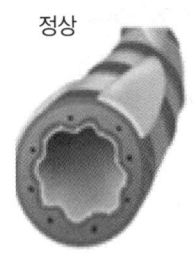
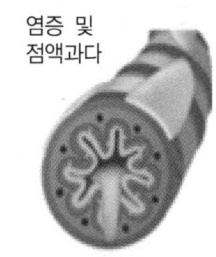

폐기종 폐포 / 정상 폐포 / 정상 / 염증 및 점액과다

원인	• 흡연 : 가장 중요한 위험요인, 직접 및 간접흡연 • 그외 : 유전(AAT 결핍증, 폐기종 유발), 대기오염, 호흡기 감염의 잦은 재발, 노화, 천식
증상 기출 09, 14	• 호흡곤란, 호흡수 증가, 호흡음 감소 • 호흡시 보조근육 사용, 호기 연장 • 과공명음, 술통형 가슴, 기좌호흡 • 저산소혈증, 청색증, 경정맥 팽대 • 우심실 대상부전, 체중감소 • 만성 저산소혈증 : 청색증, 고상지두 • 이른 아침 가래 섞인 기침 • 청진시 악설음, 저산소 혈증, 호흡성 산증 초래, 의존성 부종 • 심해지면 폐기종으로 발전
	외모의 변화 : 사지의 근육이 가늘어지고 목 근육 증대, 느린 움직임, 허리 구부림, 앞으로 고개 숙인 자세로 앉고 팔을 앞쪽으로 붙들고 있음

진단
기출 11,
20, 22
	• ABGA(저산소혈증, 과탄산혈증), 흉부 X선 검사(과팽창, 횡격막 편평), 객담 배양 검사
	• 폐기능 검사 : 가스 교환 과정 평가, 경증에서 매우 심한 정도로 분류
	  – 감소 : 1초 강제호기량(FEV1), 최고 호기 유속, 폐활량(VC), 강제폐활량(PVC)
	  – 증가 : 총 폐용량(TLC), 잔기량(RV), 기능적 잔기량 증가(FRC)

합병증	저산소혈증, 산독증, 호흡기계 감염으로 인한 급성 호흡부전, 우심부전으로 인해 전신 정맥 울혈과 정맥압 증가, 부정맥, 위궤양, 폐렴

(1) 치료 및 간호중재 기출 01, 03, 06, 07, 12, 14, 17, 18, 19, 22, 23

① 약물요법 기출 06, 17 : MDI나 분무기로 β2작용제(albuterenol)를 상용, 항콜린제(ipratropium), 기관지 확장제, corticosteroid, 진해제, 항생제, 이뇨제, Digitalis(우심부전 시)

② 산소요법 기출 03, 07, 23 : 저농도 산소를 24시간 지속적으로 투여하는 것이 효과적, 벤튜리 마스크 적용

③ 악화요인 제거 : 금연, 호흡기 감염 예방(매년 독감 예방 접종 실시)과 조기 치료(항생제 치료), 자극물질 피함(먼지, 가스, 공기오염, 담배연기)

④ 호흡운동 기출 01, 03, 14, 24 : pursed lip breathing(세기관지 허탈 방지, 효과적으로 공기배출, 불안 완화, 이완), 복식호흡

⑤ 영양 기출 18 : 고열량, 고단백식이 섭취, 탄수화물 50% 내외로 조정(탄수화물 대사과정에서 이산화탄소 발생), 소량씩 자주 섭취, 수분섭취 격려(분비물을 묽게 하여 배출도움), 가스형성 음식 피함, 마른음식(기침유발), 우유, 초콜릿(타액, 분비물 농도 증가), 카페인(이뇨, 신경과민) 등 금지

⑥ 운동 : 방안이나 밖에서 증상이 나타날 때까지 걷기, 1주일에 최소 2~3회 실행

⑦ 자세 : 침대 머리를 상승시키는 상태(흉부확장을 도와 호흡곤란 완화)

⑧ 양압호기 기구 : 진동기나 양압호기 기구를 이용하여 기도분비물 제거를 도움

3) 기관지 확장증(bronchiectasis) 기출 10, 12, 13

(1) **정의** : 기관지벽의 탄력섬유와 근육이 파괴되어 기관지가 영구적으로 확장되어 정상 방어기전의 손상과 폐의 점액 배출 능력이 감소

(2) **증상** 기출 13
  ① 다량의 냄새나는 3층 화농성 객담
  ② 발작적이고 지속적인 만성 기침, 운동성 호흡곤란, 피로, 식욕부진
  ③ 폐 전체에서 천명음, 고상지두(곤봉형 손가락), 폐성심질환

(3) **진단 검사** : 객담검사, 기관지 조영술(확진을 위한 검사)

(4) **치료 및 간호 중재** 기출 10, 13
  ① 항생제, 기관지 확장제, 간헐적 양압 호흡 사용, 산소공급
  ② 심호흡과 기침 격려, 가습기 사용, 체위배액(하지를 상승시킨 체위, 베개를 이용한 체위배액)과 흉부 물리요법(흉부 진동기를 매일 2~4회 정도 15분씩 호기 시에 적용), 잦은 체위 변경
  ③ 기도자극 물질 피함(흡연, 공기오염), 감염예방(인플루엔자, 폐렴 예방접종)
  ④ 냄새나는 객담과 기침으로 인한 식욕부진 : 구강간호 시행
  ⑤ 수분섭취, 적절한 영양 공급, 저염식이
  ⑥ 휴식, 정서적 지지 필요

7 폐색전증(pulmonary embolism) 기출 03, 08, 15

1) **정의** : 혈전, 종양세포, 공기, 지방 등이 전신 정맥 순환에 유입되어 폐혈관의 일부가 갑자기 막혀 폐포의 관류 저하 발생

2) **원인** 기출 15
  ① **주요원인** 기출 15 : 다리나 골반의 심부정맥 혈전증(DVT)으로 인한 혈괴가 떨어져 나와 대정맥과 우심장을 거쳐 폐동맥이나 한 개 이상의 폐동맥 가지를 막음
  ② 장기간 부동, 수술, 정맥관 삽입, 혈액응고를 증가시키는 상태, 노인, 흡연, 임신, 에스트로겐 치료(경구피임약) 등

3) **증상** : 빈맥, 흉통(흡기시 날카롭고 찌르는 듯한 형태), 호흡곤란, 객혈, 불안, 기침, 발한, 실신 등

4) **치료 및 간호 중재**

응급치료	• 조기발견, 즉시 치료가 중요 • 저산소증 : 산소공급 • 저혈압 : 수액공급, 강심제 투여 • 호흡곤란 : 침상 머리를 올림(고파울러자세)
항응고제	heparin, wafarin : 새로운 혈전 형성 예방
혈전 용해 요법	유로키나제, streptokinase, TPA 등 투여 : 혈전을 녹여 우측 심기능 회복
진통제	NSAIDs 투여 : 불안과 흉통 조절

8 급성 호흡부전(acute respiratory Failure, ARF) 기출 00, 06,

1) 저산소혈증과 과탄산혈증이 빠르게 진행되는 증후군
2) PaO_2 60mmHg 이하, $PaCO_2$ 45~50mmHg 이상, pH 7.30 이하
3) 증상 기출 06

저산소혈증	호흡곤란, 호기연장, 호흡보조근 사용, 청색증, 지남력저하, 의식저하, 안절부절 못함 등
과탄산혈증	호흡수 저하 또는 빠른 호흡, 두통, 기면, 혼수, 지남력 상실 등

4) 치료
   ① 산소요법 : PaO_2 60mmHg 이상 유지, 유지가 안된다면 기계적 환기 필요
   ② 약물요법 : 기관지확장제 흡입, 아미노필린 정맥투여, 스테로이드, 항생제 투여
   ③ 심호흡과 호흡운동 및 기침 격려, 흉부 물리요법 및 기관 흡인을 통해 분비물 제거

9 급성 호흡곤란증후군(acute respiratory distress syndrome, ARDS) 기출 00, 05, 06, 16, 19, 23

1) **정의** : 폐포 모세혈관막의 손상으로 극심한 호흡곤란과 산소요법에 반응하지 않는 심한 저산소혈증, 폐 신장성 저하 및 광범위한 폐침윤을 보이는 급성진행성 폐질환

2) 원인
   패혈증, 쇼크, 외상, 심각한 신경계 손상, 췌장염, 지방과 양수색전, 폐감염, 독성 가스 흡입, 폐흡인, 약물 섭취(헤로인, 아편제제, 아스피린 등), 대량수혈 등

3) 임상증상 기출 06
   ① 과호흡, 그르렁 거리는 호흡, 청색증, 창백, 늑간 함몰, 발한, 기침, 불안정 등
   ② 의식 상태변화 : 혼돈, 혼수
   ③ 저혈압, 빈맥, 부정맥 가능

4) 진단검사
   ① ABGA : 지속적인 산소공급에도 PaO_2의 급격한 감소, 급성호흡성 알칼리증 기출 16
   ② 폐모세혈관압 : 정상 혹은 낮음(≤ 18mmHg)
   ③ 흉부 X-ray : 광범위한 양측성 간질과 폐포의 침윤

5) **치료 및 간호중재** : 조기발견 중요
   ① 기계적 환기에 의한 양압호흡(PEEP) 기출 23 : 폐포 부위의 환기증가, 허탈된 폐포의 재개방을 위해 시행, 비침습적인 양압호흡법은 저산소혈증을 개선하기 위해 만성 호흡부전 환자에게 유용
      ※ 양압호흡의 부작용 : 기흉, 저혈압, 청진시 호흡음 저하
   ② 산소공급 : PaO_2 60mmHg 이상 유지, 산소포화도는 90% 이상 유지, 낮은 FiO_2 유지, 산소운반의 최적화
   ③ corticosteroids, 항생제 사용, 수액요법 실시
   ④ 폐모세혈관 쐐기압, 활력징후, 섭취·배설량 측정
   ⑤ 위관영양이나 비경구적 영양 시작
   ⑥ 침상안정 유지, 좌위, 정서적 지지로 불안 감소 : 불안은 조직의 산소요구량 증가

⑦ 감염 예방 : 철저한 손 씻기, 무균법 준수
⑧ pursed lip 호흡 외에 다른 호흡변화 시도 금지 : 호흡곤란, 피로 유발

10 폐암(lung cancer) 기출 03, 06, 07, 12

1) **원인** : 흡연, 대기오염, 산업장 발암물질, 중금속(라돈, 석면, 비소, 크롬 등), 방사선 등
2) **종류**

분류	종류	빈도	특징
비소세포암	편평상피세포암	20~30%	• 흡연가(90%), 남성호발 • 기관지 중심으로 자라기 때문에 객담검사에서 진단이 잘됨
	대세포암	10%	종양세포가 크고 타원형의 큰 핵 미분화세포로 구성, 전이가 늦은 편
	선암	30~40%	• 비흡연가, 여성, 젊은 연령호발 • 초기에 원격전이, 침윤성장, 혈행성 전이가 빨라 예후가 기대보다 불량
소세포암		20%	흡연가, 증식이 빠르고 전이가 잘됨, 악성도가 제일 높음, 예후불량

3) **증상** 기출 03 : 폐암의 종류, 발생부위, 전이여부에 따라 차이
   ① 호흡양상의 변화, 호흡곤란, 지속적인 기침 또는 기침의 변화, 객담(화농성, 녹슨색, 혈액성), 객혈, 천명음, 쉰 목소리, 흉통이나 흉부압박감, 흉막삼출, 발열, 고상지두
   ② 후기증상 : 영양실조, 피로, 체중감소, 오심, 구토, 연하곤란, 상대정맥증후군 등 기출 07

4) **치료** : 폐절제술, 방사선 요법, 화학요법
   (1) 폐절제술 기출 06
      ① 폐전절제술(pulmonectomy) : 폐 한쪽 전체 제거, 폐엽절제술로 병소를 제거하지 못하거나 암이 기관지 중앙에 위치하고 있을 때 시행
      ② 폐엽절제술(lobectomy) : 좌·우 폐엽의 하나를 제거
      ③ 폐분절절제술(segmenectomy) : 폐엽의 일부분인 폐분절을 제거
      ④ 쐐기절제술(wedge resection) : 병변이 폐의 표면 가까이 있거나 작은 부위에 국한되어 있는 부분 제거, 폐의 해부학적 손상 없이 조직 일부 제거

5) **간호중재**
   (1) **기도개방 유지** : 반좌위, 습화된 산소제공, 흉관 관리, 심호흡과 기침 격려, 습도조절
   (2) **체위**
      ① 폐전절제술 : 환측을 비스듬히(1/4 정도) 아래로 한 측위를 취함(수술 안한 부위를 아래로 누울 경우 종격동 이동으로 봉합선 파열 우려 있음)
      ② 폐엽절제술, 폐분절 절제술 : 수술 받은 쪽이 위로 향하는 체위
   (3) **팔운동** : 수술한 날부터 수동적 팔운동 시행, 조기이상
   (4) **충분한 수액공급과 영양** : 섭취/배설량, CVP, 동맥압 측정

11 외상성 질환

1) 연가양 흉곽(fail chest) 기출 12 : 늑골의 다발성 골절로 흡기 동안 안쪽으로, 호기 동안 바깥쪽으로 흉곽이 이동

(1) 임상증상 기출 12 : 흉곽의 역리운동 발생(흡기 시 함몰, 호기 시 팽창), 호흡곤란, 청색증, 빈맥, 저혈압, 청진 시 호흡음 감소, 불안, 통증

(2) 치료
① 습화된 산소, 통증관리, 심호흡 및 체위를 통한 폐확장의 증진, 기침과 기관흡인으로 분비물 제거
② 심한 저산소혈증, 고탄산증인 경우 기관 내 삽관 후 인공호흡기 적용(PEEP 사용)

(3) 간호중재
① 활력징후, 수분과 전해질 균형을 사정하여 저혈량이나 쇼크를 즉시 치료
② 폐좌상 시 CVP 측정, 정맥수액 요법 시행
③ 진통제 투여 및 불안 경감을 위한 심리·사회적 지지 제공

2) 기흉(pneumothorax) 기출 09, 10, 11, 13, 14, 15

(1) 병태생리 : 장측, 벽측 흉막의 손상 → 폐와 흉벽 사이의 흉막강 안에 공기 유입 → 흉막 내압 상승 → 폐허탈 초래

(2) 분류 기출 09, 10, 11, 13, 15

	폐쇄성 기흉 기출 09, 13	개방성 기흉 기출 09, 13	긴장성 기흉 기출 11, 21
원인	• 자연 기흉 : 외상이외의 원인으로 발생(폐결핵, 만성폐쇄성 폐질환) • 기관, 기관지, 폐포와 같은 호흡기도가 파열되어 공기 유입 • 비관통 외상 : 늑골골편이 폐를 찌름 • 쇄골하정맥관 삽입에 의한 폐손상 • 기계적 환기에 의한 긴장	횡격막이나 흉벽에 구멍이 생겨 흉곽 안으로 공기 유입(자상, 총상, 흉곽천자, 밀봉 흉관배액 장치 연결관이 빠짐 등)	손상된 폐 조직(기관지, 폐포 등의 파열) → 흡기 동안 흉막강 내로 들어온 공기가 호기 동안 밖으로 배출되지 못함 → 공기 축적 → 늑막내 압상승, 혈관압박 → 정맥귀환 제한 → 심박출량 감소
증상	흡기 시 날카롭고 갑작스러운 흉통, 호흡곤란, 빈호흡, 빈맥, 안절부절못함, 발한, 저혈압, 환측 폐(청진 : 호흡음 감소나 소실, 손상된 부위 타진 시 과공명음)	호흡곤란, 종격조동(종격동 구조물과 허탈된 폐의 움직임), 빈맥, 저산소증, 청색증, 목과 흉곽 상부에 피하기종 발생	흉곽의 비대칭, 손상되지 않은 쪽으로의 기관변위, 손상된 쪽의 호흡음 실실, 경정맥 확장, 청색증, 손상된 쪽 흉곽타진 시 과도공장음, 심한 호흡곤란 등
진단검사	흉부 X선 검사	흉부 X선 검사	흉부 X선 검사 : 종격동 편위 기출 15

치료 및 중재 기출 15	• 침상안정, 산소투여 • 흉관 삽입 및 밀봉흉곽배액	• 즉시 개방성 상처를 막음(폐쇄드레싱 적용, 긴장기흉 발생시 즉시 드레싱 제거) 기출 13 • 흉부 X선 검사 후 흉관 삽입하여 공기 제거 및 폐 재팽창 증진 • 감염예방 : 항생제 투여	• 초기치료 : 손상부위 늑간에 큰 구멍에 바늘을 삽입하여 공기 제거 기출 21 • 흉관 삽입 후 밀봉배액으로 공기제거 • 농흉예방 : 항생제 투여 • 심부정맥 및 피하기종 유무 관찰

3) **혈흉(hemothorax)** 기출 15 : 폐열상과 혈관의 파열 등으로 흉막 내에 혈액이 고임

 (1) 증상 기출 15, 21, 23

  ① 타진 시 둔한 탁음, 호흡곤란, 청진시 호흡음 감소나 소실, 청색증 등
  ② 종격동 변위, 흉통(가슴이 죄어오는 느낌)
  ③ 출혈로 인한 혈액량 감소, 객혈, 저혈압, 저혈량성 쇼크, 빈맥, 안절부절 못함

 (2) 치료 및 간호

  ① 손실된 순환혈액량 보충 : 정맥으로 수액공급과 수혈
  ② 즉시 흉관 삽입 : 흉강 내 혈액 배액, 배액량 감시
  ③ 다량의 출혈 : 개흉술 시행하여 지혈 및 혈종 제거

4) **심장압전(cardiac tamponade)** 기출 13, 18, 21

 (1) **병태생리** : 흉부 외상, 폐암 등으로 심낭 내에 혈액이나 체액이 축적되어 심장을 압박하는 상태로 심장활동이 제한되어 정맥혈의 심장유입이 감소됨

 (2) **증상** 기출 18, 21 : 혈압저하, 정맥압 상승, 약해진 심음, 모순맥박(기이맥), 빈맥, 호흡곤란, 흉통 청색증, 경정맥 팽창, 정맥울혈, 다리부종, 복수, 발한, 혼돈 등

 (3) **치료 및 간호** : 심장 초음파 검사와 심장막천자 시행, 응급 시 개흉술 시행

CHAPTER 3 호흡기능장애 : 호흡기계

간호사국가고시 대비

01. Mantoux test 결과 경결이 1cm 이상으로 확인되었다. 검사의 결과가 의미하는 것은?

① 활동성 결핵 확진 ② 급성 결핵 확진
③ BCG 접종 필요 ④ 폐생검 추가검사 필요
⑤ 최근 결핵균에 노출

해설 [Mantoux test(tuberculin skin test) 투베르쿨린 피부반응 검사]
- 결핵균에 대한 노출 여부를 판단, PPD 0.1mL를 전완 내측에 피내주사
- 판독 : 주사 후 48~72시간 후 경결크기 확인
  - 0~4mm(정상), 5~9.9mm(의심), 10mm 이상(양성)
  - 양성은 항산균 항체가 있음을 의미(활동성 결핵을 확진할 수 없음)
  - 활동성 감염의 확진 : 흉부X선, 객담 배양 검사

02. 밀봉 흉곽배액을 적용하고 있던 환자의 배액관을 제거하려고 할 때 올바른 방법은?

① 파동이 정상일 때 제거한다.
② 흉관 제거 시 환자에게 숨을 빠르게 들이쉬도록 한다.
③ 흉부 X-ray 촬영을 통해 폐의 재팽창 여부를 확인한다.
④ 튜브를 빼면서 압박하지 않도록 한다.
⑤ 배액관 제거 후 드레싱은 느슨하게 고정한다.

해설 [밀봉 흉곽배액관 제거]
- 가능하면 빨리 제거 : 감염, 통증, 견관절 활동 제한 예방
- 배액량이 거의 없고, 배액성상이 정상, 흉부 X-ray 촬영으로 폐의 재팽창 확인
- 제거 30분 전 진통제 투여
- 심호흡 후 호기 끝에 숨을 참은 상태에서 빠르게 관 제거, 관 제거 즉시 바셀린 거즈로 밀폐드레싱 시행 : 기흉 예방

03. 혈흉으로 밀봉 배액중인 환자의 흉관이 흉강에서 완전히 빠진 경우 우선적인 간호중재는?

① 즉시 흉관을 재삽입한다. ② 즉시 개구부를 막는다.
③ 오픈 드레싱을 시행한다. ④ 폐음을 청진한다.
⑤ 심호흡을 격려한다.

01. ⑤ 02. ③ 03. ②

🔑해설 [밀봉 흉관배액관 응급상황 관리]
- 배액병이 깨진 경우 흉관을 즉시 겸자로 clamping, 노출 부분 소독제로 닦기(긴장성 기흉 시 잠그면 안 됨)
- 흉관이 흉강에서 빠진 경우 즉시 개구부를 소독된 거즈로 막고 의사에게 보고

04. 인공호흡기를 적용중인 환자에게서 저압경보 알람이 울릴 때 사정해야 할 사항은?

① 기관내관(E-tube)의 삽입위치
② 관을 깨물고 있는지 사정
③ 기침이나 분비물 사정
④ 배관에 물 고임여부 확인
⑤ 기관절개관의 커프가 새는지 확인

🔑해설 [인공호흡기 경보음 원인]
- 고압경보음 : 기도분비물의 증가, 기침, 구역질, 입 안의 관을 깨묾, 불안해하며 인공호흡기에 저항, 천명이나 기관지 경련으로 기도 직경 감소, 기흉 발생, 기관내관의 삽입위치 이탈, 배관에 물이 고였거나 꼬임 등의 튜브폐색
- 저압경보음 : 인공호흡기 회로가 샘, 기관내관 또는 기관절개관 커프가 샘

05. 편도선염으로 수술 받은 후 자주 삼키는 행동을 할 때 간호중재는?

① 흡인 시행
② 수분 섭취 권장
③ 적극적인 기침과 심호흡 격려
④ 출혈 여부 확인
⑤ 진통제 투여

🔑해설 [편도선염 수술 후 간호]
- 출혈관찰 : 자주 삼키는 행동, 빈맥, 불안 → 의사에게 보고
- 가습기와 목에 ice collar 적용
- 의식 회복 후 차가운 물과 부드러운 음식 제공, 빨대사용 금지
- 수술 후 1~2주 동안 심한 기침, 코를 푸는 행위, 무거운 짐 들기, 격렬한 운동 등 금지
- 거친 음식이나 산성 주스(오렌지 주스)는 수술 부위를 자극함으로 수일동안 제한
- 수술 후 며칠 동안 검은변을 볼 수 있음에 대해 설명
- 진통제는 aspirin 대신 acetaminophen 사용

06. 천식환자에게 아트로벤트(atrovent)를 투여 후 치료가 효과적임을 알 수 있는 사정결과는?

① 천명음이 감소하였다.
② 보조근육을 사용하여 호흡한다.
③ 백혈구가 정상으로 회복되었다.
④ 폐기능 검사에서 잔기량이 증가하였다.
⑤ 호흡수가 증가하였다.

🔑해설 기관지확장제 중 항콜린제 Ipratropium(atrovent) 작용 : 부교감신경 차단, 교감신경의 활동을 자극하여 기관지 확장, 폐분비물 감소

정답 04. ⑤ 05. ④ 06. ①

07. 급성 천식 발작에 Ventolin 약물을 사용 후 즉시 기대할 수 있는 효과는?

① 기도개방
② 산소 보유량 증가
③ 불안 감소
④ 폐분비물 감소
⑤ 호흡음 감소

해설 단기작용(속효성) albuterol(ventolin) : β2 수용체에 작용하여 기관지 평활근 이완, 특정 염증세포 억제

08. 만성 폐쇄성 폐질환 환자가 심한 호흡곤란을 호소하며 호흡 시 코를 벌름거리고, 빈호흡과 함께 흉곽의 근육이 심하게 움직임, 청색증이 관찰된다. ABGA 결과 PaO_2 55mmHg, $PaCO_2$ 53mmHg일 때 우선적인 간호중재는?

① 덥고 습한 공기를 제공
② 호기시 비닐백을 데어 재호흡 유도
③ 좌위를 취하고 저농도의 산소를 투여
④ 흉식호흡 격려
⑤ 앙와위로 절대안정

해설 [만성 폐쇄성 폐질환의 치료 및 간호중재]
- 약물요법 : 기관지 확장제(aminophyline), corticosteroid, 점액용해제, 항생제, 이뇨제, Digitalis(우심부전 시)
- 산소요법 : 저농도 산소를 24시간 지속적으로 투여하는 것이 효과적, 벤튜리 마스크 적용
- 악화요인 제거 : 금연, 호흡기 감염 예방(매년 독감 예방 접종 실시)과 조기 치료(항생제 치료), 자극물질 피함(먼지, 가스, 공기오염, 담배연기)
- 호흡운동 : pursed lip breathing(세기관지 허탈 방지, 효과적으로 공기배출, 불안 완화, 이완), 복식호흡

09. 폐결핵 환자에게 isoniazid(INH)를 투여할 때 교육 내용은?

① 저섬유소 식이를 섭취한다.
② 소변색이 붉은색으로 변하면 중단한다.
③ 피리독신(비타민 B_6)과 같이 복용한다.
④ 단백질 제제와 같이 복용한다.
⑤ 뜨거운 물과 함께 복용한다.

해설 [결핵약물]

	약명	부작용	주의사항
1차	isoniazid(INH)	말초신경병증, 간 장애	간 효소 검사 시행, 말초신경염 예방(pyridoxine(비타민 B_6) 투여)
	Ethambutol(EMB)	시신경병증(시력저하 및 색각변화)	주기적인 시력검사, 신질환시 주의
	Rifampin(RFP)	오렌지색 소변 및 분비물	소변, 침, 객담, 눈물, 땀 등 오렌지색으로 변할 수 있음을 교육
	Pyrazinamide(PZA)	간독성, 관절통, 위장장애	간독성, 간기능, 요산검사 관찰
2차	streptomycin(SM)	8뇌신경(청신경)손상, 신독성	치료 전, 중 주기적으로 청력검사

07. ① 08. ③ 09. ③

10. 흉막액이 비정상적으로 증가하는 경우에 나타나는 특징적인 증상은?

① 타진시 과공명음이 들린다.
② 흡기시 옆구리의 날카로운 통증이 발생한다.
③ 청진시 늑막마찰음이 심하게 들린다.
④ 숨을 멈추면 통증이 감소한다.
⑤ 타진 시 탁음이 들리고 삼출액 부위의 호흡음이 감소하거나 소실된다.

> **해설** [습성 흉막염(늑막삼출) 증상]
> • 흉막흉통, 호흡곤란, 마른기침, 고열, 창백, 피로, 허약
> • 삼출액 있는 부위의 호흡음 감소 또는 소실
> • 350mL 이상 삼출액이 있으면 타진 시 공명음 없음
> • 다량의 삼출물이 고이면 폐 허탈 발생

11. 흉부외상으로 응급실에 온 환자가 날카롭고 갑작스러운 흉통을 호소하며 안절부절 못하고 있을 때 기흉을 의심할 수 있는 사정 결과는?

① 종형 흉곽(barrel chest)
② 과공명음
③ 깊고 느린 호흡
④ 양명성음
⑤ 흉곽의 역리운동

> **해설** [폐쇄성 기흉]
> • 원인 : 비관통외상(늑골골편이 폐를 찌름), 기침, 기계적 환기에 의한 긴장, 쇄골하정맥관 삽입에 의한 폐 손상
> • 증상 : 흡기시 날카롭고 갑작스러운 흉통, 호흡곤란, 빈호흡, 빈맥, 안절부절못함, 발한, 저혈압, 환측 폐(청진 : 호흡음 감소나 소실, 손상부위 타진 : 과공명음)

12. 흉부 외상으로 혈흉이 의심될 때의 우선적인 사정결과는?

① 환측부위 타진 시 편평음
② 고혈압
③ 청진시 호흡음 감소
④ 강하고 느린 맥박
⑤ 경정맥 확장

> **해설** [혈흉 증상]
> • 타진 시 둔한 탁음, 호흡곤란, 청진시 호흡음 감소나 소실, 청색증 등
> • 종격동 변위, 흉통(가슴이 죄어오는 느낌)
> • 출혈로 인한 혈액량 감소, 객혈, 저혈압, 저혈량성 쇼크, 빈맥, 안절부절 못함

13. 급성 호흡 곤란 증후군 환자에게 인공호흡기로 호기말양압을 적용할 때 주의깊게 관찰해야할 합병증의 징후는?

① 소변량 증가
② 체온 저하
③ 혈압 상승
④ 청진시 호흡음 감소
⑤ 부정맥

> **해설** 급성 호흡 곤란 증후군 중재 : 기계적 환기에 의한 양압호흡(PEEP)을 적용하여 기도 허탈 방지, 부작용으로 기흉 발생 가능성 있으므로 폐음 자주 사정

정답 10. ⑤ 11. ② 12. ③ 13. ④

1권 성인·모성·아동·기본간호
간호사 국가고시

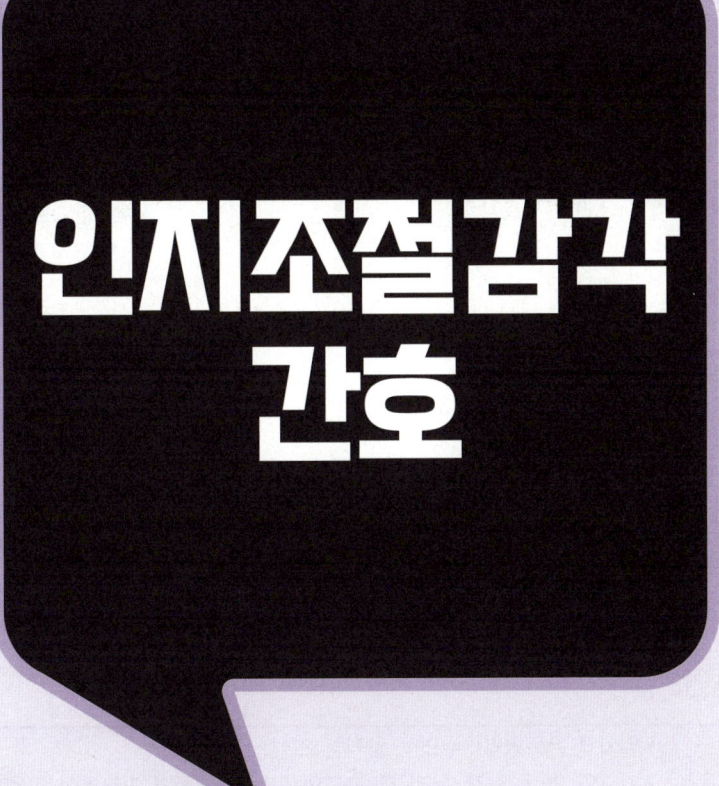

인지조절감각 간호

PART 4

CHAPTER 01. 인지/신경기능장애 : 신경계
CHAPTER 02. 조절기능장애 : 내분비계 장애
CHAPTER 03. 감각기능장애

CHAPTER 01 인지/신경기능장애 : 신경계

간호사국가고시 대비

UNIT 1 신경계의 구조와 기능

1 신경계의 구성

① 중추신경계 : 뇌, 척수
② 말초신경계 : 뇌신경 12쌍, 척수신경 31쌍
③ 자율신경계 : 교감신경과 부교감신경

2 중추 신경계

1) 뇌

(1) 대뇌 기출 14

전두엽	• 일차적 운동영역 : 수의적 움직임 조절 • 사고와 언어, 인격, 윤리 등 고도의 기능적 행동과 기분조절 도움 • 브로카 영역(broca's area) : 단어 형성 또는 말하기 담당 → 손상 시 운동성(표현성) 실어증 발생 → 말하기, 쓰기의 어려움 → 의사소통 시 그림판이나 서판 제공 기출 11, 14, 25
두정엽	• 감각(온도, 미각, 촉각) 및 움직임에 관한 정보 처리 • 공간인식 담당, 유사한 물체의 식별
후두엽	일차적인 시각 영역 – 시각정보 처리
측두엽	• 듣기, 기억, 언어기능 담당 • 베르니케 영역(Wernicke's speech area) : 언어의 이해, 논리정연한 사고과정 담당 → 손상 시 수용성(감각성) 실어증 발생(이해의 문제) → 말과 글의 이해 어려움, 의미 없는 말을 하거나 신어조작증 발생 → 의사소통 시 손짓, 몸짓, 접촉방법 함께 사용
변연계	• 생존과 관련된 정서와 본능 양상(공격성, 배고픔, 성적 흥분 등) • 자율신경계의 장기지배에 영향을 줌 • 학습과 기억력 담당
기저신경절	• 미상핵, 피각, 담창구, 편도체로 구성 • 근육활동의 조절과 통합, 안정성 유지하는 역할 • 기저신경절 장애 : 진전, 근육강직 및 파킨슨병 초래

(2) 간뇌(diencephalon)

시상(thalamus)	후각을 제외한 감각자극을 대뇌피질로 전달
시상하부 (hypothalamus)	• 자율신경계 조절(체온 · 맥박 · 혈압 · 수면 조절, 수분대사, 성장과 성숙 등) • 지적기능(인지)에 중요한 역할 • 뇌하수체에서의 호르몬 분비 조절

(3) 뇌간(brain stem)

중뇌	안구운동, 동공반사, 3,6뇌신경핵 위치
뇌교	호흡중추, 심장박동 증가, 혈관수축 센터, 5~8뇌신경 기시
연수	호흡중추, 연하 및 구토, 딸꾹질 중추, 9~12뇌신경 시작, 7,8뇌신경 일부수행

(4) 소뇌(cerebellum)
① 운동기능 조정과 섬세한 운동, 위치감각(거리 예측이나 속도 가늠)
② 수의적인 움직임 조절, 평형과 균형 상태 유지

(5) 뇌척수액(cerebrospinal fluid) 기출 25
① 무색, 무미, 무취, 500mL/일 생성 흡수, 정상압 : 60~150mmH$_2$O(5~13(15)mHg)
② 뇌와 척수 보호, 충격흡수, 신경세포에 영양공급, 노폐물제거
③ 뇌척수액 순환경로 폐쇄 시 두개내압 상승 됨
④ 두부외상 시 귀나 코로 맑고 투명한 액체(뇌척수액)가 누출될 수 있는데 이때 비강의 점액과 뇌척수액의 구별을 위해 포도당 검사 시행(비강점액은 포도당 검출 안됨, 뇌척수액일 때 포도당 검출됨)

(6) 혈액뇌장벽(blood brain barrier, BBB)
① 이물질 및 여러 물질들(알부민, 대부분 항생제 등)이 중추의 신경세포에 접근하지 못하게 막는 역할
② **통과 가능한 물질** : 산소, 당, 이산화탄소, 마취제, 알코올, 물은 모세혈관에서 뇌로 쉽게 이동

(7) 뇌순환 : 내경동맥과 척추동맥 → 2개의 동맥은 4개의 혈관으로 분지됨 → 어느 한 혈관이 차단되더라도 뇌조직 괴사 방지

2) 척수(spinal cord)
길이 40~45cm, 척수는 뇌의 연수에서 제1~2요추까지 연결

3 말초 신경계

1) 뇌신경 기출 00, 01, 10, 11, 14, 15
① 뇌에서 나오는 순서대로 12쌍으로 구성 기출 10
② 감각신경(1, 2, 8), 운동신경(3, 4, 6, 11, 12), 혼합신경(5, 7, 9, 10)

제1뇌신경	후신경	후각 : 한쪽 비강을 막고 교대로 냄새 맡아보게 함	측두엽
제2뇌신경	시신경	시각 : 시력표 이용, 양쪽교대로 검사, 시야검사	후두엽
제3뇌신경	동안신경	안구운동과 안검거상, 동공수축 • 대광반사 기출 15 : 어두운 방에서 손전등(penlight)을 눈에 비춰 동공의 수축상태를 파악	중뇌
제4뇌신경	활차신경	안구운동 : 안구가 아래쪽과 중간으로 움직이는 것을 검사	중뇌
제5뇌신경	삼차신경	머리와 얼굴의 피부, 결막, 구강점막 담당, 저작기능 기출 14 • 각막반사 : 솜으로 각막의 모서리 부분을 접촉 시 눈을 깜빡이는 행동을 보여야 정상	뇌교
제6뇌신경	외전신경	안구 외직근의 움직임 담당 : 안구가 바깥쪽으로의 움직임	뇌교
제7뇌신경	안면신경 기출 11, 20	얼굴표정, 혀 전방미각, 타액분비 • 운동신경 : 웃기, 이마 찡그림, 주름 짓기, 뺨 부풀리기 등 얼굴의 운동 기능사정, 눈을 꼭 감게 한 후 의도적으로 안검을 열어 근력을 사정 • 감각신경 : 혀의 앞부분 2/3의 미각 담당 • 자율신경 : 타액분비 조절(악하선과 설하선), 누선 조절	뇌교
제8뇌신경	청신경	평형, 청각	뇌교
제9뇌신경	설인신경 기출 00	운동, 감각, 자율신경 기능 담당 • 운동신경 : 연하작용 • 감각신경 : 혀의 뒷부분 1/3 부분의 미각과 일반감각 담당 • 자율신경 : 타액분비 조절(이하선)	연수
제10뇌신경	미주신경 기출 00	인두, 후두, 외이감각, 연하작용, 내장기관 활동 • 운동기능 : 좌, 우 구개수와 구개, 후두, 인두의 근육 • 감각기능 : 귀 통증과 온도, 인후두, 장기의 감각 • 자율신경 : 흉곽 및 복부장기, 평활근 신경 지배	연수
제11뇌신경	부신경	목, 어깨(흉쇄유돌근과 승모근) 운동	연수
제12뇌신경	설하신경	혀 운동	연수

2) 척수신경

경신경(cervical n.)	8쌍	목과 상지, 횡격막, 늑간관장
흉신경(thoracic n.)	12쌍	흉강과 복부관장
요신경(Lumbar n.)	5쌍	하지와 복부관장
천신경(sacral n.)	5쌍	하지, 요로계와 장 관장
미신경(coccygeal n.)	1쌍	

4 자율 신경계

① 불수의적 신경계로 무의식적인 반사 조절
② 소화, 호흡, 순환, 대사, 체온, 분비, 생식 등 항상성 유지에 중요한 역할

교감신경계	• 신체의 응급상황 및 스트레스에 빠르게 반응 • 에피네프린, 노에피네프린 분비 • 심근수축력 증가와 혈관수축으로 혈압 상승, 심박동수 증가 • 기관지평활근 이완, 호흡증가, 동공확대, 혈당 상승, 땀분비 증가 • 소화액분비억제, 연동운동감소, 방광이완
부교감신경계	• 아세틸콜린 분비, 교감신경계와 길항작용 • 심근수축력 감소와 혈관이완으로 혈압 저하, 심박동수와 호흡 감소 • 소화액분비 촉진, 연동운동 증가, 방광수축과 괄약근 이완, 침샘 증가

UNIT 2 신경계 사정

1 의식상태 사정

1) GCS(Glasgow Coma Scale, GCS) 사정(최고점수 15점, 최저점수 3점) 기출 04, 07, 11, 19, 21, 24

관찰반응	점수	반응
눈뜨는 반응 (eye opening, E)	4	자발적으로 눈뜸(open eyes spontaneously)
	3	부르거나 지시에 눈을 뜸(open eyes to voice)
	2	통증자극에 눈을 뜸(open eyes to pain)
	1	반응 없음(none)
언어반응 (verbal response, V)	5	지남력 있음(appropriate and oriented)
	4	혼돈된 대화, 하나 이상의 지남력 상실(confused conversation)
	3	부적절한 단어 사용(inappropriate words)
	2	이해불명의 언어 소리(incomprehensible sound)
	1	반응 없음(none)
운동반사 반응 (motor response, M)	6	지시에 따름(obey commands)
	5	통증에 국소적 반응이 있음(localize to pain)
	4	자극에 움츠림(withdrawal to pain)
	3	비정상적인 굴절반응(abnormal flexor response)
	2	비정상적인 신전반응(abnormal extensor response)
	1	반응 없음(none)

2) 의식수준(Level of consciousness, LOC)의 5단계 기출 01, 05, 10, 11, 22, 24

명료(alert)	자극에 충분하고 적절한 반응이 즉시 나타남
기면(drowsy, lethargy)	• 졸음으로 인해 자극에 대한 반응이 느려지고 불완전 • 외부의 자극에 반응하다가 자극이 사라지면 다시 수면에 빠짐
혼미(stupor) 기출 01, 05	• 지속적이고 강한 자극에 반응(큰 소리, 통증, 밝은 빛) • 통증을 주었을 때 더 이상의 자극을 피하려는 행동 보임 • 간단한 질문에 한 두 마디 단어로 대답
반혼수(semi-coma) 기출 10	• 자발적인 근육 움직임은 거의 없음 • 통증 자극을 주었을 경우 어느 정도 피하려는 반응 보임 • 신음소리 또는 알아들을 수 없는 말을 중얼거림
혼수(coma)	• 모든 자극에 반응 없음 • 뇌의 연수는 기능을 유지, 대광반사 있을 수 있음

2 반사사정 기출 13, 17

심부건 반사 기출 13, 17	• 반사망치로 건을 쳐 근육수축 여부 검사 • 이두근, 삼두근, 상완요골근, 슬개건, 아킬레스건 반사 • 결과 : 0-무반응, 정상(2^{++}), 과잉반사(4^{++++})
표재성 반사 기출 17	• 자극을 주어 근육수축을 보는 검사 • 복부반사, 거고근반사, 각막반사, 구역반사, 족저반사(정상 : 모두 족저굴곡) 등
병적 반사-바빈스키 반사	• 영아기에 정상적 반사 반응, 2세 이상에서 소실 • 비정상반응 : 엄지발가락 배굴, 다른 발가락 부채살처럼 퍼짐 • 간질발작 후 약물이나 알코올 중독 시 발생

3 요추천자 검사

1) 목적
① **진단목적** : 뇌척수액의 압력 측정 및 검체물 채취, 검사를 위한 조영제 및 공기 주입 등
② **치료목적** : 뇌척수액 제거로 두개강내압 하강, 척수마취, 약물 주입 등

2) 검사부위 : L3~4, L4~5(척수신경이 L1~2까지 내려오기 때문)

3) 간호중재 기출 22
① **검사 전** : 사전동의와 협조(검사 전 과정에서 절대 움직이지 않도록 교육), 방광과 장을 비우고 시행
② **검사 중** : 측위(새우등 자세)를 유지
③ **검사 후** : 두통예방 및 완화(앙와위 유지, 수액공급, 수분섭취 권장, 진통제 투여), 뇌척수액 유출여부 사정, 삽입부위의 부종, 발적 관찰
④ **금기** 기출 20 : 두개내압 상승 환자, 뇌종양 의심자, 유두 부종 대상자 → 뇌척수액의 급격한 제거는 뇌조직이 대후두공으로 탈출 유발, 연수의 생명 중추 압박 → 사망위험

4) 검사결과 정상 뇌척수액

항목	정상	비정상
색깔/양상	무색, 맑음	감염 시 혼탁
단백질	15~45mg/dl	뇌종양, 척수종양, 감염 시 상승
포도당	50~75mg/dl	• 고혈당증 시 증가 • 뇌종양, 감염, 백혈병 시 감소
적혈구	검출 안됨	뇌출혈 시 검출
뇌척수압	5~13(15)mmHg(60~150mmH$_2$O)	뇌내출혈, 종양, 부종 시 상승

4 소뇌 기능사정 : 평형 및 조정 기출 17

1) **조정검사** : 발꿈치-정강이 검사, 빠른 교대 운동, 손가락-코 검사

2) **균형검사**

Romberg's test : 환자의 양쪽 발을 붙이고 서서 처음에는 눈을 뜨고 그 다음에는 눈을 감도록 함 → 흔들림 유무확인 → 비틀거리면 양성

5 방사선 검사

1) **방사선 촬영술** : 외상성, 발달성, 퇴행성 뼈의 이상 감별

2) **컴퓨터 단층촬영** : 종양, 경색, 뇌종양과 뇌혈관병소(동맥류, 출혈, 혈종, 동·정맥 기형), 수두증 등 확인

3) **자기공명공상** : 종양, 척수, 척추관 강의 정확한 감별(주의사항 : 검사 전 금속성 물체 제거, 폐쇄공포증 유무 확인, 검사 시 매우 큰 소리 남을 안내, 안내자와 소통 가능함을 설명)

4) **뇌혈관 조영술** 기출 18 : 뇌혈관의 순환상태 확인, 대퇴동맥이나 요골동맥으로 도관을 삽입하여 추골동맥이나 총경동맥을 통해 두개내 혈관상태 관찰

5) **뇌스캔** : 대뇌의 병태생리학적 상태를 감별하는 통증 없는 검사

UNIT 3 신경학적 장애

1 두개내압 상승(increased intracranial pressure, IICP) 기출 01, 02, 05, 06, 10, 11, 13, 14, 16, 17, 19, 24

1) 원인 기출 13, 17

뇌용적 증가(뇌부종, 종창, 뇌수종, 뇌종양, 뇌농양 등), 뇌출혈, 뇌척수액의 흡수 또는 생성장애, valsalva maneuver로 인한 복부와 흉부 내 압력 증가, 동맥혈액내 pH 감소, PaO_2 감소, PCO_2 증가

2) 증상 기출 01, 02, 06, 13, 25 (상승 : 20mmHg 이상일 때, 정상 뇌압 : 5~15mg)

① 의식수준저하 : 가장 민감한 초기증상
② 쿠싱 3대 징후 : 수축기혈압상승(맥압 30 증가), 서맥, 불규칙적인 호흡(체인스톡형 호흡) 기출 01 → 연수압력증가로 인함
③ 고체온증(후기 증상) : 시상하부의 손상으로 인함
④ 동공의 느린 반응과 확대, 대광반사가 없거나 느려짐, 안검하수, 복시, 가장 마지막에 양쪽 눈의 동공 확장과 고정
⑤ 유두부종 : 지속된 ICP 상승과 관련된 비특이적인 증상
⑥ 두통 : 기침과 긴장시 두통 증가, 오전에 심한 두통
⑦ 구토 : 오심 없이 일어나는 분출성 구토
⑧ 운동과 감각기능 감소 : 제뇌피질(경직) 자세, 제뇌(경직) 자세

3) 치료와 간호중재 기출 14, 19

(1) 외과적 치료 : 수술적 제거 및 감압, 뇌실-복막 단락술 등
(2) 내과적 치료 기출 19

	치료 및 중재	
과호흡 유도	• 고탄산증, 저산소증 예방 • 저산소증 시 산소공급 • 호흡 부적절 시 인공호흡기 적용, $PaCO_2$: 25~30mmHg 유지	• 기도개방성 유지 • 흡인시간을 10초 이내로, 흡인 후 100% 산소 공급
뇌조직 관류 유지	• 삼투성 이뇨제(만니톨, 글리세롤 등) • loop 이뇨제(furosemide) 투여 **체액 균형 유지** 기출 21 • 혈장 삼투압, 전해질 농도 사정 • 소변배설량과 I/O 측정	• 침상머리 15~30° 상승, 경부의 굴곡 예방 • 두개내압 상승 증상 관찰 및 예방 기출 14, 16, 17, 19, 21, 22 **ICP 상승요인** • 기침, 기도폐쇄, 흡인 • 발살바 수기, 배변 • 고탄산증, 저산소증, pH 감소 • 구토, 통증, 유해한 자극 • 등척성 운동, 근긴장, 스트레스, 정서적 흥분

약물투여	• 항경련제 : 경련 예방 • corticosteroid : 혈관부종을 감소 • 제산제, 항히스타민 수용체 길항제 : 스테로이드 제제로 인한 위장자극과 출혈 예방 • acetaminophen : 두통이나 체온 상승 시 투여, 마약은 증상을 가리므로 사용 안함 • barbiturate : 조절되지 않는 ICP 상승 환자에게 의도적으로 혼수상태 유도, 사망 위험성이 있어 신중히 결정
영양공급	환자의 대사요구도와 체액량과 전해질 상태를 고려하여 주입, 수액 공급 시 생리식염수로 주입
손상방지	침대난간에 패드 대어 경련에 대한 손상 방지, 조용하고 자극없는 환경 유지, 낙상주의, 필요시 진정제 투여

2 인지기능장애(무의식 환자) 기출 00, 09, 11, 17

1) 무의식과 관련된 간호진단

비효과적인 기도청결/흡인의 위험 기출 22	기도유지 및 호흡능력 확보
피부통합성 장애의 위험	체위변경, 피부건조 예방, 적절한 영양과 수분공급
안구건조의 위험	인공눈물을 2시간마다 점적
영양불균형	체액 및 영양의 균형 유지, 비위관영양
자가간호 결핍	구강간호 실시

2) 간호중재

(1) **기도유지와 환기** 기출 00, 09, 11, 17, 22, 25

① 측위나 반복위로 분비물 축적예방과 분비물 배출 도움
② 침상머리를 상승시키고 필요시 산소 공급
③ 인두, 기도의 분비물 제거(분비물로 인한 흡인예방), 구강간호 시행
④ 필요하다면 인공기도, 기관내삽관이나 인공호흡기 적용

(2) **수분과 영양균형유지** : 연하반사 소실시 구강투여 금지, 비위관영양 공급 기출 21

(3) **피부통합성 유지** : 매 2시간 마다 체위변경, 공기침요 적용, 마사지 적용, 피부건조 예방

(4) **안구건조 예방** 기출 00 : 각막반사 없고 눈 뜨고 있는 경우 인공눈물 2시간 마다 점적, 안대나 거즈 사용, 안와 부종 시 찬물 찜질

(5) **체온조절** : 갑작스런 체온 저하나 오한 방지

(6) **감각지각의 자극 촉진**

① 시간, 장소, 사람에 대해 주기적으로 이야기하기
② 좋아하는 책을 읽어 주거나 즐겨 들었던 음악, TV, 라디오 프로그램을 제공
③ 평상시와 같이 낮에 활동, 밤에 수면하는 양상 유지

(7) **손상방지** : 억제대 사용 제한(흥분과 손상을 유발 → 두개내압이 상승), 침상난간에 패드 적용 및 난간 올리기

(8) **가족지지** : 가족이 간호에 동참하도록 격려

(9) **배뇨와 배변 간호** : 필요시 변 완화제, 유치도뇨관 삽입(요정체 예방)

(10) **근육관절 경축 예방** : 수동적 ROM 시행, 고관절 지지, 베개, 핸드롤, 발판적용으로 바른 자세 유지

UNIT 4 뇌조직관류장애 : 뇌질환

1 뇌졸중(Cerebro Vascular Accident[CVA], stroke) 기출 03, 05, 08, 11

1) **위험요인** : 고혈압, 동맥경화증, 죽상경화증, 심장질환, 당뇨병, 경구피임약, 흡연, 비만, 일과성 뇌허혈 발작의 경험자, 알코올 남용, 고지혈증 등

2) **유형**

(1) 허혈성과 출혈성 뇌졸중

구분	허혈성 80%		출혈성 20%	
	혈전성(가장 흔함)	색전성	뇌내출혈	지주막하출혈
원인	죽상경화증, 고혈압, 뇌혈관으로부터 유리된 혈전	심방세동 : 심근경색, 죽상경화증, 종양	고혈압성 심혈관질환, 응고장애	뇌동맥류, 외상, 혈관기형
경고증상	TIA(30~50%)	없음	두통(25%)	두통(흔함)
경과, 예후	서서히 발현, 단계적 호전	갑자기 발생	24시간 이상 진행시 예후가 나쁘고 혼수 시 치명적	갑자기 발생, 혼수 시 치명적
활동관련	휴식 중 발병	활동과 무관	활동과 관련	머리외상과 관련
의식수준	깨어있음	깨어있음	무의식	무의식
경련	드묾	드묾	흔함	흔함
호전	몇 주~몇 달 후	빠르게 호전	다양, 영구결손	다양, 영구결손
뇌척수액	정상	정상	혈액포함	혈액포함
증상	손상된 뇌의 반대쪽 신체의 마비, 허약감, 시야장애, 실어증, 지적능력변화, 공간-지각장애, 혼란, 판단력 저하 등		오심과 구토 동반한 심한 두통, 편측 부전, 느린 언어, 안구 진탕, 반신마비, 동공의 고정 및 확대, 비정상자세, 혼수, 동맥류나 동정맥기형 파열시 뇌막자극 증상(목 부위와 척추의 강직), 두개내압 상승 증상(혈압 상승, 서맥 등)	

(2) 일과성 허혈성 발작(TIA)

① **특징** : 혈관수축으로 혈액흐름이 일시적 중단, 국소적인 대뇌허혈이 발생하는 단순 가역성 신경계 기능장애, 후유증 없이 회복, 24시간을 넘기지 않음

② 유경험자는 그렇지 않은 사람에 비해 뇌졸중에 걸릴 확률이 높고(9배), 3~6개월 내 재발 가능성이 높으므로 뇌졸중이 발병하기 전에 정확한 진단과 치료를 받아야 됨 기출 18

③ **증상** : 팔, 다리, 손, 입부분의 갑작스런 허약감이나 마비, 언어양상의 변화, 한쪽 눈의 시야장애, 이명, 어지럼증, 복시, 안검하수 등 기출 20

④ **치료 및 중재** : 항고혈압제나 혈소판응집억제제(아스피린, Plavix) 투여, 항응고제인 와파린 처방(혈전형성 예방), 뇌졸중 증상에 대한 교육 시행

3) 치료

(1) 약물치료 기출 20, 22, 23, 24

① **혈전용해제(t-PA)** : 급성허혈성 뇌졸중에 사용, 뇌졸중 발생 3시간 이내 투여
② **항응고제** : 정맥주입(헤파린) → 경구투여(와파린) 으로 유지, 응고시간 감시
③ **항혈소판제** : 아스피린, plavix, ticlopidine → 혈전형성을 예방하여 이차 뇌졸중 감소 및 예방
④ **두개강내압 하강제** 기출 22 : 고삼투성 이뇨제(만니톨), 스테로이드(덱사메타손), 허혈부위에 충분한 혈액공급
⑤ **수액요법** : 포도당을 포함하지 않은 생리식염수 사용
⑥ **항경련제** : 급성 경련성 발작 시 phenytoin 투여
⑦ **항고혈압제** : 수축기 혈압을 150mmHg까지 감소
⑧ **뇌혈관확장제** : 급성기에 뇌혈관을 확장 → 뇌관류 유지
⑨ **칼슘통로차단** : 뇌혈관 경련 시 혈관의 평활근 이완
⑩ **진통제** : 아세트아미노펜 → 두통과 경부강직 완화

(2) 수술요법 : 동맥내막 절제술, 두개강 내외 우회술, 동정맥 기형수술 등

4) 간호중재 기출 02, 03, 05, 08, 17, 19

호흡기계	• 산소공급, 필요시 기관내 삽관과 기계적 환기 • 기도개방유지, 흡인예방위해 고개를 옆으로 돌려주기 • 흡인 : 10초 미만으로 시행, 흡인 전후 100% 산소 공급
신경계 -뇌조직 관류 증진(두개내압 상승 예방) 기출 19, 22, 23	• 혈압상승, 서맥, 체온을 높지 않게 유지(필요시 저체온요법 시행) • 침상머리 상승(15~30°)하여 경정맥 배액촉진 • 배변으로 인한 긴장, 과다한 움직임, 심한 기침, 발살바 수기, 등척성 운동, 직장체온계나 관장, 경부와 고관절의 과도한 굴곡 금지 • mannitol과 같은 삼투성 이뇨제 투여 • $PaCO_2$ 분압을 30~35mmHg로 유지하여 저산소증 예방 • 뇌척수액 축적 예방을 위해 뇌실외배액관(EVD) 삽입 기출 25 : 척수액 배액 압력기(변환기)의 영점 조절은 귀 이주와 수평하게 유지시킴 • 조용하고 편안한 환경 유지

심혈관계	• 섭취량과 배설량 관리, 필요시 중심정맥압과 폐동맥압을 사정 • 혈압관리 : 수축기압 220mmHg, 이완기압 120mmHg 이상인 경우에 항고혈압제 투여

운동기능 증진	• 수동적 ROM 시행 : 마비환자 기형예방
	• 둔근 힘주기, 사두근 힘주기 운동
	• 신체선열에 맞게 체위 유지 기출 02
	  – 마비가 안 된 쪽으로 조심스럽게 돌려눕기, foot drop 예방(발판적용)
	  – 환측 : 대전자 두루마리, hand roll 적용, 무릎관절 아래 베개대어 굴곡유지(강직예방)
	• 합병증(심부정맥혈전증)예방을 위해 탄력스타킹 적용, 체위변경, 자주 움직임

편측 지각기능 증진 기출 03	• 우측 대뇌 뇌졸중에서 반맹증시 발생, 반맹증 간호 기출 03, 08
	  – 시야가 완전한 쪽에서 접근, 온전한 쪽에 물품 배치
	  – 완전한 시야 방향에 출입문이 위치하도록 환자 침대 조정
	  – 거동 시 머리를 이쪽저쪽으로 돌려 감소된 시야를 보상하여 사고예방
	  – 실내조명을 밝혀둠

언어소통 능력 증진 기출 05	• 대상자가 이해할 수 있도록 수준 고려, 쉬운 단어 사용 • 천천히 말하기, 대상자 반응을 기다리고 인내하기, 대상자와 눈높이 맞추기
연하증진 기출 16, 19, 21 23, 25	• 좌위, 고개를 숙이고 턱과 약간 앞으로 당겨 내리고 충분히 음식을 씹기 전에 넘어가지 않도록 예방 • 물, 액체보다는 연식이나 반연식 제공, 반찬은 잘 다져서 제공 : 기도흡인 예방에 효과적 • 구강 안쪽 깊숙이 음식을 넣어주고 마비되지 않은 쪽으로 저작하게 함 • 식전·후 구강간호 시행, 편안한 식사환경제공
배뇨/배변	배뇨훈련, 수분섭취 2L/일 이상 섭취, 고섬유식, 사과나 자두 주스 제공
일상생활활동 훈련 기출 21	• 옷 입을 때는 환측부터 입고, 벗을 때는 건측 먼저 벗기 • 보조기구 사용법 교육 • 자가간호 기술 교육 및 격려
환자와 가족교육	투약, 이동/대화기술, 안전조치, 활동수준, 식이관리, 자가간호기술, 심리적 지지, 가족지지 등

2 뇌종양(brain tumor) 기출 02, 03, 05, 11, 13, 14, 15, 16

1) 분류

신경교종 기출 02	원발성 두개내종양, 종양발생의 65%, 발병빈도가 가장 높음, 신경교세포에 의함
뇌하수체선종	뇌하수체에서 발생, 양성, 느린 성장
신경세포종	대부분 천천히 자라는 양성
수모세포종	고도로 악성, 침투적, 원발성 뇌종양 중 가장 파괴적
수막종	양성종양, 수막의 지주막에 발생, 재발 가능성 높음
전이성 뇌종양	두개내의 종양의 10%, 폐 > 유방 등 부위에서 전이

2) **증상** : ICP 상승으로 인한 증상(두통, 구토, 시력·의식·인지·운동 변화, 실어증, 연하장애 등), 종양의 위치에 따른 임상증상

3) 치료

① 수술 : craniotomy로 종양 절제
② 방사선 치료 : 종양세포막을 변조시켜 빠르게 증식하는 종양세포 파괴
③ 화학요법 : 종양의 외과적 제거와 방사선 치료를 마친 후 종양 재발 시 실시

4) 수술 후 간호 기출 02, 11, 13, 14, 15, 16

(1) 체위

천막상 수술 (두개골 절개)	• 침상머리 30° 상승(정맥혈 배액촉진) 기출 02, 16 • 심한 고관절, 목 굴곡 금지 • 중립적 자세 유지, 양 옆으로 돌려 눕히기, 앙와위 • 큰 종양 제거 시 수술하지 않은 쪽으로 눕힘
천막하 수술 (후두골 부위 목 절개) 기출 15	• 편평하게 눕히고 24~48시간 동안 한쪽 옆으로 누인 자세 유지 • 24시간 금식

(2) 약물요법 : 항경련제, 항히스타민제, 코데인, acetaminophen, 항생제, 스테로이드

(3) 두개내 관류 증진

(4) 운동기능 증진

① 상지 운동 강도 사정 위해 쥐는 힘과 회내운동 검사 기출 11, 탄력스타킹 착용
② 관절가동 운동 2~3시간 마다 시행, 2시간마다 체위변경

(5) 안구관리

① 냉찜질 : 안구주위 부종, 점상출혈 회복
② 눈 세척(warm saline 사용), 인공눈물, 동공사정

(6) photophobia(수명, 광선공포증) : 방안을 어둡게 유지

3 뇌의 감염성 질환

1) 뇌막염(meningitis, 수막염) 기출 03, 04, 05, 07, 13, 18

세균(연쇄상폐렴구균) 또는 바이러스 등이 침입하여 뇌와 척수의 수막에 염증 발생, 지주막과 연막에 호발

(1) 증상

가. 두통, 쇠약, 오심, 구토, 오한, 발열, 의식상태 변화, 경련성 발작
나. 두개내압 상승 증상
다. 뇌막자극 증상 기출 03, 05, 13, 24

① 경부 강직 : 목을 굴곡시키면 목이 뻣뻣하고 통증 동반
② Kernigs 징후(+) : 앙와위에서 무릎을 구부렸다가 펼 때 통증과 무릎의 저항과 통증
→ 세균성 뇌막염

③ Brudzinski 징후(+) : 앙와위에서 목을 가슴 쪽으로 굴곡시켰을 때 고관절과 무릎이 저절로 굽혀짐 → 세균성 뇌막염

2) **진단검사** : 요추천자를 통해 뇌척수액 검사 시행

구분	세균성	바이러스성
압력(정상 : 60~150mmH$_2$O)	상승	상승
포도당(정상 : 45~75mg/dl)	감소	정상 또는 감소
백혈구(정상 : 0~8/mm^3)	1,000/mm^3 이상으로 증가	25~500/mm^3
단백질(정상 : 15~45mg/dl)	500mg/dl 이상으로 증가	50~500mg/dl
성상	혼탁	투명 혹은 혼탁

3) **치료와 간호** 기출 04, 07, 18

(1) 약물요법

항생제(페니실린, cephalosporin, vancomycin)	광범위 항생제 최소 10일 투여 기출 18, 24
고삼투성 제제와 스테로이드	두개내압 상승 시 뇌부종 경감
항경련제	두개내압 상승으로 인한 경련 예방
진통제(코데인)	두통완화
해열제(타이레놀, 아스피린)	체온조절

(2) 의식수준 사정, 수명증(눈부심)시 조용하고 어두운 환경제공
(3) 활력징후 측정, 고열관리, 합병증 및 후유증 예방

UNIT 5 신경운동장애

1 중추신경계의 퇴행성 질환

1) **파킨슨병(parkinson's disease)** 기출 03, 04, 05, 07, 08, 10, 11, 14, 16, 19

기저핵의 뉴런을 침범하는 만성 퇴행성 중추신경계 장애로 떨림마비라고도 함

(1) **원인** : 뇌의 기저신경절 안에 도파민 부족, 유전적 및 환경적 요인에 기인

기저신경절 일부퇴행 → 도파민 분비 저하 → 추체외로의 손상 → 수의적 운동이 억제되지 않아 떨림, 경직, 자세불안정, 평형상태에 비정상적인 결과 초래

(2) 증상 기출 04, 08, 11, 14, 16, 21

가. 떨림(tremor) 기출 04, 08, 11
① 초기에 약한 떨림, 약간 절름거림, 팔 흔들기 감소
② 휴식 시 떨림은 손에서 시작해서 더 큰 관절, 하지까지 확산되며 활동(단추 잠그기, 옷 입기 등)이나 수면동안에는 사라짐
③ 휴식, 피곤, 긴장, 추위에 노출될 경우 악화
④ 환약 제조양 떨림 : 엄지와 검지로 환약이나 동전을 돌리는 듯한 움직임

나. 경축(rigidity)
① 저작 및 연하곤란, 침 흘림, 웅크리는 자세
② 안면근육 경직, 고정된 시선, 표정 없는 얼굴(마스크 얼굴, 가면같은 얼굴)

다. 운동불능증(akinesia)/운동완서(bradykinesia, 서동증) : 움직임 또는 운동을 시작하기 어려움, 느린 움직임, 자세변경이 어려움

라. 자세불안정(postural instability)
① 움직임을 시작하는 것은 어려우나 시작하면 점점 빨라지는 가속보행
② 보폭이 좁고, 질질 끄는 종종 걸음, 보행 시 팔 흔들지 않음
③ 뻣뻣한 걸음걸이(freezing gait) : 얼어붙는듯한 보행을 보임

마. 소서증 : 진전으로 글씨가 흔들리고 작아짐

바. 단조로운 목소리 : 말의 높낮이가 없고 말이 빨라지고 쉬지 않아 이해 곤란

사. 자율신경계 증상 : 변비, 빈뇨, 배뇨지연, 요정체, 기립성 저혈압, 침 흘림, 과도한 발한

아. 기타 : 전신허약감, 피로, 기억력 결손, 반응지연, 감정의 변화, 편집증적 사고, 우울 등

(3) 치료

도파민 전구물질
-Levodopa
	• 혈관뇌장벽을 통과하는 도파민의 전구물질로 도파민 수용체 자극
	• 부작용 기출 22 : 체위성 저혈압, 변비, 오심, 구토, 구강건조, 수면장애, 불안, 혼돈, 환각 등
	• 주의사항 기출 16, 20, 22, 23, 24
	  - 안정제, 알코올, 단백질, 비타민 B$_6$ 함유제제 섭취 제한
	  - 공복에 섭취 권장, 오심이 있다면 음식과 함께 복용

도파민 작용제 -bromocriptine	• 도파민 수용체를 자극하고 levodopa의 효과를 높임 • 부작용 : levodopa와 유사
모노아민 옥시다제 B억제제-Selegiline	• 도파민의 대사를 차단하여 질병 과정을 느리게 함 • levodopa와 병용 • 부작용 : 기립성저혈압, 환각, 혼돈, 불면증, 고혈압 등
항콜린성 제제	• 아세틸콜린 흥분효과 차단 → 진전, 경직의 감소 • 더 이상 levodopa를 복용할 수 없을 때 투여

(4) 간호중재 기출 03, 05, 07, 10, 16, 19, 23

① 기동성 증진 기출 19, 25 : 지속적인 운동과 보행훈련(뻣뻣한 걸음걸이(freezing gait)을 보일 때 양팔을 앞뒤로 흔들다가 발걸음을 떼도록 함) 필요성 교육, 따뜻한 물로 목욕, 마사지, 신전운동 등
② 영양상태 증진 : 소량씩 자주 제공, 고칼로리식, 저작과 연하가 용이한 음식, 걸죽하고 찬 음식 제공
③ 변비예방 : 규칙적인 배변시간, 배변 시 정상적 체위 유지, 고섬유식이, 수분섭취권장
④ 의사소통능력 증진 : 짧고 간결한 언어와 문장을 사용, 안면근육의 움직임 연습, 의식적으로 침을 삼키도록 함

2) 다발성 경화증(multiple sclerosis, MS) 기출 00, 07, 09

(1) **특성** : 중추신경계의 만성 진행성 퇴행성 신경근 질환(중추신경계의 만성염증 → 수초파괴 → 반흔조직의 형성 → 정상적인 신경자극 방해(말초신경계 손상은 없음))

(2) **원인** : 자가면역반응, 유전적 소인, 바이러스 감염, 환경적 요인(추운지방) 등

(3) **증상** 기출 09, 24

① 수초탈락으로 신경자극 전도 이상, 중추 신경계에 반흔조직이 퍼지면서 만성적, 점진적인 악화와 완화의 반복
② 피로와 허약, 현훈, 시력장애(복시, 적록색맹), 운동장애, 감각소실, 방광기능 이상, 구음장애 및 신경계 행동 증상
③ 소뇌침범 시 경련성 마비, 조정력 상실, 운동실조증, 상지의 떨림

(4) **치료** : 질병관리와 증상완화를 위한 약물 투여

면역조절제(β-interferon)	• 매번 주사부위 변경하여 주사 • 부작용 : 우울, 자살충동, 혈소판 감소증, 백혈구감소증, 주사부위 발적 등 • 자외선 차단제 바름, 자외선 차단되는 옷 착용 • 치료초기에 감기증상이 나타날 수 있음을 설명
면역억제제	• 자가면역 질환임으로 투여 • 수분섭취 권장 • 감염, 출혈, 빈혈, 황달 증상 사정
스테로이드제제	급성 염증 감소 → 질병의 급격한 악화 예방

(5) **간호중재** 기출 00, 07

① 독립성과 자가조절 증진, 아침에 활동하고 적절히 휴식하도록 교육, 통증 조절
② 운동격려 : 보조장비의 사용, 관절범위운동, 체위변경 등
③ 질병악화요인 제한 : 과다한 활동, 스트레스, 체온상승, 열, 뜨거운 목욕, 과다한 추위와 가열, 습도, 상기도 감염환자와의 접촉 등

3) 헌팅톤 무도병

(1) **특성** : 틱 또는 근육경련과 같은 빠르고 불수의적으로 움직이는 근육 운동을 특징으로 하는 상염색체 우성 유전질환, 기저핵과 뇌간을 침범하는 퇴행성질환, 근육간의 조정능력 상실과 성격변화, 인지기능저하, 정신적 문제 동반

(2) **원인** : 뇌기저핵과 대뇌피질의 신경세포 변성, 기저핵내의 신경전달물질인 아세틸콜린과 γ-aminobutyric acid(GABA)의 결핍, 기저신경절내의 도파민 과다분비로 인해 도파민과 아세틸콜린의 불균형이 발생하여 아세틸콜린수준이 감소

(3) **증상** 기출 24
① 무도증 : 불수의적 운동으로 균형감이 저하되어 춤을 추듯 걷게 되고 자주 넘어짐, 긴장하거나 걸을 때 심해지고 수면중에 사라지며, 의식적으로 몇 초간 억제 가능
② 말더듬증 : 발음이 약하고 느리며 부정확하여 의사소통 어려움, 말기에 연하곤란 발생
③ 자세와 보행장애 : 고개가 앞으로 숙여지거나 옆으로 기움, 보폭이 커지고 좌우로 비틀거림
④ 인지장애 : 기억력 저하, 실행증 동반
⑤ 수의적 활동제한, 정서적 장애로 불안장애나 성격장애 발생, 자살행동 보임

(4) **치료**
① 약물 : 증상과 완화를 목표로 대증적 약물 치료
② 영양관리 : 고열량식, 흡인을 예방하기 위해 상체를 일으키고 액체보단 연식을 제공
③ 안전한 환경제공 : 침상난간 올리기, 패드 적용, 억제대 금지(비정상운동 증가)
④ 정서적 지지 : 우울증으로 자해가 많음, 대상자와 가족의 정서요구에 민감하게 반응

4) **치매(dementia) & 알츠하이머병(Alzheimer's disease)** 기출 13, 18
(1) **치매** : 뇌기능 소실이 만성적이고 진행적이며 언어, 판단, 행동의 변화 동반
(2) **알츠하이머** : 치매의 가장 흔한 유형, 뇌 위축을 일으키는 만성진행성 퇴행성 질환, 치매의 60%

가. 증상
① 초기(경증, 1단계) : 증상이 있음을 부정, 단기기억의 손상, 판단력과 문제해결 능력 저하, 작업 수행력 저하, 불안정, 무관심, 성격과 행동의 미묘한 변화
② 중기(중등도, 2단계) : 지남력장애, 행동증상(배회, 난폭, 불안, 초조), 말하기와 언어능력, 시공간능력 결손, 장기기억을 회상하지 못함
③ 후기(중증, 3단계) : 거의 전적인 도움 필요, 대부분 기억 망각, 심한 지적기능장애와 혼돈, 가족인식 불가, 자가간호 불가, 심한 언어장애(실어증, 이해못함), 요와 변실금, 보행장애, 부동

나. 치료 및 간호 기출 13, 18
① 약물요법 : 아세틸콜린분해효소억제제(aricept, Reminyl, Exelon), Memantine(뇌 학습 및 기억능력 증진), 항우울제 등
② 간호중재

의사소통 증진	• 환자의 행동이 아이 같아도 어른으로서 인격적으로 존중 • 부드러운 신체접촉, 직접적인 눈 맞춤, 몸짓을 하면서 의사소통 • 인내심을 가지고 유연하게 대처, 짧고 간단한 문장 사용, 반복하여 설명 • "예", "아니오"로 간단하게 대답하도록 직접적인 질문을 함 • 이해되지 않은 행동 시 비판, 교정 금지

인지적 자극	• 달력이나 기억을 돕는 목록 제공 • 사람, 일시, 장소에 대해 기억을 환기 • 한 번에 한 가지 일에 초점, 과업 단순화 • 새로운 물건을 제공하기 위해 반복적으로 사용 • 정보는 적게 핵심적인 것을 제공 • 간호하는 의료인의 연속성 유지
기억력 훈련	• 생각을 표현할 수 있도록 반복적으로 도움 • 과거의 경험에 대해 적절히 회상 기출 17
배회예방	• 일몰증후군(해가 진 후 혼돈이 더욱 심해짐)시 더욱 주의깊게 관찰 • 자극을 감소시키는 환경 제공

2 말초신경계질환

1) Guillain-Barre 증후군(급성 다발성 신경염, 다발성 척수신경증, GBS) 기출 16, 17

(1) **특성** : 근쇠약과 마비가 특징적인 급성 염증성 탈수초성 질환으로 뇌신경과 척수 신경의 운동기능에 영향을 미침

(2) **원인** : 자가면역질환, 호흡기계와 소화기계 감염 후, 예방접종, 면역질환 등

(3) **증상** 기출 16, 23

① **상행성 마비** : 근약화 감각 이상, 마비가 하지부터 대칭적으로 시작 → 점차 위로 올라와 팔과 상체, 뇌신경 침범 → 호흡문제 발생(50%), 기계적 환기 장치 필요
② 사지 심부건 반사 상실 및 마비
③ 연하곤란, 복시, 말하기 장애, 혈압변화, 부정맥, 빈맥, 통증 등
④ 회복은 발병순서 역방향으로 회복

(4) **진단** : 뇌척수액검사(단백질 증가), 근전도검사(신경전도 감소)

(5) **치료 및 간호**

① 혈장교환법, 고용량의 면역글로불린 치료 등
② 기도개방, 가스교환 증진, 흡인예방 기출 16, 17 : 침상머리 상승, 체위변경, 심호흡, 기침 격려, 기계적 환기 보조, ABGA 측정 등
③ 통증 완화, 운동 및 기동성 증진, 언어소통 증진, 불안 완화

2) 중증 근무력증(myasthenia gravis, MG) 기출 03, 08, 11, 16

① 수의근의 근육약화를 특징으로 하는 후천성 자가면역질환
② 만성 진행성, 활동 후 악화, 휴식 시 회복, 악화와 완화를 반복

(1) **병리** 기출 11 : 항체가 신경근접합부에 있는 아세틸콜린 수용체를 공격 → 수용체가 감소 → 근수축 방해

(2) 증상 기출 11, 22

① 진행성 근쇠약, 하행성 운동마비, 불안정한 자세, 근력은 아침에 가장 강함
② 안면근육 침범 : 안검하수, 복시, 눈 감는 기능 저하나 상실, 무표정한 얼굴
③ 후두, 인두근육 침범 : 저작, 언어, 연하곤란 → 기도흡인위험 → 호흡기계 합병증 초래
④ 의식변화나 감각상실 없음, 반사 정상, 근 위축 드묾

근무력성 위기	콜린성 위기
• 감염, 수술, 정서적 스트레스, 부적절한 약물의 과다사용 등으로 근육허약감이 급격하게 악화되는 경우에 발생 • 감별진단 : 텐실론 검사시 근력강화 • 치료 : 항콜린에스테라제, 악화요인 제거, 호흡지지	• 항콜린에스테라제의 과다 복용 시 발생 • 감별진단 : 텐실론 투여 1시간 이내 허약감, 안검하수, 호흡곤란 등의 증상이 나타남 • 치료 : 부교감신경 차단제(atropine)

(3) 진단 검사 기출 03, 08, 16, 22

① Tensilon 검사 : 아세틸콜린 분해효소 억제제인 tensilon을 정맥주사한 후 30초 이내에 근력이 호전되면 양성(+) → 중증 근무력증 진단
② 근전도 : 진폭 감소
③ 혈액검사 : 아세틸콜린 수용체 항체 증가

(4) 치료 및 간호

① 항콜린에스테라제(아세틸콜린분해효소를 차단 → 아세틸콜린의 효과 향상, 식사 30분전 투여), 면역억제제, 스테로이드, 혈장교환 등
② 호흡기능 증진, 기도흡인 예방, 피로 감소(추위에 노출과 감염되지 않도록 함)
③ 눈의 보호 : 인공눈물, 안대착용
④ 소량씩 자주 섭취, 고칼로리 스낵 제공, 식사 중 침상 머리 높이고 식후 30~60분까지 유지
⑤ 활동보조 : 이른 아침이나 약 복용 후 에너지가 최고일 때 활동 유도, 충분한 휴식, 체위 변경

3) 뇌신경질환

(1) 삼차신경통 기출 00, 09, 16, 24, 25

① 정의 : 삼차신경(뇌신경, 얼굴감각, 구강, 혀, 치아감각, 저작기능)을 침범하는 신경통
② 증상 : 날카롭게 쑤시고 찌르는 듯한 통증 틱 발생, 저작이나 말할 때 통증 호소(우측에서 호발)
③ 치료 및 간호 중재 기출 00, 09, 16, 22

통증 조절	• 항경련성 약물(carbamazepine, phenytoin, diazepam) 투여 • 적절한 실내온도 유지 : 찬바람, 심한 더위, 추위 노출 삼가 • 통증이 없을 때 식사, 구강위생, 개인위생, 걷기 운동 하도록 함 • 세면이나 목욕시 미지근한 물을 이용
영양관리	• 고단백질, 저작 용이한 음식 소량씩 자주 제공 • 침범되지 않은 쪽으로 저작 • 미지근한 음식 제공 • 식후 구강함수제로 입안을 헹구도록 함

감각장애	• 눈 간호 : 인공눈물, 안구보호 • 뜨거운 음료수나 음식 피하기 • 정규적 치과 방문 : 충치 예방

(2) 안면신경마비(Bell's palsy) 기출 14, 17, 18

① 정의 : 제7뇌신경을 침범하여 갑자기 마비를 초래하는 신경마비장애
② 원인 : 불분명, 추운 날씨, 스트레스 요인, 바이러스성 감염
③ 증상 기출 16, 17, 18, 20
   - 안면 근육이 마비 : 입이 비뚤어짐, 눈이 잘 안감기고 눈동자는 위로 올라감, 이마·입·코 주름 안 생김, 눈을 깜박이지 못하여 각막이 건조(=토안), 눈물과 침 흘림
   - 웃기, 휘파람 불기, 얼굴 찡그리기, 눈 감기, 뺨에 바람 넣기 등 불가능
   - 귀 뒤쪽과 안면에 통증, 혀의 전방 2/3의 미각 상실, 청각 과민, 발음 부정확
④ 치료 및 간호 중재 기출 14
   - 스테로이드(부종, 통증 감소), acyclovir 투여(70% 대상포진 동반)
   - 각막보호 : 낮에는 보호안경, 수면 시 안대착용, 인공눈물, 눈을 부드럽게 감겨줌
   - 안면근육 위축과 통증완화 위해 진통제 투여, 습열 적용, 마사지, 얼굴운동
   - 이환되지 않은 쪽으로 저작, 연식으로 소량씩 자주 제공, 뜨거운 음식 피함

3 경련성 질환

1) 발작 및 간질(seizure & epilepsy) 기출 03, 04, 05, 10, 14, 17

(1) 정의

① 발작 : 뇌의 신경원에서 전기적 물질이 비정상적으로 방출되면서 갑자기 불수의적으로 경련 발생, 감각, 행동, 움직임, 인식 혹은 의식의 변화를 보임
② 간질 : 반복적으로 발작이 일어나는 만성질환

(2) 환자 간호 기출 03, 04, 05, 10, 14, 17

가. 약물치료(항경련제) : 최소한의 부작용 발생 및 경련의 조절을 위함
   ① lorazepam(ativan), diazepam(valium) : 급성 간질발작시 투여
   ② Depacon : 지속적 간질발작에 투여
   ③ phenytoin(Dilantin) : 재발방지목적, 대발작 시 투여, 잇몸 과잉증식과 무과립세포증 주의, 심부정맥 예방(분당 50mg 이상 빠르게 주입 금지), wafarin은 phenytoin과 병용금지(흡수나 대사를 방해)

나. 발작 시 간호 기출 17, 23
   ① 기도유지 : 측위, 흡인방지를 위해 머리를 옆으로 돌려줌
   ② 손상을 입지 않도록 주변의 위험한 물건을 치움
   ③ 옷을 느슨하게 풀어주고 조용하고 어두운 환경 유지

④ 침대난간은 부드러운 패드로 감싸서 올리고 침대높이는 낮게 유지
⑤ 억제대를 사용하지 않음
⑥ 구강에 힘을 가하지 않고 경구 투여 금지
⑦ 발작이 종료되면 시간을 기록, 활력징후 측정, 신경학적 사정, 자세를 측위로 유지, 간질 발작에 대해 기록

다. 발작 환자를 위한 예방교육 기출 22
① 발작 유발하는 감염, 스트레스 외상 및 카페인, 초콜릿, 알코올 섭취, 피로 피함
② 의사처방 없이 다른 약물을 복용하거나 약물을 과용 금지
③ 정확한 시간에 투여, 규칙적인 복용에 대한 중요성 설명
④ 약물 간, 약물과 음식 간 상호작용을 교육(포도 주스, 자몽 등의 감귤류 과일은 약물의 대사 방해, 약물의 혈중농도를 높이고 독성을 유발하므로 섭취 피하도록 교육)
⑤ 간질발작 대상자 인식표, 약 지참
⑥ 운전은 간질발작이 완전히 조절된 후 가능함을 설명

4 척수 질환

1) 추간판탈출증(herniation of nucleus pulposus, HNP) 기출 00, 04, 07, 11, 15, 16, 17, 19

(1) **정의** : 추간판 수핵이 약해진 섬유륜을 밀고 돌출하여 주변의 척수신경을 압박하여 여러 가지 증상을 나타냄

(2) **호발부위** : C5~6, L4~S1(L4~5번이 가장 흔함)

(3) **증상** 기출 04, 17, 24 : 탈출부위 운동제한과 찌르는 듯한 강렬한 통증, 방사통, 감각장애, 무감각 등

(4) **진단검사**
① 하지직거상 검사 기출 11, 16 : 똑바로 누운 자세에서 다리를 올리면 좌골신경이 당겨져 다리로 통증 방사, 거상각도가 얼마 안되어 심한 통증을 호소
② 하지심부건 반사 감소, CT, MRI, 척수조영술, 근전도 검사

(5) **치료 및 간호 중재** 기출 07, 17, 19, 20, 21

내과적 치료	보존적 중재를 우선 적용 : 침상안정, 반좌위, 견인장치, 약물투여(진통제, 근육이완제, NSAIDs, 마약성진통제), 보조기 착용, 열·냉요법 적용(신경치유촉진, 급성통증, 염증완화, 통증완화), 적정체중 유지
예방간호 기출 17	• 목이나 허리의 과다 굴곡 및 과다 신전하지 않음 • 목·어깨·복근 강화 운동, 등 근육 강화 위해 등척성 운동 • 서서 일할 때 한 쪽 다리 상승시킴 • 장시간 서있는 것 자제 • williams 자세유지 : 반좌위 상태에서 무릎을 굴곡하여 하부 등 근육이완시키고 척수 신경근 압력을 제거하는 자세 • 낮은 굽 신발 착용, 적정 체중 유지

(6) 수술 후 간호 중재 기출 15, 16, 19

통증 완화	• 수술 후 12~24시간 똑바로 누운 자세 유지, 단단한 침요 제공 • 수술 후 24시간 동안 모르핀 또는 PCA 적용 • 24시간 이후에는 NSAIDs, 근육 이완제, 마약성 진통제 투여, 편안한 체위 → 하지 통증 심하면 2~4일간 침상안정 • 48시간 이내 얼음주머니, 이후 온습포 적용
체위 기출 15, 16	• 24시간 침상안정 후 2시간 마다 통나무 굴리기식으로 체위변경 • 수면 중 복위 금지, 머리는 중립 유지, 높은 베개 사용 금지 • 요추간판수술의 경우 배변 시를 제외하고는 앉는 것 금지, williams 체위 유지 • Brace나 코르셋 착용(요추의 가동범위 제한하여 수술부위의 손상방지)
운동	주 2~3회 걷기, 자전거, 가벼운 조깅 등 시행
합병증 관리	뇌척수액 누출, 마비성 장폐색, 지주막염, 급성 요정체, 지방색전증, 신경근증 등

2) 척수손상(spinal cord injury) 기출 02, 04, 05, 08, 09, 13, 14, 15

(1) **호발부위와 원인** : C4~6, T12~L1, L4~5, 외상이 흔한 원인(교통사고, 낙상, 폭행, 운동시 사고)

(2) **부위별 장애** 기출 14, 15

척수손상 수준	척추신경과 연결된 근육	가능 활동
C1~3 기출 23	횡격막과 늑간근	즉각적인 호흡구조가 없으면 호흡부전으로 사망
C3~4	목(흉쇄유돌근), 어깨(승모근), 횡격막	물마시기, 입이나 턱으로 전동휠체어 조절
C5	어깨(삼각근), 팔(이두박근), 전박, 손목	상의를 입음, 보조기를 사용하여 음식섭취, 머리빗고 칫솔과 세수, 침대에서 스스로 돌아눕기
C6	전박 전체, 가슴 일부	휠체어의 바퀴손잡이를 잡고 밀기, 보조기 사용하여 음식섭취, 보조를 받아 휠체어에서 침대나 자동차 또는 화장실로 이동함, 적응기구를 이용하여 장과 방광을 조절
C7	팔전체(삼두박근포함), 가슴	운전과 독립적인 활동(이동, 옷입기, 음식섭취, 목욕) 가능
C8~T4 기출 25	손, 가슴대부분과 팔전체, 몸통과 등 일부	운전 및 마루에서 모든 이동 가능, 휠체어를 잘 밀고 가사활동을 독립적으로 수행
T5~T12 기출 25	복부 전체(늑간근)	장과 방광을 독립적으로 조절, 휠체어 사용 원활
L1~5 기출 08, 09, 13	등하부, 다리일부(사두근)	12번째 흉추 : 보행기와 장하지 부목을 이용하여 보행, 두 팔을 독립적으로 사용, 단지 부목과 목발을 이용하여 보행
S1~5	무릎과 발목전체, 장, 방광	장과 방광을 독립적으로 조절, 적응기구를 이용하여 서기, 성기능의 장애가 있음

(3) 임상증상

자율 신경성 반사 부전 기출 15, 19, 25	특징	• 교감신경계에 의해 조정되는 비보상성 심맥관 반응 • 제6흉추부위 이상의 손상에서 나타남 기출 14 • 척수 쇼크 후에 발생함 **참고** 척수 쇼크 • 정의 : 손상 직후 손상받은 부위 이하의 일시적인 반사상실, 감각소실, 이완성 마비, 발한, 혈관운동의 장애등의 신경학적 징후 경험 • 쇼크의 지속기간 : 대부분 48시간 이내 사라지나 수주까지 지속되기도 함 • 회복의 지표 : 항문반사, 구해면체반사, 발기반사 • 원인 : 방광팽만과 요정체 기출 15 장팽만, 요로감염, 음낭압박, 변비, 분변매복, 치질 등
	증상	심한 고혈압, 서맥, 손상부위 윗부분의 피부 홍조와 식은땀, 박동성 두통, 코막힘, 비울혈, 흐린시야, 복시, 하부의 냉감, 창백, 소름
	응급 관리	• 침상머리 올리고 좌위 유지 • 의사에게 알리기 • 원인을 찾아 제거하는 것이 중요 → 방광팽만여부 확인하여 즉시 배뇨관 삽입, 배뇨관을 가지고 있다면 도뇨관 막히거나 꼬였는지 확인 기출 19 • 조이는 옷이나 신발 벗김 • **분변매복 있으면 즉시 제거** • 실내온도 점검(찬 기온, 외풍 등), 욕창 사정 • 처방된 항고혈압제 투여
	기타	호흡장애, 출혈, 운동 및 감각장애, 의식수준 저하, 서맥, 저체온, 부정맥, 위장관출혈, 팽만, 마비성 장폐색, 요정체, 심부정맥혈전증 등

(4) 간호중재 기출 02, 05, 11, 16, 17, 21

① 응급관리 기출 21 : 손상부위를 부목으로 고정, 신체선열 유지(목의 과신전 금지, 머리와 경추 고정 후 앙와위 자세로 후송)

② 기도유지
  • 상부 척수손상 환자의 경우 계속적인 호흡관찰 및 기도유지 필요
  • 강화폐활량계 사용, 기침과 심호흡 격려, 흉부물리요법과 흡인 시행

③ 체위
  • 신체배열 유지, 두부와 경부 위치 같게 유지
  • 체위변경 : 2시간마다 통나무 굴리기식으로 시행

④ 약물치료
  • 혈압상승제 투여(norepinephrine, phenylephrine) : 척수관류 증진
  • methylprednisolone : 척수부종과 허혈 감소, 부작용(위장관 출혈, 패혈증, 감염) 주의깊게 관찰
  • atropine : 서맥 완화
  • dextran : 척수 내의 모세혈관의 혈류 흐름 증가, 혈압 상승

⑤ 합병증예방

심부정맥혈전증	척수손상 후 혈관손상, 혈관 내 삽관, 정맥울혈 등으로 발생
욕창, 관절구축	공기침요, 피부 관리 철저, 체위변경, 경축 예방위해 ROM 시행
배뇨증진 기출 04	• 요정체 예방 : 도뇨관 삽입, 간헐적 도뇨 • 하루 2,000~2,500mL 수분공급 • 경련성 방광 시 배뇨근 자극법 이용 • 이완성 방광 시 부교감신경제 투여, 크레들 기법 적용
배변 훈련	규칙적인 배변습관, 수분섭취 권장, 고섬유식이 섭취, 좌약 사용 등
위장관계 회복	장음회복 시까지 금식, 비위관으로 흡인, 직장관 삽입(복부팽만 완화)
적정체온 유지	척수 손상 시 변온성으로 바뀜, 체온 측정 후 정상체온 유지 위해 간호

3) 척수종양

(1) 특징 : 흉수부위, 젊은층이나 중년층에서 호발하며 척수압박, 침습 또는 혈류폐쇄로 인한 허혈로 인해 병리적 변화 초래

(2) 증상과 징후

초기에 통증(첫 증상), 감각상실, 근육쇠약과 근육소모 등을 보이며 점진적으로 경련성 쇠약, 병소부위 이하 감각저하 및 반사항진, 하지마비, 사지마비 초래

(3) 치료와 간호 : 수술과 방사선 요법 시행, 척추 불안정시 움직이지 않도록 함, 그 외 우선순위 간호는 척수 손상 환자와 유사

CHAPTER 1 인지/신경기능장애 : 신경계

01. 삼차신경통 환자의 통증 완화를 위한 간호중재는?

① 음식은 고형식으로 제공한다.
② 환측으로 저작하도록 한다.
③ 환부에 온찜질과 냉찜질을 교대로 적용한다.
④ 찬물을 이용하여 세면하도록 한다.
⑤ 뜨거운 음식을 피하도록 한다.

해설 [삼차신경통 치료 및 간호 중재]

통증 조절	• 항경련성 약물(carbamazepine, phenytoin, diazepam) 투여 • 적절한 실내온도 유지 : 찬바람, 심한 더위, 추위 노출 삼가 • 통증이 없을 때 식사, 구강위생, 개인위생, 걷기운동 하도록 함 • 세면이나 목욕시 미지근한 물을 이용
영양관리	• 고단백질, 저작 용이한 음식 소량씩 자주 제공 • 침범되지 않은 쪽으로 저작 • 미지근한 음식 제공 • 식후 구강함수제로 입안을 헹구도록 함
감각장애	• 눈 간호 : 인공눈물, 안구보호 • 뜨거운 음료수나 음식 피하기 • 정규적 치과 방문 : 충치 예방

02. 질병의 진단을 위해 요추 천자를 시행하는 경우는?

① 두개내압 상승 의심
② 뇌종양 의심
③ 유두 부종 대상자
④ 수막염 의심
⑤ 추간판탈출증 의심

해설 [요추천자 검사 목적]
- 진단목적 : 뇌척수액의 압력 측정 및 검체물 채취, 검사 위한 조영제 및 공기 주입 등
- 치료목적 : 뇌척수액 제거로 두개강내압 하강, 척수마취, 약물 주입 등

01. ⑤ 02. ④

03. 두개내압 상승을 예방하기 위한 간호중재로 적절한 것은?

① 과도호흡 유도
② 큰 기침 격려
③ 발살바수기법 교육
④ 잦은 흡인으로 분비물 제거
⑤ 등척성 운동 권장

> 해설 [두개내압 상승 예방 간호중재]
> • 혈압상승, 서맥, 체온을 높지 않게 유지(필요시 저체온요법 시행)
> • 침상머리 상승(15~30°)하여 경정맥 배액촉진
> • 배변으로 인한 긴장, 과다한 움직임, 심한 기침, 발살바 수기, 등척성 운동, 직장체온계나 관장, 경부와 고관절의 과도한 굴곡 금지
> • 흡인 : 10초 미만으로 시행, 흡인 전후 100% 산소 공급
> • 조용하고 편안한 환경 유지

04. 김간호사는 무의식환자에게 '비효과적인 기도청결'이라는 간호진단을 내리고 간호중재를 시행하려고 한다. 확인이 필요한 중재는?

① 복위를 취해 분비물 축적예방
② 침상머리를 상승
③ 인두, 기도의 분비물 제거
④ 구강간호 시행
⑤ 필요시 인공기도 삽입

> 해설 [기도유지와 환기 간호중재]
> • 측위나 반복위로 분비물 축적예방과 분비물 배출 도움
> • 침상머리를 상승시키고 필요시 산소 공급
> • 인두, 기도의 분비물 제거(분비물로 인한 흡인예방), 구강간호시행
> • 필요하다면 인공기도, 기관내삽관이나 인공호흡기 적용

05. 뇌졸중 환자의 보호자에게 연하증진을 위한 퇴원 교육을 시행하였다. 재교육이 필요한 보호자의 진술은?

① "앉혀서 식사하도록 합니다."
② "머리와 목을 턱과 함께 약간 앞으로 당겨 내리도록 합니다."
③ "반찬은 잘 다져서 줍니다."
④ "구강 안쪽 깊숙이 음식을 넣으면 안됩니다."
⑤ "마비된 쪽으로 씹지 않습니다."

> 해설 [연하증진 간호중재]
> • 좌위, 머리와 목을 턱과 함께 약간 앞으로 당겨 내려 충분히 음식을 씹기 전에 넘어가지 않도록 예방
> • 물, 액체보다는 연식이나 반연식 제공, 반찬은 잘 다져서 제공 : 기도흡인 예방에 효과적
> • 구강 안쪽 깊숙이 음식을 넣어주고 마비되지 않은 쪽으로 저작하게 함
> • 식전·후 구강간호 시행, 편안한 식사환경제공

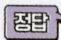

03. ①　04. ①　05. ④

06. 파킨슨병으로 레보도파를 복용중인 환자의 간호중재는?

① 자세 변경 시 서서히 움직이도록 한다.
② 단백질 섭취를 권장한다.
③ 약물 투여 전후 수분섭취를 제한한다.
④ 식후 또는 취침 시에 복용하도록 한다.
⑤ 오심이 있다면 비타민 B_6와 함께 복용하도록 한다.

해설 [도파민 전구물질(Levodopa)]
- 혈관뇌장벽을 통과하는 도파민의 전구물질로 도파민 수용체 자극
- 부작용 : 체위성 저혈압, 변비, 오심, 구토, 구강건조, 수면장애, 불안, 혼돈, 환각 등
- 주의사항
  – 안정제, 알코올, 단백질, 비타민 B_6 함유제제 섭취 제한
  – 공복에 섭취 권장, 오심이 있다면 음식과 함께 복용

07. 뇌출혈환자에게 두개내압 상승을 유발할 수 있는 동맥혈가스 분석 검사의 결과는?

① pH 상승
② PaO_2 증가
③ PCO_2 증가
④ HCO_3^- 상승
⑤ SaO_2 증가

해설 두개내압 상승 원인 : 뇌용적 증가(뇌부종, 종창, 뇌수종, 뇌종양, 뇌농양 등), 뇌출혈, 뇌척수액의 흡수 또는 생성장애, valsalva maneuver로 인한 복부와 흉부 내 압력 증가, 혈액 내 pH 감소, PaO_2 감소, PCO_2 증가

08. 추간판탈출증 환자의 재발을 위한 예방 교육 내용은?

① 목이나 허리의 과다 굴곡과 과다 신전 운동을 한다.
② 부드럽고 폭신한 침요를 사용한다.
③ 등받이가 없는 의자를 사용한다.
④ 서서 작업할 때는 발판 위에 한쪽 다리를 올려둔다
⑤ 무거운 물건은 허리를 구부려서 들어올린다.

해설 [추간판탈출증 예방간호]
- 목이나 허리의 과다 굴곡 및 과다 신전하지 않음
- 목·어깨·복근 강화 운동, 등 근육 강화 위해 등척성 운동
- 서서 일할 때 한 쪽 다리 상승시킴
- 장시간 서있는 것 자제
- williams 자세유지 : 반좌위 상태에서 무릎을 굴곡하여 하부 등 근육이완시키고 척수 신경근 압력을 제거하는 자세
- 낮은 굽 신발 착용, 적절 체중 유지

09. 흉추 4-5번 손상 환자가 갑자기 심한 혈압상승, 서맥, 박동성 두통증상을 보일 때 가장 우선적인 간호중재는?

① 변형된 트렌델렌버그 체위를 취한다.
② 배뇨관이 막히거나 꼬여있는지 확인한다.
③ 즉시 배뇨관을 제거한다.
④ 창문을 열어 찬 공기를 쐬어준다.
⑤ 심호흡하도록 한다.

해설 [자율신경성 반사부전]

특징	• 교감신경계에 의해 조정되는 비보상성 심맥관 반응 • 제6흉추부위 이상의 손상에서 나타남 • 척수 쇼크 후에 발생함
원인	방광팽만과 요정체, 장팽만, 요로감염, 음낭압박, 변비, 분변매복, 치질 등
증상	심한 고혈압, 서맥, 손상부위 윗부분의 피부 홍조와 식은땀, 박동성 두통, 코막힘, 비울혈, 흐린 시야, 복시, 하부의 냉감, 창백, 소름
응급관리	• 침상머리 올리고 좌위 유지 • 의사에게 알리기 • 원인을 찾아 제거하는 것이 중요 → 방광팽만 여부 확인하여 즉시 배뇨관 삽입, 배뇨관을 가지고 있다면 도뇨관 막히거나 꼬였는지 확인 • 조이는 옷이나 신발 벗김 • 분변매복 있으면 즉시 제거 • 실내온도 점검(찬 기온, 외풍 등), 욕창 사정 • 처방된 항고혈압제 투여

10. Guillain-Barre 증후군을 의심할 수 있는 특징적인 증상은?

① 상행성 마비　　② 안정시 진전
③ 안검하수　　　④ 운동불능증
⑤ 자세불안정

해설 [Guillain-Barre 증후군 증상]
• 상행성 마비 : 근약화 감각 이상, 마비가 하지부터 대칭적으로 시작 → 점차 위로 올라와 팔과 상체, 뇌신경 침범 → 호흡문제 발생(50%), 기계적 환기 장치 필요
• 사지 심부건 반사 상실 및 마비
• 연하곤란, 복시, 말하기 장애, 혈압변화, 부정맥, 빈맥, 통증 등
• 회복은 발병 순서 역방향으로 회복

정답 09. ② 10. ①

11. 지주막하출혈로 뇌수술후 환자의 상태가 다음과 같을 때 글래스고 혼수척도 기준의 기록으로 옳은 것은?

> - 자신을 부르는 소리에만 눈을 뜬다.
> - 지남력이 있고 적절한 대화가 가능하다.
> - 지시에 따라 움직일 수 있다.

① E2, V3, M5 ② E3, V3, M5
③ E2, V5, M5 ④ E3, V5, M5
⑤ E3, V5, M6

해설 [의식상태 사정 : GCS(Glasgow Coma Scale) 사정(최고점수 : 15점, 최저점수 : 3점)]

관찰반응	점수	반응
눈뜨는 반응 (eye opening, E)	4	자발적으로 눈뜸(open eyes spontaneously)
	3	부르거나 지시에 눈을 뜸(open eyes to voice)
	2	통증자극에 눈을 뜸(open eyes to pain)
	1	반응없음(none)
언어반응 (verbal response, V)	5	지남력 있음(appropriate and oriented)
	4	혼돈된 대화, 하나이상의 지남력 상실(confused conversation)
	3	부적절한 단어 사용(inappropriate words)
	2	이해불명의 언어나 소리(incomprehensible sound)
	1	반응 없음(none)
운동반사 반응 (motor response, M)	6	지시에 따름(obey commands)
	5	통증에 국소적 반응이 있음(localize to pain)
	4	자극에 움츠림(withdrawal to pain)
	3	비정상적인 굴절반응(abnormal flexor response)
	2	비정상적인 신전반응(abnormal extensor response)
	1	반응 없음(none)

12. 두통과 구토, 시력저하가 장기간 진행될 경우 우선적으로 감별해야 할 질병으로 옳은 것은?

① 파킨슨병 ② 뇌동맥류
③ 뇌종양 ④ 부비동염
⑤ 뇌막염

해설 **뇌종양 증상** : ICP 상승으로 인한 증상(두통, 구토, 시력 · 의식 · 인지 · 운동 변화, 실어증, 연하장애 등), 종양의 위치에 따른 임상증상

11. ⑤ 12. ③

13. 눈감기, 웃거나 울거나, 볼 부풀리기, 얼굴 찡그리기 등이 되지 않는 대상자에게 시행할 수 있는 간호중재로 적절하지 않은 것은?

① 마비되지 않은 쪽으로 씹도록 한다.
② 마비된 쪽에 마사지를 적용한다.
③ 인공눈물을 넣어주고 밤에는 안대를 착용한다.
④ 실내조명을 켜주고 충분히 휴식을 취하게 한다.
⑤ 되도록 찬 음식으로 주고 식후 구강간호를 시행한다.

해설 [안면신경마비(Bell's palsy)]
- 정의 : 제7뇌신경을 침범하여 갑자기 마비를 초래하는 신경마비장애
- 원인 : 불분명, 추운 날씨, 스트레스 요인, 바이러스성 감염
- 증상
  - 안면 근육이 마비 : 입이 비뚤어짐, 눈이 잘 안감기고 눈동자는 위로 올라감, 이마/입·코 주름 안 생김, 눈을 깜박이지 못하여 각막이 건조(=토안), 눈물과 침 흘림
  - 웃기, 휘파람 불기, 얼굴 찡그리기, 눈 감기, 뺨에 바람 넣기 등 불가능
  - 귀 뒤쪽과 안면에 통증, 혀의 전방 2/3의 미각 상실, 청각 과민, 발음 부정확
- 치료 및 간호 중재
  - 스테로이드(부종, 통증 감소), acyclovir 투여(70% 대상포진 동반)
  - 각막보호 : 낮에는 보호안경, 수면 시 안대착용, 인공눈물, 눈을 부드럽게 감겨줌
  - 안면근육 위축과 통증완화 위해 진통제 투여, 습열 적용, 마사지, 얼굴운동
  - 이환되지 않은 쪽으로 저작, 연식으로 소량씩 자주 제공, 뜨거운 음식 피함

정답 13. ⑤

CHAPTER 02 조절기능장애 : 내분비계 장애

간호사국가고시 대비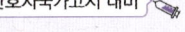

UNIT 1 내분비계의 구조와 기능

1 외분비샘(exocrine gland)

관을 통해 분비물 운반 : 침샘, 기름샘, 땀샘, 간, 위, 장, 췌장, 전립샘, 젖샘, 눈물샘 등

2 내분비샘(endocrine gland)

혈액을 통해 호르몬을 표적조직으로 운반 : 뇌하수체, 갑상샘, 부갑상샘, 부신, 송과샘, 흉샘, 췌장의 langerhans섬, 난소, 고환

UNIT 2 뇌하수체 기능장애

1 뇌하수체 호르몬과 작용

뇌하수체 전엽				
호르몬	기능	표적기관	호르몬 증가	호르몬 감소
성장호르몬(GH)	뼈와 연조직의 성장과 대사 증진	전신(뼈, 근육 등)	어린이 : 거인증 성인 : 말단비대증	어린이 : 난쟁이 성인 : 무력감 등
프로락틴(PRL)	유방을 자극, 유즙이 생산	황체, 유방	무월경	젖의 양이 적음
갑상샘자극호르몬(TSH)	갑상선호르몬(T_3, T_4) 분비자극	갑상샘	갑상샘종, 갑상샘항진증	갑상샘저하증

부신피질자극호르몬(ACTH)	당류코르티코이드(코르티졸), 염류코르티코이드(알도스테론), 안드로겐의 분비	부신피질	쿠싱증후군, 알도스테론증	에디슨병, 부신위기
여포자극호르몬(FSH)	난자와 정자의 성장 자극, 에스트로겐 분비	난소, 고환	성조숙	사춘기가 늦게 옴
황체형성호르몬(LH)	황체형성, 프로게스테론 분비자극, 남성의 테스토스테론 생산	난소, 고환	월경불순	무월경
뇌하수체 후엽				
항이뇨호르몬(ADH)	세동맥의 수축, 원위세뇨관에서 수분 재흡수 증가	신장(원위세뇨관)	혈압상승, 소변배설량 감소, 부종	요붕증
옥시토신	분만 시 자궁 수축, 유선으로부터 유즙분비 자극	자궁, 유방	분만촉진, 유즙분비 과다	분만지연, 유즙분비 감소

2 뇌하수체 전엽의 장애 기출 09, 10, 11, 12, 14

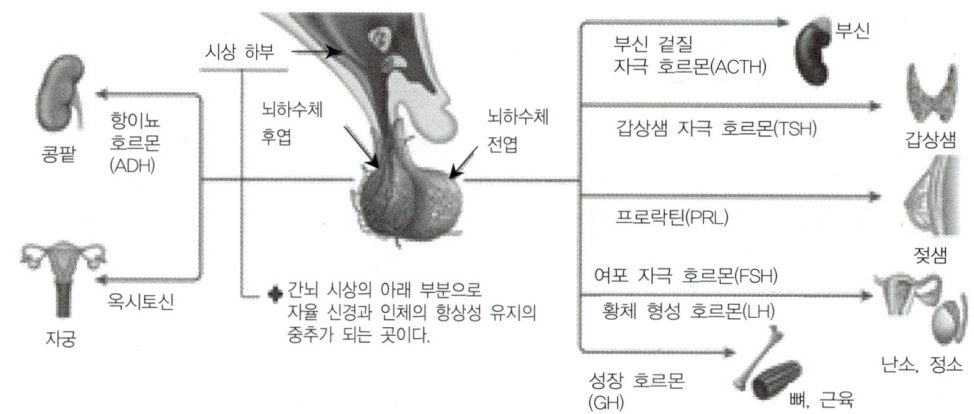

1) 뇌하수체 기능항진증 기출 10, 11, 12, 14

(1) **원인** : 뇌하수체 종양이나 과형성, 가장 흔한 원인은 뇌하수체선종

(2) **증상** : 성장호르몬, 프로락틴, 부신피질자극호르몬의 과잉분비

① 전신증상(과잉호르몬에 따른 증상)

성장호르몬 과잉 기출 10, 11	거인증	아동의 경우 골단이 융합되기 전 장골이 과도하게 성장
	말단비대증	키가 크지 않으나 말단부위(코, 입, 귀, 혀) 연조직이 넓고 두껍게 자람, 서서히 지속
프로락틴 과잉	고프로락틴혈증	유즙분비 과다, 성기능장애, 성선기능저하증(무월경, 불임), 아동의 경우 성조숙 초래
부신피질자극호르몬의 과잉	당류코르티코이드 과잉	쿠싱증후군의 한 형태인 쿠싱병 발생
	염류코르티코이드 과잉	체액-전해질 불균형 초래

② 국소증상 : 뇌의 부분적 압박으로 인해 발생

시신경의 압박	시력장애
시상하부 압박	수면, 체온 조절, 식욕 및 자율신경 기능장애, 두통

2) 뇌하수체 기능저하증

(1) **원인** : 뇌하수체 절제, 비분비성 뇌하수체 종양, 성장호르몬 분비 결핍, 산후 뇌하수체 괴사, 뇌하수체 경색증, 유전장애, 외상 등

(2) **증상**

① **공통증상** : 피로, 전신권태
② **부족호르몬에 따른 증상**

성장호르몬 부족	난쟁이증(왜소증) : 성장호르몬 결핍으로 인한 성장이 저하된 결과
부신피질자극호르몬 부족	2차성 부신피질 부전, 감염에 대한 저항성 저하 등
갑상샘자극호르몬 부족	성장장애(아동), 점액수종(성인)
성선자극호르몬(FSH, LH) 부족	성장애 : 여성(불임증, 무월경) 남성(정자 형성 감소, 고환 위축, 발기부전)
프로락틴 부족	산후 여성의 유즙생산 감소

3) 뇌하수체 전엽의 기능장애 치료 : 뇌하수체 절제술(뇌하수체 종양이 원인인 경우에 시행), 방사선 요법, 약물요법

(1) **경접형골 뇌하수체 절제술 후 간호중재** 기출 12, 14, 24

① 뇌부종과 두개내압 상승(혈압상승, 맥박수 감소, 동공변화)의 징후 관찰
② 침대머리를 30° 상승 체위로 유지
③ 뇌막염 증상 관찰 : 두통, 체온상승, 목의 경직
④ 일시적인 요붕증 증상 관찰 : 200mL/hr 이상, 요비중 1.005 이하이면 보고
⑤ 신경학적 상태 관찰 → 시력, 지남력, 의식수준
⑥ 뇌척수액 누출 사정(콧물이 계속 흐름 → 뇌척수액 검사, 당이 검출되면 뇌척수액임)
⑦ 수술 후 기침, 재채기, 코풀기, 배변 시 힘주기 금지 : 절개부위 압력 증가, 뇌척수액 누출주의
⑧ cortisone : 남은 생애 동안 복용(위장장애시 우유, 제산제, 식사와 함께 복용)

3 뇌하수체 후엽 장애 기출 05, 16, 17, 18

1) 요붕증(diabete insipidus, DI) 기출 05, 16

(1) **원인 및 병태생리**

항이뇨호르몬(ADH) 생산과 분비 결핍 → 다량의 희석된 소변 배설 → 다뇨로 수분 손실 → 혈장삼투압 증가, 탈수 진행

(2) **임상증상** 기출 05, 16, 23

다뇨(소변량 15~20L/일, 요비중(1.005 이하) 및 요삼투압 감소), 심한 갈증, 혈중삼투압 증가, 고나트륨혈증

(3) **치료** : 호르몬 대체요법(vasopressin), 바소프레신 유사물 데스모프레신(Desmopressin) 투여
기출 17, 18, 22

(4) **간호**

① 탈수를 조기 발견, 적절한 수화 상태 유지 : 섭취량과 배설량 측정, 요비중 점검, 매일 체중 측정
② 배설량에 따라 경구와 정맥으로 적절한 수분공급
③ 단백질과 염분제한, 커피와 차 등 금지(심한 이뇨유발)
④ 영구적인 요붕증 환자 : 일생동안 바소프레신 요법에 대한 교육 시행

2) 항이뇨호르몬 부적절분비 증후군(SIADH) 기출 18

(1) **원인** : 항이뇨호르몬(ADH) 과다 → 수분 정체로 수분과 전해질의 불균형 초래, 저나트륨혈증의 가장 흔한 원인 중의 하나

(2) **병태생리** : 항이뇨호르몬 분비 증가 → 수분축적 → 혈액희석 → 저나트륨혈증 → 혈량 증가

(3) **증상** 기출 17, 22 : 혈중 Na^+ 감소(저나트륨혈증, 수분중독증), 소변량 감소, 요비중 증가, 체중 증가, 뇌부종, 혼수, 의식상태 변화, 두통, 오심, 구토 등

(4) **치료** : 수분배설 증진을 위해 이뇨제(furosemide-Na 125mEq/L 이상일 때 사용), 고장성식염수(Na 120mEq/L 이하 시 투여), 바소프레신길항제, lithium, democlocycline 투여

(5) **간호** 기출 18, 21, 22, 25

① 수분 섭취 제한 : 갈증호소 시 얼음조각 제공
② 매일 섭취량과 배설량, 혈압, 체중 측정
③ 수분중독 및 저나트륨혈증과 관련된 증상과 징후 관찰 : 뇌부종으로 인한 두통이나 오심구토 및 경련·발작 등의 신경학적 증상을 2시간마다 관찰하고 기록
④ 손상방지를 위해 소음과 빛 차단, 외부자극 최소화, 침상난간을 올리고 안전하고 조용한 환경 제공

UNIT 3 당 대사 장애

1 당뇨병(diabetes mellitus, DM) 기출 00, 01, 02, 05, 06, 07, 08, 09, 10, 11, 12, 13, 14, 15, 16, 17, 19

1) **병태생리** 기출 03, 09, 14 : 췌장의 랑게르한스섬의 β세포에서 인슐린 분비 → 탄수화물, 지방, 단백질 대사 → 인슐린의 결핍, 인슐린 공급 부족 → 인슐린의 작용결함 → 당뇨병 발생

2) 분류

1형 당뇨병	2형 당뇨병
• 췌장의 베타 세포 파괴로 인슐린 절대량의 부족 • 젊은 연령에 호발 • 갑작스러운 발현 • 인슐린 주사가 필요	• 췌장의 베타 세포에서 인슐린이 분비저하 또는 인슐린 저항성 • 위험요소 : 과체중, 비만, 임신성 당뇨병, 가족력, 고혈압, 고지혈증 등 • 서서히 진행됨

3) 임상증상
다뇨, 다음, 다식, 체중감소, 공복감, 피로감과 전신 소양감, 탈수, 갈증, 상처치유 장애, 피부감염 등

4) 진단검사 기출 11, 17

검사항목	의미	정상범위	당뇨병 진단기준
공복 혈당(FBS)	• 신체의 포도당 사용 정도 평가 • 8시간 금식 후 정맥 채혈	100mg/dL 미만	126mg/dL 이상
당화혈색소(HbA1C) 기출 11, 17, 24	• 평균 2~3개월의 혈당치 • 당뇨 관리상태 평가	5.7% 미만	6.5% 이상
경구당부하검사	• 당뇨 진단에 가장 민감한 검사 • 공복시 혈액 채취 후 75g의 포도당 섭취 후 30분 간격으로 4회 측정	140mg/dL 미만	200mg/dL 이상 (75g 경구 당부하 2시간 후 결과)
무작위혈당검사	전형적인 고혈당 증상이 있는 경우 시행		200mg/dL 이상

5) 치료 및 간호 기출 00, 01, 02, 04, 05, 06, 07, 08, 09, 11, 13, 14, 19

(1) 식이요법 기출 00, 01, 06, 14
① 농축된 탄수화물 음식과 지방식이 제한, 고섬유질식이(인슐린 요구량 감소 효과) 제공
② 규칙적인 식사습관, 3대 영양소 골고루 섭취(탄수화물 : 55~60%, 단백질 : 15~20%, 지방 : 20~25%)
③ 교환식이, 식품교환표 교육
④ 다른 치료방법(운동, 혈당강하제, 인슐린 주사 등)과의 조화를 이룸
⑤ 개인별 식이 계획표 작성 기출 14 : 연령, 성별, 비만도, 활동량, 혈당수치, 생활양식 고려

(2) 운동 기출 13, 14
① 효과 : 근육세포의 당 흡수 증가, 인슐린 필요량 감소, HDL 증가와 LDL 감소로 심혈관질환의 위험성 경감, 혈압감소로 혈액순환 개선
② 저혈당 예방 위해 운동 1~3시간 전 식사나 간식 섭취 기출 14, 식후에 운동 실시
③ 강도가 낮은 장기간의 유산소 운동(에어로빅, 보행, 수영)을 규칙적으로 시행 권장 기출 13
④ 강도가 높은 단기간의 무산소 운동 금지
⑤ 너무 춥거나 더운 곳, 고혈당 상태에서는 운동 금지

(3) 약물치료 기출 00, 11

　가. 경구용 혈당 강하제
　　① 식이요법만으로 치료가 어려운 제2형 당뇨병 시 유용
　　② 췌장의 베타세포를 자극하여 인슐린 분비 증가(저혈당 주의), 간의 포도당 합성 감소, 당 흡수 지연, 근육, 간, 지방의 인슐린 감수성 개선, 인크레틴 분해 억제 효과 등
　　③ 설포닐유레아계(인슐린 유리 촉진) 약물 클로르프로파미드(chlorpropamide) : 반감기가(36시간까지) 길어 수술 중 저혈당을 방지하기 위해 수술하기 24~48시간 전에 사용 중단해야 함, 운동 시나 운동 후에 저혈당 위험이 증가하므로 운동전 혈당 측정 필요
　　④ 바이구아나이드계(간 글루코오스 생산과 포도당의 내장 흡수 감소) 약물 메트포민(metformin)
　　　기출 23 : 신장 손상을 예방하기 위해 조영제를 사용하거나 마취가 필요한 수술 후 신장 기능이 회복될 때까지 사용 중단

　나. 인슐린 주사제

적응증		제1형 당뇨, 제2형 당뇨병 중 경구 혈당 강하제 실패, 식이조절 실패 시			
저장방법		냉장보관			
		상품명	작용시간	최대효과	지속시간
종류	초속효성	휴마로그, 노보로그	0.25	1~1.5	3~4
	속효성	• 포도당을 세포내로 이동시켜 혈당 강하, 투명한 약 • 휴무린R, 노보린R, RI	0.5~1	2~3	4~6
	중간형	• NPH, 휴무린N, 노보린 • 혼탁한 약	2	6~8	12~18
	장시간형	Lantus, 1~2시간 후 작용, 지속 24시간 이상	2~4	–	24
	혼합형(NPH/regular)	휴무린 70/30, 50/50, 75/25, 노보린 70/30	0.5	혼합비율에 따라 다름	
주사부위 기출 00, 02, 14		• 주사가능 부위 : 대퇴(허벅지 안쪽), 상박, 복부, 둔부 • 통증에 덜 민감하고(신체 중앙은 피함) 흡수가 잘 되는 곳 선택 • 매 주사시 주사 부위를 변경(회전) 　– 주사부위 피하지방조직의 국소적인 변형(위축과 비후) 예방 기출 14 　– 4주마다 1회 이상 맞지 않도록 회전 기출 14 　– 부위 간 최소 1inch(2.5cm) 정도 떨어진 자리에 주사 　– 배꼽 근처는 주사하지 않음			
주사방법 기출 00, 02		• 양 손바닥 사이에서 굴려서 약물 혼합 후 피하주사 • 인슐린 혼합 시 속효성 또는 중간형 인슐린 먼저 추출 후 지속형 인슐린 순서로 함 (맑은 것 먼저 뽑고 탁한 것으로) • 주사 후 문지르지 말고 눌러주기			

합병증 기출 05, 09, 13, 19	저혈당 기출 09	• 인슐린 과량 투여, 식사거름, 운동 과다로 발생 • 혈당치 50mg/dl 이하 시 중추신경계 활성 억제증상 : 두통, 시야 장애, 공복감, 졸림, 어지럼증, 의식수준변화, 혼수
	조직비후나 위축 기출 13	• 주사부위 지방 상실되거나 함몰되는 상태 • 조직비후는 인슐린 종양이라고도 함
	인슐린 저항	혈액 내 길항 작용하는 물질이나 항체 존재
	소모기 현상 (somogi) 기출 05, 19, 23	• 전날 저녁의 과량의 인슐린 투여로 밤사이 저혈당 발생 → 혈당상승 위해 호르몬분비, 간에서 포도당 분비 → 반동성 고혈당 발생 • 증상 : 아침에 심한 두통, 심한 악몽, 밤새 발한 등 • 중재 : 인슐린 용량 감소, 취침 전 간식 섭취
	새벽현상 기출 05	새벽에 분비되는 성장호르몬 분비로 새벽 5~6시경 혈당치 상승 → 중재 : 인슐린 용량 증가

다. 인슐린 요구 증가 상황 확인 및 대처 기출 02, 07, 12, 14

수술, 외상, 임신, 스트레스, 사춘기 및 감염 → 스트레스 호르몬(글루카곤, 코르티졸, 에피네프린, 노에피네프린, 성장호르몬) 수치 상승 → 간에서 포도당 생성 촉진 → 포도당 소비 억제(근육, 지방세포) → 인슐린 효과 감소 → 인슐린 양 증가 필요

6) 합병증 기출 01, 06, 08, 10, 11, 13, 14, 15, 16, 17, 18

(1) 급성 합병증

	저혈당 기출 14, 17, 18	당뇨성 케톤산증(DKA) 기출 01, 08, 11, 13, 14, 15, 20, 22	고혈당성 고삼투성 비케톤성 혼수(HNKC) 기출 18, 20
당뇨 종류	제1형과 제2형 모두	제1형 당뇨에서 발생	제2형 당뇨에서 발생
혈당수치	70(60)mg/dL 이하	300mg/dL 이상	600mg/dL 이상
원인	인슐린 또는 경구 혈당강하제 과량 투여, 소량의 음식섭취, 과도한 신체활동	인슐린의 절대량 부족 → 지방세포 분해 → 지방산이 간에서 케톤체로 전환 → 대사성 산증	감염이나 스트레스로 인해 인슐린요구량 증가 → 인슐린 부족 → 갑작스런 고혈당증과 고삼투상태 초래 → 혼수
사정자료 (증상)	빈맥, 심계항진, 진전, 불안, 과민, 발한, 두통, 쇠약감, 피로, 의식수준 변화, 기억력 상실, 혼돈, 경련 등	kussmaul 호흡(빠르고 깊은 호흡), 호흡시 아세톤 냄새, 탈수, 빈맥, 체위성 저혈압, 따뜻하고 건조한 피부, 의식변화, 오심, 구토, 케톤뇨 기출 22, 25	• 전형적 증상 : 다음, 혼수, 혼돈 • DKA와 유사하나 쿠스말 호흡 및 아세톤 냄새 없음 • 케톤뇨도 케톤산증도 없음

치료 및 중재	• 의식확인 후 　㉠ 의식 있는 경우 기출 06 　　: 오렌지 주스, 사탕, 꿀, 설탕 등 경구로 투여 　㉡ 의식 없는 경우 기출 16 : 50% 포도당 20~50mL 서서히 주입, 글루카곤 투여(정맥, 근육, 피하주사) • 교육 : 식사와 규칙적인 혈당측정, 신체활동량 및 운동 증가 시 간식과 음식 추가 섭취, 당뇨병인식표지 지참	• 수액요법(0.9% or 0.45% 생리식염수 투여) : 탈수로 인한 저혈량성 쇼크 예방, 신장관류 증가, 포도당 소변 배설로 혈당 감소 • 저용량 속효성 인슐린(RI)투여 : 지방분해 방지, 케톤체 생성 감소 기출 20 • 전해질교정 : 칼륨 투여 • 산증교정 : 중탄산염 투여 • 질환이나 스트레스 예방	• 수액공급(0.9% or 0.45% 생리식염수 투여) : 다뇨와 탈수 완화(저장성, 등장성용액으로 삼투압을 낮추고 손실된 수분 보충이 우선 기출 15, 20) • 속효성인슐린 정맥 투여 • 전해질교정 : 칼륨 투여 • 질환이나 스트레스 예방

(2) **만성 합병증** 기출 16

　① 대혈관병증(죽상경화증) : 뇌혈관질환, 관상동맥질환, 심근경색
　② 미세혈관병증 : 당뇨성 망막증(안저검사로 진단) 기출 16, 당뇨병성 신증(사구체 기저막 비후 및 투과성 증가, 신질환 발생)
　③ 신경병증 기출 10 : 말초신경병증, 자율신경병증, 뇌신경병증
　④ 발과 다리의 합병증(당뇨병성 발 궤양), 감염

(3) **발 간호 교육** 기출 14, 15, 16, 24

　① 규칙적으로 발을 사정(감염이나 손상여부 확인, 처방 없이 티눈이나 굳은살 제거 금지)
　② 약한 비누와 미온수로 씻고 발가락 사이까지 잘 건조 후 보습(발가락 사이는 피함)
　③ 발톱은 일자(직선)로 자르거나 줄로 다듬기
　④ 뒷굽이 낮고 앞볼이 넓고 막힌 신발 착용, 양말신기(샌들, 슬리퍼, 맨발 금지)
　⑤ 신발 안에 거친 부분이나 이물질이 있는지 관찰
　⑥ **금지** : 다리 꼬기, 꼭 끼는 양말 착용, 오랫동안 같은 자세로 앉기, 꽉 조이는 옷 착용, 무거운 이불 덮기 등

UNIT 4 갑상샘 기능장애

1 갑상샘항진증 기출 00, 02, 03, 04, 05, 06, 07, 10, 11, 12, 13, 15, 17, 19, 21, 22

1) **특징** : 갑상샘호르몬의 합성과 분비가 증가하여 모든 신체 장기의 대사를 항진시켜 다양한 증상을 나타냄
   - 그레이브스병(Grave's disease) 기출 21 : 갑상샘항진증의 가장 흔한 형태로 대표적인 질환
   - 갑상샘중독증 : 갑상샘항진증의 증상 발현을 일컫는 임상적 증후군

2) **증상** 기출 02, 12, 21
   ① 심계항진, 빈맥, 혈압 상승, 식욕 증가, 체중 감소, 장운동 증가, 떨림, 더위에 민감, 발한, 피로
   ② 기초대사율 증가, 안구돌출, 갑상선 비대(연하곤란), 무월경, 반사항진
   ③ 주의집중저하, 신경질적, 흥분, 불안, 안절부절, 불안정, 수면장애

3) **진단검사** 기출 21 : 혈청 TSH와 콜레스테롤 감소, T_3과 T_4, free T_4 상승

4) **치료 및 간호중재** 기출 00, 02, 03, 04, 06, 07, 10, 11, 12, 15, 17, 19

   (1) 내과적 중재

항갑상샘 약물(PTU) 투여 기출 02, 12, 20	• 갑상샘호르몬 합성 차단제 • 많은 용량으로 시작하여 점차 감량, 일정 용량 유지 • 임신초기에만 투약, 임신후기에는 태반을 통해 영아에게 영향을 미침 • 부작용 : 무과립구증(주기적 백혈구 검사와 감염증상 사정), 알러지성 피부 반점, 간독성
요오드(SSKI, lugol's solution) 투여	• 갑상샘 호르몬 분비 억제, 1~2주 정도 사용 • 식후 우유 및 주스에 혼합하여 빨대로 복용
방사선요오드(^{131}I) 치료 기출 04	갑상샘 세포 파괴, 치료 후 기능 저하증 발생 빈도증가(50%) 【참고】 방사선요오드(^{131}I) 치료 시 교육지침 기출 04 • 변기 사용 후 3회 이상 물 내리기, 화장실 사용 후 철저히 손 씻기 • 수분섭취 증가로 배설 촉진, 하제 투여하여 변배설 촉진 • 식기, 수건 분리사용, 침구류 분리 세탁 • 치료 후 2~3일간 독방 사용하며 격리, 타인과의 접촉 제한 • 치료 후 6개월간 피임 • 모유수유 금지, 약 평생 복용

   (2) 간호중재 기출 24
   ① 안위증진 : 휴식격려, 방문객 제한, 불필요한 중재 차단, 조용한 환경 유지
   ② 안구건조 예방 : 인공눈물, 안연고, 안대 사용
   ③ 영양공급 기출 15, 22 : 고칼로리, 고탄수화물, 고단백, 고비타민 식이 제공, 필요 시 간식 제공

④ 시원한 환경 제공, 젖은 침구류는 자주 교환
⑤ 발한 : 충분한 수분섭취, 피부간호
⑥ 장연동 운동 증가되어 있으므로 고섬유질식이 제한

(3) 갑상선 절제술 환자 간호

수술 전 간호 기출 03, 06, 17	• 갑상샘의 기능을 정상상태로 만드는 것이 주 목적 • 항갑상선제 투여, 영양식이, 비타민 보충제 투여 • Lugol 용액 투여 → 갑상샘 크기, 혈관분포감소, 수술 시 출혈위험과 갑상선위기 발생 가능성 감소
수술 후 간호 기출 00, 10, 11, 13, 15, 19, 21, 24	• 반좌위, 머리 옆에 모래주머니 대주기, 과다신전 예방 기출 11 • 출혈, 조직부종 사정 기출 15, 21 : 수술부위가 호흡기와 가깝고 출혈의 가능성이 높음, 활력징후 측정, 목과 어깨 뒤로 조심스럽게 손을 넣어 드레싱 아래 부위 확인, 기침 어려움, 연하곤란 호소 • 강직(저칼슘혈증) 기출 13, 19 : 수술 시 부갑상샘 손상 또는 제거, 부종 발생 시 칼슘글루코네이트를 즉시 정맥 투여 – 초기 : 입이나 발가락, 손가락 주변의 얼얼한 감각 – 후기 기출 19 : chvostek's sign(+), trousseau's sign(+), 전신경련 참고 • Chvostek 징후 : 안면신경 타진 시 같은 측 안면 근육이 수축하면 양성 • trousseau 징후 : 상완 압박시 손이 동물의 발톱모양으로 수축, 손과 발에 경련 발생 시 양성 • 호흡 부전 관찰, 기관절개 세트 준비 • 후두신경 손상 : 환자에게 자주 말 시켜 봄, 쉰 목소리 시 의심 • 통증완화 : 수술부위 긴장 피함, 체위 변경 시 목 뒤로 두 손을 받쳐 환자 지지, 필요 시 진통제 처방 • 영양 상태 유지 : 부드러운 음식으로 시작, 고탄수화물과 고단백 식이 • 환자교육 : 영구적인 갑상샘호르몬 투여, 목의 ROM 운동 실시

(4) 갑상샘 위기(thyroid crisis) 기출 11, 17

① 정의 : 갑상샘 기능항진의 악화로 생명을 위협하는 응급상황, 그레이브스병에서 호발
② 원인 : 감염, 갑상샘절제술, 임신, 당뇨성 케톤산증, 스트레스원에 노출 등
③ 증상 : 고열, 심한 빈맥, 수축기 고혈압, 발한, 복통, 설사, 구토, 탈수, 심한 불안정, 진전, 섬망, 혼수, 사망
④ 치료 및 간호 중재
 • 다량의 항갑상샘제(PTU), 덱사메타손(갑상샘호르몬 분비억제) 투여
 • 체온 조절 : 저온 담요 사용, 실내온도 낮춤, 시원한 환경 조성
 • 탈수 교정 : 수액과 전해질 공급
 • 신경학적 상태 및 심맥관계 사정, 의식사정, 유발요인 제거

2 갑상샘저하증(hypothyroidism) 기출 07, 11, 12, 13, 15, 16, 17

1) 정의 및 특징 : 갑상샘 호르몬의 부족 → 조직의 느린 대사, 열 생산의 감소, 조직의 산소 소모 저하 → 신체대사율이 현저하게 느려진 상태

① **크레틴병** : 선천적으로 갑상샘 호르몬이 부족하여 발생한 갑상샘저하증 → 평생 갑상샘제제 투여
② **점액수종** : 성인에게 나타나는 갑상샘저하증

2) 증상 기출 15, 17, 23

① **경한 갑상샘저하증이 가장 흔한 형태** : 거의 증상 없으나 추위 예민, 무기력, 거칠고 건조한 피부와 머리카락, 건망증, 우울증, 체중증가(부종-비요흔성), 창백, 맥박 감소, 식욕감퇴, 기면, 졸림, 무감동, 불임증
② 갑상선 비대(연하곤란), 장연동 운동 감소로 변비, 기초대사율 감소
③ 지질대사 감소로 혈청 중성지방 및 콜레스테롤 증가
④ **점액수종** : 얼굴부위 부종, 성대의 부종으로 쉰 목소리, 혀의 부종

3) 진단검사

혈청 콜레스테롤과 TSH 상승, 갑상샘 호르몬(T_3, T_4) 감소, 방사성 요오드 흡수율 감소

4) 치료 및 간호 중재 기출 11, 15, 16

① 갑상선호르몬 레보티록신(synthyroid) 투여 기출 16 : 소량으로 시작하여 점차 양을 늘려 유지량 지속, 평생 매일 거의 같은 시간, 아침 공복에 복용
② 저칼로리, 고단백, 고섬유소 식이, 소량씩 자주 제공, 충분한 수분 공급
③ 체온유지 : 따뜻한 환경 제공, 보온, 담요제공
④ 체위 변경, 피부 손상 예방, 감염예방, 신체상 변화에 따른 정서적 지지

5) 주요 합병증 : 점액수종 혼수(myxedema coma) 기출 07, 11 → 갑상샘저하증의 가장 심각한 상태

(1) **원인** : 치료받지 않는 갑상샘저하증, 갑상선 호르몬 대치요법 중단, 수술, 감염과 같은 스트레스, 노인환자, 감염, 약물(진정제 또는 opioids의 사용), 겨울에 호발

(2) **증상**

① 급격한 대사율 감소, 호흡성 산증을 유발하는 과소 환기, 저체온증, 저혈압, 호흡부전 → 혼수 초래
② 저나트륨혈증, 고칼륨혈증, 이차적 부신부전, 저혈당증, 수분중독증 유발 가능

(3) **치료** 기출 07

① 기도 개방 유지, 산소공급, 수액의 정맥 내 투여, 의식사정
② levothyroxine(synthyroid)을 포도당 및 코르티코스테로이드와 함께 정맥 투여 기출 11
③ 보온, 회복 시까지 활력징후 측정
④ 조직관류 유지 위해 혈관수축제 사용, 체위변경

UNIT 5 부갑상샘 기능장애

갑상샘 뒤쪽 후면에 위치, 상하 두 쌍씩 4개, 혈청 칼슘 농도에 반응하여 PTH 분비

[칼슘 대사에 작용하는 요인] 기출 03

	뼈	혈청칼슘	신장	소화기계
PTH (부갑상샘)	뼈의 재흡수 증가 (뼈에서 칼슘 빠짐)	증가	신장의 칼슘 재흡수 증가, 인 재흡수 역치 수준 감소(칼슘 배출 방해)	비타민 D 활성화 자극 → 칼슘 재흡수 증가
칼시토닌 (갑상샘)	뼈의 재흡수 감소 (뼈에 칼슘이 머뭄)	감소	칼슘과 인의 재흡수 감소	없음
비타민 D	뼈에서 PTH와 상승작용 – 인의 칼슘 펌프 자극	증가	최소한의 신장작용 : 칼슘 재흡수 증가	칼슘과 인 흡수 증가

1 부갑상선 장애

	부갑상샘 기능항진증 기출 00, 01, 12, 16	부갑상샘 기능저하증 기출 06, 10, 11, 13, 14, 15
특징	PTH 과잉 분비, 혈청 내의 칼슘농도 증가 (뼈는 칼슘소실상태), 인 농도 감소	PTH 분비 감소 → 골흡수 감소, 비타민 D의 활성화 감소 (장의 칼슘흡수 감소), 신세뇨관의 칼슘배설 증가, 인산 배설 감소 → 혈청 칼슘 농도 감소, 인 농도 증가
원인	• 원발성 : 단독 양성선종(90%), 부갑상선 비후, 증식 • 2차성 : 신부전, 골형성부전증, 전이암 등 • 3차성 : 만성 신부전	• 갑상선 수술 중 제거, 혈액공급 저하로 인한 부갑상샘 경색, 수술 후 반흔 조직으로 인한 감돈 • 유전적 소인, 자가 면역 장애
진단	기출 25 혈중 칼슘 증가(정상범위 : 4.8 ~ 5.2mEq/L 혹은 8 ~ 11mg/dL)와 인 감소, PTH 증가, 혈중 alkaline phosphatase 증가, 소변 내 칼슘과 인 증가	저칼슘혈증, 고인산혈증, PTH 감소
증상	• 대부분 무증상, 무력감, 피로 등 호소 • 뼈 손상 : 뼈의 통증, 관절염, 병리적 골절, 근육 허약과 마비, 근육강도 감소 • 고칼슘증상 : ECG 변화(QT간격 단축, 부정맥), 부정맥, 서맥, 우울증, 망상, 시력상실, 복통, 소화궤양, 췌장염, 마비성장폐색(장연동운동감소) 등 • 콩팥손상 : 신결석, 고혈압 • 신경계 : 심부건반사 저하(감소) 기출 25	기출 14, 15, 23 • 강직 : chvostek's sign, trousseau's sign • 후두천명 및 경련(목소리 변화), 기관지 경련, 호흡곤란, 두통, 유두부종 • 부정맥, 심박출량 감소, 저혈압, 서맥 • 우울, 불안, 불안정, 기억력 손상, 혼돈 • 치아 에나멜 손상, 가는 모발, 건조한 피부, 위장관 증상 • 복시, 수명, 흐린 시야 등 • 저칼슘혈증 : ECG 변화(QT와 ST간격 연장)

중재	약물 기출 16, 22	• 이뇨제 : 칼슘배설촉진 (thiazides 금지) • 비스포스포네이트, 인 투여 : 골 재흡수 억제 • calcitonin 투여 : 골 재흡수 억제, 칼슘 배설 촉진	• 저칼륨혈증 교정 : 칼슘 글루코네이트 투여 • 경구용 칼슘제, 비타민 D, 마그네슘 투여 • 고칼슘, 고비타민, 저인산식이 제공(인 포함 식품 : 어육류, 난류, 우유 및 유제품, 곡류, 가공식품, 탄산음료) 단, 우유에는 칼슘도 많으나 인도 많아 유제품 제한
	식이 기출 22	• 수분섭취 격려(3,000mL) • 칼슘제한식(저칼슘식이) • 산성식품 섭취 권장 • 고섬유질 식이 • 배변완화제 투여	• 테타니 증상 사정 및 관찰 : 테타니 발생 시 기도유지, 필요시 기관 내 삽관, 기관절개술 시행 위해 준비 • 경련 관찰 : 침상 난간 올리고 조용한 환경 조성, 항경련제, 진정제 투여 기출 06, 10, 11, 13
	골절예방	침대 높이 낮추고 침대 난간 올림, 이동 시 부축, 억제대 사용 피하기	
	수술	부갑상선 절제술(수술 후 간호는 갑상선 절제술 후 간호와 유사)	

UNIT 6 부신 기능장애

> **참고 ✓ 부신피질 호르몬**
> • 당류피질 호르몬(glucocorticoids) : 코티졸(95%) → 3대 영양소 대사, 염증과 면역억제 기능, 스트레스 반응에 관여
> • 염류피질 호르몬(mineralocorticoids) : 알도스테론 → 혈압과 심박출량 유지, 전해질 균형 조절
> • 성호르몬 : 안드로겐 → 성호르몬의 전구물질 분비

1 부신피질기능항진증

1) 쿠싱증후군(Cushing's syndrome) 기출 02, 01, 02, 04, 06, 08, 09, 11, 12, 15, 16, 17

(1) **정의** : 부신피질 기능항진으로 glucocorticoids 과잉 분비 기출 11

(2) **원인** : 부신종양(원발성), 뇌하수체 종양, 스테로이드 장기 투여

(3) **증상** 기출 01, 02, 06, 08, 09

① **일반적 외모** : 만월형 얼굴, 들소목, 가는 사지, 몸통 비만, 체중증가
② **근골격계** : 근허약, 골다공증, 병리적 골절
③ **수분과 나트륨 정체** : 고혈압, 부종, 멍, 점상출혈
④ 상처치유 지연, 고혈당, 고혈압, 위궤양
⑤ 다행감, 인지능력 감소, 체모증가, 피부 얇아짐, 피부 색소침착

(4) 일반적 중재 기출 11, 12, 15, 17

① 외상방지, 활동 시 부축, 낙상 예방, 피부손상 예방, 휴식과 활동 조절
② 감염예방 : 손 씻기, 감염증상 관찰, 내과적 무균술 적용, 상기도 감염 예방, 구강간호 제공
③ 칼슘과 비타민 D 섭취 권장, 알코올과 카페인 제한, 저탄수화물, 고단백, 고칼륨식이, 수분과 나트륨제한식
④ 섭취량과 배설량, 체중에 대해 지속적 사정

(5) 외과적 중재 : 부신절제술 후 간호 기출 04, 15

① 출혈관련 쇼크 증상 사정 : 15분마다 활력징후 측정
② 매시간 소변 배설량 측정 : 핍뇨, 쇼크, 신부전 징후 관찰
③ 처방된 혈압 상승제, corticosteroid 투여
④ 부신위기 징후 관찰
　• 증상 : 안절부절 못함, 탈수, 허약감, 빈맥, 저혈압, 소변배설량 감소, 구토 → 쇼크 발생
　• 치료 기출 04, 15 : corticosteroid의 용량 증가(고용량의 코티솔 IV), 수액과 전해질 투여
⑤ 감염예방 : 기침과 심호흡 격려, 체위변경, 무균적 드레싱 적용
⑥ 일측 부신절제술 기출 04, 15 : 충분한 양의 스테로이드 분비 시까지 일정기간 투여
⑦ 양측 부신절제술 기출 04, 15 : 일생동안 cortisol 복용 → 회복기에 호르몬 대체요법 교육

> 참고 ✓ cortisol 약물 교육 기출 02, 03, 13, 18
> ① cortisol 투여지침 : 2/3는 아침에, 나머지 1/3은 오후 일찍(4~6시) 복용(오후 늦게 투여 시 수면방해)
> ② 위궤양 등의 위 장애 예방 위해 식사나 간식과 함께 복용
> ③ 스트레스 증가 시 처방에 따라 용량 증가, 갑작스런 약물 중단 금지
> ④ 매일 체중 측정, 균형 잡힌 식사, 운동, 규칙적 생활습관 유지, 스트레스 관리
> ⑤ 의료경고용 팔찌나 목걸이 착용

2) 알도스테론증(염류 코르티코이드 과잉)

(1) 특징 : 알도스테론의 분비증가 → 신장에서 Na 재흡수 자극 → 수소이온과 칼륨 배설증가 → 나트륨 정체, 수분정체 → 혈량 증가, 혈압 상승, 신세뇨관의 소변 농축력 저하로 다뇨, 다음, 다갈 유발

(2) 증상

① 나트륨 재흡수 증가 : 수분정체, 체액량 증가, 고혈압, 두통
② 칼륨 배설 증가 : 저칼륨혈증, 근육 약화, 심부건반사 감소, 마비, 부정맥, 심전도 변화
③ 수소이온 배설 증가 : 대사성 알칼리증 초래 → 이온화된 칼슘량 감소 → 강직, 호흡억제 초래

(3) 치료

① 혈압조절, 저칼륨혈증 교정(칼륨보존 이뇨제(spironolactone) 투여 – 부작용 : 저나트륨혈증에 대해 관찰), 신장손상 예방
② 수술 : 부신절제술, 알도스테론 길항제 투여

(4) 간호 기출 06

① 매일 섭취량과 배설량, 체중 측정

② 고혈압, 울혈성 심부전, 부정맥 증상 관찰
③ 저칼륨혈증, 근육 약화, 경련, 피로, 피부손상 증상 사정
④ 고단백, 저나트륨, 고칼륨 식이 권장
⑤ 부신절제술 후에 평생 약물 복용 설명

2 부신피질기능저하증 : 애디슨병 기출 00, 03, 08, 13, 16, 25

1) 특징

ACTH의 불충분한 분비, 부신조직 장애, 시상하부-뇌하수체 조절 기전장애 → 부신의 3가지 스테로이드 생산 감소

2) 원인 : 자가면역질환, AIDS, 결핵, 전이성 암, 부신절제술, 뇌하수체 및 시상하부종양, 뇌하수체절제술 등

3) 증상

① cortisol 감소 : 저혈당(특히 공복시 저혈당), 식욕부진, 체중감소, 오심, 구토, 설사, 피부와 점막 색소 침착, 요질소의 배설 감소, 스트레스에 대한 저항력 감소
② 알도스테론 분비 감소 기출 13 : 수분 배설 증가, 탈수, 저나트륨혈증(어지러움, 체위성저혈압, 혼돈), 고칼륨혈증(부정맥, 심장정지), 저혈압, 쇼크
③ 안드로겐 생산 감소 기출 13
  • 여성 : 체모(겨드랑이, 음모) 감소, 과소월경, 무월경
  • 남성 : 발기부전, 성욕감퇴

4) 치료 기출 00, 08 : 호르몬 대체요법 시행(부족 호르몬 보충)

5) 간호중재 기출 08, 16

① 활력징후 측정, 매일 체중 측정, 섭취량과 배설량 측정, 혈액검사 결과 모니터(Hct, BUN)
② 감염의 증상과 징후 관찰 : 감염 시 → 스테로이드 용량 증가
③ 고단백, 고칼로리 식이를 규칙적으로 섭취 : 금식은 부신위기 초래 기출 13
④ 처방된 약물 복용의 중요성을 교육(매일 섭취, 임의중단 하지 않음)
⑤ 저혈당 증상 관찰

> **참고** 부신위기(애디슨 위기) 예방 및 중재 기출 03 : 부신부전이 악화된 상태
> ① cortisol 투여지침 : 2/3는 아침에, 나머지 1/3은 오후 일찍(4~6시) 복용(오후 늦게 투여 시 수면방해)
> ② 위궤양 등의 위 장애 예방을 위해 식사나 간식과 함께 복용
> ③ 스트레스 증가 시 처방에 따라 용량 증가, 갑작스런 약물 중단 금지
> ④ 매일 체중 측정, 균형 잡힌 식사, 운동, 규칙적 생활습관유지, 스트레스 관리
> ⑤ 의료경고용 팔찌나 목걸이 착용

3 부신수질 기능 항진증 : 갈색세포종 기출 03

1) 정의 : 카테콜라민(에피네프린, 노에피네프린)을 분비하는 부신수질의 종양

2) 증상
① 심한 고혈압(주증상), 심한 두통
② 카테콜라민 과다 분비 → 교감신경계 과다 활동 : 발한, 불안, 심계항진, 오심, 구토, 고혈당 기출 20
③ 갑상샘항진증 증상 : 대사율 증가, 흥분, 빈맥, 정서적 분노

3) 치료 및 간호 중재
① 수술 : 부신절제술(대표 치료) 기출 03
　㉠ 수술 전 간호 : 혈압 조절, 스트레스 요인 차단, 금연, 급한 체위변경 피하기, valsalva 금지, 변비 예방
　㉡ 수술 후 간호 : 쇼크예방(정맥 내 수액공급으로 혈량 유지), 출혈사정, 통증완화, 양측 부신절제술의 경우 일생동안 스테로이드요법 시행에 대한 교육 시행
② 휴식과 안정 : 조용하고 어두운 환경 조성, 두통 심할 시 움직임 제한
③ 비타민, 무기질, 칼로리 충분한 식이, 커피, 홍차, 탄산음료 제한

CHAPTER 2. 조절기능 장애 : 내분비계 장애

간호사국가고시 대비

01. 항이뇨호르몬(ADH) 분비 부족일 때 나타나는 증상은?

① 지속적인 다뇨
② 요비중 증가
③ 요삼투압 증가
④ 소변량 감소
⑤ 체중증가

🔍 해설 [요붕증(diabete insipidus, DI)]
- 원인 및 병태생리 : 항이뇨호르몬(ADH)생산과 분비결핍 → 다량의 희석된 소변 배설 → 다뇨로 수분 손실 → 혈장삼투압 증가, 탈수 진행
- 임상증상 : 다뇨(소변량 15~20L/일, 요비중(1.005 이하) 및 요 삼투압 감소), 심한 갈증, 혈중삼투압 증가, 고나트륨혈증

02. 항이뇨호르몬 부적절 분비 증후군(SIADH) 환자의 혈청 나트륨이 119mEq/L일 때 간호중재는?

① 수분섭취 격려
② 신경학적 상태 사정
③ 저장액을 정맥으로 투여
④ 나트륨 섭취 제한
⑤ 밝은 조명으로 계속적인 자극 제공

🔍 해설 [항이뇨호르몬 부적절 분비 증후군(SIADH)]
- 원인 : 항이뇨호르몬(ADH) 과다 → 수분 정체로 수분과 전해질의 불균형 초래
- 병태생리 : 항이뇨호르몬 분비증가 → 수분축적 → 혈액희석 → 저나트륨혈증 → 혈량 증가
- 치료와 간호
  - 수분 섭취 제한 : 갈증 호소시 얼음조각 제공, 섭취량과 배설량 측정, 매일 체중 측정
  - 수분배설 증진 : 이뇨제(furosemide), 고장성식염수(3~5%), 바소프레신 길항제, lithium, democlocycline 투여
  - 신경학적 상태 사정(혼수, 경련 등)

01. ① 02. ②

03. 제1형 당뇨병 환자가 저녁에 인슐린을 투여한 후 밤에 자면서 식은땀을 흘리고 악몽을 꾸었으며 아침에 심한 두통을 호소하며 측정한 공복 혈당이 220mg/dL일 때 간호중재는?

① 취침 전 인슐린 투여량 감량
② 취침 전 인슐린 투여량 증량
③ 취침 전 경구혈당강하제 추가 투여
④ 취침 전 진정제 투여
⑤ 취침 전 유산소운동 실시

해설 [소모기 현상(somogi)]
- 전날 저녁의 과량의 인슐린 투여로 밤사이 저혈당 발생 → 혈당상승 위해 호르몬 분비, 간에서 포도당 분비 → 반동성 고혈당 발생
- 증상 : 아침에 심한 두통, 심한 악몽, 밤새 발한 등
- 중재 : 인슐린 용량 감소, 취침 전 간식 섭취

04. 당뇨병으로 혈당강하제를 투여중인 환자에게 지난 10주 동안의 혈당조절상태를 파악하기 위한 검사지표는?

① 경구당부하검사 ② 공복시 혈당
③ 당화혈색소   ④ 식후 2시간 혈당
⑤ 혈청 인슐린

해설 당화혈색소(HbA1C) : 평균 2~3개월의 혈당치 반영, 당뇨 관리상태 평가

05. 아침에 NPH 24U을 처방받은 당뇨병 환자의 사정결과가 다음과 같을 때 우선적인 간호중재는?

- 얼굴이 창백, 발한, 심한 떨림
- 혈압 140/90mmHg, 혈당 50mg/dL

① 의식수준 사정   ② 인슐린 투여
③ 진정제 투여   ④ 보온 유지
⑤ 생리식염수 정맥 주입

해설 저혈당 : 70(60)mg/dl 이하
- 원인 : 인슐린, 경구 혈당강하제 과량 투여, 소량의 음식섭취, 과도한 신체활동
- 증상 : 빈맥, 심계항진, 진전, 불안, 과민, 발한, 두통, 쇠약감, 피로, 의식수준 변화, 기억력 상실, 혼돈, 경련 등
- 간호중재 : 가장 우선적으로 의식 확인
  - 의식 있는 경우 : 오렌지 주스, 사탕, 꿀, 설탕 등 경구로 투여
  - 의식 없는 경우 : 50% 포도당 20~50mL 서서히 주입, 글루카곤(정맥, 근육, 피하주사)

정답 03. ① 04. ③ 05. ①

06. 당뇨병 환자가 의식이 저하되어 실시한 검사 결과가 아래와 같을 때 환자에게서 사정 가능한 징후는?

> - 혈당 598mg/dL, 케톤뇨(+)
> - pH 7.30, 중탄산염 20mEq/L, 나트륨 119mEq/L

① 빠르고 깊은 호흡　　② 소변량 감소
③ 말초부종　　　　　　④ 강하고 느린 맥박
⑤ 심한 떨림

해설 당뇨성 케톤산증 : 제1형 당뇨에서 발생, 혈당수치 300mg/dL 이상
- 원인 : 인슐린의 절대량 부족 → 지방세포 분해 → 지방산이 간에서 케톤체로 전환 → 대사성 산증
- 증상 : kussmaul 호흡(빠르고 깊은 호흡), 호흡 시 아세톤 냄새, 탈수, 빈맥, 체위성 저혈압, 따뜻하고 건조한 피부, 의식변화, 오심, 구토, 케톤뇨
- 치료 및 중재
  - 수액요법(0.9% or 0.45% 생리식염수 투여) : 탈수로 인한 저혈량성 쇼크 예방, 신장관류 증가, 포도당 소변 배설로 혈당 감소
  - 저용량 속효성 인슐린(RI) 투여 : 지방분해 방지, 케톤체 생성 감소
  - 전해질교정 : 칼륨 투여
  - 산증교정 : 중탄산염 투여
  - 질환이나 스트레스 예방

07. 빈맥, 체중감소, 피로를 호소하는 환자에게 갑상샘항진증이 의심될 때 사정결과는?

① 혈청 TSH 상승　　　② T_3와 T_4 상승
③ 혈청 콜레스테롤 증가　④ 기초대사율 감소
⑤ 심박동수 감소

해설 갑상샘항진증 진단검사 : 혈청 TSH와 콜레스테롤 감소, T_3/T_4/free T_4 상승

08. 갑상샘항진증으로 방사선 요오드 치료 시 간호중재로 옳은 것은?

① 수분 섭취를 제한한다.
② 3일 후에는 모유수유가 가능하다.
③ 치료 후 2주간 피임한다.
④ 변기 사용 후 물을 2~3회 내린다.
⑤ 치아에 착색되므로 빨대를 사용한다.

해설 [방사선 요오드(^{131}I) 치료 시 교육지침]
- 변기 사용 후 3회 이상 물 내리기, 화장실 사용 후 철저히 손 씻기
- 수분섭취 증가로 배설 촉진, 하제 투여하여 변배설 촉진
- 식기, 수건 분리사용, 침구류 분리 세탁

06. ①　07. ②　08. ④

- 치료 후 2~3일간 독방을 사용하며 격리, 타인과의 접촉 제한
- 치료 후 6개월간 피임
- 모유수유 금지, 약 평생 복용

09. 갑상선 기능저하 환자의 간호사정 시 확인할 수 있는 증상은?

① 들쑤 목, 사지허약
② 예민한 신경, 다행감
③ 체중 감소, 식욕 증가
④ 안구돌출, 갑상선 비대
⑤ 건조한 피부, 느린 맥박

[해설] [갑상샘저하증 증상]
- 추위에 예민, 무기력, 거칠고 건조한 피부와 머리카락, 건망증, 우울증, 체중증가, 비요흔성 부종, 창백, 맥박 감소, 식욕감퇴, 기면, 졸림, 무감동, 불임증
- 갑상선 비대(연하곤란), 장연동운동 감소로 변비, 기초대사율 감소
- 지질대사 감소로 혈청 중성지방 및 콜레스테롤 증가
- 점액수종 : 얼굴부위 부종, 성대의 부종으로 쉰 목소리, 혀의 부종

10. 부갑상샘기능저하 시 간호중재로 옳은 것은?

① 저칼슘식이 제공
② 고인산식이 권장
③ 스테로이드 과량 투여
④ 테타니 증상 사정 및 모니터링
⑤ 골절 예방 간호 제공

[해설] [부갑상샘기능저하증의 간호중재]
- 저칼륨혈증 교정 : 칼슘 글루코네이트 투여
- 경구용 칼슘제, 비타민 D, 마그네슘 투여
- 고칼슘, 고비타민, 저인산식이 제공(인 포함 식품 : 어육류, 난류, 우유 및 유제품, 곡류, 가공식품, 탄산음료)
- 테타니 증상 사정 및 모니터링 : 테타니 발생 시 기도유지, 필요시 기관 내 삽관, 기관절개술 시행 위해 준비
- 경련 관찰 : 침상 난간 올리고 조용한 환경 조성, 항경련제, 진정제 투여

11. Glucocorticoids가 과잉 분비되는 환자에게 시행할 교육내용으로 수정이 필요한 내용은?

① 상처가 발생하지 않도록 한다.
② 규칙적으로 혈당을 측정하고 조절한다.
③ 매일 같은 시간에 체중을 측정한다.
④ 고단백, 저나트륨, 칼륨보충 식이를 제공한다.
⑤ 평생 동안 cortisone을 복용해야 한다.

해설 [쿠싱증후군(Cushing's syndrome)]
- 정의 : 부신피질 기능항진으로 glucocorticoids 과잉 분비
- 일반적 중재
  - 외상방지, 활동시 부축, 낙상 예방, 피부손상 예방, 휴식과 활동 조절
  - 감염예방 : 손 씻기, 감염증상 관찰, 내과적 무균술 적용, 상기도 감염 예방, 구강간호 제공
  - 칼슘과 비타민 D 섭취 권장, 알코올과 카페인 제한, 저탄수화물, 고단백, 고칼륨 식이, 수분과 나트륨 제한식
  - 섭취량과 배설량, 체중, 혈압, 혈당에 대해 지속적 사정

12. 양측 부신절제술 후 cortisol을 복용하는 환자에게 반드시 교육해야 할 내용은?

① "1년 동안 빠짐없이 약물을 복용합니다."
② "증상이 사라져도 임의로 약물을 중단하지 않습니다."
③ "증상이 완화된 후에는 주 1회 복용합니다."
④ "약물은 매일 잠자기 전에 복용하는 것이 좋습니다."
⑤ "약물은 아침 공복에 복용합니다."

해설 [cortisol 약물교육]
- cortisol 투여지침 : 2/3는 아침에, 나머지 1/3은 오후 일찍(4~6시) 복용(오후 늦게 투여 시 수면방해)
- 위궤양 등의 위 장애 예방 위해 식사나 간식과 함께 복용
- 스트레스 증가 시 처방에 따라 용량 증가, 갑작스런 약물 중단 금지
- 매일 체중 측정, 균형 잡힌 식사, 운동, 규칙적 생활습관 유지, 스트레스 관리
- 의료경고용 팔찌나 목걸이 착용

12. ②

CHAPTER 03 감각기능장애

간호사국가고시 대비

UNIT 1 시력·시각장애

1 눈의 구조와 기능

1) **외막** : 가장 바깥쪽 섬유층

　① **각막** : 투명한 둥근 형태, 광선굴절, 무혈관 조직
　② **공막** : 백색의 불투명한 조직, 혈관과 신경 분포, 6개의 외안근 부착

2) **중막(포도막)**

　① **맥락막** : 공막을 통해 들어오는 광선 차단, 혈관이 풍부하여 망막에 영양 공급 기출 03
　② **홍채** : 빛의 양에 따라 동공의 크기 조절, 조리개 역할
　③ **모양체** : 맥락막을 홍채와 연결, 방수 생산과 배출, 수정체 조절

3) **내막**

　망막 : 시신경에 자극을 전달해주는 감각섬유분포, 혈관 포함, 황반 존재

4) **안내용물**

　① **방수** : 모양체 돌기에서 생성, 안압유지
　② **수정체** : 혈관 없고 투명, 동공 통해 광선 굴절, 초점 조절
　③ **유리체** : 젤라틴 형태의 물질로 눈의 모양을 유지하며 빛을 전달

2 결막염(conjuctivitis) 기출 01, 09, 10, 12 : 결막의 염증이나 감염

1) **원인** : 알레르기원, 자극물, 세균, 바이러스 감염
2) **임상증상** 기출 09 : 가려움, 결막부종, 작열감, 혈관충혈, 과량의 눈물, 충혈안, 분비물(수성 → 점액성)

3) 치료 및 간호 중재 [기출] 10, 12

① 항생제, 항바이러스제, 항염제 투여(안연고 : 내안각 → 외안각 쪽으로 투여, 점적약 점안 후 연고 투약)
② 예방 교육 : 타월이나 눈 화장품을 공동으로 사용하지 않기, 눈을 비비거나 긁지 않음, 오래된 눈 화장품 사용하지 않기, 콘택트렌즈 관리(눈의 발적, 자극, 분비물 사라질 때까지 콘택트렌즈 사용 금함)
③ 눈세척 : 내안각 → 외안각으로 세척, 너무 센 압력 금지, 등장액 사용
④ 안대사용 금지 : 박테리아 성장 촉진

3 각막궤양

1) **정의** : 각막의 국소적 궤양
2) **원인** : 외상, 콘택트렌즈의 부적절한 사용, 세균성결막염, 바이러스(Herpes simplex, Herpes zoster), 트라코마, 임질 등
3) **증상** : 각막에 흉터, 혼탁, 각막천공, 감염, 부분 또는 완전 실명
4) **합병증** : 각막 파열(증상 : 안구 내 출혈, 시력장애, 방수유출, 축동 등)
5) **중재** : 산동제 점안, 압박드레싱 적용, 절대안정, 즉치 치료 시행

4 포도막염

1) **정의** : 혈관층인 포도막(홍채, 섬모체, 맥락막으로 구성)의 일부 또는 전체에 염증
2) **증상** : 축동, 윤부결막판 주위에 발적, 통증, 흐릿한 시력, 광선눈통증 호소
3) **중재** : 산동제, 스테로이드, 진통제(아스피린 등) 투여, 선글라스 착용
4) **합병증** : 녹내장, 백내장, 망막박리, 심한 시력상실

5 백내장(cataract) [기출] 02, 04, 08, 09, 12, 13, 14, 15

1) **정의** : 수정체 혼탁으로 무통의 흐린 시력, 시력감퇴로 복시, 시력상실 초래
2) **원인** : 노화(가장 흔함), 외상, 독성물질에 노출, 다른 질병(당뇨병 등)과 동반되어 발생
3) **증상**
   ① 초기 : 시력저하(흐리게 보임), 색감 감퇴
   ② 후기 : 흐릿한 시야, 복시, 적반사 소실, 동공 크기와 색 변화(푸른빛을 띤 흰색), 실명으로 진행
4) **진단검사**
   시진(불투명한 수정체), 시력검사, 검안경검사(백내장의 위치와 범위, 크기 파악, 적반사 소실)

5) 치료(수술이 유일한 치료방법)

(1) 낭외적출술(백내장 환자의 80%에서 시행하는 수술) : 낭의 전방부분을 열고 초음파를 이용하여 수정체 핵을 부수어 세척 및 흡인, 후방의 수정체낭을 남겨 인공수정체를 삽입

(2) 간호중재

가. 수술 전 : 진정제 투여, 산동제, 섬모체근마비제 점안

나. 수술 후 : 안압상승 예방이 가장 중요 기출▶ 02, 04, 08, 09, 12, 13, 14, 15, 20
- ① 보호용 안대 착용으로 눈 보호, 항생제, 스테로이드 점안
- ② 체위 : 침대머리 상승, 수술하지 않은 쪽으로 눕기
- ③ 눈의 소양감 호소시 냉찜질 적용
- ④ 통증관리
  - 수술 후 초기 통증 : 출혈 또는 안압상승(증상 : 오심과 구토) 합병증 의미 기출▶ 14
  - 갑작스런 통증 : 혈관이나 봉합 파열, 출혈
- ⑤ 안압상승 예방 기출▶ 04, 20 : 힘든 활동제한, 변비, 허리 굽히기, 재채기, 기침, 무거운 물건 들기 등 피하기

다. 환자 퇴원 교육 기출▶ 15
- ① 점안약 사용법과 눈보호대 사용방법(특히 밤 동안)
- ② 오심, 구토를 동반한 통증 시 보고
- ③ 제한활동 : 무거운 물건 들기, 힘든 활동, 수술한 쪽으로 잠자기 등 기출▶ 15
- ④ 안 손상 예방 : 외출 시 선글라스 착용, 보호용 안대 사용, 눈을 긁거나 비비지 않기, 눈에 물 들어가지 않도록 하기
- ⑤ 합병증 : 시력감퇴, 시력장애, 분비물, 안검부종, 섬광이나 부유물 등의 증상 시 보고

6 녹내장 기출▶ 04, 05, 08, 09, 11, 13, 14, 16, 19

비정상적인 안압 상승으로 시신경 위축, 시력손실 발생(정상 안압 10~21mmHg)

1) 원인 및 위험요인

- ① 원발성 : 노화, 유전, 중심망막정맥 폐쇄
- ② 속발성 : 포도막염, 홍채염, 혈관신생질환, 외상, 안구종양, 퇴행성질환, 눈 수술 등
- ③ 연관성 : 당뇨병, 고혈압, 고도 근시, 망막박리

2) 증상 기출▶ 08, 11, 13, 16

개방각(만성 광우각형) 녹내장	폐쇄각(급성 협우각형) 녹내장
• 가장 흔한 형태 • 전방각 통한 방수 배출 감소로 안압 상승 • 양측성으로 증상 없이 천천히 발생	• 응급처치 필요, 급성으로 발생 • 전방각이 좁아지거나 폐쇄되어 방수배출 방해 • 안압 : 30mmHg 이상

• 안압 : 24mmHg 이상으로 상승 • 초승달 모양의 암점, 과도한 눈물분비, 주변시야 상실(터널시야) 기출 16, 19, 시력저하(주변시력 감소 → 중심시력 감소), 불빛 주위에 무지개 색의 달무리(halo)	• 눈 주위의 갑작스런 심한 통증, 두통, 오심, 구토, 갑작스러운 흐릿한 시력(주변시력 감소 → 중심시력 감소), 시야가 급격히 좁아짐, 불빛 주위에 무지개 색의 달무리

3) **진단검사** 기출 04

① 검안경 검사(안저 검사) : 시신경유두부의 위축, 함몰, 컵모양의 변화 확인
② 세극 등 현미경 검사 : 급성 폐쇄각 녹내장에서 홍반성 결막, 전방수 혼탁, 동공반응 없음
③ 안압검사 : 23mmHg 이상 상승(정상 10~21mmHg)
④ 시야검사 : 주변 시야계를 사용하여 시야결손 검사
⑤ 전방각경검사 : 개방각인지 폐쇄각인지 확인

4) **치료 및 간호 중재** 기출 05, 09, 13, 14

(1) **약물치료** 기출 09, 14, 23 : 방수 배출 증가 및 방수 생성 감소로 안압 감소

① 축동제(pilocarpine) : 동공 수축, 방수배출 증가, 부작용(두통)
② 베타아드레날린길항제(timolol) : 방수 생성 감소와 방수배출 증가로 안압상승 감소, 부작용(두통, 기관지 경련, 저혈압)
③ 탄산탈수효소억제제(diamox) : 방수 생성 감소와 방수배출 증가, 방수형성에 필요한 효소 감소, 부작용(저칼륨혈증, 이명, 청력장애)
④ 협우각형 녹내장 시 모양근마비제(동공이완), 산동제(동공확대) 금지 : 방수유출 억제, 안압상승

> 참고 급성 협우각형 녹내장 간호 기출 14
> ① 안압 저하 위한 투약 즉시 시행
> ② 방을 어둡게 하고 이마에 찬물 찜질, 조용한 장소에서 휴식제공 기출 14

(2) **수술 및 수술 후 간호** 기출 13

방수의 새로운 배액 통로를 만들거나 방수를 생성하는 구조를 파괴하는 수술 시행
① 약물 및 레이저수술로 효과적인 치료가 되지 않았을 때 적용
② 감염예방 : 수술 후 항생제를 결막 아래에 투여
③ 출혈예방 : 아스피린 복용 금지
④ 체위 : 수술한 쪽으로 눕지 않도록 함
⑤ 안구후방의 유착을 막기 위해 산동제와 축동제를 교대로 투여하여 동공의 크기 조절 기출 25
⑥ 흉터 조직의 형성을 막기 위해 부신피질호르몬을 사용
⑦ 합병증 : 맥락막 출혈 사정(증상 : 눈 심부의 급성 통증, 활력징후의 변화) 기출 13

(3) **퇴원 시 교육** 기출 05

① 시력감퇴, 광원 주위 무지개, 안통 등의 증상 시 즉시 내원
② 안압 상승 활동 금지 : 무거운 것 들기, 재채기, 기침, 코풀기, 허리 굽히기 등
③ 어두운 곳(암실), 과도한 나트륨 섭취, 음주 피할 것

④ 심리적 안정, 혈액순환 촉진, 치아관리, 감기예방
⑤ **규칙적인 검진 필요** : 녹내장은 조절하는 것이므로 추후관리의 중요성 교육

7 망막박리(retinal detachment) 기출 01, 06, 07, 10, 11, 15, 18

망막 바깥쪽의 색소상피세포층과 안쪽의 감각층 사이가 떨어져서 발생

1) 원인

① 감각층인 망막과 색소혈관층인 맥락막의 분리가 대부분 갑자기 통증없이 발생
② 노화, 백내장 적출, 외상, 당뇨병, 종양, 고도근시, 가족적 소인 등

2) 증상 기출 11, 15, 18 : 섬광(눈앞이 갑자기 번쩍거림), 부유물 보임, 시야결손(커튼이 쳐진 것 같다고 호소)

3) 검사 : 검안경 검사

4) 중재 : 수술(공막버클링), 냉동요법, 레이저광응고법, 가스나 액체 주입술

수술 전 간호 기출 10	• 절대안정, 양안 안대 적용, 눈의 긴장 감소, 정온제 또는 진정제 투여 • 안압 상승 행위 피하기, 배변 완화제 투여 • 10% phenylephrine과 산동제, 섬모체근마비제 점안 • 정온제 : 정신활동의 불안전 동요 진정 • 진정제 : 중추신경계 안정(마취, 진통, 항불안제 등)
수술 후 간호 기출 01, 06, 10	• 공막버클링 후 항생제 점안, 눈보호대로 압박 드레싱 적용 • 수술 직후 눈의 완전한 휴식상태 유지 : 머리 움직이지 않도록 함 • 오심, 구토, 통증 완화 : 진토제와 진통제 투여 • 첫 24시간 안압사정, 상승 시 acetazolamide 투여 • 항생제, 산동제, 스테로이드 점안약 투여 • 눈꺼풀에 부종, 소양감, 통증, 염증 있으면 냉찜질 적용 • 체위 : 수술 방법에 따라 다르니 주치의에게 수술 후 반드시 확인 • 가스나 오일 주입술 시 : 엎드린 자세 • 공막버클링 시 : 앙와위 혹은 수술한 쪽으로 눕기
퇴원 교육	• 안압상승 활동 피하기 • 눈 관리 : 비비지 않기, 이물질 들어간 경우 눈물 흐르도록 해서 세척 기출 01 • 2~3주 동안 독서, 바느질, 글쓰기 같은 근거리 작업 제한 • 감염과 박리의 증상 나타나면 의사에게 즉시 알리도록 교육
안연고 점안법 기출 12	• 투여 전 손 씻기 • 결막 노출 후 내안각에서 외안각 방향, 결막 위에 직접 도포 • 튜브의 끝부분이 눈 주위 피부에 닿지 않도록 주의 • 안연고 주입 후 시야 흐려짐을 설명 • 점안약과 안연고 모두 투여 시 점안약 우선 투여

8 황반변성

1) **정의** : 황반과 주위 조직에 위축성 변성이 나타나면서 중심 시력 상실
2) **원인** : 노화, 여성, 흡연, 고혈압, 장기간의 카로틴과 비타민 E 결핍, 자외선 노출, 유전적 요인 등
3) **증상** : 중심시의 왜곡과 흐려짐(직선이 구부러지거나 왜곡되어 보임), 주변 시야는 정상
4) **중재**
    ① 남아 있는 시력 최대화, 시력소실의 진행을 늦춤
    ② 항산화제, 비타민 B_{12}, 카로티노이드 루테인, 생선지방, 시금치, 케일, 브로콜리 등의 섭취 증가
    ③ 자외선 차단을 위해 선글라스 착용

UNIT 2 청력 · 청각장애

1 귀의 기능과 구조

1) **청각기능, 평형기능**
2) **구조**

외이	귓바퀴(이개), 외이도, 고막(외이와 중이의 경계)
중이	• 이관 : 고막의 내부와 외부의 기압 평형 유지 • 이소골 : 고막으로부터의 공기진동을 기계적 진동으로 바꾸어 내이로 전달 • 난원창, 정원창
내이	• 반고리관, 와우, 전정, 코르티기관 • 청각의 최종 수용기관, 평형감각 담당

2 귀의 건강사정

1) **이경검진** : 외이도의 개방을 사정, 귓바퀴를 잡아당겨 외이도가 직선이 되도록 하여 고막 검사(성인 : 후상방, 3세 이하 : 후하방)
2) **이관기능검사** : 발살바 수기를 통해 이관의 폐쇄유무 확인

3) 청력검사

(1) 청력장애의 유형

전도성 난청 기출 11, 13, 24	• 외이 혹은 중이의 전달 장애 • 원인 : 외이도의 이물질(귀지, 이물질), 감염, 고막의 퇴축이나 팽륜 등 • 보청기 사용으로 청력 개선 가능
감각신경성 난청	• 와우, 청신경 또는 청각 중추 장애 • 원인 : 노화 또는 머리나 귀의 외상, 급성, 선천성, 소음 등

(2) 음차검사 기출 03, 11, 13, 15, 17

Weber test 기출 11, 13	편측성 청력손상 위치 확인 • 정상 : 양쪽 귀 동일 • 전도성 난청 : 환측에서 더 잘 들림 • 감각신경성 난청 : 건측 잘 들림, 신경이 손상된 귀는 소리에 대한 인지 불가능
Rinne test	청력손실의 원인(전도성 or 감각신경성)을 확인하기 위해 골전도, 공기전도를 비교하는 검사 • 정상 : 골전도 < 공기전도(약 2배) • 전도성 난청 기출 11, 13 : 환측 골전도 > 공기전도 • 감각신경성 난청 : 공기전도와 골전도 모두 감소

(3) 평형검사 기출 15, 17

Romberg 검사 기출 15	눈을 감고 똑바로 30초간 서서 직립반사 검사 ┌ 정상 : 최소한의 움직임, 똑바른 자세 유지 └ 비정상 : 평형상실로 비틀거림 → 양성
전기안진검사	전정기관의 중추 및 말초 질환 평가
온도안진검사 (Caloric test)	• 전정을 평가 • 체온보다 따뜻하거나 차가운 물을 귀 안으로 주입 ┌ 정상 : 현훈과 안구진탕이 20~30초 이내 발생 └ 비정상 : 전정기능 상실(안진발생 없음)

(4) 청력손상 대상자와의 의사소통

① 소음이 없고 충분히 밝은 곳에서 얼굴을 보며 대화
② 정상 혹은 약간 높은 톤으로(고음은 이해하지 못함) 또박또박 말할 것
③ 간단하고 분명한 발음, 자연스러운 대화
④ 대화 하면서 입 가리기, 웃기, 껌 씹기, 담배 피우기 금지
⑤ 몸짓, 얼굴표정, 손짓 등을 적절히 사용
⑥ 전문용어를 사용 시 글로 설명, 중요내용은 반복, 쉬운 용어 사용

3 중이염(otitis media) 기출 10, 14

1) 급성 중이염

(1) 정의 : 중이, 이관, 유양돌기 염증

(2) 원인 : 인플루엔자(아동), 폐렴구균(성인), 용혈성 연쇄상구균(감기 합병증), 상기도감염이 흔한 원인

(3) 증상
 ① 발적기 : 이통, 발열, 부종, 귀의 충만감, 청력정상
 ② 삼출기 : 삼출물 형성, 전도성 난청, 발적 있고 광택 없는 고막
 ③ 화농기 : 고막천공 전 심한 이통, 천공 후 통증소실, 화농성 분비물

(4) 치료 및 간호 중재 기출 10
 ① 약물투여 : 항히스타민제, 충혈완화제, NSAIDs, 해열제, 진통제 투여
 ② 감염예방
  • 조기 항생제 처방 : 근접기관의 유양돌기염, 부비동염, 뇌수막염, 뇌농양 예방
  • 재발 방지 위해 항생제 7~10일간 투여
  • 감염 확산 예방 : 외이의 청결 유지, 귀를 솜으로 느슨하게 막기
  • 귀에 물이나 샴푸가 들어가지 않도록 주의
  • 냉찜질 : 국소 열, 부종완화
 ③ 수분섭취 권장 및 휴식
 ④ 외과적 관리 : 고막절개술, 환기관 삽입

> **참고** 수술 후 간호 기출 22
> • 수술하지 않은 쪽으로 눕기
> • 금지 : 발살바 수기, 2~3주간 빨대 사용, 비행기 여행, 과도한 기침, 배변 시 힘주기
> • 환기관 삽입 : 일시적 혹은 6~18개월 유지, 환기관 삽입으로 소리가 크게 들린다는 점 설명
> • 코 풀 때 입을 벌린 상태에서 부드럽게 풀기
> • 기침과 재채기할 때 입을 벌리고 하도록 함
> • 며칠간 머리감기와 샤워 제한, 호흡기 감염자와 접촉 제한
> • 귀의 드레싱 매일 교환 : 바셀린 솜뭉치를 귀에 넣어 건조하게 유지
> • 분비물 많을 경우 즉시 보고

4 메니에르 질병(Meniere's disease) 기출 05, 08, 10, 11, 12, 13, 17, 19, 21

1) 정의 : 막미로의 확장, 내림프의 양 증가로 내림프수종 유발

2) 증상 기출 05, 08, 10, 12, 13, 21

 ① 3대 증상 : 심한 현훈, 감각신경성 난청, 이명
 ② 발작 : 귀 충만감, 윙윙거리는 소리, 저혈압·발한·안구진탕 동반
 ③ 청력장애, 이명이 심해지면 움직이지 못하고 오심과 구토 발생

3) **진단 검사** 기출 07 : 평형검사(Romberg test), 청력검사, 온수안진검사, 글리세롤 검사, 영상촬영

4) **치료 및 간호 중재** 기출 05, 11, 17, 19, 23
   ① 항현훈제, 진정제(현훈완화), 항콜린성(오심, 구토, 발한 조절), 이뇨제, 혈관이완제, 항히스타민제 투여
   ② 저염식이(귀의 충만감, 압력완화), 카페인, 흡연, 알코올 제한
   ③ 급성기 : 침대난간 올리고 침상안정(낙상예방)
   ④ 안위 증진 : 불안 감소, 소음·불빛·스트레스·피로 피하기
   ⑤ 현기증 시 : 베개로 환자 머리 양쪽 지지
   ⑥ 갑작스런 현훈 발생 시 중재 기출 19 : 즉시 바닥에 눕혀 현훈이 멈출 때까지 눈을 감도록 함, 머리움직임 제한, 휴식, 어두운 방에서 안정
   ⑦ 외과적 수술 : 내림프낭감압술, 전정신경절제술, 미로절제술

5 귀 수술 후 간호 기출 04, 13

1) **귀 수술 후 초기의 정상 증상 교육** 기출 13
   ① 패킹이나 드레싱으로 인해 수술 받은 귀의 청력 감소
   ② 귀의 소음 : 깨지는 것 같거나 터지는 것 같은 소리
   ③ 약간의 통증, 턱의 불편감, 귀의 부종

2) **귀 점적법 교육**
   ① 정확한 용량과 시간을 확인한 후 주입할 점적제를 준비
   ② 점적제의 온도가 체온과 같도록 따뜻하게 하여 투여
   ③ 환측을 위로 하여 반대쪽으로 기울이고 점적(외이도를 후상방으로 당겨 이도가 똑바른 상태에서 주입), 점적 후 5~10분간 자세 유지
   ④ 부드러운 솜으로 15~20분 정도 느슨하게 막기

CHAPTER 3 감각기능장애

01. 백내장 수술 후 통증을 호소하는 환자에게 진통제를 투여하였으나 통증이 지속될 때 중재는?

① 온습포 적용 ② 오심과 구토 사정
③ 진정제 투여 ④ 산동제 점안
⑤ 체온측정

해설 [백내장 수술 후 통증관리]
- 수술 후 초기 통증 : 출혈, 안압상승(증상 : 오심과 구토) 합병증 의미
- 갑작스런 통증 : 혈관이나 봉합 파열, 출혈

02. 녹내장으로 치료중이던 환자가 갑작스런 안통과 두통을 호소하여 측정한 안압이 38mmHg일 때 사정 결과는?

① 주변시야 결손 ② 중심시력 감소
③ 안구건조 ④ 광시증
⑤ 복시

해설 [녹내장 증상]

개방각(만성 광우각형) 녹내장	폐쇄각(급성 협우각형) 녹내장
• 가장 흔한 형태 • 전방각 통한 방수 배출 감소로 안압상승 • 양측성으로 증상 없이 천천히 발생 • 안압 : 24mmHg 이상으로 상승 • 초승달 모양의 암점, 과도한 눈물분비, 주변시야 상실(터널시야), 시력저하(주변시력 감소 → 중심시력 감소), 불빛 주위에 무지개 색의 달무리(halo)	• 응급처치 필요, 급성으로 발생 • 전방각이 좁아지거나 폐쇄되어 방수배출 방해 • 안압 : 30mmHg 이상 • 눈 주위의 갑작스런 심한 통증, 두통, 오심, 구토, 갑작스러운 흐릿한 시력(주변 시력 감소 → 중심시력 감소), 시야가 급격히 좁아짐, 불빛 주위에 무지개 색의 달무리(halo)

03. 황반변성으로 치료중인 환자가 잔존시력을 최대한 유지하는 방법에 대해 묻는다. 간호사의 대답으로 적절한 것은?

① '외출시 선글라스를 착용합니다.' ② '규칙적으로 산동제를 투여합니다.'
③ '하루에 두 번씩 생리식염수로 세척합니다.' ④ '항산화 비타민제 섭취를 제한합니다.'
⑤ '머리를 자주 움직여 줍니다.'

01. ② 02. ① 03. ①

🔍해설 [황반변성 중재]
- 남아 있는 시력 최대화, 시력소실의 진행을 늦춤
- 항산화제, 비타민 B_{12}, 카로티노이드 루테인, 생선지방, 시금치, 케일, 브로콜리 등의 섭취 증가

04. 오심과 구토를 동반한 현훈과 난청이 있는 메니에르 환자에 대한 간호중재는?

① 큰소리로 대화한다.
② 머리를 재빨리 반복적으로 움직이도록 한다.
③ 밝은 조명으로 안정을 유도한다.
④ 누워서 눈을 감고 있도록 한다.
⑤ 따뜻한 설탕물을 마시게 한다.

🔍해설 [메니에르 증상]
- 3대 증상 : 심한 현훈, 감각신경성 난청, 이명
- 발작 : 귀 충만감, 윙윙거리는 소리, 저혈압·발한·안구진탕 동반
- 청력장애, 이명이 심해지면 움직이지 못하고 오심과 구토 발생

[메니에르 치료 및 간호 중재]
- 항현훈제, 진정제(현훈완화), 항콜린성(오심, 구토, 발한 조절), 이뇨제, 혈관이완제, 항히스타민제 투여
- 저염식이(귀의 충만감, 압력완화), 카페인, 흡연, 알코올 제한
- 급성기 : 침대난간 올리고 침상안정(낙상예방)
- 안위 증진 : 불안 감소, 소음·불빛·스트레스·피로 피하기
- 현기증 시 : 베개로 환자 머리 양쪽지지
- 갑작스런 현훈 발생 시 중재 : 즉시 바닥에 눕혀 현훈이 멈출 때까지 눈을 감도록 함, 머리움직임 제한, 휴식, 어두운 방에서 안정

05. 우측 고막절개술을 받은 환자의 간호중재는?

① 기침을 할 때 입을 벌리지 않도록 격려한다.
② 분비물이 흐를 때는 솜으로 단단히 막아준다.
③ 물을 마실 때는 빨대를 이용하도록 한다.
④ 1시간마다 체위변경을 시행한다.
⑤ 코를 풀 때는 입을 벌리고 한 번에 한쪽씩 부드럽게 푼다.

🔍해설 [고막절개술 후 간호]
- 수술하지 않은 쪽으로 눕기
- 금지 : 발살바 수기, 2~3주간 빨대 사용, 비행기 여행, 과도한 기침, 배변시 힘주기
- 환기관 삽입 : 일시적 혹은 6~18개월 유지, 환기관 삽입으로 소리가 크게 들린다는 점 설명
- 코 풀 때 입을 벌린 상태에서 부드럽게 풀기
- 기침과 재채기할 때 입을 벌리고 하도록 함
- 며칠간 머리감기와 샤워 제한, 호흡기 감염자와 접촉 제한
- 귀의 드레싱 매일 교환 : 바셀린 솜뭉치를 귀에 넣어 건조하게 유지
- 분비물 많을 경우 즉시 보고

정답 04. ④ 05. ⑤

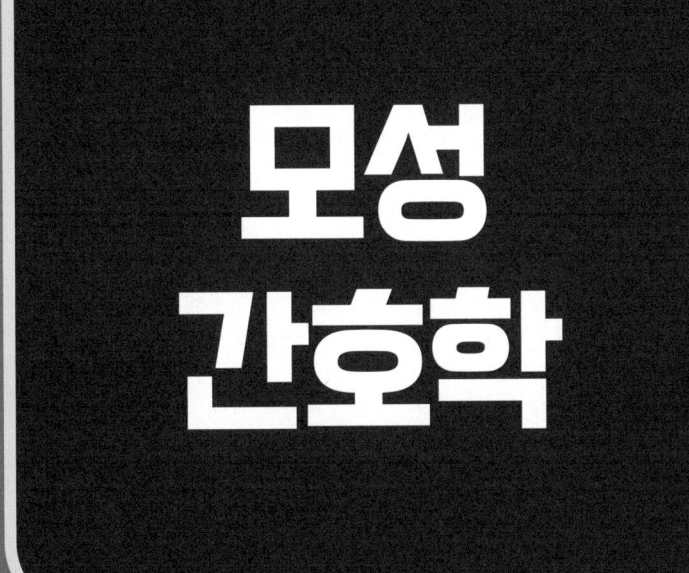

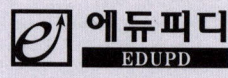
온라인 교육의 명품브랜드 — www.edupd.com

1권 성인·모성·아동·기본간호
간호사국가고시

여성건강의 이해

PART 1

CHAPTER 01. 여성 건강 개념
CHAPTER 02. 성 건강 간호
CHAPTER 03. 생식기 건강사정

CHAPTER 01 여성 건강 개념

1 여성건강의 이해 [기출] 23, 25

① 전통적인 질병중심의 의학적 모델을 거부하고 최적의 안녕을 유지·획득하기 위한 총체적 견해로의 변화이다.
② 2023년 통계청 생명표에 따르면 60세 남자는 향후 23.4년, 여자는 28.2년 더 생존할 것으로 예상된다. 즉, 여성의 기대수명이 남성보다 5년 정도 길어서 질병에 노출되는 기간이 길어지며 삶의 질감소와 의료비 증가로 국가부담이 커지며 특히 뇌혈관질환, 알츠하이머, 당뇨, 고혈압으로 인한 사망이 남성보다 많다.
③ 여성은 생애주기동안 호르몬의 불균형으로 인한 신체적·심리적 변화를 많이 겪는다. (월경장애, 임신과 출산, 갱년기)
④ 여성의 사회진출증가로 결혼이나 출산을 연기하거나 포기하는 여성이 많고 출산과 양육의 역할이 축소되고 있다.
⑤ 다문화 가정이 많아지는 사회적 여건에서 여성의 다양한 문화적 차이를 인식하고 수용한다.

2 여성건강의 개념 [기출] 09, 13, 14, 15, 17, 18, 20, 21, 22

① 여성의 삶을 총체적으로 고려하고 성 특성을 중심으로 생식기관, 생식작용, 출산과정, 양육등의 어머니 역할뿐만 아니라 여성의 전 생애를 통해 건강유지, 증진, 질병예방 및 회복과 관련된 편치 않음을 탐구하고 간호한다.
② 건강은 신체적, 정신적, 사회적으로 완전한 안녕상태이므로 여성이 정신적으로 편안하고 가정과 사회에서 경제적, 정치적, 제도적, 성적으로 차별과 억압이 없어야 한다.
③ 여성의 관점에서 이해하는 여성중심 접근방법으로 여성이 자신의 건강문제를 스스로 인식하고 지식을 습득하여 결정하고 조정하는 능력을 함양하도록 한다.
④ 여성건강간호사는 여성의 가치와 신념을 존중하고 경험을 함께 나눔으로써 옹호자, 교육자, 지지자, 제공자등의 역할을 담당한다.
⑤ 여성의 성 특성과 관련하여 사춘기부터 폐경기 이후의 여성이 가족 및 사회문화적 맥락 내에서 발생하는 문제를 가족중심, 여성중심적 접근방법을 사용하여 건강을 관리한다.
⑥ 여성은 능동적으로 환경과 끊임없이 상호작용하며, 이러한 상호작용을 통해 스스로 조정하고 결정할 수 있는 존재이다.
⑦ 여성은 가족구성원의 핵심이므로 가족중심 접근법을 적용하여 여성 개인뿐 아니라 가족 전체의 건강을 도모한다.

3 가족중심 간호 기출 11, 14, 16, 19

① 가족은 출산, 양육, 사회화 등 가족의 독특하고 중요한 기능을 담당하는 기본적인 단위로 여성에게 국한된 책임이 아니라 가족전체의 과업임을 인식한다.
② 임산부와 가족에게 출산은 정상적이고 건강한 사건이며, 자연적 현상인 생의 전환으로 인식하도록 접근하며 가족내의 자원을 이용하여 분만을 가족의 준비로 경험하도록 한다.
③ 가족은 자신들에게 적절한 정보와 전문적 지지가 있다면 자신들의 간호에 스스로 참여하고 판단가능하다. 이에 따라 참여분만, 자연분만, 모자동실 등 자연적 출산과정을 제시한다.

4 근거기반 간호 기출 24

① 가장 좋은 최상의 실무는 연구결과에 근거한 실무 + 임상가의 판단 + 대상자의 선호가 결합된 것임을 명심한다.
② 근거기반 실무는 의사결정시 상례적인 판단이 아니라 관련된 연구에서 발견된 근거에 의해 최신의 지식과 정보를 임상실무에 제공하여 활용하는 방법이다.
③ 간호사는 간호중재를 적용함에 있어 임상문제에 대한 가장 높은 수준의 근거를 찾으려 노력해야 한다.

CHAPTER 02 성 건강 간호

간호사국가고시 대비

1 성의 개념

1) **Sex** : 생물학적 성(남, 여)의 차이로 선천적 생식기의 구조와 기능에 따른 차이
2) **Gender** : 성별, 성차, 성역할, 사회문화적 의미의 성으로 후천적 학습으로 획득한 남녀에 따른 심리, 사회적 성역할 차이, 남·녀간의 대등한 관계의 사회적 동등함을 실현한다는 의미
3) **Sexuality** 기출 14
   ① 생물학적, 사회문화적, 성역할을 포함하는 포괄적인 성을 의미함
   ② 자신의 성에 대해 갖는 느낌, 태도, 인식으로 동성, 이성 관계를 유지시키는 인간관계 시작의 출발점이자 원동력
   ③ 남성다움, 여성다움으로 유아기 때부터 발달하여 성인기에 완성, 자아정체감을 성립시키도록 도움

4) **성정체감(Sexual identity)** 기출 14
   ① 자신의 성을 스스로 인지하고 수용하는 내면적인 느낌, 태도와 인식
   ② 다른 사람의 인식을 통해 어떻게 존재하고 행동해야 하는지 학습하며 발달
   ③ 대인관계 유지와 애정표현의 기본적 동력으로 성정체감이 형성되면 거의 변하지 않음

2 사춘기의 신체·생리적 발달(2차 성징) 기출 10, 14, 17, 22

1) **여자 청소년**
   ① 초경은 여성의 생리적 성숙의 신호이다. 기출 17
      9~14세에 시작(평균 12세), 유전, 영양상태, 기후, 종족유형에 영향을 받음
      초경 시에는 무배란성, 불규칙하거나 생리의 양이 많을 수 있음
      평균 20회 정도의 무배란성 월경 후(초경 12~18개월 이후) 정상월경주기를 가진다.
   ② 여아의 생식발달순서
      수정란이 형성되면서 성염색체에 의해 결정
      → 발생 7주에 발육된 성샘에서 성호르몬분비, 생식기관의 남녀구분 시작됨
      → 사춘기가 되면 시상하부-뇌하수체-난소에서 분비되는 호르몬들이 상호적으로 영향을 미침
      → 유방과 유륜은 월경이 시작되기 2~3년 전 젖몽우리가 나타나고 확대됨
      → 에스트로겐의 다량분비로 둔부와 가슴에 지방축적으로 여성스러운 신체모양이 됨
      → 유방이 발달된 이후 치모가 형성됨

→ 치모발생 2년 후 겨드랑이털 나기 시작함
→ 신장이 빠른 속도로 성장하나 초경시작 무렵 성장률저하 (초경 후 3년 이내 거의 성인 키에 도달)
→ 초경(menarche)시작

2) 남자 청소년

치모가 2차 성징 중 먼저 나타나며 콧수염, 겨드랑이털, 음성변화, 신장과 근육의 증가, 고환이 커지고 13~17세경에는 정액이 생성되며 사정이 가능해진다.

3 가족계획 기출 13

1) 개념 및 목적

출산의 시기 및 간격이나 출생 자녀 수의 조절, 불임증 환자의 진단 및 치료 등을 하여 궁극적으로 모자의 건강과 가족의 행복을 도모하고 가족의 건강을 향상시키는 것

2) 피임 : 의도적으로 임신을 예방하는 것

① 피임의 조건
  ㉠ 피임효과의 확실성(효과성)
  ㉡ 효과가 일시적이며 복원 가능해야 함(복원성)
  ㉢ 인체에 무해해야 함(안전성)
  ㉣ 성교나 성감을 해쳐서는 안됨(수용성)
  ㉤ 사용법이 간단해야 함(간편성)
  ㉥ 비용이 적게 들어야 함(경제성)
  ㉦ 성병 예방효과가 있어야 함
  ㉧ 남녀 모두가 합의하고 선호하는 방법이어야 함

② 피임법의 구분

구분	분류	종류
사용자	남성	콘돔, 성교중절법(질외사정법), 정관결찰술
	여성	자궁내 장치, 경구피임약, 월경주기법, 페미돔, 다이아프램, 살정제, 난관결찰술
지속성	영구적	난관결찰술, 정관결찰술
	일시적	경구피임약, 콘돔, 질외사정법, 월경주기법, 페미돔, 다이아프램, 살정제
원리	자연적	월경주기법, 기초체온법, 점액관찰법, 질외사정법(성교중절법)
	물리적 차단	질세척법, 콘돔, 페미돔, 자궁내 장치, 살정제, 다이아프램
	화학적(호르몬)	경구피임약, 피하이식법, 응급피임법(사후피임법), 주사형 피임제, 피임패치 등
단계 기출 08, 09	1단계	성세포의 생산을 억제	난소와 고환을 영구적으로 제거, 경구피임약(배란억제), 주사약, 피하이식법
	2단계	성세포 수송을 억제	정관절제술, 난관절제술, 난관결찰술
	3단계	수정을 저지	점액관찰법, 월경주기법, 기초체온법, 콘돔, 페미돔, 다이아프램
	4단계	착상을 저지	자궁 내 장치, 인공임신중절법, 성교 후 응급복합피임약

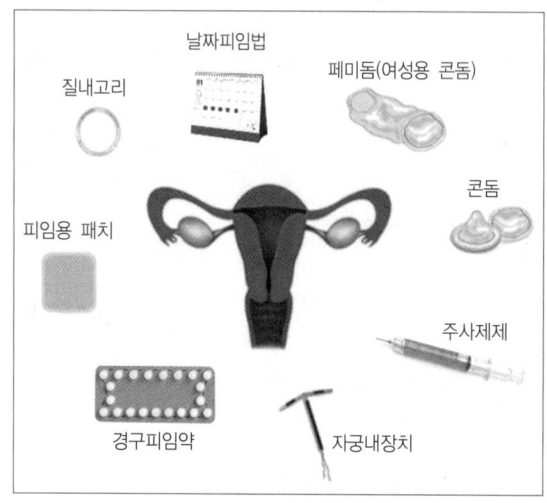

[피임의 종류]   [월경주기 동안 경관점액의 변화]

③ 피임법의 종류별 특성

분류	종류	특징	장점	단점
자연 피임법	월경주기법	• 월경주기가 28일인 경우 월경일에서 14일째를 배란기로 보고 정자의 생존기간을 더하여 월경 전 12~19일에 성행위를 피하는 방법 • 월경 주기가 불규칙한 경우 지난 6개월간의 월경주기 중 가장 짧은 주기에서 18일을 뺀 날짜부터 가장 긴 주기에서 11일을 뺀 날짜까지 성행위를 피함	정확하게 이해하고 사용하면 효과적이며, 약이나 기구를 사용할 필요 없음	피임실패율 높음(특히 월경주기가 불규칙한 사람)
	기초체온법	여성의 배란일을 예측해서 피임하는 방법 : 체온이 배란기 전까지 유지(저온기)하다가 배란 24시간 전 급하강(0.3℃) 후 상승하여 다음 월경 전까지 유지(고온기)	체온계 외에 별도의 준비가 필요하지 않음	감염, 과로 및 성교 여부 등 다른 요인이 기초체온에 변화 초래
	경관점액 관찰법 기출 21	• 배란 시에는 점액의 양이 증가하고 투명하고 미끄럽고 맑으며(수양성), 늘어나는 견사성이 높아짐 • 점액분비 시작부터 가장 많이 분비된 후 3~4일간이 임신가능기간	별도의 장치가 필요하지 않음	피임 실패율 높음
	질외사정법	남성의 사정 직전에 음경을 여성의 질에서 빼내는 방법	별도의 장치가 필요하지 않음	주도권이 남성에게만 국한됨
화학적 피임법	경구피임약 기출 08, 09, 17, 25	• FSH, LH의 분비를 불충분하게 함 → 난포성숙방해 → 배란억제 • 에스트로겐과 프로게스테론 복합제 또는 프로게스테론 단독 사용 • 난관기능 방해, 자궁내막, 경관점액 변화로 착상을 방해하여 피임효과	• 피임의 성공률이 높음 • 월경일을 예측가능하게 함 • 월경량 감소로 빈혈 위험성 감소 • 월경곤란증, 월경전증후군완화	부작용 : 오심, 유방압통, 수분정체, 기미, 조기 점적출혈, 과소월경, 신경과민, 위축성 질염, 식욕증가, 피로, 우울, 다모증, 무월경, 후기 점적출혈,

				• 여드름개선, 기능성난소낭종, 난관염에 대한 보호효과, 자궁외 임신위험감소	자궁출혈
		주의 사항 • 월경주기 첫날(월경시작일)부터 복용하여 21일 복용 후 7일 휴약을 반복 • 휴약기에 월경혈이 나옴(월경시작 7~10일 전부터 미루고 싶은 날까지 복용, 휴약 2~3일 후 월경시작) • 복용을 잊은 경우 : 전날 분을 먹고 다시 정해진 시간에 그날 분을 복용 • 피임약 복용 중단을 원할 때 : 그 주기 복용을 마친 후 중단 • 임신을 원할 때 : 복용중단 후 다른 피임법을 2개월 정도 사용 후 임신			
		금기증 기출 08 혈전색전증 환자, 혈관질환자, 간기능 장애, 유방암, 자궁암, 난소암 병력자, 임신 의심 시, 35세 이상 흡연여성, 장기간의 부동, 고혈압, 에스트로겐 의존성 종양, 혈관질환을 동반한 당뇨환자, 산후 6주 이내 모유수유시			
	주사형 피임제	프로게스테론 제제를 3개월 마다 근육주사하여 배란을 정지하고 자궁경관의 변화로 정자의 이동을 차단		피임의 성공률이 높음	출혈, 체중 증가, 수정력 회복이 지연
	피하이식 프로게스틴 (임플라논)	• 프로게스테론이 배출되는 캡슐을 여성의 피하에 이식하여 피임하는 방법 • 장기간(3~5년)의 연속적인 피임가능		피임의 성공률이 높음	출혈이나 무월경이 발생할 수 있음
	미레나	• 기존의 자궁내 장치에 프로게스테론이 있어 매일 일정량 자궁내로 분비됨 • 자궁경부점액이 끈끈해져 수정이 어렵고 정자의 정상적인 진행을 방해함		• 월경량, 기간이 감소, 월경통 경감 • 간혹 월경을 하지 않는 경우도 있음(자궁내막이 얇아져서) • 전신적 부작용 없이 우수한 피임효과	
	살정제	질 내 정자를 죽이는 살정제를 삽입, 살정제가 자궁 입구를 막으며 정자를 죽이는 효과		성교 6시간 이내 질세척 금지	알레르기 반응, 성교 1시간 전에 삽입해야 효과있음
물리적 피임법	콘돔 기출 24	• 콘돔을 남성의 음경에 씌워 정자가 여성의 질 내로 사정되는 것을 막음 • 발기된 후 착용		• 피임의 성공률이 높음 • 저렴, 인체에 무해 • 성병 차단, 예방	벗겨지거나, 찢어질 수 있음
	페미돔	여성형 콘돔으로 여성의 질에 삽입하여 정자가 자궁 내로 들어가는 것을 차단		부드러운 플라스틱 제품	착용이 어려움
	다이아 프램	자궁 경관에 씌워 정자가 자궁 내로 들어가는 것을 차단		여성용 피임기구	삽입이 어려움
	자궁내 장치 기출 11, 21	장치표면과 접촉하는 자궁내막에 가벼운 변화를 유발하여 수정을 방해하고 수정란이 자궁 내 착상되는 것을 차단, 월경이 끝날 무렵 삽입해야함 (IUD: intrauterine device, 루프)		피임의 성공률 높음, 지속적으로 피임이 가능하며 임신을 원하는 경우에 제거(1회 삽입으로 장기간 피임 가능, 터울조절)	금기증 : 골반염증성 질환, 근종, 자궁암, 자궁의 부정출혈, 임신 의심 시 요통, 복통, 월경량증가가 있을 수 있음

영구 피임법	난관결찰술, 난관절제술	난소가 배출되지 못하도록 난관을 절제하고 결찰함으로써 피임의 효과나타남, 배란, 월경, 호르몬 분비는 정상임		• 수술시간 약 20분간, 10일 이내 상처 치유, 당일 시술이 가능 • 수술 후 바로 피임효과(100%), 부작용이 적음
	정관절제술	정관을 결찰하는 방법으로 정자가 몸 밖으로 배출되는 것을 차단	수술이 간단하고 수술 후 24시간 이후에 정상 활동 재개 가능, 성생활에 지장이 없고, 정액량 변화 없음, 피임효과 100%	수술 후 1~2일간 음낭부종, 통증, 복원이 어려움 → 수술 후 약 2~3개월 간 다른 피임방법 사용(수술 전 정관 내에 남아있던 정자가 1~3개월간 있을 수 있음)
응급피임약 (Yuzpe 응급피임법) 기출 13, 19, 23		• 배란 전이면 난포발달을 억제하여 배란억제함 • 불가피한 성접촉이나 기존의 피임법의 실패로 임신의 위험이 있을 경우 성관계 72시간 이내에 호르몬 요법과 자궁내 장치를 이용하여 자궁착상 억제효과로 임신을 방지 • 수정란 착상 후에는 효과 없음 • 임신 시에는 효과 없음(태아기형 유발은 없음) • 의사의 처방이 있어야 사용가능 • 피임 성공 시에는 1주일 내에 질 출혈이 있음	계획되지 않은 성교, 피임의 실패, 성폭력으로 인한 성행위 후 임신을 방지하기 위함	단기간에 강력한 호르몬에 노출 → 배란을 지연하거나 억제, 정자나 난자의 난관통과를 방해하여 수정을 억제함
		• 복용법 : 성교 후 72시간 내에 1회 복용, 그 후 12시간 후 다시 1회 복용으로 평균 75% 피임효과(최근에는 72시간 내 1회 복용하는 약도 있음) • 주의점 : 유방암, 생식기암, 뇌졸중, 혈전증, 고혈압, 심장질환, 당뇨, 간질환, 신질환 시 신중한 투여 필요 • 부작용 : 오심, 구토, 두통, 유방통		
Cooper IUD 구리자궁내 장치		• 응급피임법으로 이용 • 사후피임약에 비해 안전한 방법 • 성교 5일 이내에 자궁내에 삽입하여 착상을 방지하여 피임 효과 나타냄, 구리는 정자에 살정제기능으로 수정방해 • 의미 : 착상 전은 피임, 착상 후는 유산		

4 성폭력 : 여성전문 간호사로서 알아야 할 대처방법

1) 성폭력 피해 시 대처방법 [기출] 11, 12, 15, 20

① 성폭력 상담소나 각종 위기 전화상담소에 전화
② 사건 즉시 병원응급실이나 산부인과에서 검진
- 닦거나 씻지 말고 병원에 와서 검사물 채취토록(증거채취) 함
- 사생활 보호할 수 있도록 주의
③ 사건과 가해자에 대해 기억나는 것을 모두 기록
④ 경찰에 신고
⑤ 심리상담
⑥ 비슷한 경험이 있는 사람들이 모이는 단체에 가입하여 지지체계 마련

2) 대상자 간호 [기출] 13, 19

① **정서적 지지** : 당황하고 응급한 상황임을 인식
- 간호사는 피해자와 지지적 관계를 형성하며 대상자가 폭력의 피해자임을 상기할 것
- 피해자를 무감각한 태도로 대하지 않아야 함.
- 성급한 판단이나 평가하거나 비난하지 말 것
- 되도록 피해자의 입장을 존중하고 무비판적 지지를 제공하며, 의사결정에 참여하고 적극적으로 청취
- 혼자 두지 말 것
- 신체접촉은 조심스럽게 꼭 필요한 상황에서만 할 것
- 여전히 가치 있는 사람이고 전폭적으로 지지해 줄 수 있는 사람이라는 확신을 줄 것
② 신체손상에 대한 간호
③ 전체적인 검사와 피검물을 채취
④ 기밀이 보장될 수 있도록 특별히 마련된 조용하고 편안한 치료 장소 이용
⑤ 성폭력 지원단체 소개
⑥ **성병예방을 위한 검사** : 성병검사 및 치료
⑦ 배란시기에 강간을 당했다면 임신 예방을 위한 응급복합피임약 복용 및 임신반응검사 [기출] 19
  ㉠ 72시간 내에 1정, 다시 12시간 후 1정 복용
  ㉡ 임신반응검사는 임신 후 3주가 지나야 반응이 나타나므로 응급피임약을 먼저 복용

3) 성폭력 피해자가 병원에 오기 전 주의 사항

① 72시간 안에 즉각적으로 갈 것
② 샤워, 질 세척 등 하지 말고 피해 당시 입었던 옷 그대로 갈 것(갈아입을 것을 가지고 감)
③ 피해 직후 술이나 약물 등을 먹지 말 것(진술시 신빙성이 떨어짐)
④ 가장 지지적인 사람과 동반할 것

CHAPTER 03 생식기 건강사정

1 여성 생식기의 구조와 기능

1) 외부생식기 : 외부에서 관찰가능한 부위, 요도와 질을 보호함

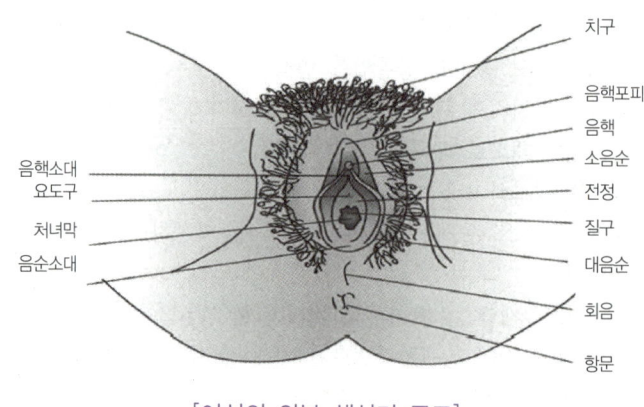

[여성의 외부 생식기 구조]

① **치구**(mons pubis) : 혈관이 풍부하고, 피지선, 한선이 있어 습한 상태 유지, 성교 중에 치골 결합 보호
② **대음순**(labia majora) : 갈색세포 침착, 피지선 많음, 외측은 음모가 있고 내측은 점막과 유사
③ **소음순**(labia minora) : 치모가 없으며, 성적 흥분 시 붉어짐. 혈관, 신경, 피지선, 탄력섬유가 풍부
④ **음핵**(clitoris) : 남성의 음경에 상응하는 기관
⑤ **질전정**(질어귀, vestibule of vagina) : 좌우 소음순 사이의 위의 음핵에서 아래의 음순소대 사이의 타원형 공간

바르톨린샘 기출 13	• 질구 양 옆에 위치하는 분비기관(4시, 8시 방향) • 성적 자극으로 맑은 점액물질을 분비하여 질 주변을 윤활하게 함 • 임균 등의 감염의 위험성을 증가시킴(임균의 좋은 은신처)
스킨샘	• 요도구 양 옆에 위치하는 분비기관(2시, 10시 방향) • 점액을 분비하여 질전정을 윤활시키고 성교를 도와 줌

⑥ **처녀막**
⑦ **회음**(perineum) : 음순후연합부에서 항문까지의 삼각으로 된 근육체(치골결합, 좌골결절, 미골을 연결한 마름모꼴의 중간)

2) 내부 생식기

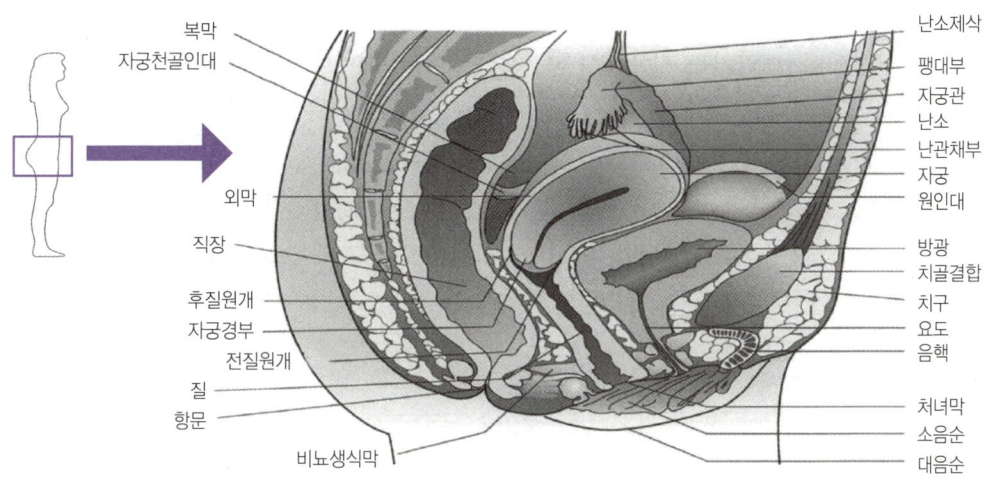

[여성의 내부 생식기 구조]

(1) **질** 기출 11

① **구조** : 외음에서 자궁까지 연결시키는 7~10cm 정도의 점막으로 이루어진 섬유성 근육관
② **위치** : 전방에는 요도와 방광, 후방에는 직장, 상단에는 자궁경부, 하단에는 처녀막, 양쪽에는 기인대, 후벽에는 자궁천골인대가 있음
③ **질벽** : 안에는 가로 주름이 잡혀 있는데, 이를 추벽(rugae)이라고 하며 전·후, 상·하로 잘 늘어나 진통과 분만 동안 질을 크게 확장시키는 역할을 함, 중층편평상피세포로 구성, 폐경이후 추벽 주름이 줄어듦
④ **질점막** : 산성을 유지하여 병원균이 침입하지 못하도록 함
  • 질강 내 정상균인 되데를라인간균(Duderline bacillus)이 질 상피세포에서 분비되는 글리코겐을 분해하여 유산균을 만들어 질 분비물을 산성으로 유지시킴(pH 4.5~5.5) 기출 11
⑤ **질원개** : 경관이 질 상부에 삽입된 빈 공간으로 전·후 / 좌·우 구분
  • 전원개 : 앞쪽 질벽과 경부의 사이
  • 후원개(임상적으로 중요) : 후질벽과 경부 사이, 전원개보다 길이가 김, 질좌약 삽입부위
    – 맹낭천자와 맹낭경 검사의 중요한 부분(맹낭천자 : 직장과 자궁 후벽 사이의 공간에서 천자 자궁외 임신과 골반 염증성 질환의 진단 시)
    – 암세포 검사의 중요한 지표 (파파니콜라우 도말검사 pap. smear : 자궁경부암 진단검사 시 후원개에서 시행)
⑥ **질의 주요 기능** 기출 11
  • 월경혈이나 분비물의 배출기관
  • 여성의 성교기관(성교동안 음경이 삽입되어 정자가 사출되는 부위)
  • 출산 시 산도역할

(2) **자궁** 기출 03, 08, 12, 15

질 상부에 위치하는 서양배 모양의 속이 비어 있는 근육성 기관

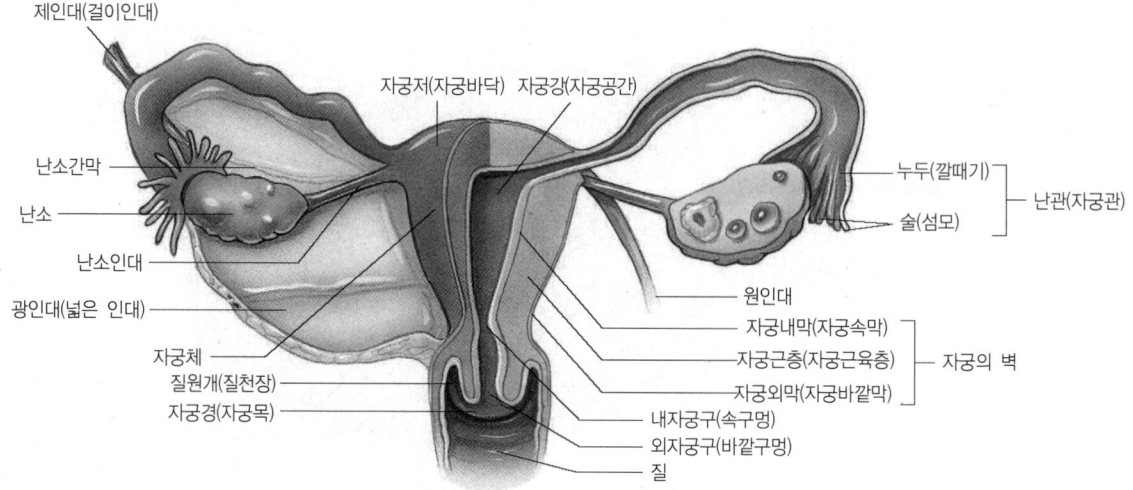

가. 해부학적 위치 : 직장의 전방, 방광의 후방

① 전경, 전굴, 질과 직각을 이룸 기출 12
② 방광이 가득차면 자궁이 뒤로 기울어지고 직장이 팽만해지면 앞으로 기울어져 이동가능
③ 여성의 자세, 임신, 나이 등에 따라 위치 변경
④ 인대와 회음체를 포함한 골반상의 근육에 의해 지지
⑤ 길이 7.5~8cm, 너비 5cm, 두께 2.5cm
⑥ 임신 전 무게 : 60~70g, 만삭 시 무게 : 1,100g에 달함

나. 구조 - 자궁 : 저부, 체부, 협부, 경부로 구성

① **저부(fundus)** : 자궁상부, 난관이 시작되는 곳의 사이, 치밀도 높아 자궁수축 정도 측정 기출 18
② **체부(body)** : 중심부, 자궁내강을 둘러쌈
  자궁내막(endometrium), 자궁근층(myometrium), 자궁외막(exometrium)의 3개의 층으로 이루어짐
③ **협부(isthmus)** : 체부와 경부가 연결되는 좁은 부분, 임신 중 자궁하부 형성
④ **경부(cervix, 목)**
  • 자궁경부 : 분만 시 소실과 개대(최대 10cm)가 일어남
    - 자궁내구(internal OS) : 자궁협부와 연결
    - 자궁외구(external OS) : 질로 돌출된 입구
  • 결합조직으로 구성되어 탄력성이 있고 견고함
  • 난소 호르몬에 의한 점액 분비
  • 호르몬에 의해 배란이나 임신 시에 부드러워짐
  • **편평원주상피세포 접합점(squamoscolumnar junction)** : 편평상피세포(질)와 원주상피세포(자궁강)가 만나는 부위(경부) → 자궁경부암의 호발부위로 pap smear 검사 시행부위이기도 함
    기출 18

다. 주요 기능

① 월경이 일어나는 곳

② 수정란을 자궁내막에 착상시켜 임신을 유지시킴
③ 임신 후부터 분만 시까지 태아를 자라나게 함
④ 분만 시 태아를 밀어냄

라. 연령에 따른 자궁 크기 변화 기출 12
  ① 유년기 : 체부 1/3, 경부 2/3
  ② 성숙기 : 체부 2/3, 경부 1/3 → 연령이 증가함에 따라 체부가 커짐

마. 자궁벽

구분	특징

자궁 내막	• 자궁체부의 가장 안층으로 점막으로 구성되어 있음
	• 구분(월경주기에 따라 0.5~5mm 두께)
	  – 기저층 : 알칼리성 물질을 생성하며 자궁내막을 재생함, 임신과 월경에도 유지
	  – 기능층(조밀층(표층), 해면층(중간층)) : 월경이나 분만 시에 탈락되며 결합조직으로 구성

자궁 근층	• 자궁에서 가장 두꺼운 부분으로 근육층으로 구성
	  – 윤상근(circular muscle) : 자궁 근육층 중 가장 내부, 경부의 대부분 차지, 손상 시 자궁 경관 무력증
	  – 사행근(oblique muscle 사위근, 중간층) : 자궁 근육층 중 중간에 위치, 큰 혈관이 위치해 있으며 분만 중 자궁수축을 통해 지혈작용을 함
	  – 종횡근(longitudinal muscle 외층) : 자궁 근육층 중 가장 외부에 위치, 분만 중 태아와 태반을 배출시킴

자궁 외막	• 자궁의 가장 바깥층 • 장막층, 복막조직층(serous layer)의 일부 • 자궁체부의 앞뒤 양면의 대부분을 싸고있음

바. 혈액공급 : 2개의 자궁 동맥과 2개의 난소 동맥에 의해 이루어짐

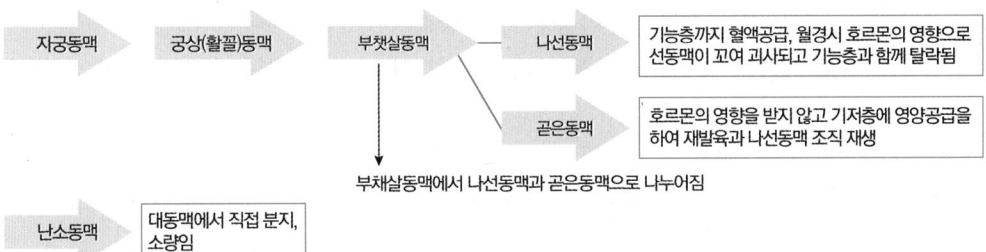

사. 인대 : 자궁, 난소, 난관들을 골반 내에서 위치와 자세를 유지 기출 08, 15

기인대(cardinal ligament)	기본 인대로 원인대 아래쪽에 위치, 자궁의 탈수방지, 손상이 되면 자궁이 아랫부분으로 내려 감
광인대(broad ligament)	자궁측방~골반벽까지. 자궁, 난관, 난소를 정상위치에 놓이게 함
원인대(round ligament)	자궁각에서 서혜관을 지나 대음순까지. 자궁의 전경, 전굴이 유지되도록 함, 임신 중에는 가장 많은 힘을 받음
자궁천골인대 (sacrouterine ligament)	자궁경관 바로 위 후표면에 부착되어있음, 자궁이 탈수되는 것을 방지함, 자궁을 견인시켜 제 위치에 놓이게 함

아. 신경
① 주 : 교감신경(자궁근육 수축과 혈관수축)
② 부 : 부교감신경(자궁근육 수축작용 억제 및 혈관확장)

(3) 난관 : 자궁저부와 연결되어 있으며, 양쪽으로 난소까지 뻗어 있는 원통 모양을 한 얇고 움직이는 8~14cm의 근육성 관

가. 구조 : 자궁에서부터 간질부, 협부, 팽대부, 채부(누두부)로 구성
① 간질부(cornua) : 자궁강과 근접 위치, 자궁의 근육층에 포함
② 협부(isthmus) : 직경 2~3mm의 좁은 부위, 자궁외 임신의 호발 부위(25%)
③ 팽대부(ampula) : 직경 5~8mm, 난관의 가장 긴 부분, 수정의 장소, 자궁외 임신이 가장 호발하는 부위(55%) 기출 02
④ 채부(누두부, infundibulum) : 손가락처럼 벌려져 있는 깔대기 모양의 부위로 복강 내에서 자유롭게 운동, 배란 시 난자를 받아 팽대부로 이동시킴

나. 기능
① 섬모운동, 연동운동, 호르몬의 영향으로 인한 난관의 수축운동에 의해 난자를 자궁으로 운반 (난소의 배설관 역할)
② 수정란을 자궁강 안으로 운반
③ 수정되는 장소

(4) 난소 기출 02

가. 해부학적 특성
① 자궁 후면의 광인대 상부 양쪽에 각각 1개씩 있는 아몬드 모양의 기관, 난관 후방부에 위치
② 자궁 광인대와 난소인대에 의해 지지
③ 복막에 싸이지 않고 복강 내에 자유롭게 존재, 밑 부분만 복강 내에 싸여 있음
④ 배란기에 일시적으로 커지고 폐경이 되면 위축됨
⑤ 길이 4cm, 너비 2cm, 두께 1cm 정도
⑥ 남성의 고환에 상응하는 기관

나. 구조
① 피질 : 발달 단계가 다른 원시난포, 성숙난포, 황체, 백체와 난자가 들어 있음.
② 수질 : 느슨한 결합조직, 혈관, 림프관, 비횡문근으로 이루어짐

다. 기능
① 배란 : 일정 간격(보통은 매달)으로 난소에서 성숙한 난자를 배출하는 것
② 호르몬 분비(에스트로겐, 프로게스테론, 릴랙신 등)

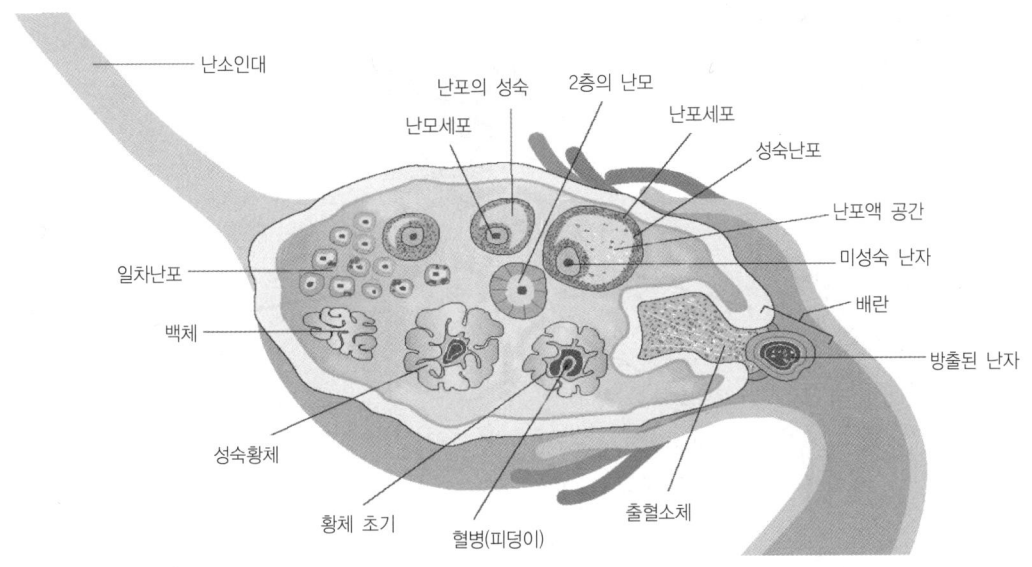

[난소의 구조와 난자의 성숙]

(5) 유방 기출 03 : 유즙을 분비하는 한 쌍의 큰 분비선

가. 위치 : 2~3번째 늑골에서 6~7번째 늑골간에 대칭적으로 위치

나. 구조 : 유방경계에서 유륜까지의 피부, 유륜, 유두 등의 3부분으로 구성
나이, 유전, 영양상태에 따라 크기, 모양이 다름(지방에 의해 결정)

① 유두(nipple) : 많은 혈관과 신경분포로 성적 자극 시 예민한 발기성 조직, 15~20개의 젖샘관이 개구됨

② 유륜(젖무리, areola) : 유두 주위를 둘러싼 핑크나 갈색 부위
  📢 몽고메리샘(Montgomery's gland) → 유륜 표면의 거칠고 작은 결절로 지방샘이 있어 유두 보호 → 임신 중에 짙은 갈색으로 뚜렷해짐

③ 실질(parenchyma) : 샘조직을 통한 유즙배출 기전
선방세포(acini cell)에서 삼투압에 의해 유즙생산 → 젖샘 소엽 → 젖샘엽 → 젖샘관 → 젖샘관동(유즙저장) → 유두 통해서 배출

④ 기질(stoma)
  • 지방조직 : 젖샘조직 및 관을 보호
  • 지지조직 : 쿠퍼인대(Cooper's ligament)에 의해 흉벽에 유방지지

다. 기능 : 수유기능, 성적 흥분

라. 유즙분비와 호르몬

estrogen	유방에 지방을 축적시켜 유방의 성장을 자극, 혈관분포도를 증가, 젖샘의 성장을 자극
progesterone	젖샘조직을 성숙시키고 크기를 증가시킴
prolactin	유즙 생성 (분만 후 에스트로겐과 프로게스테론 감소에 의해 분비 촉진)
oxytocin	유즙 배출
젖샘 발육	estrogen, insulin, cortisol, T_3, T_4, prolactin, 성장호르몬, 태반락토겐

3) 호르몬과 생식작용

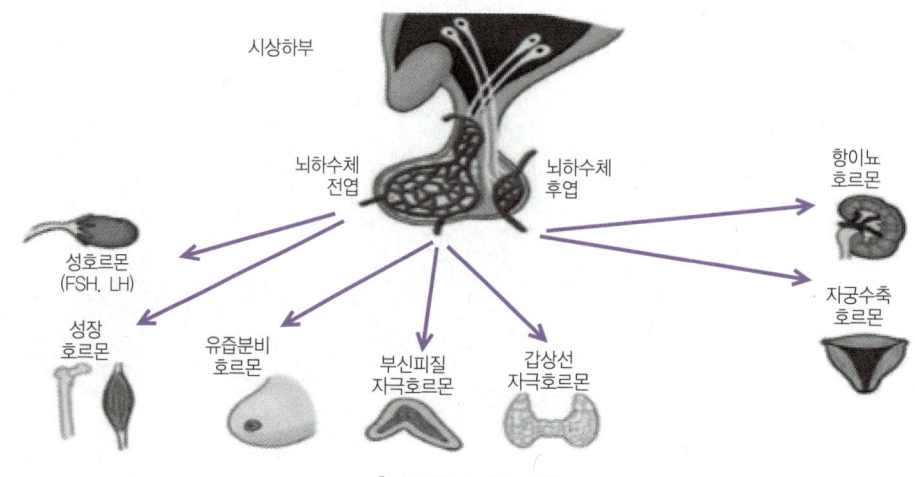

[시상하부 호르몬]

(1) 시상하부 호르몬(hypothalamic hormone)

분비 또는 억제호르몬을 방출하여 뇌하수체호르몬 분비를 자극

(2) 뇌하수체 호르몬 기출 10, 24

뇌하수체 전엽	난포자극 호르몬 (follicle-stimulation hormone, FSH)	• 난소의 원시난포를 성숙난포로 성숙시킴 • 난포의 성장으로 난소에서 estrogen 분비시킴 • 남성에서 고환속의 정세관을 자극하여 발달시키고 정자의 형성을 촉진한다.
	황체화 호르몬 (luteinizing, LH) 기출 24	• 배란 직전 급격히 분비가 증가하여 배란 유발 • 에스트로겐 고농도에 자극 → LH↑ → 배란유발 → 배란후황체 형성 → 에스트로겐/프로게스테론 분비 • 임신지속 작용 : 수정란 착상, 자궁속막 준비 • 비임신기에 황체는 일정기간 지난 후 퇴화됨 • 남성에서 고환의 간질세포를 자극하여 테스토스테론의 분비를 촉진한다.
	유선 자극 호르몬 (prolactin)	• 임신 5주부터 분비, 분만 시 최고수준에 이름 • 수정란의 착상과 임신 유지, 유방의 젖샘이 젖을 만들도록 촉진 • 분만 후 유즙분비 촉진, 난소주기 억제 → 배란 억제
뇌하수체 후엽	항이뇨호르몬 (vasopressin)	소변의 양을 감소
	옥시토신 (oxytocin)	• 자궁수축과 유즙 사출 작용 • 분만 동안 태아의 배출 도움

(3) 난소호르몬의 종류와 기능

① Estrogen(난포호르몬, 여성화호르몬)
  • 난소의 과립막, 난포막, 황체, 태반, 부신피질, 남성고환의 간질세포에서 생성

- 종류 : Estrone(E1 폐경기 여성), Estradiol(E2 가임기 여성), Estriol(E3 임신기간에 분비), 3가지, 대소변으로 배설
- 농도 : 월경주기 13일째 최고, 3일째 가장 낮음

② Progesterone(황체호르몬, 모성화 호르몬, 임신유지 호르몬)
- 황체, 난소, 태반, 부신피질에서 생성
- 자궁내막에서 수정란 착상준비 및 임신유지
- 배란 후 7~8일째 가장 많이 분비, 월경 전 2일간 완전 저하, 임신 시 증가

③ Relaxin(릴랙신) : 자궁근육을 이완하여 조산 예방, 경관을 유연하게 해주어 분만에 도움

부위	기능	
	Estrogen	Progesterone
자궁	자궁내막 비후, 자궁근육 증대, 혈액공급 증대	• 수정란 착상, 임신유지, 자궁근층 이완 • 나선동맥형성 및 혈액공급, 선분비 증가 • 글리코겐 축적으로 착상에 적당한 영양상태 형성하여 수정란의 지속적 발달에 도움
경관	점액분비 증가, pH 증가, 점성도 저하, 견사성 증가, 양치엽상 결정체 형성	점액점성도 상승, 분비물 양이 줄어듦, 백혈구 증가, 견사성 및 양치모양 감소 → 정자의 통과를 어렵게 함
질강	질강상피 각질화	
난관	난관운동성 촉진 → 배란기 때 운동능력을 최대화하여 난자 이동 촉진	난관의 연동운동 촉진으로 황체기에 자궁강 내로 수정란 운반
대음순	비후되고 커져 윤곽 뚜렷	
유방	젖샘관의 발달	유즙 분비하는 선방세포 및 젖샘소엽 발달
뇌하수체	FSH(난포자극호르몬) 분비 억제, LH(황체화 호르몬) 분비 촉진	FSH(난포 작용 호르몬)의 분비 촉진, 간질세포자극호르몬(ICSH) 분비 억제
골격	뼈의 성장 촉진(부족 시 골다공증 유발)	기초체온을 상승시킴

4) 난소와 자궁내막의 변화

(1) 월경기(menstrual phase)

① 월경주기의 첫 5일간, 평균 기간 3~5일, 30~60mL의 양, 28일 주기(25~32일)
② 나선동맥의 파열로 기능층(조밀층, 해면층)이 떨어지고 기저층만 남음. 즉 자궁내막이 탈락되는 현상으로 내분비 기능에 의해 일정한 주기로 반복되는 자궁내막에서의 출혈로 나선동맥 수축 시 월경이 멎음
③ 난소 : 황체의 퇴축
④ 호르몬 : 에스트로겐 감소, 프로게스테론 최저
⑤ 주증상
- 둔부의 무거운 느낌, 빈뇨 및 변비
- 경미한 불안정감
- 특별한 불편감은 없음

⑥ 월경혈의 특성
- 정맥혈같이 검붉은색
- 음부 피지선 분비물과 혼합되어 특유의 냄새
- 섬유용해성 효소가 있어 응고가 안 됨
- 혈구, 경관점액, 괴사된 조직 및 질 점액, 세균포함
- 개인의 나이, 신체, 정서상태, 환경이 월경의 규칙성에 영향을 줌

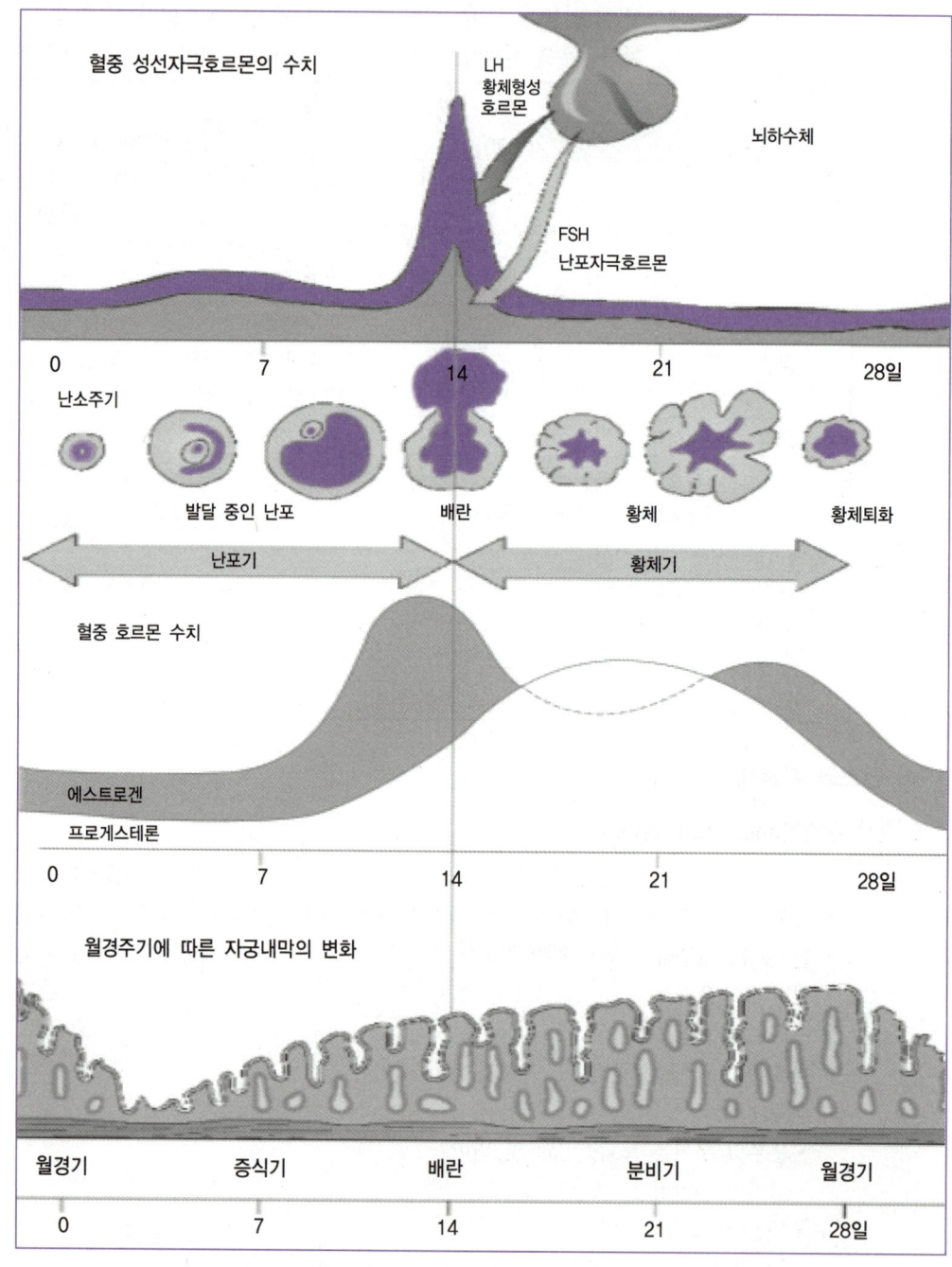

[월경주기에 따른 변화]

(2) 증식기(proliferative phase) 기출 23

① 월경주기 5~14일
② 자궁내막이 비후되는 시기로 자궁 내막선의 발달 및 혈관분포의 증가
③ 난소 : 그라피안 난포의 성장
④ 호르몬 : estrogen 분비 점차 증가, 프로게스테론 분비 시작

(3) 배란(ovulation, 성숙난포에서 난자가 복강 내로 배출) 기출 13, 14

① 월경 14일 전, 난소주기(월경주기) 14일째 임
② 성숙난포가 10~15mm로 커져 난소표면으로 융기 → 난포액으로 둘러싸인 성숙난자가 복강 안으로 방출되는 것
③ 난소-일반적으로 좌우 난소에서 번갈아 난자 방출
④ 배란기에 LH(황체형성호르몬), FSH(여포자극호르몬) 분비가 급상승, 에스트로겐은 고농도로 분비, LH(황체형성호르몬)이 증가한 후 배란이 일어남
⑤ 배란유무를 알 수 있는 징후와 검사 기출 13, 14

징후	증상
배란통	여성의 25%가 느낌, 배란 시 소량의 출혈이 복막을 자극하여 하복통을 느낌
기초체온곡선 기출 25	저온에서 고온으로 옮겨가는 시기(배란기를 중심으로 기초체온이 저온에서 고온으로 바뀐 후 월경 전기까지 고온 지속)
	체온이 약간 하락한 후에 저온기에 비해 0.2~0.3℃ 상승(난포기 : 저온, 황체기 : 고온)
자궁경관 점액	경관 점액량은 맑고 양이 많음, 견사성(탄력 있게 늘어나는 성질)의 증가 • 월경 첫날로부터 10일 : 견사성 6cm • 월경 첫날로부터 13일 : 견사성 12cm(배란일) • 월경 첫날로부터 16일 : 견사성 3cm → 즉, 견사성이 높으면 정자의 통과와 이동이 용이하게 됨 양치모양(ferning) : 점액을 슬라이드 글라스에 말려서 보면 분지 또는 양치모양
호르몬검사	소변의 성선자극호르몬, 프레그난디올, 에스트로겐의 증가
자궁내막 생검	자궁내막 생검을 통해 황체호르몬의 변화 확인
질식초음파	초음파를 통해 난소관찰

(4) 분비기(secretory phase)

① 월경주기 14~25일
② 나선동맥의 성장 및 분비물 축적으로 자궁내막이 두꺼워짐, 수분이 많아지고 글리코겐(glycogen)이 풍부해져 난자 착상에 이상적 환경 조성
③ 난소 : 활발한 황체작용
④ 배란 후 황체에서 분비된 progesterone 농도 증가의 영향을 받음, 에스트로겐의 2차 증가

(5) 월경 전기(허혈기, ischemic phase)

① 월경주기 25~28일
② 자궁내막 나선동맥의 혈액공급 차단으로 혈관이 괴사
③ 난소 황체의 조기퇴축
④ 수정이 안 되면 황체가 퇴화하여 에스트로겐과 프로게스테론 수치가 급격히 저하됨

2 여성 생식기 건강사정

1) 외부 생식기 검진 기출 07, 10, 11

(1) **시진** : 장갑을 끼고 대음순을 벌린 후 외음부의 성적 성숙 유형 및 상처 등 외부구조 관찰

(2) **촉진**

외음부	• 쇄석위나 좌측위에서 촉진 • 소음순, 음핵, 요도개구부, 질구의 병소 촉진 • 비정상 소견 : 압통, 결절, 열감, 염증, 이상분비물 등
스킨샘	• 질 내에 검지 삽입 후 11시, 1시 방향으로 눌러 분비물 확인 및 배양 • 압통, 결절, 화농성 분비물은 임질 의심
바르톨린샘	• 질 내에 검지 삽입 후 5시와 7시 방향으로 촉진 • 종창, 덩어리 확인, 농성 분비물 촉진 시 배양검사(임균의심)

(3) **골반근육의 지지 정도 검사** 기출 06

방법	한쪽 손의 검지와 중지로 음순을 벌리고 다른 쪽 손의 검지(집게손가락), 중지(가운데손가락)을 질 안으로 넣은 후 대상자에게 아래로 힘을 주게 함
정상	질벽의 팽윤이나 요실금 없음 • 미산부 : 탄탄하게 조이는 느낌 • 다산부 : 탄력이 약함
비정상	• 방광류, 직장류, 경한 탈수 시 : 아래로 힘을 줄 때 팽윤됨 • 복압성 요실금 : 아래로 힘을 줄 때 소변이 흐름 • 탄력성 감소 및 소실 : 성적 만족도 감소

2) 내생식기 검진

(1) **질경 삽입** 기출 06, 09, 10, 18

① 검진대상자 준비 : 방광비우기, 복부 이완유도(심호흡 등)
② 검사자 : 검사 목적과 방법 안내, 프라이버시 고려, 손 씻기 및 소독된 장갑 착용
③ 크기에 맞는 질경 선택, 쇄석위
④ 따뜻한 물로 질경을 덥혀 사용(윤활제는 정균작용으로 검사결과에 영향을 미치기 때문에 사용하지 않는다.)
⑤ 질구를 벌리고 외구를 사정하며 삽입
⑥ 질경은 닫은 상태로 질 후벽 쪽으로 45° 각도 아래쪽 방향으로 비틀어 삽입 후 질경의 날이 수평이 되도록 회전시킴
⑦ 치모나 음순이 끼이지 않도록 주의하며 손잡이가 아래쪽으로 가도록 돌려 경부가 보이도록 질경의 날이 수평이 되게 나사를 고정

(2) **경관 시진** : 자궁경부, 질구, 내자궁구(경산부/미산부), 색깔, 발적, 궤양, 출혈, 결절, 종양, 기형, 분비물 여부

(3) 경관도말 및 배양검사 기출 07, 14, 19, 20, 22

① 임균배양을 위한 검사물 채취는 Pap smear 전에 시행(필요한 분비물의 제거를 예방)
② Pap smear(자궁경부질세포진검사)
- 자궁경부암 진단에 사용
- 만 20세 이상 여자, 2년 간격으로 실시
- 검사 24시간 전 질 세척, 좌약, 성교 금지를 미리 안내, 월경기간은 피해서 검사
- 면봉으로 경부분비물 채취(경관 내부, 편평원주상피세포 접합부, 후질원개의 3곳)
- 쇄석위, 노출최소화

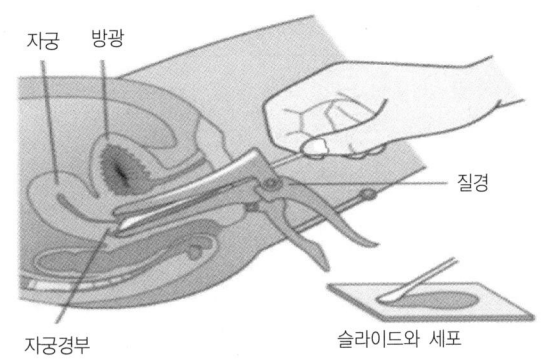

[자궁경부세포진검사]

③ 결과해석

Bethesda체계	이형증/CIN체계		Pap체계 기출 19	
정상범위로 제한	정상		Class I	이상세포 없음
감염(특정원인균)	감염성 비정형증 (균감염으로 인한 이상세포 출현)		Class II	염증으로 이상 세포 출현
반응적 또는 보상적 변화(염증)	편평상피 비정형증			
편평상피세포이상(Squamous cell abnormality)				
의미 미결정 비정형 상피세포(Atypical squamous cell undetermined significance, ASC US) - 6개월후 추적검사				
저등급 편평상피내 병소 (LSIL: low-grade squamous intraepithelial lesion-colposcopy with biopsy. → 병소의 박리필요함)	HPV비정형증		Class III	비정상 유핵세포변화
	경도이형증	CIN I		
고등급 편평상피내 병소 (HSIL: high-grade squamous intraepithelial lesion-colposcopy with biopsy. → LEEP, cryosurgery, surgical excision)	중등도 이형증	CIN II		
	중증이형증	CIN III		
	상피내암	CIS	Class IV	암으로 생각할 수 있는 세포상 출현
편평상피병변	편평상피 세포암		Class V	침윤암으로 시사할 만한 세포상

(4) **질벽 시진** : 질경을 빼면서 질벽을 관찰, 색깔, 염증, 분비물, 궤양, 종양 등 검사

> 🚑 **인유두종 바이러스(Human Papilloma Virus, HPV)**
> - 성접촉으로 전파
> - 성경험이 있는 우리나라 여성의 10% 가량이 감염
> - 자궁경부암 조직의 99%에서 HPV 감염이 확인
> - 고위험형 HPV 중 16번과 18번이 자궁경부암에서 발견되는 HPV의 약 70%를 차지
> - HPV 감염이 자궁경부암의 주요 원인이지만, HPV 감염이 반드시 자궁경부암을 유발하는 것은 아님
> - HPV 예방백신은 자궁경부암으로 70% 이상 예방할 수 있으나 백신접종을 하였어도 검진은 필요함
> - 첨형 콘딜로마도 HPV 감염으로 발생함

3) 유방검진 [기출] 07, 15, 17

(1) **유방검진 시기**
  ① 사춘기 이후 : 매달 월경 후 1주일 내에 시행
  ② 폐경기 이후 : 날짜를 정해 놓고 매달 같은 날짜에 시행. 연 1회 정기검진 필요

(2) **유방검진 절차** [기출] 15
  ① 시진 : 대상자를 앉힌 상태에서 상의를 벗기고 팔을 양 옆으로 내린 후 관찰
    - 크기, 모양, 대칭성, 유방의 색, 피부 표면의 특징, 함몰, 위축 유무 확인, 유두의 분비물 및 유두 종양 관찰, 목과 액와부위의 종창, 발적 시진
  ② 촉진 : 대상자를 눕힌 후 검사하는 쪽의 어깨에 베개로 받친 후 팔을 머리 위로 올리도록 하고 촉진
    - 유방 밑, 유방 주위, 젖무리 순서로 체계적으로 검사
    - 촉진 시 유의점
      - 유방근육의 경도와 신축성 확인
      - 유방의 병변 및 압통 확인
      - 소결절 촉진 시 자세히 기록 : 유방을 4등분하여 유두로부터 거리 표시, 모양, 경도, 압통, 분비물 양상을 기록
      - 유두의 탄력성, 분비물 확인

(3) **유방의 자가 검진** [기출] 07
  ① 절차 : 시진(거울 앞에 서서, 샤워 시) → 촉진(앉거나 서서) → 촉진(누운 자세)
  ② 방법
    - 누워서 오른쪽 어깨 아래에 베개를 고인 후 오른팔을 머리 뒤에 놓고 왼손으로 오른쪽 유방 촉진
    - 유방 주위를 움직이며 만져봄 : 둥글게 움직이며 촉진, 세로 방향으로 움직이며 촉진, 가장자리에서 중심으로 움직이며 촉진(원을 그리며, 쐐기 모양, 수직 방향)
    - 양팔을 머리위로 올린 자세와 양쪽 대퇴관절의 뒤쪽으로 한 자세에서 유방모양의 변화가 어떠한지 관찰
    - 유방이 크거나 늘어진 경우, 검사자의 손으로 받쳐 준 상태에서 앞으로 굽히도록 하여 모양의 변화를 관찰

- 엄지와 검지로 유두를 눌러 분비물 확인
- 같은 방법으로 왼쪽 유방도 검진
- 변화 발견 시 병원 방문
- 샤워하는 동안 유방 자가 검진 가능
- 유방과 겨드랑이, 쇄골, 유방 위쪽, 어깨까지 검진 필

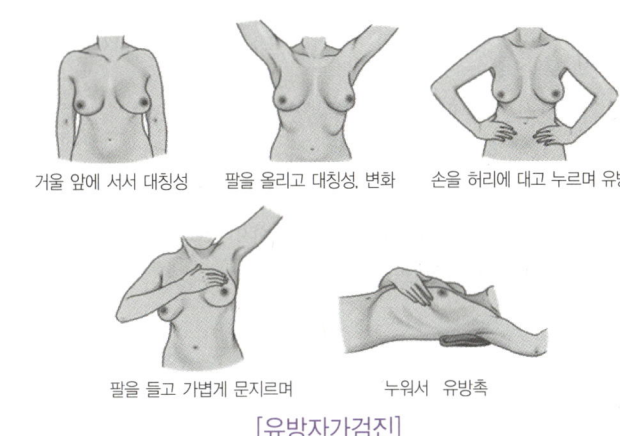

[유방자가검진]

3 남성 생식기의 구조와 기능

1) 외부 생식기

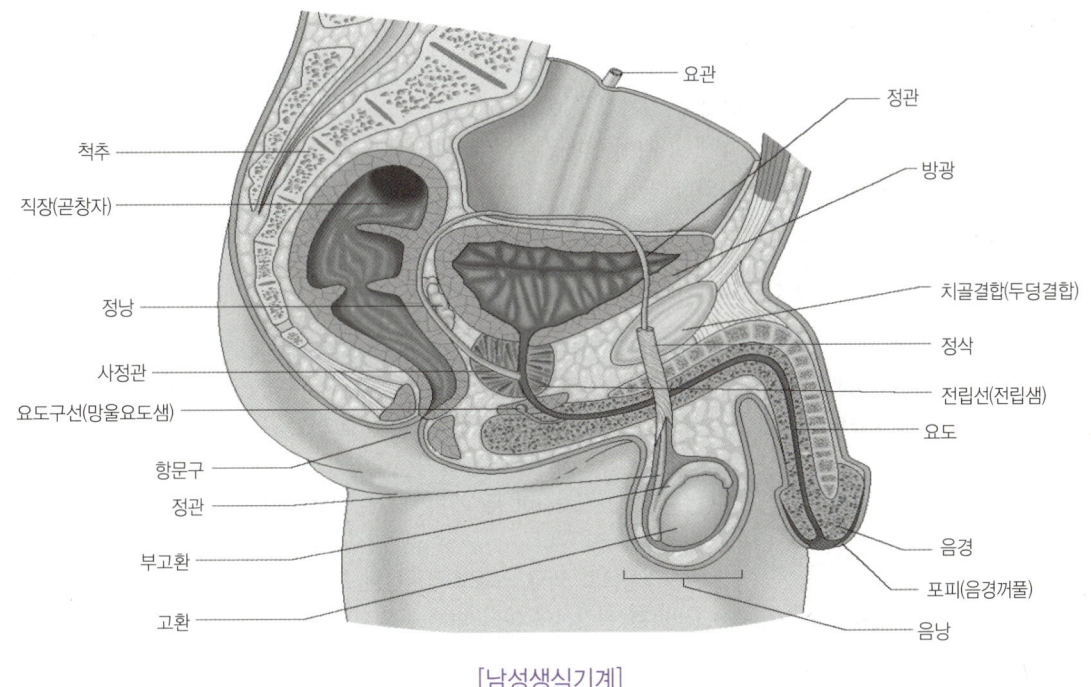

[남성생식기계]

(1) 치구(mons pubis)

(2) 음경(penis)

① 해면조직으로된 3개의 원주로 구성된 발기 조직(2개의 음경해면체, 1개의 요도해면체)
② 발기성 조직, 소변과 정액의 통로(성교 및 배뇨 기능)
③ 음경의 끝은 귀두, 주름이 많음, 여성의 음핵에 해당

(3) 음낭(scrotum)

① 고환, 부고환, 정관을 덮고 있는 주름진 주머니 구조이며, 중격에 의해 좌/우로 나뉘어짐
② 음낭 피부에 피지선, 땀샘, 음모 분포
③ 왼쪽 고환이 오른쪽 고환에 비해 약간 아래에 위치(1cm)하여 고환 간의 마찰력을 줄임
④ 온도에 민감(평활근 수축, 이완을 통해 고환의 최적 온도 유지) → 더운 장소에 장시간 앉아 있거나, 꽉 조이는 바지는 고환의 운동력이 떨어져 정자 형성 및 불임문제 발생

2) 내부 생식기

(1) 고환(testes)

① 250개의 소엽과 1~4개의 정세관으로 구성
② 정자의 생성 및 활력 유지 위해 복강 내 온도보다 1.5~2.3℃ 정도 낮게 유지됨
③ **간질세포에서 내분비 기능** : 남성호르몬인 테스토스테론(testosterone) 분비
④ **정자 생성** : 고환 내 정자발생세포에서 FSH와 테스토스테론의 작용으로 정자 생산, 정자의 생성(조정과정에 74일 정도 소요)

(2) 부고환(epididymis)

① 고환의 상부 후면에 존재(두부, 체부, 미부로 구성)하며 나선모양의 관으로 구성
② 고환 → 부고환 → 정관으로 정자가 이동
③ 부고환의 두부(정자의 성숙에 관여하며 흡수와 분비), 체부(정자의 성숙에 관여하며 외부로부터 체액을 유입), 미부(정자의 저장 역할)
④ 고환에서 생성된 정자는 부고환을 통과하면서 운동성, 수정능력, 투과력이 변화됨

(3) 정로(seminal tract) : 정자의 배출관

전립샘 (prostate)	• 방광의 아랫부분에 존재(전립선이 비대해지면 소변 배출에 장애) • 정자를 보호하고 운동성을 증가시키는 우윳빛 알칼리성 액체를 분비하여 질 내 산성 분비물을 중화함, 항균 효과있음 • 전립선 액은 정액의 30%를 차지함
정낭 (seminal vesicle)	• 방광 뒤에 위치하며 두 개의 막으로 된 주머니 • 정액의 60% 분비 • 알칼리성으로 과당, 프로스타글란딘 포함
요도망울(bulbourethral, 구요도, 쿠퍼샘)	• 1쌍으로 전립선의 아래 부분에 위치 • 윤활제 역할을 하며 알칼리성 액체를 분비
정로(seminal tract)	6~8cm의 정자가 배출되는 관으로 세정관, 부고환, 정관, 사정관, 요도로 구성

PART 1 여성건강의 이해

01. 다문화여성을 간호하는 바람직한 태도는?

① 여성의 주도로 가족의 역할분담이 이루어지도록 한다.
② 다문화 여성의 전통적, 문화적 간호요구를 배제한다.
③ 다문화 여성과 간호사의 문화차이를 인식한다.
④ 가족 내의 자원을 이용하여 간호사 주도로 출산을 한다.
⑤ 문화적 우월성을 고려한다.

해설 [가족중심간호]
- 출산, 양육, 사회화 등이 여성에게 국한된 책임이 아니라 가족전체의 과업임을 인식하는 것이다.
- 문화적 차이를 인정하고 가족내에서 여성의 역할을 스스로 결정하고 조정하는 능력을 함양한다.
- 여성의 가치와 신념을 존중하고 경험을 함께 나눈다.
- 임산부와 가족에게 출산은 정상적이고 건강한 사건이며, 자연적 현상인 생의 전환으로 인식하도록 접근하는 것이다.
- 가족은 자신들에게 적절한 정보와 전문적 지지가 있다면 자신들의 간호에 스스로 참여하고 판단가능하다고 본다.
  → 참여분만, 자연분만, 모자동실 등 자연적 출산과정 제시

02. 성폭력 피해자의 원치않는 임신을 위한 간호중재는?

① 12시간 내 질세척을 한다.
② 24시간 내 살정자제를 질내에 투여한다.
③ 72시간 내 응급피임약을 투여한다.
④ 배란기가 확실한 경우에만 중재를 한다.
⑤ 2주간 스테로이드를 투여한다.

해설 [응급피임법(Yuzpe 응급피임법, 성교후피임법)]
- 불가피한 성접촉이나 기존의 피임법의 실패로 임신의 위험이 있을 경우 성관계 72시간 이내에 호르몬 요법과 자궁내장치를 이용하여 자궁착상 억제효과로 임신을 방지할 수 있다.
- 복용법 : 성교 후 72시간 내에 1회 복용, 그 후 12시간 후 다시 1회 복용으로 평균 75% 피임효과(최근에는 72시간 내 1회 복용하는 약도 있음)

01. ③ 02. ③

03. 첫 아이를 분만한지 6개월이 지났으며 현재 모유수유를 중단한 여성이 둘째임신을 고려하고 있을 때의 피임법으로 피해야하는 것은?

① 콘돔
② 경구피임약
③ 피하이식형
④ 난관결찰술
⑤ 자궁내장치

해설 난관결찰은 난소가 배출되지 못하도록 난관을 절제하고 결찰함으로써 피임의 효과가 영구적으로 나타나는 방법으로 임신계획이 있는 여성에게는 적절하지 않다.

04. 성폭력 피해 여성의 검체를 채취하는 간호사의 행위로 옳은 것은?

① 혼자 있을 수 있도록 한다.
② 아무 일도 없었던 것처럼 대한다.
③ 인적사항에 대해 공개한다.
④ 신체접촉에 예민할 수 있다는 것을 알고 행동한다.
⑤ 즉시 임신반응검사를 시행한다.

해설 [성폭력 피해 대상자 간호]
- 정서적 지지 : 당황하고 응급한 상황임을 인식
- 피해자를 무감각한 태도로 대하지 않아야 함.
- 되도록 피해자의 입장을 존중하고 무비판적 지지를 제공하며, 의사결정에 참여하고 적극적으로 청취
- 혼자 두지 말 것
- 신체접촉은 조심스럽게 꼭 필요한 상황에서만 할 것
- 여전히 가치 있는 사람이고 전폭적으로 지지해 줄 수 있는 사람이라는 확신을 줄 것
- 임신 반응검사는 임신 후 3주가 지나야 반응이 나타나므로 응급피임약을 먼저 복용

05. 여성의 생식기에 대한 연결이 옳은 것은?

① 대음순 – 치모가 없으며 남성의 귀두에 상응한다.
② 대음순 – 좌우 소음순 사이 함몰부위, 요도구, 질구가 있다.
③ 바르톨린샘 – 질구 양옆 4시, 8시 방향에 위치하는 분비기관
④ 질구 – 여성의 외부생식기계와 내부생식기계 간의 영역을 구분하는 경계
⑤ 항문올림근 – 골반을 이루는 치골결합부, 좌골결절과 미골을 잇는 근육체

해설 ① 소음순 – 치모가 없으며 남성의 귀두에 상응한다.
② 전정 – 좌우 소음순 사이 함몰부위, 요도구, 질구가 있다.
④ 처녀막 – 여성의 외부생식기계와 내부생식기계 간의 영역을 구분하는 경계
⑤ 회음근육체 – 골반을 이루는 치골결합부, 좌골결절과 미골을 잇는 근육체

정답 03. ④ 04. ④ 05. ③

성인간호학·모성간호학·아동간호학·기본간호학

06. 자궁경관이 질상부에 삽입된 공간으로 전·후·좌·우로 구분되며 특히 암세포검사의 중요한 지표가 되는 곳은?

① 맹낭 ② 전원개
③ 후원개 ④ 추벽
⑤ 자궁저부

> **해설** 후원개(임상적으로 중요) : 후질벽과 경부사이. 전원개보다 길이가 길어 질좌약 삽입부위
> - 맹낭천자와 맹낭경 검사의 중요한 부분(맹낭천자 : 직장과 자궁 후벽사이의 공간에서 천자 자궁외 임신과 골반염증성 질환의 진단 시)
> - 암세포 검사의 중요한 지표 (파파니콜라우 도말검사 pap. smear : 자궁경부암 진단검사 시 경관 내부, 편평원주 상피세포 접합부, 후질원개의 3곳에서 시행)

07. 다음에 해당하는 것은?

- 난소의 원시난포를 성숙난포로 성숙시킴.
- 난포의 성장으로 난소에서 estrogen을 분비시킴.
- 자궁목의 점액량이 많아지고 점도가 묽어짐.
- 남성에서는 세르톨리 세포를 자극하여 정자의 발육과 성숙을 촉진함

① luteinizing hormone(LH) ② progesterone
③ oxytocin ④ follicle-stimulation hormone(FSH)
⑤ gonadotropin releasing H.(GnRH)

> **해설** [난포자극 호르몬(follicle-stimulation hormone, FSH)]
> - 난소의 원시난포를 성숙난포로 성숙시킴.
> - 난포의 성장으로 난소에서 estrogen을 분비시킴.
> - 질점막 비후
> - 자궁, 난소발달
> - 자궁목의 점액량이 많아지고 점도가 묽어짐

08. 다음 중 배란기라고 추측할 수 있는 경우는?

① 질 분비물이 계란흰자처럼 묽고 잘 늘어난다.
② 월경시작한지 5일째이다.
③ 기초체온이 낮다.
④ 혈액검사상 프로게스테론의 수치가 매우 낮다.
⑤ 경관점액의 pH가 산성이다.

06. ③ 07. ④ 08. ①

> **해설** [배란 시 신체적 증상과 징후]
> - 기초체온의 변화 : 배란기를 중심으로 기초체온이 저온에서 고온으로 바뀐 후 월경 전기까지 고온 지속
> - 자궁경관 점액의 변화 : 경관 점액량은 맑고 양이 많음
> - 경관 점액 pH의 변화 : 약알칼리성
> - 견사성(탄력 있게 늘어나는 성질)의 증가
> - 양치모양(ferning) : 점액을 슬라이드 글라스에 말려서 보면 분지 또는 양치모양
> - 월경 14일 후
> - 배란기에 LH(황체형성호르몬), FSH(여포자극호르몬) 분비가 급상승, 에스트로겐이 가장 많이 분비됨

09. 자궁경부암 검진을 위해 의료기관을 방문하려고 문의하는 대상자 교육으로 옳은 것은?

① 월경주기에 관계없습니다.
② 검사 전 질세척을 하고 오셔야 합니다.
③ 6시간 이상의 금식이 필요합니다.
④ 검사직전 소변을 보고 시행합니다.
⑤ 침상에 엎드린 자세로 시행합니다.

> **해설** [Pap smear(자궁경부질세포진검사)]
> - 검진대상자 준비 : 방광비우기, 사전 질세척, 성교, 질약 사용금지(24시간 이내), 월경기간은 피해서 검사해야함을 미리 안내
> - 자궁경부암 진단에 사용
> - 만 20세 이상 여자, 2년 간격으로 실시
> - 면봉으로 경부분비물 채취(경관 내부, 편평원주상피세포 접합부, 후질원개의 3곳)
> - 쇄석위, 노출최소화

10. 자궁인대 중 자궁이 탈수되는 것을 방지하고, 자궁을 견인시켜 제 위치에 놓이게 하는 인대는?

① 치골결합
② 광인대
③ 원인대
④ 자궁천골인대
⑤ 난소인대

> **해설**
>
> | | |
> |---|---|
> | 기인대(cardinal ligament) | 주된 인대로 원인대 아래쪽에 위치, 자궁의 탈수방지, 손상이 되면 자궁이 아랫부분으로 내려감 |
> | 광인대(broad ligament) | 자궁측방~골반벽까지, 자궁, 난관, 난소를 정상위치에 놓이게 함 |
> | 원인대(round ligament) | 자궁저부~자궁경부와 대음순까지, 자궁의 전경, 전굴이 유지되도록 함, 임신 중에는 가장 많은 힘을 받음 |
> | 자궁천골인대 (sacrouterine ligament) | 자궁경관 바로위 후표면에 부착되어 있음, 자궁이 탈수되는 것을 방지함, 자궁을 견인시켜 제 위치에 놓이게 함 |

생애전환기 여성

PART 2

CHAPTER 01. 월경간호
CHAPTER 02. 완경간호

CHAPTER 01 월경간호

간호사국가고시 대비

> **정의** 월경장애 : 월경의 주기나 양에 변화가 있거나 통증을 동반하는 것

1 무월경(amenorrhea) 기출 20, 21, 22, 23, 24

1) 분류		원인
생리적 무월경		임신, 수유기, 사춘기 이전, 폐경기 이후에 정상적으로 월경이 없는 상태
원발성 무월경		• 이차성징 발현없이 14세까지 초경이 없는 경우 • 이차성징발현 있으나 16세까지 초경이 없는 경우
속발성 무월경		• 월경을 하던 여성이 6개월 이상 월경이 없거나 • 기왕의 월경주기의 3배 이상 기간동안 월경이 없는 경우
2) 원인	원발성 무월경	해부학적 원인 - 뮐러관기형, 처녀막폐쇄, 질결손, 자궁부재등 주로 선천적
		GnRH 농도 상승된 난소기능부전 - 터너증후군
		GnRH 농도 저하된 난소기능부전 - 시상하부 기능저하
	속발성 무월경	조기폐경(40세 이하)
		• 시상하부 - 뇌하수체단위 기능적, 기질적 결함 • 기타내분비질환(부신이나 갑상샘질환, 프로락틴이나 성장호르몬과다)
		뇌하수체 - 시상하부기능억압 : 영양실조, 스트레스, 정서적 긴장, 신경성식욕부진, 체중감소, 운동(기능성 무배란성 무월경)
		외상(자궁경부협착, 자궁강유착)
		기후와 활동변화, 신경성충격

3) 치료

① 병력청취
② **검사** : β-HCG(모든 가임여성의 무월경에 반드시 검사), 혈중 TSH, prolactin, estradiol, FSH, 골반초음파, 뇌 CT, MRI 등
③ **치료** : 원인규명이 중요함
  호르몬대체요법, 배란유도(크로미펜)투여 등 원인에 따른 근원적 장애제거 위한 일반적 치료

2 비정상 자궁출혈 기출 10

정상월경의 양상에서 벗어나 주기에 관계없이 오는 모든 불규칙적인 출혈

	정의	원인	치료
1) 월경과다	• 주기는 규칙적 • 월경이 7~8일 이상 지속 • 실혈이 80~100mL 이상 과다한 월경	• 자궁내막에 대한 호르몬의 부적절한 자극 (경구피임약 복용, 자궁내 장치가 자궁내막 자극) • 기질적 병소 : 자궁 경관염, 자궁내막염, 골반감염, 자궁근종, 폴립, 간질환, 신장 질환 등	• 젊은 여성, 혈액손실이 없는 경우 → 치료할 필요 없음 • 갱년기 출혈 → 암 등을 의미하므로 적극적 치료 • 충분한 영양섭취 : 단백질, 칼슘, 비타민, 철분 등 • 자궁수축제 투여 : 출혈방지 • 경구피임약 : 월경량, 월경주기 조절 • 자궁내 장치 제거 • 필요시 소파수술 • 갱년기 여성 : 자궁내막 생검을 통해 자궁내막암 여부 확인
2) 월경과소	• 주기는 규칙적 • 출혈 기간이 1~2일로 짧고 양이 적은 월경 • 월경주기가 17~20일로 짧으면 무배란 암시	• 내분비 기능장애 • 경구피임약 복용 • 자궁경부 협착 • 심한 체중감소 • 단백질 결핍 • 약물복용	• 원인규명 : 골반검사, 배란검사 • 원인에 따른 치료 : 피임약 중단, 경관확대, 영양개선
3) 부정자궁출혈	월경기간이 아닌 때의 점상 또는 다량의 비정상적 자궁출혈	• 혈중 에스트로겐 농도 저하시 점상출혈 • 생식기의 기질적 병소 : 경부미란, 자궁외 임신, 분만 후 태반조직 잔류	원인에 대한 치료 : 에스트로겐 치료, 기질적 원인에 따른 치료
4) 기능성 자궁출혈 기출 10, 25	자궁의 기질적 병변과 관계없이 주로 내분비 장애에 의한 자궁내막 주기의 변화로 발생되는 무배란성의 비정상 자궁출혈되는 무배란성의 비정상 자궁출혈 무배란에서도 월경주기 초기단계처럼 에스트로겐수치 상승, 배란이 일어나지 않으면 황체가 없고 프로게스테론도 만들어지지 않음, 에스트로겐 과다공급으로 자궁내막의 과증식, 자궁내막이 불규칙하게 떨어져 나오며 출혈 야기	• 시상하부-뇌하수체-난소 축의 장애 • 내인성, 외인성 스테로이드 호르몬의 영향 • 자궁내막 위축성 출혈, 호르몬 대체요법에 의한 외인성 출혈, 생식기 병소, 간장애, 영양장애, 스트레스 등	• 증상 : 월경과다, 월경과소, 부정자궁출혈 양상을 보임 • 치료 : 소파술, 경구피임약, 프로제스틴, 프로게스테론 방출 자궁내장치, 철분제로 치료등 원인규명에 따라 치료

3 월경 전 증후군(Premenstrual syndrome : PMS) 기출 15, 16, 17, 18, 21, 23, 24

1) 정의
① 월경과 관련된 정서장애(월경 전 긴장증, 월경 전 불쾌장애), 일상생활에 지장을 줄 정도의 신체적·정서적·행동적으로 복합된 증후군
② 월경 시작전 1~2주전 즉, 황체기에 나타났다가 월경 시작 직후 소실

2) 원인
① 불분명
② 호르몬 관련 : 황체기에 estrogen의 상대적 과잉분비와 progesterone의 상대적 결핍으로 호르몬 불균형으로 인함, prolactin 분비가 증가되어 유방팽만과 통증유발
③ 체액저류설 : 황체기에 프로게스테론의 나트륨 배설 증가와 에스트로겐의 레닌분비 증가에 의해 염분과 수분이 조직 내에 축적되어 부종과 체중 증가 야기
④ 스트레스나 심신기능 장애

3) 증상
① **신체적 증상** : 가스팽창, 유방팽만감과 통증, 골반통, 체중증가, 부종, 배변장애, 여드름
② **정서적 증상** : 집중력 저하, 정서적 불안정, 불안, 우울, 기면, 식욕의 변화, 성욕감퇴, 심하면 공격적·파괴적 충동, 자살기도

4) 간호
① 해결할 수 있는 문제임을 인식시킴
② 스트레스 감소
③ 규칙적인 적절한 운동
④ **식이요법** : 저염, 단백질, 비타민 공급, 정제당함유가 높은 식품제한, 알코올, 카페인, 붉은 육류섭취 제한, 녹황색채소섭취증가권장
⑤ 심할 경우 대증요법 실시
⑥ 상담, 정서장애 시 정신과 치료

4 월경곤란증(통증을 동반한 월경) 기출 10, 12, 16, 19, 20

	1) 원발성 월경곤란증 기출 18, 19, 25	2) 속발성 월경곤란증 기출 12, 16, 18
정의	골반의 기질적 병변이 없는 경우 통증을 동반한 월경	기질적인 병변이 동반된 경우
발병 시기	초경 시작 후 6~12개월 이내	초경 후 2년 뒤부터
원인	• 프로스타글란딘의 과도한 합성 → 평활근 수축이 촉진됨 → 통증유발 • 자궁협부의 장애 → 월경혈 유출 장애 • 자궁내막동맥의 경련 → 자궁근 경련 유발 • 정신적 인자 : 불안, 예민	(폐쇄성, 경련성, 울혈성) • 기질적인 골반 내 질환 • 선천성 기형, 경관협착 • 자궁근종, 자궁내막염 • 만성 골반염증성 질환 • 자궁내 피임장치
증상	• 경련성, 발작적 통증 • 하복부 중압감, 하복부에서 등 또는 대퇴로 방사 • 오심, 구토, 설사, 식욕부진 • 두통, 현기증 • 신경과민, 피로감	• 문진 : 월경력, 통증(골반통) 정도와 양상, 악화/완화 요인, 영향, 대처 양상, 생활양식 • 신체검진 : 골반검진 → 질환 사정 • 진단적 검사 : 혈액검사, 소변검사, 세균배양 검사, 자궁경 검사, 자궁난관 조영술 등
간호	• 적당한 운동 및 수면, 안정 • 복부 마사지, 더운물 주머니(국소온열요법) • 프로스타글란딘 합성억제제(NSAIDs) • 경구피임약(NSAIDs 효과 없을 때) • 식사의 개선 : 저염, 고단백, 비타민 등 • 증상에 따른 대증요법 • 자궁수축 용해제 • 월경생리에 대한 지식 제공	나이와 원인질환에 따른 치료 및 간호 (NSAIDs나 경구피임약은 비효과적)

CHAPTER 02 완경간호

> **정의** 갱년기(Climacteric) = 폐경기 = 완경기(폐경을 전후한 40~60세 사이)

1 정의

1) 노년기로 이행되는 과정으로 월경이 중지된 후 1년 이상 월경이 없는 경우
2) 난소기능이 상실되어 여성호르몬의 분비가 없어진다.
3) 종류
    (1) **생리적 폐경** : 50세를 전후로 하여 자연적, 점진적으로 생리적 감퇴현상으로 일어남
    (2) **조기폐경** : 40세 이전의 폐경
    (3) **인공폐경** : 난소적출, 자궁적출, 방사선 치료 등으로 난소기능이 정지되어 월경과 임신이 불가
    (4) **이행과정** : 월경이 사라지기 전부터 최종 월경 후 1년까지의 시기로 대략 2~8년

2 폐경의 이행과정 기출 10, 11, 14, 21, 22

구분	내용
폐경전기	• 난포수가 적어지며 난소의 크기, 무게 감소 • 에스트로겐, 인히빈 분비 저하 • FSH의 혈중 수치는 증가(정상치 : 5~10IU/mL) • 에스트로겐의 시상하부에 대한 음성되먹임 기전 약화 • 난포의 성숙촉진 → 난포소실 가속화 진행, 월경주기가 단축
주폐경기	• 지난 1년 이내 월경이 있었으나 불순 • 비정상적인 난포성숙으로 배란이 중단되거나 불규칙 • 월경주기의 현저한 변화(21일 이하, 45일 이상 등 난포기의 연장) • 혈중 난포자극호르몬(FSH) 수치 증가(24mIU/mL 이상, 3~5년간 최고농도보임) • 황체화호르몬(LH) 분비 증가
폐경후기	• 폐경 이후의 모든 시기로 배란 완전중단 • 에스트로겐↓ ⇨ 황체화호르몬(LH)↑, FSH 40mIU/mL 이상 • 최종 월경 후 1년간 월경이 없으면 폐경으로 여김

> **참고**
> - 에스트로겐 혈중농도(정상치 : 40~300pg/mL)
> - 난포자극호르몬(FSH)(정상치 : 5~10mIU/mL)
>   - 난포기 : 2~13mIU/mL
>   - 배란시 피크 : 6~43.5
>   - 황체기 : 0.8~13.9
>   - 폐경 후 : 18.7~161
> - 황체화호르몬(LH)
>   - 난포기 : 0.8~13.0mIU/mL
>   - 배란시 피크 : 9.9~-90.0
>   - 황체기 : 0.7~12.0
>   - 폐경 후 : 14.0~75.0
> - 난소에서 생산되는 주호르몬은 에스트라디올(estradiol) → 폐경 이후는 지방세포에서 생산되는 에스트론(estrone)이 대체함

3 갱년기 여성의 변화 기출 20, 25

1) 갱년기의 호르몬 변화
① 에스트라디올 저하, 에스트론 증가, 프로게스테론은 주기적 변동 없이 감소 후 일정 수준으로 유지
② 에스트로겐 분비의 감소는 혈관운동계, 비뇨생식기계, 심혈관계, 골관절계, 기타 피부와 유방 등의 변화를 일으킴
③ 폐경 전후의 여성의 경우 에스트로겐을 생산하기 위해 FSH의 분비가 계속되어 혈중의 FSH의 농도가 상승
  → 폐경 후기에는 배란이 중단되며 황체화 호르몬 분비가 증가되고 FSH 농도 증가

2) 혈관운동의 변화 기출 07, 11, 15, 19
(1) **원인** : 에스트로겐 분비 감소로 자율신경계의 불안정 → 모세혈관의 수축과 이완
(2) **증상** : 안면홍조(혈관 운동 불안정으로 가장 많이 경험(70~80%)하는 증상), 열감, 발한과 야한, 무딘 감각, 수족냉증, 심계항진, 두통, 현기증, 졸도
  ① 가슴 상부와 목이 갑자기 뜨거운 기운을 느끼며 달아오르는 느낌으로 얼굴, 머리, 팔로 퍼져나가며 땀이 나는 현상
  ② 홍조 유발 요인 : 자극, 뜨거운 커피, 자극성 음식, 갑작스러운 큰 소리
  ③ 폐경 증상의 순서 : 불규칙한 월경 → 혈관운동 이상 → 정신적 증상 → 생식기 위축 → 비뇨기계 피부위축 → 골다공증 → 심혈관계질환

3) 골관절계의 변화 기출 05, 17

(1) 에스트로겐의 골격계에 미치는 영향
① 골모세포를 자극하여 뼈의 형성을 돕고 파골세포에 의한 골흡수를 방해하여 골성장과 골밀도를 높임
② 혈중칼슘농도 증가시 갑상샘의 칼시토닌 농도를 증가하여 뼈에 칼슘이 축적되는 것을 촉진하고 혈중 비타민 D 농도를 증가시켜 장내에서 칼슘흡수를 촉진
③ 신장의 세뇨관에서 칼슘배설을 억제
→ 폐경 후 에스트로겐의 결핍은 골다공증과 밀접한 관련

(2) 골다공증 위험인자
① 고령, 여성, 저체중이나 마른체형, 흡연, 폐경, 운동량 부족
② 칼슘 섭취부족, 음주, 과다 카페인 섭취
③ 에스트로겐 부족자, 난소절제 수술 경력, 스테로이드 사용자, 부갑상선기능 항진증, 갑상선 약물 복용자

(3) 증상 : 키가 작아짐, 골밀도 검사에서 탈칼슘화 현상, 심한 관절통과 근육통 유발, 골절, 골다공증, 관절염

(4) 진단
① 골밀도검사
② 혈액검사(칼슘, 인, 단백질 등)로 골다공증의 진행상태를 알 수 있음

> **참고 골밀도 검사**
> 방사선을 이용하여 우리 몸 특정 부위(L2~L4)의 골밀도를 측정한 후 결과를 수치화하여 나타내는 검사. 보통 에너지가 높은 X-선과 에너지가 낮은 X-선을 두 번 촬영하여 얻은 자료로 골밀도를 계산하는 이중에너지 X선 흡수 계측법을 많이 사용
> • T-Score : 검사자의 골밀도와 30대 연령의 이상적인 골밀도를 비교 예 1표준편차 아래이면 결과치가 -1
> • Z-Score : 같은 연령대 평균 골밀도와 비교 예 동일연령 평균골밀도보다 1표준편차 아래이면 결과치가 -1

4) 심혈관계의 변화
① 에스트로겐은 관상동맥을 포함한 심장 보호와 항동맥경화 작용 및 혈관확장 작용 → 혈관 보호
② 에스트로겐의 부족으로 인해 혈중 고밀도 지질단백 콜레스테롤(HDL-C)이 감소, 저밀도 지질단백 콜레스테롤(LDL-C)은 증가
③ 관상동맥 질환을 비롯하여 심혈관성 고혈압 및 동맥 경화성 질환의 발병률이 높아짐

5) 비뇨생식기계의 변화
① 주된 변화 : 위축과 요실금, 폐경 후 3~4년에 걸쳐 서서히 발생
② 에스트로겐의 분비 저하로 골반내 혈류가 감소되어 골반 장기의 허혈 초래
③ 질과 요도의 pH 증가(산성 → 알칼리성)로 질내 감염, 요도감염이 증가

④ 질이 건조해지고 질벽이 얇아짐 → 외음소양증, 위축성 질염(에스트로겐 부족) → 에스트로겐 크림 도포
⑤ 괄약근 기능 저하 및 골반근육 약화는 골반층의 지지소실, 빈뇨, 요실금, 요도염, 방광염으로 이환

6) 기타 신체적 변화
① 피부는 건조, 주름, 탄력성 저하 → 에스트로겐은 피부의 진피, 표피 및 피하지방층에 각각 영향
② 모낭의 변화로 탈모, 한선과 피지선의 분비저하, 땀 분비 감소, 피부감각의 둔화, 면역기능의 떨어짐
③ **체모** : 에스트로겐의 부족으로 얇아지고 탄력성 저하, 겨드랑이 체모, 음모, 모발의 감소
④ **유방** : 폐경 이행기에 호르몬 불균형으로 유방통 호소, 유선의 위축으로 유방이 위축

7) 갱년기 여성의 정서적 변화 기출 10
① 호르몬 불균형으로인한 피로감 호소
② 집중력, 기억력 감소, 의욕상실, 초조, 예민, 긴장, 소외감, 고독감, 내향성, 신경쇠약, 불면
③ 역할 상실로 인한 우울, 빈둥지 증후군, 여성성 상실에 대한 슬픔

4 간호중재 기출 10

1) 사정
① 간호력, 건강력
② 월경력
③ 혈중 에스트라디올 : 30pg/mL 이상이면 난소기능 잔존
   혈중 FSH : 10~20mIU/mL이면 폐경 이행기, 400mIU/mL 이상이면 난소기능 정지

2) 정보제공 및 지지체계 마련
① 폐경과 관련된 스트레스 관리
② 폐경과 관련된 정보 제공 및 대처방안 교육 : 폐경은 성숙의 지표이며, 자연발달 과정 중의 생리과정 임을 교육
③ **지지체계나 자조그룹 형성** : 심리·정신적 지지를 위한 간호중재, 여가활동, 사회적 역할 변화 시도
④ 정기검진을 통한 폐경기 증상 완화, 위험요인 조기발견, 조기치료, 건강한 생활습관 형성

3) 운동과 휴식 기출 12, 13, 15
① **케겔운동(골반저근육 훈련법)** : 요실금 예방
② **규칙적 운동** : 걷기나 조깅 등의 유산소운동을 통해 심폐기능 유지, 근육강화, 골소실 지연, 관절통 완화, 골다공증 예방
③ **휴식** : 피로하지 않고 적정 에너지 유지

4) 영양섭취 기출 12, 13, 15

① **식물성 에스트로겐이 풍부한 음식(이소플라보노이드, 콩류(메주 콩, 된장, 두부), 씨앗류, 녹황색 채소) 권장** : 낮은 농도의 에스트로겐을 유지하면서 폐경 증상을 예방하거나 완화, 유방암과 자궁내막암을 예방하는 효과
② **칼슘** : 우유, 치즈, 달걀, 새우, 김, 미역, 녹색잎 채소, 뼈째 먹는 생선 등 섭취로 골다공증 예방
③ 섬유질을 충분히 섭취하여 장에 수분 공급, 변비 예방, 혈당 조절
④ 충분한 수분섭취로 탈수예방
⑤ **지방 섭취는 줄임** : 지방 다량 섭취 → 피하 지방층 증가 → 에스트로겐으로의 전환이 높아짐(유방암 발생의 관련요인임)
⑥ Vitamin/mineral 섭취 증가
⑦ **음식 섭취량 줄이고 저녁 식사량 줄이기** : 비만 예방
⑧ 카페인, 술, 탄산음료는 금함

5) 성생활

① 부부간의 의사소통과 성생활이 중요하며 부부간의 만족한 성생활이 가능함
② **성기능 변화에 대한 이해** : 질의 윤활성, 탄력성, 긴장도저하, 남성의 발기되는 시간지연, 음경의 단단함 감소, 최종 월경 후 1년간은 피임
③ **성교 시 불편감 완화에 대한 교육** : 수용성 젤리, 혹은 에스트로겐 질크림 사용

6) 호르몬 대체요법 기출 08, 16, 23

① 결핍된 여성호르몬을 보충하여 폐경기 관련 신체, 심리사회적 증상완화가 목표
② **에스트로겐제제** : 장기간 사용시 자궁내막증식증이나 자궁내막암의 위험이 증가하므로 자궁절제술을 시행한 여성에 사용
③ 에스트로겐-프로게스테론 추가치료
④ **부작용** : 혈전색전증, 유방통, 유방 민감성, 질 출혈, 두통, 우울, 예민, 체중 증가, 뇌졸중, 유방암, 자궁내막암 증가, 담낭 질환
⑤ **금기증** : 심근경색증, 임신, 뇌졸중, 간질환, 자궁내막암, 유방암, 혈전성정맥염 등

PART 2 생애전환기 여성

01. 규칙적인 월경주기를 가지고 있던 22세 여성이 3개월 동안 월경이 없을 때 우선적으로 시행할 수 있는 검사는?

① HCG(융모생식샘자극호르몬)검사
② 난포자극호르몬검사
③ 에스트로겐부하검사
④ 프로게스테론부하검사
⑤ 황체호르몬검사

해설
① 융모생식샘자극호르몬검사 : 임신반응검사, 모든 가임여성의 무월경에서 반드시 시행
② 난포자극호르몬검사
③ 에스트로겐부하검사 : 프로게스테론부하검사에 출혈이 없다면 에스트로겐에 의한 자궁내막증식이 일어나지 않은 것, 에스트로겐 21일 경구투여 후 프로게스테론 5일 경구투여 → 질출혈이 없다면 자궁 및 월경유출통로의 구조적 이상고려
④ 프로게스테론부하검사 : 프로게스테론을 5일간 경구투여 후 중단 → 질출혈이 있다면 무배란증으로 진단
⑤ 황체호르몬검사

02. 초경 시작 8개월 된 15세 소녀가 심한 월경통을 주호소로 방문하여 검진결과 병리적 소견이 관찰되지 않는다면 주요 원인은?

① 무배란성 월경
② 갑상샘의 티록신 과다분비
③ 난소의 프로게스테론 과다분비
④ 뇌하수체의 옥시토신 과다분비
⑤ 자궁내막의 프로스타글란딘 과다분비

해설 [원발성 월경곤란증(골반의 기질적 병변이 없이 통증을 동반한 월경)]
• 발병 시기 : 초경 시작 후 6~12개월 이내
• 원인 : 프로스타글란딘의 과도한 합성 → 평활근 수축이 촉진됨 → 통증 유발
• 간호
 – 적당한 운동 및 수면, 안정
 – 복부 마사지, 더운물 주머니(국소온열요법)
 – 프로스타글란딘 합성억제제(NSAIDS)
 – 경구피임약(NSAIDS 효과 없을 때)
 – 식사의 개선 : 저염, 고단백, 비타민 등
 – 증상에 따른 대증요법

01. ① 02. ⑤

03. 30세 여성이 비정상 질출혈을 호소하여 검진결과 자궁의 기질적 병변없이 호르몬 변화에 의한 무배란성 월경주기가 확인되었다면 예상되는 건강문제는?

① 희발월경　　　　　　　　② 빈발월경
③ 기능장애 자궁출혈　　　　④ 과다월경
⑤ 과소월경

> **해설**
> - 자궁의 기질적 병변과 관계없이 주로 내분비 장애에 의한 자궁내막 주기의 변화로 발생되는 무배란성 비정상 자궁출혈
> - 시상하부-뇌하수체-난소축의 장애
> - 내인성, 외인성 스테로이드 호르몬의 영향
> - 자궁내막 위축성 출혈, 호르몬 대체요법에 의한 외인성 출혈, 생식기 병소, 간장애, 영양장애, 스트레스 등

04. 무력감, 우울감과 월경통을 호소하며 매달 월경 1~2일 전부터 학교가기를 거부하는 17세 여성에게 적절한 간호중재는?

① HCG(융모생식샘자극호르몬) 검사　　② 적절한 진통제 처방과 상담
③ 고지방식이 권장　　　　　　　　　　④ 프로스타글란딘제제 처방
⑤ 맹낭천자

> **해설**
> ① HCG(융모생식샘자극호르몬) 검사 - 임신을 진단하는 검사이다.
> ② 적절한 진통제 처방과 함께 상담으로 원인을 파악하여야 한다.
> ③ 고지방식이 권장 - 저염식을 권장하며 지방은 제한하지는 않지만, 많이 섭취할 필요는 없다.
> ④ 프로스타글란딘제제 처방 - 프로스타글란딘 합성억제제(NSAIDS)가 월경통에 처방된다.
> ⑤ 맹낭천자 - 자궁외 임신시 이용되며 응고되지 않은 혈액이 천자되면 자궁외 임신으로 진단할 수 있다.

05. 월경과다의 원인으로 볼 수 있는 것은?

① 혈중에스트로겐 농도 저하　　② 자궁경부협착
③ 자궁발달의 부전　　　　　　　④ 단백질결핍
⑤ 자궁내장치

> **해설** [월경과다의 원인]
> 호르몬의 부적절한 자극 : 뇌하수체 선종(프로락틴 과잉 분비), 다낭성 난소증후군, 비만(에스트로겐 자극), 자궁근종, 경구피임약, 자궁 내 장치, 기질적 병소, 비만

정답　03. ③　04. ②　05. ⑤

06. 폐경 후 나타날 수 있는 변화는?

① 고밀도지단백 콜레스테롤 감소
② 골밀도 증가
③ 질의 탄력성 증가
④ 난포자극호르몬 감소
⑤ 에스트로겐 증가

>해설 [갱년기의 호르몬 변화]
- 에스트라디올 저하, 에스트론 증가, 프로게스테론은 주기적 변동 없이 감소 후 일정 수준으로 유지, FSH 농도 증가
- 골다공증 위험상승
- 에스트로겐의 부족으로 인해 혈중 고밀도 지질단백 콜레스테롤(HDL-C)이 감소, 저밀도 지질단백 콜레스테롤(LDL-C)은 증가
- 비뇨생식기계의 변화 : 위축과 요실금, 질과 요도의 pH 증가(산성 → 알칼리성)로 질내 감염, 요도감염이 증가, 질이 건조해지고 질벽이 얇아짐 → 외음소양증, 위축성 질염
- 괄약근 기능 저하 및 골반근육 약화는 골반층의 지지소실, 빈뇨, 요실금, 요도염, 방광염으로 이환
- 피부는 건조, 주름, 탄력성 저하 → 에스트로겐은 피부의 진피, 표피 및 피하지방층에 각각 영향
- 모낭의 변화로 탈모, 땀샘과 피지선의 분비 저하, 땀 분비 감소, 피부감각의 둔화, 면역기능의 떨어짐
- 정서적 변화 : 피로감

07. 52세 여성이 월경을 3개월째 하지 않는다며 병원을 찾아 시행한 검사의 결과는?

- 소변내 HCG 불검출
- 혈중 FSH 증가
- 혈중 에스트로겐 감소

① 월경곤란증
② 폐경 이행기
③ 월경전 증후군
④ 월경과다
⑤ 희발월경

>해설 소변 내 HCG 불검출은 임신이 아님을 나타내며 혈중 FSH 증가, 혈중 에스트로겐 감소는 폐경의 특징적인 증상이다.

08. 51세 여자에게 폐경에 대해 설명한 것으로 옳은 것은?

① 난소의 크기는 변화가 없다.
② 난포소실이 빨라지면서 소실된다.
③ 에스트로겐의 분비량은 변화가 없다.
④ 신체적 증상을 동반하지는 않는다.
⑤ 정서적으로 매우 안정될 것이다.

06. ① 07. ② 08. ②

09. 폐경이행 기간으로 홍조와 불면증으로 힘들어할 때 식사로 옳은 것은?

① 고농도로 영양이 함축된 고열량 식사
② 식물성 에스트로겐이 풍부한 식사
③ 포화 지방산이 풍부한 식사
④ 철분이 강화 보충된 식사
⑤ 섬유질이 제한된 식사

해설 [폐경여성의 영양섭취]
- 식물성 에스트로겐이 풍부한 음식(이소플라보노이드, 콩류(메주 콩, 된장, 두부), 씨앗류, 녹황색 채소) 권장 : 낮은 농도의 에스트로겐을 유지하면서 폐경 증상을 예방하거나 완화, 유방암과 자궁내막암을 예방하는 효과
- 칼슘 : 우유, 치즈, 달걀, 새우, 김, 미역, 녹색잎 채소, 뼈째 먹는 생선 등 섭취로 골다공증 예방
- 섬유질을 충분히 섭취하여 장에 수분 공급, 변비 예방, 혈당 조절
- 충분한 수분섭취로 탈수예방
- 지방 섭취는 줄임 : 지방 다량 섭취 → 피하 지방층 증가 → 에스트로겐으로의 전환이 높아짐
- Vitamin/mineral 섭취 증가
- 음식 섭취량 줄이고 저녁 식사량 줄이기 : 비만 예방
- 카페인, 술, 탄산음료는 금함

10. 갱년기 증상으로 심한 열감과 얼굴 홍조를 호소하였다. 원인으로 적절한 것은?

① 피부두께 감소
② 기초대사량 증가
③ 칼슘대사 장애
④ 에스트로겐 분비 증가
⑤ 혈관운동 불안정

해설 [폐경여성의 안면 홍조, 열감의 원인]
에스트로겐 분비감소로 자율신경계의 불안정 → 모세혈관의 수축과 이완으로 혈관운동의 변화유발 → 안면홍조(혈관 운동 불안정으로 가장 많이 경험(70~80%)하는 증상), 열감(가슴 상부와 목이 갑자기 뜨거운 기운을 느끼며 달아오르는 느낌으로 얼굴, 머리, 팔로 퍼져 나가며 땀이 나는 현상), 발한과 야한, 무딘 감각, 수족냉증, 심계항진, 두통, 현기증, 졸도

정답 09. ② 10. ⑤

생식기 건강 문제 여성

PART 3

CHAPTER 01. 생식기 양성종양 간호
CHAPTER 02. 생식기 악성종양 간호
CHAPTER 03. 생식기 감염질환 간호
CHAPTER 04. 자궁내막질환 간호
CHAPTER 05. 생식기 구조이상 간호
CHAPTER 06. 난임여성 간호

CHAPTER 01 생식기 양성종양 간호

간호사국가고시 대비

1 자궁근종 기출 08, 11, 13

1) 개요
① 자궁에서 발생하는 가장 흔한 양성 종양, 자궁의 평활근육세포로부터 발생, 에스트로겐 의존성 종양 (가임기에 급속히 성장)
② 35세 이상 여성 중 20~40%에서 발생하며 40~50대에 호발(폐경 후 소실)
③ 대부분은 양성이며 악성으로 변화될 확률 낮음, 예후 양호

2) 종류
① **점막하근종** : 자궁근종의 5% 차지, 자궁내막 바로 아래 발생. 출혈, 감염 발생
② **근층내근종** : 자궁근층 내 발생 80%로 가장 많음, 월경과다 발생
③ **장막하근종** : 복막 바로 아래 발생 15%, 난소종양과 감별 필요, 임신시 출혈발생가능

3) 증상
① 무증상이거나 25%에서 증상있음, 하복부 덩어리 촉지, 자궁근종의 위치나 크기에 따라 증상은 다름
② **출혈** : 월경과다, 부정자궁출혈, 부정과다출혈
③ 만성 골반통, 골반 압박감, 하복부 팽만감, 성교통
④ **압박감**
  - 방광 압박 시 : 빈뇨, 배뇨곤란, 요관폐쇄
  - 직장 압박 시 : 변비, 배변통
  - 하대정맥, 장골정맥 압박 시 : 하지 부종, 정맥류
⑤ **월경에 영향** : 월경과다, 기간이 길어짐, 월경통
⑥ **이차성변성** : 초자화, 낭포화, 석회화, 감염과 화농, 괴사, 지방화, 육종화

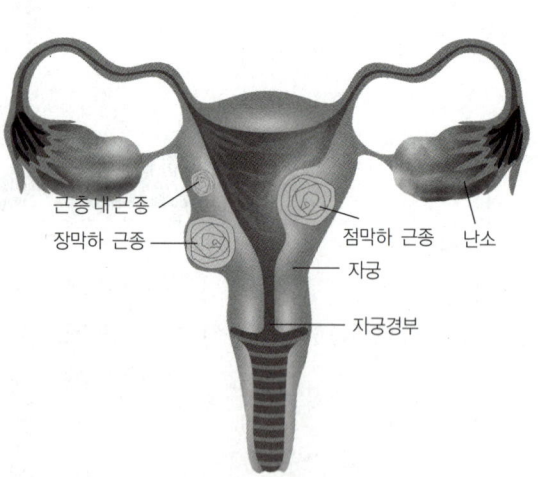

[자궁근종의 종류]

4) **진단** : 골반검사, 질초음파, 직장초음파(성경험 없는 경우), 단순 X선 촬영, 확진은 수술 후 조직검사

5) **치료**

근종의 증상, 위치, 크기, 수태능력 보존 희망 여부에 따라 결정

(1) **고식적 요법**

근종의 크기가 작고, 증상이 없을 경우 6개월마다 정기검진과 관찰

(2) **호르몬 요법**

GnRH 활성제(GnRH agonist)를 사용하여 저에스트로겐 현상을 유발, 근종의 크기를 40~60%로 감소시키는 방법. 수술에 장애가 있을 경우 단기간 사용 권고

(3) **수술요법**

① **적응증**
- **근종 크기가 클 때** : 자궁이 임신 12주 이상의 크기일 때, 근종이 5cm보다 클 때
- 비정상적 출혈로 인한 빈혈
- 만성적인 심한 통증
- **폐경 후 크기가 증가** : 육종성 변성 의심 시
- 자궁근종이 불임증의 유일한 원인일 때

② **수술의 종류**
- **근종절제술** : 미혼, 젊은 여성, 아기를 원하는 여성, 자궁을 남겨두기 원하는 여성
- **자궁절제술** : 나이가 많고, 자녀가 있는 여성

6) **임신과 자궁근종**

(1) **출산** : 근종이 산도폐쇄, 태아위치변형, 조산, 자궁근무력증으로 인한 산후출혈 유발

(2) **임신**

① 자궁 혈액의 증가로 근종의 성장 촉진
② 임신으로 근종의 크기가 커지며, 2차 변성을 통해 하복부 통증
③ 임신초기(유산), 중기(조산), 후기(조기진통)
④ 저체중아, 태반조기박리, 출혈 발생
⑤ 태반생성 및 혈액순환을 방해, 허혈 유발을 통한 유산 발생

2 자궁폴립

종류	특성	증상	악성화경향	치료
(1) 자궁내막폴립 (endometrial polyp)	• 단일종괴 > 다발성 • 40~49세에 호발 • 자궁저부에 호발	• 거의 없음 • 월경간 출혈, 월경과다	폐경기 이후 악성화 가능성 높음	• D&C • 자궁경을 통한 폴립절제술
(2) 자궁목폴립 (Cervical polyp)	• 자궁경내부 > 외부 • 40세 이상 다산부에 호발	부정자궁출혈	악성화빈도 2%	폴립절제술
polypectomy 후 간호 : 1주 정도 탐폰, 성교, 질세척금지, 출혈정도관찰				

3 난소 종양

1) 기능성(비종양성) 난소낭종

종류	특징	치료
① 난포낭종	성숙 난포나 퇴화 중인 난포에서 유동액이 비정상적으로 고임, 배란과정 중 파열되지 않은 과립막 세포로 덮힌 난포낭종	대부분 자연 흡수되나 염전, 파열로 복강내출혈 발생가능
② 황체낭종	배란 후 황체가 비정상적으로 증식되어 낭을 형성하거나 출혈된 지 4일 후에도 정상적으로 퇴행하지 않은 경우	대부분 1~2회 월경주기후 사라짐, 월경지연, 파열되면 복강내출혈 발생가능
③ 다낭성 난소증후군 (Polycystic ovarian syndrome, PCOS)	내분비질환, 여성 난임의 가장 흔한 원인 • 시상하부-뇌하수체 부위의 이상 → LH혈중농도는 높고 FSH농도는 낮음 • 인슐린저항성으로 고인슐린혈증 유발 → LH에 대한 난포막세포의 반응성 증가 → 난소의 과도한 안드로겐 합성 • 비만 및 에너지대사 이상 • 유전적 소인	• 규칙적인 운동과 식이조절로 생활습관 교정 • 비만이면 체중감소(비만과 많이 동반됨) • 경구용피임제로 월경주기조절 부신피질호르몬제 • 배란유도 등 대증치료
	진단기준: • 고안드로겐증 • 만성무배란 • 다낭성 난소(적어도 한쪽 난소에 2~9mm의 난포가 12개 이상 있는 경우)	

2) 유피낭종(Dermoid cyst) 기출 22

① 생식세포종양, 양성낭성 기형종 → 어린이에 호발(악성변형은 주로 40세 이상에서 발생)
② 여러 개의 주머니로 이루어져 있으며 외·내·중배엽에서 분화한 조직이 관찰됨 → 피지, 머리카락, 피부, 치아, 뼈 등을 포함하고 있음
③ 보통 양측성으로 발생, 작으면 증상 없으나 염전, 파열되면 통증이나 출혈 발생

CHAPTER 02 생식기 악성종양 간호

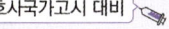

1 자궁경부암 기출 15, 16, 18, 24

1) 병태생리 기출 15

① 자궁경부는 내자궁경부표면은 원주상피, 외자궁경부는 편평상피, 이 두 곳이 만나는 지점=주된 경부암 호발부위=편평원주접합부
② 편평원주접합부(squamocolumnar junction, SCJ)
  → 사춘기, 임신, 폐경 등 호르몬 자극에 의해 변화하는 부분
  → 성장하며 내자궁구가 외번되어 질의 산성에 노출되며 화생과정(metaplasia) 일어남 → 변형대형성
    ⇨ 암 유발요인에 민감(cervical intraepithelial neoplasia, CIN으로 변형)
③ 인유두종 바이러스감염(HPV 16, 18, 등이 가장 고위험) 기출 24
④ 조혼, 기혼, 출산력이 많은 경우, 성교 연령이 낮으며 다수의 성파트너, 포경 수술 안 한 남성과의 성교가 호발요인
⑤ 90% 이상이 편평상피암, 10%가 원주상피암, 선편평암

2) 증상

① 초기에는 거의 무증상
② 경미한 접촉 출혈
③ 진전시 요추천골통, 많은 양의 출혈, 요관폐색 등

3) 진단검사 기출 10, 11

① 자궁경부질세포진검사(도말검사, Pap smear) 기출 10
  • 자궁경부암 조기발견을 위한 가장 신속한 방법(90%를 조기발견함)
  • 자궁경부 세포를 채취하여 현미경적 검사
  • 권고 연령 : 성경험이 있는 만 20세 이상의 모든 여성(성경험이 없으면 포함되지 않음)
  • 주의점 : 검사 24시간 전 질세척, 성교 안 한 후, 편평원주상피세포 접합부, 후질원개, 자궁경부 내부에서 세포 채취, 생리 중에는 피함
② 쉴러검사(Schiller test) 기출 07
  • 조직생검 전에 병소 부위 확인 위해 사용, 경부에 요오드 용액을 묻혀 변화 관찰
  • 정상세포 : 적갈색 변화(정상세포는 글리코겐이 풍부하여 요오드에 의해 짙은 갈색으로 염색 → Schiller 음성, 요오드 양성)
  • 암세포 : 노란색 → Schiller 양성, 요오드 음성 → 생검 실시

③ 질확대경 검사(Colposcopy) 기출 12, 16
  - 2차 사정방법으로 자궁경부를 미세사진 촬영하여 판독 → 질부위 표면의 시진, 자궁경부암 조기진단, 불가시암의 단계에서 검출 목적
  - Pap smear 실시 → 자궁경부점액 제거 후 시진 → 녹색필터를 이용해 관찰 → 3% 초산으로 자궁경부점액을 닦아내고 20~40초 후 촬영
  - 비정상상피세포는 초산이 첨가되면 희고 불투명한 상태를 보임
④ 조직 검사(punch biopsy) 기출 18 : 질확대경 조준하에 병변이 심한 부위를 펀치로 떼어내어 자궁경부암을 확진하는 검사, 지혈을 위해 거즈패킹, 출혈이 심하면 전기소작이나 레이저소작 시행
⑤ 원추조직절제술(Conization) 기출 11, 23 : 진단과 치료의 목적으로 주로 시행하며 국소 마취하에 자궁경부를 원추 모양으로 절제함

4) 치료

① 병기에 따라 달라짐 기출 25

병기	특징	치료
0기	암이 표층에 한정, 상피내암 포함	추적관찰, 초기치료적용
1기	암이 자궁경부에만 국한되어 있는 상태	원추절제, 단순자궁절제술
2기	암이 자궁경부를 넘었으나, 골반 벽에 이르지 않은 상태, 질을 침윤하였으나 질의 하부 1/3까지는 도달하지 않음	근치적 자궁절제술, 임파선 제거
3기	암이 골반벽까지 침범되었거나 질의 하부 1/3까지 침범한 상태	방사선 치료와 항암화학요법
4기	암이 방광막이나 직장 점막까지 침범한 상태	

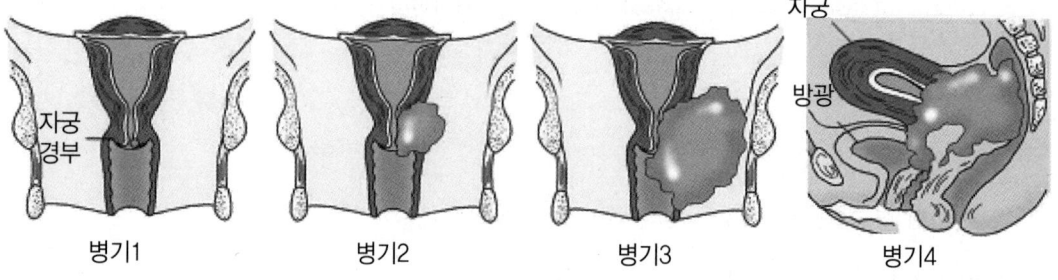

② 초기치료

	방법	특징	적응증
냉동치료	영하 20~30℃ 가스를 이용하여 세포내액을 결정화해서 자궁목 상피조직을 파괴하는 것으로 상대적으로 안전하고 부작용이 거의 없음	• 치료후 물 같은 대하가 몇 주간 지속 • sulfa cream이나 질정을 삽입 • 2~3주 후 추적검사	• CIN1, CIN2 • 병소가 1cm 미만 • 만성경관염
레이저치료	• 깊이와 넓이를 정확하게 통제하여 흉터의 형성이 적고 치료 후 회복이 3~4주 이내로 빠름 • 월경 끝난 직후 1주경 시행	• 3~5일간 맑은 질분비물 • 점적 출혈 • 6개월 후 추적검사	• 병변이 커서 냉동요법할 수 없을 때 • 자궁경부표면이 불규칙할 때

LEEP 환상투열 요법	• 치료시간이 짧고 출혈이 적으며 외래에서 용이하게 시술 • 레이저와 비교해서 수술 후 조직에 대한 진단이 용이	• 국소파괴와 원추생검의 장점을 가짐 • 조직을 제거하는 방법 • 입원 마취 필요없음	• 질세포진검사, 질확대경검사, 펀치조직검사의 결과가 일치하지 않을 때 시행 • 수술 후 조직진단에 용이
원추절제술 (conization) 기출 11, 23	진단과 치료의 목적으로 주로 시행하며 국소 마취하에 자궁경부를 원추 모양으로 절제함	출혈, 자궁경부협착발생가능	• CIN2, CIN3 • 병소를 질확대경으로 볼 수 없을 때 • 내자궁경부염이 심할 때

치료 후 질분비물이 있는 동안(1개월 정도)은 성교, 탐폰 등을 삼가고 감염에 주의하며 다량의 출혈이나 감염이 심해지면 반드시 병원을 방문하도록 한다.

③ 전이된 자궁경부암 : 림프절 절제를 포함한 근치자궁절제술, 화학치료와 방사선치료 병행, 자궁절제술(total abdomen hysterectomy) 기출 20, 21, 22, 24, 25

수술명	절제부위	생식 생리의 변화
전자궁절제술	자궁경부, 체부를 모두 절제 양측 난소와 난관은 남아있음	• 무월경, 불임 • 난소가 남아 있으므로 에스트로겐은 분비 됨, 폐경증상 없음
자궁과 일측 난소난관절제술	자궁체부와 한쪽 난관·난소절제 한쪽 난소와 난관은 남아있음	
전자궁절제술과 양측 난소난관절제술	자궁 전체와 양쪽 난관·난소절제	• 무월경, 불임 • 폐경증상
근치자궁절제술	• 자궁 • 양쪽 난관·난소 절제 • 질의 일부 • 자궁주위의 림프절, 인대까지 절제	• 무월경, 불임, 폐경증상 • 림프절절제로 림프낭종, 하지림프부종 • 배뇨신경손상으로 소변장애 발생 가능성 • 감염, 누공같은 주위조직 절제 범위에 따라 다양한 변화 초래

수술종류	장점	단점
질식 자궁절제술	• 주로 자궁탈출인 경우 시행 • 수술 후 불편감, 마취/수술 시간 단축 • 출혈이 적음 • 수술 반흔이 보이지 않음 • 입원기간이 짧음	수술 이후 감염의 위험률이 높음
복식 자궁절제술	악성종양이거나 악성으로 의심될 때 병변을 광범위하게 탐색	• 수술 반흔, 통증 • 수술 회복 지연 • 장기능의 문제 증가

2 자궁내막암 기출 09, 13, 14, 23

1) 원인 : 폐경 후 주로 발생, 평균발생연령은 60세, 나이가 많을수록 악성도 증가

자궁내막암의 종류	특성	위험요인
에스트로겐 의존성	• 대부분을 차지 • 내·외적으로 에스트로겐 노출이 많을수록 폐경기를 전후하여 자궁내막증식증이 악성으로 발전	• 미산부, 이른 초경과 늦은 폐경 • 무배란성 월경 • 비만, 당뇨 • 에스트로겐 단독요법 • 타목시펜(항에스트로겐) 치료
에스트로겐 비의존성	자연발생	위축성 자궁내막에서 발생

2) 증상 기출 09

① 출혈 : 폐경 전에는 월경과다가 주 증상, 폐경 후 비정상적이고 불규칙한 출혈
② 비정상적인 질분비물 : 혈성대하
③ 통증 : 암병변으로 인한 자궁비대가 있을 때 → 복부통증, 압박감
④ 기타 : 체중 감소, 빈혈

3) 진단 기출 09, 14

① 자궁내막 생검 : 확진(정확성이 90% 이상)
② 분사식 세척관류법(자궁내막을 세척하여 세포검사)
③ 세포진 검사(Pap smear) : 좋은 선별검사법은 아니지만 35~80%의 정확성
④ 구획소파술 : 자궁내막암의 파급 정도를 파악
⑤ 혈청검사 CA-125 수치의 상승, 질식초음파 등

4) 치료

① 수술 : 전자궁적출술과 난소난관절제술
② 호르몬 요법 : 프로게스틴(MPA)
③ 화학요법 : paclitaxel, cisplatin, carboplatin

3 자궁육종(sarcoma)

1) 특징 : 발병은 드물지만 치명적, 혈류성으로 폐와 간으로 전이, 폐경 후, 자궁체부에 호발
2) 증상 : 부정자궁출혈, 폐경 후 출혈, 복부종괴촉지, 질분비물
3) 치료 : 전자궁절제술 + 양측난관난소절제술과 방사선요법

4 난소암 기출 07, 13

1) 난소암의 대부분(90%)은 상피세포성, 증가 추세, 80%가 폐경 이후에 발생
2) 위험요인
   ① 낮은 출산, 독신(배란이 많음) : 무배란기간이 난소암에 대한 보호기간으로 작용
   ② 석면이나 탈크에 노출
   ③ 서구화된 식생활 : 동물성, 고지방 식이
   ④ 당뇨, 흡연
3) 진단
   ① 초경 전 폐경 후 난소의 10cm 이상의 낭종은 악성가능성 높음
   ② 세포진 검사, 정기적 골반진찰, 초음파, 복강경 검사
   ③ 종양관련 항원(CA-125) : 골반내 종양과 함께 수치상승시 악성도 예측력 96%
4) **치료** : 시험적 개복술, 수술, 방사선, 화학요법 실시
   ❗ 난관종양은 난소암과 비슷한 평가와 치료를 함

5 외음암

1) **특징** : 60대에 호발, 주로 대음순에 발생
2) **증상** : 종괴 또는 동통성 궤양, 분비물, 외음 자극감, 배뇨장애, 출혈
3) **치료** : 외음 절제술, 임파 절제술 시행

6 임신성 융모상피 종양(Gestational trophoblastic tumor) 기출 21, 24

1) **특징** : 포상기태, 침윤성기태, 융모상피암을 포괄한 용어임.
   포상기태, 자연유산, 자궁외 임신, 사태아 분만 및 정상 분만 등 어떤 경우의 임신 수태산물에서도 발생할 수 있는 영양배엽의 악성종양, 혈관을 파괴하고 혈류를 통해 전이되며 가장 흔히 전이되는 기관은 폐임
2) **증상** : 혈액 내 높은 β-HCG(사람융모생식샘자극호르몬), 혈류통한 폐전이(80%), 출혈
3) **치료** : 수태능력보존에 따라 달라지나 수술(자궁적출술), 항암화학요법(Methotrexate MTX, Actinomycin-D Act-D)
4) **추적관찰** : 폐전이가 흔하므로 2주마다 chest X-ray, 매주 시행한 β-HCG 4회 연속 음성 → 1년간 1개월 간격으로 시행 → 그 후 5년까지 6개월 간격

CHAPTER 03 생식기 감염질환 간호

1 외생식기감염

구분	증상	원인	치료
외음 소양증	소양감, 발적, 부종, 통증, 열감, 작열감	• 국소적(위생, 장기간 연고 사용, 꽉 끼는 바지) • 전신적(당뇨, 갑상선질환, 알레르기 폐경등) • 심리적 문제	• 원인제거 • 청결과 건조 • 면소재의 속옷 착용 • 좌욕과 냉요법 • 항히스타민제나 스테로이드제제
바르톨린샘염	• 대음순의 편측성 부종, 분비물 • 피부 발적, 성교곤란증	임균(가장 많음), 대장균, 포도상구균, 트리코모나스 등	• 약물 : 균배양검사 후 항생제, 진통제 투여 • 농양 제거 : 농양 시 배농 및 절개 • 수술 : 재발 시 바르톨린샘 적출

2 내생식기감염

1) 질염(vaginitis)

구분	칸디다 질염 (=모닐리아성 질염) 기출 13, 17	트리코모나스 질염 기출 11	세균성 질염 (비특이성 질염)	노인성 질염 기출 15, 24
원인	• 원인균 : 진균감염 (Candida albicans) • 임신부, 당뇨, 폐경 이후 • 항생제, 경구피임제, 스테로이드 장기사용	• 원인균 : 트리코모나스 (편모기생충) • 세균성질염과 동시에 호발함 • 목욕탕, 젖은 수건, 화장실에서 감염가능	질내 정상세균층 파괴로 혐기성세균의 과도한 성장으로 인한 유산간균 감소로 발생	• 에스트로겐 농도저하 • 질점막 위축 = 위축성질염
증상	• 희고 우유 같은 질 분비물 • 질벽의 치즈 같은 하얀 반점이 붙어 있다가 제거하면 출혈 • 심한 소양증 • 배뇨곤란	• 녹황색 거품의 악취 나는 질분비물 • 딸기상 반점 • 배뇨곤란, 질 작열감, 성교곤란증, 소양증, 통증 • 임신부	• 생선 비린내 나는 질분비물 • 비특이성, 헤모필루스, 가드네렐라질염	• 묽고 혈액 섞인 질분비물 • 소양증, 작열감, 질의 궤양 • 성교 시 통증
진단	질배양검사	• 습식도말(wet smear)	• 현미경 검사	폐경 이후 발생

	WiffTest(KOH(수산화칼륨)와 질분비물 섞어 염색하면 원인균 발견)	• 질경검사, 현미경검사 • 임질이나 매독 등의 성병도 반드시 함께 검사	• 균배양 검사 : 원인균 발견	
치료 기출 20	• 항진균제 사용 3일간 국소투여(Nystatin, gentian violet) 도포, 경구요법 : fluconazole • 위생적 관리 : 면 속옷 입기, 꽉 끼는 옷 피하기, 회음 앞에서 뒤로 닦기 • 임신 시 신생아 아구창 예방위해 치료	• 항생제(Metronidazol) • 성교 피하고, 콘돔 사용 • 성병으로 간주하여 배우자도 함께 치료 • 수건 등 소독	• 항생제(metronidazol) 치료 • 질정, 질크림	에스트로겐 투여 (구강, 질정, 크림)

> **참고 ☑ 질염예방교육**
> • 면 재질의 통풍이 잘 되는 속옷을 청결하게 착용
> • 통목욕보다는 샤워를 권장, 향이 강한 비누나 거품목욕 피하기
> • 팬티스타킹 장시간 착용금지, 옷은 삶거나 건조기의 고온에 소독
> • 무향의 화장지 사용 앞에서 뒤로 닦기

2) 경관염(cervicitis)

자궁경부 외부의 상피세포는 질상피세포의 연장으로 질염이 있을 때 자궁경부에도 함께 염증이 발생함

구분	급성 자궁경부염(acute cervicitis)	만성 자궁경부염(chronic cervicitis)
원인	임균, 클라미디아, 트리코모나스, 칸디다 등 성교를 통해 감염 비임균성감염은 분만이나 인공유산시 외상에 의해 감염	자궁경부의 열상 후 임균, 연쇄상구균, 포도상구균 감염
증상	• 많은 양의 점액농성 대하 • 경관 발적, 울혈, 부종	• 끈끈하고 탁한 점성도 높은 지속적 대하증 • 성교 후 점적출혈, 성교통, 골반통
치료 기출 22,25	원인균에 따른 항생제 치료	• 냉동치료법(주로 사용) → 치료 후 10~20일간 다량의 장액성 분비물 있음 • 전기소작법 • 원추절제법(출혈가능성 있음) • 7~8주간 성교금지

3) 골반염증성 질환(pelvic Inflammatory disease, PID) 기출 11, 13, 14, 15, 16, 17

(1) 특징

① 질과 자궁경부 등의 하부 생식기에 침입한 각종 세균이 상행성으로 전파
② 골반 주변에 속발성으로 염증반응을 일으키는 복합적인 임상증후군
③ 성매개 감염 후나 분만, 유산 후 상행성감염으로 일어남

④ 성활동이 활발한 연령, 다수의 성파트너 있는 여성, 생식연령이 젊은 여성, IUD 삽입 시 호발
⑤ 경과 : 급성 염증성 질환으로 시작 → 재발경험 → 만성 염증성 질환으로 발전

(2) 원인 기출 14

주요한 4가지 원인균 : 임균(가장 흔함), 클라미디아, 마이코플라즈마, 화농균(대장균 등)

(3) 증상과 진단

Acute PID 증상	Chronic PID 증상
• 월경기간이나 월경 이후의 골반통, 하복부 통증이나 압통, 복벽근의 강직, 성교통, 배변통 • 악취 나는 농성 질 분비물 • 38℃ 이상의 고열, 오한, 빈맥, 오심, 구토 • WBC 상승, ESR, CRP 상승 • 초음파상 난관-난소농양확인 • 복강경으로 병변확인 난관채부에서 분비물 배양하여 원인균 확인	• 만성 재발성 골반통, 하복부통증 → 월경직전이나 월경중에 더 심해짐 • 미열, WBC 상승, ESR 상승 • 빈뇨, 배뇨곤란 • 골반복막염 소장, 결장, 직장 등 주위 장기와 유착 • 병력과 진찰소견이 양성이며 난임이 있을 때 의심

(4) 치료 및 간호 기출 11, 15, 16, 17, 23

① 원인에 따른 광범위 항생제치료, 적절한 수액공급, 진통제 투여
   임균인 경우 페니실린, 테트라사이클린
   단일균이 아닐 경우 복합약제치료 : cefoxitin 2g IM+ceftriaxone 250mg IM 등
② 휴식과 침상안정
③ 반좌위 : 분비물 배출 증진 기출 15, 17, 19
④ 좌욕/온찜질 : 만성 골반염

4) 골반결핵(Pelvic tuberculosis) 기출 11

특징	• 폐나 신장의 결핵 감염으로 인해 골반으로 혈행성, 림프성 전파 • 폐결핵 → 혈액/림프를 통한 생식기 감염 (난관 90~100%, 자궁 50~60%, 난소 20~30%, 경관 5~15%, 질 1%의 순)
증상	통증 : 하복부의 통증, 성교통, 월경통, 운동 시 통증 심함, 난임
진단	결핵의 가족력, 자궁내막 생검 및 균배양 검사
치료	• 고식적 : 휴식, 요양, 영양 • 내과적 : 임신을 원하고 통증이 없는 경우, 폐결핵약 복용(Pyrazinamide, INHA, Rifampin, Ethambutol → 태반 통과 하나 기형유발은 없음) • 외과적 : 1년간의 화학요법에도 재발되거나 증상호전 없을 때, 자궁적출술, 양측 부속기 절제술, 수술 후에도 화학요법시행

3 성매개 질환간호

1) 임질(gonorrhea)

원인, 특징	• 임균(Neisseria gonorrhea)에 의한 감염 → 상행성으로 전파 → 난관염 발생하면 난임유발 • 성 접촉, 여러 명의 성 파트너 • 질식분만 시 산도 접촉으로 신생아 감염(신생아 안염 발생)
증상	• 감염초기에는 증상이 흔히 나타나지 않음(남성 10%, 여성의 80%는 무증상) • 다량의 화농성 황록색 질 분비물 • 배뇨곤란, 작열감, 빈뇨, 부종, 발적
진단	바르톨린샘분비물 배양검사
치료	• 항생제 투여 : ceftriaxone 250mg 근주 • 배우자(성 파트너)와 함께 치료 • 완치될 때까지 성교 금지 • 치료되지 않으면 → 골반염증성 질환, 불임이 될 수 있음 • 신생아의 임균성 안염 방지 : 질식분만인 경우 출생 직후 1% 질산은, erythromycin 안약을 예방적 차원에서 점적함으로 예방가능

2) 매독(syphillis) 기출 10, 14

원인, 특징	• 감염균 : 스피로헤타(spirocheta)균인 Treponema pallidum • 성접촉 • 감염자의 개방상처를 통한 피부 감염 • 감염된 혈액이나 체액을 통한 감염	
임산부	• 임신 16~18주 이전에는 태반이 방어역할 • 18주 이내에 치료를 해야 한다. • 첫 번째 산전관리에서 VDRL 실시 • 미숙아, 주산기 사망, 선천적 매독가능성이 높아진다.	
단계	**구별**	**특징**
	1기 매독 : 경성하감 (hard chancre)	• 감염원 노출 이후 잠복기(10~90일) 경성하감과 림프선종창발생 2~6주 자연소실 • 경성하감 : 무통성 구진, 통증 없는 단단한 결절(구강, 항문, 생식기, 서혜부) • 림프선 종창 • 미열, 두통, 전신권태
	2기 매독 : 편평콘딜로마 (chondyloma latum)	• 감염 후 6주~6개월 이후 발현 • 전염력이 강함 • 편평콘딜로마 : 사마귀 같이 두껍고 납작한 괴사성 병소가 나타남 • 혈액을 통해 2차적인 매독 증상이 나타남 • 독감과 같은 증상 : 임파선 부종, 식욕부진, 구역, 변비, 근육통, 두통, 식욕 저하, 쉰 목소리 • 전신피부발진, 손바닥 발진

		• 편평콘딜로마의 소실로 감염력 없어짐 • 치료 없이 자연 소실(2~6주) 혹은 잠복 매독 형태로 이행 • 전염력 높음 • 페니실린을 5~7일 간 투여
	잠복기	• 임상적인 소견이 사라짐 • 2기 매독이 2~6주 지속된 이후 상태
	3기 매독 : 고무종(gumma)	• 감염 후 10~30년 후에 발생 • 고무종 혹은 매독성 궤양 • 매독성 고무종 : 외음부에 발생 • 궤양과 괴사가 발생, 직장 누공 형성 • 전신(피부, 뼈, 간 등)에 매독균이 침범 • 신경 침범 : 중추신경 퇴화, 급성뇌막염, 운동/지적 능력 저하
진단		• 혈청학적 검사 : VDRL, RPR(rapid plasma reagin test, 신속 혈장 리아긴 검사) 양성 여부 검사 → TPHA, FTA-ABS로 확진 • 뇌척수액검사 : 3기매독시
치료 기출 14, 25		• 항생제(페니실린) 투여 : 5~7일간 • 페니실린 과민반응자 : 테라마이신, 기타 항생제 • 부부 함께 치료, 재감염 방지, 예방적 콘돔 사용 • 교육 – 재감염 방지 – 추후검사의 중요성 교육 : 치료 후 24개월 후에 추적검사 • 감염방지 : 환자의 주사바늘, 정맥주사 도구, 배설물 관리 • 임부는 18주 전에 치료시작 : 선천성 매독 예방 기출 14

3) 후천성 면역결핍증(acquired immunodeficiency syndrome, AIDS)

특징		인체에 HIV(Human immunodeficiency virus) 침입 → T 림프구(heler T cell : CD4)를 선택적으로 공격, 면역기능이 저하되는 증상
전파		• HIV 감염 : 감염자와의 성행위(성기, 구강, 항문), 오염된 바늘, 주사기, 면도날, 칫솔 • 신생아 : HIV에 감염된 산모의 혈액이 태반을 통해 전파, 조산, 주산기 사망, 모유수유 • 수혈 : HIV에 감염된 혈액이나 혈액제제로 인해 전파
증상	급성기, 증상기	최초 감염 후 수개월 혹은 10년 간 별다른 증상 없음
	만성기	• HIV가 백혈구 파괴 → 면역기능소실, 쇠약 • 전신 피로, 쇠약, 체중감소(Wasting syndrome), 기침, 설사, 열, 발한 • 림프절 부종, 면역저하로 아구창, 대상포진, 신경질환 발생
	AIDS단계	카포시육종 발생 등, 질환이나 암으로 인한 사망
진단		• 효소면역분석검사(ELISA) : HIV에 노출되었거나 감염을 의미 • HIV 혈청 항체검사 • AIDS는 면역저하의 비정상적인 증상이 2가지 이상 나타난 경우 – 초기에는 무증상, 감기와 같은 증상

치료	• 예방이 중요, 예방 교육 • 완치가 어려움 : 증상 악화 진행을 늦추는 것이 목표 • 감염예방, 피부간호, 영성증진 및 지지 • Zidovudine, Didanosine, Zalcitsbine, Stavudine
예방	• 안전한 성 행위, 콘돔 사용, 바늘이나 주사기의 공동 사용을 금함 • 모유수유금지 • 감염자를 죄인시하거나 지나친 경계를 피함 • 전파되지 않는 경로 : 악수나 포옹, 화장실이나 욕실 등의 공동사용, 간호행위, 환자의 분비물(가래, 침, 콧물)

4) 음부(생식기)단순포진(herpes simples virus; herpes genetalis)

원인	단순포진 바이러스 II(herpes simples virus II)에 의해 발생하는 생식기의 급성 염증성 질환
증상	자궁경부나 음부, 서혜부의 통증성 병변(수포발생), 심한 배뇨곤란, 배뇨통, 성교통, 림프절 동통
치료	5% Acyclovir(Zovirax)의 항바이러스제 사용
임산부	• 파막 후 전파되며 태아에게 눈의 감염, 피부병변과 흉터, 자궁 내 성장지연, 정신지체, 소뇌증 유발 • 제왕절개술 고려, 분만 시 가장 전파가 높으며 질식분만 시 가장 위험도가 높음 • 신생아 감염의 60% 사망, 20%는 후유증, 20% 생존

5) 연성하감(chancroid)

원인	성 행위를 통해 Hemophillus ducreyi bacillus 감염
증상	• 피부의 유두나 작은 농포가 궤양으로 진행 • 병소의 통증
치료	• 약물 : Erythromycin, Ceftriaxone 항생제 투여, 진통제 투여 • 청결유지, 안정

6) 첨형 콘딜로마(condyloma acuminatum) 기출 18

원인	인유두종 바이러스(Human Papilloma Virus, HPV)의 성병성 감염 기출 18, 21
증상	외음부, 질, 항문주변에 발생하는 여러 개의 크고 작은 사마귀병변, 성교통, 외음부소양증, 배변시 통증이나 출혈
치료	• 세척 : Podophyline tincture of benzoin 국소도포 4시간 후 물비누로 세척 • 수술 : 외과적 절개, 레이저, 전기소작, 냉동요법
임산부	• 임신 중 잘 발생, 병변의 증식으로 인해 태아하강 방해(질식분만 장애) • Podophyline은 기형유발가능성이 있어 사용금지

CHAPTER 04 자궁내막질환 간호

1 자궁내막 증식증(endometrial hyperplasia)

1) 정의 : 자궁내막의 비정상적인 증식으로 인해 비정상적 자궁출혈이 발생

2) 원인

① 에스트로겐 대사이상과 성호르몬 결합글로불린의 감소 → 에스트로겐 순환과 자궁 내막의 감수성 증가
② 가임기 여성에서는 무배란성 월경주기 → 프로게스테론 길항없이 에스트로겐으로 인한 자궁내막 과다증식
③ 폐경기 여성에 빈발, 자궁내막암에 선행하거나 동시에 발생가능 → 분할소파술과 내막생검 시행

3) 증상 : 40세 이상에 가장 흔함, 가임기에는 월경과다, 부정자궁출혈, 지연월경, 폐경 후에는 불규칙적 자궁출혈

4) 치료 및 간호 기출 19

① 10대 : 6개월 이상 estrogen-progestin cycle로 치료 → 정상 월경주기유도, 자궁내막생검으로 효과 확인
② 가임기 여성 : 3개월간 estrogen-progestin cycle로 치료 → 자궁내막생검으로 효과 확인
③ 폐경 이후 : 자궁절제술, 양측 난소난관절제술

2 자궁내막증(endometriosis) 기출 09, 20, 22, 23, 25

1) 정의 : 자궁내막 조직이 자궁강 이외의 부분에 존재하는 것으로 에스트로겐에 의존하는 질환으로 골반 장기인 난소나 복막에 주로 발생

2) 원인

① 월경혈 역류설
② 체강상피화생설
③ 혈행성 파종설 : 월경시 자궁내막세포가 혈관 및 림프관을 통해 원거리장기로 전이

3) 위험요인

① 유전적 요인 : 가족력이 있는 경우 7배 증가
② 면역학적 요인 : 면역이상이나 결핍
③ 호르몬 요인 : 에스트로겐의 영향 기출 16

4) **증상** 기출 16, 18, 21 : 가장 흔한 증상은 월경 직전 혹은 월경시의 통증, 환자의 30~50% 불임

5) **진단** : 골반검사 및 과거력, 복강경검사, 초음파, 조직검사

6) **치료 및 간호**

① 가임 여부, 연령에 따라 결정
② 보존수술 : 비정상적 내막부위 절제, 소작
③ 근치수술 : 심한 경우 근치 자궁적출술
④ 호르몬 요법 : 자궁내막의 주기적 자극 감소(경구피임제, progestin, gestrinone, danazol, GnRH 활성제, 프로스타글란딘 생성효소억제제)

3 자궁선근증(uterine adenomyosis) 기출 14, 17, 24

1) **자궁내막선이나 간질 등이 자궁근층에 존재하여 자궁의 비후가 나타남**

2) **증상** : 보통 무증상, 월경 시작 1주 전부터 과다출혈과 지연출혈

3) **진단** : 증상과 커진 자궁, 최종진단은 절제술 후 조직검사로 가능

4) **치료** : 약물요법(bromocriptine, danazol, GnRH 활성제), 심하면 자궁적출술

감별내용		자궁내막증	자궁선근증
나이		25~45세	40대 이상
출산력		미산부	다산부
증상	성교통	매우 심함	없음
	월경통	심함	경함
	불임증	75%	20%
자궁크기		정상	전체적으로 증대
진단		복강경검사	병리 조직학적 진단
치료		고식적 치료	자궁적출술

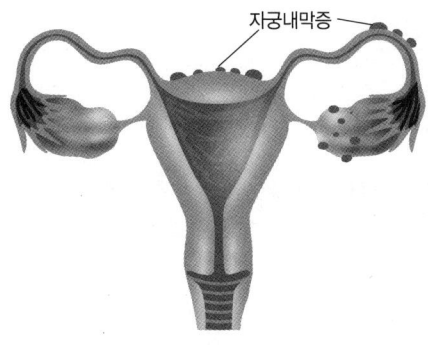
[자궁내막증]

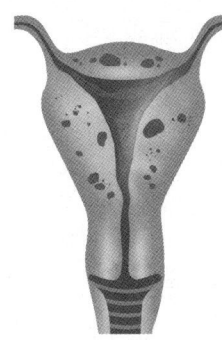
[자궁선근증]

CHAPTER 05 생식기 구조이상 간호

1 자궁의 위치이상 기출 13, 21, 23

정상자궁 : 전경, 전굴(anteversion, anteflexion)

구분	전방전위	후방전위
정의	체부측이 정상보다 더 앞으로 기울어진 경우	체부의 장축이 정상보다 뒤로 기울어짐
원인	생식기 발육부전	• 산욕기요인 : 분만 후 손상, 방광팽만 • 부속기질환요인 : 골반감염, 자궁내막증
증상	월경통, 불임	약간의 요통, 월경통, 난임과 유산 유발가능성 증가
치료	대부분 특별한 치료 필요없음	• 임신 시 페서리착용 • 슬흉위운동, 1일 3~4회, 1회 5분간 적용

2 자궁하수(prolapse of uterus) 기출 16, 17, 20, 22, 24, 25

자궁이 질구 쪽으로 탈출되어 나온 것, 힘을 줬을 때 자궁경부가 hymen ring 2cm 아래로 나온 상태

원인		대부분 나이 많은 다산부에 발생, 그 외 복압을 높이는 비만, 천식
분류	1도	자궁경부가 질구 내 위치
	2도	자궁경부가 질 입구에 위치
	3도	자궁경부가 질 바깥에 위치하여 질이 뒤집힘
증상		• 기립 및 보행 시 성기하수감, 하복부 중압감, 요통, 의복, 피부에 접촉으로 인한 궤양성출혈 발생가능 • 누워 있으면 편해지고 아침보다는 오후에 심함
치료		• 골반저근훈련(케겔운동, 예방목적으로도 시행권장), 페서리요법 • 외과적 치료 : 질식 자궁적출술 + 전질벽협축술

3 생식기 누공

생식기와 비뇨기 사이에 생긴 통로 또는 생식기와 직장 사이에 생긴 통로로 인해 소변이나 분변이 질로 누출되는 것

원인	부인과 수술(자궁절제술, 질 수술 이후, 회음봉합술, 치질절제술 등)이나 난산으로 인한 분만 외상
분류	방광-질루, 요도-질루, 방광-자궁루, 직장-질루
증상	감염, 요실금, 변실금, 통증 등
치료 및 간호	• 작으면 자연치유　　　　　　• 외과적 복원 수술 • 수술 후 상처부위 치유를 돕기 위해 유치도뇨관 유지 • 슬흉위 자세를 취하여 방광 질 누공 확인

CHAPTER 06 난임여성 간호

1 난임(Infertility)

정의 기출 07	피임을 하지 않고 정상적인 부부관계를 하면서도 1년 내에 임신이 안 되는 경우, 10~15%에 발생
일차성/원발성 불임증	임신경험이 한 번도 없는 경우
이차성/속발성 불임증	임신을 경험한 후 다시 임신이 안 되는 경우(자궁외 임신, 자연유산도 포함)
원인	
여성 요인	• 전체 불임의 40~50%, 고령(난소와 난자의 노화로 가임력이 떨어지며 염색체 이상, 전신질환) • 전신적 이상 : 심하게 마른 체형, 심한 빈혈, 약물남용, 음주, 정서적 불안과 공포 • 생식기 발육 이상 : 생식기계 기형, 발육부전 • 내분비계 이상 : 시상하부-뇌하수체 기능부전, 갑상선 질환, 당뇨, 난소기능부전, 고프로락틴 혈증 • 생식기 질환 : 배란장애, 난관요인, 자궁요인, 골반감염, 자궁경부염, 골반결핵, 난관폐쇄, 자궁내막증, 자궁근종
남성 요인	• 전체 불임의 40% • 전신적 이상 : 과로, 흡연/음주, 발기부전, 정서적 공포/불안 • 생식기 발육 이상 : 비폐쇄 무정자증, 폐쇄 무정자증, 잠복고환, 요도하열 • 내분비 이상 : 뇌하수체 기능부전, 갑상선 기능 저하, 고프로락틴혈증 • 생식기 질환 : 이하선염, 고환염, 전립선염, 정관정맥류, 성병
남성-여성 요인	• 전체 불임의 20% 정도 • 성적문제나 갈등 • 면역학적인 부적합

2 사정

부부가 함께 기초적인 문진과 검사를 받아야 하며 장기적인 계획과 비용 등에 대해 같이 설명하고 이해하는 과정을 통해 신뢰관계를 형성, 남성에게 여성보다 먼저 검사를 시행하여 시간적·경제적 낭비를 방지하는 것이 좋음

1) 정액검사(semen analysis)

가장 중요하고 기초적인 검사 → 결과가 정상이라면 남성에게 더 이상의 검사는 필요하지 않다.

① **목적** : 남성의 정액을 채취하여 임신에 적합한 정자인지 확인(정액의 색깔, 양, 점도, 정자 수, 운동성, 정자 수의 비율, 정자 형태)
② **시기** : 2~3일 금욕 후, 2~4주 간격으로 2회 실시
③ **방법**
- 3회 정도의 정액검사(semen analysis) 후 종합적 판단
- 검사 전 정액은 자위로 받으며 윤활제를 사용하지 않음에 대해 설명
- 정액은 뚜껑이 있는 깨끗한 마른 유리용기에 받음
- 정액은 체온과 같은 온도로 유지하여 검사실로 보냄
- 채취 후 1시간 이내에 분석 실시
- 정액 채취시간, 정액 채취 전 성교 날짜 표기

④ **정상정액소견** 기출 19
- 1회 사정양 : 2~5mL/회 이상
- 정자 수 : 2,000만 개~2억 개/mL
- 정상 모양(타원형) : 정자 30% 이상
- 정자 운동성 : 1시간 내 60% 이상, 2시간 후 50% 이상 운동성
- 실온에서 20~30분 후 액화

2) 배란검사

종류	내용	방법	주의사항
월경력	문진		
기초체온검사 기출 21	배란 후 24시간 내에 0.6℉~0.8℉ 체온 상승(없으면 배란의 문제 의심)	3~4개월간 매일 아침에 일어나 누워서 측정	체온계(화씨 온도계)로 3~5분 구강 측정
자궁경관 점액검사	• 물같이 투명하고 맑음 • 견사성 8~10cm • 현미경상 양치엽 형태 뚜렷 • 세균이 없음	배란기의 질분비물 점액상태를 관찰	
성교 후 정자검사 (Post coital test) 기출 21, 23, 24	성교기술, 경관점액, 정자의 적절성, 정자가 경부점액을 통과하는 정도를 알아보기 위해 시행하는 검사	배란기에 성교 후 여성의 경관 점액을 흡인하여 견사성과 점액 내 활동성 정자를 확인	질염이 있으면 검사하지 않으며 윤활제 등의 사용은 하지 않아야 한다. • 배란예정일 2~4일 전부터 금욕 후 → 배란기에 성관계 → 수시간 내 자궁경부점액 전체를 수집 → 현미경으로 점액의 상태와 운동성을 가진 정자의 수를 확인한다.
호르몬검사	FSH, LH, E2, Progesterone, 갑상샘호르몬		
초음파검사	질식초음파로 난포의 발달과 성숙, 배란관찰가능		

3) 난관 및 복강요인사정

종류	내용	방법	주의사항
자궁난관조영술 (hysterosalpingography HSG) 기출 15, 22, 24	• 조영제가 난관을 통과하며 난관을 개통하는 치료적 효과도 있음 • 초기증식기에 시행하여 수정된 난자를 방해하지 않으며 배란 전 난관을 개통시킬 수 있음	질을 통해 조영제를 자궁내로 주입하여 자궁, 난관의 크기, 모양, 유착 및 난관 개방 여부를 관찰하여 임신에 영향을 미치는 요인 확인	• 조영제 알레르기, 병변 자극 가능성 • 월경 직후부터 배란 전에 수행, 월경 주기 7~10일(월경 끝난 후 2~5일)
루빈 검사 (Rubin's test) 기출 07	가스 투여 후 환자를 앉히면 가스가 횡격막 근처의 늑간신경을 눌러 견갑통 호소 → 적어도 한쪽 난관은 개통되어 있음을 의미	배뇨 후 쇄석위 상태에서 질경 삽입 후 CO_2 가스를 주입하여 가스가 자궁, 난관, 복강 내로 통하는 지 여부 확인	월경 주기 7~10일(월경 끝난 후 2~5일)
복강경 검사 (hysteroscopy)	• 난관과 복막의 불임 요인 파악 • 복강 내 내시경을 삽입하여 직접 골반 및 골반장기를 관찰	• 금식(시술 6~8시간 전), 배뇨 후 시행 • 구강 수분 섭취는 마취에서 회복 후 • 퇴원은 절개부위 출혈이 없으며 자연 배뇨 가능 시 • 시술 후 절개부위의 민감성, 복부 팽만감, 견갑통	• 침습적, 마취필요, 기본검사에서 이상 발견을 못할 때 시행한다. • 월경 주기 7~10일 (월경끝난 후 2~5일)
자궁내막생검 기출 25	• 자궁내막이 수정란의 착상에 적절한지 확인하는 검사 • 임신반응검사가 음성으로 확인 후 시행	검사 1시간 전 항소염제 복용(NSAID, 자궁경련완화)하고 큐렛으로 자궁체부의 내막을 소파하여 조직검사	• 예정 월경 7일 전이나 월경주기 21~27일, 월경주기 중 황체기에 시행 • 시술 24시간 동안은 무거운 것을 들거나 힘든 일 피해야 함 • 10분 정도 소요됨
항정자 항체 검사	수정과 착상을 방해하는 항정자 항체를 확인(항정자 항체의 빈도는 불임부부의 5~10%) 항정자 항체는 혈장, 정액, 질과 경관 분비물에서 발견		

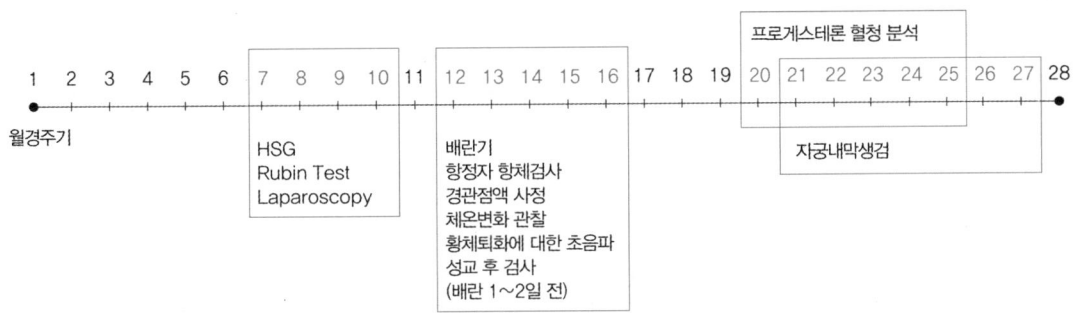

3 치료

1) 남성의 불임 치료 : 대증요법
① 생활 습관교정 : 담배와 술 제한, 균형잡힌 식사, 적절한 휴식, 정신적 긴장을 피함
② 불임 유발 약물복용 금지
③ 고환의 온도를 상승시키지 않도록 함 : 헐렁한 옷, 장시간 사우나 금지
④ 당뇨 등 기저질환이 있다면 치료가 선행되어야 함

2) 여성의 불임치료

(1) 배란장애
① 원인에 따른 치료 : 영양장애, 고프로락틴 혈증, 갑상선질환, 난소 종양의 경우 원인에 따른 치료 실시
② 배란유도제 투여 : 특별한 원인이 없는 경우, 무배란 환자
   ⇨ 클로미펜(clomiphen) : 시상하부의 에스트로겐 수용체와 결합 → 에스트로겐이 낮은 농도로 인식 → 성선자극호르몬 방출호르몬(GnRH) 분비 증진 → FSH, LH 분비 항진 → 배란

(2) 경관점액의 이상
① 점액량이 적거나 점액의 질이 떨어질 때 : 에스트로겐 투여(월경 주기 제 5일~12일), 배란유도제 투여
② 경관염 등의 염증 질환 : 원인균을 파악한 후 항생제 투여
③ 산성의 점액 : 알칼리성 질 세척, 에스트로겐 투여

(3) 난관이상(난관폐쇄)
① 골반감염 : 전기소작법, 약물요법, 수술
② 난관유착, 폐쇄 : 수술, 자궁난관 조영술
③ 외과적 치료 실패 시 : 체외수정, 배아의 자궁 내 이식 등

(4) 자궁내막이상과 황체기 결핍
① 자궁내막이상 : 근종절제술(근종), 항생제(염증), 소파술
② 황체기 결함 : 황체호르몬, 배란유도제 사용, 질좌약 투여

(5) 인공수정
배란유도 → 초음파로 배란확인 → 시술당일 배우자의 정액을 채취 → 정액을 직접 자궁강 내로 주입

3) 보조 생식술

(1) 체외수정을 통한 배아이식(in vitro fertilization, IVF)
① 체외수정을 통해 체내에 이식하는 방법(시험관 아기)
② **적응증** : 심한 자궁강 내 유착이나 자궁의 해부학적 문제가 없는 여성
③ **방법** : 생리시작 7일 째부터 과배란 유도 → 난포감시 → 배란 유도 목적으로 융모생식샘자극호르몬제제(HCG) → 투여난자채취, 정자채취 → 난자와 활동성이 좋은 정자를 섞어두면 수정(혹은 정자 직접주입술) → 5일 정도 체외배양 → 자궁경부를 통해 자궁으로 배아이식(질 좋은 배아를 선택하여 적은 수의 배아만 이식)
④ 난자 채취한 날부터 자궁내막의 안정성을 위해 프로게스테론 투여 → 배아 이식 후 11일째 혈중 HCG 농도 검사로 임신 확인 → 5~7일 간격 2~3회 혈액검사 추가 시행 → 1~2주 후 초음파로 태낭 확인

(2) 생식세포 또는 접합자의 난관 내 이식(ZIFT : Zygote intrafallopian transfer)
① 체외수정 배아이식의 단점을 보완(체내에서 수정을 시킴)
② 배란유도제로 난자를 배란 후 복강경이나 미니랩을 통해 난자 채취 후 그 자리에서 정자와 난자를 함께 나팔관 팽대부에 넣어주는 방법

PART 3 생식기 건강문제 여성

01. 45세 여성의 자궁경부질세포진검사(Pap. test) 결과가 Class Ⅰ이다. 추후관리로 옳은 것은?

① 한달 후 원추절제술
② 즉시 쉴러검사
③ 정기적인 자궁경부질 세포진검사
④ 월경 끝난 후 자궁내막생검
⑤ 배란시 질확대경검사

해설

Pap체계	
Class Ⅰ	이상세포 없음
Class Ⅱ	염증으로 이상 세포 출현
Class Ⅲ	비정상 유핵세포변화
Class Ⅳ	암으로 생각할 수 있는 세포상 출현
Class Ⅴ	침윤암으로 시사 할만한 세포상

02. Pap. test 결과 이상세포가 발견되어 질확대경 검사를 위해 방문한 환자에게 설명한 것으로 옳은 것은?

① 몇 주간 물 같은 다량의 분비물이 있습니다.
② 많은 양의 출혈이 있을 수 있으니 절대 안정하셔야 합니다.
③ 자궁경부암검사보다 시간이 조금 더 소요됩니다.
④ 입원하여 전신 마취하에 시행합니다.
⑤ 검사시 통증이 심할 수 있어 미리 진통제를 주사합니다.

해설 [질확대경 검사]
- 2차 사정방법으로 자궁경부를 미세사진 촬영하여 판독 → 질부위 표면의 시진, 자궁경부암 조기진단, 불가시암의 단계에서 검출 목적
- Pap smear 실시 → 자궁경부점액 제거 후 시진 → 녹색필터를 이용해 관찰 → 3% 초산으로 자궁경부점액을 닦아내고 20~40초 후 촬영
- 비정상상피세포는 초산이 첨가되면 희고 불투명한 상태를 보임

정답 01. ③ 02. ③

03. 왼쪽 난소의 종양으로 가임능력보존을 위해 왼쪽 난소와 난관 절제를 앞둔 32세 여성에게 설명한 것으로 옳은 것은?

① 폐경 증상이 나타날 것이다.
② 매달 월경이 있을 것이다.
③ 월경은 두 달에 한번 일어날 것이다.
④ 임신은 할 수 없다.
⑤ 월경은 일어나지 않을 것이다.

> **해설** 오른쪽 난소와 난관은 남아 있으므로 배란, 임신, 분만에 문제를 초래하지 않으며 일측성 난소라도 호르몬에 의해 매월 월경이 일어난다.

04. 자궁경부암이 자주 발생하는 부위는?

① 편평원주상피접합부
② 자궁체부
③ 자궁저부
④ 질후원개
⑤ 내자궁구

> **해설** [자궁경부암의 병태생리]
> - 편평원주접합부 = 내자궁경부표면은 원주상피, 외자궁경부는 편평상피 이 두 곳이 만나는 지점=주된 경부암 호발 부위
> - 편평원주접합부
>   → 사춘기, 임신, 폐경 등 호르몬 자극에 의해 변화하는 부분
>   → 성장하며 내자궁구가 외번되어 질의 산성에 노출되며 화생과정(metaplasia) 일어남 → 변형대 형성
>   ⇨ 암 유발요인에 민감

05. 흔히 발생하는 질염 중 짚신모양의 물에서 잘 움직이는 원충에 의해 감염되며 성교뿐만 아니라 목욕탕이나 변기로도 감염이 가능한 것은?

① 모닐리아질염
② 트리코모나스질염
③ 위축성질염
④ 헤모필루스질염
⑤ 가드네렐라질염

> **해설** ① 모닐리아질염 = 칸디다질염 : 진균감염(Candida albicans) - 항생제, 경구피임제, 스테로이드 장기사용
> ② 트리코모나스질염 : 원인균 : 트리코모나스(편모기생충) - 목욕탕, 젖은 수건, 화장실에서 감염가능
> ③ 위축성질염 = 노인성 질염 = 폐경 이후 에스트로겐 농도저하
> ④ 헤모필루스질염 = 가드네렐라질염 = 세균성질염 : Gardnerella vaginalis - 질내 정상세균층 파괴로 혐기성세균의 과도한 성장 → 유산간균 감소

03. ② 04. ① 05. ②

06. 골반염증성질환(PID)에 대한 설명으로 옳은 것은?

① 85%가 성매개감염으로 인한다.
② 복강 내에서 시작된 감염이다.
③ 질출혈과 복통이 주증상이다.
④ 경구피임제의 사용으로 발생이 증가한다.
⑤ 수태능력에 지장을 주지 않는다.

해설 PID : 자궁경부에서 난관, 난소, 복막, 자궁주위로 상행성감염이 일어난다.
골반통과 하복부통증, 고열 등이 주증상이다.
85%가 성매개감염과 연관있고 자궁내장치에 의해서도 발생하며 만성화되면 난임을 유발한다.

07. 만성자궁경부염을 진단받은 여성에게 적합한 중재는?

① 방사선요법
② 에스트로겐 - 프로게스테론 요법
③ 프로스타글란딘 합성억제제 투여
④ 냉동요법
⑤ Metronidazol 투여

해설 [만성 자궁경부염(chronic cervicitis)]
자궁경부의 열상 후 임균, 연쇄상구균, 포도상구균 감염
• 끈끈하고 탁한 점성도 높은 지속적 대하증
• 성교 후 점적출혈, 성교통, 골반통
• 냉동치료법(주로 사용) → 치료 후 10~20일간 다량의 장액성 분비물 있음
• 전기소작법
• 원추절제법(출혈가능성 있음)

08. 자궁내막증으로 진단받은 여성이 투여받는 약으로 볼 수 없는 것은?

① 경구피임제
② 프로게스틴
③ 에스트로겐
④ 제스트리논
⑤ 다나졸

해설 [자궁내막증(endometriosis)]
• 정의 : 자궁내막 조직이 자궁강 이외의 부분에 존재하는 것으로 에스트로겐에 의존하는 질환으로 골반장기인 난소나 복막에 주로 발생
• 치료(호르몬) : 자궁내막의 주기적 자극 감소(경구피임제, progestin, gestrinone, danazol, GnRH활성제, 프로스타글란딘생성효소억제제)

정답 06. ① 07. ④ 08. ③

09. 심한 월경통을 호소하는 17세 여학생의 검진결과 특별한 이상은 발견되지 않았다. 다음 중 바르게 교육한 내용은?

① 하복부에 얼음찜질을 하면 통증이 줄어듭니다.
② 병원에서 마약성 진통제를 처방받아 복용하세요.
③ 활동적인 운동으로 통증으로부터 주의를 분산시키세요.
④ 슬흉위를 취해주면 도움이 됩니다.
⑤ 좌욕과 질세척을 하세요.

> **해설** 특별한 이상이 없다면 원발성 월경곤란증이라고 하며 대증요법으로 치료를 한다.
> • **원인** : 프로스타글란딘의 과도한 합성 → 평활근 수축이 촉진됨 → 통증유발
> • **치료** : 프로스타글란딘 합성억제제(NSAIDS)를 투여하거나 복부 마사지, 더운 물주머니(국소온열요법) 등이 도움이 된다.

10. 생식기검진에서 자궁경부가 질 밖으로 보이는 72세 여성에게 있을 수 있는 증상은?

① 생식기하수감   ② 월경
③ 설사   ④ 다량의 질 출혈
⑤ 좌상복부통증

> **해설** [자궁하수(prolapse of uterus)]
> • **정의** : 자궁이 질구 쪽으로 탈출되어 나온 것, 힘을 줬을 때 자궁경부가 hymen ring 2cm 아래로 나온 상태
> • **증상** : 기립 및 보행 시 성기하수감, 하복부 중압감, 요통, 의복, 피부에 접촉으로 인한 궤양성출혈 발생가능, 누워 있으면 편해지고 아침보다는 오후에 심함
> • **치료** : 골반저근훈련, 페서리요법, 외과적 치료 – 질식 자궁적출술 + 전질벽협축술

11. 난임의 원인을 파악하기 위한 검사중 배란을 사정하는 방법은?

① 월경력   ② 항정자 항체 검사
③ 자궁경관 점액검사   ④ 자궁난관 조영술
⑤ 복강경검사

> **해설** • 월경력은 가장 기본적으로 배란을 사정하는 방법이나 정상적인 월경양상을 보여도 무배란 현상이 있을 수 있으므로 추가적인 검사가 동시에 진행되어야 한다.
> • 배란을 사정하는 방법에는 기초체온검사, 자궁경관 점액검사, 호르몬검사, 자궁내막조직검사, 초음파검사가 있다.
> • 항정자항체검사는 수정과 착상을 방해하는 항체를 확인하는 검사로 혈장, 정액, 질, 경관에서 확인할 수 있다.
> • 자궁난관조영술은 질을 통해 조영제를 자궁내로 주입하여 자궁, 난관의 크기, 모양, 유착 및 난관 개방 여부를 관찰하는 검사이다.
> • 복강경검사는 복강 내로 내시경을 삽입하여 직접 골반 및 골반장기를 관찰하여 구조를 파악하는 방법이다.

09. ④   10. ①   11. ③

12. 자궁내막생검(endometrial biopsy)이 예정된 여성에게 바르게 설명한 것은?

① 임신이 되었는지 확인하는 검사입니다.
② 월경주기 21~27일에 실시합니다.
③ 전신마취가 필요합니다.
④ 시술 후 24시간의 안정이 필요하여 입원이 필요합니다.
⑤ 시술 직후부터 운동이나 노동에 제약이 없습니다.

해설 [자궁내막생검]
- 자궁내막이 수정란의 착상에 적절한지 확인하는 검사
- 임신반응검사가 음성으로 확인 후 시행
- 검사 1시간 전 항소염제 복용(NSAID, 자궁경련완화)하고 큐렛으로 자궁체부의 내막을 소파하여 조직검사
- 예정 월경 7일 전이나 월경주기 21~27일, 월경주기 중 황체기에 시행
- 시술 24시간 동안은 무거운 것을 들거나 힘든 일 피해야 함
- 10분 정도 소요됨

정답 12. ②

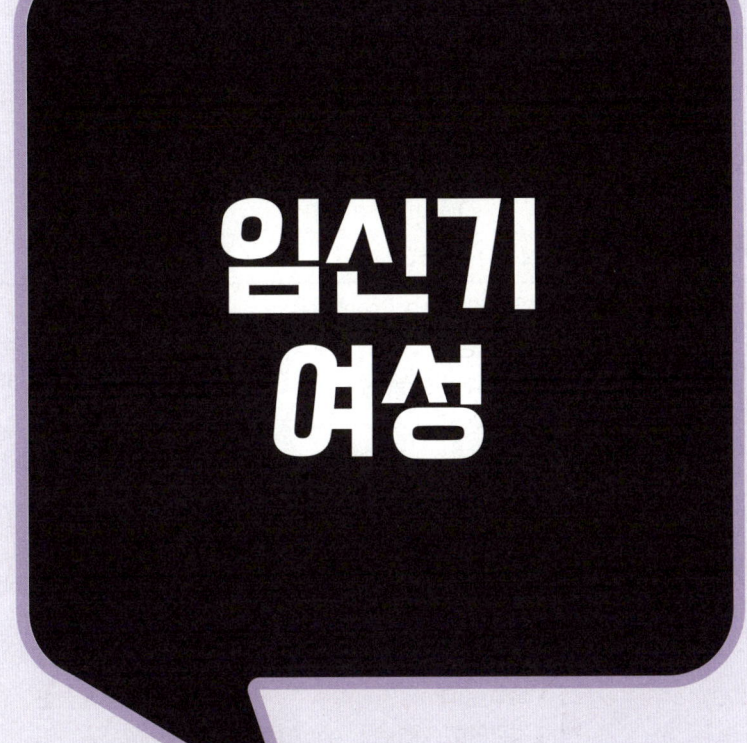

PART 4 임신기 여성

CHAPTER 01. 정상 임신간호
CHAPTER 02. 고위험 임신간호
CHAPTER 03. 태아 건강사정

CHAPTER 01 정상 임신간호

1 임신의 징후와 진단

1) 임신의 징후 기출 11, 25

추정적 징후 (presumptive sign) 임신 시 여성 자신이 느끼는 변화	• 무월경(amenorrhea)(4주) • 체중 증가 • 유방의 민감성(6주) • 감정의 변화 • 첫 태동(주관적)(Quickening)(16~18주)　　• 권태/피로 　　• 오심, 구토(4주) 　　• 비뇨기 징후(빈뇨, 6주)
가정적 징후 (probable symptom) 의료진에 의해 관찰하는 변화	• 기초체온의 상승 • 임신반응검사 양성 • 피부의 변화(착색, 임신선(striae gravidarum), 갈색반(chloasma, line-nigra)) • 유방의 변화(8주)(유방 증대, 2차 유륜, 몽고메리결절), 전초유(16주) • 골반 관절과 인대의 이완 • 복부 증대 • 경관연화(Goodell's sign)(5주) • 질의 자청색 변화(Chadwick's sign)(6~8주) • 자궁협부의 연화(Hegar's sign)(6~12주) • 자궁저부가 경부쪽으로 휘어짐(Mcdonald's sign) • 자궁체부와 경부 사이의 탄력성 구역이 촉진(Ladin's sign) • 불규칙적인 자궁저부 비대, 유연(Von Braun-Fernwald's sign)(15주) • 종양처럼 보이는 비대칭성 자궁증대(Piskacek's sign) • 자궁내 잡음(uterine souffle) • 부구감(ballottement)(16~28주) • 무통의 간헐적 자궁수축(Braxton Hicks sign)(20주) • 자궁 증대 　- 큰 계란 정도의 크기(7주) 　- 오렌지 크기(10주) 　- 자몽 크기 : 자궁이 복부로 올라옴(12주)
확정적 징후 (positive symptom) 의료진에 의해 태아를 정확히 확인할 수 있는 변화	• 태아심박동(청진, 도플러) • 검진자에 의한 태아 움직임 확인(20주 정도) • 초음파 촬영 시 태아 모습이 보임, 태아 움직임 촉진

2) 임신시기별 징후와 증상

시기	특징
임신 전기 (수정~임신 13주)	• 무월경 • 오심, 구토(6~12주) • 빈뇨, 자궁 증대, 유방의 민감성 • 체중 1~2kg 감소 • 혈압은 정상범위 혹은 약간 감소 • 임신반응 검사 양성(6주 이후)
임신 중기 (임신 14주~27주)	• 오심, 구토 사라짐 • 첫 태동 느낌(16~18주), 현저한 자궁 증대 • 전초유 분비(16주) • Braxton-Hicks sign(12주 이후에 강함) • 체중 4.5~5kg 증가 • 혈압은 정상범위 혹은 약간 감소 • 흑선, 기미, 임신선

임신 말기
(임신 28주~분만)
	• 자궁 증대 및 하강으로 순환 장애, 하지부종 초래
	• 호흡수 증가
	• 하강감
	  – 초산부 : 분만 9개월 말경
	  – 경산부 : 분만 직전
	• 체중 4.5~5kg 증가
	• 혈압은 말기로 갈수록 6~10mmHg 더 높을 수 있다.

3) 임신진단 및 분만예정일 기출 04, 08, 20, 23, 25

(1) **임신의 진단** : 혈액이나 소변에서 HCG 확인(수정 후 7~10일에 나타남)

(2) **분만예정일**

  ① 분만예정일(Expected date of Confinement, EDC) 추정
- 네겔레 법칙(Negele's rule) : LMP를 기준으로 한 분만예정일 계산법
  → 분만예정일(EDC) : LMP(Last menstrual period, 마지막 월경 시작일)+9개월, +7일
  (예 LMP : 2025년 3월 14일 → EDC : 2025년 12월 21일)
- 임신기간 : 배란일 기준 : 266일(38주), 마지막 월경일(LMP) 기준 : 280일(40주)

(3) **태아 주수 사정**

방법	특징
자궁저부 높이로 계산	• 12주 : 자궁저부가 치골결합에서 촉진 • 22~24주 : 제와부위에서 촉진 • 36주 : 검상돌기에서 촉진

맥도날드 법칙	• 자궁저부 높이로 임신 월수 및 주수 계산 • 자궁저부의 높이(cm) × 2/7 = 임신 월수 • 자궁저부의 높이(cm) × 8/7 = 임신 주수

헤세의 법칙	• 임신 개월 수로 태아의 신장 계산(M : 임신 개월 수)
	• 1~5개월 : (M)²
	• 6~10개월 : (M) × 5
	   임신 12주 태아의 신장 : 3개월의 제곱 → 9cm
	   태아신장이 40cm일 때 재태기간 : 8개월 × 5 = 40cm → 8개월

초음파 촬영	초음파를 통해 태낭 크기, 태동, 두둔 길이, 대퇴골 길이, 아두대횡경의 크기로 임신 주수 추정

2 임산부의 신체변화

1) 생식기계의 변화

(1) 자궁(uterus)

① 성장 : 에스트로겐의 상승으로 혈관 증식 및 확대 → 자궁근 섬유 증식과 비후 일어남
② 모양
  ㉠ 서양배 → 공 모양 → 타원형(S상 결장으로 우측으로 치우침)
  ㉡ 용적 : 10mL(임신 전) → 5~10L(임신 말), 무게 : 50~70g → 800~1,200g
  ㉢ 자궁저부의 높이(Height of Fundus, HOF) 기출 18, 20, 21
    줄자를 이용하여 치골결합상부에서 복부 중앙선을 따라 복부의 모양대로 둥글게 자궁저부까지 측정함
    22~34주 : 주수와 길이가 일치하고 보통 ± 2cm

12주	치골결합 상부에 위치
16주	치골결합과 배꼽 사이에 위치
22~24주	제와부에 위치
36주	자궁이 가장 커짐, 검상돌기(자궁저부의 가장 높은 위치)에 위치 기출 18
38~40주	34주 높이로 다시 자궁 하강 (lightening)

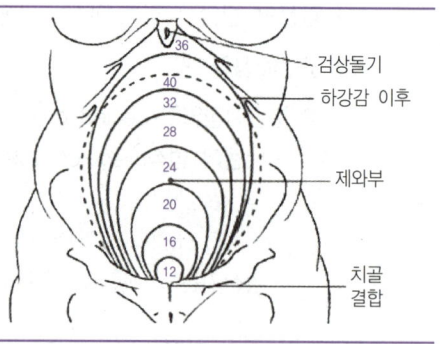

③ 자궁혈류
  ㉠ 기능 : 태아성장에 필요한 물질을 공급하고 태아의 대사 후 노폐물을 제거
  ㉡ 자궁동맥과 정맥이 부분적으로 팽창하고 길어지며 구불구불해짐, 측부혈류 증가
  ㉢ 자궁과 태반을 흐르는 혈액은 분당 450~650mL
④ Braxton-Hick's contraction : 4개월부터 불규칙적 무통성 자궁수축 : 태반의 혈액공급을 촉진하는 역할 → 임신 말기 가진통으로 나타남

(2) 자궁경부(cervix)

① 모양
  ㉠ 초/미산부 : Pinpoint(점과 같음)
  ㉡ 경산부 : Transverse slit(물고기 입 모양)

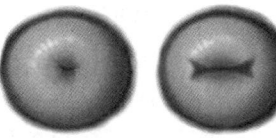
[미산부와 경산부의 자궁경부 모양]

② 임신 시의 특징 기출 16
  ㉠ 자궁혈류와 림프액의 증가로 질 경부점막이 자청색으로 변함(Chadwick's sign)
  ㉡ Goodell's sign(6~8주) : 자궁경부가 부드러워짐
  ㉢ 경부의 유연성 변화과정 : 임신 전(코끝) → 임신 초기와 중기(귓불) → 임신말기(입술)
  ㉣ 점액마개(mucus plug) : 임신 시 호르몬 영향으로 자궁경부 비대, 점액성 분비물 → 자궁으로 균 침범을 막아 감염을 차단 → 임신 중 백대하, 분만 초기 혈성 이슬(show)의 원인

(3) 질과 외음부 기출 10, 23
  ① 혈액의 증가, 질점막 비후, 결합조직 비후, 질분비물 양이 증가하고 희고 농도가 짙어짐
  ② Chadwick's sign(6~8주) : 질 벽과 질 전정 부위 자청색 변화
  ③ 유연성 증가, 길이 증가 → 분만 시 질 확장을 준비
  ④ 질상피의 글리코겐이 풍부 → 유산간균의 작용으로 질내 산성 상태 유지 → 질 내 병원균 증식은 억제되나 곰팡이 감염은 증가
  ⑤ 질 내 산도 : pH 3.5~6

(4) 난소 : 배란 중지, 임신유지위해 에스트로겐, 프로게스테론 분비

(5) 유방의 변화 기출 03, 21
  ① 에스트로겐과 프로게스테론 : 임신 6주경 유방은 커지고 예민, 압통을 느낌
  ② 에스트로겐 : 젖샘조직을 성장시키고 프로게스테론은 젖샘관과 소엽폐포 조직을 증식
  ③ 유륜은 착색되며 커짐, 유두 직립, 유방 확대
  ④ 몽고메리결절 비대 : 유두 보호를 위한 피지선이 확대
  ⑤ 피하혈관 확장(피하표면 정맥 확장) → 임신선 출현
  ⑥ 전초유 분비(16주경) : 유두를 짜면 묽은 초유 분비

2) 임부의 신체적 변화

(1) 심혈관계 기출 13, 14

임신으로 산모의 대사변화와 태아의 성장을 위해 변화
  ① 심장 위치 변화
    • 자궁의 증대로 심장이 좌측 상방으로 전위, 수축기심잡음
    • 모체태아순환으로 심장부담 증가 : 좌심실 비대
  ② 심박출량 증가
    • 혈량 증가와 조직의 산소요구 증가로 임신 초기부터 증가
    • 32주경 30~50% 증가(최대) → 40주경 20% 증가
    • 앙와위에서 좌측 횡와위로 변경하면 22% 상승, 분만수축 시 증가

③ 맥박 : 변화가 없거나 대부분 10~15회/분 증가
④ 혈압
- 임신 16~20주에 하강 → 호르몬 변화의 영향(말초 혈관 확장)
- 20주 이후에 초기 혈압 수준으로 회복되어 심박출량 증가
- 체위성저혈압증후군 → 앙와위에서 정맥환류 방해 → 저혈압, 현기증, 식은땀 유발
⑤ 혈액량 증가
- 혈액은 비임신 시의 40~45% 정도인 1,500mL 증가(자궁증대, 태아와 모체 수분 공급, 분만 시 혈액 손실 대비)
- 임신 빈혈 발생(생리적 빈혈, 가성빈혈) : 임신 말기에 Hb 10g/dL, Hct 35% 이하 시 빈혈(원인 : 혈구량(450mL)에 비해 혈장량(1,000mL) 과도한 증가) → 임신 중 철분 요구 증가
- 헤모글로빈과 헤마토크릿 : 감소
- 백혈구 : 임신 중기 이후부터 상승
- 혈액응고물질 : 혈액응고 요인 증가 및 섬유소 용해작용 저하로 응고 경향 상승 → 분만 후 혈전증 가능성 증가
⑥ 대퇴정맥압 상승 : 증대된 자궁의 압박으로 인함 → 하지부종, 외음부, 직장의 정맥류

(2) 호흡기계

임신으로 인한 신체 변화와 태아 성장으로 인한 산소요구량 증가로 호흡기계의 변화
① 횡격막 상승 : 자궁증대로 약 4cm 상승 → 호흡곤란의 이유
② 흉곽 확장 : 흉곽인대가 이완되어 가슴이 확장(에스트로겐), 흉골하 각도 증가
③ 복식호흡 : 임신 6개월 이후 자궁 증대로 인해 복식호흡
④ 폐기능의 변화 : 호흡 수 증가, 과도호흡(40% 정도 호흡량 증가) → 호르몬의 영향으로 호흡조절 중추의 민감성 증가 때문
⑤ 기초대사율의 증가로 산소요구도 상승 → 산소 소모량 : 15~20% 상승

(3) 소화기계 기출 10, 13

① 입덧(morning sickness)
- 임신 초기 HCG의 상승으로 오심, 구토
- 4~6주 발생하여 12주까지 지속됨
- 12주 이상 증세 지속되거나 심해지면 치료 필요
  - 입덧 간호중재 : 아침공복 시 탄수화물 보충(비스킷, 크래커, 마른 식빵), 소량씩 자주(3끼 → 5~6번), 자극성 음식과 지방이 많거나 가스 생성 음식은 피함
② 위 : 증대된 자궁의 압력과 Progesterone 증가로 분문괄약근 이완 → 가슴앓이 발생
③ 장 : 평활근이완으로 장운동 저하 → 가스차고 변비 발생 → 치질 발생가능성 증가
④ 구강 : 잇몸의 부종으로 쉽게 출혈, 타액증가(ptyalism)

(4) 비뇨기계 기출 11, 23

① 요관 : 커진 자궁의 압박과 프로게스테론으로 인해 요관 붓고 늘어나 수뇨증과 요정체 동반
② 방광 : 커진 자궁의 방광 압박 → 방광용적 증가(정상 : 500cc, 임신 시 : 1,300cc), 점막울혈, 소변 정체 → 감염 가능성 증가 → 빈뇨, 핍뇨, 야뇨 등 발생

③ 빈뇨 : 임신 초기, 말기(중기에는 자궁이 복강 내에 위치하므로 압박 감소)
④ 신기능
- 신 혈류량 증가, GFR(사구체 여과율) 증가
- 경미한 당뇨 : 정상이나 임신성당뇨를 염두에 두고 검사해야 함
- 단백뇨 : 임신성 고혈압 의심
- 신장기능 증가 : 소변을 통해 영양물질 배출 → 소변에 박테리아 성장 가능성 증가, BUN은 감소시키므로 혈장 크레아티닌수치로 신장기능을 평가해야 함
⑤ 좌측위 : 신장혈류량의 증가에 도움이 됨(앙와위는 자궁이 하대정맥을 압박하여 순환장애 유발), 자궁이 우측으로 치우쳐 있어 우측신장과 요관의 팽대가 흔함

(5) 피부계
① 피부는 두꺼워짐, 피하지방 증가
② 색소 침착 : 뇌하수체 전엽의 멜라닌세포 자극호르몬(melanotropin) 분비 증가로 8~16주경 발생
- 갈색반(chloasma, 기미) : 코, 이마, 볼에 대칭적인 갈색 착색
- 흑선(linea nigra) : 치골결합부터 배꼽 부위까지 수직으로 착색
- 유두, 유륜, 액와, 외음부 검은색으로 착색 → 분만 후 거의 사라짐
③ 임신선(striae gravidarum) : 부신피질호르몬의 영향
- 허벅지, 복부, 유방부위 발생
- 붉은색을 띠며 소양감 생김(긁을 경우 흔적을 남김) → 분만 후 은빛을 띰
④ 여드름, 손톱, 발톱이 얇아지고 부어오름. 머리털이 가늘어짐. 손바닥에 홍반이 나타남

(6) 근골격계
① 척추전만(lordosis) 발생 : 자궁과 유방의 증가로 인한 보상으로 가슴을 뒤로 젖히고 몸의 중심이 뒤쪽으로 이동하는 자세의 변화유발, 요통과 목, 어깨 불편감 호소함
② 임신 중 릴랙신 : 치골결합, 천장골관절, 천미골관절 이완 → 뒤뚱거리는 걸음 (분만 중 아두 통과를 위한 가동성 증가)
③ 임신 말 : 복직근 이개, 제와돌출, 분만 후 원상복구 됨

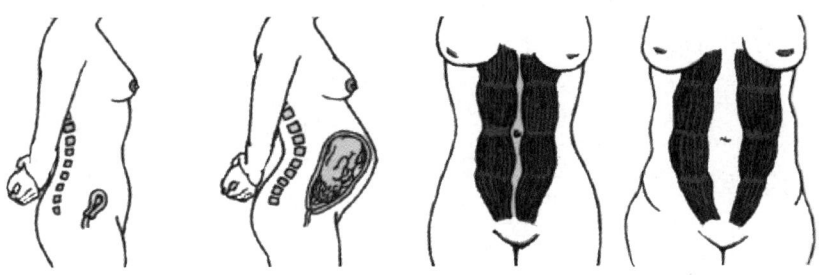

[임부의 전만증, 복직근 이개, 제와 돌출]

(7) 신경계 기출 08
① 자궁이 커져 신경과 혈관 압박
② 다리 경련(clamp) : 임신 말에 커진 자궁의 골반신경 압박으로 인함

③ 손목굴증후군(carpal tunnel syndrome) : 목과 어깨가 구부러져 손목의 정중신경을 눌러 손목에 통증과 쑤시는 증상
④ 긴장성 두통 : 불안과 긴장 증가

(8) 내분비계

임산부의 내분비계 변화	
태반호르몬	
에스트로겐	• 나트륨과 수분의 정체, 자궁과 유방의 증대, 태아성장에 영향을 미침 • 태반기능, 태아 건강상태 평가 지표, 임신진행에 따라 계속 증가
프로게스테론 기출 21	• 자궁내막 증식하여 태아성장 촉진, 자궁수축 억제를 통한 임신 유지 • 위장운동감소, 괄약근이완, 평활근의 탄력성 저하
	에스트로겐, 프로게스테론 : 임신 12주까지 난소에서 생산 → 그 이후 태반에서 만들어냄
융모성선 자극호르몬 HCG 기출 15, 16, 19	• 태반이 충분히 기능을 할 수 있을 때까지 황체기능 보존 • 수정 후 7~10일에 확인 가능, 착상시 분비시작하여 정상임신시 임신 60~70일에 최고로 상승, 48~72시간마다 2배씩 상승, 48시간 간격 혈청검사시 감소하거나 상승둔화는 유산을 암시 • 임부의 소변, 혈액에서 검출 → 임신 진단에 사용 • 이물단백에 반응하는 lymphocyte 억제, 남자태아의 testosterone 상승
태반락토겐 (human placental lactogen, HPL)	• 지방분해 작용과 순환 혈액 내 유리지방산 농도를 증가시켜 모체대사 및 태아 영양 에너지원, 성장호르몬 작용과 유사 • 모체의 당흡수와 포도당대사 억제 → 포도당과 단백질을 보존시켜 태아 체세포 성장 촉진, 혈당상승의 원인 • 수유를 위한 유방준비
뇌하수체호르몬	
성장호르몬	증가
성선자극호르몬 (FSH, LH)	분비 억제
프로락틴(prolaction)	분비 증가
옥시토신(oxytocin)	자궁수축, 출산 후 유즙분비 자극
기타	
갑상선호르몬 기출 07	임신 중 갑상선 작용과 호르몬 생산 증가 → 1기 이후 비임신 수준으로 회복 임신 시 기초대사율 20~25% 증가
부갑상선호르몬	약간 상승(태아의 칼슘, 비타민 D 요구 증가 때문)
부신피질호르몬	코티졸 분비 증가, 알도스테론 증가 - 수분정체
인슐린	임신 초기에는 거의 변화 없다가 임신 중·후기에 증가

3 임부의 산전관리

1) 목적과 주기 기출 25
① 임부와 태아의 안녕 및 모성사망률, 태아사망 등을 줄이기 위해 시행
② 1~7개월 : 매달 1회, 8~9개월 : 2주에 1회, 10개월 : 주 1회

2) 산과력 기출 08, 19
(1) **임신력** : 임신의 횟수와 임신 관련 합병증 유무
(2) **출산력** : 출산 주수, 분만 형태, 출산 후 합병증
(3) **출생아 체중, 출생아의 건강상태, 유산시기 및 유산 합병증**
(4) **산과력의 표현** 기출 19, 20, 22, 24
   ① G : gravida, T : term birth, P : preterm birth, A : abortion, L : living baby
   ② 5자리 : G-T-P-A-L(현 임신 포함 총 임신 수-만삭분만 수-조기분만 수-유산 수-현재 생존아 수)
   ③ 4자리 : T-P-A-L(만삭분만 수-조기분만 수-유산 수-현재 생존아 수)
   ④ 2자리 : G/P(gravida/para)(임신 수/출산 수)
   ⑤ 예 쌍태아의 경우 : 1회 임신, 1회 분만, 아이 수 2명 → G(1), P(1) 또는 T(1), L(2)
      예 1-2-3-1 : 만삭분만 1회, 조산 2회, 유산 3회, 생존아 1명
      예 처음으로 임신하여 만삭아를 낳은 경우 : 1-1-0-0-1

3) 신체검진
① 신장, 체중, 부종, 영양상태 사정
② 자궁저부 높이(height of fundus, HOF) : 태아성장 정도와 임신기간을 확인하기 위해 줄자로 치골결합 상부~자궁저부를 측정
③ 복부둘레 측정 : 임신 34주 이후 비정상 상태 확인, 배꼽 중심으로 복부둘레 측정 → 임신 말기 시 임신 주수보다 2인치 정도 작음
④ 태아심음(FHR) 청진 : 임신을 확증, 태아자세/위치/다태임신 확인, 태아의 등부위에서 잘 들림
⑤ 골반검사(pelvic exam) 기출 10
   • 외음, 질경부, 골반 크기, 구조 등을 검사하여 질분만 가능성 여부, 임신 중기 이후의 태위, 하강 정도를 파악하기 위해
   • 준비 : 방광 비우기, 쇄석위
   • 방법 : 질경검사와 양손진찰법 사용
⑥ 레오폴드 복부촉진법(Leopold's maneuver) 기출 08, 09, 10, 14, 17, 20, 22, 23, 25
   임신 중반기 이후 시행, 미리 방광을 비우고, 똑바로 누워서 무릎 구부린 자세에서 시행, 복부 이완

구분	방법	해석	
1단계	자궁저부 촉진 (태위 머리와 엉덩이 확인)	• 머리 : 둥글고 단단하게 만져짐(둔위) • 엉덩이 : 불규칙한 모양의 덩어리(두정위)	시술자가 임부의 머리쪽에 향해 선다.
2단계	자궁 좌우 촉진 (등과 팔다리가 임부의 좌우 어느 쪽인지 구분)	• 등 : 단단하고 부드러운 덩어리 • 사지 : 작고 불규칙한 덩어리	
3단계	치골상부 촉진 (태위, 태향 결정, 진입 여부 확인)	움직이고 부구감 → 진입하지 않음 쉽게 움직이지 않음 → 진입	
4단계	치골상부 깊숙이 촉진 (신전, 굴곡, 함입, 선진부 파악)	태아 등과 후두와의 관계를 촉진하여 굴곡, 신전, 안면위 등 파악	임부의 다리쪽을 향하여 시행

4) 검사(대한산부인과학회 권장내용) 기출 24

임신주수	(1) 검사항목
최초방문	초음파, CBC(빈혈), 혈액형(ABO&Rh), 풍진항체, B형간염, VDRL, 소변검사, Pap, IV
9~13	초음파(목덜미투명대), 융모막융모생검
15~20	삼중, 사중표지자, 양수검사
20~24	임신중기초음파, 태아심장초음파
24~28	임신성당뇨선별검사, 빈혈검사
28	Rh음성인 경우 면역글로불린주사
32~36	초음파검사(태아체중, 태반위치, 양수량)

* 임부가 매독으로 진단받았을 때 태아감염을 예방하기 위하여 확진직후 적어도 16~18주 이전에(이후는 균이 태반을 통과) 페니실린으로 치료를 하여야 한다. 선천성매독은 난청, 빈혈, 장기의 영구적 손상등 태아에 치명적이다. 따라서 최초 방문하는 모든 산모에 매독검사(VDRL)가 시행되어야 한다. 기출 24

(2) 추후방문시 임부, 태아검사내용

① 혈압, 체중, 소변검사는 매번 실시하는 정기검사로 중요한 자료(임신성고혈압 감별)
② 활력징후
③ 소변검사 : 요중, 단백질, 케톤, 포도당, 박테리아 존재 여부를 확인하는 방법
④ 자궁바닥 높이 : 태아의 성장상태나 임신주수를 알기 위한 좋은 방법
⑤ 레오폴드 촉진법 : 임신 중반기 이후, 복벽을 촉진하여 태아에 관한 정보를 얻는 방법
⑥ 당뇨 선별검사 : 임신 24~28주, 50g 포도당부하검사(임신성 당뇨 선별)
⑦ 면역 : Rh(-)임부일 경우 24~28주에 Rh(+)항원에 노출되었는지 검사

⑧ 골반검사 : 임신 말기에 주의 깊게 사정
⑨ 태아심음 측정
⑩ 태아 움직임(태동) : 임신 16~20주경 감지, 산모가 처음 느낀 날 기록
⑪ 초음파 진단 : 임신 12~20주경 실시

5) 산전교육

(1) 임신 중 위험증상 기출 14

① 질 출혈(유산, 자궁외 임신, 태반조기박리, 전치태반 가능성)
② 심한 두통 및 시력장애, 상복부 통증, 요량 감소, 계속되는 구토, 얼굴 및 손의 부종(자간증 이행 가능성)
③ 자궁수축, 복통, 질에서 흘러 나오는 액체(조산 가능성)
④ 급작스러운 태동 감소 및 소실(태아 사망 가능성)
⑤ 오한, 발열, 배뇨 시 작열감, 설사(감염 가능성)

(2) 임신단계별 문제와 중재

구분	종류	원인	간호중재
1기	입덧 기출 23	• HCG의 변화 • 임신에 대한 양가감정	• 대부분 12주 후 소실 • 아침 기상 전 마른 빵, 크래커(고탄수화물, 저지방) • 자주, 소량의 음식 섭취, 자극이 적고 지방이 적은 음식권장 • 환기, 정서적 안정 • 심하면 임신오조증(심한 체중 감소, 탈수, 케톤뇨) → 입원치료
	빈뇨 기출 17, 19	• 호르몬의 작용 • 자궁증대로 방광압박	• 즉시 배뇨하여 방광 팽만, 요정체 예방 • kegel exercise
	유방압통 기출 21	• 호르몬의 작용 • 유선, 유두의 비대	• 임신용 브래지어로 유방 지지하며 유선통 완화 • 초유가 흐를 때 : 흐르는 물로 씻고, 건조 • 유두는 물로만 씻음
	피로	• 심폐기능항진 • 대사율 증가	• 충분한 휴식과 수면 • 낮에 1~2차례 휴식이나 30분 가량의 낮잠

	심리적 반응	• 양가감정
		  - 임신에 대한 불확실성
		  - 신체적 불편감
		  - 부모역할에 대한 불확실성
		• 기분변화 심하며, 의존도가 높음
		• 태아를 자신의 한 부분으로 인식
			임신 수용

2기	가슴앓이 기출 17, 21	• 장운동 감소(프로게스테론) • 위산의 역류	• 소량씩 자주 음식 섭취 • 금지 : 과식, 자극적 음식, 식후 취침 • 필요시 제산제 복용

	증상	원인	중재	
	체위성 저혈압	자궁의 하대정맥 압박이 원인 (자궁, 태반, 신장의 혈류 감소)	• 좌측와위 기출 19, 21 • 천천히 자세 변경	
	요통 기출 16, 21, 25	• 복부 증대로 척추 전굴 • 프로게스테론	• 적절한 자세 • 임부용 거들이나 복대 사용, 중간굽의 신발 사용 • 더운물 주머니 적용 • 골반 흔들기 운동	
	변비 기출 15	• 변비(프로게스테론) • 철분제제 복용	• 수분 및 섬유소 섭취 증가 • 규칙적 배변습관, 적당한 운동 • 습관적 관장 금지 • 철분과 Vit. C 함께 복용(섬유소든 오렌지 주스)	
	정맥류 기출 24	• 평활근 이완 • 자궁의 하지 혈관 압박 • 혈액량 증가 • 장기간 서 있는 경우	• 꽉 끼는 의복 피하기 • 기상 전 탄력스타킹 착용(낮에만) • 다리 상승, 골반을 높이고 휴식	
	손목터널 증후군	어깨처짐으로 신경 압박 (상완신경총긴장증후군)	• 증상이 있는 팔을 올림(어깨돌리기) • 분만 후 증상이 없어짐을 교육함	
	소양증	원인불명	• 전분목욕 • 로션이나 오일 사용 • 자극성 비누 사용 금지	
	심리적 반응	• 태아를 자신과 분리해 생각하기 • 태동으로 애착 증가 • 내향적, 안정기	모아관계 형성 : 태교	
3기	다리 경련	• 자궁의 신경압박 • 칼슘과 인의 불균형 • 피로 • 말초순환 장애	• 경련 시 근육신장 • 마사지 • 따뜻하게 유지 • 칼슘 섭취 증가	
	하지부종	• 오래 서 있거나 앉아 있는 자세 • 꽉 끼는 옷	• 휴식 시 하지 상승 • 기상 전 탄력스타킹 착용 • 충분한 단백질, 정상적인 염분섭취	
	자궁수축	• 분만 진행 • 자궁혈류 증가	• 정상적인 것임을 교육 • 체위 변경, 휴식이나 마사지	
	불면증	• 태동 • 빈뇨, 호흡곤란 • 근육경련	• 수면 전 우유섭취 • 마사지 • 과도한 낮잠은 피함	
	심리적 반응	• 적극적, 활동기 • 출산에 대해 불안 증가 • 출산준비	출산준비(실제적, 심리적)	

(3) 일상생활에 대한 교육 기출 14, 16, 20, 21, 22

종류	특징
영양	• 열량 : 300~340kcal 추가 → 약 2,400kcal 필요, 태아, 태반조직성장, 임부의 BMR 증가, 수유를 위해 비축 • 단백질 : 15g 증가하여 하루 70g 섭취 권장 → 단백질 결핍은 비정상적인 출혈의 빈도 증가 • 철분(Fe) : 30~60mg + Vit. C 함께 섭취 기출 21, 22 → 공복에 섭취하는 것이 잘 흡수됨, 변비유발, 대변색이 검어질 수 있음 • 칼슘(Ca) : 700mg + Vit. D 함께 섭취 → 태아의 뼈와 치아형성, 에너지와 조직성장에 필요 • 염분 : 2~3g → 체액균형을 조절, 신진대사를 위해 필수적, 적절량 섭취해야 함 • 엽산 : 임신 계획 시부터 400㎍(=0.4mg) 섭취 → 태아의 신경관결손예방
비뇨 생식기	• 충분한 수분 섭취(2L) • 소변 참지 않기, 배뇨 전·후 손 씻기, 배뇨 시 앞에서 뒤로 닦기, 성교 전·후배뇨, 자극적 비누 사용 금지, 면 속옷 입기 • 케겔운동 : 치골미골근을 강화하여 요실금을 예방하며 출산을 도움
치아관리	• 임신 동안 치주질환 및 염증 발생 증가 : 치료는 초기와 말기에는 피함 • 적절한 식사
운동	• 가능한 운동 : 규칙적이고 가벼운 운동(걷기, 수영, 자전거) 기출 16 • 피할 운동 : 과격한 운동(승마, 수상스키, 라켓볼, 등산) • 골반 흔들기(pelvic rocking) : 요통 감소 • 케겔 운동 : 실금예방, 분만 속도조정 가능 • 어깨 돌리기 : 손, 팔의 저림 완화(손목터널증후군 완화) • 나비운동 : 가슴앓이, 호흡곤란 완화
개인위생	샤워 목욕 : 청결, 기분전환, 불면증 완화
성생활	• 가능하나 임신 초기(유산의 위험)와 후기는 피함(조산의 위험) • 성생활 금지 : 파막, 출혈, 복통, 유산의 경험
유방간호	• 청결 : 분비물 청결관리를 위해 미지근한 물로 닦기, 유두와 유륜을 보호하는 피지를 비누로 닦아내지 않도록 한다. • pinch test로 유두의 함몰, 편평, 정상 확인 → 함몰유두인 경우 nipple shield 착용, hoffman법(유륜을 잡아당김)으로 임신 5~6개월경부터 교정 • 조산의 위험 시 : 유방자극 금기
의복	• 편하고 헐렁한 옷 • 꽉 끼는 옷 피함 : 정맥류, 질염, 땀띠의 원인 • 임부용 브래지어 착용 : 목 통증과 요통 예방 • 탄력스타킹 착용 : 부종과 정맥류 완화 • 구두는 너무 높거나 낮은 것을 피함
휴식, 수면	• 기초대사율의 증가로 쉽게 피로하며 수면욕구 증가 • 체위 : 좌측위(체위성 저혈압 예방, 태반-태아 간 산소공급 증진) • 수면 : 오전, 오후로 30분 정도 낮잠 필요. 충분한 수면 필요
직업	• 자주 휴식 • 과도한 스트레스, 피로, 신체적 손상 및 독성물질을 다루는 직업 등은 피함

여행	• 장거리 여행은 피함 • 여행 중 충분한 휴식 필요, 운전 시 2시간마다 휴식
약물	• 약물투여 : 모든 약물은 투약 전 임신 여부 알리고, 의사와 상의 • 아스피린, 항생제 : 유산, 태아기형, 자궁 내 발육부진, 영아돌연사증후군 등을 유발할 수 있음
예방접종	• 피해야 할 예방 접종(바이러스는 태반을 통과) – 생백신접종 즉, 풍진, 이하선염, 홍역(MMR), 황열, 수두, 소아마비 백신 • 인플루엔자접종은 권장
음주, 흡연	• 음주 : 태아알코올증후군 유발 가능성. 태아 성장부전, 자연유산, 저체중, 태반조기박리, 전치태반 초래 • 흡연 : 태아에 산소 부족으로 태아의 성장부전, 조산, 저체중아 출산, 영아돌연사, 선천성 기형, 사산 초래

CHAPTER 02 고위험 임신간호

> **정의** 모성사망 : 임신기간 또는 출산 후 42일 이내의 사망

1 모성사망 위험요인

1) 주요 모성사망 원인 : 분만직후출혈, 고혈압성질환, 색전증

2) 모성사망 위험요인

① 모성의 연령 : 35세 이상 급격히 증가
② 전신마취
③ 고혈압성질환 : 11.8~14.3%
④ 제왕절개분만 : 수술합병증 때문에 질식분만보다 증가
⑤ 심장질환

2 임신전반기 출혈성 합병증 [기출] 09, 10, 12, 13, 15, 16, 17, 19

유산, 경관무력증, 인공임신중절, 자궁외 임신, 포상기태

1) 유산(abortion)

① 태아가 생존력이 있기 전 임신이 종결됨(체중 500g 미만, 재태기간 20주 이내)
② 원인
 • 조기 유산(임신 12주 전) : 유산의 90% 이상, 염색체 이상, 배아결함, 유전적 결함, 출혈과 불편감 동반
 • 후기 유산(임신 12~20주) : 자궁경관무력증, 모체의 심한 감염, 생식기 기형, 자궁발육부전, 분만과 같은 통증유발가능
③ 자연유산의 종류에 따른 특징 및 간호중재

종류	질출혈	자궁수축 및 통증	조직 배출	경관 개대	특징 및 간호중재
절박	경미	경함	없음	닫혀 있음	• 침상안정을 통해 임신유지 가능 [기출] 19 • 성관계 금지 • 질 출혈 양상 관찰, 초음파, HCG, progesterone 농도측정필요

					• progesterone을 근육주사하거나 합성progesterone을 경구투여할 수도 있다. • 자궁수축 시 입원하여 관찰
불가피	중정도	중정도	없음	개대	• 절박유산이 진행되어 질 출혈이 많아지고 복통 → 임신 지속 안됨 • 출혈예방, 감염예방 → 소파술, 수혈, 항생제 투여 • 유산후-출혈멈추고 2주간 성교금지, 다음 임신은 적어도 2개월 후, Rh음성의 경우 72시간 이내 RhoGam 투여, 안정, 자궁수축제 3~5일간 투여, 수혈, 철분 공급
불완전 기출 20	다량	심함	있음 (태아, 태반의 일부)	개대	• 자궁 내 남아 있는 태아와 부속물로 인한 출혈예방, 감염예방 → 신속한 소파술, 수혈, 항생제 투여 • 프로스타글란딘 유사체를 통한 배출
완전 기출 16	약간	경함	태아 및 부속물 완전 배출	닫혀 있음	• 자궁수축이 잘 되어 출혈이 없고 감염되지 않았다면 휴식과 안정 • HCG의 급격한 하락, 초음파로 확인가능
계류 기출 25	거의 없음	없음	없음	닫혀 있음	• 태아가 사망한 후 자궁 내 머무르는 경우 → 유도분만으로 임신종결 • 임신반응검사가 양성 → 음성으로 바뀜, 임신으로 인한 변화들이 없어짐 • 파종성 혈액응고장애(DIC), 저섬유소혈증 발생 위험 (출혈위험) • 심한 응고장애로 비출혈, 치은부출혈이 있을 수 있고 자궁 내용물 제거 시 많은 출혈이 유발되기도 함
패혈	다양 : 악취, 발열 동반	다양	다양	보통 개대	• 필요시 소파술 시행 • 항생제 및 해열제 투여 • 안정
습관성	정상 분만의 과거력 없이 3회 이상 알 수 없는 연속적 자연유산				원인 치료 → 기형자궁에 대한 교정, 경관무력증 교정

④ 인공유산 : 치료적 목적이나 기타의 목적으로 약물이나 기구를 사용하여 인위적으로 유도된 유산, 임신 24주 이내만 가능(12주 이후는 이환율과 사망률 증가함), 진공흡인술, 자궁경관확장소파술, 약물(mifepristone=RU-486, misoprostol, methotrexate) 사용

2) 자궁경관무력증(incompetent internal os of cervix, IIOC) 기출 13

(1) **정의** : 경관의 구조적·기능적 장애로 경관이 약화되어 임신 진행에 따라 증가된 무게를 지지하지 못하여 태아 상실을 초래하는 것

(2) **원인**
① **선천적** : 자궁 기형, 비정상적 경관 모양이나 발육
② **후천적** : 난산 및 소파술로 인한 경관열상 및 외상, 원추조직절제술의 합병증 등

(3) **증상** : 임신 중반기 이후(18~32주) 통증이나 출혈 없이 갑자기 태아 및 부속물이 배출됨

무통성 자궁개대, 짧아진 자궁경관(정상은 2~3cm), 자궁경관의 깔대기형 연화증상, 양막이 자궁경부통해 돌출된 증상을 보임

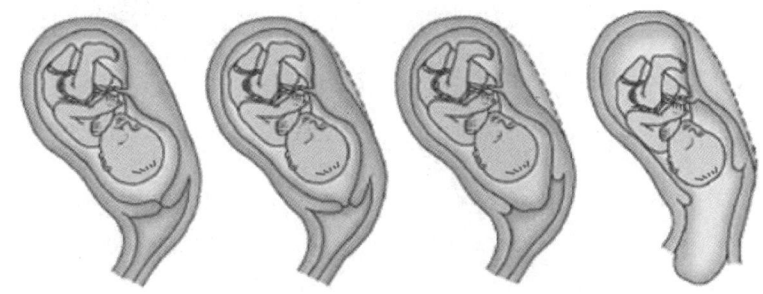

[자궁경관무력증]

(4) **진단** : 초음파, 과거 병력 확인

(5) **치료** : 외과적 중재

구분	맥도날드(McDonald)	쉬로드카(Shirodkar)
특징	임신마다 반복하여 시술가능	반영구적인 봉합
시기	임신 4개월 이내	임신 14주경
방법	• 경부의 모퉁이 네 곳을 통과하면서 자궁경부를 돌려 묶음 • 봉합사가 질내 노출	• 경관 내 자궁구 주변 질점막을 들어 올리고 끈으로 경관 내 자궁구를 조인 후 질점막 봉합 • 봉합사가 질내 노출 안 됨
봉합사 제거	• 임신 38주 이후, 만삭에 가까우면 결찰 풀고 질분만 시행 • 임신 시마다 반복 시행	• 임신 38주 이후, 난막파열 시 → 봉합사 제거 후 질분만 • 다음 임신 계획 → 봉합사 남겨 두고 제왕절개
조건	• 태아 및 임부의 내분비가 정상 • 양막이 파열되지 않아야 함 • 경관개대 3cm 이하, 50% 이하의 소실	[맥도날드법]　[쉬로드카법]

(6) **간호** : 치료방법에 대한 정보제공, 난막파열, 자궁수축, 감염 등의 증상 관찰, 봉합수술 후 24시간 안정 후 서서히 활동이 요구됨

3) 자궁외 임신(ectopic pregnancy) 기출 09, 10, 21

(1) **정의** : 수정란이 자궁강 이외의 다른 부분에 착상되는 것을 말함, 난관임신이 가장 흔함, 난관 팽대부(90%)

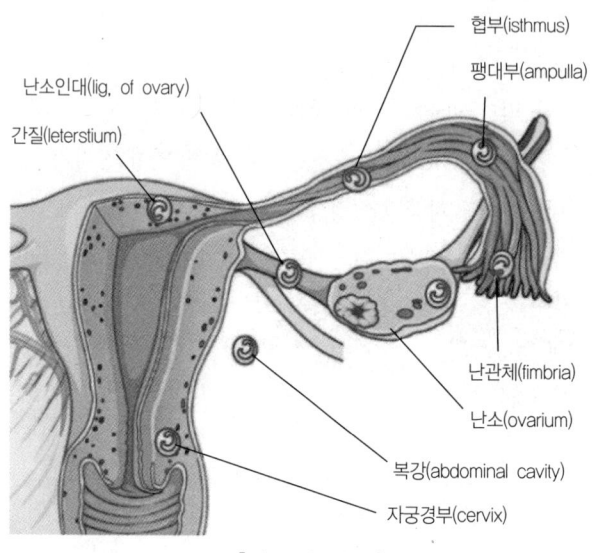

[자궁외 임신]

(2) **원인** : 골반염증성 질환(클라미디어 감염, 임질성 난관염, 난관 점막에 영향을 주는 염증), 난관협착 또는 폐쇄(난관의 선천성 이상 혹은 수술합병증)

(3) **증상**
① 1~2개월 무월경, 약간의 비정상적인 출혈
② 12주 이내 복강 내 출혈되는 경우가 많음 → 칼로 찌르는 듯한 급격한 일측성 극심한 복부 통증 (급성 시)
③ 파열 전후의 오심, 구토, 견갑통(혈액이 횡격막 자극 시 미주신경을 압박)
④ 암갈색 질 출혈 → 심한 출혈 시 저혈량성 쇼크증상 → 저혈압, 빈맥 발생
⑤ Cullen's sign(혈액이 고여 배꼽 주변이 푸르스름한 색으로 바뀜) → 복강 내 출혈이 장기간 지속되어 발생

(4) **진단**
① 복강경 : 자궁외 임신의 정확한 확인 가능
② 혈청 β-HCG 검사 : 1,000~2,000mIU/mL + 초음파 같이 확인

> 참고 ✓ 정상임신은 48~72시간마다 2배 상승, 자궁외 임신에서는 상승폭이 둔화

③ 초음파 검사 : 태낭이 보이지 않음
④ 골반검사 : 맹낭의 팽만감
⑤ 맹낭천자 : 고여 있는 혈액이 보임
⑥ 간호력 확인 : 최종 월경일, 질출혈, 자궁 크기(8주 이내 작은 크기), 증상

(5) 치료 및 간호

① **MTX(methotrexate) 투여** : 엽산길항제로 융모막 세포를 파괴하여 흡수되게 함
② **복강경 수술** : 약물치료 안 되면 위치 및 필요에 따라 난관절제술 또는 자궁적출술 시행
③ 수혈
④ 정보제공 및 정서적 지지

4) **포상기태(hydatidyform mole)** 기출 12, 14, 18

(1) **정의** : 태반 융모막 융모의 변성으로 작은 포도송이 같은 형태의 낭포를 형성하는 수포가 비정상적으로 빠른 증식을 하여 자궁을 채우는 임신성 영양막 질환, 융모상피암으로 악성화될 수 있다.

(2) **원인 및 위험 요인** : 불분명, 10대 초반, 45세 이상의 임부, 다산부, 다태임신, 수정 시 유전적 결함(염색체 이상, 난자 결함 등), 단백질 및 엽산 부족

(3) **증상**

① 임신 4주 이후 간헐적 혹은 지속적 암적색 질분비물
② 임신오조 증상(심한 오심, 구토)(β-HCG 증가가 원인)
③ 기태 배출(임신 16~18주)
④ 임신 12주 이전의 자간전증 증상(고혈압, 단백뇨, 부종)
⑤ 자궁의 크기가 임신 개월수에 비해 매우 크거나(50%) 작음(25%)
⑥ 태동 및 태아심음 결여, 태아촉진이 안 됨
⑦ β-HCG 수치가 정상보다 높음

(4) **진단** : 혈청 β-HCG 증가, 초음파

(5) **치료**

① 흡입소파술(출혈 예방 위해 oxytocin 주입하면서)로 기태 제거 기출 15
② 침윤성 기태(기태가 자궁근층 깊이까지 간 경우) → 자궁적출술

(6) **추후관리**

① 기태제거 후 자연치유됨(80%)
② 기태제거 후 융모상피암으로 이행될 가능성이 있어 추후관리가 중요함

β-HCG 측정	• 융모상피암으로 발전되는 것을 감시할 목적으로 시행 • 기태제거 후 1~2주 간격으로 혈청 β-HCG가 3회 연속 음성이 될 때까지 측정 → 그 후 6개월간은 매달 → 다음 1년은 2달마다, 그 후 6개월마다 1회씩 검사
흉부 X-ray	• 융모상피암의 폐 전이를 알아보기 위해 시행 • β-HCG가 음성이 될 때까지는 1개월마다, 그 후에는 2개월마다 1년간 검사
피임	임신으로 인한 융모성선 자극호르몬의 상승과 감별을 위해 β-HCG가 음성이 된 후 최소 1년간 피임
화학요법	β-HCG가 계속 상승 시, 소파술을 통한 조직검사 결과 악성세포 발견 시 융모상피암을 의심하여 시행함

3 임신 후반기 출혈성 합병증 기출 10, 12, 13

임신 후반기 출혈성 원인은 주로 태반이 원인 : 전치태반, 태반조기박리, 제대부착 이상, 태반 이상

1) 전치태반 기출 10, 20

(1) **정의** : 태반이 자궁경부의 내구를 전체 또는 부분적으로 덮고 있는 것으로 임신후반기 출혈의 가장 흔한 원인

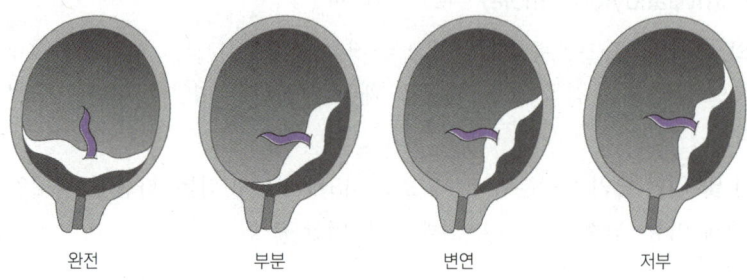

완전 부분 변연 저부

[전치태반의 종류]

(2) **종류** : 태반의 위치에 따라 분류됨

① **완전전치태반** : 태반이 내자궁구를 완전히 덮음
② **부분전치태반** : 내자궁구를 부분적으로 덮음
③ **변연전치태반** : 내자궁구를 덮지는 않았으나 주변부 부착
④ **저부전치태반** : 내자궁구를 덮지 않았고 아래쪽에 부착

(3) **원인 및 위험요인** : 과거 자궁내막의 손상(예 소파술, 제왕절개, 유산, 전치태반, 다산부, 다태임신, 고령임신 등)

(4) **증상** : 임신 말기 무통성 질 출혈

(5) **진단** : 초음파를 통한 태반위치 확인

(6) **치료 및 간호** 기출 12, 13

① 이중처치 준비(double set-up) : 분만과 수혈, 수술에 대한 대비
② 절대안정, 최대한 36주 후까지 임신유지, 34주 미만 분만 예상되는 경우 태아 폐성숙을 위해 Betamethasone 투여
③ 내진 금지, 2~3주마다 초음파, 1~2주마다 NST와 생물학적 모니터로 태아상태 확인
④ 완전전치태반, 출혈이 심하면 → 제왕절개(출혈이 심하면 → 수혈, 자궁적출술)
⑤ 산후 자궁수축 확인

2) 태반조기박리

(1) **정의** : 임신 말기 정상적으로 착상된 태반의 일부 또는 전체가 태아가 만출되기 전에 자궁에서 박리되어 떨어지는 것

(2) **종류**

① 박리 정도에 따라 : Grade 0~3까지 분류

② 형태에 따라
- 외출혈 : 태반 가장자리부터 박리 시 출혈이 난막 뒤로 나와 배출됨
- 은닉출혈 : 태반 중앙부터 박리 시 출혈이 자궁벽에 고여 있다 배출됨

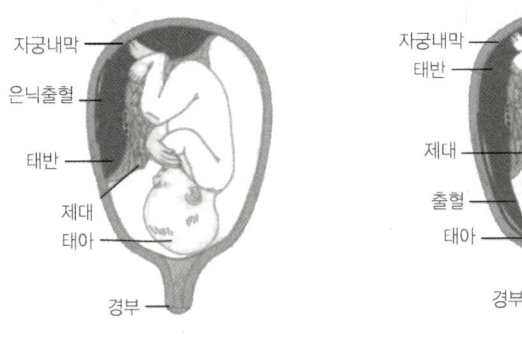

[태반조기박리 : 은닉출혈, 외출혈]

(3) 원인 및 위험요인
① 말초 소동맥 경련 등의 혈관질환(고혈압, 임신성 고혈압, 당뇨 등)
② 양수과다, 쌍태아
③ 짧은 제대, 태아의 외회전 시 탯줄이 당겨서
④ 신체적 외상, 정신적 충격 등

(4) 증상
① 임신말기 심한 복통을 동반한 질 출혈(은닉출혈 시에는 암적색 질 출혈, 외출혈 시에는 선홍색 출혈)
② 자궁강직(자궁이 판자처럼 딱딱함, 고긴장성 자궁)
③ 저혈량 쇼크증상(요량감소, 무뇨, 혈소판 감소, 혈색소 감소, 혈액응고장애, 혈압하강)

(5) 진단 : 병력과 신체검진, 초음파 검사

(6) 치료 및 간호
① 응급상황이므로 태반박리 정도, 모체와 태아 상태에 따라 적절한 처치 필요
② 태아생존, 출혈이 심하지 않으면 질분만 시도
③ 태아곤란증, 심한 출혈, 응고장애 시 20분내로 제왕절개 분만
④ 수혈 및 수액공급을 통해 저혈량성 쇼크 예방
⑤ 저섬유소혈증, 자궁태반졸증(출혈이 자궁근층으로 스며들어 초래) 및 DIC(파종성 혈액응고장애)에 대한 처치 → 수혈, 헤파린 투여

> **참고 파종성 혈액응고장애(DIC)**
> ① 감염, 외상, 수술등이 원인, 태반조기박리, 양수색전증, 태반출혈, 자궁강내 태아사망, 자간증 등의 산부인과적 요인으로 발생가능
> ② 혈액 내 지혈성분의 과다활성, 혹은 지속적인 만성출혈로 프로트롬빈과 혈소판, 기타 응고인자들이 증가하여 전신의 소혈관에 혈전을 형성하여 순환장애야기, 이것이 결국 응고인자들을 모두 소모하여 심한 출혈이 발생하는 현상
> ③ 응고과다와 출혈이 통제 불가능한 상태로 동시에 일어나는 증후군

4 임신성 고혈압 기출 10, 12, 13, 17, 18

1) 정의 : 임신 20주 이후 고혈압(140/90mmHg 이상)과 단백뇨, 부종이 나타나거나 관련증상이 시작되는 경우를 자간전증이라 한다. 모성사망을 증가시키고, 합병증을 발생시키며 태아는 자궁내 성장지연으로 저체중아가 되기 쉽다.

2) 원인 및 위험요인

(1) **프로스타글란딘의 영향으로 혈관수축이 일어나는 것**

(2) **나이** : 20세 이하, 35세 이상의 임부에게 많이 발생

(3) **초임부** : 융모막 융모가 처음 노출된 것과 관련

(4) **병력** : 당뇨, 신장질환, 만성고혈압 등의 혈관질환 산모

(5) **과거력** : 다태임신, 포상기태, 거대아

(6) **영양결핍, 낮은 사회 · 경제적 수준**

3) 병태생리

혈관경련으로 혈관내피세포 손상
→ 모세혈관투과력 증가(단백뇨, 부종, 혈액농축)
→ 혈관 내 응고작용활성화(적혈구 용혈, 혈소판응집, 혈소판감소)
 혈관경련(고혈압, 태반관류감소, 사구체손상, 간허혈, 뇌피질경련, 망막세동맥경련)

4) 증상 : 임신 20주 이후 고혈압, 단백뇨, 부종(임신성 고혈압의 3대 증상)

5) 진단법

(1) **산전진찰** : 체중, 혈압, 단백뇨 검사, 혈소판감소증, 크레아티닌수치, 혈청transaminase, 뇌증상(두통, 시력장애등), 폐부종여부 기출 17, 18

(2) **Roll over test** : 임신 28~32주에 시행, 임신성고혈압 예측검사로 사용할 수 있다.

방법 측와위와 앙와위에서 각각 혈압을 측정하여 이완기압 차이가 20mmHg 이상일 때 임신성 고혈압 가능성 6시간 간격으로 2회 측정 시 임신 전보다 수축기 혈압 30mmHg 이상, 이완기 혈압 15mmHg 이상 상승, 또는 140/90mmHg 이상(2회 연속 측정시)

6) 종류 기출 10,15

	경한 자간전증 기출 12	심한 자간전증 기출 18	자간증
정의	임신 20주 이후 고혈압+단백뇨, 부종, 심맥관, 간, 신장, 중추신경계를 표적으로 하는 다체계적, 혈관수축 질환		자간전증+경련
혈압	• 140/90mmHg 이상 • 평소혈압의 30/15mmHg 이상 증가	• 160/110mmHg 이상 • 평소혈압의 60/30mmHg 이상 증가	수축기 혈압 180~200mmHg
소변	단백뇨 : 초기에 거의 나타나지 않거나 소량	• 단백뇨 : 없거나 양성 • 핍뇨 : 400mL/24h 이하 • 혈중크레아티닌 상승	심한 단백뇨, 핍뇨, 무뇨
부종	• 전신부종은 손가락에 약간 있음 • 안검부종, 지압흔 (pitting edema)	• 전신부종 • 폐부종	현저하거나 없음
그 외 증상	• 심한 체중증가 • 혈청transaminase 최소상승	• 심하고 계속적인 두통 • 시력장애 • 혈소판 감소증 • 태아발육지연 • 심와부 통증 • 혈청transaminase 현저한 상승	경련, 혼수상태

7) 자간전증에서 자간증으로 발전되는 증상

① 통증 : 심하고 지속적인 전두엽두통, 심와부 통증
② 시력 : 희미한 시야, 검은색반점이 보임, 불빛이 반짝임
③ 소변 : 소변량 감소, 단백뇨 증가
④ 신경학적 과민반응, 폐부종, 청색증

8) HELLP 증후군[hemolysis(H), elevated liver enzymes(EL), low platelets(LP)]

① 중증 자간전증 환자에게서 나타나는 합병증
② 임신 36주 이전에 증상이 나타남
③ 증상의 특징
  • 용혈(실혈 없이 HCT의 감소)
  • 간효소 증가(AST, ALT, BUN 크레아티닌 Bilirubin, 상승)
  • 저혈소판증

9) 간호중재 기출 16, 17, 21, 22

(1) 좌측위로 침상안정(심한 자간전증과 자간증은 절대안정)

① 좌측위는 대정맥에 압박을 주지 않으므로 원활한 혈액순환 유도, 혈압 하강 효과가 있음
② 태아 : 태반관류 증가, 태아 저산소증, 저체중아 문제를 줄이는데 효과적임

③ 신장순환증가로 이뇨에 도움 : 신장혈류가 증가되면 angiotensin II의 수치가 낮아지므로 이뇨작용 & 혈관이완으로 인한 혈압하강 효과가 있음

(2) **식이조절** : 고단백, 저염식이(부종 시)

(3) **경련조절(중증자간전증, 자간증산모의 가장 우선적인 치료)** 기출 23

① 황산마그네슘(MgSO₄) 투약 기출 17, 25
- 중추신경억제, 경련 감소, 평활근이완으로 자궁혈관 수축 예방, 분만 24시간 후까지 투여
- 근섬유 흥분을 감소시켜 경련완화 효과
  → 황산마그네슘(MgSO₄) 투약 중단 상황 : 환자 호흡수가 12~16회/분 이하인 경우
- 중독증상을 보일 때는 중화제(글루콘산 칼슘 calcium gluconate) 투여(중독증상 : 저혈압, 호흡감소, 맥박 감소, 소변량 감소, 태반을 통과하므로 태아심음 감소)

② 자극을 줄임(조용하고 어두운 실내분위기 조성)

③ diazepam(valium), dilantin 투여

④ 경련동안 모성의 태반조기박리를 확인, 경련동안 태아의 태아 서맥, 저산소증, 산독증 확인 (원인 : 태아 - 태반 관류장애 또는 태반조기박리)

⑤ 경련 전에 나타나는 신경계불안정증상을 미리 파악하기 위해 심부건반사 평가
  황산마그네슘 치료 시 심부건반사 소실은 마그네슘독성의 초기징후임

⑥ 경련 후 산소공급, 이물질 제거

(4) **혈압조절** : 이완압이 110mmHg 이상인 경우 항고혈압제 투약 기출 16

(5) **부종간호**

① 날마다 체중, 뇨량측정(I&O check)

② 저염식이

③ 이뇨제(lasix) 투약(태반관류에 악영향을 줄 수 있으므로 주의)

(6) 분만 후 48시간까지는 경련의 위험이 있으므로 계속적인 감시가 필요하다.

5 임신성 당뇨(Gestational diabetes mellitus, GDM) 기출 11, 12, 13, 15

1) **정의** : 임신으로 인슐린의 요구량 증가에 비해 분비량이 부족, 태반에서 분비되는 호르몬으로 인슐린저항성이 증가하여 임신 전 경험하지 못한 과혈당 발생 시로 진단

2) **임신 시 포도당 관련 호르몬**

(1) **태반락토겐** : 인슐린의 작용을 억제시켜 혈당치를 높임

(2) **코티솔** : 당대사에 관여하여 혈당치를 높임

(3) **성장호르몬** : 근섬유에서 탄수화물 이용률 감소와 간에서 포도당합성증가로 혈당치를 높임 기출 11, 15

(4) 임신 시기별 인슐린 요구량과 혈당의 변화 기출 06, 07, 15

시기	인슐린 요구량	혈당 변화
임신 1기	상승된 에스트로겐, 프로게스테론이 인슐린 생산 자극	혈당 과소증
임신 2기	인슐린 요구량 증가	혈당 과다증
임신 3기	태반호르몬의 증가로 인슐린 요구량이 현저히 증가	혈당 과다증
분만 시	분만 시 신진대사 증가로 인슐린 요구량 감소	혈당 과소증
분만 후	태반호르몬 감소로 현저히 감소	혈당 과소증

3) 당뇨병이 임신에 미치는 영향 기출 09

(1) **감염** : 모닐리아성질염, 무증상 세균뇨, 신우신염 발생율 높음

(2) **임신성고혈압과 태반조기박리** : 발생율이 4배 높음

(3) **양수과다증** : 혈관 내 삼투작용 & 태아 과혈당증에 의한 이뇨작용과 관련

(4) **정맥류** : 양수과다에 의한 정맥순환이 압박을 받기 때문

(5) **난산으로 산도손상** : 거구증 태아를 분만하면서 발생하는 손상

(6) **케톤산증** : 불충분한 탄수화물을 섭취하는 당뇨병 임부에게 흔히 발생

4) 태아 및 신생아에 미치는 영향 기출 12, 13

(1) **거구증**

고혈당(태아의 인슐린 방출량 증가)
→ 인슐린 자극(다량의 포도당이 태아 세포 내로 이동)
→ 인슐린이 단백질 합성을 촉진하므로 성장호르몬과 동일한 작용
→ 피하지방 뿐 아니라 간, 심장 등 내부 장기 비대

(2) **저혈당증**

태아만출과 동시에 모체에서 받던 포도당 공급이 중단됨에 따라 발생(뇌손상이 우려되므로 빨리 고농도 수액제를 정맥주사 함) → 모체 혈당에 대한 과민 반응으로 태아 췌장에서의 인슐린 과잉 분비 → 저혈당

(3) **호흡곤란증후군**

① **인슐린 과다** : 계면활성제 합성장애로 폐성숙이 지연
② 폐포가 확장되지 못하는 IRDS(신생아 호흡곤란 증후군) 발생빈도가 높음

(4) **선천성 기형**

임신초기에 혈당치 조절이 잘 안된 경우 흔히 발생

(5) **조산**

① 임신성고혈압이 발생된 경우 혈관계 변화로 인해 발생
② 저산소증 & 성장지연 & 조산

5) 진단 기출 15, 19, 20, 23

(1) **선별검사** : 임신 24~28주 산모에 식사에 상관없이 50g 경구 당부하 검사
→ 당 섭취 1시간 후 혈당검사 시행하여 140mg/dl 이상이면 양성

(2) **진단검사** : 100g 경구 당부하 검사, 75g 경구 당부하 검사
① 선별검사에서 양성인 경우
② 공복 시 혈당검사 & 당 섭취 1,2,3시간/1,2시간 후 혈당검사
(참고치 → 100g : 95/180/151/144, 75g : 92/180/153)
📢 임신성 당뇨병 진단 기준 : 100g 경구 당부하 검사에서 2개 이상 증가 또는 75g 경구 당부하 검사에서 1개 이상 증가 시

(3) **소변검사**

당뇨 stick : 1일 4회 검사, 인슐린 투여량을 결정하기 위한 검사와는 무관하며 당뇨병 치료효과 등을 판단하는데 도움

6) 간호

① **식이조절** : 적합한 칼로리와 영양 섭취(임신 1기 2,200kcal, 임신 2~3기 2,500kcal 공급)
② **혈당 유지** : 1일 4회 측정(참고치 → FBS : 80~110mg/mL, PP2hr : 150~160mg/mL)
③ **소변검사** : 1일 4회 측정
④ **필요시 인슐린 투여** : 경구용 혈당 강하제는 태아기형의 원인이 되므로 사용하지 않음
⑤ **규칙적 운동** : 혈당치가 상승되는 식후에 30분씩 걷는 운동
⑥ 분만 후 신생아의 저혈당 증상 확인 → 저혈당 시 포도당 투여
⑦ 90% 이상의 산모가 분만 후 혈당수치 회복됨

6 심장질환

1) 임신과 심장질환

(1) **기전** : 임신 시 혈액량 증가로 심장이 부담

(2) **임신 시기별 심장부담의 변화**

① **임신 28~32주경** : 혈장량 최고 30~50%까지 증가 → 그 후 약간 감소
② **분만 시** : 진통 시마다 심박출량 증가 → 심부담 증가
③ **분만 후 24~48시간** : 자궁 - 태반 순환 소실로 조직 내 수분이 혈관 내 이동하여 정맥귀환 증가로 산모의 심부담 증가(가장 위험한 기간) → 이후 3~4일 후 이뇨, 발한으로 심부담 경감

2) 간호중재 기출 09, 15, 17

시기	간호 중재
산전	• 심장 스트레스를 줄이고 충분한 휴식을 취함 • 체중증가 제한 : 7~8kg • 식이 : 저염식이(울혈성심부전예방), 고단백, 철분보충 • 빈혈은 철분과 엽산을 투여하여 예방함 • 감염예방 • 강심제 : 처방받은 임부는 계속 복용 • 변비에 걸리지 않도록 함 • 필요에 따라 이뇨제 투여 • 심장 부전과 울혈성 심부전으로 진전되는 것을 막음 • 임신 마지막 3개월 동안 침상안정 • 압박스타킹 • 항응고제 투여(Warfarin)
분만 시 기출 15	• 좌측위, 필요시 산소 공급 • 불안감소, 조용하고 온화한 환경 • 제왕절개 분만이 적응증이 아닌 경우에는 질분만이 가능함 • 분만 4기에 급작스런 체위변경 피함 • 활력징후 측정, I/O 측정, 태아 심음 측정
산후 기출 08, 17	• 분만 직후 24시간 동안 가장 위험 - Methergine 투여 금지(혈압상승 유발) • 임신 시 축적되었던 간질액이 혈관으로 유입 • 심박출량 급격히 증가, 혈류량 증가 • 활력증후 측정, 자궁수축 사정, I/O 측정, 통증 관찰 • 체중측정, 복대착용, 사지압박대 적용 • 적절한 휴식과 충분한 영양공급

7 임신 관련 질환과 문제

1) 임신 오조증(Hyperemesis gravidarum) 기출 09, 24

(1) **정의** : 심한 입덧으로 체중감소, 탈수, 전해질 불균형, 산·염기 불균형 야기

(2) **원인** : HCG 상승, 내분비 불균형(갑상선 기능항진), 태아 단백질에 대한 알러지, 심리적 부담, 양가감정

(3) **증상** : 심한 오심, 구토로 체중감소, 탈수, 전해질 불균형

(4) **치료 및 간호**
 ① 중한 경우 입원치료(금식, 정맥영양 공급 : 포도당 수액 + 비타민 B_1, 비타민 B_6 추가)
 ② 위관영양 또는 완전 정맥영양 공급(필요시)
 ③ 매일 체중 측정하고 소변검사에서 케톤체가 검출되는지 관찰함

④ 진토제 사용
⑤ 미음과 마른 음식 제공 후 적응한다면 점차적으로 유동식과 정상식이 제공
⑥ 소량씩 자주, 저지방 음식, 기상 전 마른 탄수화물 권장(크래커)(경한 경우 가정에서 중재), 칼륨과 마그네슘의 섭취(고칼로리, 고비타민)
⑦ 수분과 전해질 불균형 교정 : 섭취량, 배설량 관찰
⑧ 정서적 지지 : 임신에 대한 느낌과 계속되는 구역증상으로 지내는 것을 표현하게 해줌, 방문시간 조정해줌

2) 빈혈 기출 10, 22

분류	철분결핍성 빈혈				엽산결핍성 빈혈	
원인	• 모체 영향 : 임신 시 크게 증가하는 혈장량으로 혈구농도를 희석시켜 혈색소 농도의 감소로 생리적 빈혈 유발 • 태아 영향 : 임신 중반 이후 태아의 철분요구량은 급격히 증가				• 엽산이 결핍된 식이를 섭취하는 여성에게 발생 • 쌍태아에게 많음	
증상 기출 10	• 피로, 상처치유 지연 • 감염 및 산후출혈 • 임신성 고혈압의 증가 • 태아성장부전, 조산, 자궁 내 태아사망 등				• 흔하지 않음 • 설염, 식욕부진 • 합병증 : 초기유산, 태반조기박리	
진단/ 미만	임신전	임신 초기	임신 중기	임신 말기		산욕기
	Hb 12g/dL	Hb 11g/dL	Hb 10.5g/dL	Hb 10g/dL		Hb 11g/dL
간호	• 철분제 복용 : 임신 중기 이후에서 산욕 초기까지(30~60mg/day 투약 2주 후부터 상승) • 철분이 풍부한 음식 섭취(예 계란, 붉은 살코기 등)				• 엽산을 매일 복용(400μg/day), 임신 전부터 복용 권장 • 엽산 풍부한 음식 섭취(예 푸른잎 채소, 바나나, 멜론, 붉은 살코기, 생선 등)	

3) Rh 동종면역

(1) 발생기전 : Rh(-) 부인 + Rh(+) 남편 → Rh(+)인 태아를 임신 시
→ Rh(+)인 태아혈액이 태반박리 시 Rh(-)인 모체에 유입
→ 모체 내에 Rh(+) 항체 형성
→ 다음 임신 시 태아가 Rh(+)일 때 태아순환으로 Rh(+) 항체 유입으로 적혈구 용혈을 발생

(2) 증상

태아의 증상 : 심한 빈혈, 심한 황달, 신생아 적아구증, 자궁 내 사망, 출산 후 사망

(3) 간호

① 첫째 아이에게 영향을 크게 미치지 않으나 둘째 아이를 위해 예방적 면역글로블린 투여
→ 임신 28~32주에 예방적 면역글로블린(RhoGAM) 투여 기출 19
첫 아이 출산 직후 72시간 내에 RhoGAM을 주사하여 Rh 항체 형성을 막음
② 유산의 경우 직후 주사하여 예방

4) 양수이상

구분	양수과소증	양수과다증
정의	양수 : 500mL 이하, AFI 5cm 미만	양수 : 2,000mL 이상, AFI 24cm 이상
원인	• 정확한 원인은 불명 • 정상태반의 노화, 자궁내 성장지연 • 조기파막, 양수의 누수 • 요로폐쇄, 신장결손증에서 발생 빈도 높음	• 정확한 원인은 불명 • 당뇨병 임부, 임신성 고혈압, 심장질환 임부 • 무뇌아, 뇌수종 • 식도폐쇄, 위장계통의 폐쇄기형아 • 다태임신
증상	• 임신주수에 비해 작은 자궁 • 복부에서 태아가 쉽게 만져짐 • 태아질식	• 호흡곤란 • 부종(하지, 음순, 하복부) • 복부불편감
합병증	• 양수량이 적어 제대압박 위험 • 태아 질식위험 증가, 태아저산소증 • 태아 기형	• 조산, 난산 • 조기파수, 제대탈출, 태반조기박리 • 높은 주산기 사망률 • 이완성 자궁출혈
치료 및 간호	• 태아상태 관찰 • 심한 경우 : 양막 내 생리식염수 주입 • 태아심음 저하 : 유도분만 • 분만 후 신생아의 신장을 포함한 요로배설 상태를 사정	• 중증 시에만 간호 • 조산 시 태반검사 • 안위 제공, 정서적 지지 • 양수천자를 통한 배액 • 저염식이 • 태아심음의 지속적 관찰 • 산후출혈 예방 : 자궁수축제 투여 • 신생아의 위장, 식도폐쇄 관찰

CHAPTER 03 태아 건강사정

1 임신의 성립 기출 11, 17

1) 생식세포

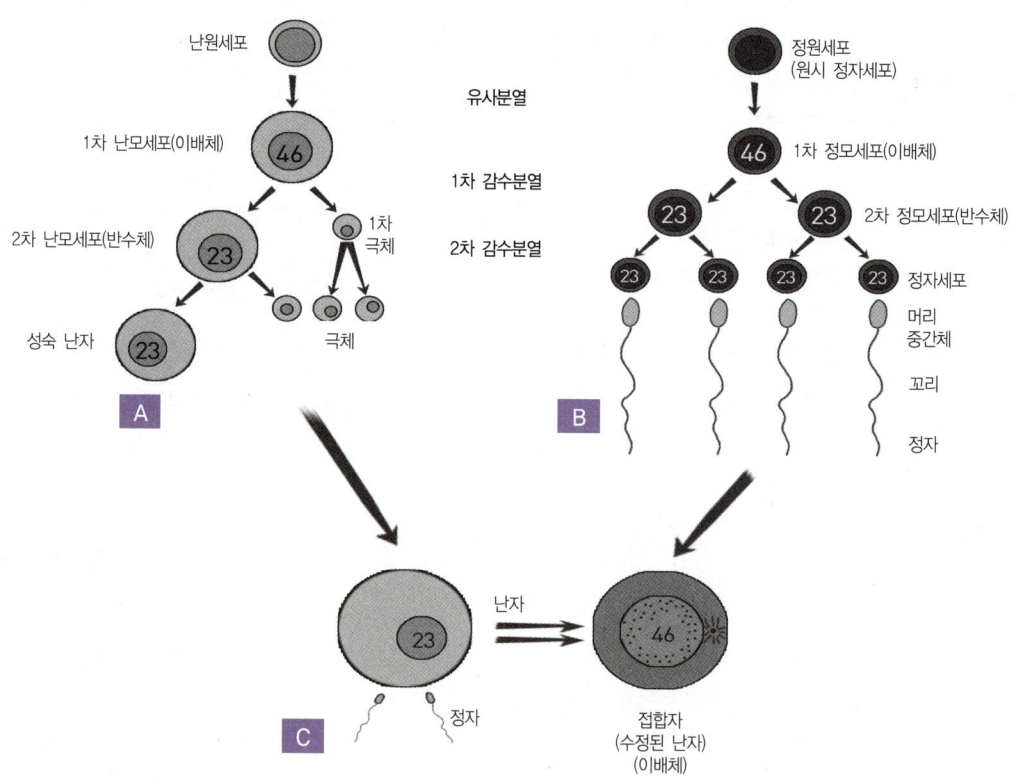

[생식세포의 발생과정]

시기	특징
접합자(zygote)	• 난자와 정자가 수정 이후에 수정란이 됨 • 염색체 형성 : 여성(44XX), 남성(44XY) • 접합자의 이동 : 난관의 섬모운동과 연동운동 → 자궁강으로 이동
상실체(morula)	• 세포분열 시작 : 수정 후 수정란이 난관을 통과하는데 3, 4일 소요 • 16~32개의 분할구

배포기
(blastocyst)
	• 수정 후 7일까지
	• 수정란 안에 액체가 내세포와 외세포 구조로 구분
	  – 내세포 : 배아배엽(embryoblast) 형성 → 배아로 발달
	  – 외세포 : 영양배엽(trophoblast) → 융모막을 형성하여 착상 준비

수정란기 (= 배아전기)	• = 정자(22X 또는 22Y) + 난자(22X) • 수정일~14일까지(2주간) • 세포분열, 배포 형성, 배아막 형성시작, 초기배엽 형성
배아기 기출 17	• 수정 후 15일~8주 • 기관발달과 외형 형성의 결정적 시기(환경적인 요인에 의해 기형 초래 가능성 큼)
태아기	• 수정 후 9주~출생 시까지 • 주요기관 성숙

2) 수정 기출 11

(1) 난자의 이동

① 난소에서 난자 배란 시 난관채가 난자를 추출함
② 나팔관의 연동운동, 섬모운동, 호르몬에 의한 난관수축운동에 의해 난관팽대부로 이동
③ 난자의 수명 : 12~24시간

(2) 정자의 이동

① 정자의 수명 : 24~72시간
② 배란기 때 질의 pH 증가(알칼리성)시 운동이 활발해짐
③ 정자의 운동력에 의한 이동 : 사정 후 4~6시간에 난관 도달
④ 난관팽대부에서 수정되어 접합자 형성(44XX 혹은 44XY) : 수정 후 수정란은 내막으로 둘러 싸여 다른 정자가 진입하지 못하도록 함
⑤ 수정란의 자궁강 이동 기전 : 섬모운동(난관 상피세포) + 연동운동 + 난관의 수축운동(호르몬 영향)

3) 착상(implantation) 기출 08, 22

① 수정 후 7~10일경 일어남
② 영양배엽세포들이 착상부위의 자궁내막세포에 효소를 분비하여 침식
③ 배포 전체가 자궁내막에 덮힐 정도로 파고 들어가는 것(착상) : 착상출혈
④ 융모(chorionic villi) 발달 : 태아와 모체와의 물질교환
⑤ 융모에서 HCG(human chorionic gonadotropin) 생성
⑥ 황체에서 에스트로겐과 프로게스테론의 분비를 촉진
⑦ 배란, 월경을 막고 착상하기 좋은 상태로 자궁벽 상태를 유지
⑧ 융모막을 형성

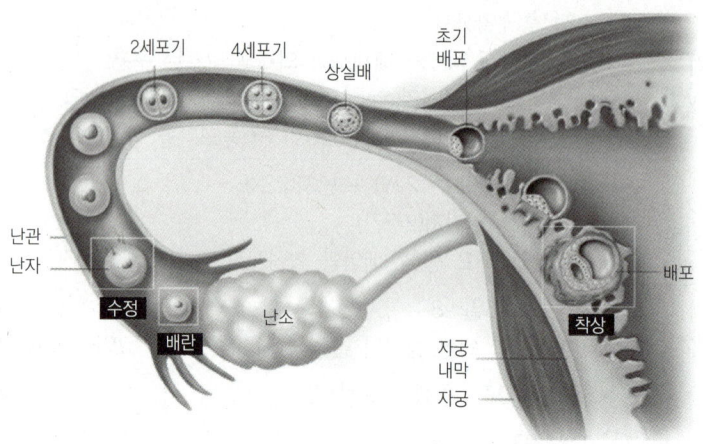

[수정란의 이동과정]

2 태아부속물과 태아

1) **난막(fetal membrane)** : 태아와 양수를 둘러싼 2개의 막

착상 후의 자궁내막	(1) 탈락막 (decidua)	• 기저탈락막 : 배아의 바로 밑층(모체 혈액으로 채워진 막 → 번생융모막과 합쳐져서 태반으로 발달) • 피포탈락막 : 배아를 덮고 있는 막 • 진탈락막 : 배아와 닿지 않은 자궁강의 나머지 부분
배아를 둘러싼 태아막	(2) 융모막 (chorion)	• 난막의 바깥쪽의 불투명한 막, 표면에 융모가 나있음 • 물질이동과 대사활동 → 임신 4개월 이후에 태아가 성장하면서 양막과 융모막이 접하게 됨(양막융모막, amnionchorion) • 번생융모막 : 큰 혈관함유, 기저탈락막을 파고 들어감 → 태반으로 형성됨 • 평활융모막 : 피포탈락막과 닿은 부분
	(3) 양막 (amnion)	• 난막 중 안쪽의 투명한 막으로 내부에 태아와 양수를 갖고 있음 • 임신 2주에 생성 • 양수 생성 및 양수지지 기능, 인지질을 생산하여 자궁수축을 야기하는 프로스타글란딘 형성

2) 태반(placenta) 기출 12, 14, 15

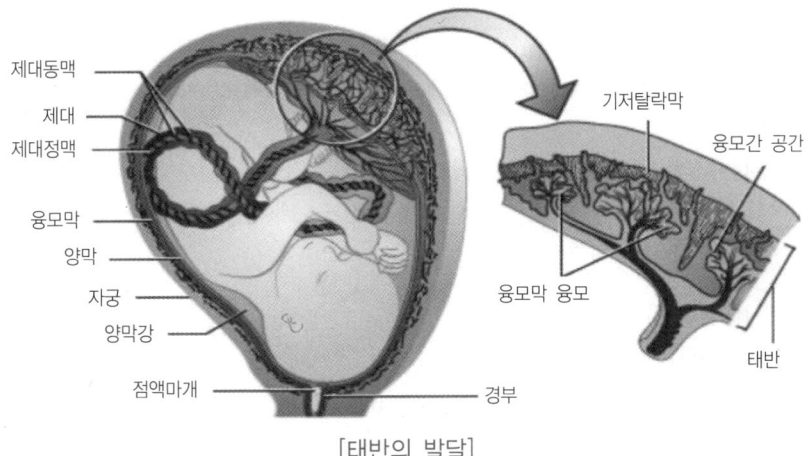

[태반의 발달]

(1) 특징 기출 14
① 모체와 태아의 물질이동
② 12주경 태반이 완성되어 20주까지 발달함
③ 무게는 약 500g, 태아 : 태반 = 6 : 1

(2) 기능
① **호흡** : 태반을 통해 산소와 이산화탄소 교환
② **영양공급** : 모체의 탄수화물, 지방, 단백질, 비타민, 광물질, 전해질, 물 등이 태아에게 공급
③ **노폐물 배설** : 태아 대사 분해산물이 태반을 통해 모체로 전달
④ **면역** : 모체의 면역체인 IgG를 태아에게 이동하여 초기의 수동면역형성
⑤ **보호**
  - 태반은 반투과성 물질로 태아에게 해로운 물질의 통과를 막음
  - 바이러스나 약물, 카페인, 알코올, 니코틴 등은 크기가 작아 태반을 통과함
  - 내분비 : 태반호르몬(융모성선호르몬, 태반락토겐, 에스트로겐, 프로게스테론)

(3) 태반 호르몬의 종류
① 융모성선자극 호르몬(HCG) 기출 15, 19
  - 수정 후 8~10일경부터 모체혈액에서 검출되어 60~70일에 최고치, 산후 1주에는 사라짐
  - 임신유지 호르몬(임신반응 검사)
  - 임신 초기 황체 유지에 필요한 프로게스테론과 에스트로겐을 분비
  - 모체의 면역 억제 효과(태아의 혈액에 거부 반응을 억제)
② 에스트로겐(estrogen, estriol) 기출 14
  - 12주까지 황체에서 분비된 이후 태반에서 분비
  - 모체 : 유선 및 유방발달, 유즙 분비 자극, 자궁성장(자궁-태반혈액순환 자극)

③ 프로게스테론(progesterone) 기출 14
- 12주까지 황체에서 분비된 이후 태반에서 분비, 32주에 최고량 분비
- 모체 : 임신유지, 유방선조직 발달, 자궁내막을 유지하게 하여 태아성장
④ 태반락토겐(human placental lactogen=HPL)(=human chorionic somatomammotropin, HCS) 기출 12
- 임신 후반기에 더 많이 분비됨
- 모체 : 모체 유방 발달, 신진대사를 촉진 → 태아 영양공급
- 태아 : 영양공급 증진하여 성장에 도움

(4) 태반의 물질이동

① 기전 : 확산, 삼투압, 능동수송, 세포흡수
② 이동물질 : 산소, 이산화탄소, 전해질, 비타민, 아미노산, 면역글로블린, 적혈구

3) 양수(amniotic fluid)

(1) 특성

① 임신이 진행되면서 양이 증가, 800~1,200cc(양수과다 : 2,000mL 이상, 양수과소 : 500mL 이하)
② 삼투압에 의해 모체혈액에서 생성, 임신이 진행되면서 태아 소변에서 생성
③ 색 : 노란 색깔의 맑은 액체
④ 산도 : 중성이나 약알칼리성(7.0~7.25) → Nitrazine test(청회색)
⑤ 비중 : 1.007~1.025(물과 비슷)

(2) 기능

① 외부충격이나 압력으로 태아 보호
② 자궁 밖의 온도 변화에 대해 체온 유지
③ 양막으로 둘러싸여 있으며 태아와 난막을 분리
④ 노폐물의 저장고
⑤ 태아의 자유로운 움직임 가능(근골격계 발달에 도움)
→ 태아의 대칭적인 성장과 발달을 가능하게 함
⑥ 분만 시 도움 : 분만진행 촉진, 자궁 개대에 도움, 태아 산도 통과 시 윤활 역할

4) 제대 기출 14

(1) 구조

① 길이 : 30~90cm, 지름 : 2cm 평활근으로 형성
② 혈관 : 2 artery, 1 vein
- 제대동맥 2개 : 태아의 노폐물 및 이산화탄소가 많은 혈액을 모체로 이동
- 제대정맥 1개 : 모체의 산소가 많은 혈액을 태아로 이동
- 1분에 400mL의 혈액이 통과
③ 와튼젤리(Wharton's jelly) : 완충 역할하는 점액질 조직으로 제대혈관압박 방지, 혈액 순환 촉진, 분만 후 제대를 건조시키는데 도움

(2) 기능 : 태아와 태반을 연결, 태아에게 영양분과 산소를 공급, 태아로부터 모체에 노폐물 이동

5) 태아 : 수정 후 9주부터 출생 시까지

(1) 태아의 계통별 발달

신체기계	특징
심맥관계 기출 12	• 가장 먼저 발달하는 장기 • 임신 3주 말 : 난황낭(yolk sac)에서 혈관과 혈구 생성, 심박동 시작(3주 말~5주경) • 임신 4~5주 : 심방, 심실 형성, 배아기 말에 완벽하게 발달 • 태아의 혈색소는 모체보다 20~30%의 산소를 더 운반하며, 50% 더 농축되어 있다. • FHR는 120~160회/분
조혈계	• 임신 3~6주 : 난황낭 • 임신 6주 : 간 • 임신 11주 : 골수, 비장, 흉선, 림프절
호흡계	• 출생 이후 호흡이 시작 • 폐의 계면활성제(pulmonary surfactant) - 태아의 폐포에 존재하며 출생 후 폐를 확장시키는 물질 - 21주부터 분비되어 35주에 최고치 - 35주경에 L/S = 2 : 1 이상일 때 폐성숙 잘 되었다고 평가 기출 12 - Sphingomyelin은 일정량 유지, Lecithin은 24주 이후 증가 - 조산 시에는 계면활성제의 부족으로 신생아의 호흡부전(RDS)이 발생
신장계	• 임신 5주 : 신장 형성 • 임신 12주 : 소변 생성 • 임신 16주 : 소변을 양수에 배설 → 양수의 양 증가
신경계	• 임신 5주 : 신경관 형성되어 중추신경계로 분화 - 중추신경의 발달을 위한 적절한 영양이 요구됨 • 미각(임신 20주시에 가능), 청각(임신 24주 가능), 시각(임신 28주 가능)
위장계	• 영양과 배설 : 태반 • 임신 9주 : 글리코겐을 합성 • 임신 5개월 : 양수 흡입 시작, 장의 연동운동 시작 • 임신 말기 : 태변(임신 16주 형성)은 장에 축적 후 출생 이후 배설 • 36주 이후 완성됨
간장계 기출 09	• 임신 4주간 : 간과 담도 형성 • 임신 6주 : 조혈 • 임신 9~10주 : 간에 글리코겐 저장, 담즙 분비, 철분 저장(출생 후 5개월 사용할 분량을 저장) • 태아의 장은 무균 → Vit. K 합성 안됨 → 출생 후 Vit. K 투약
내분비계	• 임신 4주 : 갑상선 발달(티록신 형성), 12주 이후 갑상샘호르몬 생산 • 임신 6주 : 부신피질 형성. 8~9주에 부신피질호르몬 생성 • 임신 5~8주 : 췌장 형성. 20주째 인슐린 생성

생식기계	• 성 구별은 7주째 시작됨 • 임신 12주 : 남녀 외생식기 완전히 식별 가능 • 임신 16주 : 난소에서 난자 발생과정 시작 • 임신 28주 : 고환이 음낭으로 하강
면역계	• IgG : 임신 후기에 태반 통해 이동 • IgM : 임신 1기 말에 태아 스스로 형성 • IgA : 초유로 획득
근골격계	• 임신 4주 : 뼈와 근육 형성 • 임신 6주 : 골격 형성 • 임신 7주 : 근육 수축 • 11~12주경 태아의 움직임 시작됨 → 20주경 모체가 감지함
피부계	• 임신 16주 : 지문 형성 • 임신 24주 : 태지 형성(만삭 시 거의 없어짐) • 임신 28주 : 두피 모발이 솜털보다 길고 솜털은 점차 얇아지면서 만삭에는 없어짐 • 임신 32주 : 피부주름이나 빨갛게 보이는 것 감소

(2) 태아의 주요 발달 순서 기출 12, 19

주수	주요 발달 양상
4주	• 심장발달(박동시작), 혈액순환시작 • 신경관 → 중추신경계 분화
6주	간에서 혈액 생성
8주	약 3cm, 눈, 귀, 코 알아볼 수 있음
12주	• 심장 : 청진 가능(도플러) 기출 19 • 생식기 : 성별 구별가능 기출 19 • 신장에서 소변생성가능 • 손톱, 발톱 나타남, 사람모습과 비슷, 담즙 배출, 골수에서 혈액 생성 • 혀 움직임, 삼키는 모습 관찰
16주	• 비장에서 혈액 생성 활발 • 두피에 머리카락 나타남, 솜털생성시작 • 장에 태변이 있음, 소변배설가능 • 근육의 움직임 식별 가능 • 폐에 탄력 섬유 나타남 • 지문 형성 기출 19
20주	• 피부 : 태지와 솜털 나타남(lanugo) • 근골격 : 태아의 움직임이 강함 기출 19 • 췌장 : 인슐린 형성
24주	• 피부는 주름이 많고 태지가 있음 • 들을 수 있고 빛에 반응함 • 폐포관과 폐포낭 나타남, 폐포 계면활성제 생산시작, lecithin이 양수에 나타나기 시작
28주	• 폐포 표면에서 lecithin 형성 중이므로 출생 시 생존 가능 • sucking reflex • 고환이 음낭으로 하강시작 • 중추신경계의 기능과 폐의 산화능력이 형성

32주	• 피부 : 분홍색, 피하지방 축적시작, 손톱이 자람 • 청력 : 모체의 바깥 소리 인식 • 고환이 음낭으로 완전 하강
36~ 40주	• 솜털 소실 기출 19 • 고환 : 음낭 내 위치, 대음순 발달 • 말단 대퇴골 골화 • 수면-각성주기 있음, sucking reflex : 강함

(3) 태아의 혈액순환

① 태아는 산소교환을 폐에서 하는 것이 아니라 태반을 통하기 때문에 다른 순환구조를 가짐 → 출생 후 첫 호흡을 통해서 폐로의 산소공급이 가능

② 태아순환의 특성
- 정맥관 : 제대정맥과 하대정맥 사이에 위치 → 출생 후 정맥관 인대로 변화
- 난원공 : 우심방과 좌심방 사이에 위치 → 출생 후 막힘
- 동맥관 : 폐동맥과 대동맥 사이에 위치 → 출생 후 막힘 → 정맥관, 난원공, 동맥관은 출생 후 사라져야 정상적인 심폐 기능이 가능

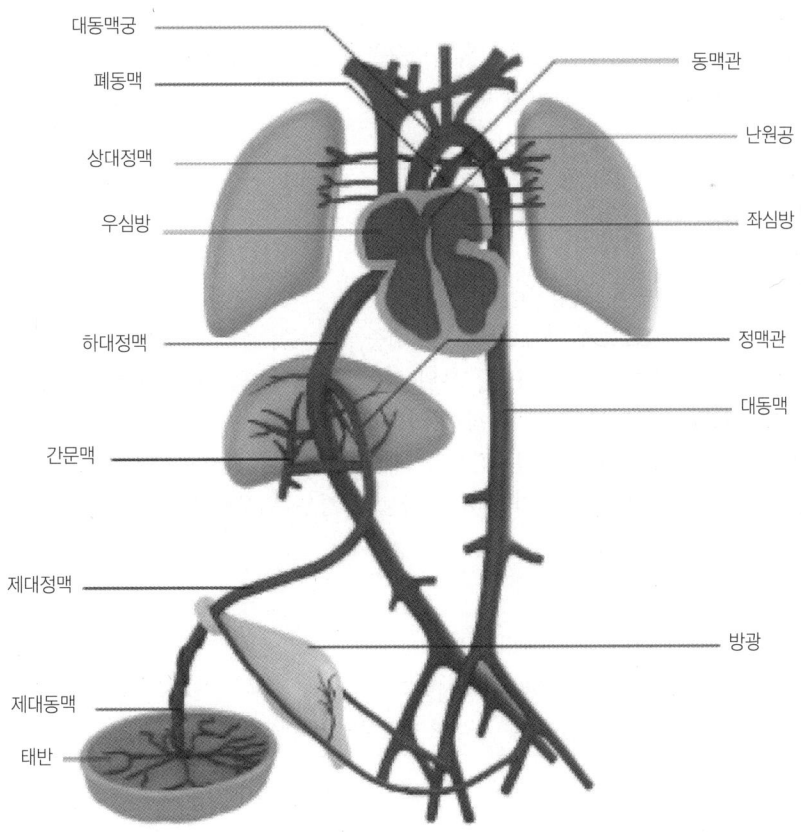

③ 태반 → 제대정맥(동맥혈) → 정맥관 → 하대정맥 → 우심방 → 난원공 → 좌심방 → 좌심실 → 대동맥 → 상행성대동맥
④ 태반 → 제대정맥(동맥혈) → 정맥관 → 하대정맥 → 우심방 → 우심실 → 폐동맥 → 폐(8~10%), 동맥관(대동맥과 폐동맥 사이, 90%) → 하행성대동맥

3 임신중 태아사정

1) 초음파검사(ultrasonography) 기출 10

(1) 목적 : 태아, 태아부속물, 모체 상태 파악
① 태아 : 수, 생존력, 심장활동
② 태아 부속물 : 양수의 양, 태반의 위치, 재태연령측정
③ 모체 : 임신 확인, 모체 골반 종양 유무, 자궁 이상, 질 출혈 시 진단 평가

(2) 검사준비
① 복식 초음파 : 주로 임신 중기 이후, 태아환경 파악에 더 유용, 자궁의 모양을 확인하기 위해 방광을 채우고 시행, 앙와위
② 질식 초음파 : 임신초기 자궁내부와 골반구조 시진에 유용, 방광 채우기가 필요 없음, 쇄석위
③ 초음파 변환기에 수용성 윤활제 바르고 검사

(3) 사정 내용
① 임신 확인 : 마지막 월경 후 4~5주 태낭(sac) 확인
② 태아크기 사정
  • 자궁내 성장지연 및 영양상태
  • 대횡경선(BPD)를 통해 재태연령, 태아체중, 소두증, 수두증 확인
  • 태아 두둔길이(CRL), 두위(HC), 복위(AC), 대퇴길이(FL 가장 많이 이용함) 확인
③ 태아기형 사정 : 목덜미투명대 측정검사
  임신 11~13주 사이에 모체혈청검사와 더불어 초음파를 이용하여 태아목부위중 경추후부피부조직에 축적된 액의 두께가 3mm 이상인 경우 다운증후군 가능성이 증가하므로 융모막융모생검이나 양수천자시행
④ 양수 사정 기출 16

> **참고 양수지수(AFI = Amniotic Fluid Index)**
> 초음파 검사에서 측정한 양수량이 정상범위인지 보는 지표
> 배꼽을 기준으로 4등분 한 다음 각각 초음파상의 양수량의 수직 직경을 측정하여 합한 값

  • 양수과소 : 5cm 이하(요로폐쇄, 태아질식, 태아 성장지연)
  • 양수과다 : 24cm 이상(식도폐쇄, 무뇌아, 뇌수종 등)

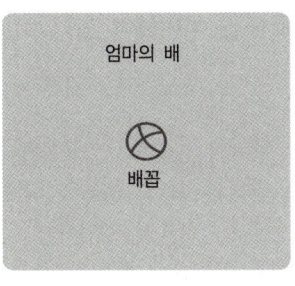 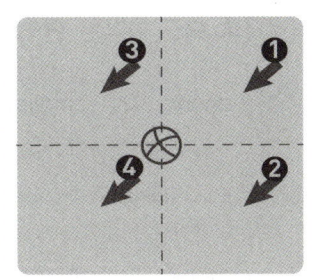

배꼽을 기준으로 하여 4군데에서 양수 깊이를 측정
정상값 : 5cm 이상~24cm 미만

[양수지수]

⑤ **태반 사정** : 위치, 크기, 성숙도 측정(전치태반, 태반조기박리 진단)
⑥ **다태 임신 여부 사정**
⑦ **자궁이상** : 자궁종양, 자궁기형 등
⑧ **태아 심음 측정 부위** 기출▶ 04, 13, 19, 21

우측상복부(RUQ)	우둔위전방(RSA)	좌둔위전방(LSA)	좌측상복부(LUQ)
우측하복부(RLQ)	우후두전방(ROA), 우후두후방(ROP)	좌후두전방(LOA), 좌후두후방(LOP)	좌측하복부(LLQ)

2) 임부의 생화학적 검사 기출▶ 25

(1) 모체혈청4중검사(Quad검사) : AFP, Estriol, HCG, Inhibin A : 15~22주 사이 시행하여 태아의 다운증후군, 에드워드증후군, 신경관결손 등을 선별할 수 있다.

AFP (α-fetoprotein) 기출 21	• 태아의 간에서 생성되며 신경관결손 등의 문제가 있으면 양수로 유입되어 모체 혈청에서 높아짐
	• 임신주수에 따라 변하므로 정확히 파악해야함
	  – 상승 : 다운증후군, 이분척추, 무뇌아, 태아용혈성질환, 태아사망, 다태임신
	  – 저하 : 임신성 영양막성 질환, 태아사망, 에드워드증후군

Estriol	• 태반에서 합성, 태아와 태반 상태 확인
	  – 상승 : 다태임신
	  – 저하 : 다운증후군, 임신의 종결, 무뇌증, 태아사망, 태반박리, 에드워드증후군

β-HCG	• 임신 초기 임신 여부 확인, 태아, 태반의 안녕 상태 확인 • 60~90일에 농도가 최고, 임신 2~3기에 상대적으로 감소 • 임신 1기 비정상적 낮은 수치 : 절박유산, 자궁외임신, 에드워드증후군 • 임신 2기 비정상적 높은 수치 : 다운증후군, 포상기태 또는 다태임신
Dimeric Inhibin-A, DIA	• 태반의 병리적 상태와 연관, HCG 생성을 억제, 스테로이드 합성억제 • 임신 2기의 상승은 다운증후군 암시

예 다운증후군 : AFP, HCG, Inhibin-A는 높고 Estriol은 낮다.
예 에드워드증후군 : AFP, HCG, Estriol 모두 낮다.

3) 침습적 검사(검사후 Rh⁻ 임부는 면역글로불린 투여해야 함)

(1) 융모막 생검(chorionic villi sampling)
① 임신 9~11주 사이에 유전적 결함을 파악하기 위해 질이나 복부로 영양막에서 조직을 채취
② 양수천자보다 조기에 태아측 결함을 발견할 수 있음(신경관결함은 제외)
③ 합병증 : 융모양막염, 자연파막, 양수과소, 질출혈 발생가능
④ 유산, 태아사지결함 : 가능한 10주 이후에 시행하여 예방

(2) 양수 천자(Amniocentesis) 기출 12
침습적인 방법을 통해 양수에 있는 태아의 체세포를 얻음

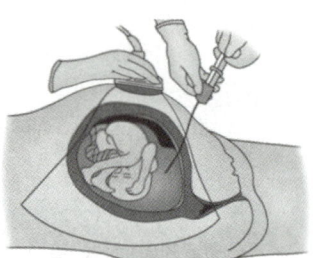

[양수천자]

① 목적
- 임신 전반기 : 유전적 질환과 선천적 결함 여부 확인
- 임신 후반기 : 태아의 성숙도, 양막염 진단

② 방법
- 시기 : 양수 양이 충분하기 때문에 임신 15~20주가 적정
- 초음파와 병행하여 태아와 태반의 손상 방지
- 저혈압예방 위해 측위에서 복벽에 국소마취 후 주사를 통해 양수 흡입

③ 합병증 : 출혈, 감염, 양수누출, 장기천자, 양수색전증, 유산, 조산, 태아와 부속물 손상, 태아사망

④ 검사 내용

항목	목적	판단
유전적 문제	염색체검사	
AFP 기출 12 (alpha-fetoprotein)	신경관질환(이분척추, 무뇌아)의 위험이 있는 태아 확인, 기타 기형 확인	AFP 증가는 이분척추, 무뇌증과 관련 있음
인지질	• L/S(레시틴/스핑고마이엘린) 비율 검사 • 쉐이크검사(shake test)	• L/S비율이 2.0 이상 폐성숙을 의미 • 양수와 알콜을 각각 1cc씩을 각각 혼합하여 흔들어 거품이 생기면 2.0 이상으로 판정
빌리루빈	태아의 용혈성 질환 사정	임신 36주 이후 양수 내 빌리루빈 거의 존재하지 않음

4) 태아심박동 모니터링 기출 20

(1) 태아심음 청진
① 도플러 검사 : 12주경 청진 가능
② 정상 태아의 심박동수 : 120~160회/분
③ 주의 : 모체 맥박, 자궁잡음, 제대잡음과 구분

(2) 태아심음 감시 기출 10, 11, 14, 18, 21, 23, 25
① 임신 3기 고위험 임신에서 태아건강상태 평가를 위한 일반적이고 신뢰성이 높은 방법으로 기저심박동은 분당 120~140회가 정상이다.

② 기본선이 중간정도의 변이성이 있다면 태아자율신경계와 중추신경계의 발달양호, 산소공급도 양호함, 진폭변화가 6~25회 사이에 있다.
③ 조기하강은 정상반응이나 후기하강, 가변성하강, 지연된 하강은 빠른 중재가 필요하다. (진통중 전자태아감시장치 참고)

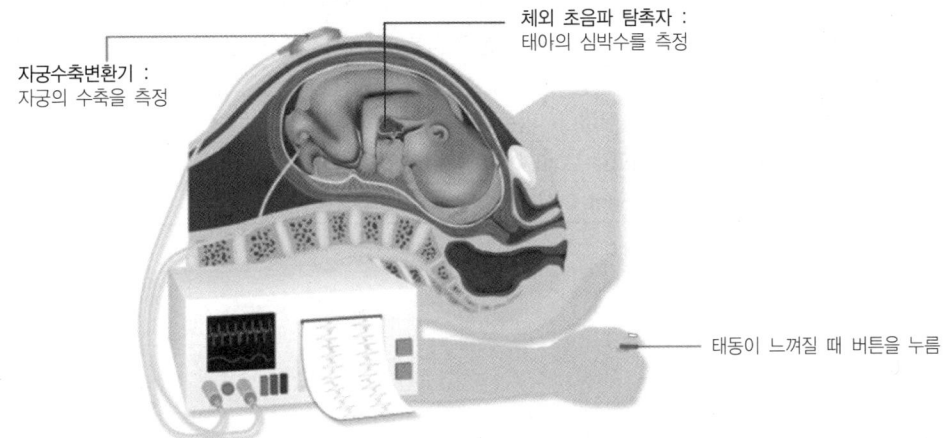

구분	무자극검사(non stress test, NST) 기출 10, 14, 18, 21, 24	자궁수축검사(contraction stress test, CST) 기출 10
목적	태동에 대한 태아심박수의 변화를 통한 태아 건강 사정(태동있을 때 태아심박상승)	• 인위적 스트레스 유발로 자궁 태반간 순환이상 확인 • 임신 28주 이후 실시 • 태반 기능 평가
절차	• 자세 : 반좌위, 왼쪽 복부를 약간 낮추어 복부를 경사지게 함 • 태아 외부 전자모니터 부착(태아심음부위, 자궁저부 부위) • 태동이 느껴질 때 버튼을 누름 • 소요 시간 : 30~40분	• 무자극검사의 방법과 동일 • 유두 자극이나 옥시토신을 정맥 주입하여 자궁 수축 유발 • 자궁수축 시 태아심박동 양상 확인 • 소요시간 : 90분~3시간

결과
해석
(32주
이후
기준)
	• 반응 = 정상 : 임부가 감지하는 태동과 관계없이 태아심음이 기준보다 15박동 이상, 15초 이상 지속하는 것이 20분 동안 2회 이상 나타나는 경우
	• 무반응 = 태아의 문제 : 40분 동안 태아 심음상승이 부족한 경우
		• 음성(태아가 건강함) : 10분 동안 3회 수축 시 태아 심음의 후기감속이 없음
		• 양성(태아사망, 태아질식 등의 문제 예상) : 10분 동안 3회 수축 시 후기감속 나타남
		• 금기증
		  - 조기진통, 전치태반, 양수과다, 파수, 조기진통병력
		  - 고전적 제왕절개 산모, 다태임신

청각 자극 검사	NST에서 무반응이 나온 경우 휴식중인지 건강하지 못한지 구별하기 위해 청각자극(청각진동자극기) 후에 태아심음 검사 • 반응 : 청각자극 후 심박수가 15회/분 이상, 15초 이상 지속(건강한 태아) • 무반응 : 반응조건에 부합되지 않는 경우	

5) 생물리학 계수(biophysical profile, BPP)

내용	방법	정상	비정상
태아 심박동	NST	20~40분 관찰, 분당 15회 이상, 15초 이상 지속되는 태아심박수 증가 2회 이상	없거나 1회
태아 호흡	초음파	30분 관찰, 30초 이상의 율동성호흡 1회 이상	그 이하
태아 움직임		30분 관찰, 3회 이상의 몸통 혹은 사지의 구별된 움직임 있음	없음
태아긴장도		30분 관찰, 사지가 신전되었다가 다시 굴곡되는 운동, 혹은 손을 쥐거나 펴는 운동 1회 이상	없을 때
양수지수(AFI)		수직으로 2cm 이상 되는 포켓이 있거나	2cm 이하
		AFI 5cm 이상	5cm 미만

PART 4 임신기 여성

01. 임산부의 호소로만 파악이 가능한 임신의 추정적 징후로 옳은 것은?

① 기초체온의 상승
② 무월경
③ 임신반응검사 양성
④ 임신선(striae gravidarum)
⑤ 유방의 변화관찰

해설 [가정적 징후(probable symptom)]
- 기초체온의 상승
- 임신반응검사 양성
- 피부의 변화(착색, 임신선(striae gravidarum), 갈색반(chloasma, line-nigra))
- 유방의 변화(8주)(유방 증대, 2차 유륜, 몽고메리결절), 전초유(16주)
- 골반 관절과 인대의 이완
- 복부 증대

02. 2월 7일 마지막 월경 후 월경예정일을 2주 초과하여 무월경과 임신반응검사 양성으로 내원한 32세 여성의 초음파검진결과 태낭이 확인되었다. 이 여성의 분만예정일은?

① 9월 14일
② 9월 16일
③ 11월 16일
④ 11월 14일
⑤ 12월 7일

해설 [분만예정일(Expected date of Confinement, EDC)]
네겔레 법칙(Negele's rule) : LMP를 기준으로 한 분만예정일 계산법
→ 분만예정일(EDC) : LMP(Last menstrual period, 마지막 월경 시작일) + 9개월, +7일

01. ② 02. ④

03. 자궁저부 높이에 대한 설명으로 옳은 것은?

① 치골상연에서 자궁저부까지 직선길이이다.
② 12주경에는 치골결합에서 10cm 위에 위치한다.
③ 자궁저부의 높이가 가장 높은 시기는 28주경이다.
④ 32주경이면 주수와 길이가 거의 일치한다.
⑤ 비만여성에 적합한 검진방법이다.

해설 [자궁저부의 높이(Height of Fundus, HOF)]
- 줄자를 이용하여 치골결합상부에서 복부중앙선을 따라 복부의 모양대로 둥글게 자궁저부까지 측정함
  - 22~34주 : 주수와 길이가 일치하고 보통 ± 2cm
- 비만, 양수과다, 자궁근종의 경우 정확하게 측정하기가 힘들다.

12주	치골결합 상부에 위치
16주	치골결합과 배꼽 사이에 위치
22~24주	제와부에 위치
36주	자궁이 가장 커짐, 검상돌기(자궁저부의 가장 높은 위치)에 위치
38~40주	34주 높이로 다시 자궁 하강(lightening)

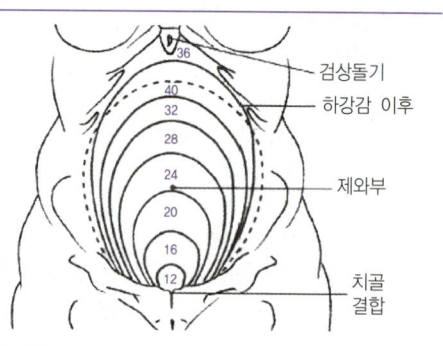

04. 임신시 나타나는 질의 변화 중 혈관의 증가로 인하여 푸르스름한 보라색으로 변하는 현상은?

① Goodell's sign
② 점액마개(mucus plug)
③ Chadwick's sign
④ Hegar's sign
⑤ Braxton-Hick's contraction

해설 [임산부의 생식기 변화]
- Goodell's sign(6~8주) : 자궁경부가 부드러워짐
- 경부의 유연성 변화과정 : 임신 전(코끝) → 임신 초기와 중기(귓불) → 임신 말기(입술)
- 점액마개(mucus plug) : 임신 시 호르몬 영향으로 자궁경부 비대. 점액성 분비물로 자궁으로 균 침범을 막아 감염을 차단 → 임신 중 백대하, 분만 초기 혈성 이슬(show)의 원인
- Chadwick's sign(6~8주) : 질 벽과 질 전정 부위 자청색 변화
- Braxton-Hick's contraction : 4개월부터 불규칙적 무통성 자궁수축 : 태반의 융모간강으로 혈액공급을 촉진하는 역할

05. 임신 35주에 내원한 32세 산모의 산과력이 3-0-0-2-0(G-T-P-A-L)이라면 옳은 것은?

① 두 번째 임신이다.
② 만삭분만이 1회 있다.
③ 조산분만이 1회 있다.
④ 유산이 1회 있다.
⑤ 현재 생존아이는 없다.

해설 G : gravida, T : term birth, P : preterm birth, A : abortion, L : living baby
G-T-P-A-L(현 임신 포함 총 임신 수-만삭분만 수-조기분만 수-유산 수-현재 생존아 수)

06. 임신 11주 임부의 사정결과가 다음과 같다면?

- 하복부 통증, 질출혈은 거의 없음
- 태아는 자궁강 내에 있으나 심박동이 감지되지 않음
- 2주 전부터 입덧의 소실과 유방의 크기가 작아졌다고 함
- 자궁경부의 개대는 없음

① 계류유산
② 절박유산
③ 습관성유산
④ 불가피유산
⑤ 불완전유산

해설 [계류유산]
- 태아가 사망한 후 자궁 내 머무르는 경우로 유도분만으로 임신종결해야함
- 임신반응검사가 양성에서 음성으로 바뀜, 임신으로 인한 변화들이 없어짐
- 파종성 혈액응고장애(DIC), 저섬유소혈증 발생 위험(출혈위험)
- 심한 응고장애로 비출혈, 치은부출혈이 있을 수 있고 자궁 내용물 제거 시 많은 출혈이 유발되기도 함

07. 입덧을 호소하는 13주 산모의 교육으로 옳은 것은?

① 저녁에 더 심해질 것입니다.
② 분만까지 지속됩니다.
③ 튀긴 음식으로 포만감을 유지하는 것이 좋습니다.
④ 과식과 공복을 피하는 것이 좋습니다.
⑤ 진토제를 처방받아 복용하십시오.

해설
- 입덧(morning sickness)은 공복시 증상이 악화됨 – 밤새 자고 일어난 아침이 가장 공복임
- 주로 6~12주 사이 발생, 임신 첫 3개월 동안 임부의 절반 이상이 경험한다.
- 소량씩 자주, 저지방 음식, 기상 전 마른 탄수화물 권장(크래커)(경한 경우 가정에서 중재), 칼륨과 마그네슘의 섭취(고칼로리, 고비타민) 권장
- 극심한 입덧이 아니라면 약물의 사용은 하지 않는다.

05. ⑤ 06. ① 07. ④

08. 임산부의 영양에 대한 교육내용으로 옳은 것은?

① 임신 전보다 50% 정도 더 드시면 됩니다.
② 충분한 양의 단백질을 섭취하셔야 합니다.
③ 혈액의 생성을 위해 철분과 비타민 D를 함께 드세요.
④ 태아의 신경계기형을 예방하기 위해 칼슘이 부족하지 않도록 하세요.
⑤ 입덧예방을 위해 삶은 계란을 드시면 좋습니다.

해설 [임산부의 영양]
- **열량** : 300~340kcal 추가 → 약 2,400kcal 필요, 태아, 태반조직성장, 임부의 BMR 증가, 수유를 위해 비축
- **단백질** : 15g 증가하여 하루 70g 섭취 권장 → 단백질결핍은 비정상적인 출혈의 빈도증가
- **철분(Fe)** : 30~60mg + Vit. C 함께 섭취 → 공복에 섭취하는 것이 잘 흡수됨, 변비유발, 대변색이 검어질 수 있음
- **칼슘(Ca)** : 700mg + Vit. D 함께 섭취 → 태아의 뼈와 치아형성, 에너지와 조직성장에 필요
- **염분** : 2~3g → 체액균형을 조절, 신진대사를 위해 필수적, 적절량 섭취해야함
- **엽산** : 임신 계획시부터 400㎍(=0.4mg) 섭취 → 태아의 신경관결손예방

09. 질출혈을 주호소로 내원한 36주 임부의 초음파결과 자궁내구에 태반이 위치하고 있다면 간호중재는?

① 내진으로 분만진행정도 파악
② 유토파 투여
③ MgSO₄ 투여
④ 태아심음확인
⑤ 옥시토신 투여

해설 ① 전치태반의 치료 및 간호
- 이중처치 준비(double set-up) : 분만과 수혈, 수술에 대한 대비
- 절대안정, 최대한 임신유지
- 내진 금지, 2~3주마다 초음파, 1~2주마다 NST와 생물학적 모니터로 태아상태 확인
- 완전전치태반, 출혈이 심하면 → 제왕절개(출혈이 심하면 → 수혈, 자궁적출술)
- 산후 자궁수축 확인
② 유토파(ritodrine) : 자궁수축억제제
③ 황산 마그네슘(MgSO₄) : 조기진통억제제제보다는 주로 자간증 산모에 항경련제로 사용
⑤ 옥시토신 : 자궁수축제

10. 임신성당뇨를 진단하기위해 실시한 50g 당부하 검사에서 1시간 후 결과가 152라면 간호중재는?

① 다음 정기 검진일에 오시면 됩니다.
② 식사는 제한없이 하셔도 됩니다.
③ 100g 경구당부하 검사를 추가로 하셔야 합니다.
④ 경구 혈당강하제를 처방받아 복용하셔야 합니다.
⑤ 혈압을 하루 2회 자가측정하셔야 합니다.

정답 08. ② 09. ④ 10. ③

[해설] ① **선별검사** : 식사에 상관없이 50g 경구 당부하 검사
→ 당 섭취 1시간 후 혈당검사 시행하여 140mg/dl 이상이면 양성
② **진단검사** : 100g 경구 당부하 검사, 75g 경구 당부하 검사
- 선별검사에서 양성인 경우
- 공복 시 혈당검사 & 당 섭취 1,2,3시간/1,2시간 후 혈당검사
  참고치 → 100g : 95/180/151/44, 75g : 92/180/153
  ✎ 임신성 당뇨병 진단 기준 : 100g 경구 당부하 검사에서 2개 이상 증가 또는 75g 경구 당부하 검사에서 1개 이상 증가시

11. 선천성심질환을 가지고 있는 산모의 산전관리내용으로 옳은 것은?

① 스트레스 감소
② 고단백식사, 염분제한 필요없음
③ 임신 초부터 절대안정
④ 고열량 식사권장으로 피로감 감소
⑤ 운동권장

[해설] [심장질환산모의 산전관리내용]
- 심장 스트레스를 줄이고 충분한 휴식을 취함
- **체중증가 제한** : 7~8kg
- **식이** : 저염식이(울혈성심부전 예방), 고단백, 철분보충
- 빈혈은 철분과 엽산을 투여하여 예방함
- 감염예방
- **강심제** : 처방받은 임부는 계속 복용
- 변비에 걸리지 않도록 함
- **이뇨제 투여** : 필요에 따라 투여
- 심장 부전과 울혈성 심부전으로 진전되는 것을 막음
- 임신 마지막 3개월 동안 침상안정
- 압박스타킹
- 항응고제 투여(Warfarin)

12. 태반에서 분비되는 에스트로겐에 대한 설명으로 옳은 것은?

① 수정 후 8~10일경부터 모체혈액에서 검출되어 60~70일에 최고치가 된다.
② 임신 초기 황체 유지에 필요한 프로게스테론 분비를 촉진한다.
③ 모체의 면역 억제 효과(태아의 혈액에 거부 반응을 억제)
④ 임신후반기에 더 많이 분비되며 태아에 영양을 공급하여 성장에 도움을 준다.
⑤ 자궁과 태반사이 혈액순환을 자극하며 estriol이다.

[해설] [태반에서 분비되는 호르몬]
① 융모성선자극 호르몬(HCG)
- 수정 후 8~10일경부터 모체혈액에서 검출되어 60~70일에 최고치, 산후 1주에는 사라짐
- 임신유지 호르몬(임신반응 검사)
- 임신 초기 황체 유지에 필요한 프로게스테론과 에스트로겐을 분비
- 모체의 면역 억제 효과(태아의 혈액에 거부 반응을 억제)

11. ① 12. ⑤

② 에스트로겐(estrogen, estriol)
  • 12주까지 황체에서 분비된 이후 태반에서 분비
  • 모체 : 유선 및 유방발달, 유즙 분비 자극, 자궁성장(자궁-태반혈액순환 자극)
③ 프로게스테론(progesterone)
  • 12주까지 황체에서 분비된 이후 태반에서 분비, 32주에 최고량 분비
  • 모체 : 임신유지, 유방선조직 발달, 자궁내막을 유지하게 하여 태아성장
④ 태반락토겐(human placental lactogen=HPL) (=human chorionic somatomammotropin, HCS)
  • 임신후반기에 더 많이 분비됨
  • 모체 : 모체 유방 발달, 신진대사를 촉진 → 태아 영양공급
  • 태아 : 영양공급 증진하여 성장에 도움

13. 산전관리결과 정상소견인 5개월 임부의 태아발달의 질문에 대한 설명으로 옳은 것은?

① 아기의 성별확인은 아직 안됩니다.
② 아기 심장소리는 다음 달부터 들을 수 있습니다.
③ 솜털이 사라지고 태지가 나타납니다.
④ 태아의 움직임이 느껴질 겁니다.
⑤ 심장이 뛰기 시작합니다.

해설

주수	주요 발달 양상	
4주	• 심장발달(박동시작), 혈액순환시작	• 신경관 → 중추신경계 분화
6주	간에서 혈액생성	
8주	약 3cm, 눈, 귀, 코 알아볼 수 있음	
12주	• 심장 : 청진 가능(도플러) 기출 19 • 생식기 : 성별 구별가능 기출 19 • 신장에서 소변생성가능 • 손톱, 발톱 나타남, 사람모습과 비슷, 담즙 배출, 골수에서 혈액 생성 • 혀 움직임, 삼키는 모습 관찰	
16주	• 비장에서 혈액 생성 활발 • 장에 태변이 있음, 소변배설가능 • 폐에 탄력 섬유 나타남	• 두피에 머리카락 나타남, 솜털생성시작 • 근육의 움직임 식별 가능 • 지문 형성 기출 19
20주	• 피부 : 태지와 솜털 나타남(lanugo) • 췌장 : 인슐린 형성	• 근골격 : 태아의 움직임이 강함 기출 19
24주	• 피부는 주름이 많고 태지가 있음 • 들을 수 있고 빛에 반응함 • 폐포관과 폐포낭 나타남, 폐포 계면활성제 생산시작, lecithin이 양수에 나타나기 시작	
28주	• 폐포 표면에서 lecithin 형성 중이므로 출생 시 생존 가능 • sucking reflex • 고환이 음낭으로 하강시작 • 중추신경계의 기능과 폐의 산화능력이 형성	
32주	• 피부 : 분홍색, 피하지방 축적시작, 손톱이 자람 • 고환이 음낭으로 완전 하강	• 청력 : 모체의 바깥 소리 인식
36~40주	• 솜털 소실 기출 19 • 말단 대퇴골 골화	• 고환 : 음낭 내 위치, 대음순 발달 • 수면-각성주기 있음, sucking reflex : 강함

13. ④

14. 임산부의 복부초음파로 알 수 없는 내용은?

① 태아목덜미 투명대 두께 측정으로 기형의 유무
② 태반의 위치
③ 태아심음감시 모니터링
④ 재태연령
⑤ 양수지수

해설 생물리학 계수중 태아의 심박동은 NST로 한다.
[초음파검사(ultrasonography)로 사정가능한 내용]
- 임신확인 : 마지막 월경 후 4~5주 태낭(sac) 확인
- 태아크기 사정
- 태아기형 사정 : 목덜미 투명대 측정검사
- 양수 사정 = 양수지수(AFI, Amniotic Fluid Index)
- 태반 사정 : 위치, 크기, 성숙도 측정(전치태반, 태반조기박리 진단)
- 다태 임신 여부 사정
- 자궁이상 : 자궁종양, 자궁기형 등
- 태아 심음 측정 – 초음파로는 단순측정만 한다.

15. 32주된 경증 자간전증 산모의 NST 결과가 기저심박동이 140회/분이고 20분 검사동안 심박동이 15초 동안 15회 이상 상승이 2회 나타났을 때 적절한 간호중재는?

① 유도분만을 준비한다.
② 태아가 자고 있을 수 있으므로 청각자극이나 복부에 가벼운 자극을 준다.
③ 다음 정기검진일에 내원하도록 한다.
④ 자궁수축검사(CST)를 추가로 해야 함을 알린다.
⑤ 자궁수축억제제를 투여한다.

해설 [NST 결과 해석] 32주 이후 기준
- 반응 = 정상 : 임부가 감지하는 태동과 관계없이 태아심음이 기준보다 15박동 이상, 15초 이상 지속하는 것이 20분 동안 2회 이상 나타나는 경우
- 무반응 = 태아의 문제 : 40분 동안 태아심음상승이 부족한 경우

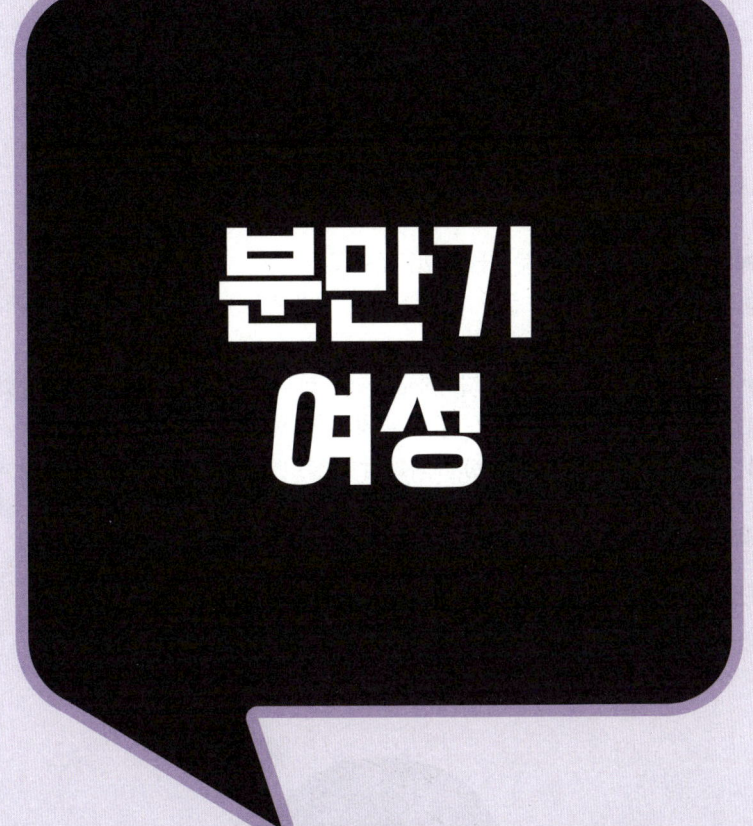

분만기 여성

PART 5

CHAPTER 01. 정상 분만간호
CHAPTER 02. 고위험 분만간호

CHAPTER 01 정상 분만간호

1 분만의 5요소(5P)

① 만출물(passenger) : 태아와 그 부속물(태반, 양수 등)
② 산도(passageway) : 태아가 질식 분만 시 이동하는 경로로 bony pelvis와 자궁, 질같은 soft tissues로 이루어짐
③ 만출력(power) : 자궁수축력(1차 만출력, 불수의적), 산부의 밀어내는 힘(2차 만출력, 수의적)
④ 산모의 자세(position) : 분만 중 산부가 취하는 자세
⑤ 산모의 심리상태(psychologic response) : 과거의 경험, 정서 상태, 가족 지지체계 및 환경

1) 만출물 - 태아(passenger)

(1) 태아의 두개골 기출 15

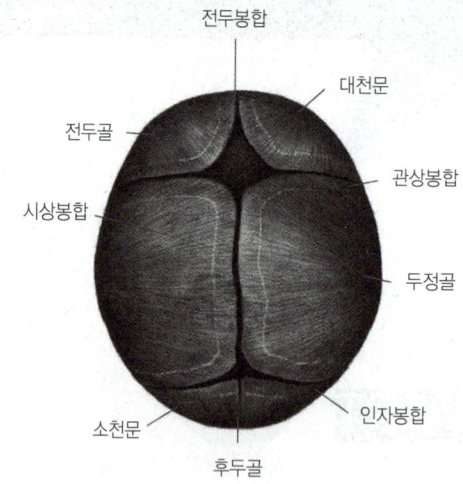

[태아의 두개골]

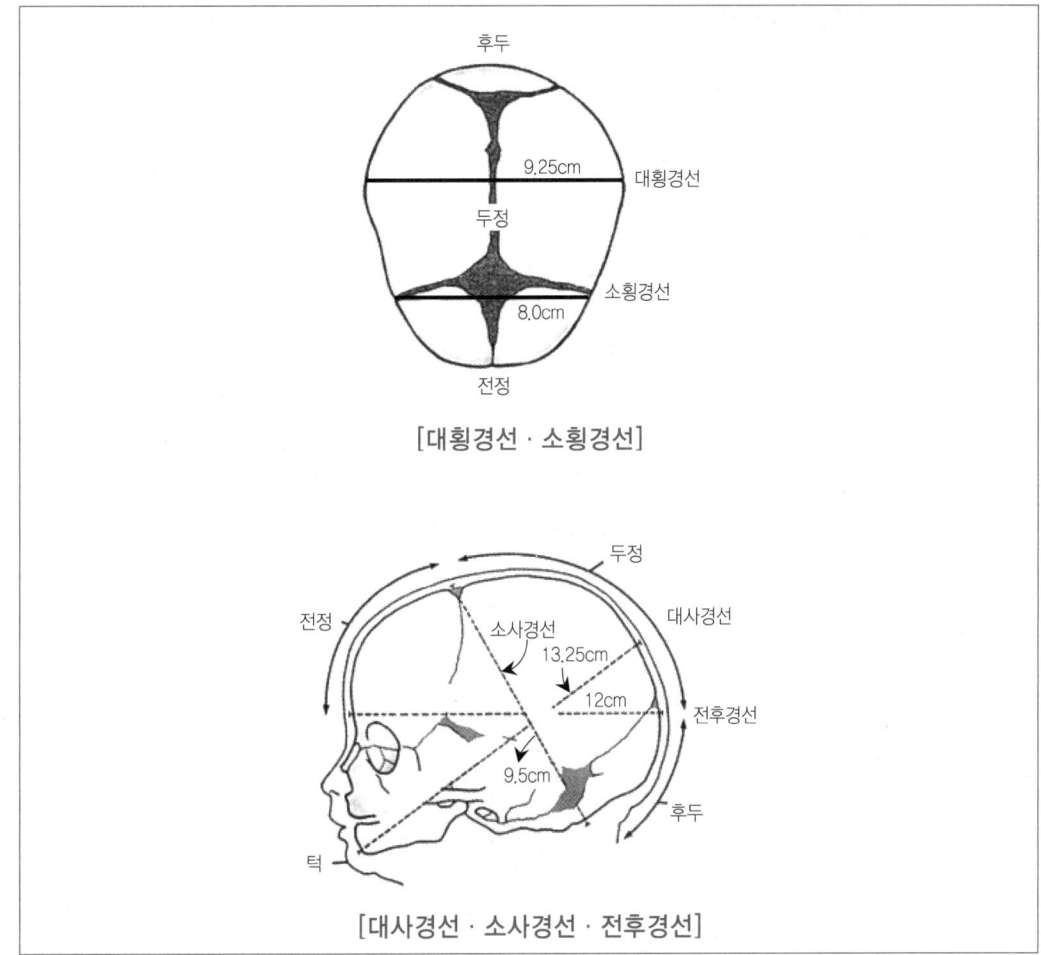

[대횡경선 · 소횡경선]

[대사경선 · 소사경선 · 전후경선]

① **두개골** : 전두골(2개), 두정골(2개), 측두골(2개), 후두골(1개)
② **봉합** : 시상봉합(두정골 사이), 관상봉합(전두골과 두정골 사이), 인자봉합(후두골과 두정골 사이), 전두봉합(좌우 전두골 사이) 기출 15
③ **천문** : 두개골이 연결되는 부위에 있는 골화되지 않은 막조직
  - 대천문 : 다이아몬드형, 양쪽 두정골과 전두골 사이(시상, 관상, 전두봉합 교차점, 전천문, 생후 18개월경 폐쇄)
  - 소천문 : 삼각형, 양쪽 두정골과 후두골 사이(인자, 시상봉합의 교차점, 후천문, 생후 6~8주경 폐쇄)

(2) 태아 머리의 주요경선 기출 18

전후경선	• 전후경선(Occipitofrontal Diameter) 　− 미간~후두 융기(12cm) 　− 태아 불완전 굴곡(선진부 : 대천문) • 소사경선(SOB: Suboccipito-Bregmatic Diameter) 　− 후두융기 아래 함몰부~대천문 중앙(9.5cm) 　− 가장 작은 경선, 태아 완전 굴곡(선진부 : 후두골) • 대사경선 : 턱 끝~소천문(13.5cm), 가장 긴 경선 　− 태아 불완전 신전(선진부 : 이마) • 이하대천문경선 : 턱 끝~대천문(9.5cm), 태아 완전 신전(선진부 : 안면위)
횡경선	• 대횡경선(Biparietal Diameter, BPD) 　− 좌우 두정골 결절간 거리, 가장 넓은 횡경선(9.25cm) 　− 골반입구에서 대횡경선 통과하면 진입을 의미 기출 18 • 소횡경선(Bitemporal Diameter, BTD) : 좌우 관상봉합 간 최대거리(8cm)

(3) 모체와 태아와의 관계 용어 기출 17, 20, 22

종류	정의	준거지표		분류
선진부 (presentation)	골반 입구에 먼저 들어가는 태아의 신체부위	두위(96%) 기출 17		전액위 : 이마
		후두골(occiput, O)		두정위
		턱(mentum, M)		안면위
		대천문(전정)		전정위
		천골(sacrum, S)		• 둔위(breech presentation) : 3~4% 　− 단둔위 : 양다리를 머리쪽으로 　　뻗고 있음 　− 완전둔위 : 양다리를 대퇴부쪽으로 굴곡 • 족위 : 다리 한쪽이나 양다리가 밑으로 　빠진 경우
		견갑골(scapular, Sc) 혹은 견봉(acromion, A)		견갑위(shoulder presentation) : 횡위, 선진부 어깨, 1%, 다산부, 자궁이나 태아기형, 전치태반 등
태위(lie)	모체 장축과 태아 장축과의 관계			• 종위 : 태아 장축과 모체 장축이 평행을 이룸 • 횡위 : 태아 장축과 모체 장축이 직각을 이룸
태세 (attitude)	태아의 자세 머리, 몸통, 사지			• 완전굴곡 : 정상태세, 선진부 후두골(두정위), 질식분만에 적합한 자세 • 불완전굴곡 : 선진부 대천문(전정위) • 불완전신전 : 선진부 이마(전액위) • 완전신전 : 선진부 안면(안면위)

태향 (position) 기출 15, 16, 18	모체 골반과 태아 선진부의 전·후, 좌·우 관계 기출 15,16 • 선진부가 모체골반의 좌측인지, 우측인지 • 선진부 지적부위(후두, 턱, 천골, 견갑)확인 • 선진부가 모체 골반의 후방인지 전방인지	태아 위치 명명의 방법 기출 15, 18 • LOA(Left Occipito Anterior) : 좌전방두정위(가장 흔함) • ROA(Right Occipito Anterior) : 우전방두정위 기출 09 • LOP(Left Occipito Posterior) : 좌우방두정위 기출 18 • ROP(Right Occipito Posterior) : 우후방두정위 • LSA(좌전방둔위), RSA(우전방둔위) • RMA(우전방안면위), LMA(좌전방안면위) • ROT(우측방두정위)

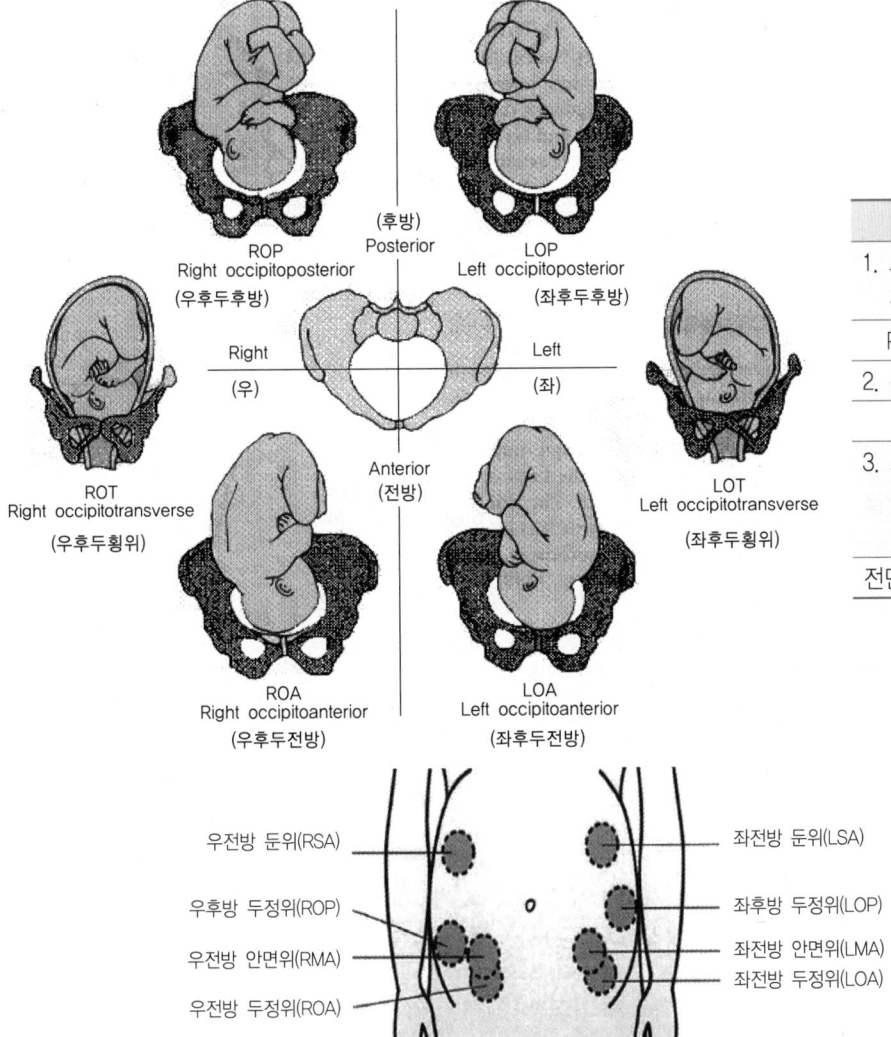

태향표시 순서
1. 모체골반에 대한 선진부 위치
Right | Left
2. 선진부 지적부위
O, M, S, A
3. 모체골반의 전·후·횡측면에 대한 선진부의 위치
전면A | 후면P | 측면T

[태위에 따른 태아심음 청취 부위]

2) 산도(passage way)

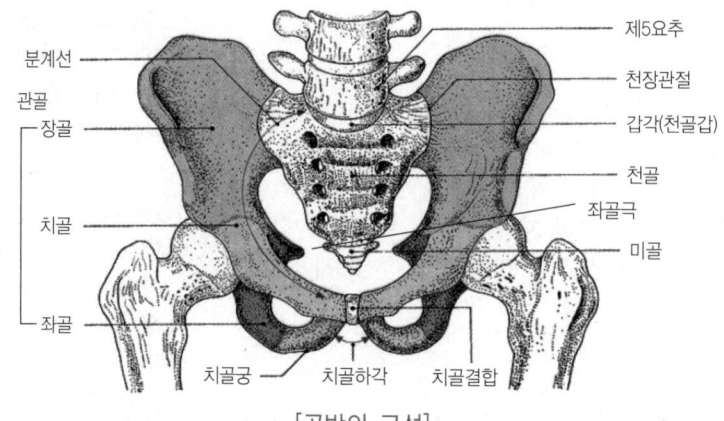

[골반의 구성]

(1) 골반의 구성

관골 = 좌우 1개씩	장골 (ilium)	골반의 위와 뒷면을 구성하는 가장 큰 부분

	좌골
	(ichium)
		• 고관절 아랫부분
		• 앉을 때 힘을 받는 좌골결절 위치
		• 좌골극 : 중골반 출구의 지표
		  – 좌골극 간의 거리는 골반강에서 가장 협소하며, 정상분만 여부를 결정(10cm 이상)
		  – 태아 선진부 하강정도의 기준(-5~+5)

	치골 (pubis)	• 골반강 앞쪽에 위치 • 각도(90° 이상)는 자연분만의 좋은 지표
천골		• 골반의 후벽을 이루는 5개의 척추골로 융합된 뼈 • 천골갑(천추와 요추 접합부위의 돌출부) 골반입구의 전후경선 지표
미골		• 골반의 후벽을 이루는 천골 끝부분에 4~5개의 척추골이 융합되어 있는 하나의 뼈 • 이동성이 있어 분만 시 골반 출구의 전후 경선을 넓혀 주는 역할
관절	천장골관절	• 천골과 장골의 상면을 연결하는 관절, 골반 뒤쪽 • 임신 중 대부분의 요통
	치골결합	• 양쪽의 치골이 연골로 결합되어 있으며 골반의 앞쪽에 있다. • 임신 말에 약간 벌어져 통증
	천미골관절	천골과 미골 사이의 관절로 아두 만출 시 앞뒤로 움직여 태아만출을 돕는다.

(2) 골반의 주요 경선

가골반과 진골반의 골반분계선 : 골반입구(전면은 치골결합상연, 후면은 천골갑)
- 가골반(false pelvis) : 골반 입구를 중심으로 위쪽을 가골반, 아래쪽을 진골반이라 한다. 분만과 정과는 관계없으며 외부골반 측정의 기준점이 된다.
- 진골반(true pelvis) : 골반하부 깊은 부분으로 태아 출생 시의 산도를 형성

구분	특성 기출 03, 13, 14
골반입구	태아의 머리 중 가장 긴 경선(전후경)이 골반 입구의 가장 긴 경선인 횡경선에 일치하여 진입 골반입구 : 횡경선(13.5cm) > 전후경선(11cm) ① 대각결합선 　• 치골결합 하연~천골갑 　• 내진을 통해 측정가능하므로 임상적으로 중요(12.5cm) ② 진결합선 　• 치골결합 상연~천골갑까지의 거리로 평균 11cm 　• 대각결합선에서 1.5cm~2cm를 뺀 길이 ③ 산과적 결합선 　• 선진부가 골반강 안으로 진입할 수 있는 지 결정 　• 치골결합 내면 최대 돌출부~천골갑까지의 거리 　• 진결합선에서 0.5cm 뺀 길이 : 10cm 이상 시 정상분만 가능 　• 골반입구 중 가장 짧은 경선

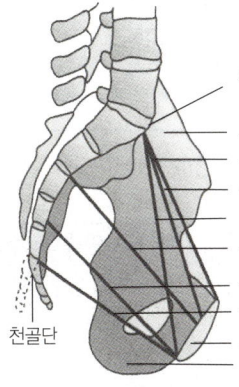

[골반의 주요경선]

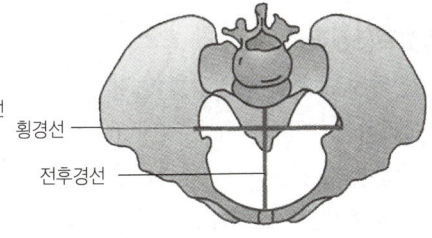

[전후경선, 횡경선]

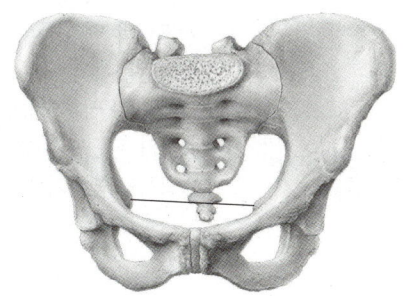

[좌골극간 거리]

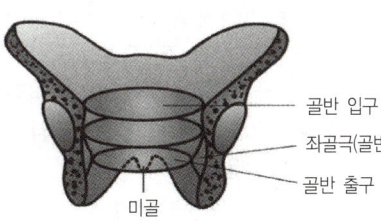

[골반입구, 골반강, 골반출구]

중골반
(골반강)
	골반입구에서 좌골극까지 후방을 향하다가 좌골극에서 출구까지 전방을 향함
	• 횡경선(10.5cm) < 전후경선(11.5cm)
	• 횡경선의 특성
	  - 양쪽 좌골극간 거리로 10cm 이상이어야 함 기출▶ 13
	  - 9.5cm 이하 시 난산, 8cm 이하는 제왕절개
	• 후시상경(후종경선, posterior sagittal diameter) 좌골극결합선과 전후경선이 직각으로 교차되는 점에서 천골까지의 거리 4.5cm보다 짧으면 난산예측

골반출구	• 좌골결절(좌우), 미골하단의 정점(후면), 치골결합 하단(전면)을 연결해 4개의 점을 잇는 공간 • 횡경선(10.5~11cm) < 전후경선(11.5cm) • 전후경 - 치골결합 하연~천미관절 - 미골이 뒤로 젖혀져 늘어남, 12cm 이상 • 횡경선 - 좌골결절간 길이 : 10.5~11cm • 후시상경(후종경선, posterior sagittal diameter) 좌골결절결합선과 전후경선이 직각으로 교차되는 점에서 천골단까지의 거리 9cm 보다 짧으면 난산예상

정상 분만 가능성을 결정하는 요소(협골반기준)
- 골반입구(산과적 결합선) : 골반 입구의 가장 짧은 경선, 10cm 이하
- 중골반 : 좌골극간 경선과 후시상경의 합이 13.5cm 이하(정상 15.5cm 이상)
- 골반출구 : 좌골결절간경이 8cm 이하일때

3) 만출력(power)

1차만출력=불수의적 자궁수축	2차만출력=수의적 만출력

• 수축의 주기성
  - 자궁 수축의 간격 짧아짐
  - 수축기간은 길어짐
  - 강도가 강해짐
• 수축의 불수의성
  옥시토신과 프로스타글란딘의 자극에 의해 시작
• 수축의 통증성
• 수축으로 인한 변화 → 생리적 견축륜
  - 분만 시 협부를 기준으로 자궁상부의 근육은 두터워지고 짧아지며, 자궁하부는 늘어나고 얇아짐
  - 자궁상부와 하부의 경계가 생김 = 생리적 견축륜(수축륜)
    → 자궁내압의 상승 :
      1기 - 30~50mmHg
      2기 - 50~60mmHg,
      이완시는 8~12mmHg
      25mmHg 이상에서 통증 있음
      30mmHg 이상에서 개대 시작
        수축기 80mmHg 이상, 이완기 20mmHg 이상일 때 잠재적 합병증 발생가능
• 자궁경부의 개대와 거상 : 자궁의 수축과 견축으로 나타남
	• 선진부가 골반층에 도달할 때 나타남
	  : 대변 볼 때 주는 힘
	• 기전
	  - 숨을 깊게 들이마셔 횡격막과 복근 수축
	  - 복강내 압력 높아짐
	  - 자궁압박
	  - 태아만출
	• 불수의적 자궁수축과의 협응 필요
	• 분만 2기 선진부 만출 후
	  - 수의적인 힘주기를 하지 못하게 함
	  - 자궁수축으로만 태아 만출되도록 도움
	  - 회음부 손상 예방

4) **산모의 자세(position)** : 해부학적·생리적으로 분만 진행에 영향 – 중력

5) **산모의 심리상태**
   ① 자궁수축에 대한 산모의 반응
   ② 분만 진통에 대한 문화적 영향과 지각
   ③ 산전 출산 교육
   ④ 의미 있는 사람과 감정을 의사소통할 수 있는 능력
   ⑤ 지지체계 등에 의해 영향

2 분만생리

1) 분만의 전구증상

(1) **태아 하강감(lightening)** : 분만 2~4주 전에 태아 선진부가 진골반 속으로 하강하면서 나타나는 징후
   기출 17, 24

   ① **초임부** : 분만 2~3주 전, **경산부** : 분만 직전
   ② 증상
      • 자궁이 하강하여 횡격막에 주는 압박이 줄어들어 호흡이 편해짐
      • 위장장애 및 불편감의 완화
      • 방광, 골반압박감은 심화되어 빈뇨, 다리경련
      • 자궁은 앞으로 더 돌출

(2) **가진통(false labor)** 기출 16, 22

특징	진진통	가진통
규칙성	규칙적	불규칙적
간격	간격이 점점 짧아짐	간격 변화 없음
강도	• 강도가 점점 강해짐 • 걸으면 더 심해짐	• 강도 변화 없음 • 걸으면 완화됨
부위	등과 하복부에 나타남	하복부에 국한됨
이슬, 개대, 소실	있거나 변화있음	없거나 변화없음
진정제 효과	효과 없음	효과 있음

(3) **혈성 이슬(bloody show)** 기출 19, 25
   혈액 섞인 갈색 경관점액으로 자궁의 선진부가 하강하여 자궁경관의 미세혈관이 파열되어 나온 혈액과 자궁경부의 점액마개의 분비물

(4) **자연적 양막파열(Rupture Of Membrane, ROM)**
   ① 80% 이상에서 24시간 내 분만이 시작됨

② 선진부 하강으로 양막이 파열되고 양수가 방출
③ 양막파열 후 선진부 진입이 안 되면, 제대하수, 자궁 내 감염의 위험 발생 → 유도분만시행
④ 파막되면 먼저 태아의 상태를 파악하기 위해 태아심음을 측정

(5) **체중감소** : 호르몬의 변화 때문에 전해질이 이동하여 수분이 줄어들어 체중감소(0.5~1.5kg)

(6) **기타**
① 경부가 부드러워짐
② 지속적인 요통
③ 부분적인 자궁경부의 거상(짧아지고 얇아지면서 종이장처럼 되는 과정)
④ 갑작스런 에너지 분출 : 보금자리 본능 둥지틀기(nesting)

2) 분만의 기전(두정위) 기출 16, 18, 21, 24, 25

① 진입 (engagement)	• 아두의 대횡경선이 골반입구를 통과할 때를 말함 기출 18, 24 • 진입 시기 - 초산부 : 분만 2주 전 - 경산부 : 분만 시작 시 • 태아의 시상봉합이 골반입구에 횡경이나 사경으로 진입됨 • 복부검진, 질검진을 통해 확인 가능함
② 하강 (descent) 기출 19	• 태아가 골반입구를 지나 골반출구를 향하여 내려가는 모든 과정 • 기전 : 양수의 압력, 자궁수축, 복부 근육 수축에 의해 하강이 일어남 • 초산부 : 활동기 후반에 빠르게 진행, 경산부 : 진입과 하강이 동시에 일어남 • Station으로 표시함 : cm기준 −5~+5(3등분하여 −3~+3으로 표시하기도 함) 예 −2이면 좌골극에서 2cm 위의 위치에 선진부가 위치 기출 19
③ 굴곡 (flextion) 기출 16	선진부가 하강하면서 골반의 저항으로 굴곡되어 턱을 앞가슴에 당기면서 가장 짧은 소사경(9.5cm)으로 만출되기 위한 기전(골반입구)
④ 내회전 (internal rotation)	• 골반입구는 횡경선이 길어 횡위로 진입하지만 골반출구는 전후경선이 길어 아두가 만출 시 회전해야 하는데 이를 내회전이라 함 • 후두가 전방 혹은 후방으로 회전함, 아두의 시상봉합이 골반출구 전후경선과 일치
⑤ 신전 (extention) 기출 07, 22	내회전하여 완전 굴곡된 태아의 머리가 회음부에 닿으면 후두가 치골결합 하단에 닿게 되는데, 이 때 다시 고개를 들게 됨
⑥ 외회전 (external rotation)	만출 후 골반입구 진입 시 태아어깨의 횡경선을 골반에 맞추기 위해 원래 위치로 다시 회전하는 것
⑦ 만출 (expulsion)	치골결합 밑에서 전방견갑이 먼저 나오고 후방견갑이 나와 태아가 완전히 만출되는 것

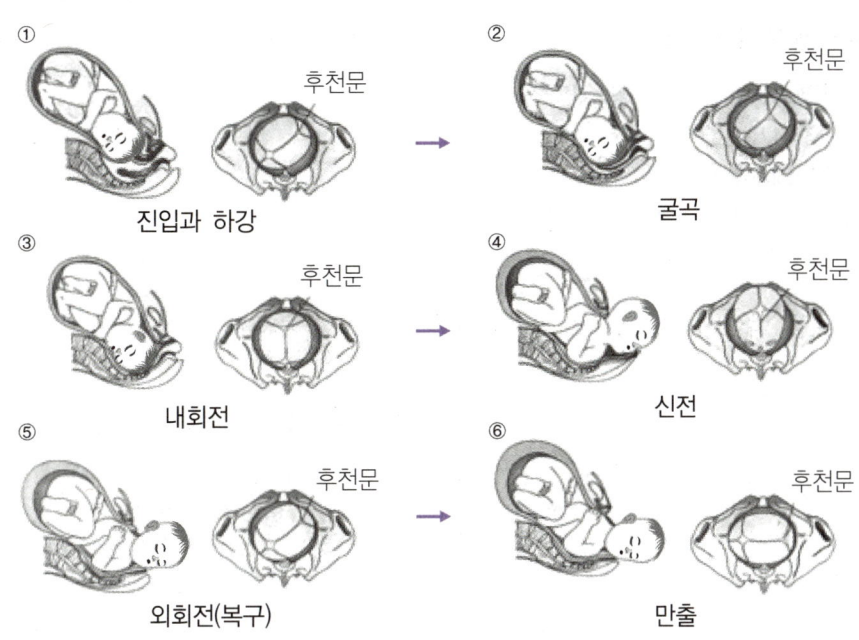

[분만 기전(좌전방 두정위)]

3) 산부의 생리적 변화 기출 07, 24

① 심맥관계 : 심박출량(분만1기 10~15%, 2기 30~50%), 맥박, 혈압(1기 10mmHg, 2기 30mmHg) 증가함, 분만2기 발사바법으로 힘을 주면 흉강내압력상승으로 정맥귀환량 감소하여 태아저산소증 발생가능
② 호흡기계 : 분만 2기의 산소소모량은 2배까지 증가, 불안해하면 더 증가함
③ 신장계 : 사구체 여과율 증가, 심박출량 증가로 다뇨증 발생 → 방광팽만이 나타나는지 관찰해야 함, 분만 중 근조직분해로 단백뇨(1+) 나타날 수 있음
④ 소화기계 : 위의 운동성 저하, 분만 중 구토와 기도흡인의 발생 위험
⑤ 백혈구 25000mm^3 이상 증가가능, 발한, 피로, 약간의 체온상승 있음
⑥ 분만시작과 함께 프로게스테론 하강, 에스트로겐, 프로스타글란딘, 옥시토신 상승, 대사증가, 혈당감소

3 분만 단계별 간호

분만 제1기(개구기)	규칙적인 자궁의 수축 시작부터 자궁경관의 완전 개대
분만 제2기(만출기)	자궁경관의 완전개대로부터 태아의 만출
분만 제3기(태반기)	태아만출 직후부터 태반 만출
분만 제4기	태반만출 후 산후 1~4시간까지

1) 분만 1기 특성 기출 18

자궁 경부가 10cm까지 완전 개대될 때까지 규칙적인 자궁수축이 이루어짐

(1) 자연 분만 시 분만소요 시간 : 초산부 평균 12~14시간, 경산부 평균 7~8시간

(2) 자궁의 수축 주기 기출 01, 23

간격(inteval)	수축의 시작부터 다음 수축의 시작까지
휴식기	수축과 수축사이 이완하는 기간
기간(duration)	수축이 시작되어 수축이 사라지기까지
강도(intensity)	수축 시 압력

분만 1기 : 30~50mmHg, 분만 2기 : 50~60mmHg

참고 분만이 진행됨에 따라 간격은 좁아지고 수축하는 기간이 길어지고 강도는 강해짐

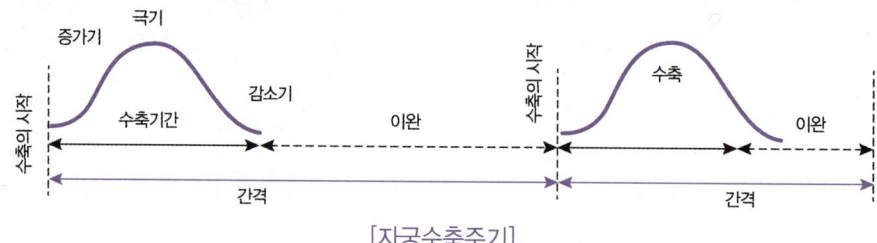

[자궁수축주기]

(3) 분만 1기의 특징 기출 14, 20, 25

구분	잠재기(0~3cm)	활동기(4~7cm)	이행기(8~10cm)
소요 시간	8~10시간	3시간	1~2시간
선진부 하강	-2~0	+1~+2	+2~+3
• 간격 • 기간 • 강도	• 5~30분 • 10~30초 • 약함	• 3~5분 • 30~45초 • 중등도	• 2~3분 • 45~60초 • 강함
이슬	• 양은 적음 • 갈색, 분홍색 점액	• 양은 보통 • 혈성 점액	• 양이 많음 • 혈성 점액
산모의 상태	• 약간 흥분상태 • 지시에 따름	• 심한 요통, 경련 • 걷기가 어려움 • 분만에 관심이 집중 • 지시 따르기 어려움	• 항문압박감, 배변감 기출 18 • 극심한 통증 • 과다호흡 • 오심, 구토, 발한
특징	자궁 경관 개대는 미미하나 자궁경관소실 있음	자궁 경관 개대가 본격적으로 시작되는 시기	선진부 하강이 일어나는 시기

(4) 경부거상(cervical effacement) 기출 06

① 자궁경부(2~3cm 길이, 두께 1cm)가 자궁수축이 시작되면서 점차 짧아지고 얇아져서 종이장처럼 들어 올려짐
② 초산부 : 경부소실 후 개대
③ 경산부 : 소실과 개대가 동시
④ 소실의 정도는 백분율로 표현

(5) 경부 개대(cervical dilatation) 기출 14

① 자궁경부가 태아 머리가 통과할 수 있도록 개방되는 것
② 0~10cm로 표시(완전 개대 10cm)
   완전 개대의 기전 : 양수의 압력, 자궁수축, 태아 선진부의 압력, 자궁하절과 경부에서 감소된 저항
③ 활동기에 주로 이루어짐

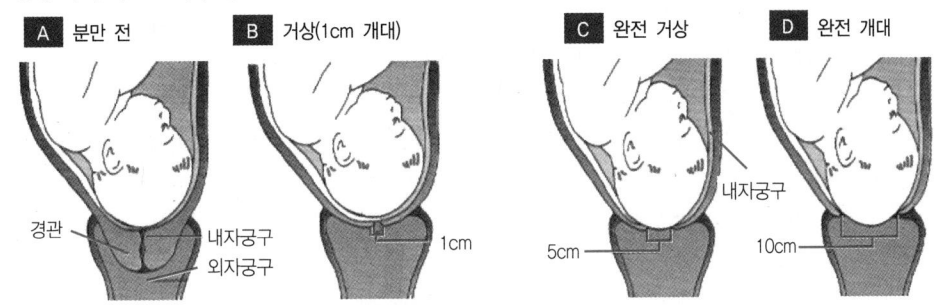

[자궁경관의 거상과 개대]

(6) 하강도(station) 기출 23

① 선진부가 좌골극을 기준으로 골반 아래로 내려온 정도
② −5 ~ +5로 명시

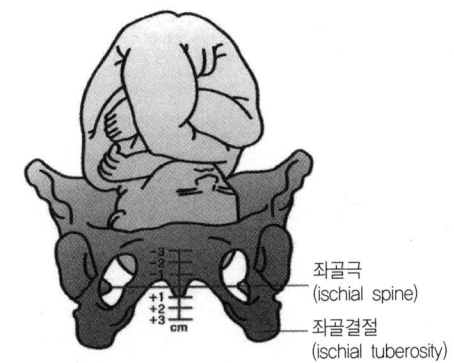

(7) 태포(bag of water)

진통이 시작되어 양막이 선진부 아래 자궁경관내로 들어와 팽륜된 것

2) 분만 1기의 간호

(1) 분만진행 사정 기출 05

① **자궁수축 측정** : 시작시기, 특성, 기간, 간격, 규칙성, 강도, 사정
  • 산부의 주관적 표현 : 산부가 말한 시간, 간격, 강도, 규칙성으로 확인
  • 간호사 측정 : 직접 자궁저부(가장 측정이 잘됨)에 손바닥을 대고 확인 기출 18
  • 자궁수축 감시기 적용
  • 자궁수축의 특성 : 자궁수축은 60초 정도 지속, 90초 이상 자궁수축 → 태아곤란증 유발
  • 분만1기의 불수의적인 자궁수축은 산부의 힘주기에 의해 촉진되지 않으며 오히려 경부의 손상을 유발하므로 완전 개대될 때까지 힘주기는 필요 없다.

② 임상검사(소변, 혈액, 감염병등)
③ 질검진(내진) : 선진부와 태향, 하강정도, 거상 및 개대 정도, 파막 여부, 파막 시 제대 탈출 여부 등 확인, 멸균된 장갑을 착용하고 사생활보호할 것
④ 태아건강사정 : 태아 안녕 상태 확인(태아심박동, 양수 내 태변 착색 여부, 태동 등 검사)
　태아의 생리적 서맥 : 자궁수축 시 태아의 심박수 저하 → 30초 내에 회복 시 정상
⑤ 파막검사 기출 07, 16
- 파막 여부 : 나이트라진 테스트로 확인
  - 양수 : 알칼리성(pH 7.0~7.5)으로 청색으로 변색
  - 질분비물 : pH 4.5~5.5로 약산성, 노란색
  - 정상 : 맑고 연한 노란색
  - 비정상 : 탁하고 불쾌한 냄새(감염), 녹색(태변), 포도주색(출혈)
  - 양막파열 시의 간호 : 태아심음 확인
- 산모 : V/S 확인, 체온을 2시간마다 확인하여 감염 여부 확인
- 제대탈출 여부, 분만 진행상태 확인, 양수의 특성 확인
⑥ 분만중 잠재적인 합병증의 징후
- 태아심박동 120회/분 이하, 160회/분 이상 등 태아심박에 변이성이 없을 때
- 자궁수축이 끝난 후 태아 서맥이 30초 이상 지속
- 태변섞인 양수배출이나 피가 섞인 질분비물 배출시
- 자궁수축 지속시간이 90초 이상 지속 시
- 자궁수축 간격이 2분 이하
- 자궁내압이 80mmHg 이상, 이완기압이 20mmHg 이상 시
- 산모의 체온이 38℃ 이상일 때
  → 간호중재 : 옥시토신 중단, 좌측위, 산소투여

(2) 분만 1기의 간호중재

구분	특징
사정	• 산모 사정 　- 분만 초기의 증상, 분만 진행정도 　- 입원 시 산모의 간호력, V/S 　- 소변검사, 혈액검사 　- 심리적 반응 • 태아 사정 　- 심음, 전자태아감시, 양수 내 태변, 태동 　- 태아곤란증 : 심박동 수 120회 이하, 160회 이상 → 중재 : 산모는 좌측위, 다리 상승
관장 (enema) 기출 10, 22	• 목적 : 분만 시 오염방지와 장을 비워 선진부 하강을 용이하게 하여 분만 촉진 • 시기 : 분만 초기 • 주의 사항 : 따뜻한 물로 소량씩 천천히 주입, 자궁 수축 시 관장 멈춤 • 금기 : 급속분만, 질 출혈 시, 진입되지 않은 두정위나 횡위
회음부 준비	• 부위 : 소음순, 회음부, 항문주위의 음모만 삭모 • 회음절개를 위한 피부준비 : 감염예방

배뇨	• 목적 : 방광 팽만으로 인한 분만지연, 산후 출혈, 산후 소변정체 및 방광염 예방 • 2시간마다 배뇨 권장 • 활동기 이후에는 변기 사용
수분섭취	활동기에 흡인의 위험으로 금식, 구강 간호 필요, 정맥으로 수액공급

안위간호	• 산모의 체위
	  - 산모가 원하는 체위 취하도록
	  - 잠재기에는 걷도록(자궁수축 촉진), 활동기에는 휴식
	• 통증완화와 호흡법 : 라마즈호흡법 사용 기출 13, 21, 24
	  진통완화와 산소공급에 도움됨
	  - 잠재기 : 느린 흉식호흡
	  - 활동기 : 빠르고 얕은 흉식호흡
	  - 이행기 : 빠르고 일정한 흉식호흡(히-히-히-히-후 호흡)
	    → 아두발로 시 : 회음부 열상방지 위해 헐떡거리는 호흡
	    → 호흡법 시 주의점 : 과호흡으로 인한 호흡성 알칼리증(손발 저리고 얼얼, 두통, 어지럼증 호소)발생시 봉투로 코와 입을 가리고 호흡하여 이산화탄소 농도를 높여준다. 기출 24
	• 접촉 : 지속적인 정서적 지지를 제공하고 필요 시 정보 제공

3) 분만 2기 : 자궁의 경관이 완전개대가 되어 태아 만출까지의 시기

(1) **소요 시간** : 초산부 : 1시간, 경산부 : 15~30분

(2) **분만 2기의 특징**

① 자궁수축이 지속되면서 산모는 아래로 밀어내는 느낌을 받음
② 불수의적인 자궁수축과 수의적인 힘주기에 의해 만출됨
③ 팽륜(bulging)
  • 선진부의 회음부 압박으로 회음부가 불룩해지는 것
  • 항문 올림근과 회음부층이 얇게 늘어나는 동시에 항문이 벌어져서 항문 전벽이 밖으로 보임
④ 배림(appearing)
  • 자궁수축 시 아두가 하강되어 아두가 양 음순 사이로 보임, 자궁수축 정지 시 아두가 안 보이는 현상
⑤ 발로(crowing)
  • 자궁수축이 없어져도 양 음순 사이로 노출된 현상 → 회음절개술 실시
  • 발로 후 한 두 번의 수축 후에 태아머리는 외부로 밀려나오고 어깨, 등, 몸체의 순으로 태아가 만출

4) 분만 2기의 간호

(1) **분만 2기의 시작 증상** 기출 08, 10, 15, 20

① Bearing down effort : 산모가 스스로 힘주기 시작
② 불안, 안절부절못함, 접촉을 꺼리거나 울음
③ 혈액 섞인 이슬의 증가, 파막되며 양수 배출, 팽륜(bulging)
④ 오심, 구토

⑤ 대변감 호소, 회음부 얇아지고 항문은 개대
⑥ **통증의 증가** : 수술해 달라고 하거나 자고 싶다고 호소

(2) 산부의 건강사정

① 15분마다 맥박을 측정하여 쇼크 예방
② 호흡법과 힘주는 방법에 대해 설명
③ 학습에 대한 지각의 폭이 좁아지므로 필요한 지시사항은 짧게, 반복해서 제공

(3) 태아의 건강사정 기출 08, 19

태아심박수 확인(자궁 수축 전후) : 심박수가 떨어지면 좌측위, 산소공급

(4) 산부간호

① 힘주기 기출 10, 15, 20, 22
- 불수의적인 자궁수축과 수의적인 힘주기에 의해 태아가 만출되므로 발로가 되기 전까지는 힘을 주도록 교육한다.
- 수의적인 힘주기는 6~7초 이상 지속적으로 주지 않도록 함(태아저산소증 예방)
- 성문을 연채로 힘주며 숨을 가볍게 내쉬고 수축기에 3~5회 정도만 한다.

② 심리적 지지 : 명확하고 짧게 반복해서 지시 → 격려와 지지로 자신감을 심어줌

③ 출산 준비
- 분만실로 이송 기출 08
  - 초산부 : 자궁경관 완전 개대 후, 회음부 팽륜, 발로 초기 이동
  - 경산부 : 자궁경관이 7~8cm 개대 시 이동
- 출산자세
  - 서거나 쪼그리거나 꿇어 앉는 자세는 분만진행에 도움이 됨
  - 쇄석위 : 회음봉합 시 용이
    → 주의점 : 1시간 이상 쇄석위 취하면 순환장애로 골반정맥염 초래
  - 반좌위 : 하대정맥 압박으로 저혈압, 태아의 저산소 초래
  - 배횡와위 : 경산부에 효과적, 회음부 긴장완화로 회음열상 감소

④ 태아만출 시 처치 및 간호
- 회음절개술 기출 22, 25
  - 시기 : 아두가 3~4cm 보일 때, 발로 됐을때
  - 장점 : 절개부위의 회복 촉진, 방광류/직장류 예방, 분만 2기의 단축, 3도 열상 예방

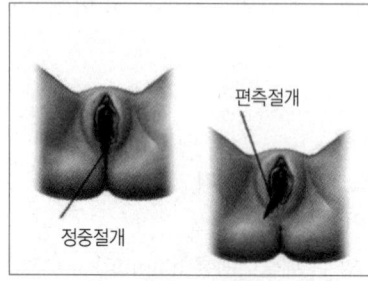

[회음절개술]

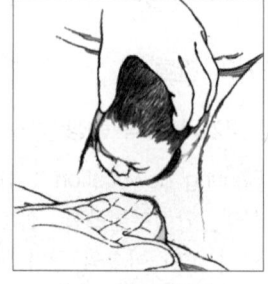

[리트겐 조작법]

- Ritgen's maneuver(리트겐 조작법) 기출 09
  - 아두의 가장 작은 경선이 만출되도록 손가락을 이용하여 만출 속도와 방향을 조절하는 방법
  - 회음부 열상을 방지하며 분만촉진에 도움
  - 발로 상태에서 회음절개 후 시행함

(5) 신생아 간호

① 건강사정 : Apgar 점수로 사정

구분/점수	0	1	2
1. 심박동	무박동	100회 이하	100회 이상
2. 호흡	무호흡	불규칙적, 호흡이 느림	잘 울고 규칙적 호흡
3. 근육긴장도	축 늘어져 있음	사지를 약간 굴곡	활발한 움직임, 굴곡이 잘됨
4. 자극에 대한 반응	무반응	울거나 약간 움직임	활기찬 울음
5. 피부색	푸르고 창백	몸은 분홍, 손발은 푸른색	전신이 분홍색

- 출산 후 1분 : 즉각적인 생존 여부 평가
- 5분에 측정 : 장기간의 생존과 신경학적 상태를 파악(7점 미만 시 10분 후 재평가)
  - 0~3점 : 심한 기능저하
  - 4~6점 : 중등도의 기능저하
  - 7~10점 : 곤란의 정도가 미미하거나 스트레스가 없는 상태

② 신생아 간호 순서 : 기도유지 → 보온 → 제대결찰순으로 진행

분류	설명
기도관리	• 호흡 확인 후 분비물 배출을 위해 신생아의 머리를 낮추어 눕힘 • 정상호흡수 : 40~60회/분 • 첫 호흡 기전 : 높은 이산화탄소 분압, 낮은 주위의 온도, 낮은 pH, 계면활성제
체온관리	• 신생아 한랭스트레스 : 추위에 노출 시 발생 → 저산소증, 대사성 산증, 저혈당증, 혈압감소 증세 • 분만 즉시 빨리 양수나 분비물 닦아주고 보온
제대간호	• 교환수혈, 미숙아, 태아적아구증 : 채혈 위해 3~4cm 지점 결찰 • 혈관 확인 : 2개의 동맥과 1개의 정맥 • 소독 : 절단면을 소독수로 닦음. 출혈관찰 후 소독된 마른 거즈로 싸줌 • 제대결찰 : 제와위 1cm 지점
눈 간호	erythromycin, tetracycline 연고 도포 : 신생아 임균성 안염, 클라미디아 균 예방
신분확인	• 이름표 부착 : 신생아의 팔, 다리에 이름표(아버지, 어머니 이름, 출생시간, 성별기록) • 신생아 발도장 : 신생아 기록지에 찍음 • 산모와 가족에게 아기 보여 줌 : 시각적 확인
Vit.K 주사	• 목적 : 출혈 예방(저트롬빈혈증) • 부위 : 대퇴부에 근육 주사
모아 상호작용	출생 후 눈 맞춤, 젖물림, 안아보게 함

5) 분만 3기 : 태아분만 직후 ~ 태반 및 태아막의 만출이 될 때까지의 기간(태반분리 및 만출기)

(1) 분만 3기의 특징

① 태반은 정상적으로 태아가 만출된 후 3~4번의 강한 자궁수축으로 박리된 후 다음 자궁수축 시에 만출
② 양막이 융모막에서 분리

(2) 태반박리 징후

① 자궁 : 원반형 → 난형, 자궁수축으로 통증호소
② 자궁저부 : 상승
③ 질 : 팽만
④ 출혈 : 질에서 소량의 혈액이 분출
⑤ 자궁저부 : 일시적으로 제와부 이상으로 상승
⑥ 태반 : 질구에서 제대가 늘어지고 치골결합 상부를 약간 눌러도 당겨 올라가지 않음

(3) 태반박리 형태

양상	[A] Schultz 기전	[B] Duncan 기전
먼저 떨어지는 부위	중앙면	가장자리
질구에서 보이는 면	• 매끈한 태아면 • 뒤집어진 우산모양	울퉁불퉁한 모체면 (불완전 박리 가능성)
출혈	태반배출 후 출혈(출혈량 적음)	출혈량 많음

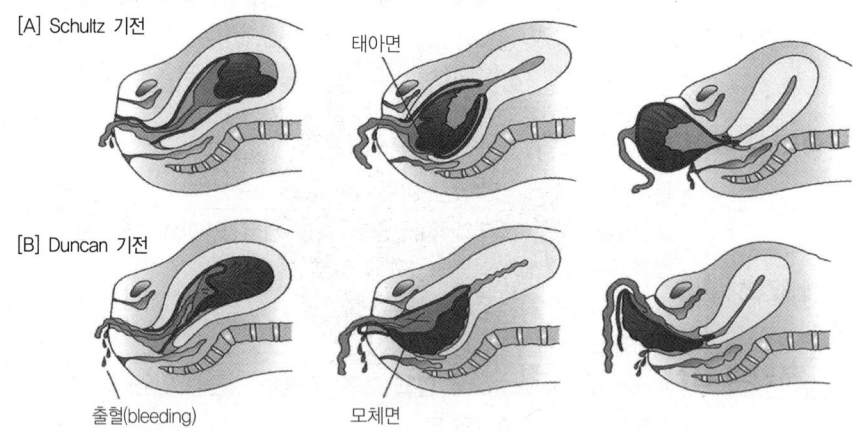

[A] Schultz 기전 / 태아면
[B] Duncan 기전 / 출혈(bleeding) / 모체면

6) 분만 3기의 간호 기출 14, 17

(1) 태반만출 기출 14 : 신생아 분만 직후 태반이 박리(5~7분 이내)

(2) 간호중재 기출 17

① 자궁저부 마사지 : 자궁저부가 단단하지 않을 때 자궁근육섬유 수축과 응고된 혈액을 배출시키기 위해 시행

② 자궁수축을 위한 약물 투여

자궁수축 약물투여 적응증	• 과거 분만 시 자궁근무력증이 있던 경우 • 분만 1, 2기의 지연 시 • 자궁수축제를 이용하여 유도분만한 경우 • 고령의 다산부 • 양수과다, 다태임신, 거대아 등으로 자궁의 과다팽창이 있던 경우 • 임신 중 고혈압의 문제가 있었던 경우 • 분만을 위해 과다하게 진통제나 마취제를 사용한 경우	
약물의 종류	구분	옥시토신(pitocin) 기출 11, 14, 19, 24	Methergine(메틸에르고노빈), ergonovine 기출 19
	작용	자궁수축 유발하여 분만진행 촉진	지속적 경련성 자궁수축 자극
	시기	임신 말기, 분만중, 분만 직후에 희석하여 주입펌프를 이용하여 투여	태반 분만 직후에 사용
	부작용	항이뇨 효과, 저혈압, 빈맥	혈압상승, 흉통, 심계항진, 호흡곤란 등
	금기		고혈압 환자

(3) 산도의 열상관리 기출 14

① 원인 : 겸자분만, 과숙아, 자궁경부의 완전 개대 전 분만, 반흔, 옥시토신 과다 투여, 급속 분만
② 열상의 종류

구분	상태
1도 열상	음순소대의 피부열상(근육은 열상이 없는 상태)
2도 열상	음순소대, 회음, 회음체까지의 열상
3도 열상	음순소대, 회음, 회음체, 항문조임근까지의 열상
4도 열상	음순소대, 회음, 회음체, 항문조임근, 직장까지의 열상

③ 열상예방법 : 힘조절 연습, Ritgen's manuever, 어깨만출 시 열상 주의
④ 열상의 관리
  • 회음 봉합 : 2도 열상 시 적용봉합 후 냉찜질, 좌욕
  • 건열요법 작용 : 통증감소, 부종감소, 감염예방

(4) 태반잔여물 확인

7) 분만 4기

① 분만 후 1~4시간까지의 시기
② 출혈이 중지되고 회복되는 기간
③ 임신 전 상태로 적응하는 모체의 생리・심리적 변화가 극적으로 일어나는 시기
④ 모아상호작용이 촉진되는 시기
⑤ 자궁이 수축과 견축을 반복하여 태반부착부위의 출혈을 조절함

⑥ 산후 출혈과 같은 합병증을 관찰할 수 있는 중요한 시기
  (자궁 이완으로 인한 출혈, 요정체, 저혈압 등의 합병증 관찰)

8) 분만 4기의 간호 기출 23

사정부위	사정간격	결과
자궁저부	15분마다	• 단단함 : 제와부, 제와 2cm 아래 정중선에 위치 • 부드러울 때 : 자궁저부가 단단해질 때까지 마사지 → 혈괴를 배출 • 우측으로 치우쳐짐 → 방광팽만 확인

회음부	오로 관찰 시	• 회음절개 봉합부위와 회음상태 확인
		  – 정상 : 상처가 깨끗하고, 약간의 부종, 봉합 확인
		  – 비정상 : 심한 부종, 심한 압통

오로	15분마다	• 보통 : 정상이나 혈액 분출 시에는 경관열상 의심 • 양이 많을 때 : 3~5분 후 재확인하여 출혈과 구분이 필요
방광	1시간 간격	• 자연배뇨 촉진, 필요 시 인공도뇨 • 방광팽만 : 자궁이완, 소변정체, 감염위험
혈압	• 안정될 때까지 : 15분마다 • 이후 : 30분마다 2회 측정	• 흥분과 분만 시 피로로 인해 약간 상승 → 1시간 내 정상으로 회복 • 고혈압 : 임신성 고혈압 의심
맥박	15분마다	• 1시간 이내 정상 복귀 • 일시적 서맥 증상(50~70회/분)이 나타날 수도 있음 • 빈맥 : 출혈, 감염의 위험
체온	4시간 간격	• 탈수나 피로 시 약간 상승 • 분만 24시간 이내 38℃ 이하 정상으로 간주
침상안정	최소한 2시간 정도	• 복압의 급격한 감소로 장으로 가는 혈관이 확대 • 내장에 혈액이 차게 됨에 따라 산모가 똑바로 설 때 어지럼증을 호소 • 보온 : 스트레스, 탈진 등으로 인해 오한을 호소
출혈예방	• 자궁이완이 가장 흔한 원인 • 태반조직 잔여, 회음과 산도열상	• 자궁수축 촉진 위해 자궁마사지, 자궁수축제 투여 • 출혈시 소파술 등으로 태반 잔여조직 제거, 열상 시 봉합

4 진통 중 태아건강사정

1) 전자 태아 감시장치 [기출] 13, 14, 15, 18

(1) 목적 : 태아심음을 지속적으로 관찰하여 특성을 파악하고 평가하는데 이용됨

태아심음	정상 : 120~160회/분		
정현파동	반복되어 나타나는 파동형태	• 모체의 마약투여로 인한 일시적 증상 • 심한 태아 빈혈, Rh 동종 면역에 의한 태아수종	지속 시 원인파악
서맥	태아심박동이 110회/분 이하로 10분 이상 지속될 때	지속적으로 아두가 압박을 받거나 저산소증, 후기태아질식	산소공급, 산모자세 변경, 옥시토신 중지
빈맥	태아심박동이 160회/분 이상으로 10분 이상 지속될 때	• 모체의 발열, 갑상선 기능 항진증, 탈수, 불안 등 • 태아질식, 태아빈혈, 감염, 조산 등	자궁수축 측정, 자세 변경, 원인 불명확
태아심박동 기본선의 가변성 : 태아의 심장과 신경계의 기능을 나타내는 지표			
없거나 최소	자궁태반순환장애, 제대압박, 태반조기박리, 태아율동부정(dysrhythmia) 등 저산소증의 결과, 태아심박동의 진폭변화가 5회 미만		정맥 내 주입속도 증가, 산소공급, 좌측위, 중재 후에도 변화없으면 수술분만
중간	태아자율신경계와 중추신경계의 발달양호, 산소공급도 양호함, 진폭변화가 6~25회 사이		
과다	제대탈출, 제대압박, 산부의 저혈압, 자궁의 과다자극, 태반조기박리 등에 의한 태아질식, 진폭변화가 25회 이상		• 원인파악 • 산소공급, 옥시토신 중단

(2) 주기적 변화 [기출] 07, 13, 14, 19

전자태아감시(fetal monitoring)기를 이용하여 관찰 : 자궁수축의 간격, 기간, 강도에 따른 태아심박의 변화양상을 관찰

① 태아의 움직임, 자궁수축시, 질검진, 자궁저부의 압박같은 환경자극에 의해 정상태아는 교감신경의 자극을 받아 태아심박수 상승이 일어난다.
② 하강은 자궁수축과 관련하여 시작, 최저점, 회복시기별로 조기하강, 후기하강, 변이성 하강, 지연된 하강으로 나뉘며 조기하강을 제외하고는 중재가 필요하다.

(3) 준비와 절차

① 산모에게 절차 설명 후 침대 머리를 20~30° 상승
② **자궁수축과 태아심음 동시 감지** : 초음파변환기(태아심음)는 태아의 등쪽에 부착
   자궁수축변환기는 자궁저부에 부착

결과	양상	원인	간호중재
조기하강 기출 14 (early deceleration)	• FHR 측정 • 자궁수축으로 시작해서 자궁수축 이후 기본선으로 회복 • 자궁수축양상을 뒤집어 놓은 것처럼 심음이 감소	아두압박	정상반응이므로 기록, 관찰
	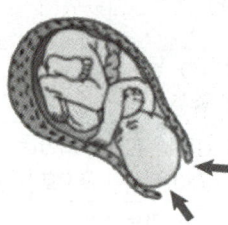		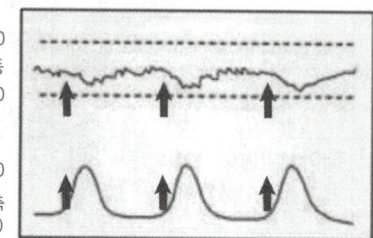
후기하강 (late deceleration) 기출 13, 16, 22	• FHR 측정 • 자궁수축의 극기에서 떨어지기 시작하여 자궁수축이 멈춘 후에도 회복이 지연 • 태아심박감소의 시작, 최저점, 회복이 자궁수축 진폭에 비해 다소 지연된다.	자궁과 태반 순환장애	• 지속적 후기감퇴 : 태아질식, 저산소증, 산증 • 즉시 옥시토신 중단, 좌측위, 수액공급, 산소투여 • 반복되면 즉시 분만 시행
	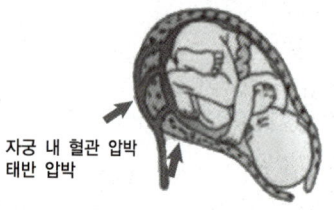		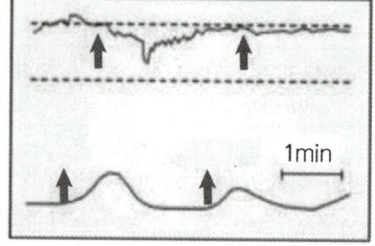
변이성하강 (variable deceleration) 기출 21	• 자궁수축과 관련 없이 태아 심음의 감퇴가 발생 • 태아심음감소에서 최저점까지 30초 이내로 갑자기 나타남 • V, U, W자 모양의 태아심박 그래프를 볼 수 있다.	제대압박으로 인한 절박가사	• 산모의 체위변경, 좌측위(우선 시행) – FHR 관찰 – 산소공급, 수액공급 – 내진 통해 제대탈출 확인, 옥시토신 중단 – 의사에게 알림 – 중증의 가변성 감퇴 시 태아두피 혈액검사나 분만 시행
	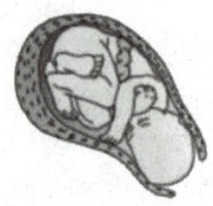		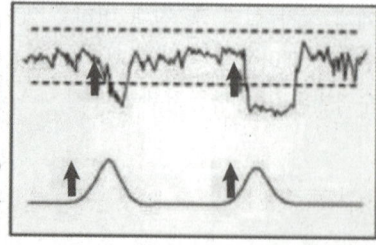

지연된 하강 (prolonged deceleration)	• 기본선에서 태아심박의 감소가 2분 이상에서 10분 이내로 지속되는 형태	모체의 저혈압, 태반조기박리, 자궁의 과도한 수축	• 산모의 체위변경, 좌측위(우선 시행) – FHR 관찰 – 산소공급, 수액요법 – 옥시토신 중단 – 의사에게 알림 – 내진 통해 제대탈출 확인

5 산모의 통증간호

1) 분만통증의 특성

① **자궁수축으로 인한 통증** : 허리에서 등과 복부로 퍼짐, 주기적
② **요통** : 태아가 천골을 압박함으로 발생하는 통증분만, 산부의 25%가 경험
③ **출산 시 통증** : 질과 회음부의 압박, 찢어질 듯한 느낌
④ **심리적 요인** : 불안, 공포, 임신에 대한 기대와 인지 정도, 자기효능감 및 자가조절력에 영향

2) 분만통증 완화법

(1) 비약물요법 기출 10

이완법, 호흡법, 치료적 접촉, 마사지(관문통제), 음악요법, 지압법, 아로마테라피, 연상법(심상법), 정보제공, 정서적 간호

(2) 약물요법

① 전신작용약물은 태반을 쉽게 통과하여 투여 2~3시간 후에 태아질식이 가장 높게 나타남
② 태아저산소증, 모체저혈압, 호흡감소시에는 투여금지
③ 마약성 진통제로 야기된 호흡저하에는 길항제인 naloxone을 사용한다.

구분		종류	투여시기	장점	단점
전신작용	마약성 진통제 기출 09, 10	Morphine sulfate, Meperidine (demerol)	• 잠재기에 투여시 분만 진행지연됨 • 분만 1~2시간 전 투여하면 신생아 호흡중추 억압이 나타남 기출 17	쉽게 사용 가능하고 진통감소에 효과있음	심장 질환이 있는 산부에게 사용하지 않음 (demerol, ∵ 빈맥)
	진정제	Seconal, Nembutal	분만 직전에는 사용하지 않음	극도로 불안한 경우 사용	태아 호흡중추 억압
국부마취제		경막외 마취 (epidural anesthesia) 기출 19, 23, 25	자궁경관이 4~6cm 개대 시 사용하여 활동기와 분만 2기의 통증을 억제할 수 있다.	분만 동안 산모는 깨어 있고 감각을 차단	• 저혈압(중재 : 정맥주입 속도 증가시킴), 오심, 구토, 요정체 유발 • 효과적으로 힘주기가 안됨

CHAPTER 02 고위험 분만간호

1 고위험 분만종류

1) **난산(dystocia)** : 분만과정이 비정상적으로 느리게 진행되고 어려움이 있는 분만으로 약 8~11%에서 발생

   ✎ 원인 : 분만의 요소(5P) 문제
   ① 만출력 이상 : 자궁수축력의 약화, 부적절한 수의적 힘주기
   ② 태아 이상 : 태위, 태향 이상, 태아의 크기 및 발육이상
   ③ 산도 이상 : 산도의 크기 및 형태의 변화, 생식기 기형 등
   ④ 심리적 이상 : 출산준비 부족으로 불안, 공포
   ⑤ 자세 이상 : 부적합한 자세

   (1) 만출력 이상
   ① 자궁기능부전 : 경관 개대와 태아하강을 방해하는 비정상적인 자궁수축 기출 10, 12, 15, 16, 18

   > 참고 **분만 시 정상자궁내압**
   > • 1기-30~50mmHg, 2기-50~60mmHg, 이완시는 8~12mmHg
   > • 25mmHg 이상 통증유발, 30mmHg 이상 개대 시작
   > • 수축기 80mmHg 이상, 이완기 20mmHg 이상일 때 잠재적 합병증 발생 가능

구분	고긴장성 자궁수축 기출 16, 20, 25 (hypertonic uterine dysfunction)	저긴장성 자궁수축 기출 22 (hypotonic uterine dysfunction)
발생 시기	분만 1기 잠재기	분만 1기 활동기
위험요인	• 초산부에서 주로 나타남 • 자궁수축 과다	• 경산부에서 주로 나타남(과도 신장) • 자궁수축 미약
원인	자궁저부보다 체부의 중간부 수축이 더 강할 때	다태임신으로 자궁 과다 신전, 거대아, 과도한 진통제, 비정상적 태위, 국소마취사용 등
증상	• 중증도 이상의 강한 수축(이완기자궁내압이 15mmHg 이상) • 극심한 통증	• 약하고 불규칙한 수축 • 통증은 약하거나 없음 • 자궁 수축 시에도 자궁 저부 이완
태아질식	초기부터 발생	늦게 발생
옥시토신	금기 기출 12	옥시토신 투여로 자궁수축 유발

간호중재 및 치료	• 치료적 휴식, IV로 수액공급 • 약물 : 진정제 및 진통제 투여하여 진정 및 이완, 진통억제제(리토드린) • 정상진통 회복 시 : 정상질식분만 • 태아질식 시 : 제왕절개	• 내진 2시간 마다 • 인공파막, 관장 : 자궁수축 자극 • 옥시토신 : 진통유발 • 정상진통 시 : 정상질식분만 • 태아가사 시 : 제왕절개
합병증	• 태아 : 저산소증, 질식, 가사, 손상 • 산부 : 태반조기박리 • 파막 시 분만지연 : 자궁내 감염	• 태아 : 가사, 손상 • 산부 : 탈수, 탈진 • 파막 시 분만지연 : 자궁내 감염

② 수의적 만출력 이상(inadequate voluntary expulsive force)
경관 완전 개대 후 자궁수축 시 산모가 적절한 힘주기를 못하는 경우 발생
- 원인 : 다량의 진통제, 마취 시 발생, 탈진, 부적절한 체위
- 간호 : 호흡법 및 힘주기 격려, 산소공급

③ 병리적 견축륜(Bandl's ring) 기출 10

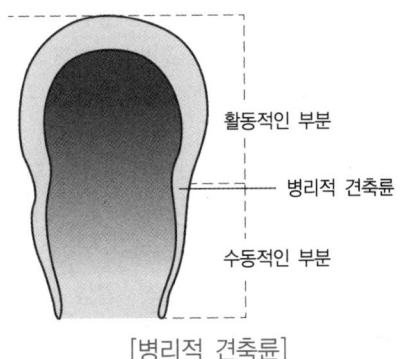

[병리적 견축륜]

- 선진부의 하강없이 자궁상부는 계속적 수축과 견축으로 두터워지고 하부는 늘어나서 얇아지면서 자궁상부와 하부 사이에 반지 모양이 생기는 것 → 자궁하부파열 가능성 증가
- 태아의 심한 산소결핍이나 뇌손상 발생 가능하므로 옥시토신 중지하고 모르핀 주사로 수축력 감소시킨 후 → 제왕절개 시행

④ 급속분만, 지연분만 기출 12

종류		급속분만	지연분만 기출 15
정의		분만이 급속히 종료 : 3시간 이내	분만이 늦어짐 : 24시간 이상
합병증	태아	저산소증, 경막하출혈, 뇌손상	질식, 저산소증
	모체	산도열상, 산후출혈, 태반조기박리, 자궁파열, 양수색전	감염, 탈수

(2) 태아의 문제

① 선진부와 태향 이상 기출 14, 17

질식 분만 시도는 가능하나 실패 시 제왕절개 적용

이상 태향	후방후 두위	원인	남성형, 유인원형 골반, 협골반
		합병증	• 산모 : 심한 요통, 분만지연, 산후출혈 및 산후감염 빈도의 증가 • 태아 : 제대 탈출
		간호	• 허리마사지, 체위변경(손과 무릎을 바닥에 짚는 자세를 취하면 도움됨) • 대부분 전방으로 135도 내회전하여 전방두정위로 분만된다. • 배뇨 : 2시간마다, 선진부 하강 촉진 • 수액공급 : 탈수예방 • 제왕절개 : 전방 회전 안되어 횡경 정지 시 기출 17
	둔위	원인	• 둥근 자궁, 자궁의 저부의 공간이 넓은 경우 • 다태임신, 조산, 다산부, 양수과다증, 태아기형, 자궁기형
		합병증	• 산모 : 조기파막, 분만지연, 감염, 산도열상, 이완성 출혈 • 태아 : 뇌외상, 뇌출혈, 제대탈출(두정위보다 8배 높음), 저산소증
		간호	• 외회전 : 초임부는 32주, 경임부는 34주 이후 시도 • 유도분만 : 태아가 클 경우, 37~38주경 실시 • 제왕절개 : 둔위교정 실패 시
	안면위	간호	제왕절개 : 태아의 뇌외상 우려, 초임부 < 경임부
	횡위	원인	자궁과 복벽근육의 이완, 다산부, 양수과다, 다태임신
		합병증	• 산모 : 자궁파열 • 태아 : 조산, 산소결핍
		간호	분만진행이 잘 되지 않으면 태아 산소결핍이 발생하므로 제왕절개분만

② 거대아
- 정의 : 태아체중 4000g 이상
- 원인 : 모체의 당뇨, 다산부, 비만
- 합병증 : 자궁기능부전, 어깨난산, 아두골반불균형, 자궁파열, 산후출혈, 주산기 사망률 높음, 쇄골골절, 경부신경 마비

③ 태아기형
- 뇌수종 : 뇌실에 뇌척수액이 축적, 아두의 크기를 줄인 후 분만시킴
- 무뇌아 : 태아의 아두의 상부나 두개가 없는 경우, 분만지연, 회음열상의 위험

(3) 산도의 문제

① 골반 이상
- 정의 : 산도, 즉 골반의 입구, 골반강, 출구가 협소한 것
- 특징 : 아두의 크기와 골반의 크기가 불균형
- 정상 분만 가능성을 결정하는 요소(협골반기준)
- 골반입구(산과적 결합선) : 골반 입구의 가장 짧은 경선, 10cm 이하
- 중골반 : 좌골극간 경선과 후시상경의 합이 13.5cm 이하 (정상 15.5cm 이상)

- 골반출구 : 좌골결절간경이 8cm 이하일 때
- 아두 골반 불균형일 때 질분만 시 하강이 일어나지 않음, 제대탈출, 태아외상, 감염의 위험
- 간호 : 제왕절개술 실시 기출 16

② 연조직 이상
- 정의 : 자궁경관, 질, 외음 등의 이상으로 난산이 발생
- 원인 : 쌍각자궁, 자궁근종, 과거 분만 시의 손상, 원추조직절제술
- 간호 : 제왕절개, 회음절개를 통한 분만 실시

(4) 산모의 심리적 이상
① 원인 : 산모의 불안이나 스트레스 → 카테콜라민 분비로 자궁기능부전 발생
② 간호 : 스트레스 완화, 휴식, 수액제공

(5) 산모의 자세 이상
① 원인 : 산부의 자세 고정 시 → 분만지연 초래
② 간호 : 앙와위, 쇄석위를 피하고 걷거나 쪼그려 앉는 자세, 즉 중력방향으로 앉는 자세가 효과적

2) 조산(preterm birth) 기출 10, 21

	조산(preterm birth)
정의	임신 20~37주 사이의 분만에 이루어짐
치료 및 간호 기출 15, 16, 17, 24, 25	산전관리로 예방이 중요 • 하부요로감염이 조산을 유발하므로 비뇨기 감염 예방 • 조산의 징조 시 : 절대안정, 성관계 자제, 질 분비물 관찰, 분만억제제 투여, 조산대비 • 필요시 스테로이드제(dexamethason, betamethason) 투여 → 임신 33주 전이 대상, 최소 분만 24시간 전 투여 → 태아의 폐성숙 촉진을 위함 기출 22 • 분만억제제 투여(tocolysis) : 리토드린(유토파, Yutopar), 황산마그네슘(자궁수축억제) 등

	리토드린(자궁수축억제제) 기출 19, 20, 22, 23, 24
약리작용	자궁의 평활근, 혈관, 기관지평활근에 선택적 영향 → 자궁수축억제(최대 48~72시간 연속사용)
부작용	• 저혈압, 빈맥, 부정맥 • 저칼륨혈증, 혈당상승, 폐부종, 뇌혈관확대로 두통 • 오심, 구토 • chest X-ray, ECG, potassium level, glucose level monitoring
적응증	• 절박유산, 조기진통 • 양막파수 되기 전, 자궁 개대 및 거상이 4cm, 50% 이하 진행시 • 임신 유지가 가능할 때, 태아질식, 융모양막염, 태반조기박리, 중증 자간전증 등의 문제가 없을 때
간호중재	• 정확한 용량을 투여하기 위해 infusion pump 사용 • 주기적인 독성 사정 : 호흡곤란, 혈압, 맥박 등 • 측위권장, 안정을 취하도록 한다.

황산마그네슘(MgSO₄, 항경련제, 자궁수축억제제)	
약리작용	칼슘길항제로 경련, 조기진통 억제(48시간 이내로만 사용)
부작용	안면홍조, 두통, 오심, 폐부종, 근육마비, 심정지 Mg level monitoring
해독제	칼슘 글루코네이트
그 외 : 니페디핀, 아토시반(tractocil)	

- 조산아 간호 : 주름지고 탈수되어 있으며 태지와 솜털이 많다. 체온조절이 힘들고 움직임이 약하고 힘이 없으며 호흡곤란이 쉽게 나타나고 위장관과 간기능이 미숙하여 구토, 설사, 황달 발생가능성, 출혈과 감염가능성도 높다.

3) 과숙분만(postmature birth) 기출 17

① **정의** : 정상분만은 38~42주 사이, 42주 이상 지연되는 경우를 과숙아라고 한다.
② **문제점** : 태반 노화로 인한 태반기능부전, 영양소, 산소 감소로 인한 태아 저산소증 및 질식, 거대아, 양수과소증 → 유도분만, 제왕절개분만
③ **출생 후 과숙아간호** : 수분부족으로 피부가 건조하고 갈라짐, 체중감소, 태변착색이 보이며 호흡이 어렵고 저혈당에 빠질 가능성이 높다. 태내 피하지방 사용으로 체온조절이 어려우며 지속적인 발달능력을 사정하여야 한다.

4) 다태아분만

① 모체측 문제점	② 태아측 문제점
• 심혈관계 부담 : 단태보다 많은 혈액량 증가로 인함 • 빈혈 : 태아의 철분요구량 증가 • 자궁증대, 자궁기능부전 • 전치태반, 태반조기박리 가능성 증가 • 양수과다, 자간전증 • 감염의 위험성 • 사회, 정신적인 문제	• 선천성 기형 • 저체중 • 조산 : 다태아의 대표적 주산기 사망 원인 • 태아위치 이상(대부분은 둘 다 두정위인 경우가 많음)
간호 및 중재	

- 산전관리 : 임신 중기부터 2주에 1회 정기적 관리(임신 중 감염예방, 임부의 고위험 상태 선별, 부모가 되기 위한 마음가짐 교육)
- 식이 및 체중조절 : 18kg 정도의 체중증가, 영양공급
- 요통 예방 : 임산부 거들 착용
- 좌측위로 휴식하도록 교육
- 태아의 성장과 발달을 모니터링
- 분만관리 : 자연분만 가능하나 주로 제왕절개 함

2 고위험분만의 합병증

1) 조기파막(premature rupture of membrane, PROM) 기출 10, 13

(1) **정의** : 분만이 시작되기 24시간 전에 파수(정상은 분만 1기 말~2기 초)

(2) **진단** : 파막 후 Nitrazine paper test 시행 → 결과 청색(pH 6.5~7.5)으로 변함 기출 13, 16, 18

(3) **원인** : 불분명, 자궁경관 무력증, 선진부의 늦은 진입, 자궁 내 압력이 높은 경우, 고령산모, 다산, 조산, 흡연

(4) **합병증** : 감염, 제대탈출, 분만지연, 조산, 자궁파열, 병리적 수축륜 형성 기출 10

(5) **간호중재** 기출 19, 24

① 양수색, 양상, 파수 시간 확인, 태아 안녕 상태 확인(태아심음)

② 임신 38주 이후(조기파막, PROM)
- 관장 후 유도분만(24시간 안에 분만의 진전이 없을 경우)
- 유도분만 실패 시 : 제왕절개 분만
- 양수의 색변화 : 즉각적 유도분만 시도

③ 임신 37주 이전(만삭 전 조기파막, PPROM)
- 임신기간 연장 : 태아가 최적의 상태로 분만되게 도움
- 자궁수축 상태 확인 기출 19 → 태아 심박동 모니터링
- 침상안정, 내진 제한, 태아상태 관찰, 수분공급
- 태아섬유결합소(fetal fibronectin, FFN) : 융모막의 당단백질, 융모막과 탈락막의 경계가 분리되면 흘러나옴, 자궁경부분비물에서 발견된다면 조산의 가능성 암시(50ng/mL 이상이면 양성)
- 파열 후 12~24시간내 분만이 이루어지지 않으면 융모양막염 발생가능, 오한, 발열, 자궁의 압통, 냄새나는 양수, 백혈구상승 등의 증상이 있으며 자궁내막염을 발생시킬 수도 있다. 예방적 항생제투여와 무균적 관리가 필요하며 증상을 잘 관찰하여야 한다.

2) 제대탈출

(1) **정의** : 태아만출 전 제대가 선진부 앞으로 밀려나온 것

(2) **원인** : 너무 긴 제대, 이상선진부, 진입 전 파막

(3) **증상** : **내진으로 진단**, 제대압박으로 태아질식, 전자태아감시에서 가변성감퇴 관찰

(4) **간호중재**

① 제대의 압박을 완화하고 즉각적인 분만유도
② 외부로 노출되면 소독된 따뜻한 생리식염수를 적신거즈로 덮어줌
③ 산소공급, 태아심박동 관찰
④ 변형 심스위나 슬흉위 취해줌

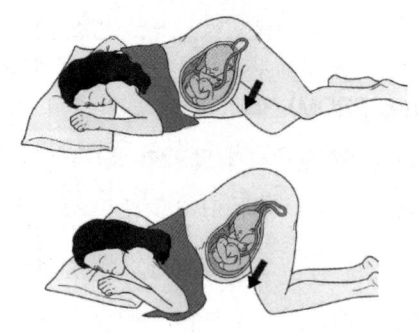
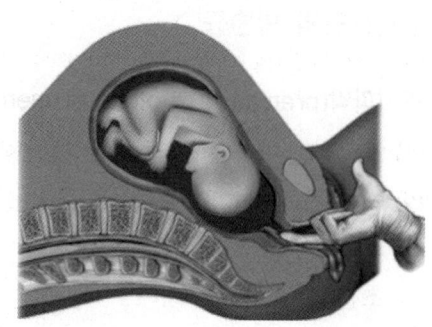

3) 자궁내번증

(1) **정의** : 태반박리 전후나 태아만출 후에 자궁이 뒤집히는 현상

(2) **원인** : 자궁수축이 없을 때 제대를 잡아당기는 경우나 자궁이완 시 태반배출을 위한 자궁저부 압박 시 발생

(3) **증상** : 통증, 쇼크, 출혈(치명적)

(4) **간호**
① 정맥으로 수액공급
② 산소투여
③ 활력징후 측정, 쇼크, 무뇨증, 감염 등을 관찰
④ 자궁저부를 서서히 밀어 넣음
⑤ 심한 통증 : 모르핀 근육 주사 투여

4) 양수색전증

(1) **정의** : 색전(태지, 솜털, 태반 등이 섞인 양수)이 모체혈류 속에 들어가 폐순환을 차단하는 것, 드물지만 치명적

(2) **원인** : 분만 직후, 난산 후, 옥시토신을 이용한 유도분만 후 주로 발생, 고령산모, 거대아, 쌍태아 분만

(3) **증상**
① 오한, 발한, 거품섞인 붉은 객담, 흉통, 구토, 발작
② 청색증, 저혈압, 갑작스런 호흡곤란, 빈호흡과 흉통을 동반한 호흡부전
③ 의식불명
④ 분만직후 쇼크 및 DIC(파종성혈관내 응고장애)와 함께 발생해 80% 사망

(4) **간호중재** : 산모사정을 철저하게, 산소공급, 반좌위, 수혈, 응고결함의 치료(섬유소원과 항응고제 투여)

3 산과적 시술

1) 유도분만(Induction of labor) 기출 09, 13, 19, 20, 21, 22

정의		자연적인 자궁수축이 있기 전에 인위적으로 자궁수축을 유도하여 분만시키는 것
① 적응증	태아	• 위험 신호 있으나 분만이 지연될 때 – 선행 조건 : 종위, 두위, 생존력이 있을 때, 아두골반 불균형이 없을 때
	산모	• 24시간 이상 치료하여도 효과가 없는 임신성 고혈압, 당뇨병, Rh 부적합증 • 과숙임신, 조기 파막으로 감염 위험이 있을 때
② 유도분만 준비도 사정 (Bishop score)		5가지 항목의 점수화 ⓐ 경관개대3(가장 중요), ⓑ 경부소실3, ⓒ 태아하강정도3, ⓓ 경관경도2 ⓔ 경관에 인접한 태향2 총 13점, 9점 이상 : 유도분만 가능, 4점 이하 : 실패가능성이 높음
③ 금기증		• 태아 : 태아질식 상태, 저체중아, 미숙아 • 산모 : 두골반 불균형, 산도기형, 태위이상, 태아 선진부 이상, 4회 이상의 다산부 • 산모 과거력 : 제왕절개술 또는 자궁수술 경험(자궁파열 위험성이 높음) • 전치태반 • 질의 헤르페스 감염 • 질출혈

(1) 방법

① 옥시토신 기출 09, 19, 20, 21, 22, 23, 24

적용조건	• 태아는 종위, 선진부는 두위 • 경부거상이 시작	• 생존력 있는 태아 • 아두골반 불균형이 없을 때
장점	자궁수축 유발하여 분만유도, 촉진에 효과적이며 태아에게 직접작용이 없음	
단점	강직성 자궁수축과 과다 자궁수축으로 태아질식, 자궁파열	
투여방법 기출 13	• 정맥투여(약효지속 3분)	• 근육주사금지(약효 1시간 지속)
간호	• 태아 : 태아저산소증, 태반기능, 태아의 심음 감시 • 후기감퇴, 심한 가변성 감퇴 나타나면 옥시토신 중단, 좌측위, 산소투여 • 15분마다 자궁수축 확인 : 수축시간이 60~70초 이상 지속, 수축간격이 2분 이하, 자궁내압 75mmHg 이상, 태아심박동 이상 → 일시적 투여 중단, 수액공급, 좌측위, 산소투여 • 이뇨억제작용으로 심장부담 줄 수 있음, 5%D/S를 시간당 50mL로 투여 • 소변량 감소 : 의사에게 보고 • 분만 실패 : 제왕절개 분만 • 옥시토신 금기 : 과거의 6회 이상의 산과력 있는 산모(자궁파열위험), 비정상적인 선진부, 양수과다증, 거대아, 다태아의 경우 사용하지 않음 기출 13	

② 경관숙화(프로스타글란딘 E_1, E_2(PGE$_2$) 투약) 기출 19
  • 효과 : 자궁경관을 부드럽게 하고, 개대, 소실을 일으켜 옥시토신에 대한 자궁근층의 민감도를 높여 효과적인 자궁수축 유발
  • 방법 : 옥시토신 투여 전날 프로스타글란딘을 경구, 좌약이나 젤 형태로 질에 삽입

③ 양막파막술(인공적으로 양막 파수) 기출 08, 16, 19
- 적용조건
  - 자궁경관 상태가 양호하며 질식분만 조건 충족 시
  - 선진부 진입 시, 분만 유도, 분만 촉진을 위해 시행
  - 분만진통이 있을 때, 제대 탈출이나 제대 압박의 위험이 없을 때
- 금기증
  - 선진부 진입이 안 되는 경우(제대탈출의 위험)
  - 둔위, 횡위
  - 부작용 : 제대탈출, 제대압박, 아두압박
- 간호중재
  - 제대탈출, 제대압박 여부 사정 : 태아심음을 통해 확인
  - 산부를 눕힌 후 무릎을 굽히고 다리를 양쪽으로 벌려 이완함
  - 절개 후 흘러나오는 양수상태 관찰
  - 산부에게 시술에 대해 설명하여 산모를 안정시킴, 통증없음
  - 감염징후 확인 : 2시간마다 체온 측정
  - 감염되지 않도록 내진을 삼가고, 깨끗한 침대보와 홑이불을 제공
  - 파막 이후 양수 확인 : 색, 냄새, 양, 농도

2) 제왕절개분만(cesarean section, C/S) 기출 14, 20, 24, 25

(1) **정의** : 복부절개하여 인공적으로 태아를 만출시키는 것

(2) **적응증**

C/S indication		
산부	태아	태반, 기타
• 과거 제왕절개분만, 중증 자간전증 • 아두 골반 불균형, 산도감염(음부 포진 등) • 모체의 질병 : 중증심장병, 고혈압성 질환, 당뇨병, 자궁경부암	• 태아질식 또는 임박한 질식, 아두골반 불균형 • 횡위, 둔위	• 전치태반, 태반조기박리 • 유도분만 실패 시

(3) **수술 후 간호** 기출 14, 24
① 심호흡, 기침, 체위변경, 혈전정맥염 예방, 조기이상, 진통제 투여로 통증관리
② 수분 및 영양균형 유지, 척추마취를 하였다면 다리감각 돌아올 때까지 침상안정
③ 배뇨간호 : 24시간 정체도뇨관 유지, 제거 후 4~8시간 내에 자연배뇨 확인
④ 출혈 및 감염예방
  - 소독패드 적용, 15분마다 자궁수축 상태관찰, 질출혈과 수술부위 관찰
  - 지혈을 위해 모래주머니로 상처부위 압박
  - 활력징후 사정
⑤ 모아애착 형성
⑥ 산모의 일반적 간호제공 : 유방간호, 산후통, 변비

⑦ 제왕절개 이력이 있는 산부가 질식분만을 고려할 때 가장 위험한 합병증 → 자궁파열(∴ 응급제왕절개술이 준비된 상태에서 질식분만을 고려함)

〈복부절개 방법〉

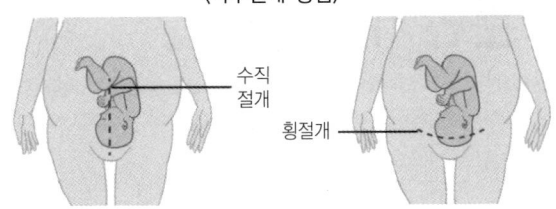

배꼽밑 정중선 수직절개   복부 반월형 횡절개

〈자궁절개 방법〉

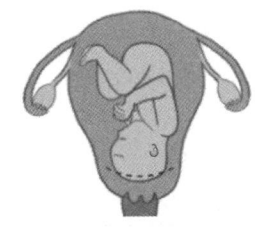 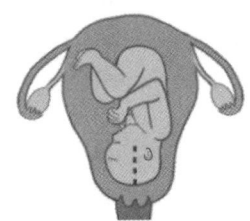 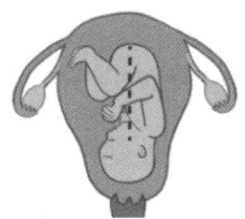

자궁하부 횡절개   하부 수직절개   고전적 종절개

[제왕절개술의 복부 절개 및 자궁절개 방법]

3) 기구분만

	흡인만출(Vaccum extraction)	겸자분만(Forceps delivery)
정의	태아의 만출을 돕기 위해 특수 진공흡인 만출기를 이용하여 흡인컵을 아두에 부착하여 견인	겸자를 통하여 태아의 만출을 돕는 방법
적응증 〔기출 21〕	• 분만 2기의 지연, 마취로 힘을 줄 수 없을 때 • 산부가 힘을 주면 안 되는 경우 : 심장병, 고혈압, 폐결핵 등 • 다산부, 과거 제왕절개를 하였으나 질식 분만을 원할 때 • 태아측 요인 : 제대탈출, 태아질식	• 산모가 힘을 줄 수 없는 상태(심장병, 피로 등) • 태아가사, 아두의 내회전이 일어나지 않을 경우 • 제대탈출, 태반조기박리
선행조건	• 선진부가 두정위, 아두골반 불균형이 아닐 것 • 양막은 파열되고 회음절개 후 방광비우기	
합병증	• 경관열상 • 산류, 두혈종, 뇌출혈, 경막하출혈 → 태아나 산부의 손상을 최소화하기 위해 흡인기는 30분 이하로 적용, 흡인 파워 조정, 태아심음 측정 등이 필요함	• 산부 : 자궁파열, 산도열상 • 태아 : 태아 두개내 출혈과 뇌손상, 태아 안면신경마비

PART 5 분만기 여성

01. 아두의 경선에 대한 연결이 옳은 것은?

① 전후경선(occipitofrontal diameter) – 턱끝~대천문
② 소사경선(SOB: suboccipito-bregmatic diameter) – 턱끝~소천문
③ 대사경선(mentovertical diameter) – 후두융기 아래 함몰부~대천문 중앙
④ 이하대천문경선 – 미간~후두 융기
⑤ 대횡경선(biparietal diameter, BPD) – 좌우 두정골 결절간 거리

해설	
전후경선	• 전후경선(occipitofrontal diameter) – 미간~후두 융기(12cm) – 태아 불완전 굴곡(선진부 : 대천문) • 소사경선(SOB : suboccipito-bregmatic diameter) – 후두융기 아래 함몰부~대천문 중앙(9.5cm) – 가장 작은 경선, 태아 완전 굴곡(선진부 : 후두골) • 대사경선 : 턱끝~소천문(13.5cm), 가장 긴 경선 – 태아 불완전 신전(선진부 : 이마) • 이하대천문경선 : 턱끝~대천문(9.5cm), 태아 완전 신전(선진부 : 안면위)
횡경선	• 대횡경선(biparietal diameter, BPD) – 좌우 두정골 결절간 거리, 가장 넓은 횡경선(9.25cm) – 골반입구에서 대횡경선 통과하면 진입을 의미 • 소횡경선 : 좌우 관상봉합 간 최대거리(8cm)

02. 태아심음이 산모의 우하복부에서 청취된다면 태위는?

① 우전방 둔위(RSA)
② 좌전방 둔위(LSA)
③ 우전방 두정위(ROA)
④ 좌전방 안면위(LMA)
⑤ 좌전방 두정위(LOA)

정답 01. ⑤ 02. ③

📝해설

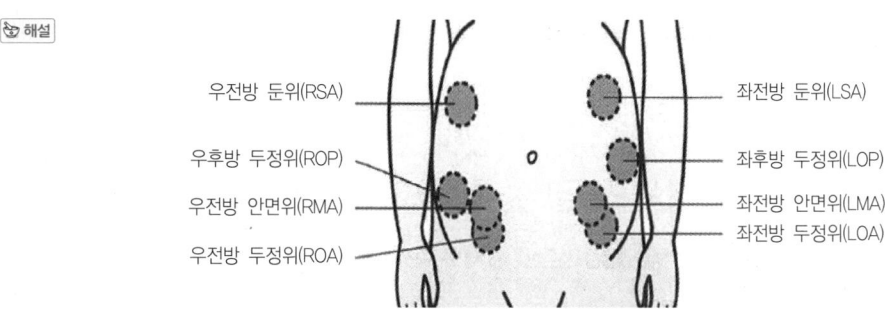

03. 만출력에 대해 옳은 것은?

① 자궁상부에 비해 하부의 수축력이 강하다.
② 저부근육은 두껍고 짧아진다.
③ 체부는 늘어나고 얇아진다.
④ 병리적 견축륜이 발생한다.
⑤ 프로락틴의 자극으로 촉발된다.

📝해설 [1차 만출력 = 불수의적 자궁수축]
- 수축의 주기성 : 자궁 수축의 간격 짧아짐, 기간은 길어짐, 강도가 강해짐
- 수축의 불수의성 : 옥시토신과 프로스타글란딘의 자극에 의해 시작
- 수축의 통증성
- 수축으로 인한 변화 → 자궁상부와 하부의 경계가 생김 = 생리적 견축륜(수축륜)
- 분만 시 협부를 기준으로 자궁상부의 근육은 두터워지고 짧아지며, 자궁하부는 늘어나고 얇아짐

04. 39주된 초산모가 소변이 좀더 자주 마렵고 숨쉬기는 조금 편해졌다고 한다면?

① 분만에 대비하여 아두의 하강으로 인한 증상입니다.
② 요로감염이 있는지 검사가 필요합니다.
③ 지금 바로 병원으로 오셔야 합니다.
④ 분만 2기가 시작된 증상입니다.
⑤ 브랙스턴 힉스자궁수축입니다.

📝해설 분만의 전구증상중 태아 하강감(lightening)이다.
분만 2~4주 전에 태아 선진부가 진골반 속으로 하강하면서 나타나는 징후이다.
- 자궁이 하강하여 횡격막에 주는 압박이 줄어들어 호흡이 편해짐
- 위장장애 및 불편감의 완화
- 방광, 골반압박감은 심화되어 빈뇨, 다리경련
- 자궁은 앞으로 더 돌출

05. 두정위의 분만기 전에서 태아어깨의 횡경선을 골반에 맞추기 위해 일어나는 회전은?

① 진입 ② 하강
③ 굴곡 ④ 내회전
⑤ 외회전

해설 외회전(external rotation) : 만출 후 골반입구 진입 시 태아 어깨의 횡경선을 골반에 맞추기 위해 원래 위치로 다시 회전하는 것

06. 분만대로 옮긴 산모가 통증을 호소하며 아래로 힘이 주어진다고 할 때 간호중재는?

① 활력징후를 측정한다.
② 입을 벌리고 힘을 빼라고 한다.
③ 절대로 힘을 주면 안된다고 한다.
④ 진통이 오는 동안 아래로 길게 대변보듯 힘을 주라고 한다.
⑤ 옥시토신을 추가 투여한다.

해설 분만 2기에 해당하며 자궁의 수축과 함께 산모는 아래로 밀어내는 느낌을 받으며 힘이 주어진다. 불수의적인 자궁 수축과 수의적인 힘주기에 의해 태아가 만출되므로 발로가 되기 전까지는 힘을 주도록 교육한다.

07. 태반만출시 자궁수축제 Methergine을 투여하면 위험한 산모는?

① 과거 분만 시 자궁근무력증이 있던 산모
② 분만 1, 2기의 지연이 있었던 산모
③ 자궁수축제를 이용하여 유도분만한 산모
④ 고혈압산모
⑤ 양수과다, 다태임신, 거대아 등으로 자궁의 과다팽창이 있던 산모

해설

| 자궁수축 약물투여 적응증
예 pitocin, Methergine | • 과거 분만 시 자궁근무력증이 있던 경우
• 분만 1, 2기의 지연 시
• 자궁수축제를 이용하여 유도분만한 경우
• 고령의 다산부
• 양수과다, 다태임신, 거대아 등으로 자궁의 과다팽창이 있던 경우
• 임신 중 고혈압의 문제가 있었던 경우
• 분만을 위해 과다하게 진통제나 마취제를 사용한 경우
→ Methergine(메틸에르고노빈), ergonovine은 고혈압 산모에 금기 |

정답 05. ⑤ 06. ④ 07. ④

08. 분만진행중인 초산모의 내진결과 개대 3cm, 거상 60%이고 전자태아감시중일 때 다음 내용 중 우선중재할 사항은?

① 자궁수축기간 : 30초
② 자궁수축 간격 : 7분
③ 태아심박동수 : 147회/분
④ 수축기 자궁내압 : 50mmHg
⑤ 태아심박동의 가변성 : 없음

해설 태아심박동 가변성 없음은 즉시 중재가 필요하며 자궁태반순환장애, 제대압박, 태반조기박리, 태아율동부정(dysrhythmia) 등 저산소증의 결과로 정맥 내 주입속도 증가, 산소공급, 좌측위를 해주고 중재 후에도 변화 없으면 수술분만이 필요하다.

09. 분만중인 산모의 전자태아감시상에서 조기하강(early deceleration)이 일어난다면?

① 모체체위변경
② 옥시토신중단
③ 산소공급
④ 정맥주입속도 증가
⑤ 간호중재 필요 없음

해설 조기하강은 두정위에서 자궁수축시 아두압박으로 인해 나타나며 정상반응이다.

10. 10분 간격의 자궁수축이 있고 개대가 2cm인 산모가 지속적인 통증호소로 자궁저부를 촉진했더니 이완기에도 단단하게 촉진된다. 옳은 것은?

① 이완기의 자궁내압이 7mmHg
② 태아저산소증 유발가능성 증가
③ 옥시토신 투여 지속
④ 수액공급중단
⑤ 산모진통제 투여 금지

해설 [고긴장성 자궁수축(hypertonic uterine dysfunction)]
- 분만 1기 잠재기에 주로 발생
- 자궁저부보다 체부의 중간부 수축이 더 강할 때 주로 발생
- 자궁수축이완기에 자궁저부를 만졌을 때 수축이 풀리지 않음
- 수축으로 통증은 극심하나 개대, 하강이 제대로 일어나지 않음
- 중증도 이상의 강한 수축(이완기 자궁내압이 15mmHg 이상)
- 초기부터 태아질식이 발생 가능하므로 즉각적인 중재 필요
- 옥시토신 금기
- 산모의 통증을 줄이고 스트레스를 줄여 태반관류를 증가시키기 위해 진통제를 투여
- 산모의 활력징후를 자주 사정하고 수액공급이 중요함

08. ⑤ 09. ⑤ 10. ②

11. 다음 사정결과로 알 수 있는 것은?

> • 산모의 극심한 요통호소
> • 태아의 등이 잘 촉지되지 않음
> • 태아심음이 산모의 복부중앙근처에서 들림

① 고긴장성 자궁수축　　② 후방후두위
③ 둔위　　　　　　　　④ 아두골반 불균형
⑤ 질식분만불가

해설

후방후두위	원인	남성형, 유인원형 골반, 협골반
	합병증	• 산모 : 심한 요통, 분만지연, 산후출혈 및 산후감염 빈도의 증가 • 태아 : 제대 탈출
	간호	• 허리마사지, 체위변경(손과 무릎을 짚는 자세를 취하면 도움 됨) • 대부분 전방으로 135도 내회전하여 전방두정위로 분만된다. • 배뇨 : 2시간마다, 선진부 하강 촉진 • 수액공급 : 탈수예방 • 제왕절개 : 전방 회전 안되어 횡경 정지 시

12. 단둔위이며 태아체중이 약 3,000g, 39주로 질식분만을 준비하는 산모가 파막이 되었을 때 예상가능한 문제는?

① 자궁파열　　　　　② 제대탈출
③ 태아기형　　　　　④ 태반조기박리
⑤ 고긴장성자궁수축

해설 [둔위 분만의 합병증]
산모 : 조기파막, 분만지연, 감염, 산도열상, 이완성 출혈
태아 : 뇌외상, 뇌출혈, 제대탈출(두정위보다 8배 높음), 저산소증

13. 28주에 조기진통으로 리토드린을 투여중인 산모의 간호중재는?

① 오심, 구토가 나타나면 즉시 투여를 중단한다.
② 활력징후를 하루 3회 측정한다.
③ 조기이상을 권장한다.
④ 관장을 한다.
⑤ 좌측위로 안정을 취하게 한다.

해설 [리토드린의 부작용]
• 정확한 용량을 투여하기 위해 infusion pump 사용
• 주기적인 독성 사정 - 호흡곤란, 저혈압, 빈맥
• 측위권장, 침상안정
• 저칼륨혈증, 혈당, 인슐린 상승, 폐부종, 뇌혈관확대로 두통
• 오심, 구토 - 흔히 동반되나 투여를 중지하지는 않는다.

정답　11. ②　12. ②　13. ⑤

14. 조기진통으로 황산마그네슘을 투여받던 산모에게 분만을 준비하여야 하는 상황에서 덱사메타손 투여지시가 있다면 이유는?

① 분만시 감염 예방　　② 산모스트레스 완화
③ 고혈압 예방　　　　④ 태아폐성숙 촉진
⑤ 자궁수축 촉진

> **해설** 임신 20~37주 사이의 분만에 이루어지는 조산은 태아의 미성숙으로 사망률이 높다. 필요시 스테로이드제(dexamethason, betamethason)를 투여하여 태아의 폐성숙을 촉진한다.(임신 33주 전, 최소 분만 24시간 전 투여해야한다.)

15. 24시간 전부터 물같은 분비물이 흐르기 시작하여 양이 점점 많아진다고 내원한 38주 임부의 질분비물 Nitrazine paper test 결과 청색으로 변했다면?

① 만삭 전 조기파막　　② 조기파막
③ 양수색전증　　　　　④ 자궁내번
⑤ 제대탈출

> **해설**
> • Nitrazine paper test 결과 청색은 pH 6.5~7.5임을 나타내고 이는 양수의 누출을 의미한다.
> • 질은 산성으로 황색-올리브-녹색(pH 5.0~6.0) 사이에 있다.

16. 36주 된 양수과다증 산모가 파막이 되면서 회음부로 제대탈출이 관찰되었다. 우선적인 조치로 옳은 것은?

① 반좌위를 취해준다.　　② 패드를 대어준다.
③ 좌욕을 하게 한다.　　　④ 전자태아감시를 제거한다.
⑤ 소독된 거즈에 따뜻한 생리식염수를 적셔 덮어준다.

> **해설** [제대탈출의 간호중재]
> • 변형 심스위나 슬흉위 취해줌
> • 외부로 노출되면 소독된 따뜻한 생리식염수를 적신 거즈로 덮어줌
> • 산소공급, 태아심박동 관찰
> • 즉시 분만시키거나 제왕절개로 분만

17. 유도분만을 위해 분만전날 저녁에 PGE₂겔을 자궁경부에 넣었다면 기대하는 효과는?

① 분만진통 완화　　② 자궁수축 촉진
③ 자궁수축 억제　　④ 자궁경부 숙화
⑤ 자궁저부 수축

> **해설** [프로스타글란딘(PGE₂)]
> 효과 : 자궁경관을 부드럽게 하고(경관 숙성), 개대, 소실을 일으켜 옥시토신에 대한 자궁근층의 민감도를 높여 효과적인 자궁수축 유발

14. ④　15. ②　16. ⑤　17. ④

18. 유도분만을 위해 옥시토신을 투여 중인 산모에게 90초 이상의 진통시간이 관찰되었다면?

① 산소투여
② 반좌위 유지
③ 수액공급 증가
④ 라마즈호흡유도
⑤ 옥시토신투여 지속

> [옥시토신 투여시 간호중재]
> - 태아 : 태아저산소증, 태반기능, 태아의 심음 감시
> - 후기감퇴, 심한 가변성 감퇴 : 옥시토신 중단, 좌측위, 산소투여
> - 자궁수축 확인 : 수축시간이 60~70초 이상 지속, 수축간격이 2분 이하, 자궁내압 75mmHg 이상, 태아심박동 이상 → 일시적 투여 중단, 수액공급, 좌측위, 산소투여
> - 이뇨억제작용으로 심장부담 줄 수 있음, 5%D/S를 시간당 50mL로 투여
> - 소변량 감소 : 의사에게 보고
> - 분만 실패 : 제왕절개 분만
> - 옥시토신 금기 : 과거의 6회 이상의 산과력 있는 산모(자궁파열위험), 비정상적인 선진부, 양수과다증, 거대아, 다태아의 경우 사용하지 않음

19. 제왕절개분만을 마친 후 병실로 돌아온 산모의 수술부위에 모래주머니가 올려져 있다. 올바른 간호중재는?

① 즉시 제거한다.
② 절대안정을 취하도록 한다.
③ 정체도뇨관을 제거해준다.
④ 수술부위 출혈을 예방하기 위함이니 그대로 둔다.
⑤ 좌욕을 하도록 한다.

20. 제왕절개분만(cesarean section, C/S)의 적응증에 해당하는 산모는?

① 39주 두정위
② 38주 파막 3시간 경과
③ 아두골반 불균형
④ 자궁내장치 피임 경험있는 산모
⑤ 25주 조기진통

> [C/S indication]
> - 산모측 : 과거 제왕절개분만, 중증 자간전증, 아두 골반 불균형, 산도감염(음부 포진 등), 모체의 질병 – 중증심장병, 고혈압성 질환, 당뇨병, 자궁경부암
> - 태아측 : 태아질식 또는 임박한 질식, 아두골반 불균형, 횡위, 둔위
> - 태반등 : 전치태반, 태반조기박리 – 유도분만 실패 시

정답 18. ① 19. ④ 20. ③

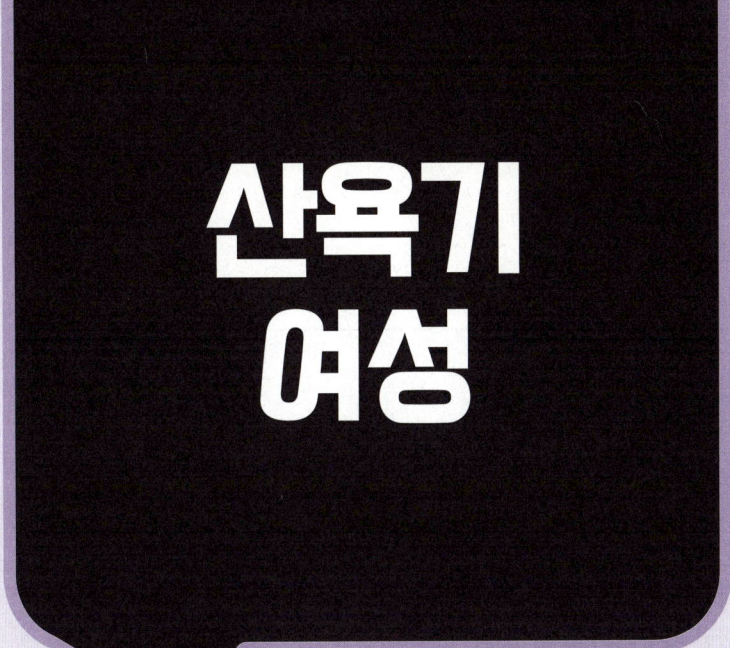

산욕기 여성

PART 6

CHAPTER 01. 정상 산욕간호
CHAPTER 02. 고위험 산욕간호

CHAPTER 01 정상 산욕간호

간호사국가고시 대비

1 출산 후 생리적 변화 기출 15

1) 생식기계의 회복

(1) 자궁의 변화

① 자궁크기 및 위치의 변화 기출 12, 13, 15, 16, 18, 20, 24, 25

시기	자궁의 크기	자궁저부높이(HOF: height of fundus) : 분만후 자궁퇴축사정지표
분만 직후	1,000g	배꼽(제와)부와 치골결합중간
분만 후 12시간		제와부나 제와부 위로 상승, 이후 매일 1~2cm 하강
분만 9~10일 후	350~500g	복부에서 촉지되지 않음
분만 6주 후	50~60g	정상 크기로 회복, 퇴축 종결

② 자궁퇴축기전
- 자궁근 섬유의 수축과 견축
- 자궁벽세포 단백물질의 자가분해
- 자궁내막의 재생 : 자궁 내막은 재생되고, 기존의 기능층은 오로로 배출
  → 자궁퇴축은 수유부, 초산모에게서 더 빨리 일어남 기출 08, 13

③ **자궁경부(cervix)** : 분만 3~4일 동안 부종과 열상이 있어 감염에 취약함, 1주 후 외형상 회복, 6~12주경 완전 회복

(2) 오로(lochia) 기출 07, 08, 13, 15

① 분만 후 자궁내막이 치유되면서 나오는 분비물로 탈락막, 혈액, 영양막 조직으로 특이한 냄새가 나는 알칼리성 분비물
② 자궁내막의 회복은 태반부착부위는 6주, 아닌 부위는 3주정도 소요됨

종류	분비기간	정상 상태	비정상 상태
적색오로 (rubra)	출산 후 1~3일	• 성분 : 혈액, 탈락막 조직, 양수, 태지, 솜털 • 활동, 서 있을 경우 양 증가	• 출혈양이 많고 큰 응혈이 많음 • 나쁜 냄새
갈색(장액성) 오로(serosa)	4~9일	• 성분 : 유기체, 백혈구의 분홍 또는 갈색의 장액성 물질 • 혈액성분이 감소	• 나쁜 냄새 • 패드가 푹 젖음

백색오로(alba) 기출 16	10일~3주	성분 : 백혈구, 유기체, 경관점액, 소량이고 흰색 혹은 노란색	• 나쁜 냄새 • 지속적 장액성 오로, 2~3주 이상 갈색분비물의 지속

(3) 산후통(after pain) : 분만 후 자궁에 간헐적인 수축이 일어나는 것으로 자궁내부에서 응고된 혈액을 배출시키기 위해 자궁이 수축할 때 느껴지는 통증, 처음에는 15~30분 간격이다가 차츰 느려지고 48시간 후 사라진다.

  ✎ 경산부, 다산부, 쌍태분만, 양수과다증같이 자궁이 과다신전된 경우 심함
     모유수유나 자궁수축제 투여 시 일시적으로 심해질 수 있음

(4) 질(vagina)
  ① 부종, 충혈, 열상 : 6~10주 안에 회복됨
  ② 산후 에스트로겐 결핍으로 질점막이 얇아지고 추벽이 소실
  ③ 질 분비물이 적고, 건조하여 성적 반응이 감소됨
  ④ 질벽은 3~4주 후 추벽이 다시 나타나며, 난소기능 회복 시 월경이 나타나면서 두꺼워짐

(5) 회음(perineum) : 회음절개부위 상처 2~3주 후 회복

(6) 골반근육
  ① 출산 시 손상된 골반근육, 인대, 방광, 요도, 요관, 질, 직장벽, 근육 등이 이완
     → 자궁탈출, 방광류, 직장류, 요실금 발생 위험 증가
  ② 간호 : Kegel exercise, 오랫동안 서 있거나 무거운 물건은 들지 않도록 함

2) 유방의 변화

(1) 유즙분비에 영향을 미치는 호르몬 기출 07, 24
  ① 에스트로겐, 프로게스테론 : 임신 중 태반에서 분비됨, 유관 및 유관소엽 발달
  ② 프로락틴 : 출산 24~48시간 내 분비, 선방세포에서 유즙생성
  ③ 옥시토신 : 유두를 빠는 자극에 의해 유즙사출이 됨, 자궁수축에 관여
  ④ 태반 만출 후 에스트로겐과 프로게스테론의 급격한 하강으로 프로락틴은 유즙을 생산함
  ⑤ 아기가 젖을 빠는 정도, 수유빈도에 따라 프로락틴 상승, 옥시토신은 아기가 빠는 동안 유즙이 유선엽에서 유관을 통해 배출되도록 하는 사출반사에 필수적이다.

(2) 유방울혈(engorgement)
  ① 정의 : 분만 3, 4일경 유선에 혈관 림프계 순환증가로 유방정맥의 낮은 흐름과 림프관 증대로 인해 처지고, 단단하고 촉진 시 통증을 동반한 증상 발생
  ② 0.5~1℃ 정도의 체온상승 있으나 12시간을 넘지 않음
  ③ 간호
    • 통증 시 유방 마사지, 규칙적인 수유, 유방을 비워줌 → 유즙생산이 지속됨 기출 16
    • 유두흡입자극, 산욕부의 시각, 후각, 촉각 자극 → 뇌하수체 후엽이 oxytocin 분비촉진 → 유관과 유선 자극으로 유즙사출반사 발생

- **초유**(colostrum) : 분만 후 1주일까지 배출되는 노란색의 모유, 단백질 및 면역체(IgA) 함유, 신생아의 면역에 도움이 되므로 수유 권유

3) 심혈관계의 변화

(1) **혈액량** : 임신 중 1L 증가되었던 혈액이 분만 중 실혈과 이뇨, 발한에 의한 혈액량 감소
① 정상분만 시 실혈량 : 400~500mL
② 제왕절개 시 실혈량 : 1,000~1,500mL

(2) **심박출량** 기출 19, 22, 25
① 분만 후 48시간 동안 일시적으로 순환혈액량이 15~30%까지 최대로 증가
- 자궁태반 혈류소실로 자궁혈액이 체순환으로 이동하여 정맥귀환량 증가
- 신장으로 배설되기 위해 세포외액이 혈관 내 이동(일시적 빈혈발생)
- 복부의 압력소실로 심장으로의 귀환혈류량 증가
  → 심장부담이 최대가 됨(심장병 산모에게 가장 위험한 시기)
  → 배뇨와 발한으로 수분이 빠져나가 3~4주면 임신 전 상태로 회복됨
- 발한 : 임신 중 축적된 체액배출로 인한 수분이 배설되는 과정으로 주로 밤에 발생
  → 보온, 피부청결 유지
② 혈압, 맥박, 체온 기출 09, 15
- 기립성 저혈압의 발생 : 분만 후 48시간까지 내장의 팽창으로 인해 나타남
- 일시적 서맥 발생
  - 분당 40~50회/분의 맥박이 24~48시간 동안 지속됨
  - 원인 : 분만 동안 증가된 교감신경계의 활동에 대한 미주신경 반사작용과 혈액역동성의 변화로 인해 발생
  - 3개월 후 임신 전 상태로 회복
③ 체온 기출 18
- 분만 후 첫 24시간은 분만으로 인한 탈수 때문에 38℃ 이상까지 일시적으로 상승할 수 있음
- 중재 : 수분공급, 휴식
  ※ 24시간 이후 2일~10일 사이 38℃ 이상 2회 이상 혹은 2일 이상의 체온 상승은 감염의 전조
④ 혈액성분의 변화 기출 10
- Hct의 상승 : 분만 후 3~7일에 이뇨작용으로 혈장 소실량이 혈구 소실량보다 더 많으므로 발생
- 백혈구 수치의 증가(백혈구 증가증) : 분만 10~12일에 20,000~30,000까지 증가(감염과 구별 필요)
- 혈액응고 인자(섬유소, thromboplastin)의 상승 → 산후혈전증의 소인으로 작용

4) 호흡기계의 변화
① 복압감소와 자궁크기 감소로 횡격막이 하강하여 정상위치로 회복
② 산소포화도는 분만 후 즉시 회복
③ 호흡기능은 산후 6개월경에 임신 이전으로 회복(가장 늦게 회복)

5) 소화기계의 변화 기출 07

① 식욕 : 분만 후 허기와 심한 갈증 호소(분만 중 금식, 수분소실, 이뇨와 관련), 수유 산모인 경우 식욕 증가
② 변비 : 임신으로 인한 장이완, 복근팽창, 분만 시 금식, 회음절개술, 관장, 분만 시 약물투여로 산욕 초기에 주로 발생
  • 간호 : 수분섭취, 조기이상, 고섬유질 식이 섭취 등
③ 체중감소
  • 분만 직후 : 5kg 정도 감소(태아, 태반, 양수, 실혈 등)
  • 분만 후 1주일까지 : 4kg 감소(자궁퇴축, 오로, 발한, 이뇨작용 등) → 총 10kg 정도의 체중 감소

6) 비뇨기계의 변화

(1) 요도와 방광

① 분만 중 손상 및 자극, 마취로 인한 방광감각이 둔화, 산후 이뇨작용의 증가 → 방광의 과도팽창 → 요실금, 잔뇨증 초래
② 산모의 방광팽만은 요로감염과 산후출혈의 위험을 증가시킴 → 산모간호시 방광상태를 주의 깊게 관찰해야 함
✎ 복압성 요실금 : 임신 중 자궁 증대, 호르몬에 의한 골반 근육 이완, 지지근육 약화로 재채기, 기침 등 복압이 상승될 때 실금 기출 18

(2) 신기능 : 분만 후 6주경 비임신기의 상태로 회복

(3) 소변 기출 12, 13, 15, 19

① 다뇨증 : 혈량 증가, GFR의 상승 → 산후 4~5일까지 1일 3,000mL 소변 배설(임신 중 축적된 체액배출) 기출 19
② 정상 소변 성분
  • 단백뇨(proteinuria) : 자궁의 자가분해 과정에서 경한 단백뇨 배설(+1)이 될 수 있음
  • 아세톤뇨(acetonuria) : 분만 중 탈수, 지연분만 시 나타남
  • 유당뇨(lactosuria) : 수유부에게서 나타남
③ 자연배뇨 격려 : 분만 4~6시간 내(방광 회복 확인, 방광염 예방, 자궁수축 촉진)

7) 신경계 및 근골격계의 변화

① 골반근육의 이완 : 직장류, 탈장, 자궁탈수, 요광류, 방광류 가능
② 방광근육의 이완 : 요실금(Kegel 운동으로 예방)
③ 손목터널증후군(carpal tunnel syndrome), 다리경련, 요통이 호전됨(분만 후 이뇨작용, 부종감소, 정중신경압박 감소 등에 의해)

8) 피부계의 변화

(1) 색소침착이 호전되나 임신 이전으로 돌아가지는 않음

① 멜라닌 색소 침착으로 인한 유두 착색, 기미, 흑선 등이 호전됨

② 임신선 : 탄력성은 회복되지만 탄력섬유의 파열로 인한 임신선은 영구히 남음. 후에 은색(백색)으로 눈에 잘 안 띔

(2) 복직근 이개

복부의 고도 팽창 시 발생 → 휴식, 식이, 적절한 산후운동, 좋은 자세 등을 통해 복벽근 팽창 회복 촉진

(3) 확장된 혈관으로 인한 섬망상 혈관종(spider an-gioma), 검은 모반, 치육종 등도 호전

9) 내분비계의 변화

(1) 호르몬의 변화

① 에스트로겐 : 3시간 이내에 급격히 감소, 3주 이내 난포기 수준으로 회복
② 프로게스테론 : 3일 이내 황체기 수준으로 감소, 배란 후 증가됨
③ 융모성선 자극호르몬(HCG) : 24시간 내 급격히 감소, 1주일 후에는 검출 안 됨

(2) 월경의 회복 기출 10, 14, 15

① 비수유부 : 2~3개월경 50% 정도가 월경 회복
② 수유부 : 수유기간 및 개인차에 따라 다름
③ 초기 몇 번의 월경은 무배란성인 경우가 많음
④ 피임 : 월경 중지 시에도 배란으로 임신이 될 수 있으므로 수유부나 비수유부는 첫 성교시부터 피임
⑤ 태반 만출 후 에스트로겐과 프로게스테론의 급격한 하강으로 프로락틴은 유즙을 생산함, 수유는 난소에 일시적인 불응기를 만들어 뇌하수체 성호르몬생산을 저해하여 월경회복이 미뤄짐, 수유형태에 따라 완전한 피임이 안될 수도 있음

2 산욕기 심리적 변화

1) 산욕기 여성의 심리적 변화과정(Rubin) 기출 10, 18

구분	기간	특징	간호

소극기/의존기
(taking in phase)
	분만 후
	2~3일
		• 수동적, 의존적
		  - 힘든 분만경험으로 의존성 증가
		  - 애정, 주의를 받고 싶어 함
		• 수다스러워짐
		  - 분만경험을 얘기하고 싶어함
			• 충분한 휴식
			• 수면
			• 식사 제공
			• 안위간호

적극기/독립기 (taking hold phase) 기출 18	분만 후 3~10일	• 독립적, 자율적 • 어머니로서의 새로운 역할을 시도함 • 신생아 간호로 인한 피로, 우울감 발생	육아법에 대한 교육
이행기 (letting-go phase)	분만 후 1주일~ 산욕기	• 아기를 독립된 개체로 인정 • 새로운 어머니 역할에 대한 수용 및 실행 • 역할 분담으로 가족의 도움이 필요한 시기	지지체계 연결

2) 산욕기 정서장애와 간호

(1) 산후 우울감(Postpartum blue) 기출 12, 14, 23

① 대개 분만 2~4일 후 발생, 5일째 가장 심하며 10일경부터 완화
② 원인
- 산욕 초기 호르몬 변화(에스트로겐의 분비 저하)로 인한 생리적 반응
- 생리적, 정신적, 사회적, 문화적 요인 등에 의해 정서장애 발생(원치 않은 아이 등)
- 역할부담, 긴장, 피로감
- 수면부족, 사회적 지지 불충분

③ **증상** : 경한 우울반응(울음, 상실감, 부적절감, 피로, 두통, 기분변화 등) 정상적 사고 유지
④ 간호 기출 14
- 분만 초기의 감정변화는 호르몬 변화에 의한 정상적 현상임을 설명하고 산모의 감정을 표현할 기회를 제공
- 대처법 제시 · 감정표현 격려, 경청
- 정서적 지지 및 충분한 휴식 제공
- 부모역할 준비 및 지지체계 의뢰

(2) 산후병리적 정신장애

구분	산후우울증(postpartum depression) 기출 18, 25	산후정신병(postpartum psychosis)
발병 시기	산후 4주 후 가장 위험(7~30%에서 발생)	산후 1~3개월(1~2%에서 발생)
원인	• 사회문화적 요인 : 가족 간의 역할 긴장, 역할변화 등 • 과거 산후우울증 경험 • 중증의 월경전증후군 경험	• 산후정신병의 과거력 • 양극성 정동장애 과거력 • 조현병의 과거력 • 주요우울증의 과거력
증상	• 통제력 상실 : 자살계획 • 정상적 산후우울보다 오래 지속, 정신의학적 치료 필요 • 신생아를 돌보는 모성능력 저하 • 불안, 죄책감 • 임신과 모성에 대한 양가감정 • 기억력, 집중력 감소	• 우울, 망상, 환청, 무가치감, 정신운동 방해, 자살충동, 죄책감, 불면, 자가간호 결핍 • 현실감이 없고 지남력장애 • 자해나 신생아를 해치려는 위험있음
간호 중재	• 예방, 조기진단, 약물치료(항우울제) • 산모의 기분, 호소에 적절한 반응 • 가족의 지지를 받을 수 있도록 교육	• 응급치료, 입원치료 필요 • 약물치료(항정신성 약물, 항우울제) • 사회적 지지체계 활용, 정신요법

3 산욕기 간호

1) 자궁퇴축간호

(1) 자궁이완 시 : 자궁저부 마사지 시행 기출 15
- 자궁이 견고하고 본래의 강도를 유지할 때까지 간헐적으로 부드럽게 마사지 시행
- 자궁수축 시 과잉 마사지 금기 → 자궁이완의 원인

(2) 모유수유 권장 → 옥시토신 분비 촉진으로 자궁 수축 유발

(3) 자궁수축제 투여 → 산후통 유발 기출 17

(4) 오로와 출혈양상 관찰
- 오로의 냄새, 양, 기간, 성상을 관찰
- 출혈 의심 시 패드를 모으고 관찰, 1시간 이내 흠뻑젖은 패드는 산후출혈에 대한 사정이 필요하다. (패드 1개 = 70~80ml의 출혈)
- 자궁이 단단하나 오로양이 증가하면 경부나 질의 열상을 의심한다.

(5) 자궁후굴 예방 : 슬흉위(1일 3~4회, 1회에 5분씩 실시)

(6) 산후통 기출 12, 21, 23

① 원인
- 분만 후 자궁에 간헐적인 수축이 일어나는 것으로 자궁내부에서 응고된 혈액을 배출시키기 위해 자궁이 수축할 때 느껴지는 통증
- 처음에는 15~30분 간격이다가 차츰 느려지고 48시간 후 사라진다.
- 경산부는 과거분만으로 자궁근의 강도가 약해져서, 모유수유시는 옥시토신이 더 분비되어, 다태아, 거대아, 양수과다처럼 자궁의 과다신전시, 자궁수축제 투여 시 더 심하다.

② 완화간호 기출 03, 12
- 방광 비우기, 자궁저부 마사지, 고온팩 적용, 배 깔고 눕기(복위), 다리 들어올리는 운동등으로 순환과 자궁근력에 도움을 주고 불편감을 완화할 수 있다.
- 심할 경우 모유수유 30분 전 진통제 투여하거나 자궁퇴축이 잘 되고 있다면 처방약에서 자궁수축제를 빼고 먹게 할 수도 있다.

2) 배뇨 및 배변 기출 10, 20

(1) 자연배뇨

① 4~6시간까지 자연배뇨 권장
② 목적 : 산후감염 예방, 방광기능 확인, 자궁수축 촉진, 산후출혈 예방
③ 간호
- 분만직후 산모는 방광이 차 있어도 요의를 느끼지 못할 수도 있으므로 복부관찰을 통해 산후 2시간 간격으로 방광팽만 확인, 방광이 완전히 비워지면 복부중앙에서 단단한 자궁저부를 촉지할 수 있고 한쪽으로 치우쳐진 자궁이나 한번에 150ml 미만의 소변을 자주 본다면 방광팽만이 있다는 것이다.

- 분만 후 4~6시간 이내에 자연배뇨를 권장
  → 자연 배뇨를 위해 외음부에 좌욕, 샤워기로 미지근한 물 적용 등 실시
- 자연배뇨 못하면 인공도뇨 실시
- 산후 소변은 한번에 300~400ml 이상이 정상
- 소변 횟수, 양, 색깔, 감염 등 특성 관찰
- 필요시 잔뇨량 확인(자연배뇨나 도뇨 후 50mL 이하이면 정상임)

(2) 배변 : 스스로 배변할 수 있도록 격려

① **변비발생** : 감소된 연동운동, 복부근육 긴장도 감소, 식이양상의 변화(금식 등)
  회음부 불편감과 통증 : 회음부 절개 시 통증과 불편감 증가

② 간호
  - 출산 후 2~3일 이내에 배변을 실시하도록 권장
  - 운동 및 체위변경
  - 회음부 불편감의 완화
  - 정기적 배변습관 유지
  - 충분한 수분공급
  - 섬유식이 섭취를 권장
  - 심할 경우 완화제 투여

3) 회음부 간호 : 안위유지와 감염예방을 위해 필요함

① 냉요법 기출 23, 24
  - 목적 : 회음부 혈종, 부종같은 외상 직후 적용시 부종, 통증, 출혈 감소효과
  - 방법 : 얼음주머니를 분만 직후부터 24~48시간까지 회음절개부위에 적용
  - 주의점 : 너무 오래 적용 시 상처 회복 지연

② 좌욕 기출 12, 20
  - 목적 : 회음부 위생상태를 증진, 회음부 순환증진, 부종 경감, 조직이완으로 불편감 완화
  - 방법 : 1일 3~4회 적용, 1회 20분 정도. 물 온도 38~41℃, 3~4주까지 실시

③ 건열요법
  - 목적 : 상처부위 건조, 순환증진
  - 방법 : 30~50watt, 50cm 거리, 1회 20분, 하루 3~4회 적용

④ 필요시 진통제, 마취스프레이, 연고처방
⑤ 편안한 체위 유지(절개하지 않은 쪽으로 눕는 측와위가 도움이 됨)
⑥ 손 씻기, 소독패드적용, 좌욕기 소독 등 감염예방에 주의

4) 영양 및 수분 섭취

① 배고픔을 느끼고 점차 식욕이 증가함
② 탈수 : 분만 시 수분섭취 제한으로 인함 → 오한을 느끼므로 정맥수액, 충분한 수분섭취 필요(3,000cc 이상)

③ 영양소 공급 : 고단백, 비타민, 철분, 섬유질
- 단백질(수유부) : 비임신 시보다 20~30g 증가
- 열량 : 비임신 시보다 340kcal 추가 (수유부 권장열량 2440kcal)
- 수분 : 유즙분비 위해 1일 2,500~3,000mL 이상의 수분공급
- 칼슘섭취를 위해 1일 1,000mL의 우유섭취 권장

5) 모유수유

(1) 모유수유의 장점 [기출] 12, 19, 21
① 면역물질 함유하며 신생아 알레르기 및 질환 예방
② 태변 조기 배설 촉진
③ 모아애착 강화, 모성의 심리적 안정
④ 자궁수축 촉진으로 자궁 퇴축, 산후 출혈 예방
⑤ 산후 6개월까지는 보충식없이 완전모유수유로 아기와 어머니의 최적의 건강상태를 유지할 수 있다.

(2) 일반적 유방관리 지침
① 유방지지 : 어깨선이 넓은 브래지어 착용
② 유두관리 [기출] 15
- 임신 6개월부터 부드럽고 마른 수건으로 살살 문질러 단련시킴
- 유두는 물로만 닦아 지방(유두 보호성분)이 닦이지 않도록 함
③ 심한 유두 열상 시 유두덮개 이용
④ 유두 마사지 후 10~20분간 공기 중에 노출하여 건조시킴
⑤ 수유에 영향을 미치는 요인 : 산모의 불안, 근심, 걱정, 통증, 긴장, 약물 등
⑥ 수유의 금기증 : 치료받지 않은 활동성 결핵, 만성 간염, HIV 감염자
유즙분비억제제, 항암제, 항히스타민제, 자궁수축제, 항응고제, 클로람페니콜, 테트라사이클린, 갑상샘치료제, 마약은 수유시 피해야 할 약들이다.

(3) 유방울혈 시의 간호 [기출] 13
① 더운물 찜질
- 수건을 뜨겁게 하여 양쪽 유방에 적용
- 유선을 이완시켜 유방마사지시 통증을 경감하고 유즙분비 촉진
② 유방마사지
- 온찜질 후 실시
- 유방 주위에서 유두를 향해 윤상으로 돌리면서 마사지
- 불편감 완화, 유즙분비 자극
- 1일 2~3회, 5~10분간, 식후 1시간 정도 유방 자가간호 실시토록 교육
  → 유방울혈의 가장 좋은 예방은 2~3시간 간격의 모유수유
③ 모유수유 방법 [기출] 12, 21
- 분만 직후부터 수유를 시작함 → 유즙분비 촉진
- 1일 8~12회, 15분 이상 젖을 물리도록 함. 아기가 원할 때마다 수유

- 수유 전 비누로 손 씻기 → 감염 예방
- 수유 시 자세
  - 편안한 자세로 유방을 조금 문지른 후 유즙을 조금 짠 다음 수유
  - 유두가 아기의 입천장을 향하게 하고 아랫입술에 유두아랫부분을 대어 아기가 입을 벌리면 유륜 2cm 직경까지 아이의 입속으로 들어가도록 수유하여야 유두균열을 예방할 수 있음
  - 양쪽 유방을 번갈아 수유
  - 수유 후 반드시 트림시킴(가스 제거, 기도흡인 위험 예방)
  - 수유 후 남은 젖은 반드시 짜서 유방을 비우도록 함 → 유즙생성 및 분비 촉진

(4) 유두열상 관리 기출 12, 14, 22, 23
  ① 원인 : 수유 시 부적절한 자세나 수유법(유두만 물리는 경우)
      → 유두열상 : 유방염을 일으키는 직접적 원인으로 이어짐
  ② 목적 : 유방염으로의 진전 예방
  ③ 증상 : 젖을 빨리고 난 후 유두의 심한 쓰림, 유두 표면의 벗겨짐, 출혈
  ④ 간호 : 냉요법(수유 후) · 열요법(수유 전), 수유 후 건조시킴
      수유시간을 5분 정도로 제한, 심한 경우 48시간 동안 수유 금지(젖을 짜내야 함)
  ⑤ 예방 : 아이를 가까이서 안고 유륜까지 빨림

(5) 비수유부의 유방간호
  ① 유방억제대 착용
  ② 수유, 마사지, 더운물 찜질을 하거나 짜지 않음
  ③ 울유가 심한 경우 : 진통제 투여, 냉찜질 적용
  ④ 유즙억제제 : Parlodel 투약
    - 분만 6시간 후 활력징후 안정 시 투약
    - 부작용 주의 : 저혈압, 심계항진, 기절 등

6) 활동

(1) 조기이상 기출 22, 23
  ① 분만 후 2시간은 침상안정. 그 후 모체상태에 따라 조기이상 실시
  ② 기립성 저혈압 주의 → 서서히 일어나고, 붙잡고 걷도록 교육
  ③ 혈전성 정맥염 예방
    - 원인 : 분만 후 장시간 침상안정 시 혈액응고 인자들이 하지에 축적되어 염증 발생
    - 증상 : 종아리 부위의 통증, 발적, 열감, 단단함, Homan's sign(+)
      - Homan's sign : 족배굴곡시 종아리통증 있으면 양성
    - 예방 : 조기이상 격려
  ④ 조기이상의 목적
    - 순환증진으로 상처회복 촉진
    - 혈전성 정맥염의 예방
    - 자궁퇴축 촉진
    - 방광합병증 감소
    - 장운동 촉진으로 변비 예방

(2) 골반저근 강화운동(Kegel exercise) 기출 10
① 목적 : 골반근육의 탄력성 유지, 혈액순환, 회음치유 촉진, 스트레스성 요실금 예방
② 방법 : 회음근육의 수축과 이완을 반복

(3) 전반적인 운동 : 너무 심하지 않게 천천히 양을 늘림

(4) 휴식 기출 17
① 분만 후 8시간 동안 휴식과 수면을 취하도록 방문객 제한 기출 17
② 신체 불편감 → 등 마사지, 이완요법, 필요시 수면제 투여
③ 척추마취 시 → 베개를 빼고 머리를 높이지 말고 똑바로 눕도록 함(두통 예방)
④ 경막외 마취 시 → 8시간 안정 후 조기이상 하도록 함

(5) 성생활 기출 07
① 성교 시기
- 오로가 감소한 분만 후 3주 이후에 가능
- 성교 시 통증이 없을 정도로 회음부가 치유되어야 함
- 혈종이나 감염이 없을 때
- 호르몬의 부족으로 성에 대한 관심이 없어질 수도 있음

② 피임
- 월경 재개 전에도 배란이 되어 임신이 가능하므로 임신을 원하지 않을 경우 수유 여부에 관계없이 피임을 권장함
- 산욕기에는 경구피임약은 피하도록 함(혈전성 정맥염 유발 촉진)

7) 퇴원간호
① 사정내용 : 활력징후, 자궁퇴축, 회음부 회복, 배설, 수유, 유즙분비 억제, 조기이상, 여러 가지 검사, 예방접종 상태 등
② 지식수준 평가 확인 : 자가 간호 및 신생아 간호능력, 배란과 월경의 회복, 피임, 성교의 재개, 약물 복용법, 즉시 보고해야 할 위험 증상

CHAPTER 02 고위험 산욕간호

1 산후출혈

- 질 분만 후 500mL 이상의 출혈, 제왕절개 분만 후 1,000mL 이상의 출혈이 있는 경우
- 자궁근무력, 자궁이완(70%) 기출 11, 18
- 외상(20%, 산도 열상, 내번, 파열, 혈종)
- 태반조각 잔류(10%)
- 혈액응고장애(1%) 기출 09, 11

1) 조기 산후출혈 기출 09, 11, 18, 20, 21, 22

정의		분만 24시간 이내 출혈
원인	자궁이완 기출 20, 22, 23, 25	• 자궁의 과다팽만이 원인, 촉진시 부드럽고 물렁한 자궁이 만져짐 • 자궁저부마사지, 양손자궁압박법 • oxytocin, methergine, nalador 등 약물투여 • 시술(동맥색전술) 혹은 수술적 치료(동맥결찰술, 자궁적출술)
	산도열상 기출 21	분만시 회음, 질, 자궁경관의 열상, 자궁수축은 잘 되는데 출혈이 있다면 의심 외과적 봉합, 배뇨장애 예상되면 유치도뇨관 삽입
	잔류태반	소량의 태반조각이라도 자궁의 수축을 방해, 태반만출은 8~9분 소요, 지연되면 출혈 위험이 증가, 초음파진단, 소파술로 제거
	산후혈종 기출 24	질이나 음순의 연조직은 250~500mL의 혈액이 차는 혈종이 급속하게 생길 수 있음, 5cm 이하면 냉찜질, 크면 외과적으로 절개후 배액
	자궁파열	갑작스럽고 심각한 복부통증호소

2) 후기 산후출혈 기출 18, 25

정의	분만 24시간 이후에서 산후 6주까지 발생되는 출혈		
자궁퇴축부전	• 태반부착부위는 출산 후 가장 늦게 재생되는 부위 • 감염이나 태반조각, 면역물질부족 등이 원인	• 적색오로가 2주 이상 배출됨 • 물렁한 자궁촉지됨 • 감염이 동반되면 악취나는 오로와 요통	• 메틸에르고노빈 투약 • 감염 시 항생제
태반잔류	소파술, 자궁수축제		

3) 산후출혈 간호

(1) 자궁저부마사지
① **방법** : 산모의 치골결합 상부를 손끝으로 지지하고 자궁저부가 수축할 때까지 다른 한손으로 공을 만지듯 마사지
② 과다한 마사지는 자궁근육의 피로를 초래하여 오히려 이완을 유발하므로 주의
③ **양손자궁마사지** : 장갑을 착용한 손을 질 내로 삽입하여 주먹을 쥐고 자궁전벽을 향해 밀면서 다른 한 손은 복부에서 자궁후벽을 마사지, oxytocin 효과가 나타나기 전까지 응급으로 사용

(2) 약물요법 기출 22
① **옥시토신** : 나선동맥을 수축시켜 자궁의 혈류 감소
② **메틸에르고노빈(methergine)** : 평활근 수축시킴
 → 혈압을 상승시키므로 고혈압 산모에게는 금기
③ **프로스타글란딘** : 자궁수축, 혈관수축시킴
 → 기관지를 수축시키므로 고혈압, 천식에는 금기, 발열작용 있으므로 체온측정
④ **미소프로스톨** : 설하, 구강, 질정, 좌약(주로 사용)형태, 산후출혈에 효과적이나 오한, 설사, 발열 등의 부작용으로 사용은 제한적임
⑤ 약물투여 후 1~2시간 동안은 10분 간격으로 자궁수축정도와 출혈량 관찰

(3) 관찰
① 16~18G 이상으로 두 개 이상의 정맥로 확보하여 수액보충 및 수혈에 대비
② 혈소판, 프로트롬빈시간, 부분프로트롬빈시간, 섬유소원, D-dimer 수치 확인
③ 활력징후, 시간당 소변량 확인

(4) 외과적 중재
① **자궁보존시** : 자궁충전술, 동맥색전술, 자궁동맥결찰술, 내장골동맥결찰술
② 산모의 생명이 위험한 경우 자궁적출술

2 산후감염

1) 정의

정의	출산 이후의 생식기감염 = 산욕열 → 산후패혈증으로 발전가능성 있음
지표	출산 후 첫 24시간 이후부터 10일 동안에 구강으로 1일 4회 측정하여 38℃ 이상의 체온상승이 2일 이상 지속되는 경우
원인	산도 내의 광범위한 상처부위에 세균이 침입
특징	• 산후의 오로배출은 세균을 제거하는 적절한 생리현상 • 질분만에 비해 제왕절개 시 감염의 위험이 5~60배 높다.

2) 종류

종류		원인	증상	치료
자궁 내막염 기출 07, 14, 16, 21, 22, 23, 24		지연분만, 잦은 내진, 지연된 조기파막	• 산후 2~3일에 38℃ 이상의 체온 상승 • 발열, 오한, 권태, 두통, 복통, 요통, 식욕부진 • 악취나는 암적색의 화농성 오로 • 자궁이완 및 민감성 증가	• 약물 : 항생제, 자궁수축제 투여 • 체위배액 : 반좌위 • 수분공급(3~4L/일) • 침상안정 • 고단백, 고비타민, 고열량식이
혈전성 정맥염 기출 03, 04, 05, 13, 20, 21, 24	대퇴 혈전성 정맥염 (가장 흔함)	• 정맥염 과거력 • 오랜 침상안정 • 비만 • 제왕절개나 겸자분만 • 1시간 이상의 쇄석위 • 흡연 등	• 대퇴, 슬와, 복재정맥의 혈전과 감염 • 산후 10~20일 사이 발생 • 오한, 권태, 하얗고 윤이나는 다리 (milk leg) • 침범하지의 경직, 통증, 부종 • Homan's sign(+)	• 안정 • 진통제, 항응고제, 항생제 • 크래들 적용으로 다리의 압박감소 • 색전의 위험으로 마사지 금기 • 정맥귀환과 혈액순환촉진 위해 침해 하지상승, 온습포 적용 • 외과적 절개
	골반 혈전성 정맥염		• 자궁, 난소, 하복부 정맥 • 산후 2주경 발생 • 급격한 체온상승 • 오한, 빈맥 • 폐색전, 폐농양, 폐렴의 위험	
유방염 기출 09, 13, 20		• 산모나 의료진의 손 • 신생아의 구강 • 유두균열 상처를 통해 침범 • 모유수유시 아기가 유두를 제대로 물지 못해서 발생	• 산후 2~3주경 주로 발생 • 전구증상 : 심한 유방울혈 • 점진적으로 체온이 오르고 오한, 허약함, 두통, 권태감 • 편측 유방의 국소증상 : 통증, 팽만감, 발적, 민감성 증가 • 촉진 시 단단하며 긴장된 느낌이 있고, 치료하지 않으면 유방에 농양을 형성 • 겨드랑이 림프절 증대	• 2~3일간 유두덮개 이용하여 수유, 수유 후 피부간호 • 고열이나 유방 농양시 수유를 일시적으로 중단 • 외과적으로 배농하고 항생제를 투여
색전증, 폐색전증 기출 13, 19, 23, 25		• 골반혈전성 정맥염에서 혈괴가 떨어져 색전이 되는 경우로 폐색전이 가장 많음 • 제왕절개 분만 등 수술 후 합병증으로 발생	• 빈호흡, 빈맥, 저혈압, 호흡곤란 • 가슴을 죄는 듯한 흉통 • 기침, 객혈, 청색증, 불안 • DIC(파종혈관내응고장애)	• 항응고제 투여 : 헤파린 정주 • 혈전용해제 투여 : streptokinase, urokinase • 절대안정, 산소투여 • 간호사의 응급처치와 세심한 관찰이 중요 • 재발 위해 heparin, wafarin 투여
산후 비뇨기계 감염		• 임신으로 인한 수뇨관 이완, 압박으로 요정체 • 분만과정 중의 인공도뇨, 내진 등	• 방광염 : 긴박뇨, 빈뇨, 배뇨곤란 • 신우신염 : 고열, 오한, 늑골척추각의 압통, 오심, 구토 • 잔뇨증 : 자연배뇨 직후 방광 내 소변 50mL 이상	• 섭취배설량 사정 • 충분한 수분섭취(3,000cc 이상) • 항생제투여 • 예방교육(회음부 위생, 패드 앞에서 뒤로, 성교 후 배뇨 등)

PART 6. 산욕기 여성

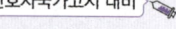

01. 정상분만 3일째인 초산모의 관찰결과 즉시 중재가 필요한 사항은?

① 회음절개부위상처는 정상적으로 회복되고 있으나 통증이 남아 있다고 한다.
② 자궁저부마사지를 하면 적색오로가 소량 흘러나온다.
③ 소변을 보고 나면 시원하지 않고 남아있는 느낌이 든다고 한다.
④ 모유수유 시 산후통이 있다고 한다.
⑤ 자궁저부의 높이가 제와 아래에서 단단하게 만져진다.

해설 ① 회음절개부는 흡수성 봉합사를 이용하여 봉합하여 10~14일 정도 유지되며 60~90일 정도면 완전히 흡수된다. 회음부 손상정도에 따라 다르지만 일반적으로 회음절개부의 불편감은 1주일 정도 지속되나 1~2일 후는 대개 사라진다.
② 분만 3일 정도까지 적색의 오로가 보이며 이후 혈액성분의 감소로 점차 색이 갈색으로 변한다. 자궁저부마사지는 자궁의 수축을 촉진하므로 마사지를 하면 자궁내 고여있던 오로가 배출되어 나온다.
③ 배뇨 후 시원하지 않다면 잔뇨의 증상으로 볼 수 있고 지속적인 잔뇨는 감염의 위험성을 증가시키고 자궁의 퇴축을 방해하므로 잔뇨량을 측정하는 등의 중재가 반드시 필요하다.
④ 모유수유 시 유즙사출을 위한 옥시토신의 분비가 증가하고 이는 자궁수축을 촉진하므로 산후통이 있는 것은 정상이다.
⑤ 분만 직후 제와 아래에 있던 자궁저부는 12시간 후 골반근육의 회복으로 제와부 위쪽으로 상승하였다가 이후 매일 1cm 정도씩 하강하여 10일 후에는 복부촉지가 어려워진다. 분만 3일 후라면 제와 3cm 아래 정도에 자궁저부가 위치하지만 자궁저부의 높이와 함께 주의할 점이 자궁의 경도인데 잘 수축된 자궁은 단단하게 촉지되어야 하므로 제와 아래 정도에서 단단하게 촉지된다면 자궁의 퇴축이 잘되고 있다고 본다.

02. 첫 아이 모유수유를 성공하지 못하여 이번에는 수유를 잘 하고 싶다고 방법을 물어오는 분만 2일째 산모에 대한 교육내용으로 옳은 것은?

① 모유가 많이 찰 때까지 기다렸다가 수유를 시작하세요.
② 한 번에 한쪽 유방으로만 수유하세요.
③ 아기의 입에 유두만 물리고 수유하세요.
④ 나오는 양이 적더라도 규칙적인 간격으로 수유를 바로 시작하고 남은 젖은 짜내세요.
⑤ 유즙을 생성하는 호르몬은 옥시토신입니다.

정답 01. ③ 02. ④

해설 [유즙분비에 영향을 미치는 호르몬]
- 에스트로겐, 프로게스테론 : 임신 중 태반에서 분비됨, 유관 및 유관소엽 발달
- 프로락틴 : 출산 24~48시간 내 분비, 선방세포에서 유즙생성
- 옥시토신 : 유두를 빠는 자극에 의해 유즙사출이 됨, 자궁수축에 관여

03. 분만 3일째 산모가 유방이 크고 단단해졌으며 통증을 호소한다면 간호중재는?

① 처방된 항생제를 투여한다.
② 처방된 진통제를 투여한다.
③ 수분섭취를 권장한다.
④ 유방에 압박대를 적용하고 짜내지 말라고 한다.
⑤ 더운물 마사지 후 조금 짜내고 수유하도록 한다.

해설 [유방울혈(engorgement) 간호]
- 통증 시 유방 마사지, 규칙적인 수유, 유방을 비워줌 → 유즙생산이 지속됨
- 유두흡입자극, 산욕부의 시각, 후각, 촉각 자극 → 뇌하수체 후엽이 oxytocin 분비촉진 → 유관과 유선 자극으로 유즙사출반사 발생
- 초유(colostrum) : 분만 후 1주일까지 배출되는 노란색의 모유, 단백질 및 면역체(IgA) 함유, 신생아의 면역에 도움이 되므로 수유 권유

04. 2시간 전 자연분만을 마친 산모의 증상 중 즉각적 중재가 필요한 것은?

① 고막체온 37.9℃ ② 가슴을 죄는듯한 통증호소
③ 혈압 100/70mmHg ④ 맥박 56회/분
⑤ 일어서면 매우 어지럽다고 호소

해설 [분만 후 산모의 활력징후]
- 기립성 저혈압의 발생 : 분만 후 48시간까지 내장의 팽창으로 인해 나타남
- 일시적 서맥 발생
  - 분당 40~50회/분의 맥박이 24~48시간 동안 지속됨
  - 원인 : 분만 동안 증가된 교감신경계의 활동에 대한 미주신경 반사작용과 혈액역동성의 변화로 인해 발생
  - 3개월 후 임신 전 상태로 회복
- 체온
  - 분만 후 첫 24시간은 38℃ 이하의 체온 상승은 정상
  - 단, 24시간 내 분만으로 인한 탈수 때문에 38℃ 이상까지 일시적으로 상승할 수 있음

03. ⑤ 04. ②

05. 2일 전 자연분만을 마친 산모가 아기를 만나 기뻐야 하는데 왜 눈물이 나는지 모르겠다며 당황해 할 때 적절한 대답은?

① 분만 후 호르몬변화로 인한 생리적 반응입니다.
② 천천히 모성애가 생겨날 것이니 걱정 마세요.
③ 정신과 상담이 필요합니다.
④ 아기를 더 열심히 돌보세요.
⑤ 수면제를 처방받아 투여한다.

해설 [산후 우울감(Postpartum blue)]
- 대개 분만 2~4일 후 발생, 5일째 가장 심하며 10일경부터 완화
- 원인 : 산욕 초기 호르몬 변화(에스트로겐의 분비 저하)로 인한 생리적 반응
- 증상 : 경한 우울반응(울음, 상실감, 부적절감, 피로, 두통, 기분변화 등) 정상적 사고 유지
- 간호
  - 분만 초기의 감정변화는 호르몬 변화에 의한 정상적 현상임을 설명하고 산모의 감정을 표현할 기회를 제공
  - 대처법 제시 · 감정표현 격려, 경청
  - 정서적 지지 및 충분한 휴식 제공
  - 부모역할 준비 및 지지체계 의뢰

06. 질식분만 후 조기이상을 권장하는 목적으로 가장 바른 것은?

① 자궁퇴축을 촉진한다.
② 호흡기계합병증을 예방한다.
③ 배뇨가 원활히 일어나도록 돕는다.
④ 유즙분비를 촉진한다.
⑤ 기립성저혈압을 예방한다.

해설 [조기이상의 목적]
- 순환증진으로 상처회복 촉진
- 혈전성 정맥염의 예방
- 자궁퇴축 촉진
- 방광합병증 감소
- 장운동 촉진으로 변비 예방

05. ① 06. ①

07. 정상분만 후 산모의 복부를 촉지하였을 때 자궁저부가 제와부에서 부드럽게 만져진다면 간호중재로 옳은 것은?

① 배뇨여부를 체크한다.
② 관장을 시행한다.
③ 자궁저부마사지를 시행한다.
④ 패드를 갈아준다.
⑤ 회음절개부위를 관찰한다.

> **해설** 자궁이완은 산후출혈의 원인이 되므로 자궁이 견고하고 본래의 강도를 유지할 때까지 간헐적으로 자궁저부마사지를 시행한다.

08. 분만 후 자궁이완으로 인한 출혈이 있어 옥시토신을 투여 받고 있는 산모에게 관찰하여야 할 내용으로 가장 옳은 것은?

① 지남력을 사정한다.
② 유방울혈상태를 사정한다.
③ 방광의 팽만 여부를 사정한다.
④ 자궁저부의 상태와 패드를 관찰한다.
⑤ 조기이상을 권장한다.

> **해설**
> - 옥시토신은 나선동맥을 수축시켜 자궁의 혈류를 감소함으로서 자궁상부수축을 유도한다.
> - 약물투여 후 1~2시간 동안은 10분 간격으로 자궁수축정도와 출혈량을 관찰하여야 한다.

09. 분만 후 자궁내막염을 예방하기 위해 분만실에서 주의할 내용은?

① 내진은 꼭 필요한 경우에 무균적으로 시행한다.
② 쇄석위로 30분 이상 있지 않도록 한다.
③ 방광을 자주 사정하여 배뇨시킨다.
④ 맥박 산소포화도를 모니터하여 저산소증을 예방한다.
⑤ 분만 1기에 힘주기를 하지 않도록 한다.

> **해설** 산후감염으로 오는 자궁내막염은 지연분만, 잦은 내진, 지연된 조기파막으로 인해 발생한다.

07. ③   08. ④   09. ①

10. 유두에 약간의 열상이 관찰되고 통증을 호소하는 산모에 대한 간호중재는?

① 감염예방을 위해 비누로 유두를 세척하도록 한다.
② 처방된 항생제를 투여한다.
③ 모유수유 시 아기 입에 유두와 유륜을 1cm 이상 물린다.
④ 인공수유를 하도록 한다.
⑤ 상처부위에 소독약을 바르고 수유하도록 한다.

해설 [유두열상 관리]
- 원인 : 수유 시 부적절한 자세나 수유법(유두만 물리는 경우)
  → 유두열상인 유방염을 일으키는 직접적 원인으로 이어짐
- 목적 : 유방염으로의 진전 예방
- 증상 : 젖을 빨리고 난 후 유두의 심한 쓰림, 유두 표면의 벗겨짐, 출혈
- 간호 : 냉요법(수유 후)·열요법(수유 전), 수유 후 건조시킴
  수유시간을 5분 정도로 제한, 심한 경우 48시간 동안 수유 금지(젖을 짜내야 함)
- 예방
  - 아이를 가까이서 안고 유륜까지 빨림
  - 양쪽 유방을 번갈아 수유
  - 유두는 물로만 닦아 지방이 닦이지 않도록 함(유두 보호성분)
  - 수유 전 비누로 손 씻기 → 감염 예방

10. ③

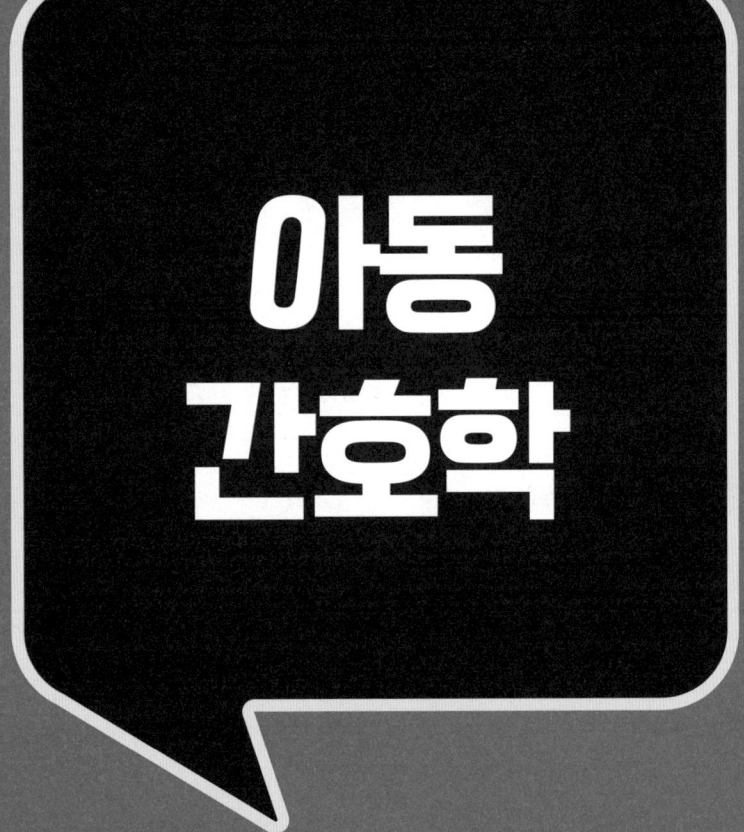

온라인 교육의 명품브랜드 www.edupd.com
에듀피디
EDUPD

1권 성인·모성·아동·기본간호
간호사국가고시

아동간호의 개념

PART 1

PART 01 아동간호의 개념

1 아동간호의 개념과 목적

1) **개념** : 아동과 가족의 건강을 유지 및 증진하기 위해 출생 시부터 청소년기까지의 성장발달과 건강문제를 포괄적으로 다루는 학문

2) **목적** : 아동과 그 가족이 아동의 가정과 지역사회 안에서 신체적, 정서적, 사회적, 인지적으로 건강하게 성장하고 발달하도록 촉진하는 것
   ① 태아, 신생아, 영유아, 학령기, 사춘기 아동을 포함한 간호
   ② 아동을 포함한 가족에게 간호를 제공
   ③ 아동을 가정과 지역사회 안에서 신체적, 인지적, 정서적, 사회적으로 건강하도록 성숙을 촉진
   ④ 아동의 건강을 최대한 유지·증진하고 질병으로부터 보호하고 질병을 예방하기 위해 가족중심의 접근의 간호 제공

2 아동간호의 철학과 원리

1) **아동간호의 철학**

   (1) 가족중심 간호
      ① 아동을 위한 간호계획과 수행과정에서 가족이 중심이 되는 것으로 가족 스스로 결정, 조절, 자기 효능감을 증진시키는 것. 즉, 가족을 아동의 삶의 핵심으로 인정하는 것
      ② 기본개념 : 가족이 능력을 갖도록 돕는 것과 힘을 복돋우는 것

   (2) 비외상성 간호
      ① 치료과정 중 아동과 가족이 경험하는 신체적, 심리적 고통을 주변상황으로부터 제거하고 최소화하는 중재를 통해 치료적 간호를 제공
      ② 정신적, 육체적 스트레스를 예방하거나 최소화하기 위해 관심을 갖는 것

   (3) 대상자의 개별성에 대한 인식 증가
      각 개인의 다양한 요구와 문화적 배경에 맞는 간호 제공

2) 아동간호의 원리

성장과 발달	아동의 연령과 발달 수준에 맞게 간호를 제공하는 것, 건강한 성장발달 촉진의 개념과 성숙의 개념을 포함
건강증진	건강문제와 관련된 적절한 간호 정보를 제공하고 아동이 가진 현재의 기능을 최대한 발휘하여 건강증진이 촉진되도록 교육
가족중심	① 가족중심 간호로 접근하여 가족에 대해 지지적이고 편견이 없는 태도로 임하며 대처 방법을 존중 ② 가족의 요구를 사정하고, 가족이 스스로 적절한 의사결정을 할 수 있도록 다양한 정보를 제공
아동옹호	발달단계가 미숙한 아동의 옹호자로서 아동의 이익을 최우선시 하고, 신중한 태도로 임하여 법적, 윤리적 책임감을 지님
의사소통	아동 및 가족과 효과적으로 의사소통을 할 수 있는 다양한 기술을 사용
연령 집단에 적용한 개념	다양한 질환과 모든 연령대에 적용되는 아동간호의 원리를 인식

3 아동간호사의 역할 기출 11, 13, 16, 17

1) 간호제공자

아동의 발달단계에 대한 이해를 기초로 간호과정에 근거하여 아동과 가족에게 직접 간호제공하고, 치료적 관계를 확립(질적 간호를 제공하기 위한 필수적인 요소로 가족을 통제하며 긍정적이고 전문적인 기능을 함, 간호사와 가족 모두가 권한을 가지고 열린 의사소통을 유지)

2) 교육자 – 질병예방, 건강증진, 건강교육, 지지와 상담

아동과 가족의 질병손상을 예방하고 건강증진을 위해 건강 교육 제공

3) 협력자 – 조정과 협력 기출 11

병원 내외의 간호현장에서 다른 건강관리 팀원과 협력하고 조정

4) 연구자 기출 17

과학적인 간호연구를 통하여 근거기반의 실무, 환자중심의 실무제공

5) 옹호자 – 가족 옹호자 및 돌봄, 지지와 상담 기출 16

아동과 가족에게 치료와 절차에 대해 적절하게 정보를 제공함으로 스스로 간호에 참여하도록 격려하고, 의사결정을 할 수 있도록 지지

6) 간호관리자

우선순위 결정, 계획, 조직, 조정, 직원 교육·관리, 의사전달, 갈등 조절

7) 윤리적 의사결정 [기출] 25

간호사는 사회적 관습체계인 전문적 표준, 법, 기관의 규정, 가족의 가치관, 종교적 관습, 간호사 자신의 생각등을 모두 고려하여 최선 혹은 최소한의 유해한 행위를 결정해야 함

8) 상해 예방

모든 아동의 부모에게 안전 상담을 할 때 발달단계에 맞는 사고유형에 대해 정보를 제공하는 발달적 접근법을 사용

4 부모의 역할 : 적절한 성 역할과 자녀 양육에 대한 책임

1) 부모 역할행위
① 규칙 : 행동을 위한 지침, 아동의 도덕적 발달에 필수요소
② 일관성 : 규칙의 일관성, 시행의 일관성, 부모역할 모델의 일관성
③ 강화 : 수용 가능한 행동을 격려하기 위해 사용
④ 역할모델 : 관찰에 의한 학습

2) 한계설정과 훈육
① 한계설정 : 행동을 위한 규칙이나 지침을 설정하는 것
② 훈육 : 바람직한 행동을 가르치거나 행동을 조절하는 일련의 규칙
③ 훈육의 원칙 : 일관성, 아동이 잘못한 행동을 하는 순간 훈육을 시작, 아동을 돌보는 모든 사람이 훈육의 일치, 융통성(연령이나 심각성에 따라 적합한 훈육전략선택), 행동지향(아동이 아닌 행동만 규탄), 사생활 보장, 종료(훈육 후 재차 잔소리 하지 않음)
④ 훈육방법 [기출] 17

보상	아동으로 하여금 특별한 방식으로 행동하도록 격려하는 긍정적 강화
무시하기	일관성 있게 무시를 하면 그 행동은 결국 소멸되거나 최소화 됨
방향수정	문제행동을 없애고 다른 활동이나 사물로 아동을 전환시키는 방법
논리적 설명	행동이 허용되지 않는 이유를 설명, 아동 후기에 적합
행동 결과의 체험	잘못된 행동의 결과를 체험하도록 하는것
타임아웃	• 아이가 잘못된 행동을 했을 때, 정해 놓은 일정한 장소로 격리시켜 조용히 자신의 행동에 대해 반성을 할 일정한 시간을 갖게 하는 방법 • 잘못하고 있는 아동에게 관심을 주지 않는 것 • 어린 아동일수록 더 효과적 : 3~13세
체벌	부모의 통제력이 상실되거나 자녀가 상해를 입을 수 있고 심각한 부정적인 결과를 초래할 수 있음

3) 부모의 역할 이행에 영향을 미치는 요인 [기출] 11
① 부모의 연령 : 적절한 연령은 18~35세
② 부모의 교육 : 부모로서의 준비

③ 지지체계 : 내적자원과 스트레스 대처
④ 아버지의 자녀 양육에 참여 정도

5 아동의 건강관리에 영향을 미치는 요인

1) 아동학대 기출 11, 14, 15, 22

보호자를 포함한 성인이 아동의 건강 또는 복지를 해치거나 정상적인 발달을 저해할 수 있는 신체적·정신적·성적 폭력이나 가혹행위를 하는 것과 아동의 보호자가 아동을 유기하거나 방임하는 것(아동복지법 제3조 제7항)

(1) 아동학대의 유형

① **신체적 학대** : 양육자가 의도적, 직접적으로 아동에게 신체적 손상을 입혀 고통을 주는 행위

> **참고 흔들린 아기(영아) 증후군(shaken baby(infant) syndrome)**
> 영아나 어린아이를 심하게 흔들어 구토, 호흡곤란, 두개 내 출혈, 망막출혈 등의 증상이 나타나거나 혼수상태나 사망에 이르게 하는 것
>
> **참고 피학대아 증후군(battered child syndrome, BCS)**
> 양육자로부터 심각한 신체적 학대를 받은 어린아동의 임상적 상태 의미
>
> **참고 뮌하우젠 증후군(Münchausen syndrome by proxy, MSBP)**
> 아동이 다른 사람의 지시에 의해 조작된 가짜 질병을 앓는 것을 의미

② **성적 학대** : 가장 심각한 유형으로 성교, 강간, 노출증, 매춘이나 포르노 매체의 제작 등 성적 폭력이나 가혹 행위, 성적으로 순종하도록 착취하는 행위

③ **방임** : 가장 흔한 학대의 유형으로 아동의 기본적 욕구의 돌봄을 제공하지 않는 행위

신체적 방임	생명유지에 필요한 의식주, 교육, 의료적 보살핌 등을 박탈
정서적 방임	애정, 관심, 정서적 양육에 대한 아동의 요구를 무시
정서적 학대	의도적으로 아동의 능력이나 자존심을 파괴하거나 손상 예 거절, 고립시키기, 위협하기, 무시하기, 욕설 퍼붓기 등

④ **유기** : 스스로 독립할 수 없는 아동을 격리·방치하는 행위(낯선 곳에 아동 버리기, 병원에 입원시킨 후 사라지는 행위)

(2) 학대아동의 단서

① **부모의 행동** : 아동을 걱정하는 모습이 없음, 아동의 신체적·정서적 상태를 고려하지 않음, 적대적이고 공격적, 아동이 입원해있는 동안 상태에 대한 관심이 없음, 조사과정이 맘에 들지 않을 경우 즉시 아동을 집으로 데리고 가겠다고 함

② **아동의 행동** : 아동은 부모에게 매우 둔감하거나 의존적, 부모와의 분리를 견디지 못함, 수동적, 비협력적, 신체적 접촉에 대한 두려움을 표현 등

(3) 학대아동의 간호
① 학대의 증거를 확인하고 학대로부터 아동을 보호
② 성적학대의 경우 증거확보 전 씻기거나 옷을 갈아입히지 않음
③ 학대에 대해 캐묻거나 유도질문 하지 않음
④ 아동과 가족을 지지
⑤ 아동이 스스로를 보호하도록 학대 예방 교육 시행
⑥ 간호사는 아동학대 신고의무자로서 관계 당국에 보고

2) 빈곤

영아사망률, 영양부족, 위생결핍, 소아비만 및 제2형 당뇨, 또래 관계에서 자신감 부족, 낮은 학업성취도에 영향을 미침

3) 그 외 대중매체, 가정폭력과 학교폭력, 인터넷, 스마트폰, 온라인 중독

PART 1 아동간호의 개념

01. 8세 아동의 부모는 게임 중독으로 아동에게 필요한 의복이나 식사를 제공하지 않고 아이의 양육에는 관심이 없는 상태이다. 이는 아동학대의 종류 중 어디에 해당하는가?

① 정서적 학대
② 방임
③ 유기
④ 신체적 학대
⑤ 양육자 학대

해설 [아동학대의 유형]
① 신체적 학대 : 양육자가 의도적, 직접적으로 아동에게 신체적 손상을 입혀 고통을 주는 행위
② 성적 학대 : 가장 심각한 유형으로 성교, 강간, 노출증, 매춘이나 포르노 매체의 제작 등 성적 폭력이나 가혹 행위, 성적으로 순종하도록 착취하는 행위
③ 방임 : 가장 흔한 학대의 유형으로 아동의 기본적 요구의 돌봄을 제공하지 않는 행위
④ 유기 : 스스로 독립할 수 없는 아동을 격리·방치하는 행위(낯선 곳에 아동버리기, 병원에 입원시킨 후 사라지는 행위)

02. 아동간호의 목적으로 옳은 것은?

① 주요개념은 성장이다.
② 질병이 있는 아픈 아동만을 대상으로 한다.
③ 아동중심으로 접근하여 간호한다.
④ 신체적 장애와 불구를 예방하는 것이 가장 중요하다.
⑤ 최적의 성장·발달을 성취하여 건강능력의 극대화를 도모한다.

해설 [아동간호의 목적]
아동과 그 가족이 가정과 지역사회 안에서 신체적, 정서적, 사회적, 인지적으로 건강하게 성장하고 발달하도록 촉진하는 것
① 태아, 신생아, 영유아, 학령기, 사춘기 아동을 포함한 간호
② 아동을 포함한 가족에게 간호를 제공
③ 아동을 가정과 지역사회 안에서 신체적, 인지적, 정서적, 사회적으로 건강하도록 성숙을 촉진
④ 아동의 건강을 최대한 유지·증진하고 질병으로부터 보호하고 질병을 예방하기 위해 가족중심 접근의 간호 제공

01. ② 02. ⑤

03. 아동과 가족에게 전문적 표준, 기관의 규정, 가족의 가치관과 종교 등을 고려하여 최소한의 유해한 행위나 최선의 치료적 결정을 내리는 간호사의 역할은?

① 교육
② 조정
③ 연구
④ 간호제공
⑤ 윤리적 의사결정

해설 [윤리적 의사결정]
간호사는 사회적 관습체계인 전문적 표준, 법, 기관의 규정, 가족의 가치관, 종교적 관습, 간호사 자신의 생각등을 모두 고려하여 최선 혹은 최소한의 유해한 행위를 결정해야 함

04. '게임은 일주일에 2시간만 할 수 있다'는 가족 내 규칙을 정하는 훈육방식은?

① 긍정적 강화
② 논리적 설명
③ 한계설정
④ 타임아웃
⑤ 부정적 강화

해설 [훈육방법]

행동수정	긍정적인 행동에는 보상하고, 부정적인 행동은 무시하는 방법
방향수정	문제행동을 없애기 위해 다른 활동이나 사물로 아동을 전환시킴
논리적 설명	행동이 허용되지 않는 이유를 설명, 아동 후기에 적합
결과의 체험	잘못된 행동의 결과를 체험하도록 내버려 두는 것
타임아웃	• 아이가 잘못된 행동을 했을 때, 정해 놓은 일정한 장소로 격리시켜 조용히 자신의 행동에 대해 반성을 할 일정한 시간을 갖게 하는 방법 • 잘못하고 있는 아동에게 관심을 주지 않는 것 • 어린 아동일수록 더 효과적 : 3~13세
한계설정	가족 내 규칙 또는 지침을 정하는 방식
체벌	부모의 통제력이 상실되거나 자녀가 상해를 입을 수 있고 심각한 부정적인 결과를 초래할 수 있음

정답 03. ⑤ 04. ③

아동의 성장발달

PART 2

CHAPTER 01. 성장과 발달
CHAPTER 02. 아동의 건강사정

CHAPTER 01 성장과 발달

1 성장과 발달의 용어정의

1) 성장
① 신체의 양적변화로 측정 가능
② 신체 전체나 일부의 크기, 세포의 수와 크기의 증가
  예 체중(kg) : 출생체중 2배(3~4개월), 3배(12개월), 4배(30개월)
    신장(cm) : 출생신장 1.5배(12개월), 2배(만 4세경)

2) 발달
① 낮은 단계에서 더 복잡한 단계로 나아가는 지속적이고 순서적으로 이루어지는 질적 변화
② 성장·성숙·학습을 통해 일어나는 복합적 능력의 증가, 기능과 기술의 점진적인 변화와 확장(언어, 운동 등)

3) 성숙
아동이 점차 더 높은 수준으로 기능하도록 신체 구조에 일어나는 변화로 유전적으로 계획되어 있음

4) 분화
발달의 경향, 즉 전체에서 특수부분의 발달을 서술하기 위해 이용

2 성장발달의 원리 기출 10, 11, 12, 14, 15, 17, 18, 19

1) 복합성
① 연속적, 비가역적, 일생동안 지속하는 복합적인 과정
② 유전과 환경 등 여러 가지 요소에 의해 영향을 받으며 상호 관련하여 발달(상호관련성)

2) 방향성이 존재
① 두미성 : 머리 → 발끝 방향(머리 → 몸통 → 다리)
② 근원성 : 중심 → 말초 방향(팔 → 손 → 손가락)

③ 분화 ┬ 단순한 것 → 복잡한 것
　　　　├ 일반적 → 세분화
　　　　└ 전반적 운동 → 미세 운동

3) 순차적, 연속성, 예측적
① 예측 가능한 연속성이 있으나 성장속도는 일정하지 않음
② 발달단계의 순서를 따라 진행하며 단계가 있어 보편적(기기 → 서기 → 걷기)
③ 태아기, 영아기, 청소년기에 급성장

4) 개인차
아동 그 자신만의 고유성과 독특성, 유전, 환경 등의 영향에 따라 다양한 속도와 차이를 보임

5) 결정적 시기
① 출생 후 최적의 성장발달이 이루어지는 시기
② 특정 발달 과업을 달성하는 민감한 시기
③ 결정적 시기에 상호작용의 질이 성장발달에 영향을 미침(적절한 자극이 필요)

3 성장발달이론

정리

연령대	Freud 성심리발달	Erikson 사회심리발달	Piaget 인지발달	Kohlberg 도덕발달
영아기 (출생~1세)	구강기	신뢰감 대 불신	감각운동기(0~2세)	도덕개념없음(0~2세)
유아기 (1~3세)	항문기	자율감 대 수치감과 의심	전조작기 전개념기(2~4세)	전인습적 도덕수준 1단계 (2~4세) ; 체벌과 복종 지향
학령전기 (3~6세)	남근기	솔선감 대 죄책감	전조작기 직관적 사고기(4~7세)	전인습적 도덕수준 2단계 (4~7세) ; 단순 규칙지향
학령기 (6~12세)	잠복기	근면감 대 열등감	구체적 조작기 (7~11세)	인습적 도덕수준 ; 착한 아동 지향, 법질서 지향
청소년기 (13~18세)	생식기	정체감 대 역할혼돈	형식적 조작기 (11~15세 또는 성인)	후인습적 도덕수준 ; 사회체계 지향

1) Freud의 성심리 발달이론　기출 10, 11, 14, 15
성적 본능이 성격발달에 중요한 역할을 하며 각 단계에서의 경험이 개인의 성격을 형성, 욕구가 충분히 충족되지 않으면 고착현상을 일으켜 발달에 영향을 미침

단계	연령대	특성
구강기(Oral)	출생~1세	• 양육자와 애착(attachment)이 중요 • 빨면서 욕구 충족 • 욕구 불충족 : 술과 흡연 등 애호, 남을 비꼬는 성격 갖음
항문기(Anal)	1~3세	• 배변 훈련 : 대소변의 억제와 배설을 통해 쾌락을 느낌 • 욕구 불충족 : 결벽증이나 인색함
남근기(Phallic)	3~6세	• 성기가 즐거움의 대상 • 동성부모와 동일시-역할습득, 자아상 발달 • 남아-오이디푸스/여아-엘렉트라 콤플렉스를 경험
잠복기(Latency)	6~12세	성적 욕구의 흥미가 약해지고 지식 획득과 놀이에 집중
생식기(Genital)	12세 이상	이성과 사랑하는 관계를 형성하는 방법을 배움

2) Erikson의 사회심리 발달이론 기출 12, 13, 14, 15, 16, 21, 24

건강한 자아 발달은 특정 단계에서 부딪히는 핵심 갈등에 대한 요구에 적응하는 것

발달 과제	연령대	특성
신뢰감 대 불신감	출생~1세 (영아기)	• 기본적 욕구가 충족시 신뢰감 형성, 불충족시 불신감 • 양육자의 일관성 있는 돌봄이 중요
자율성 대 수치심	1~3세 (유아기)	• 자기 신체와 환경을 조절하는 의도적 행동을 통해 자율성 획득 • 대소변 가리기, 밥 먹기, 옷입기 등의 독립적인 행동을 보이며 도움을 강요당할 때 수치심 느낌
솔선감 대 죄책감	3~6세 (학령전기)	• 목표 지향적, 모험적이고 적극적인 행동, 상상력 • 행동을 주도하며 자율성과 책임감 갖음
근면성 대 열등감	6~12세 (학령기)	• 적당한 과업과 실제적 성취를 통해 근면성 발달 • 학교생활과 또래관계에서 협동, 경쟁, 규칙 배움 • 타인이나 과한 기대에 부응하지 못할 때 열등감 느낌
자아정체감 대 역할 혼돈	12~18세 (청소년기)	• 빠른 신체적 변화가 특징 • 자기 자신의 존재에 대한 지각이 발달 • 부모로부터 독립을 원함 • 또래로부터 많은 영향을 받음

3) Piaget 인지발달이론 기출 12, 13, 14, 16, 17, 21, 25

단계		발달시기	특성
감각운동기		출생~2세	자극에 대한 행동반사반응, 대상영속성
전조작기	전개념기	2~4세	• 조작적인 사고가 거의 없음 → 직관적 사고 • 상징적 사고(눈앞에 없지만 있는 것처럼 생각, 정신적 표상을 형성) • 자기중심적 사고(다른 사람도 나와 동일하게 볼 것이라 생각) • 마술적 사고(생각하는 대로 사건이 일어날 것이라 생각) • 물활론적 사고(생명이 없는 대상에 생명의 특징을 부여하는 것) • 비가역적 사고(일의 과정이나 순서를 역으로 생각하지 못함)
	직관적 사고기	4~7세	자기중심적 생각 감소, 현실중심적인 놀이

구체적 조작기	7~11세	• 논리적 조작이 가능, 현실과 가상 구분 • 분류와 논리 : 사물의 특성에 따라 분류하고 논리적 순서에 따라 배열, 유사점과 차이점을 구분 • 유목개념(수집)과 서열화 • 보존개념(순서, 형태, 모양이 바뀌어도 사물의 특성은 변하지 않음을 이해) • 가역성(사고의 진행과정을 거꾸로 생각할 수 있는 능력) • 탈중심화(자기중심적 사고에서 벗어나 자신과 타인의 관점에서 생각하는 것)
형식적 조작기	11~15세 또는 성인기	가설적 사고, 추상적 사고, 과학적 사고, 체계적 사고, 명제적 사고

4) Kohlberg의 도덕발달이론 기출 11, 13, 17, 21, 24

piaget의 인지발달 이론을 도덕성 이론발달에 적용

수준	단계	연령	내용	
전인습적 도덕성 수준 (0~7세)	0단계	0~2세	옳고 그른 것에 대한 도덕 개념 없음	
	1단계	2~3세	외부의 처벌과 보상에 대한 규칙 준수	
	2단계	4~7세	아동 자신의 욕구 충족 수단으로서 도덕 판단 → 상대적 도덕	
인습적 도덕성 수준 (7~12세)	3단계	7~10세	타인의 반응과 사회적 규칙에 순응	착한 아동으로 인정받고 싶어 함
	4단계	10~12세	법과 사회적 질서의 준수를 가치있게 생각	
후인습적(원칙적) 도덕성 수준	5단계	청소년기	사회계약 지향의 도덕 → 사회정의와 보편적 도덕상, 법과 질서에 대한 가변성과 상대성을 지향	개인의 가치에 의해 도덕적 행위를 결정
	6단계	성인기	보편원리 지향의 도덕 → 법의 준수는 물론 양심에 따라 판단, 개인의 권리와 가치 존중	

4 아동의 언어발달

0~2개월	목울림 소리
2~6개월	옹알이
12~18개월	최초로 의미 있는 단어 사용, 대부분의 소리 모방, 2개 단어 문장 말함
2세	3~4개의 단어로 된 문장을 말함
3세	한번에 두세 가지 내용이 담긴 지시사항을 수행
4세	4가지 이상의 단어로 된 문장을 말함, 기억했다가 전달 가능
5세	5개 이상의 단어로 된 문장을 말함, 대부분의 대화 가능, 기본문법 완성
6~11세 이상	대명사, 명사, 전치사를 사용

5 아동의 발달과 놀이

1) 놀이의 기능
① 아동의 신체적, 인지적, 정서적, 사회·도덕성, 창의성 발달에 기여하며 아동의 성장과 발달을 강화
② **병원에서의 놀이** : 스트레스, 긴장, 불안을 감소시키며 감정을 표현할 수 있는 기회 제공

2) 놀이의 종류 기출 10, 11, 14, 16, 17, 20, 21, 22, 23

종류	특징	단계
단독놀이	• 같은 장소, 다른 장난감, 독립적으로 노는 것 • 자기의 신체 부위를 탐색 • 까꿍놀이 등을 통해 대상영속성 발달 도움	영아기
평행놀이	• 다른 아동들 곁에 있지만 함께 놀지는 않음 • 밀고 당기는 장난감, 모래놀이 등을 통해 근육협동력 발달 • 15M : 자발적 낙서, 18M : 공 던지기, 모방하여 한두획 그림, 24M : 공차고 놀기, 30M : 간단한 교차선, 수직선, 원 그리기 가능	유아기
방관놀이	• 다른 아동의 놀이에 직접 끼지 않고 지켜보는 것 • 주위 아동과 비슷한 장난감을 갖고 놀지만 독립적으로 놀이	
연합놀이	공동의 목표나 특별한 조직 없이 같이 노는 것	학령전기
모방놀이	• 타인 주로 성인을 모방하여 놀이하는 것 • 소꿉 놀이, 역할 놀이 등을 통해 역할과 주체성에 대해 배움	학령전기
협동놀이	• 공동의 목표를 가지고 조직화하여 노는 것 • 보드게임, 복잡한 퍼즐, 줄넘기, 두발자전거 타기, 스케이트, 축구, 수집, 악기 연주 등	학령기

CHAPTER 02 아동의 건강사정

1 연령별 신체사정에 대한 일반적 접근 [기출] 12, 15

1) 영아

(1) 출생~6개월
① 검진대에 누이거나 부모가 안고 앉아 있는 자세
② 아기가 수유중이거나 잠든 경우에는 아기를 깨우지 않고 심음, 폐음, 복부 청진 실시
③ 우는 아기는 부드러운 목소리로 조용히 얘기하고 울 때는 딸랑이, 노리개 젖꼭지로 달램

(2) 6개월~12개월(낯가림이 심한 시기) [기출] 15, 24
① 부모의 무릎에 안은 채로 검진 시행
② 아동이 울 때는 장난감으로 아기를 달램
③ 귀, 구강검진 같은 불편한 검사는 마지막에 시행

2) 유아(저항이 심할 수 있는 시기) [기출] 15, 19
① 편안한 분위기를 조성하도록 함
② 만일 억제가 필요하면 부모의 도움을 받아서 시행
③ 아동에게 검진 동안 사용될 물체를 만지도록 해줌

3) 학령전기(자발적인 협조가 가능한 시기) [기출] 19
① 놀이를 통해 편안한 분위기 조성
② 스스로 검진에 참여하고 협조하는 것을 칭찬함으로써 아동의 흥미를 유발
③ 침습적인 절차는 마지막에 수행

4) 학령기
① 아동과 신뢰감을 형성하기 위해 편안한 질문 유도(예 학교생활)
② 아동의 질문에 단순하고 개방적으로 답함
③ 머리에서 발끝으로 진행

5) 청소년기
① 부모가 없는 상태에서 검진을 시행하며 프라이버시를 존중하고 비밀 보장
② 머리에서 발끝으로, 복부검진에서 생식기검진으로 진행

2 효율적인 의사소통과 면담

1) 아동과 가족을 면담할 때 주의점 기출 12
① 자기소개, 상호작용, 신뢰관계를 형성, 자기소개시 간호사는 간호사의 역할에 대해 설명
② 발달수준에 맞는 언어 사용
③ 일상적인 대화로 시작하고 개방형 질문을 사용
④ 사생활과 비밀의 보장
📢 검사 및 시술시 주의점 : 신뢰관계 형성, 부모참여유무 확인, 아동의 발달 수준에 맞는 언어로 짧고 간단하게 설명

2) 부모와의 의사소통 전략 기출 25
① 대화격려 : 개방형질문을 사용하고 중요한 단어를 반복 사용하여 자세히 설명하도록 격려
② 면담의 방향 설정 : 부모의 자유로운 표현을 최대한 격려하면서 면담의 방향을 설정
③ 경청 : 효과적 의사소통에 있어 가장 중요한 요소, 대상자의 문화적 특수성을 고려하여 경청, 되도록 언어사용을 최소화하며 적극적인 경청으로 대상자의 비언어적 메시지를 알아차림
④ 침묵의 사용 : 대상자로 하여금 느낌이나 생각을 정리하도록 하고 질문에 대한 답을 찾게 함
⑤ 문제규명과 문제해결 : 간호사와 부모가 문제를 확인하고 의견이 일치하면 문제의 해결을 시도
⑥ 사전지도 : 부모로 하여금 자신감을 갖고 제공받은 정보를 활용할 수 있는 능력을 갖도록 강화
⑦ 의사소통 장애요소 제거하기 : 지나친 사교, 불필요한 충고나 말, 성급한 격려, 상투적인 용어나 문구, 말 가로채기, 성급한 판단과 결론 등

3) 아동의 발달 단계별 의사소통 전략 기출 16, 17, 22, 23, 24

발달단계	의사소통
영아기	• 충분한 시간을 갖고 의료진과 익숙해지도록 천천히 접근 • 안아주기, 부드러운 신체접촉, 조용하고 차분한 목소리 사용
유아 및 학령전기	• 아동에게 초점을 맞추어 유아적 언어를 사용 • 단순하고 짧은 문장과 친숙한 단어를 사용 • 아동이 잘못 해석할 수 있는 부주의한 말은 사용하지 않음 • **신체에 접촉될 물건을 만져보게 하여** 익숙하도록 유도, 낯선 기계나 기구는 치움 • 놀이, 인형, 그림책 등을 이용
학령기	• 질문을 허용하고 유도하며 관대한 분위기 유지 • 아동의 관심사를 말로 표현하도록 격려 • 비디오, 책 등을 이용
청소년기	• 궁금한 내용이나 관심분야에 대해 대화 시도, 개인적 요구 존중, 비밀보장 • 다양한 의사소통 기술을 사용하여 의사소통 격려

3 신체사정

1) **전반적인 외양(얼굴, 자세, 신체움직임, 개인위생상태, 영양상태, 아동의 행동) 관찰**

2) **건강력 청취** : 정확한 병력 청취는 신체검진에서 가장 중요한 부분

3) **구체적으로 자료 기록**

4) **성장사정**

   (1) 신장
   - ① 생후 24~36개월까지 : 평평한 측정대에 앙와위로 눕히고 길이(length) 측정
   - ② 키 : 측정기 위에 똑바로 서서 측정
   - ③ 1년간 50% 성장하여 1세 때는 태어날 때의 1.5배가 됨

   (2) 체중 기출 25
   - ① 측정하기 전 저울의 균형과 영점을 맞춤
   - ② 영아 : 옷을 모두 벗기고 아기체중계에 눕혀서 측정
   - ③ 아동 : 속옷을 제외한 모든 옷을 탈의 후 성인체중계에 선 채로 측정
   - ④ ┌ 3~5개월 : 출생 시 몸무게의 2배
     └ 1세 때 : 출생 시 몸무게의 3배

   (3) 머리둘레와 가슴둘레
   - ① 출생~36개월까지의 아동은 두위 측정 : 줄자를 이용하여 눈썹 바로 위에서(안와상연) 후두부 융기부분을 둘러서 측정
   - ② 가슴둘레는 생후 1년까지 측정, 호기의 끝에 가슴 주위 유두선을 따라 측정
     - ┌ 출생시 : 두위 > 흉위
     - ├ 12개월까지 : 두위 = 흉위
     - └ 12개월 이후 : 두위 < 흉위

   (4) 피부주름 두께 및 팔 둘레
   - ① 삼두근부 피부주름 두께 : 캘리퍼를 이용하여 팔의 후면 중간지점에서 피부를 집고 측정 → 저장된 지방의 양을 반영
   - ② 상완 둘레 : 줄자로 견봉돌기와 주두돌기 사이의 중간지점 측정 → 근육량과 지방량 반영

   (5) 성장 차트 이용
   - ① WHO 성장표준 : 0~2세의 영유아 모니터
   - ② 질병관리본부 성장표 : 2세 이상의 아동 모니터
   - ③ 체질량 지수(BMI, Body mass index; 체중÷(신장)^2) : 과체중아 선별을 위해 사용 기출 17
     - ㉠ 과체중 위험 : 85~95 백분위수
     - ㉡ 과체중 : 95 백분위수 초과 시

④ 성장장애 기출 17, 20, 25 : 성장도표에서 97 백분위수를 초과하거나 3 백분위수 미만의 체중과 신장을 가진 경우 → 성장장애 의미, 정밀검사 필요

5) 생리기능 사정(활력징후)

(1) 체온

① 신체 부위별 체온 차이(직장 > 구강 > 액와)
② 고막 : 신속한 측정가능

(2) 맥박 : 1분간 측정

① 심첨 청진 : 2세 이하, 심장 질환, 심박동이 불규칙한 경우, 강심제와 같은 약물 투여시
② 요골 촉진 : 2세 이상

(3) 호흡

① 영아 : 1분간 청진으로 측정
② 유아, 큰 아동 : 흉곽팽창의 시진이나 청진으로 측정

(4) 혈압 기출 16

아동에 맞는 커프 사용(좁은 커프는 높게 측정되고 넓은 커프는 낮게 측정됨) → 커프 공기주머니의 길이는 팔의 80~100% 덮고, 커프의 너비는 상완둘레의 40%가 되어야 함

4 신체검진

① 일반적으로 머리끝에서 발끝방향으로 진행
② 체중, 신장, 머리둘레는 매우 중요한 성장지표
③ 영양 상태의 지표 : 상완둘레, 피부두께, 체중

1) 전반적인 외양(얼굴, 자세, 신체움직임, 개인위생상태, 영양상태, 아동의 행동) 관찰

① 기본사정순서 : 시진 → 촉진 → 타진 → 청진
② 복부사정순서 : 시진 → 청진 → 타진 → 촉진

2) 피부, 머리카락, 손톱과 발톱

3) 림프절 사정

① 손가락 끝으로 부드럽게 원을 그리며 촉진, 작고 둥글며 압통이 없는 것이 정상
② 편도선 크기 : 학령기에는 성인보다 크다가 청소년기에 성인의 크기와 같아짐

4) 머리

① 머리와 얼굴의 대칭성, 움직임, 전반적 모양

② 영아의 봉합선을 촉진, 천문 상태확인

- 함몰된 천문 : 탈수, 영양장애 등
- 융기된 천문 : 두개내압 증가, 혈종, 갑상샘기능저하증 등

③ 4개월경 머리를 몸의 중앙선에 똑바로 세움, 6개월 이후에도 머리를 가누지 못하면 뇌손상의 가능성을 암시하므로 정밀검사 받도록 권유

5) 흉부와 폐
① 흉위 측정 : 유두선을 지나 흉곽을 둘러 줄자로 측정. 흡기와 호기를 각각 측정하여 평균 기록
② 6~7세 이하 복식 또는 횡격막호흡, 7세 이상 흉식호흡
③ 영아기에는 전후직경과 좌우직경이 거의 같은 원통형 가슴, 2세 이후 좌우직경이 전후직경의 2배가 됨
④ 흉벽의 움직임 : 좌우 대칭

6) 폐
① 폐의 하부 늑골연을 따라 양손의 엄지를 중앙선에 놓고 등이나 가슴에 손을 편평하게 놓은 뒤 호흡운동 평가, 간호사의 손은 아동의 흉벽과 함께 움직여 호흡의 크기와 속도, 비대칭적 운동 유무를 관찰
② 호흡음 청진 : 울거나 말하거나 웃지 않도록 하고 시행

7) 심장
① 반좌위로 앉아서 시진
② 아동에게 제 3심음은 정상일 수 있음
③ 아동의 심첨맥박은 좌측 중앙쇄골선에서 4~5번째 늑간이 만나는 곳에서 촉진, 모세혈관충전 검사를 통해 말초혈액순환 사정

8) 복부
① 아동의 배는 생리적 척추전만증으로 볼록한 모양 → 4~5세에 사라짐
② 항진된 연동운동 : 설사, 위장염, 장폐색
③ 소실된 연동운동 : 마비성 장폐색, 초기 복막염

9) 눈 기출 23

(1) 시력 : 연령과 발달 정도에 따라 결정하며 3세 이하에 시작하도록 권장

① 진용한 시력표 : 30~36개월의 글씨를 모르는 경우 사용, 그림과 숫자 시력표가 있음
② Snellen 시력표 : 6m 거리에 아동을 서게 한 후 문자를 맞히는 시력표로 6세 이상의 아동에게 사용

(2) 사시(비양안시)

① 외안근 검사 : 머리 고정 후 30cm 거리에서 6가지 기본 주시방향으로 물체를 보도록 함, 각 방향으로 평행하게 쫓아가지 못하면 사시

② 각막광반사검사 : 40cm 거리에서 홍채에 빛을 비추어 검사, 광반사가 한쪽 눈의 중앙에서 벗어나면 그쪽 눈이 비정상
③ 안근기능검사(가림/치움검사) : 고정된 물체를 응시하게 하고 한쪽 눈을 가리면서 또는 가려졌던 눈을 열면서 눈의 움직임을 관찰, 가리개를 제거했을 때 양쪽이 움직이지 않은 것이 정상

(3) 주변시 검사 : 시야검사 → 바깥쪽에서 안쪽으로 사물을 움직여서 보이기 시작하는 위치 확인

(4) 색각검사 : 색맹유무를 검사하는 것으로 X염색체 열성으로 유전, 남성의 8~10%

10) 귀

(1) 이경 검사 : 3세 미만은 이개를 후하방으로 3세 이상은 후상방으로 잡아 당겨 고막 관찰

(2) 음차 검사 : 공기전도와 골전도에 의해 들을 수 있는 능력을 파악하여 전도성 난청과 감각신경성 난청을 확인하기 위함

11) 생식기

(1) 남성 생식기
① 영아나 어린 아동은 음낭의 근위부가 넓고 원위부는 좁음(청소년은 근위부가 좁음)
② 음낭의 비대칭은 정상

(2) 여성 생식기
① 사생활보호, 질경을 통한 내부검진은 실시하지 않음
② 신생아는 소음순이 더 두드러짐

12) 유방 : 모체의 에스트로겐의 영향으로 영아의 유방은 울혈되어 보일 수 있음

13) 신경계

- 신경계 발달 정도와 기능, 기능부전 여부를 확인하기 위함
- 출생~6세 아동은 한국형 Denver-II 발달검사를 통해 사정

(1) 대뇌
인지기능, 의식수준, 지남력, 사고과정, 언어능력 등

(2) 소뇌
① 위치 감각과 평형 감각
② Finger to nose test, Heel to toe test
③ Romberg test : 소뇌의 균형과 조절을 사정하는 검사
 • 똑바로 서서 옆으로 넘어지는지 확인
 • 눈을 감은 채, 눈을 뜬 채 두 번 검사

14) 운동계 : 근육의 크기와 근긴장도, 불수의적 운동, 근육강도 사정

15) 근골격계

(1) 영아
① 다리 길이 측정 : 선천성 고관절 탈구 확인
② Allis sign : 아동이 누운 상태에서 무릎을 세우면 탈구된 다리의 무릎 높이가 낮음
③ Ortolani test : 탈구된 다리를 제 위치에 넣었을 때 느껴지는 마찰음 확인
> **방법** 고관절, 무릎관절 90°로 굴곡-중지는 큰 돌기(대전자부위), 엄지는 작은 돌기(소전자부위)-대전자 부위를 내측으로 밀면 환측에서 '뚝' 마찰음과 함께 고관절이 정복되는 느낌이 듦

④ Barlow test : 엉덩이 관절을 중립 또는 약간 바깥쪽으로 밀어 탈구를 유도하는 검사
> **방법** 고관절, 무릎관절 90°로 굴곡-엄지는 작은 돌기(소전자부위)-후외방으로 밀면 고관절이 탈구되는 느낌이 들고 '뚝' 하는 마찰음

(2) 유아, 학령전기 아동, 학령기 아동
① 내반슬, 외반슬 확인
  ㉠ 내반슬 : 선 자세에서 발목의 복사뼈를 붙인 상태에서 무릎 사이의 거리가 5cm 이상 떨어져 있는 경우, 걷기 시작한 후 1년 유아는 정상 → 2세, 적어도 학령기 전까지 저절로 교정되나 지속될 경우 전문적 평가 필요
  ㉡ 외반슬 : 양 무릎을 함께 모았을 때 무릎은 가까이 붙는데 발목이 7.5cm 이상 떨어진 경우, 2~7세 아동에서는 정상적으로 볼 수 있고, 8세 이후까지 지속되면 검사
② 전만증 확인
  복부가 돌출되나 복근이 충분히 발달되지 않아 요추가 앞으로 만곡되는 경우, 유아는 정상

(3) 청소년
척추측만증 검사 : 앞으로 굽히도록 해서 어깨와 팔을 자유롭게 내려뜨려 하부 흉늑골과 옆구리 부분이 상승되지 않는지 검진

16) 감각계
① 일차성 감각과 피질 및 식별감각기능을 사정함
② 자극에 대한 아동의 지각과 해석, 아동의 연령과 발달수준에 관련이 있음

17) 반사
심부건 반사(이두근, 삼두근, 상완요골, 슬개건, 아킬레스 등)와 표재성 반사(복부, 거고근, 족저)

5 영양사정 기출 16, 17, 24

1) 식이력 : 음식물의 섭취빈도를 평가, 음식물의 선택과 조리에 영향을 줄 수 있는 경제적·문화적 요인들을 확인
① **24시간 상기법** : 24시간 동안 섭취한 음식의 종류와 양에 대해 회상하는 것으로 쉽고 편리하여 영양사정을 할 때 널리 이용

② 식사일기(식사일지) : 섭취한 음식물의 종류와 양을 기록하게 하는 것
③ 식사빈도 기록(식품섭취 빈도 조사) : 일정기간 동안 5가지 기초 식품군에 대해 아동이 섭취한 음식의 횟수를 기록하는 것

2) 임상검사
① 신체계측 : 키, 몸무게, 어린아동의 경우 머리둘레, 신체의 비율, 피부주름 두께, 팔 둘레
② 생화학적 분석 : 생화학적 검사

6 발달사정

1) 한국형 Denver II 발달검사(DDST) 기출 09, 15, 20
① 출생~6세 아동의 잠재적 발달지연이나 위험성 평가 기출 15
② 각 항목 검사집단의 25%, 50%, 75%, 90%가 특정 항목을 수행할 수 있었던 연령 등을 나타내는 막대로 표시
③ 지능검사가 아니라는 사실을 부모에게 설명
④ 수행점수 기록 : 통과(pass, P), 실패(failure, F), 기회 없음(no opportunity, NO), 거절(refusal, R)
⑤ 미숙아는 교정연령으로 평가
    🔖 검사 연월일-생년월일-조산된 달, 날(단, 2주 이하 조산아나 3세 이상 아동은 교정하지 않음)
⑥ 평가 영역(4가지)
    ㉠ 개인-사회성 : 타인과 어울리는가 및 개인적 자가간호 수행 능력
    ㉡ 미세 운동 : 눈-손 움직임의 조화, 문제해결 능력
    ㉢ 언어 : 언어를 듣고 사용하고 이해하는 능력
    ㉣ 운동 발달 : 앉거나 뛰는 능력
⑦ 결과해석 기출 20, 24
    ㉠ 정상 : 지연 없음, 주의가 최대 1개 → 다음 정규방문 시 검사 시행
    ㉡ 의심 : 1개 이상의 지연, 혹은(and/or) 2개 이상의 주의 → 1~2주 내 재검사 실시
    ㉢ 검사 불가 : 연령선에 대해 완전히 왼쪽에 있는 항목 1개 이상에 거절, 또는 75~90% 사이를 지나는 항목 2개 이상 거절 → 1~2주 내 재검사 실시

PART 2 아동의 성장발달

01. 아동의 생물학적 성장발달의 원리로 옳은 것은?

① 다리, 몸통에서 머리쪽으로 발달한다.
② 말초에서 중심부로 발달하며 방향성이 존재한다.
③ 발달단계의 순서에 따라 진행하며 예측이 가능하다.
④ 환경과 상호작용에 의해 이루어지나 유전의 영향은 없다.
⑤ 개인차 없이 성장속도는 일정하다.

해설 [성장발달의 원리]
- 복합성 : 연속적, 비가역적, 일생동안 지속하는 복합적인 과정
- 유전과 환경 등 여러 가지 요소에 의해 영향을 받으며 상호 관련하여 발달(상호관련성)
- 방향성이 존재
  - 두미성 : 머리 → 발끝 방향(머리 → 몸통 → 다리)
  - 근원성 : 중심 → 말초 방향(팔 → 손 → 손가락)
- 순차적, 연속성, 예측적 : 예측 가능한 연속성이 있으나 성장속도는 일정하지 않음
- 개인차 : 아동 그 자신만의 고유성과 독특성, 유전, 환경 등의 영향에 따라 다양한 속도와 차이를 보임

02. 아동발달 단계 중 탈중심화의 특성과 현실과 가상을 구분하며 보존개념이 나타나는 시기는?

① 구체적 조작기
② 전조작기
③ 직관적 사고기
④ 감각운동기
⑤ 형식적 조작기

해설 [Piaget 인지발달이론]

구체적 조작기 (7~11세)	• 논리적 조작이 가능, 현실과 가상 구분 • 분류와 논리 : 사물의 특성에 따라 분류하고 논리적 순서에 따라 배열, 유사점과 차이점을 구분 • 유목개념(수집)과 서열화 • 보존개념(순서, 형태, 모양이 바뀌어도 사물의 특성은 변하지 않음을 이해) • 가역성(사고의 진행과정을 거꾸로 생각할 수 있는 능력) • 탈중심화(자기중심적 사고에서 벗어나 자신과 타인의 관점에서 생각하는 것)

01. ③   02. ①

03. 발달성 고관절 이형성증 환아의 증상으로 옳은 것은?

① 환측 둔부의 주름이 더 적다.
② 대전자부가 함몰되어 있다.
③ 환측 대퇴가 정상다리보다 더 길다.
④ 양측 무릎의 높이가 다르며 탈구된 측이 낮다.
⑤ 환측의 대퇴관절의 내전이 제한된다.

해설 [발달성 고관절 이형성증(선천성 고관절 탈구)]
- 정의 : 고관절의 불완전한 발육으로 대퇴골두가 골반의 관골구에 위치하지 않은 상태
- 증상
  - 탈구된 쪽 대퇴가 짧음, 굴곡시에 둔부의 제한된 외전, 다리 길이가 다름
  - 둔부와 대퇴주름의 비대칭(탈구된 다리의 안쪽 대퇴 위의 피부 주름이 많음)
  - 이상한 걸음걸이 : 일측성이면 절뚝거리는 걸음, 양측성이면 오리걸음

04. 48개월 남아가 돌부리에 걸려 넘어져 울면서 부모에게 돌을 혼내달라고 한다. 이런 사고의 특징은?

① 비가역적 사고
② 자기중심적 사고
③ 분노발작
④ 마술적 사고
⑤ 물환론적 사고

해설 [피아제의 인지발달 이론 중 전조작기(2~7세)]

전조작기	전개념기 (2~4세)	· 조작적인 사고가 거의 없음 → 직관적 사고 · 상징적 사고 : 눈앞에 없지만 있는 것처럼 생각(정신적 표상을 형성) · 자기중심적 사고 : 다른 사람도 나와 동일하게 볼 것이라 생각 · 마술적 사고 : 생각하는 대로 사건이 일어날 것이라 생각 · 물활론적 사고 : 생명이 없는 대상에 생명의 특징을 부여하는 것 · 비가역적 사고 : 일의 과정이나 순서를 역으로 생각하지 못함
	직관적 사고기 (4~7세)	자기중심적 생각 감소, 현실중심적인 놀이

정답 03. ④ 04. ⑤

05. Denver 발달선별검사 결과 언어영역에서 '지연' 1개 있고, 나머지 항목은 모두 정상일 때 부모에게 설명해야 할 내용으로 적절한 것은?

① "1개의 지연은 정상으로 해석합니다."
② "같은 연령에 비해 지능이 떨어지는 것으로 나왔습니다."
③ "발달지연이 의심되니 매년 1회 정기적으로 검사를 받으셔야 합니다."
④ "1~2주 내에 다시 한 번 검사를 받도록 하세요."
⑤ "발달장애로 진단되었습니다."

해설 [Denver 발달선별검사 해석]
- 기록해석
  - 우수 : 연령선에 대해 완전히 오른쪽에 있는 항목을 통과
    (검사 대상자보다 나이가 많은 아동들의 25% 미만이 통과하는 항목)
  - 양호 : 연령선이 25%와 75% 사이를 지나는 항목을 통과
  - 주의, 요관찰 : 연령선이 75%~90% 사이를 지나는 항목을 실패 또는 거절
- 결과해석
  - 정상 : 지연이 없고 주의 1개 이하
  - 의심 : 1개 이상의 지연이 있거나 주의 2개 이상
  - 검사불가 : 연령선에 대해 완전히 왼쪽에 있거나 75%~90% 사이를 지나는 항목 1개 이상에서 거절
  *의심, 결과불가 대상자에게는 1~2주 후 재검을 받도록 권유
  *주의는 연령선에 대해 완전히 왼쪽에 있는 항목을 실패했거나 거부했을 때 내릴 수 있다.

05. ④

아동간호의 기본원리

PART 3

PART 03 아동간호의 기본원리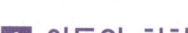

1 아동의 처치

1) 처치과정에 대한 설명

처치 전	• 통증이나 불편감에 대해 대처하는 방법 교육 • 발달단계에 맞는 언어를 사용하여 설명 • 가능하면 아동에게 선택권 부여 • 시작 전 손을 씻고 표준지침을 따름
처치 중	• 처치과정에 대한 정보 제공 • 가능한 상황이라면 부모 참여
처치 후	• 처치에 대한 감정(분노 등)을 표현하도록 함 • 연령에 따라 적절한 보상 시행 • 안위와 지지 제공 • 처치과정, 수행, 결과에 대해 기록

2) 아동의 처치를 위한 준비

① 치료실은 아동 병실에서 떨어진 개별적인 공간으로 침습적 처치를 위한 장비를 갖춤
② 정서적 지지를 위해 아동이 신뢰하는 사람과 함께 있도록 함
③ 발달 수준에 맞는 적절한 단어를 사용함
④ 가능한 경우 아동에게 선택권을 줌
⑤ 아동과 가족에게 처치 동안 협조할 수 있는 방법에 대해 설명
⑥ 필요하다면 처치 동안 부모의 참여를 격려함

3) 처치에 대한 동의

① 모든 외과적, 침습적 처치는 처치 전 시술동의서를 받아야 함(예 요추천자, 골수천자 등)
② 처치나 치료의 장점과 위험 가능성에 대한 정보 제공
③ 정맥주사 삽입, 검체 수집, 투약 등은 입원 시 서명한 처치에 대한 동의로 대체 가능
④ 처치수행자가 동의서를 받고, 담당 간호사는 동의서에 서명여부를 점검

2 아동안기와 이송방법

① 영아의 갑작스러운 움직임을 예상하며 안전하게 안도록 함
② **요람 안기** : 수평자세로 등을 받치고 허벅지를 잡아서 안는 자세 → 2~3개월 영아에게 적용
③ **어깨 위로 안기** : 세워서 운반할 때, 자신의 흉부에 의지해 어깨 위로 안는 자세
④ **미식축구공 안기** : 안는 사람의 몸과 팔꿈치 사이에 영아를 감싸고, 팔로 영아의 몸을 받치며, 손으로 목을 지탱하는 자세
⑤ **4개월 미만의 영아** : 머리를 받쳐서 지지
⑥ **아기띠 사용** : 띠 안에서 영아의 머리를 지지
⑦ **유아용 침대나 요람, 유모차 이동** : 안전벨트를 채우고 항상 난간을 올림

3 아동의 입원

1) 입원이 아동에게 미치는 영향

부모와의 분리(분리불안), 신체적 손상과 통증, 낯섦에 대한 공포, 통제력과 자율성 상실, 제한과 결과에 대한 불확실성

> **참고** 질환에 대한 반응 : 공포, 분리불안, 통증, 통제력 상실, 분노, 죄책감, 퇴행

2) 입원으로 인한 발달 단계별 문제점과 접근방법 기출 16, 17, 22, 23, 24

발달단계	문제점	접근방법
영아와 유아	• 분리불안(저항-절망-무관심의 3단계) • 통제감과 자율감의 약화로 좌절, 퇴행, 분노발작 • 손상과 통증에 대한 두려움	• 안위를 위해 노리개를 허용 • 가능한 부모가 옆에 있게 함 • 영아가 안정감을 느낄 수 있는 물건을 가져오게 함 • 동일한 간호사가 지속적으로 간호
학령전기	손상에 통증에 대한 두려움, 통제력 상실, 질병을 죄에 대한 처벌로 인식하여 수치감, 죄책감을 느낄 수 있음	• 모든 절차를 정직하게 설명 • **놀이, 인형, 그림 등으로 자신의 느낌을 표현하도록 격려** • 통증유발 처치는 처치실에서 시행
학령기	친구와의 분리로 인한 상실감, 좌절, 우울, 적대감을 경험할 수 있음	• 행동의 한계를 알려주고 따르도록 하며 적절한 통제력을 갖도록 함 • 도표나 신체모형, 인형등을 활용하여 설명 • 질문할 수 있는 기회 제공 • 자신의 간호에 참여하도록 격려
청소년기	입원으로 인해 발생되는 의존성과 사생활 침해로 거부감과 비협조적, 위축, 좌절, 자기주장, 분노를 나타낼 수 있음	• 간호행위 전 설명 • 사생활 존중

4 안전문제

1) 억제대(신체보호대) 기출 17

(1) 억제대 적용시 주의점
① 의사처방과 병원 규정을 확인
② 충분한 설명 후 최소한으로 억제
③ 억제 부위의 순환, 피부, 신경혈관계, 감각 등 매 1~2시간마다 확인
④ 2시간마다 억제대 제거, 관절범위운동, 체위변경 시행
⑤ 엄지손 빨기와 같은 아동의 발달요구를 고려하여 덜 조이는 억제대를 사용

(2) 억제대의 종류
① 재킷 억제 : 침대에서 기어나가지 못하게 하거나 의자에 앉아 있도록 하기 위해 시행
② 전신 억제(미라억제법) : 머리나 목 부위의 치료나 검사 시 시행(정맥천자, 인후검사, 위관영양)
③ 팔꿈치 억제 : 손이 얼굴이나 머리에 가지 않기 위해 시행(토순수술, 피부 긁음 방지)
④ 팔다리 억제 : 사지의 운동제한을 위해 시행

2) 낙상예방

(1) 낙상 위험요인
진정제와 같은 약물의 사용, 의식상태의 변화, 활동 및 기능의 제한, 환경의 변화, 부모의 부주의, 아동의 연령(3세 미만)

(2) 낙상 예방을 위한 예방책
① 낙상위험요인 확인되면 '낙상주의' 팻말 적용
② 아동을 혼자 두지 않기
③ 침상난간 올리고, 침대는 낮게, 잠금장치 작동, 야간등 켜두기 기출 22
④ 바닥은 젖지 않게 유지, 불필요한 물건을 치우기, 적절한 조명을 제공, 미끄럼 방지 신발 같은 보조기구 사용
⑤ 호출기는 침상 가까이 두고 이용방법을 교육

5 검사물 채취

1) 대·소변 검사
① 소변을 가리지 못하는 아동은 아동용 소변 수집백 이용
② 소변검사 종류 : 일반 소변 검사, 배양검사, 24시간 소변 검사
③ 대변검사 : 대변에서 혈액, 기생충, 세균 등을 검사하기 위해 수집

2) 객담 검사
① 호흡기 감염 확인과 진단을 위해 실시
② 비강세척 : RSV(respiratory syncytial virus, 호흡기 세포융합바이러스), 독감, 백일해 확인 위해 시행
③ 인후/비인두 검사는 멸균면봉을 이용하여 수집

3) 혈액 검사

① 경정맥 · 대퇴정맥 천자 : 정맥천자 후 출혈이 멈출 때까지 3~5분 천자부위를 압박
② 모세혈관 혈액 채취 : 일회용 아동용 란셋으로 손가락이나 발꿈치에서 천자

4) 뇌척수액 검사

① 세균이나 비정상세포의 확인, 뇌척수내압 측정, 약물 주입을 위해 시행
② 요추 3~4번 사이 지주막 하강에 삽입한 후 척수액을 뽑아 수집

5) 골수흡인 : 아동은 후장골능, 영아는 경골과 전장골능을 가장 많이 이용 기출 14

6 투약

1) 경구 투여 기출 15

(1) 영아

① 우유나 이유식과 함께 투약 금지
② 약 용량을 확인할 수 있는 주사기나 점적기를 이용하여 입 가장자리 볼쪽(혀 옆쪽)으로 소량씩 투여
③ 앙와위나 복위로 있을 때 구강투약 금지 → 흡인예방
④ 입 밖으로 흘러나온 약은 다시 먹일 수 있음

(2) 유아와 학령전기

① 주사기, 계량컵, 약컵 등으로 투약
② 약 2세가 되면 정제를 갈아서 용액과 섞어줄 수 있음

2) 안약 투여

① 투약 시 아동의 머리와 팔을 잘 붙잡거나 미라억제법 적용
② 내안각에서 외안각의 방향으로 투여
③ 점적약은 결막낭에 점적하며 두 가지 약제를 동시 투여 시 점적제 투약 후 안연고 투약

3) 귀약 투여 기출 13, 14

① 이개의 방향을 3세 미만은 후하방, 3세 이상은 후상방으로 당김 → 외이도가 직선으로 되어 약물이 잘 들어감
② 체위 : 고개를 옆으로 돌린 앙와위

4) 호흡기 약물흡입 치료

식사 직후 투약 금지(흡인 위험), 스테로이드 마지막 투약, 투약 후 입을 물로 헹굼

5) 직장 내 투약

① 좌측 심스위를 취하게 하고 직장 내괄약근 안으로 삽입
② 투약 후 5~10분 후 배변

6) 주사

(1) 근육 주사

구별	특징
영아 기출 25	• 주사 부위 : 외측 광근(가쪽넓은근) • 안전용량 : 0.5cc 정도
유아와 학령전기 아동	• 3세 이전 : 외측 광근, 복측 둔근(외측 광근보다 통증 덜함) • 3세 이상 : 삼각근 가능(0.5~1cc만 사용), 예방주사시 이용
학령기 아동	주사 부위 : 복측 둔근(배쪽볼기근)
청소년	주사 부위 : 삼각근(어깨세모근), 복측 둔근(배쪽볼기근)

(2) 정맥 주사

① 주사 부위 : 손, 손목, 머리(영아)
② 주의사항
  ㉠ 주입속도를 확인 : 너무 빠르면 심부전이나 폐부종, 너무 느리면 탈수
  ㉡ 정맥주사부위의 침윤, 정맥염이나 감염징후 사정
  ㉢ TPN(완전비경구 영양요법) : 굵은 혈관으로 주입 펌프 이용, 특수 필터 부착된 수액튜브 사용, 적어도 24시간마다 교환

(3) 피하 주사

① 주사 부위 : 상박 후면 바깥쪽, 대퇴부 전면, 배꼽 주위 2인치 반경을 피한 복부
② 주사 종류 : 인슐린, 헤파린
③ 주의 : 투약 후 주사부위를 마사지하지 않고 부드럽게 압박

(4) 피내 주사

① 주사 부위 : 전완의 안쪽 또는 상부 외측
② 주사 종류 : 알레르기반응검사, PPD 검사

7 위관영양

1) 비위관

① 종류 : 비위관(주로 사용), 구위관(비강호흡하는 어린 영아)
② 튜브 길이 : 코~귀~검상돌기~배꼽 중간 또는 코~귀~검상돌기 끝 기출 19
③ 튜브 선택 : 영아 5~10Fr
④ 튜브 삽입 확인 : 공기 주입하며 청진, 위내용물 흡인, 방사선 사진으로 위치 확인
⑤ 금기 : 비강폐색, 식도기관루, 식도협착 등 튜브 삽입을 방해하는 기형

2) 위장관 영양 기출 15

① 튜브의 위치 및 위내용물을 흡인하여 잔여량을 확인 후 영양 공급 → 잔류량은 다시 주입
② 영양액 주입 전 증류수 또는 멸균된 물로 관을 통과시킴
③ 우유는 중력에 의해 흐르도록 천천히 공급
④ 호흡부전, 청색증, 복부팽만, 구토가 발생하면 영양을 중지 및 보고
⑤ 영아에게 노리개 젖꼭지를 물려줌 → 빠는 욕구 충족 위함
⑥ 영양액 주입 후 우측위나 복위를 취하고 가능하면 앉아 있도록 격려

8 관장

① 연령에 맞는 관장 팁을 선택하고 삽입(길이: 2.5~10cm)시 윤활제를 이용하여 직장손상과 천공을 방지
② 등장성 용액 이용
③ 관장액 주입시간, 용액의 종류와 양, 대변의 양과 특성, 아동의 반응 등 기록

9 장루

① **직장루** : 밀폐성 직장, 선천성 거대결장, 괴사성 장염, 장폐색, 장중첩, 크론병과 궤양성 장염
② **요로전환술** : 폐쇄성 요로질환, 선천성 기형, 신경성 방광일 경우

10 산소치료

1) 종류

① 비강 캐뉼라 : 중등도의 저속 산소 제공
② 단순 안면 마스크 : 중등도의 산소 공급
③ 벤츄리 마스크 : 중등도의 산소 및 정확한 산소농도 공급
④ 부분·완전 비재호흡 마스크 : 호기가스가 백에 잔류하여 산소와 혼합되는 저장소가 부착
⑤ 산소텐트 : 가습화 된 산소환경
⑥ 산소후드 : 고농도의 산소 투여 가능, 흉부사정 용이

2) 산소화 사정

(1) 맥박산소측정법(pulse oxymetry)

혈액 산소 포화도 측정(산소포화도는 완전 포화된 산소분자를 운반하는 헤모글로빈의 비율(%))

(2) 동맥혈 가스분석

① 상완동맥, 요골동맥 채혈
② 천자 후 최소 5분간 압박
③ 검사물은 아이스박스에 넣어 즉시 검사실로 보냄

11 흉부물리요법(CPT, chest physiotherapy)

① 체위배액, 흉곽의 타진과 진동, 기침, 심호흡 훈련 등을 포함
② 목적 : 분비물 제거, 폐의 재확장, 호흡근의 효율적인 사용 촉진, 수술후 무기폐와 폐렴 예방
③ 금기 : 두부손상, 급성 천식, 흉곽 외상, 골형성부전증, 폐종양 아동

12 기관절개관 간호

1) 흡인

① 카테터 크기는 기관절개관 내부 지름으로 1/2 정도, 낮은 흡인압(60~80mmHg)을 이용
② 분비물이 묽고 흡인하기 쉽도록 가습화된 환경 제공
③ 저산소증 예방
  - 영아 : 카테터 삽입과 흡인시간 5초 미만으로 제한
  - 아동 : 카테터 삽입과 흡인시간 10초 이내로 제한
- 흡인 후 30~60초 휴식, 한번에 3회 정도로 제한

2) 기관절개부위 간호

① 기관절개 개구부 주위의 감염 징후나 피부손상 관찰
② 기관절개관은 매주 교체

13 발열

1) 치료 및 간호

① 해열제 : Acetaminophen(5회 미만/24시간), ibuprofen 투여
② 아스피린 : 라이 증후군(Reye syndrome)과 연관되므로 투약 피함

> **참고** 라이증후군 : 간의 지방변성과 뇌의 급성부종을 특징적으로 나타냄

③ 전통적 방법 : 얇은 옷 입히기, 실내온도 낮추기, 이마에 찬물 찜질하기 등

14 소아, 영아 응급처치법

① 기도확보 : 턱을 올리고 머리를 뒤로 기울임
② 경추 손상이 의심되면 턱 밀어 올리기만으로 기도 확보
③ 영아는 상완동맥에서 맥박 촉지

[소아, 영아 심폐소생술]

구분		영아	소아
심정지의 확인		무반응 무호흡 혹은 심정지 호흡 맥박 확인(10초 이내)	
심폐소생술 순서		가슴압박-기도유지-인공호흡	
가슴압박 속도		분당 100~120회	
가슴압박 부위		두 손가락을 이용하여 양쪽 유두선 바로 아래의 흉골을 압박	한 손 또는 두 손의 손꿈치를 이용하여 흉골 아래 1/2 부분을 압박
가슴압박 깊이		흉곽 전후직경의 1/3 이상(4cm)	흉곽 전후직경의 1/3 이상(5cm)
가슴이완		가슴압박 사이에 가슴을 정상 위치로 완전히 이완	
기도유지		머리기울기-턱 들어 올리기(head tilt-chin lift)	
가슴압박 : 인공호흡 비율	전문기도 확보 이전	30:2(1인 구조자) 15:2(2인 이상의 구조자가 의료인일 때)	
	전문기도 확보 이후	가슴압박과 상관없이 6초마다	

15 수술 전·후 아동의 간호

발달시기	수술 전	수술 후
영아·유아기	부모와 분리되는 시간을 줄임	• 가능하면 회복실에 부모와 아동이 함께 있도록 격려 • 수술 후 합병증 예방 • 통증 사정 및 진통제 투여 • 호흡기 합병증 예방
학령전기	인형이나 장난감 등을 제공하여 편안함을 제공	
학령기	마취과정과 수술 후 깨어남을 설명	
청소년기	수술과 관련된 정보를 제공	

16 통증사정

① 아동의 나이와 발달단계에 적합한 통증사정 도구를 사용하는 것이 중요함
② 발달 단계별 통증행동 반응
   ㉠ 영아
      • 고음의 큰소리로 울고 전신적으로 몸을 움직이고 얼굴을 찡그림
      • 혈압과 맥박이 증가하고 동맥혈 산소포화도가 감소
   ㉡ 유아
      • 비명을 지르며 큰소리로 오래 울고 안절부절함
      • 아픈 부위를 보호하거나 만짐
      • 통증에 대한 언어적 표현('아', '아파')을 함

ⓒ 학령전기 기출 17
- 통증의 부위와 강도에 대해 묘사 가능
- 통증을 자신들의 말이나 행동에 대한 벌이라고 인식
- 경구약이나 주사약을 피하기 위해 아프지 않다고 할 수 있음
- 설명이나 전환요법과 같은 사전중재가 효과적

ⓔ 학령기
- 통증의 양, 위치, 강도, 형태에 대해 얘기할 수 있음
- 주저하거나 미루려는 행동 보임
- 신체 손상을 두려워 하고 죽음에 대해 인식, 위축되거나 움직임 감소

ⓜ 청소년기
- 질병으로 인한 신체상 변화에 대한 불안감이 높고, 통증을 부정

17 아동의 호스피스 간호 기출 21, 24, 25

생애 말 대상자의 남은 생에 대한 정리, 삶에 대한 의미를 향상, 고통을 경감, 자신의 죽음을 인간답게 수용, 죽음이 삶의 자연스러운 과정임을 받아들일 수 있게 돕는 전인적 간호

발달시기	죽음에 대한 개념	간호중재
영아와 유아	• 영아 : 죽음에 대한 개념이 없음 • 유아 : 죽음을 이해하지 못함	• 부모가 아동과 함께 있게 하고 아동을 간호하도록 돕는다. • 안아주고, 토닥이기 등을 통해 안락감을 제공한다.
학령전기	• 죽음을 일시적, 가역적인 것으로 생각 : 잠시 떠나거나, 분리되거나 잠자는 것 • 죽음의 필연성과 보편성에 대해 이해 못함	• 부모가 아이의 행동 반응을 이해하도록 도움 • **부모가 아동과 함께 있도록 격려**
학령기	• 죽음을 비가역적으로 이해하며 잠과 구별 • 영구적, 자연적, 생리적 죽음에 대해 이해 가능 • 9~10세경 죽음에 대한 인식은 성인 수준에 달함	• 부모가 가능한 아동의 곁을 지킬 수 있도록 하며 아동과 함께 슬픔을 나누도록 격려 • 죽음과 관련하여 슬픔, 두려움, 외로움 등의 느낌을 표현하도록 격려 • 죽음에 대한 질문에 정직하게 대답 • 사후에 대한 준비
청소년기	• 죽음이 비가역적, 필연적인 것임을 앎 • 자신과는 먼 사건으로 이해	• 간호사는 청소년의 행위가 진실한 표현이 아니라는 것을 인지 • 청소년의 독립심을 유지하기 위해 가능한 자율적으로 대하며 개인적·사적인 요구 인정 • 간호와 자가간호에 대한 결정을 지지

PART 3 아동간호의 기본원리

01. 방금 입원한 9세 아동과의 의사소통 방법으로 적절한 것은?

① 간단하고 추상적인 문장으로 설명한다.
② 질문할 수 있는 기회를 제공한다.
③ 입원안내서를 스스로 읽어보도록 한다.
④ 큰 소리로 빠르게 안내한다.
⑤ 인형 등을 이용하여 놀이하듯 설명한다.

해설 [입원으로 인한 발달 단계별 문제점과 접근방법] 기출 16, 17, 22, 23, 24

발달단계	문제점	접근방법
영아와 유아	• 분리불안(저항-절망-무관심의 3단계) • 통제감과 자율감의 약화로 좌절, 퇴행, 분노발작 • 손상과 통증에 대한 두려움	• 안위를 위해 노리개를 허용 • 가능한 부모가 옆에 있게 함 • 영아가 안정감을 느낄 수 있는 물건을 가져오게 함 • 동일한 간호사가 지속적으로 간호
학령전기	손상에 통증에 대한 두려움, 통제력 상실, 질병을 죄에 대한 처벌로 인식하여 수치감, 죄책감을 느낄 수 있음	• 모든 절차를 정직하게 설명 • 놀이, 인형, 그림 등으로 자신의 느낌을 표현하도록 격려 • 통증유발 처치는 처치실에서 시행
학령기	친구와의 분리로 인한 상실감, 좌절, 우울, 적대감을 경험할 수 있음	• 행동의 한계를 알려주고 따르도록 하며 적절한 통제력을 갖도록 함 • 도표나 신체모형, 인형등을 활용하여 설명 • 질문할 수 있는 기회 제공 • 자신의 간호에 참여하도록 격려
청소년기	입원으로 인해 발생되는 의존성과 사생활의 침해로 거부감과 비협조적, 위축, 좌절, 자기주장, 분노를 나타낼 수 있음	• 간호행위 전 설명 • 사생활 존중

01. ②

간호사국가고시 대비

02. 위관영양을 시행하고 있는 영아에게 적용 가능한 억제법은?

① 팔꿈치 억제법
② 장갑 억제법
③ 미라 억제법
④ 사지 억제법
⑤ 손목 억제법

> **해설**
> - 전신억제대(미라, 담요억제법) : 머리나 목 부위의 치료나 검사 시행 시 적용, 정맥천자, 인후검사, 위관영양시 적용
> - 팔꿈치 억제대 : 손이 얼굴이나 머리에 가지 않기 위해 적용, 구순·구개열 수술, 피부를 긁지 못하게 하는 경우, 두피 정맥주사시

03. 입원아동의 낙상과 안전사고 예방을 위한 간호중재로 가장 적절한 것은?

① 환기를 위해 창문을 항상 열어둔다.
② 낙상위험요인이 확인되면 억제대를 적용한다.
③ 야간에는 숙면을 위해 모든 조명을 꺼둔다.
④ 침대높이는 낮게 유지하고 침대바퀴는 잠금장치를 걸어둔다.
⑤ 정서적 안정을 위해 보호자와 한 침대에서 자도록 한다.

> **해설** [낙상 예방을 위한 예방책]
> - 낙상위험요인이 확인되면 '낙상주의' 팻말 적용
> - 아동을 혼자 두지 않기
> - 침상난간 올리고, 침대는 낮게, 잠금장치 작동, 야간등 켜두기
> - 바닥은 젖지 않게 유지, 불필요한 물건을 치우기, 적절한 조명을 제공, 미끄럼 방지 신발 같은 보조기구 사용
> - 호출기는 침상 가까이 두고 이용방법을 교육

04. 죽음을 일시적이며 가역적인 것으로 생각하는 발달 단계는?

① 감각개념기
② 전조작기
③ 구체적 조작기
④ 형식적 조작기
⑤ 감각운동기

> **해설**
>
> | 발달시기 | 죽음에 대한 개념 |
> |---|---|
> | 감각운동기 (0~2세)/유아 | 죽음을 피할 수 있는 것으로 여김 |
> | 전조작기 (2~7세)/학령전기 | • 죽음을 일시적이며 가역적인 것으로 생각 : 잠시 떠나거나, 분리되거나 잠자는 것
• 죽음의 필연성과 보편성에 대해 이해 못함 |
> | 구체적 조작기 (7~12세)/학령기 | • 죽음을 비가역적으로 이해하며 잠과 구별
• 영구적, 자연적, 생리적 죽음에 대해 이해 가능
• 9~10세경 죽음에 대한 인식은 성인 수준에 달함 |
> | 형식적 조작기 (12세 이상)/청소년기 | • 죽음이 비가역적, 필연적인 것임을 앎
• 자신과는 먼 사건으로 이해 |

정답 02. ③　03. ④　04. ②

아동의 건강증진

PART 4

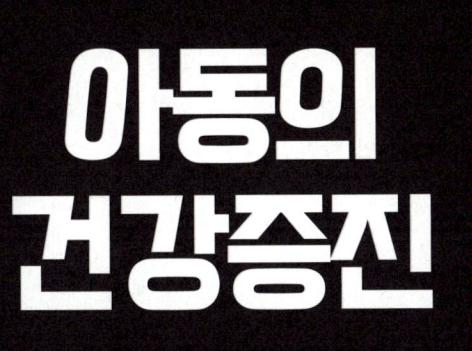

PART 04 아동의 건강증진

1 예방접종

1) 예방접종의 필요성
아동 예방접종은 아동기 감염질환을 감소시키거나 소멸시키는 데 효과적이며 아동 사망률 감소 및 건강증진을 위한 최적의 비용 효과적인 방법

2) 예방접종의 종류

(1) 생백신(약독화 백신)
① 독성을 인위적으로 약화
② 체내에서 증식은 하지만 질병을 유발하지 못하고 항체 생성을 유도

(2) 사균(불활성화 백신)
① 병원 미생물을 사멸시켜 만들어진 백신
② 질병의 발생위험이 없이 항체 형성
③ 면역기간이 짧아 반복적인 추가 접종이 필요

(3) 톡소이드
열이나 화학약품으로 불활성화시킨 것으로 독소도 인체에서 항체 생성 유도

3) 면역
① **능동면역** : 질병 또는 예방접종에 의해 항원에 노출되었을 때 항체를 직접 생산
② **수동면역** : 질병에 대한 특정 항체가 포함된 혈청의 투여나 모체의 항체가 태반을 통해 태아에게 전달되어 면역을 얻음

4) 월령별 예방접종(국가예방접종) 기출 13, 14, 15, 17, 19, 22, 24, 25

구분	연령	내용
국가 예방접종	출생시	HepB(B형 간염) 1차
	0~4주	BCG(결핵) 1회만 접종
	1개월	HepB(B형 간염) 2차
	2개월	DTaP(디프테리아, 파상풍, 백일해) 1차, IPV(폴리오, 소아마비) 1차, Hib(b형 헤모필루스 인플루엔자) 1차, PCV(폐렴구균) 1차, RV1(로타바이러스) 1차 또는 RV5(로타바이러스) 1차

	4개월	DTaP 2차, IPV 2차, Hib 2차, PCV 2차, RV1 또는 RV5 2차
	6개월	HepB 3차, DTaP 3차, IPV 3차(6~18개월), Hib 3차, PCV 3차, RV5 3차
	6개월~12세	인플루엔자(사백신) 매년 접종, 접종 첫 해는 4주 간격으로 2회 접종 필요
	12~15개월	Hib 4차, PCV 4차, MMR(홍역, 유행성이하선염, 풍진) 1차, 수두(1회만 접종)
	12~23개월	HepA(A형간염) 1~2차, 일본뇌염(생백신) 1차, 일본뇌염(사백신) 1~2차
	15~18개월	DTaP 4차
	24~35개월	일본뇌염(생백신) 2차, 일본뇌염(사백신) 3차
	4~6세 기출 22	DTaP 5차, IPV 4차, MMR 2차, 일본뇌염(사백신) 4차(6세)
	11~12세	TdaP/Td 6차, HPV(사람유두종바이러스) 1~2차(6개월 간격)
	12세	일본뇌염(사백신) 5차
투여방법	• HepA(A형간염) : 1차 접종 후 6~12(또는 18)개월 후 2차 접종 • 일본뇌염(생백신) : 1차 접종 후 12개월 후 2차 접종 • 일본뇌염(사백신) : 1차 접종 후 7~30일 간격으로 2차 접종, 2차 접종 후 12개월 후 3차 접종 • DTaP(디프테리아, 파상풍, 백일해) : 2,4,6개월에 3회 접종, 영구면역 없으면 만 11~12세에 Tdap 또는 Td로 접종, 이후 10년마다 Td 재접종 필요(만 11세 이후 접종 중 1번은 Tdap으로 접종) 기출 20 • MMR(홍역, 유행성이하선염, 풍진) : 홍역 유행시에는 생후 6~11개월에 홍역 단독백신 또는 MMR로 조기접종하며, 이후 생후 12~15개월과 4~6세에 MMR 백신으로 재접종 기출 19 • 인플루엔자 : 독감 예방접종은 매년 시행 → 독감 바이러스의 계속적인 변이로 매년 새로운 백신 개발됨 기출 13 • 임산부가 B형간염 항원 양성일 경우 출생 후 12시간 이내 B형간염 면역글로불린과 B형간염 백신을 동시에 접종, 이후 1개월에 2차, 6개월에 3차 접종 실시	
투여경로	피내주사	BCG
	피하주사	MMR, 수두, 일본뇌염
	근육주사	HepA, HepB, DTap, Td, Hib, HPV, 인플루엔자
	근육 또는 피하주사	IPV, PCV
	근육주사부위 영아 : 외측광근(가쪽넓은근) 유아, 학령전기, 학령기, 청소년기 : 삼각근(어깨세모근), 복측둔근(배쪽볼기근)	

참고 ✔ 백신 구분

- 생백신 : 결핵, MMR, 수두, 폴리오(OPV 경구용)
- 사백신 : B형간염, Hib, 폐렴구균, A형간염, 폴리오(IPV 주사용), 백일해
- 생백신, 사백신 둘 다 : 일본뇌염, 인플루엔자
- 독소 : 디프테리아, 파상풍

5) 예방접종 시 주의 사항

(1) 예방접종 전 주의 사항
① 아이의 건강상태를 가장 잘 알고 있는 사람이 동행
② 집에서 아이의 체온을 측정하여 열이 없는 것을 확인하고 방문
③ 접종 전날 목욕을 시키고, 깨끗한 옷을 입혀서 방문
④ 가능하면 예방접종 하지 않을 아이는 데리고 오지 않음
⑤ 가능하면 접종은 오전에 실시

(2) 예방접종 후 주의사항 기출 20
① 접종 후 20~30분간 접종기관에 머물면서 아이의 상태를 관찰
② 귀가 후 3시간 이상 아이의 상태를 주의 깊게 관찰
③ 접종 당일은 목욕을 시키지 않고 접종 부위는 청결하게 함
④ 접종 당일과 다음날은 과격한 운동을 하지 않음
⑤ 접종 후 최소 3일간은 특별한 관심을 가지고 관찰하며, 고열·경련 등의 이상반응이 있을 경우 즉시 의사의 진찰을 받아야 함
⑥ 아이는 반드시 똑바로 눕혀 재움
⑦ 접종부위에 통증이나 발적, 부종이 생기면 찬물 찜질을 시행
⑧ 접종 후 경련 발생 시 진찰 받도록 알림

(3) 예방접종 금기
① 열성질병 질환자
② 이전 백신에 알레르기 반응이 있었던 경우
③ 임신부 및 산후 6개월 미만의 부인들
④ 면역체계에 변화가 있는 자, 임신 중, 최근 수동면역제 투약, 스테로이드요법, 면역결핍증 등이 있는 아동은 생백신 투여 금지

2 아동의 구강 건강

1) 영아 기출 13, 15, 19, 23
① 보통 4~6개월 유치 맹출(치아 개수 = 월령-6), 하악 유중절치가 가장 먼저 나옴, 첫 돌까지 평균적으로 6~8개 정도, 30개월경 20개의 유치가 모두 맹출
② **이가 날 때 통증 있을 수 있음** : 차가운 거나 딱딱한 음식(얼린 베이글, 마른 빵) 제공
③ **우유병 충치증후군** : 자는 동안 우유나 주스를 우유병으로 수유하지 않기(잠들 때 노리개 젖꼭지 사용) 기출 09, 25
④ 유치 맹출 전에는 수유 후 젖은 면 수건으로 잇몸을 닦아 주고 유치 맹출 후에는 물에 적신 수건이나 거즈, 아동용 칫솔 사용하여 닦아 줌
⑤ 인공 젖꼭지는 구강구조의 변형을 일으킬 수 있으므로 3세 이후에는 사용 중지

⑥ 엄지손가락 빨기 : 18~20개월에 주로 나타나며 배고프거나 지루할 때 빠는 욕구를 충족하기 위한 정상적인 행동

2) 유아 기출 11, 15, 17, 18

① 유치 : 12개월에 6~8개, 30~36개월까지 20개가 모두 나옴, 6세부터 유치의 탈락 시작
② 치과 방문 : 6~12개월 사이, 유치 모두 맹출하면 첫 방문, 이후 6개월 마다 정기적인 검진, 늦어도 유치가 모두 난 후 30개월 전에 방문
③ 충치예방 : 불소가 함유된 물이나 치약을 사용하고 잘 헹구도록 함 기출 17
④ 젖병 충치 예방 : 주스나 우유를 젖병에 담아서 주는 경우 발생, 밤에는 젖병에 우유 대신 물을 먹임
⑤ 구강 위생, 올바른 칫솔질, 치실 사용, 불소치약 사용(불소침착증을 예방하기 위해 치약을 적당히 사용하도록 함), 식이조절(사탕, 끈적한 음식 섭취 제한)

3) 학령전기

6개월마다 치과검진, 양치질과 치실을 사용하도록 부모가 도움 기출 15

4) 학령기 기출 15, 17, 22

① 유치가 빠지고 영구치가 나옴(6~7세경 유치에서 영구치로 교환됨, 가장 먼저 하악 제1대구치(아래턱 첫 번째 큰 어금니) 맹출, 14~15세경 총 32개, 사랑니를 제외하면 28개) → 치아관리 및 치아교정
② 충치예방 : 양치와 치실, 불소 함유 치약 사용, 올바른 칫솔질과 치실 사용, 6개월마다 정기적 치과 방문 권장
③ 흡연을 사정하고 금연교육

5) 청소년기

① 충치 발생 감소, 사랑니가 나오거나 매복
② 치주염, 부정교합(청소년기에 50% 발생), 치아외상

3 안전사고 및 관리

1) 영아 기출 19

(1) 자동차 안전 : 유아용 카시트는 차 뒷자석에 설치하며 9kg 이하의 영아는 후방주시 카시트 장착

(2) 낙상

① 영아 사고(안전사고) 사망의 주요 원인 : 낙상
② 화장실 문을 열어두지 않기, 높은 곳에 아기를 혼자 두지 않음, 침대난간 올려두기

(3) 질식 기출 19

① 젤리, 사탕, 땅콩, 포도, 껌 등의 작은 조각은 제공하지 말 것
② 끈 달린 인공 젖꼭지, 비닐봉지, 블라인드나 커튼 줄 주의

③ 흡인, 질식으로 인한 청색증, 호흡곤란의 증상을 보일 때 → 엎드린 채 머리와 상체를 아래로 향하게 하여 액체인 경우 이물질이 흘러 나오도록 하고 고체인 경우 등을 세게 두드려서 나오도록 함

2) 유아 기출 13, 15

① **자동차 안전** : 카시트 사용, 부모도 안전벨트 착용, 주차장이나 차 주변에서 조심
② **화재와 화상예방** : 아동의 손에 닿지 않도록 함
③ **물놀이 안전** : 물 주변에 혼자 두어서는 안 됨
④ **독극물 사고예방** : 약, 화장품, 가정용 화학제품은 뚜껑을 닫고 안전한 곳에 보관
⑤ **낙상 예방** : 침대는 낮게, 난간은 올리고, 아동 혼자 두지 않음

3) 학령전기 기출 11, 13, 14, 15

① 활동적이고 호기심이 많은 시기, 위험한 행동을 따라함
② **성적 안전** : "아니오."라고 말하고, 도망가고, 어른에게 말하도록 가르침
③ **화재대피연습을 시행** : 가구 등에 숨지 않기

4) 학령기

① 안전교육을 통한 예방이 중요, 안전벨트 착용, 헬멧과 보호 장비 착용
② 물놀이 안전수칙과 생존수영 교육, 화재 대피연습 교육

5) 청소년기

① 불완전한 신체조정 능력, 에너지, 충동성, 동년배 압력, 경험 부족 등이 복합적으로 작용하여 부상이 많이 발생
② **사고, 자살** : 15~19세 청소년의 주 사망 원인(자살의 원인 : 사회적 고립)
③ **폭력** : 가까운 사람의 폭력과 대중매체의 폭력물 노출로 학습 됨
④ **알콜, 흡연, 약물남용** 기출 10
  • **원인** : 호기심, 대처능력 부족, 스트레스 등 정서적 문제, 또래와의 유대감의 표현
  • **간호** : 급성기(독성 및 금단 증상 치료), 장기간(재활), 가족 치료
  • **보건교육** : 또래집단 간 상호작용을 통한 교육, 구체적 제시(흡연의 단점, 금연교육)
⑤ **성생활** : 안정적인 가정환경과 부모의 감독, 부모와 자녀와의 관계유지, 종교등으로 성관계 시작을 늦출 수 있는 환경 제공, 성교육 프로그램 제공(올바른 성, 자위, 피임법, 건전한 이성관계 등)

PART 4 아동의 건강증진

01. MMR을 접종한 15개월 유아의 보호자에게 시행된 교육 내용으로 옳은 것은?

① 보채고 열이 나면 미지근한 물로 목욕을 시키세요.
② 2개월 간격으로 3회 접종 후 영구 면역이 획득됩니다.
③ 접종 후 20~30분 정도 병원에 있다가 귀가 하세요.
④ 접종부위에 발적이나 부종이 생기면 즉시 내원 하세요.
⑤ 접종 후 7~10일간은 주의 깊게 관찰 하세요.

해설 [예방접종 후 주의사항]
- 접종 후 20~30분 정도 병원에 머물러 아동의 상태를 관찰
- 접종 후 고열이나 경련 나타나면 즉시 진찰을 받음 → 접종 후 최소 3일간 관찰

02. 신생아의 예방접종 중 가장 먼저 시행하는 것은?

① B형간염   ② BCG
③ Hib   ④ 폐렴구균
⑤ 디프테리아

해설 [예방접종]
- B형간염 : 출생 후 첫 접종, 2차 접종은 1개월, 3차 접종은 6개월
- BCG(결핵) : 0~4주
- Hib(b형 헤모필루스 인플루엔자, 뇌수막염) : 1~3차 접종/ 2, 4, 6개월에 시행
- 폐렴구균 : 1~4차/ 2, 4, 6, 12~15개월에 시행
- DTap(디프테리아, 파상풍, 백일해) : 1~5차/ 2, 4, 6, 15~18개월, 만 4~6세에 시행

03. 아동의 첫 치과방문 시기로 적절한 것은?

① 유치 맹출 전   ② 출생 3개월 후
③ 2개의 유치 맹출 후   ④ 유치가 모두 맹출 후
⑤ 제 1대구치 맹출 후

해설 치과 방문 : 유치 모두 맹출하면 첫 방문, 이후 6개월 마다 정기적인 검진

01. ③   02. ①   03. ④

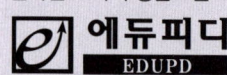

발달단계별 건강 유지·증진 간호

PART 5

CHAPTER 01. 신생아의 건강 유지·증진
CHAPTER 02. 영아의 건강 유지·증진
CHAPTER 03. 유아의 건강 유지·증진
CHAPTER 04. 학령전기 아동의 건강 유지·증진
CHAPTER 05. 학령기 아동의 건강 유지·증진
CHAPTER 06. 청소년의 건강 유지·증진

CHAPTER 01 신생아의 건강 유지 · 증진

간호사국가고시 대비

1 신생아(출생~4주)의 생리적 특징

1) 전체적 외모 기출 17

① 굴곡자세 : 정상적인 근력상태를 나타내며 열 소실 감소시킴
② 외상, 진정, 조산일 때는 근육 긴장 감소 보임
③ 신체계측 : 머리둘레(33~35cm), 가슴둘레(30~32cm), 체중(2.7~4.0kg, 평균 3.3kg), 신장(48~52cm) 등

2) 활력징후 기출 20

(1) 호흡 기출 19, 22

① 체온하강, 제대결찰로 인해 동맥 내 산소분압 감소로 분만 후 30초 이내에 첫 호흡
② 1분당 30~60회, 복식호흡, 1분 동안 측정
③ 호흡의 깊이는 얕고 리듬은 불규칙적, 5~15초간 호흡을 멈추는 현상을 보이기도 함

(2) 맥박

① 분당 120~160회, 심첨맥박 측정, 잘 때(70~90회/분)나 울 때(190회/분) 맥박의 변화가 큼
② 말초순환이 느려 손, 발, 입 주위에 일시적인 청색증 보임

(3) 체온 : 심부체온 36.5℃~37.6℃, 액와체온 36.4℃~37.0℃, 직장체온 측정 제한(천공우려)

(4) 혈압

① 출생 시 평균 혈압은 저하되어 있음
② 정상범위 혈압 : 수축기압 65~95mmHg/이완기압 30~60mmHg

3) 피부 기출 15, 16, 20, 21, 22, 23

(1)
- 피부지방 결여 : 조산이나 영양상태 불량 의미
- 피부 탄력성 부족 : 자궁 내 영양결핍, 대사성 이상 의미

(2) 말단청색증 기출 15

정상적인 이행 현상, 혈관의 불안정과 모세혈관 정체로 인함 → 지속적일 경우 질환
- 손과 발의 부분적인 청색증은 일반적인 현상
- 입 주변 청색증 : 수유중이나 울 때 생기는 것은 **비정상적임** → 심장기형 의심

(3) 할리퀸 증상 기출 16

신생아를 옆으로 뉘이면 중앙선을 경계로 바닥에 닿는 부분은 붉은 빛, 위쪽은 창백한 상태로 있는 일시적 현상 → 자율신경계의 부조화로 발생

(4) 딸기모양 혈관종 : 이완된 모세혈관으로 인해 피부 표면이 솟아오름, 생후 1년까지 커지다가 7~10년 후 사라짐

(5) 태지 : 피지선과 상피세포의 분비물로 접힌 부위에 많으며 생후 1~2일에 자연 소실

(6) 미립종(좁쌀종, millia) : 작고 밝은 흰색의 결절로 코, 턱 주위에서 발견되며 2~3주 내 자연히 소실

(7) 대리석양 피부 : 냉기 노출 시 피부에 일시적으로 생기는 반점

(8) 중독성 홍반 : 분홍색의 구진상 발진 및 농포로 생후 1~2일에 나타났다 자연 소실

(9) 몽고반점 기출 15, 20 : 엉덩이, 천골 부위에 푸른빛이나 녹색의 반점으로 학령기까지 자연 소실

(10) 솜털 기출 15 : 태아 16주에 나타나 32주경 없어지기 시작, 어깨, 등에 많음

(11) 신생아 여드름 : 1~2개월에 소실

(12) 포도주 반점 기출 20 : 얼굴이나 목의 피부에 붉은색 얼룩으로 나타나며 혈관기형에 속하는 질환으로 평생 지속되어 녹내장, 뼈나 근육의 과도성장 등과 같은 구조적 기형을 유발할 수 있으므로 추적관찰 필요

4) 머리와 눈 기출 15

(1) 천문
① 대천문 : 마름모꼴로 시상봉합과 관상봉합 사이에 위치, 생후 12~18개월에 닫힘
② 소천문 : 삼각형 모양으로 시상봉합과 인자봉합 사이에 위치, 생후 2개월(6~8주)에 닫힘

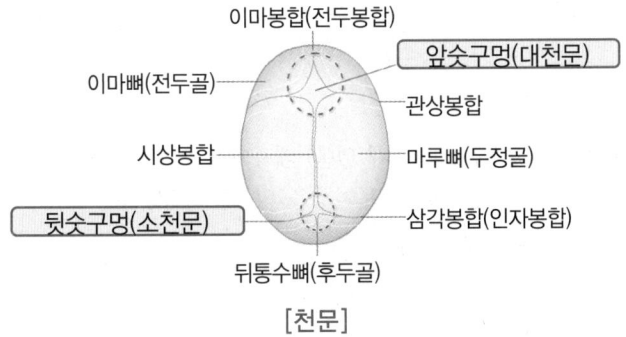

[천문]

(2) 주형(molding)

질식분만 시의 압력으로 두개 봉합이 포개져 머리 모양이 변형되는 것으로 자연 소실

(3) 산류 기출 14, 15, 18
① 분만 시의 압력으로 두피와 골막 사이에 넓게 생긴 부종
② 봉합선을 넘는 부종으로 생후 수일 내 서서히 사라짐

(4) 두혈종 기출 11, 14, 15, 25
    ① 파열된 혈관으로부터 혈액이 고여 발생, 골막과 두개골 사이에 형성
    ② 봉합선은 넘지 않고 한쪽에 국한되며 몇 주 이내 흡수
(5) 눈 기출 25
    ① 좌우 대칭이며 안검부종 보임
    ② 일시적 사시, 안구진탕, 각막반사, 동공반사 나타남
    ③ **부적절한 안구운동, 일몰현상, 인형눈현상** : 일시적인 신경근육성 미성숙으로 발생, 보통 10일 내 소실하므로 경과를 관찰
    ④ 눈물샘은 2~4주까지는 기능하지 않음

5) 가슴과 복부, 사지 기출 14
 (1) 흉부
    ① 좌우 대칭적, 원통형, 전후경 = 좌우경
    ② 늑골이 유연하며 흡기 시에 약간의 늑간 함몰 보임
    ③ 유방종창, 마유(Witch' milk) : 모체 호르몬(프로락틴)의 영향으로 발생, 2~3주내 자연 소실됨으로 의도적으로 짜내지 않음
 (2) 복부
    ① 약간 튀어나옴
    ② 제대 : 동맥 2개, 정맥 1개로 구성, 제대결찰부위 확인, 알코올로 닦아 건조시킴
 (3) 선천성 고관절 탈구 확인 : 오톨라니 징후를 검사

6) 위장계 기출 24 : 식도하부괄약근(분문 괄약근)의 미성숙, 위용적이 작아 위식도 역류 발생

7) 배설
 (1) 태변(meconium)
    ① 생후 8~24시간 후 태변(암녹색, 냄새 없음) 배출되어 3일간 지속 후 → 이행변 → 우유변으로 변화
    ② 태변 배설이 없을 때 직장폐쇄, 항문기형을 의심할 수 있음
 (2) 소변 : 생후 12~24시간 이내 첫 배뇨

8) 생식기
    ① 남아 : 요도구멍, 고환이 음낭 안으로 내려왔는지 촉진
    ② 여아 기출 21 : 모체 성호르몬의 급격한 감소로 가성월경(혈액성 또는 점액성 분비물) 발생, 보통 2~4주 후에 자연소실

9) 생리적 변화 기출 24
 (1) 생리적 황달 기출 13, 16
    ① 간의 미성숙으로 생후 2~4일에 피부와 공막에 발생하며 1~2주 후 사라짐

② 혈청빌리루빈이 15mg/dl 이상이면 광선요법 시행
③ 병리적 황달 : 24시간 이내 나타나는 황달 → 뇌세포에 영향을 줄 수 있으므로 빠른 조치 필요
(2) **생리적 체중감소** 기출 23 : 출생 시 체중의 5~10% 감소, 생후 10일 경 회복
(3) **출혈예방** 기출 25 : 출생 시 신생아의 장내는 무균상태로 비타민 K(장내 균에 의해 합성)가 생성이 되지 않아 출생 후 바로 Vit K 1.0mg을 근육주사(외측광근)

> 참고 Vit K : 간에서 지혈에 필요한 프로트롬빈 합성의 촉매역할

10) 감각 기출 20, 25

(1) **시각** : 20~25cm 이내 초점
(2) **청각** : 출생 시 이미 존재하나 중이내 양수로 인해 일시적 방해를 받음
(3) **미각** : 출생 시 단맛, 쓴맛 구별
(4) **후각** : 어머니 냄새 및 모유수유아는 모유냄새에 반응을 보이며 구별가능
(5) **촉각** : 가장 예민하게 발달되며 출생 10일이면 아픔을 주는 자극에 뚜렷한 반응 보임

11) 신경계 기출 10, 11, 12, 13, 14, 15, 17, 18, 21, 23, 24

반사	반응	소실시기
포유/근원/먹이찾기	뺨을 톡톡 치거나 자극을 주면 자극된 방향으로 머리를 돌림	3개월
빨기/흡철	물체를 입술에 대거나 입안에 놓으면 빨기를 시도	영아기 동안 지속
내밈/밀어내기	혀를 누르거나 접촉하면 앞으로 내미는 반사	4개월
구역	음식, 관의 삽입, 흡인 등으로 인후두 자극시 구역질 일어남	평생지속
눈깜짝/각막	물체나 빛을 대면 깜빡임	평생지속
인형 눈	머리를 좌우로 움직일 때 눈이 새 위치에 적응하지 못하고 뒤로 처짐	고정능력 발달하면 소실
잡기/파악	손바닥 및 발바닥을 자극하면 오므림	손 : 3개월 발 : 8개월
바빈스키	발꿈치에서 발바닥 외측을 따라 발가락 쪽으로 가볍게 긁으면 엄지 발가락은 배굴, 나머지 발가락은 과신전됨	12~16개월
보행	반듯이 세우고 발등을 검사대에 대면 걷는 것 같은 반사	3~4주
체간굴곡/갈란트	복위로 들고 척추를 따라 한쪽으로 자극을 주면 그쪽으로 등뼈를 구부림	1~2개월
모로/놀람	• 손으로 아기 어깨를 받치고, 몸을 지탱하면서 머리를 갑자기 떨어트리거나 자세를 갑자기 변경시키면 등과 팔다리를 쭉 펴면서 외전하며, 손가락은 따로따로 펴서 엄지와 검지가 'C'모양을 보이며, 팔은 포옹 형태 • 뇌손상 여부, 상지 신경손상, 쇄골골절 평가 가능	3~4개월
긴장성 경/펜싱	펜싱 자세, 앙와위에서 머리를 한쪽으로 돌리면 머리를 돌린 쪽의 팔과 다리를 뻗고 반대쪽 사지는 굴곡	3~6개월

2 신생아 간호중재

1) 기도유지
① 개방된 기도를 유지하는 것이 가장 우선 시 되는 간호중재
② 양수나 점액의 흡인을 막기 위해 고무 흡인기로 분비물 제거, 입을 먼저 흡인하며 5초 이내로 시행, 흡인압력 100mmHg를 넘지 않도록 함
③ 분비물 배출이 용이하도록 침상머리를 낮추고 측위를 취함

2) 체온유지 기출 15, 17, 20, 22, 23
① 신생아의 열손실 원인 : 체중에 비해 체표면적이 넓음, 피하지방 부족, 양수에 젖어 양수가 증발하면서 열소실, 떨림에 의한 열생산이 아닌 비전율성인 열생산 기전 때문
② 열손실 예방간호 기출 24
  • 적절한 온도의 환경 유지 : 액와체온이 36.5℃ 미만이면 복사 온열기에 눕혀 중성온도 유지
  • 증발성 열손실 : 물기를 즉시 닦고 모자를 씌움, 목욕 최소화
  • 대류성 열손실 : 통풍을 최소화, 에어컨등의 냉방기구로부터 떨어진 자리에 배치
  • 전도성 열손실 : 아기와 접하는 모든 것을 미리 따뜻하게 데워둠

3) 감염예방 : 교차감염예방 위해 철저한 손 씻기 시행

4) 제대간호 기출 22
① 제대결찰부위 감염, 출혈 확인하며 70% 알코올 소독 후 건조시킴
② 제대 떨어질 때까지 통 목욕 금지, 출생 후 10일 경 떨어짐
③ 기저귀가 제대에 닿지 않도록 접어 내림 : 감염예방

5) 목욕 기출 20
① 물 온도 : 37.7~40.6℃, 전박의 내측 혹은 팔꿈치에서 온도 측정
② 순서 : 눈부터 시작(내안각에서 외안각 방향), 머리에서 다리 방향, 여아 생식기 앞~뒤 방향, 남아 귀두 주변 닦음
③ 약산성의 피부 산도 유지를 위해 물로만 목욕 : 비누, 오일, 로션 등 사용하지 않음

6) 수면 : 영아돌연사 증후군(SIDS) 예방위해 엎드려 재우지 않음

7) 영양 기출 17, 18, 19

(1) 모유 수유의 장점

영아측	산모측
• 면역물질 함유(Ig A) → 알레르기 질환 예방 • 불포화 지방산을 다량 함유 → 지방과 칼슘의 흡수 도움 • 락토즈 다량 함유 → 유기산 생산 • 인공유보다 유당이 풍부(단백질은 인공유보다 적음) • 변 완화제의 효과	• 모아의 밀접한 접촉으로 애착증진 및 심리적 안정 • 자궁수축 촉진 → 산모의 회복 증진 • 경제적, 위생적, 항시 수유 가능

(2) 모유수유 방법

① 분만 직후부터 수유 시작
② 1일 8회 이상, 1회당 15분 이상 수유, 정해진 규칙보다는 아기가 원할 때마다 먹임
③ 감염예방을 위해 수유 전 비누로 손 씻기
④ 수유 전 기저귀를 확인하고 유방을 마사지 한 후 젖을 물림
⑤ 유두가 아기의 입천장을 향하게 하고 유륜까지 물림
⑥ 수유 중간과 수유 후에 트림을 시켜 위 속의 공기를 배출시킴
⑦ 남은 젖은 짜내어 다음에 유즙이 충분히 분비되도록 함

(3) 인공(젖병)수유에 대한 부모교육 기출 19

① 영아를 안거나 상체를 상승시킨 자세로 아기의 턱과 뺨을 지지하며 수유 촉진
② 수유 후 반드시 트림 → 30분~1시간 우측위(해부학적 구조상 삼킨 공기는 위로 올라가고 음식물은 내려가게 함)
③ 먹다가 남긴 것은 즉시 폐기

(4) 모유수유 금기 기출 20

영아측	엄마측
갈락토오스혈증	항암치료, C형간염, 치료받지 않은 활동성 결핵, HIV, CMV, 유방에 단순포진 감염상태, 약물남용(코카인, 니코틴, 알코올), 방사능 물질에 노출

3 신생아 사정

1) Apgar 점수 기출 10, 12, 14, 16, 17, 19, 21, 25

① 출생 후 1분과 5분에 측정한 점수
② 0~3점 : 즉각적인 소생술 필요, 4~6점 : 중정도의 곤란, 7~10점 : 정상

관찰지표	점수		
	0	1	2
심박동	없음	100회/분 미만	100회/분 이상
호흡능력	없음	느린 호흡, 불규칙한 호흡, 얕은 호흡	규칙적 호흡, 큰 소리로 울음
반사능력	없음	찌푸린 얼굴	재채기, 기침, 울음
근육긴장	기운이 없거나 늘어짐	사지를 신전할 때 약한 저항	활발히 움직임
피부색	전신 : 청색증, 창백	몸통 : 분홍색, 사지 : 창백	전신 : 분홍색

2) 재태연령측정(new ballard scale)

(1) 6개항의 신체검사와 6개항의 신경학적 검사로 재태기간 성숙도 평가(-1~5점)

① 6항목 신체 성숙도 [기출] 15, 22

항목		기준(-1~5점)	
		미성숙(-1점)	성숙(5점)
피부		끈적끈적, 손상되기 쉬움, 투명함	갈라지고 주름짐
솜털		없음	대부분 벗겨짐
발바닥 주름		뒤꿈치 → 발가락 사이 거리 40~50mm : -1, < 40mm : -2	발바닥 전체에 주름이 보임
유방		감지 안 됨	완전한 유륜, 유두 : 5~10mm
눈, 귀		눈꺼풀이 붙음	귀연골이 두껍고 단단
생식기	여	음핵돌출, 편평한 음순	대음순 발달하여 소음순과 음핵을 덮고 있음
	남	음낭이 발달되지 않고 늘어져 있음	음낭 발달, 주름이 많음, 고환이 음낭 안으로 내려옴

② 6항목 신경학적 검사

항목	기준	성숙	미성숙
자세	팔과 다리의 굴곡도	완전굴곡	늘어져 있음
손목 각도	손목을 고정한 상태에서 굴곡 정도	완전굴곡 (손과 전박은 전면각도 0°)	손과 전박은 전면각도 180°
팔의 되돌아오기	팔을 완전히 굴곡시키고 놓았을 때의 펴지는 정도	팔이 90° 이하 굴곡됨	180° 펴진 상태
슬와 각도	고관절을 완전히 굴곡한 상태에서 폈을 때 무릎관절 아래의 각도	90° 미만	무릎관절 아래 각도 180°
스카프 징후	팔꿈치가 몸체 중앙선을 넘어가는 지점	가슴의 중앙선을 가로지르지 않음	가슴을 가로질러 이동시 저항 없음
발뒤꿈치 귀닿기	발뒤꿈치와 귀의 거리	무릎의 저항으로 멈	저항 없이 귀까지 닿음

3) 신생아 선천성대사이상 확인 기출 15

(1) 선별 검사 시행(조기 진단) → 정상아 생후 2~7일 이전에 시행(가능하면 생후 48~72시간 내) 수유 2시간이 지난 후 발뒤꿈치에서 채혈

(2) 기본 6종 : 페닐케톤뇨증, 선천성 갑상샘저하증, 호모시스틴뇨증, 단풍당뇨증, 부신기능항진증, 갈락토스혈증

페닐케톤뇨증	• 페닐아라닌수소화효소의 결핍으로 발생 • 증상 : 성장장애, 잦은 구토, 과민반응, 과다행동, 엉뚱한 행동 등 • 식이 : 페닐알라닌이 포함되지 않는 특별조제분유 필요, 모유는 페닐알라닌 함량이 낮아 수유 가능 • 부모교육 : 페닐알라닌 수준이 낮은 식품(채소[콩류제외], 과일, 주스, 곡물, 빵 및 전분) 제공, 고단백은 배제하거나 소량으로 제한, 계속적인 식이요법의 유지가 중요
갈락토오스혈증	• 3가지 특별한 효소의 결핍, 갈락토오스가 포도당으로 전환하지 못함 • 모유를 포함한 모든 우유와 유당이 함유된 음식 제한 • 페니실린 제제와 같은 약물은 유당 충전제를 사용하므로 제한
선천성 갑상샘저하증	내분비 문제를 가진 아동 참고

CHAPTER 1. 신생아의 건강 유지·증진

01. 신생아에게 나타나는 피부 소견 중 저절로 사라지지 않고 대부분 평생 지속되어 녹내장, 근골격의 과도 성장과 같은 구조적 기형을 유발할 수 있어 추가 검사가 필요한 피부문제는?

① 중독성 홍반
② 딸기혈관종
③ 포도주반점
④ 할리퀸 증상
⑤ 몽고반점

해설 [신생아 피부]
- 할리퀸 증상 : 신생아를 옆으로 뉘이면 중앙선을 경계로 바닥에 닿는 부분은 붉은 빛, 위쪽은 창백한 상태로 있는 일시적 현상 → 자율신경계의 부조화로 발생
- 딸기모양 혈관종 : 이완된 모세혈관으로 인해 피부 표면이 솟아오름, 생후 1년까지 커지다가 7~10년 후 사라짐
- 미립종(좁쌀종, millia) : 작고 밝은 흰색의 결절로 코, 턱 주위에서 발견되며 2~3주내 자연 소실
- 대리석양 피부 : 냉기 노출 시 피부에 일시적으로 생기는 반점
- 중독성 홍반 : 분홍색의 구진상 발진 및 농포로 생후 1~2일에 나타났다 자연 소실
- 몽고반점 : 엉덩이, 천골 부위에 푸른빛이나 녹색의 반점으로 학령기까지 자연 소실
- 포도주 반점 : 얼굴이나 목의 피부에 붉은색 얼룩으로 나타나며 혈관기형에 속하는 질환으로 평생 지속되어 녹내장, 뼈나 근육의 과도성장 등과 같은 구조적 기형을 유발할 수 있으므로 추적관찰 필요

02. 재태기간 40주에 자연분만으로 출생한 신생아에게 나타난 생리적 황달의 특징으로 옳은 것은?

① 생후 2~4일경에 발생
② 10~14일 이상 지속
③ 혈청 빌리루빈 수치가 12mg/dL 이상
④ 뇌저 신경절에 축적되면 핵황달 발생
⑤ 피부나 공막 등이 검붉은 피부색으로 변화

해설 [생리적 황달]
- 간의 미성숙으로 생후 2~4일에 피부와 공막에 발생하며 1~2주 후 사라짐
- 혈청빌리루빈이 15mg/dl 이상이면 광선요법 시행
- 병리적 황달 : 24시간 이내 나타나는 황달 → 뇌세포에 영향을 줄 수 있으므로 빠른 조치 필요

정답 01. ③ 02. ①

03. 신생아의 제대관리를 위한 간호로 옳은 것은?

① 제대 탈락 때까지 청결 유지를 위해 통 목욕을 시행한다.
② 70% 알코올로 매일 닦고 건조하게 유지한다.
③ 감염 예방을 위해 기저귀를 제대 위까지 대어준다.
④ 매일 비누로 깨끗이 닦고 파우더를 발라준다.
⑤ 제대부위 홍반이나 발적시 항생제연고를 도포한다.

해설 [제대간호]
- 제대결찰부위 감염, 출혈 확인하며 70% 알코올 소독 후 건조시킴
- 제대 떨어질 때까지 통 목욕 금지, 출생 후 10일 경 떨어짐
- 기저귀가 제대에 닿지 않도록 접어 내림 : 감염예방

04. 신생아의 체온 조절 기능이 미숙한 이유는?

① 몸 크기에 비해 체표면적이 좁다.
② 성인에 비해 대사율이 낮다.
③ 피하지방층이 두꺼워 열 소실이 많다.
④ 떨림을 통한 열 생산을 하지 못한다.
⑤ 호흡이 느려 열과 수분을 보유하지 못한다.

해설 [체온유지]
- 신생아의 열손실 원인 : 체중에 비해 체표면적이 넓음, 피하지방 부족, 양수에 젖어 양수가 증발하면서 열소실, 떨림에 의한 열생산이 아닌 비전율성인 열생산 기전 때문
- 적절한 온도의 환경 유지(액와체온이 36.5℃ 미만이면 복사 온열기에 눕혀 중성온도 유지)

03. ② 04. ④

05. 다음 보기에서 신생아의 반사 중 가장 늦게 소실되는 반사는?

① 모로반사
② 바빈스키반사
③ 긴장성 경반사
④ 포유반사
⑤ 잡기반사

해설

반사	반응	소실시기
포유/근원/먹이찾기	뺨을 톡톡 치거나 자극을 주면 자극된 방향으로 머리를 돌림	3개월
잡기/파악	손바닥 및 발바닥을 자극하면 오므림	손 : 3개월 발 : 8개월
바빈스키	발꿈치에서 발바닥 외측을 따라 발가락 쪽으로 가볍게 긁으면 엄지 발가락은 배굴, 나머지 발가락은 과신전됨	12~16개월
모로/놀람	• 손으로 아기 어깨를 받치고, 몸을 지탱하면서 머리를 갑자기 떨어트리거나 자세를 갑자기 변경시키면 등과 팔다리를 쭉 펴면서 외전하며, 손가락은 따로따로 펴서 엄지와 검지가 'C'모양을 보이며, 팔은 포옹 형태 • 뇌손상 여부, 상지 신경손상, 쇄골골절 평가 가능	3~4개월
긴장성 경/펜싱	펜싱 자세, 앙와위에서 머리를 한쪽으로 돌리면 머리를 돌린 쪽의 팔과 다리를 뻗고 반대쪽 사지는 굴곡	3~6개월

정답 05. ②

CHAPTER 02 영아의 건강 유지 · 증진

간호사국가고시 대비

1 영아(1~12개월)의 성장과 발달

1) 신체적 발달 [기출] 14, 15

(1) 체중
① 성장과 영양상태의 유용한 지표
② 생후 5개월 정도에 출생 시 체중의 2배, 1년에 3배, 2년에 4배

(2) 신장 : 생후 1년에 출생 신장의 1.5배

(3) 두위 : 출생 시 두위 > 흉위, 생후 1년 두위 = 흉위, 2년 이후 두위 < 흉위

(4) 신경계 : 생후 1년 동안 두뇌성장이 가장 빠름

(5) 호흡기계 [기출] 14
① 기도가 좁고 협착되어, 감염의 위험이 높음
② 유스타키오관(중이관)이 짧고 곧아 중이염의 위험이 높음

(6) 심혈관계
① 태아기 단락 폐쇄, 폐순환 증가, 심박동수는 점차 느려지고, 혈압은 상승
② 동성부정맥이 종종 발생

(7) 면역계 : 면역글로불린이 부족 → 감염에 취약

(8) 위장관계 [기출] 15
① 단백질과 유당은 소화 가능, 지방의 소화와 흡수는 생후 6~9개월에 가능
② 연하반사가 불량하여 침을 삼키지 못하고 흘림

(9) 조혈계
① 태아형 헤모글로빈 존재, 적혈구 생존기간이 짧아 생후 2~3개월경 생리적 빈혈
② 모체로부터 저장 받은 철분은 6개월에 소진, 철분 공급이 필요함

(10) 신장계 : 사구체여과율 낮음, 수분과 전해질 불균형의 위험

2) **운동발달** 기출 10, 12, 15, 16, 17, 19, 20, 21, 22, 24 (머리 가누기 → 뒤집기 → 앉기 → 기기 → 서기 → 걷기)

개월	전체운동(머리 → 발끝)	미세운동(근위 → 원위)
1	머리를 좌우로 움직임	주먹을 쥠
2	복위에서 고개를 45° 정도 들 수 있음	파악반사, 주먹을 펴고 손을 벌려 물체를 잡을 수 있게 됨
3	복위에서 고개를 45~90° 정도 들 수 있음	
4 기출 20, 21	목을 가눔	팔 조정 가능, 상체 체중지지, 갈고리 모양으로 물체 잡음
5 기출 20, 21	몸을 뒤집기(배 → 등)	
6	엎드린 상태에서 양팔로 몸무게 지탱 등 → 배로 뒤집기	물건을 한손에서 다른 손으로 옮겨 잡음
7	도움 받아 앉음	
8 기출 19, 22	혼자 앉을 수 있음	엄지와 검지 이용하여 미세물건 잡기
9	기기	
10 기출 17	가구 잡고 서기	손으로 음식 섭취
12	가구 잡고 걷기	숟가락, 컵 사용하여 음식 먹기 가능

3) **언어발달** 기출 10, 13, 22

① 3~5주 : 사회적 미소, 애착을 길러줌
② 2~3개월 : 옹알이 시작
③ 4~6개월 : '마', '다', '아' 등 의미 없는 소리 내기 시작
④ 7~9개월 : "마마", "다다" 등의 두 음절 소리를 내며 사람의 소리를 따라하려 함
⑤ 12개월 : '엄마', '아빠', '맘마' 등 몇 개 단어 사용

4) **인지 발달** : 감각운동기 기출 13, 20, 25

① 1~4개월 : 목적이 없는 단순한 행동
② 4~8개월 : 목적 있는 행동, 대상영속성 개념(베개 밑에 숨겨진 장난감을 찾을 수 있는 것을 의미)의 발달(까꿍 놀이가 유용), 낯가림 시작
③ 8~12개월 : 간단한 문제 해결, 목표 지향적, 새로운 상황에 적응해 감

5) **감각발달** 기출 23

① 4개월 : 소리가 나는 쪽으로 눈과 머리를 돌림, 모빌이나 딸랑이 등으로 발달 도움
② 4~6개월 : 눈 움직임의 협응과 눈 근육 조절

6) **심리사회적 발달** : Erikson의 신뢰감 VS 불신감 기출 10, 12, 13, 16

① 구강기에 형성, 양육자의 일관된 태도로 신뢰감 형성

② 낯가림 기출 01, 17, 18, 21, 22
  ㉠ 양육자와 낯선 사람을 구분하는 정상 반응으로 애착 형성이 잘 되었음을 의미
  ㉡ 6~7개월에 시작하여 7~9개월에 극치
  ㉢ 중재 : 낯선 사람을 충분히 관찰할 수 있도록 시간을 제공, 갑작스레 껴안거나 강제적인 행동을 피함
③ 분리불안 기출 10, 12, 13, 17, 18, 24
  ㉠ 애착의 대상과 분리되거나 분리되려 할 때 느끼는 불안(8~30개월)
  ㉡ 단계 : 저항기(울고 매달림, 부모찾음) → 절망기(우울, 퇴행) → 부정기(낯선 사람과 상호작용)
  ㉢ 중재 : 담요나 장난감 같은 대체용품을 주어 부모가 함께 있다는 것을 확신시켜 줌

2 영아의 건강증진

1) 영양 기출 13, 14, 16, 17, 21

(1) 모유로만 영양공급 시 4~6개월 이후부터 비타민 D와 철분 보충이 필요

(2) 이유식과 고형식이 기출 13, 14, 16, 17, 19, 22, 23, 24, 25
  ① 이유식 시작 : 4~6개월 쌀미음(곡물시리얼)부터 시작, 6~12개월 고형식이 시작
  ② 일반적인 순서 : 쌀미음(쌀은 철분 함유량이 많고 소화가 잘 되며 알레르기 유발이 적음) → 고기 → 채소, 과일 → 생선, 달걀노른자의 순서로 제공
  ③ 한 번에 한 가지씩 새로운 음식을 추가, 한 가지 음식을 3~7일간 먹임
  ④ 작은 숟가락을 이용하여 혀 끝쪽(안쪽)으로 넣어줌
  ⑤ 모유나 조제유 주기 전에 이유식 먼저 제공
  ⑥ 고형식을 모유나 우유에 섞어 젖병으로 먹이지 않음
  ⑦ 달걀흰자, 땅콩, 건포도, 사탕, 껌, 소금, 꿀, 설탕 등은 12개월 이후에 제공

(3) 핑거 푸드 : 8~10개월부터, 한입에 먹을 수 있는 크기와 부드러운 음식, 흡인 위험 시 금지

2) 휴식과 수면 기출 11, 16

(1) 영아돌연사증후군(SIDS) 예방
  ① 1세 미만 영아의 갑작스러운 사망으로 수면 시 일어나는 경우 많음
  ② 별도의 아기용 침대에서 재움
  ③ 지나치게 폭신한 이불을 사용하지 않고 주위에 장난감이 없도록 함
  ④ 너무 덥거나 흡연 환경에 노출되지 않도록 함
  ⑤ 엎드려 재우는 것을 피함

CHAPTER 2 영아의 건강 유지·증진

01. 만삭아로 출생한 5개월 아동의 정상 발달 상태는?

① 도움 받아 앉는다.
② 지지하지 않아도 잘 앉아 있다.
③ 배에서 등쪽으로 몸을 뒤집는다.
④ 물건을 한손에서 다른 손으로 옮겨 잡는다.
⑤ 기구를 잡고 기어다닐 수 있다.

해설 [영아의 운동발달]

개월	전체운동(머리 → 발끝)	미세운동(근위 → 원위)
4	목을 가눔	팔 조정 가능, 상체 체중지지, 갈고리 모양으로 물체 잡음
5	몸을 뒤집기(배 → 등)	
6	엎드린 상태에서 양팔로 몸무게 지탱 등 → 배로 뒤집기	물건을 한손에서 다른 손으로 옮겨 잡음
7	도움 받아 앉음	
8	혼자 앉을 수 있음	엄지와 검지 이용하여 미세물건 잡기
9	기기	
10	가구 잡고 서기	손으로 음식 섭취
12	가구 잡고 걷기	숟가락, 컵 사용하여 음식 먹기 가능

정답 01. ③

02. 영아 돌연사증후군을 예방하기 위한 교육내용으로 적절하지 않은 것은?

① 너무 푹신한 침구를 사용하지 않는다.
② 엄마와 같은 침대를 이용한다.
③ 엎드려 재우지 않는다.
④ 너무 덥지 않은 환경을 조성한다.
⑤ 젖병을 물고 자지 않게 한다.

해설 [영아 돌연사증후군(SIDS) 예방]
- 1세 미만 영아의 갑작스러운 사망으로 수면 시 일어나는 경우 많음
- 별도의 아기용 침대에서 재움
- 지나치게 폭신한 이불을 사용하지 않고 주위에 장난감이 없도록 함
- 너무 덥거나 흡연 환경에 노출되지 않도록 함
- 엎드려 재우는 것을 피함

03. 폐렴으로 입원한 아동의 분리불안에 대한 간호중재는?

① 24시간 간병인이 상주하도록 한다.
② 아동이 잠들었을 때 부모가 떠나게 한다.
③ 부모가 가능한 한 아동과 함께 있도록 격려한다.
④ 부모에 대한 이야기를 피한다.
⑤ 티비를 시청하게 한다.

해설 [분리불안]
- 애착의 대상과 분리되거나 분리되려할 때 느끼는 불안(8~30개월)
- 단계 : 저항기(울고 매달림, 부모찾음) → 절망기(우울, 퇴행) → 부정기(낯선 사람과 상호작용)
- 중재 : 담요나 장난감 같은 대체용품을 주어 부모가 함께 있다는 것을 확신시켜 줌

02. ② 03. ③

CHAPTER 03 유아의 건강 유지·증진

1 유아(1~3세)의 성장과 발달

1) 신체적 성장 발달 `기출 14, 15, 24`

(1) **신장과 체중** : 신체성장 속도가 느려짐

(2) **두위와 흉위** : 2세의 두위는 성인 크기의 90%, 2세 이후 두위 < 흉위

(3) **외모와 골격계** : 몸통은 길고 다리가 짧아 약간 휘어 보임, 복근이 충분히 발달하지 못해 배가 볼록하게 나옴

(4) **신체기관의 성숙**
   ① 2세 말경 뇌의 75~80% 완성
   ② 비뇨기계 : 요도 조임근 조절능력과 방광 용적의 증가로 배변훈련이 가능함

2) 운동발달 `기출 11, 15, 23`

15개월	혼자 걸을 수 있음, 블록 2개 쌓음
18개월	잘 걷고 뛰다가 넘어짐, 양손으로 컵을 잡고 마심, 숟가락 사용은 미숙, 옷을 혼자 벗음, 블록 3~4개 쌓음, 공 던지며 놀기, 밀고 다니는 유아용 카트
2세	한발씩 계단 오르내리기 가능, 숟가락으로 혼자 먹음, 옷을 혼자 입음, 블록 6~7개 쌓음, 동그라미와 직선 그리는 흉내 냄
3세	세발 자전거 타기 가능, 두 발을 교대로 계단을 오름, 블록 8개 이상 쌓음

3) 언어발달 `기출 19`

① 18개월 : 10개 단어, 2세 : 300개 단어(2~3개 문장), 3세 : 900개 단어 사용(3~4개 문장)
② 말을 많이 걸어주고 들려주는 것이 언어발달에 도움이 됨

4) 인지발달 기출 12, 18

① 인지과정이 빠르게 발달
② 감각운동기
- 12~18개월 : 시행착오를 거치며 학습
- 19~24개월 : 대상영속성, 가사모방, 지연모방

③ 전조작기 : 전개념기(2~4세)
- 상징적 사고, 가장 놀이(pretending play), 자기중심, 물활론, 비가역성, 마술적 사고
- 주된 단어는 '나', '내 것'

5) 심리 · 성적 발달 : 프로이드 항문기

① 2세 반~3세 : 남녀의 성기차이 인식, 3세 : 성역할 이해, 동성부모의 행동 모방
② 항문기의 고착현상 : 결벽증, 무엇이든지 보유하거나 아끼려는 인색한 성격

6) 심리사회적 발달 기출 10, 12, 13, 14, 15 : Erikson의 자율성 vs 수치심

(1) 분노발작
① 18개월~3세 때 가장 흔하게 나타나는 행동으로 아동이 언어와 사고능력의 제한으로 자신의 감정을 표현할 수 없어 발생
② 소리 지르기, 물건을 던지기, 자기 몸을 물어뜯고 머리를 흔들며 분노 표출
③ 중재 : 부모는 일관된 태도를 가져야 하며 아동이 진정될 때까지 무반응, 무관심으로 대하되 자리를 떠나지 않음 → 진정된 후 아동을 위로하고 행동의 한계를 설정함

(2) 거부증 기출 10, 11, 13, 15, 16, 17, 19, 22, 24
① 18개월~3세에 자율성의 성취 과정에서 나타나는 갈등현상으로 정상적인 반응이며 독립성 표현, 거절('아니'), 소리 지르기, 차기, 때리기, 물기, 호흡 참기 등의 행동을 보임
② 중재 : 부모는 명령이 아닌 아동이 선택할 수 있는 질문을 함

(3) 분리불안
① 유아기에 다시 최고조에 달하며 아동의 독립적 욕구가 강해져 엄마와 떨어져 있고 싶어 하지만, 엄마도 자신과 떨어져 있고 싶어 할까봐 겁을 냄
② 중재 : 솔직하고 분명한 설명, 일시적인 대체물이 극복하는데 도움을 줌

(4) 의식주의 기출 14, 17, 23
① 아동은 안정된 일상생활을 반복하며 자신감과 통제감을 느낌
② 같은 컵이나 같은 의자 사용과 같은 특정 활동을 고집함

(5) 퇴행 기출 20 : 스트레스로 인해 발생하며 이전 발달단계로 되돌아가는 것
예 입원이나 동생의 출생으로 손을 빨거나 잘 가리던 배변을 가리지 못함

7) 도덕 · 영적 발달 : 콜버그 전인습적 도덕 수준 1단계

처벌과 보상 지향적, 부모의 가치관에 동화

8) 놀이 기출 11, 14, 16
① 평행놀이 : 같은 장소에 비슷한 장난감을 갖고 있지만 함께 놀지 않고 혼자 노는 것
② 권장 장난감 : 밀고 당기는 장난감, 진흙, 공, 모래놀이와 물놀이, 자동차, 트럭, 동물 인형 등

2 유아의 건강증진

1) 영양 기출 15, 23
① 단백질, 비타민 D, 칼슘, 인의 요구량 높아짐
② 생리적 식욕부진 : 소량씩 자주 제공, 식사시간은 즐겁게, 서두르지 않고 편안한 식사환경 조성
③ 적당량의 우유 섭취(500cc/1day) : 우유를 1일 1L 이상 섭취할 경우 '우유빈혈'이 초래될 수 있음

2) 훈육 기출 11, 13, 17
① 부모의 일관된 태도가 중요
② 잘못된 행동 직후, 잘못된 행동에 초점을 맞추며 긍정적인 언어를 사용
③ 훈육방법 : 타임아웃, 무시하기, 꾸짖기

3) 배변 훈련 기출 11, 14, 17, 19, 22, 25
① 아동이 신체적·정서적 준비가 되어야 시작
② 대변(12~18개월)을 먼저 가리고 소변(18~24개월)을 가림
③ 낮 소변 먼저 가리고 밤 소변 가림
④ 유아용 변기의자를 사용, 대소변 훈련은 1회 5~8분으로 제한, 부모가 곁에 있어 주고 변을 볼 때마다 올바른 위생습관 교육, 쉽게 벗을 수 있는 의복 입힘, 다른 사람을 보고 따라 하도록 함

CHAPTER 3. 유아의 건강 유지 · 증진

01. 유아가 항상 같은 컵, 같은 수저만 사용해서 식사하려고 한다. 이러한 특징을 무엇이라 하는가?

① 분노발작
② 유아반항
③ 거부증
④ 자아 독립
⑤ 의식주의

> **해설** [의식주의]
> - 아동은 안정된 일상생활을 반복하며 자신감과 통제감을 느낌
> - 같은 컵이나 같은 의자 사용과 같은 특정활동을 고집함

02. 2세 아동에게서 나타날 수 있는 정상적인 반응은?

① 역할모델을 모방
② 현실과 상상 혼동
③ 거부증과 분노발작
④ 악몽과 야경증
⑤ 양심 발달

> **해설** [심리사회적 발달 : Erikson의 자율성 대 수치심]
> - 분노발작 : 18개월~3세 때 가장 흔하게 나타나는 행동으로 소리 지르기, 물건을 던지기, 자기 몸을 물어뜯고 머리를 흔들며 분노 표출
> - 거부증 : 18개월~3세에 자율성의 성취 과정에서 나타나는 갈등현상으로 정상적인 반응이며 독립성 표현, 거절('아니'), 소리 지르기, 차기, 때리기, 물기, 호흡 참기 등의 행동을 보임
> - 분리불안 : 유아기에 다시 최고조에 달하며 아동의 독립적 욕구가 강해져 엄마와 떨어져 있고 싶어 하지만, 엄마도 자신과 떨어져 있고 싶어 할까봐 겁을 냄
> - 의식주의 : 같은 컵이나 같은 의자 사용과 같은 특정활동을 고집함
> - 퇴행 : 스트레스로 인해 발생하며 이전 발달단계로 되돌아가는 것

01. ⑤   02. ③

03. 유아기 치아관리에 대한 설명으로 옳은 것은?

① 18개월에 유치가 대략 6개정도 나온다.
② 30~36개월까지 20개의 유치가 모두 나온다.
③ 치과는 충치가 발생한 이후에 방문한다.
④ 불소 치약을 사용할 경우 입헹굼을 자제한다.
⑤ 영구치가 나기 시작한다.

해설 [치아관리]
- 유치 : 12개월에 6~8개, 30~36개월까지 20개가 모두 나옴
- 치과 방문 : 6~12개월 사이, 늦어도 유치가 모두 난 후 30개월 전에 방문
- 충치예방 : 불소가 함유된 물이나 치약을 사용하고 잘 헹구도록 함
- 젖병 충치 예방 : 주스나 우유를 젖병에 담아서 주는 경우 발생, 밤에는 젖병에 우유 대신 물을 먹임

04. 아동의 대소변 가리기 훈련에 대한 설명으로 옳은 것은?

① 가능한 빨리 대소변 훈련을 시작한다.
② 대부분의 아동은 2~3세가 되면 밤소변을 조절한다.
③ 소변을 먼저 가린 후 대변을 가린다.
④ 낮소변이 밤소변보다 먼저 조절된다.
⑤ 언어발달이 느린 아동은 대소변 조절이 늦다.

해설 [대소변가리기 훈련]
- 보통 18~24개월에 이루어짐, 대부분 2세에 대소변 가리며, 4~5세 야간소변 조절
- 아동이 신체적, 정서적 준비가 되어야 시작
- 대변을 먼저 가림. 밤소변보다 낮소변을 먼저 가림
- 아동이 성공할 때마다 충분히 칭찬

05. 유아가 누군가로부터 지시받는 것을 싫어하며 "싫어", "안해"로 반응하고 때론 물거나 때리기 등의 행동을 보인다고 부모가 걱정할 때 간호사의 설명으로 적절한 것은?

① "자율성이 발달하는 과정입니다."
② "부모의 관심 부족이 있는 것 같습니다."
③ "유아 우울증의 초기증상입니다."
④ "부모의 과다한 관심이 원인입니다."
⑤ "스트레스로 인한 공격적 행동입니다."

해설 [거부증]
- 18개월~3세에 자율성의 성취 과정에서 나타나는 갈등현상으로 정상적인 반응이며 독립성 표현, 거절('아니'), 소리 지르기, 차기, 때리기, 물기, 호흡 참기 등의 행동을 보임
- 중재 : 부모는 명령이 아닌 아동이 선택할 수 있는 질문을 함

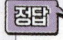

03. ② 04. ④ 05. ①

CHAPTER 04 학령전기 아동의 건강 유지·증진

간호사국가고시 대비

1 학령전기(3~6세) 아동의 성장 발달

1) 신체적 성장발달 기출 10
① 신장과 체중 : 키가 커지고 날씬해짐, 느리지만 꾸준히 성장
② 외모와 골격계 : 척추가 곧아져 안정적 자세, 다리와 근육 성장이 빨라 짐
③ 심폐기계 : 폐활량 증가, 호흡 수 감소, 심박 수 감소, 혈압 증가
④ 비뇨기계 : 3~4세경 방광조절, 4세에 배변 시 스스로 옷을 벗고 입으며 5세경 성숙

2) 운동발달 기출 10
① 협응력과 근력 증가 : 눈-손 협응력, 대근육/소근육 발달
② 4세 : 난간 잡지 않고 계단 오름, 공을 잡을 수 있음
③ 5세 : 민첩하게 달림, 줄넘기, 공 던지고 받기 잘함

3) 언어발달
① 언어발달의 결정적 시기로 호기심에 의한 질문 증가(언제, 어떻게, 왜, 어디서, 무엇을)
② 3세 : 900단어, 짧고 간결한 전보문 형태의 문장, 혼자 말하거나 상상속의 친구와 대화
③ 4세 : 1,500단어, 말이 많고 과장, 관심 얻기 위해 공격적인 언어
④ 5세 : 2,100단어, 긴 문장 사용, 요일/계절 구분, 4~5개로 된 문장, 질문 반복
⑤ 발달적 말더듬 나타날 수 있음 기출 24, 25 : 지나친 관심을 보이거나 질책·지적·교정하지 않도록 하고 부모가 아이의 말을 경청할 수 있도록 격려, 부모가 정확한 발음의 언어모델이 될 수 있도록 격려, 아동이 천천히 말할 수 있도록 기다려주기, 증상 지속되면 전문기관에 방문

4) 인지발달 기출 10, 13, 15, 23
① 전개념적 단계(2~4세)/직관적 사고 단계(4~7세)
② 물활론적 사고, 상징놀이, 변환적 추론, 자기 중심적 사고, 마술적 사고, 장의존성, 비가역성
③ 죽음은 일시적이고 가역적인 것으로 여김

5) 심리·성적 발달 기출 10, 14 : 프로이드 – 남근기
① 오이디푸스 콤플렉스(남아), 엘렉트라 콤플렉스(여아) : 동성의 부모와의 동일시를 통해 자신의 성 정체성과 적절한 역할을 습득 → 6세경 성 정체성 형성
② 사실에 근거한 정확한 내용과 적절한 양의 성교육 필요

6) **심리·사회적 발달** 기출 10, 13, 15, 16 : Erikson의 솔선감 vs 죄책감
   ① 놀이, 작업, 삶에 최대한 참여하여 솔선감을 얻음
   ② 자신의 능력과 탐구의 한계를 넘어서면 죄책감 발생

7) **영적·도덕성 발달** 기출 11, 15, 16
   ① köhlberg의 전인습적 단계 → 양심 발달 : 옳고 그름의 차이 인식
   ② 통증에 대해 불안이 크고, 질병, 사고, 입원을 죄에 대한 벌로 생각함

8) **놀이**
   ① **모방놀이** : 성인을 흉내내는 소꿉놀이, 인형의 집, 역할놀이
   ② **상상놀이** : 상상과 현실을 혼동, 상상 속의 친구가 있음
   ③ **연합놀이** : 공동의 목표나 규칙, 조직 없이 비슷한 놀이를 함

2 학령전기 아동의 건강증진

1) **영양** 기출 15 : 비만 아동 선별 → 체질량지수를 측정

2) **수면** 기출 18, 25
   ① 상상력이 풍부하고 미성숙하여 수면문제가 많이 나타남
      ㉠ 악몽 : 자다가 놀라서 깸, 부모가 안아주고 위로해줌
      ㉡ 야경증 : 잠이 깨지 않은 상태에서 소리 지르고 우는 것, 다시 잠들도록 함
   ② 중재 : 일정한 시간에 취침하도록 습관 기르기, 밤에 미등 켜두기

3) **훈육**
   ① 분명한 한계 설정이 필요하며 일관적이고 긍정적인 태도 유지
   ② **처벌** : 미리 알려주고 잘못하면 즉시 훈육함
   ③ **훈육방법** : 타임아웃, 격려행동, 제한된 선택제공, 주의전환 등이 효과적

CHAPTER 4. 학령전기 아동의 건강 유지·증진

01. 학령전기 아동의 보편적인 인지발달의 특성으로 옳은 것은?

① 컵과 수저를 매일 같은 것으로 쓰려고 한다.
② 거부증이 나타난다.
③ 죽음은 일시적이며 가역적인 것으로 여긴다.
④ 보존개념을 이해한다.
⑤ 자기 중심적 사고에서 탈피한다.

해설 [인지발달]
- 전개념적 단계(2~4세) / 직관적 사고 단계(4~7세)
- 물활론적 사고, 상징놀이, 변환적 추론, 자기 중심적 사고, 마술적 사고, 장의존성, 비가역성
- 죽음은 일시적이고 가역적인 것으로 여김

02. 악몽이나 야경증이 자주 발생하는 시기는?

① 영아기　　　　② 유아기
③ 학령전기　　　④ 학령기
⑤ 청소년기

해설 학령전기 수면 : 상상력이 풍부하고 미성숙하여 수면문제가 많이 나타남
- 악몽 : 자다가 놀라서 깸, 부모가 안아주고 위로해줌
- 야경증 : 잠이 깨지 않은 상태에서 소리 지르고 우는 것. 다시 잠들도록 함
- 중재 : 일정한 시간에 취침하도록 습관 기르기, 밤에 미등 켜두기

03. 동성부모의 행동을 모방하며 성 정체성과 적절한 역할을 습득하는 시기는?

① 영아기　　　　② 유아기
③ 학령전기　　　④ 학령기
⑤ 청소년기

해설 학령전기 심리·성적 발달(프로이드 : 남근기)
- 오이디푸스 콤플렉스(남아), 엘렉트라 콤플렉스(여아) : 동성의 부모와의 동일시를 통해 자신의 성 정체성과 적절한 역할을 습득 → 6세경 성 정체성 형성
- 사실에 근거한 정확한 내용과 적절한 양의 성교육 필요

01. ③　02. ③　03. ③

CHAPTER 05 학령기 아동의 건강 유지 · 증진

간호사국가고시 대비

1 학령기(6~12세) 아동의 성장 발달

1) 신체적 성장과 발달 기출 12, 15

① 성장이 일정하고 안정적
② 급성장 시기 : 여아 10~12살, 남아 12~14살(여아가 남아보다 빠름)
③ 성장통 호소 기출 20, 24, 25
   • 하지의 근육통, 관절통이 주로 밤에 양측성으로 간헐적 발생, 저녁과 밤에 발생하고 아침에는 사라짐, 활동을 많이 하면 증상이 심해짐
   • 중재 : 일시적인 현상으로 대부분 휴식이나 수면 후 자연적으로 소실, 통증이 있을 때 마사지, 온찜질, 스트레칭 시행, 통증이 심한 경우 진통제 사용, 과격한 운동 피함
④ 근육의 비율은 증가, 체지방률 감소
⑤ 폐와 폐포의 발달이 완성되어 호흡기계 감염 감소
⑥ 6세에 눈이 완전히 발달, 7세에 시력, 안근조절, 색깔 구별의 완성

2) 운동 발달 : 근육의 조절력이 향상, 균형감과 리듬감이 발달하여 두발자전거, 춤, 뜀뛰기, 줄넘기와 다양한 스포츠 활동 가능

3) 인지발달 기출 15, 16, 18, 20

(1) 학령기 초기 : 피아제의 전조작기 – 직관기(6~7세)
   ① 직관적 사고, 자기중심적, 물활론, 중심화 여전

(2) 구체적 조작기(7~11세) 기출 16, 18, 20
   ① 가역성 : 사건의 과정을 역으로 생각할 수 있음. 시간과 달력의 이해
   ② 보존성 : 순서, 형태, 모양이 바뀌어도 사물의 특성은 변하지 않음을 이해
   ③ 분류와 논리 : 사물의 특성이나 논리적 순서에 따라 배열하여 유사점과 차이점을 구분, 유목개념(수집)
   ④ 탈 중심화 : 자기 중심적 사고에서 탈피, 관점의 차이를 인식
   ⑤ 죽음의 개념을 이해, 잠과 죽음을 구별, 죽음의 불가역성 인지
   ⑥ 직관적 사고에서 논리적 사고로 전환

4) 감각발달

(1) **시력** : 성장속도가 급격히 빨라지면서 근시가 생길 수도 있음 → 매년 시력검사

(2) **청력** : 유스타키오관의 성장과 성숙으로 중이염 발생률 감소 → 매년 청력검사

5) 성심리 발달 : 프로이드의 잠복기 [기출] 11

성적욕구가 억압되는 시기, 성에 대한 질문에 솔직하고 사실적으로 대답, 성교육 실시

6) 심리사회적 발달 [기출] 10, 11, 13, 16 : Erikson의 근면성 vs 열등감

① 아동에게 적절한 과제를 제공하고 성공적으로 달성하면 근면성 발달, 아동이 부모와 심리적으로 분리되지 못하거나 아동의 달성 목표가 너무 높으면 열등감이 생김
④ 가족보다 친구를 좋아하고 점점 독립적으로 수행, 협동을 배움

7) 영적 발달과 도덕성 발달 : Kohlberg [기출] 13, 14, 17

양심과 가치관의 내면화가 일어나 도덕성 발달이 급속히 진행됨
① 전인습적 수준 2단계(4~7세) : 신체적 결과에 따라 옳고 그름을 결정
② 인습 수준 3단계(7~10세) : 착한 아이가 되고 싶어 하며 규칙을 따름
③ 인습 수준 4단계(10~12세) : 권위를 존중하고 규칙을 준수하며 사회적 질서를 유지하려고 함

8) 사회화 [기출] 11, 15, 19

가족보다 친구와 학교생활 중심의 생활이 이루어짐 : '가장 좋은 친구'가 생기는 시기

(1) **학교 공포증(등교 거부)** [기출] 19
① 학교생활의 극심한 스트레스로 잦은 결석, 학습 부진, 자퇴 등이 나타남
② 정신적 혹은 신체적 증상(복통, 두통, 오심, 구토) 호소
③ 신체증상은 학교에서만 나타나며 귀가하면 바로 사라짐
④ 증상이 단순할 경우 부모는 자녀를 신속히 학교로 돌려보냄
⑤ 증상이 심각하다면 수업참여시간과 등교 방법에 변화를 주면서 지켜봄

9) 놀이 : 협동놀이, 활동적 놀이의 중요성 강조 [기출] 11

① 균형감, 협응력 및 운동기술 증가, 줄넘기, 두발자전거 타기, 나무 오르기, 스케이트
② 수집, 그림, 만들기, 애완동물, 수수께끼, 복잡한 퍼즐, 보드게임, 신체적 게임, 독서, 자전거 타기, 모형 만들기, 악기 연주, 마술, 카드 모으기 등

2 학령기 아동의 건강증진

1) 영양 기출 14

① 식욕이 증가, 학령기 후기가 되면 에너지 요구량도 증가
② 아침을 챙겨먹고 영양교육을 통해 올바른 식습관을 익히도록 하고 편식과 비만을 예방

(1) 비만

① 신체 활동 감소와 칼로리 섭취 증가로 발생. 비만을 일으키는 질병 유무를 파악
② 예방 : 건강한 식습관과 규칙적인 운동의 중요성을 교육
③ 중재와 교육 : 식사 내용과 식사습관, 패턴을 파악. 아동이 주체의식 갖도록 함, 운동과 작은 그릇, 영양이 풍부한 음식과 간식, 텔레비전 시청과 컴퓨터 사용의 제한

2) 휴식과 수면

(1) **수면양** : 사춘기 전 급성장기에 수면 증가
(2) **야경증** : 소리 지르고 매우 겁에 질린 모습을 보이며 달래기 어려움, 30분 이상 지속되지 않음
(3) **몽유병**
① 환경에 반응하지 않으며 아동이 손상을 입을 위험이 있음
② 몽유병이나 야경증은 잠이 깊이 들었을 때 발생하며 아동이 기억하지 못함
③ 아동이 스트레스 상황에 있을 때 더 심해짐

3) 훈육

① 현실적인 기대, 명확한 규칙, 논리적 결과로 아동에게 자기 통제감과 자존감 향상
② 책임감은 행동에 대한 자연스럽고 논리적인 결과를 통해 길러짐

CHAPTER 5. 학령기 아동의 건강 유지·증진

01. 학령기에 성취해야 하는 사회 심리적 발달 과업은?

① 신뢰감
② 자율감
③ 솔선감
④ 근면감
⑤ 친근감

해설 [학령기 심리사회적 발달(Erikson의 근면성 vs 열등감)]
- 아동에게 적절한 과제를 제공하고 성공적으로 달성하면 근면성 발달, 아동이 부모와 심리적으로 분리되지 못하거나 아동의 달성 목표가 너무 높으면 열등감이 생김
- 가족보다 친구를 좋아하고 점점 독립적으로 수행, 협동을 배움

02. 학령기 아동의 인지적 발달 특성으로 옳지 않은 것은?

① 시간과 달력을 이해할 수 있다.
② 순서나 모양이 바뀌어도 사물의 특성은 바뀌지 않는 것을 안다.
③ 사물의 특성에 따라 분류하고 수집하고 서열화시킨다.
④ 죽음의 개념을 이해하고 잠과 구별할 수 있다.
⑤ 과학적인 추리가 가능하고 분석적 사고가 가능하다.

해설 [학령기 인지발달]
- 학령기 초기 : 피아제의 전조작기-직관기(6~7세)
  - 직관적 사고, 자기중심적, 물활론, 중심화 여전
- 구체적 조작기(7~11세)
  - **가역성** : 사건의 과정을 역으로 생각할 수 있음, 시간과 달력의 이해
  - **보존성** : 순서, 형태, 모양이 바뀌어도 사물의 특성은 변하지 않음을 이해
  - **분류와 논리** : 사물의 특성이나 논리적 순서에 따라 배열하여 유사점과 차이점을 구분, 유목개념(수집)
  - **탈 중심화** : 자기중심적 사고에서 탈피, 관점의 차이를 인식
  - 죽음의 개념을 이해, 잠과 죽음을 구별, 죽음의 불가역성 인지
  - 직관적 사고에서 논리적 사고로 전환

01. ④ 02. ⑤

03. 학령기 아동의 치아관리를 위한 교육내용으로 옳은 것은?

① 불소 함유 치약을 사용하고 잘 헹구도록 한다.
② 충치가 없다면 치과검진은 필요하지 않다.
③ 치아교정은 청소년기 이후로 미룬다.
④ 치실은 사용하지 않도록 한다.
⑤ 칫솔모는 단단하고 거친 것을 사용하도록 한다.

해설 [학령기 치아 관리]
- 유치가 빠지고 영구치가 나옴 → 치아관리 및 치아교정
- **충치예방**: 양치와 치실, 불소 함유 치약 사용, 올바른 칫솔질과 치실 사용, 6개월마다 정기적 치과 방문 권장
- 흡연을 사정하고 금연교육

04. 12세 여아가 최근 며칠동안 등교시간이 되면 두통과 복통, 호흡곤란을 호소하여 시행한 검사결과가 모두 정상일 때 부모에게 설명할 내용은?

① "소아 우울증 증상이니 정신과전문의에게 상담을 받아보세요."
② "시간이 지나면 자연적으로 해결될 것이니 걱정하지 마세요."
③ "추가 검사가 필요합니다."
④ "꾀병으로 보이니 단호하게 훈육하세요."
⑤ "교사에게 학교생활에 대하여 물어보세요."

해설 [학교 공포증(등교 거부)]
① 학교생활의 극심한 스트레스로 잦은 결석, 학습 부진, 자퇴 등이 나타남
② 정신적 혹은 신체적 증상(복통, 두통, 오심, 구토) 호소
③ 신체증상은 학교에서만 나타나며 귀가하면 바로 사라짐
④ **증상이 단순할 경우** 부모는 자녀를 신속히 학교로 돌려보냄
⑤ **증상이 심각하다면** 교사에게 자녀의 학교생활에 대해 확인하고, 수업참여시간과 등교 방법에 변화를 주면서 지켜봄

정답 03. ① 04. ⑤

CHAPTER 06 청소년의 건강 유지 · 증진

간호사국가고시 대비

1 청소년(12~18세)의 성장 발달 기출 11, 12, 13

1) 신체적 성장과 발달 기출 11, 12, 13, 18

① 신장과 외모의 급격한 성장과 변화 : 여학생 10세 전후, 남학생 12세 전후 급속한 신체 성장을 보이며 여학생이 남학생 보다 1.5~2년 빠름
② 여학생 : 골반의 횡직경이 커짐, 질 분비물의 변화, 유방 조직 발달 후 음모가 생기기 시작, 초경이 시작되고 2년~2년 반 후에 신체 성장이 멈춤(16~17세), 세포 크기만 증가
③ 남학생 : 고환(testis)이 발달, 1년 쯤 후 음경(penis)이 커짐, 체모, 목소리 변화, 어깨 넓어짐, 몽정 시작, 18~20세에 성장이 멈춤, 근육 수와 세포 수 증가

(1) 2차 성징 기출 11, 12, 13, 17, 22 (여자 : 9.5~14.5세, 남자 : 10.5~16세)

① 남성의 성적 성숙 : Tanner 5단계

테스토스테론 분비로 인한 고환이 커짐(가장 먼저 나타나는 변화) → 음경 · 고환 · 음낭이 커짐 → 음모 발달 → 목소리 변함, 땀샘 발달 → 여드름, 수염이 돋기 시작, 사정이 가능

📢 체중 급증시기와 키 성장 급증시기가 일치

② 여성의 성적 성숙 : Tanner 5단계

난소 기능의 첫 신호인 유방 봉오리(가장 먼저 나타나는 변화) → 음모가 나기 시작 → 초경 시작 → 액모, 땀샘 발달, 유두 돌출 → 임신 가능

📢 신장 성장 급증시기가 체중 급증시기보다 6~9개월 빠름

(2) 운동발달

① 근육량이 많아짐, 대근육과 소근육의 협응력 발달
② 미세근육 조정력 발달 : 미술, 음악, 바느질 등
③ 스포츠, 영화, 독서, 취미, 음악 감상, 화장, 전화나 휴대폰 통화, 컴퓨터 게임

2) 심리성적 발달 : 프로이드 – 생식기 단계(genital stage)

성정체성이 발달하는 시기로 피임방법, 성병, 임신, 안전한 성생활 등 성교육 실시

3) 인지발달
① **형식적 조작기** : 자신들의 가치와 추론과정에 대해 생각함
② 구체적 사고에서 추상적 사고로 발달
③ **추상적 사고 초기** : 귀납적·연역적 추리가 가능
④ **청소년기 후기** : 논리성 증가, 자신과 타인의 관점을 구분, 사회적 관점에서 이해
⑤ **성인 초기** : 과학적인 추리, 복잡한 개념의 이해, 분석적 도구의 사용이 가능, 가설로부터 추론을 도출해 가설 검증, 그 결과를 해석 가능, 분석적 사고가 가능

4) 심리사회적 발달 기출 13, 14 Erikson : 정체성 형성 VS 역할 혼란
① 성 정체성, 직업 정체성, 가족과의 분리 또는 독립 등의 과제
② 독립적인 또래집단과 동일화 : 긍정적 또는 부정적인 영향을 미침

5) 도덕성과 영적 발달 기출 11 Kohlberg : 인습적 수준(4단계) 또는 인습 후 수준(5단계)
① **사회질서와 권위 지향(4단계)** : 법과 질서를 준수, 사회체제의 유지를 지향, 정의감 발달
② **공리주의 단계(5단계)** : 최대다수의 최대이익을 중요시, 유용성, 계약, 다수 의견 존중, 옳고 그름에 대한 도덕성

2 청소년의 건강증진

1) 영양 : 신장, 체중, 근육의 급속한 성장, 성적 성숙 → 단백질, 칼로리, 아연, 칼슘, 철 등의 영양요구량 증가

(1) 청소년기 영양관련 건강문제 : 신경성 식욕부진 기출 19, 24
① **정의** : 의도적으로 먹기를 거부하고 체중이 늘어나는 것에 대한 공포를 느끼며 체형에 대한 왜곡된 인식과 신체상의 혼란을 가지는 섭식장애
② **증상**
  - 체중감소
  - 무월경, 서맥, 저혈압, 영양부족으로 인한 피부건조, 손톱이 갈라짐, 빈혈
  - 극단적 영양섭취를 제한, 폭식을 하고 토하기도 함.
  - 무력감, 우울, 신체상의 왜곡, 부모와의 갈등
③ **치료 및 간호**
  - 영양공급(활력징후, 체중, I/O check, 탈수 증상 확인), 행동수정, 가족 치료
  - 자존감과 자기 가치감을 증진하는 간호 접근, 올바르고 현실적인 신체상을 갖도록 격려
  - 약물요법 : 필요시 항우울제, 호르몬제

> **참고 폭식증**
> 단기간 내에 폭식 후 즉시 구토를 유발해 버리는 섭식장애, 평균 체중이거나 평균보다 많은 체중, 충동적 성향을 보임

(2) 청소년기 영양관련 건강문제 : 약물 남용

① **원인** : 또래에게 인정받고 싶은 발달상의 동기, 다양한 발달과제 달성에 대한 압박으로 인한 정서적 혼란, 호기심, 비기능적 가족에서 자주 발생

② **간호중재**
- 물질남용, 과거력, 현재 활동수준, 정서, 기분, 감각반응, 기억력 등에 대한 정확한 사정
- 개인의 약물 사용 패턴을 파악
- 치료의 종류와 효과를 자세하게 설명하고 적극적인 치료를 격려
- 물질 남용 특성에 대한 교육 실시
- 학생과 가족이 사회적 지지체계를 개발하도록 지지 – 가족이 치료에 함께 참여하도록 격려
- 다른 청소년들과 집단 상담이 유용하기도 함

CHAPTER 6 청소년의 건강 유지·증진

01. 청소년에게 약물남용을 발생시키는 요인으로 거리가 먼 것은?

① 호기심으로 인해
② 일상생활의 대처능력 부족
③ 또래집단의 영향
④ 청소년 본인의 낮은 자존감
⑤ 부모의 높은 관심

> 해설 [청소년의 알콜, 흡연, 약물남용]
> - 원인 : 호기심, 대처능력 부족, 스트레스 등 정서적 문제, 또래와의 유대감의 표현
> - 간호 : 급성기(독성 및 금단 증상 치료), 장기간(재활), 가족 치료
> - 보건교육 : 또래집단 간 상호작용을 통한 교육, 구체적 제시(흡연의 단점, 금연교육)

02. 비만 청소년 부모에게 시행하는 교육 내용으로 적절한 것은?

① "식이요법의 핵심은 체중감소입니다."
② "성장을 위해서 고칼로리식이를 유지하면서 운동을 해야 합니다."
③ "총칼로리와 지방은 엄격히 제한해야 합니다."
④ "행동변화를 동반한 식이조절이 필요 합니다."
⑤ "심리적 긴장감을 높여 체중을 조절해야 합니다."

> 해설 [비만]
> - 신체 활동 감소와 칼로리 섭취 증가로 발생. 비만을 일으키는 질병 유무를 파악
> - 예방 : 건강한 식습관과 규칙적인 운동의 중요성을 교육
> - 중재와 교육 : 식사 내용과 식사습관, 패턴을 파악, 아동이 주체의식 갖도록 함, 운동과 작은 그릇, 영양이 풍부한 음식과 간식, 텔레비전 시청과 컴퓨터 사용의 제한

정답 01. ⑤ 02. ④

03. 사춘기에 나타날 수 있는 특징으로 가장 옳은 것은?

① 여성의 경우 골반의 횡직경이 커진다.
② 남성의 경우 후두가 짧아진다.
③ 남성의 경우 체중 급증시기와 키 성장의 급증시기는 다르다.
④ 남성의 경우 가슴 몽우리가 생긴다.
⑤ 여성의 경우 세포수와 근육수가 증가한다.

해설 [청소년 신체적 성장과 발달]
- **신장과 외모의 급격한 성장과 변화** : 여학생 10세 전후, 남학생 12세 전후 급속한 신체 성장을 보이며 여학생이 남학생 보다 1.5~2년 빠름
- **여학생** : 골반의 횡직경이 커짐, 질 분비물의 변화, 유방 조직 발달 후 음모가 생기기 시작, 초경이 시작되고 2년~2년 반 후에 신체 성장이 멈춤(16~17세), 세포 크기만 증가
- **남학생** : 고환(testis)이 발달, 1년 쯤 후 음경(penis)이 커짐, 체모, 목소리 변화, 어깨 넓어짐, 몽정 시작, 18~20세에 성장이 멈춤, 근육 수와 세포 수 증가

04. 사춘기 여아의 성적 발달 중 가장 먼저 나타나는 것은?

① 유방 봉오리
② 초경 시작
③ 음모의 출현
④ 유두 돌출
⑤ 액모 발달

해설 [청소년의 2차 성징(여자 : 9.5~14.5세, 남자 : 10.5~16세)]
- **남성의 성적 성숙** : Tanner 5단계
  테스토스테론 분비로 인한 고환이 커짐(가장 먼저 나타나는 변화) → 음경·고환·음낭이 커짐 → 음모 발달 → 목소리 변함, 땀샘 발달 → 여드름, 수염이 돋기 시작, 사정이 가능
  ✎ 체중 급증시기와 키 성장 급증시기가 일치
- **여성의 성적 성숙** : Tanner 5단계
  난소 기능의 첫 신호인 유방 봉오리(가장 먼저 나타나는 변화) → 음모가 나기 시작 → 초경 시작 → 액모, 땀샘 발달, 유두 돌출 → 임신 가능
  ✎ 신장 성장 급증시기가 체중 급증시기보다 6~9개월 빠름

03. ① 04. ①

온라인 교육의 명품브랜드　www.edupd.com

1권 성인·모성·아동·기본간호
간호사국가고시

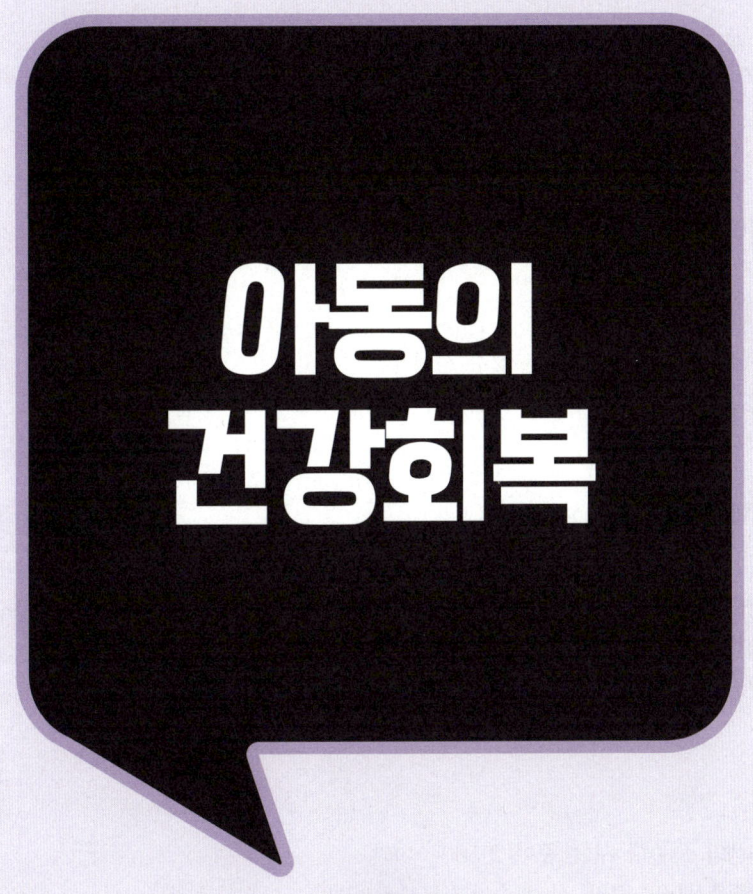

아동의 건강회복

PART 6

CHAPTER 01.	고위험 신생아 간호	CHAPTER 02.	영양/대사 문제를 가진 아동 간호
CHAPTER 03.	호흡기 문제를 가진 아동 간호	CHAPTER 04.	심혈관 문제를 가진 아동 간호
CHAPTER 05.	혈액 문제를 가진 아동 간호	CHAPTER 06.	면역 문제를 가진 아동 간호
CHAPTER 07.	피부 문제를 가진 아동 간호	CHAPTER 08.	내분비 문제를 가진 아동 간호
CHAPTER 09.	비뇨생식기 문제를 가진 아동 간호	CHAPTER 10.	인지/감각 문제를 가진 아동 간호
CHAPTER 11.	근골격계 문제를 가진 아동 간호	CHAPTER 12.	신경 문제를 가진 아동 간호
CHAPTER 13.	전염성 문제를 가진 아동 간호	CHAPTER 14.	종양 문제를 가진 아동 간호

CHAPTER 01 고위험 신생아 간호

1 고위험 신생아 분류 기출 15

1) 재태연령
① 만삭아(Full term infant) : 37~42주 사이
② 미숙아(조산아) : 37주 미만, **후기미숙아** : 34주 0일~36주 6일 사이
③ 과숙아 : 42주 이후

2) 재태연령-체중
① 적정체중아(appropriate for gestational age, AGA) : 재태연령에 대한 출생체중이 10~90 백분위수(%)
② 부당경량아(small for gestational age, SGA, 작은 체중아) : 재태연령에 대한 출생체중이 10 백분위수(%) 미만
③ 부당중량아(large for gestational age, LGA, 큰 체중아) : 재태연령에 대한 출생체중이 90 백분위수(%) 이상

3) 체중
① 저체중출생아 : 출생 시 체중이 2,500g 미만
② 극소저체중출생아 : 출생 시 체중이 1,500g 미만
③ 초극소저체중출생아 : 출생 시 체중이 1,000g 미만

2 고위험 신생아 간호

1) 미숙아 기출 10, 15, 16, 17, 20, 21

(1) **정의** : 출생 시 체중과 상관없이 재태기간 37주 전에 출생한 신생아

(2) **특징**
① **머리와 목** : 머리카락은 가늘고 뭉쳐있음, 눈 사이가 가깝고 돌출, 귀 연골 발달이 미약, 머리가 몸통에 비해 커서 열손실이 많음
② **피부** : 피하지방이 적어 피부가 쭈글거림, 손바닥, 발바닥 주름이 적고 매끄러움, 전신에 솜털 많음
③ **근골격계** : 관절이완, 늘어진 자세(신전), 스카프 징후 보임

> **참고 ✓ 스카프 징후** : 앙와위 상태에서 손을 잡고 목을 지나 반대쪽 어깨까지 당길 때 저항이 없음

④ 여아는 대음순이 발달되지 않아 소음순과 음핵 돌출, 남아는 음낭의 주름이 거의 없고 고환이 서혜부나 복강 내에 있음
⑤ 기침반사, 구역질 반사가 약해 호흡기 감염의 위험
⑥ 과소 환기, 주기성 호흡, 무호흡, 간헐적 호흡
⑦ 흡철반사, 연하반사가 약해 정맥공급, 위관영양 공급이 요구됨
⑧ 철분 저장 부족 : 임신 3기에 철분을 저장
⑨ 간은 미성숙하여 고빌리루빈혈증으로 핵황달이 발생, 약물에 대한 독성 반응이 높아짐
⑩ 위장관 기능 저하로 영양소 흡수 및 저장능력 약함
⑪ 사구체여과율이 낮아 약물 배설 장애, 저혈압으로 소변감소, 체액감소로 탈수
⑫ 28주 이전 출생의 경우 백혈구 기능 미숙 때문에 감염에 취약
  • IgG 부족 : 임신3기 태반을 통하여 공급 받으므로, 감염가능성이 증가
  • IgA 부족 : 초유를 먹지 않은 경우

(3) 미숙아 간호

① **기도 확보 및 호흡유지** : 입안과 기도 내 점액 제거, 물리요법으로 호흡자극, 적절한 산소, 측위 취해줌
② **체온 유지** : 방사 보온기(radiant warmer)나 보육기 사용, 최소한의 목욕(수증기 증발에 의한 열손실), 주변 통풍 최소화(대류성 열손실), 아기와 접하는 모든 것의 표면을 미리 따뜻하게 유지(전도성 열손실), 체온 자주 측정
③ **감염예방** : 교차 감염 예방 위해 철저한 손 씻기 시행, 욕창 예방 위해 체위 변경
④ **영양, 수분과 전해질 공급, 탈수 예방** : 피부를 통한 불감성 수분손실에 유의
⑤ **발달지지 간호** 기출 20
  • 시각적 환경의 영향 최소화 – 조도 낮추기, 빛을 조절하여 밤낮의 주기 확립
  • 환경적 소음이 유발되지 않도록 유의
  • 사지의 굴곡 유지, 보조기구를 사용하여 생리적 안정 유도, 신체 변형 예방, 운동발달 격려
  • 에너지 보전을 위해 가능한 적게 만지고 부드럽게 접촉
⑥ **보육기 간호** : 매일 소독수를 이용하여 청소, 간호 및 처치는 한 번에 모아서 시행, 증류수는 최소 48시간 이내 교체, 체온유지를 위해 보온이 된 후 신생아를 이동
⑦ **미숙아 젖병수유** 기출 22

수유 촉진 간호	수유 스트레스의 생리적 반응
• 천천히 나오는 약간 단단한 젖꼭지 선택 • 부드럽게 각성상태 유도 • 수유중 적절한 호흡 및 충분한 휴식시간 제공 • 트림을 자주 시킴	• 빈호흡, 산소포화도 저하 • 무호흡, 서맥 • 창백, 청색증

2) 과숙아 기출 17

(1) 정의 : 출생 시 체중과 관계없이 임신 42주 이후 출생한 신생아

(2) 특징 : 태지 감소, 짙은 노란색 혹은 초록색의 태지, 피부 건조, 많은 숱의 머리카락, 피하지방 적음, 손톱이 길고 피부가 창백
(3) 원인 : 원인불명, 당뇨병 산모나 다산모의 경우 발생빈도 높음
(4) 합병증 : 저산소 허혈성 발작, 체온 불안정, 저혈당, 태변 흡인, 부적절한 영양

3) 부당경량아 기출 14

(1) 정의 : 체중이 자궁내 성장곡선에서 10% 이하, 재태기간에 비해 저체중아(2,500g 이하)
(2) 특징 : 피하조직이 적고 마르고 쇠약하며 피부가 느슨하고 태변 착색, 호흡곤란, 저산소증
(3) 원인 : 임신중독증(toxemia), 고혈압, 당뇨병, 심장과 신장 질환 등
(4) 간호
- 글리코겐과 지방 보유율이 적어 저혈당 발생 → 포도당 공급이 중요
- 만성태아저산소증으로 적혈구 과다가 나타남, 고빌리루빈(황달) 시 광선요법

4) 부당중량아

(1) 정의 : 체중이 90% 이상, 재태연령에 비해 과체중아(4,000g 이상)
(2) 원인 : 유전이나 당뇨병 산모에게서 발생
- 당뇨병 태아 : 저혈당(모체의 고혈당 → 태아 인슐린 생산증가 → 고인슐린혈증 → 출생 후 포도당은 공급받지 못하나 고인슐린혈증 → 저혈당)
- 출생 시 손상 : 경부 혹은 상박신경총 손상, 횡격막신경 손상, 쇄골골절, 두혈종, 경막하혈종, 두부나 안면의 피하출혈

3 고위험 신생아의 건강문제

1) 호흡곤란증후군(Respiratory distress syndrome, RDS) 기출 11

(1) 정의 : 폐의 미성숙으로 계면활성제가 부족하여 호흡곤란이 초래되는 질환

> 참고 계면활성제(surfactant) : 폐포의 상피세포에서 분비되는 표면활성 인지질
> 폐포의 표면장력을 감소시켜 폐포의 팽창을 용이하게 하고 폐포가 쭈그러드는 것을 방지하는 물질(재태기간 28주경 생산)

(2) 기전 : 계면활성제 부족 → 무기폐 → 저산소증, 고탄산혈증 → 대사성 산증 → 산혈증
(3) 원인 : 재태연령이 낮을수록, 산모의 당뇨병, 주산기 질식, 제왕절개분만, 다태임신 등
(4) 증상 : 호흡곤란, 흉부함몰, 빈호흡, 호흡성 산증, 흡기성 견축, 역설적 시소호흡, 흡기성 비익확장, 호흡성, 대사성 산증으로 뇌손상 위험
(5) 간호 기출 22
① 지지 간호 : 산소 소모 감소를 위한 중성온도환경 유지(온도, 습도적절), 미숙아 만지는 일을 적게, 적절한 영양과 순환 유지

② 호흡 간호 : 계면활성제를 폐에 직접 투여, 적절한 환기와 정상범위 내 산소공급으로 산소화 유지, 산-염기 균형 유지

2) 무호흡 기출 11, 18, 25

(1) 정의 : 20초 내외로 자발적인 호흡이 없는 상태
(2) 원인 : 점액이나 부적절한 체위로 호흡기 폐쇄, 미숙아(재태 기간이 짧을수록 발생 빈도 증가) 등
(3) 증상 : 청색증, 서맥, 창백, 근긴장 저하
(4) 간호
  ① 가슴이나 등, 발을 부드럽게 문지르거나 체위변경을 통해 호흡 자극
  ② 흡인 시행, 흡인 후 저산소증 예방을 위한 산소 공급
  ③ 무호흡 지속시 기도확보 후 Ambu bag이나 마스크 환기법 시행
(5) 치료 : methylxanthines(Aminophylline, Theophylline), caffeine 투여 → 중추신경계에서 호흡 자극

3) 신생아 일과성 빈호흡

(1) 정의 : 태아 폐액의 흡수가 늦은 '젖은 폐'에서 나타남
(2) 원인 : 제왕절개분만, 경산부, 산모의 마취 및 과진정으로 복압이 감소된 경우, 둔위분만, 저출생체중아, 주산기 가사, 당뇨병 산모 등
(3) 진단검사 : 흉부 X-ray를 통해 호흡곤란 증후군이나 태변흡인증후군과 구별 가능
(4) 치료 및 간호 : 산소 공급, 산소포화도 측정, 예후가 양호하여 3~5일에 완치간호

4) 태변흡인증후군(meconium aspiration syndrome, MAS) 기출 17

(1) 정의 : 태아 질식 또는 자궁 내 스트레스로 태아의 항문 괄약근이 이완되면서 태변이 자궁 강 내로 배출되고 태변이 함유된 양수가 태아나 신생아의 기도로 흡입된 상태
(2) 원인 : 과숙아, 부당경량아, 분만 전 질식기간과 관련, 심폐기능 문제 유발 시
(3) 증상 : 빈호흡, 헐떡거리는 호흡, 신음호흡 등의 호흡장애와 청색증, 흉부함몰, 흉부 과팽창 또는 원통형 흉곽, 제대나 피부에 태변 착색
(4) 치료 및 간호 : 분비물(태변) 배액을 위해 머리를 낮추는 자세를 취해주고 흡인시행, 산소공급, 기계적 환기요법 실시, acidosis 예방을 위해 중탄산나트륨 투여

5) 신생아 용혈성 질환(태아적혈모구증)

(1) Rh 부적합 용혈성 질환 기출 19
  ① 정의 : 산모와 신생아의 혈액형 부적합에 의한 항원-항체 반응의 결과로 나타나며, 산모의 면역 글로불린 G(IgG) 항체가 태반을 통해 태아의 적혈구를 공격할 때 발생, 어머니 Rh(-), 태아 Rh(+) 혈액형일 때 나타남(첫 임신동안에는 영향이 거의 없음)

② 예방 ┬ 임신 26~28주에 예방적 면역글로불린(RhIG) 투여 기출 19
         └ 분만 혹은 유산 72시간 내 Rho면역글로블린(RhIG, RhoGAM)을 모체에게 투여
            (모체의 혈액에서 항체가 발견되면 효과 없음)

③ 치료 : 모체 Rh 면역글로불린(RhIg) 투여, 초음파를 이용한 태아 빈혈의 자궁 내 조기발견과 태아수혈(Rh음성 농축 적혈구를 제대정맥으로 투여), 고용량의 immunoglobulin(IVIG) 투여

(2) ABO 부적합 용혈성 질환

① 첫 분만시에 흔히 발생되며 산모 O형, 태아 A형 또는 B형일 때 동종 항체 anti-A, anti-B를 형성하여 IgG 항체 생성 → 태반 통과 → 신생아의 적혈구 항원과 결합 → 신생아의 적혈구 파괴

② 용혈성 질환의 치료 및 간호중재 ┬ 교환수혈 : 광선요법에 반응하지 않을 때, 제대정맥을 이용
                                └ 광선요법 : 혈중 빌리루빈 수치가 10mg/dL 이상

6) 고빌리루빈혈증 기출 08, 09, 11, 13, 16, 21

(1) 정의 : 혈액 내 빌리루빈의 농도가 정상보다 증가한 상태
(2) 원인 기출 16 : 신생아의 적혈구 수명이 짧아 빌리루빈 생성 증가, 간 대사 미숙, 모유수유, 패혈증 등
(3) 증상 : 황달이 얼굴 → 복부 → 발로 진행, 공막과 피부가 노랗게 변함
(4) 진단

생리적 황달	• 생후 2~4일에 혈중 빌리루빈 5~6mg/dl 최고치, 약 5~7일 사이에 감소 • 미숙아는 4~5일에 발생, 2~4주에 걸쳐 서서히 감소
병리적 황달	• 출생 후 24시간 이내 발생 • 혈청 빌리루빈의 농도가 12mg/dl 이상, 2주 이상 황달의 지속
핵황달	• 뇌저신경절에 빌리루빈 축적으로 중추신경계 억압 증상 • 후에 뇌성마비, 지적장애, 난청 등 유발

(5) 치료 및 간호 기출 10, 15

① 광선요법 기출 20, 21
  • 빌리루빈 15mg/dl 이상 시, 피부에 광선을 적용함으로 빌리루빈을 체외로 배설
  • 빛에 고루 노출될 수 있도록 잦은 체위변경 시행, 기저귀만 채우고 전신 노출
  • 불투명 안대 적용하여 눈 보호
  • 불감성 수분 소실로 인한 탈수 예방 위해 수분 보충
  • 2~4시간마다 체온 측정 : 체온저하 또는 상승을 예방
  • 피부에 오일이나 로션 바르지 않기
  • 광선빛은 신생아로부터 최소 45~60cm 거리 유지
② 교환수혈 : 광선요법만으로 효과적인 치료를 기대하기 어려울 때 필요

7) 미숙아 망막증(수정체후부 섬유증식증) 기출 11, 14

(1) 정의 : 출생 시 망막의 혈관이 완전히 형성되지 않은 미숙아가 출생 후 망막에 비정상적인 섬유혈관 증식의 발생

(2) 원인 : 망막의 미숙, 고농도 산소요법 후 빈발

(3) 증상 : 망막의 수액누출과 출혈, 망막박리로 실명할 수 있음

(4) 예방 및 간호 : 6시간 이상 산소치료를 받은 신생아를 대상으로 4~6주에 망막검사를 시행하여 조기에 발견, 산소농도 모니터링, 빛에 대한 노출 방지

8) 임균안염(임균성 안염) 기출 24

(1) 정의 : 질식분만 시 산도내에서 임균에 감염되어 발생

(2) 예방 및 간호 : 출생 직후 항생제안약(1%테트라사이클린, 0.5%에리트로마이신) 점안

9) 뇌실 주위 – 뇌실 내 출혈 기출 15

(1) 정의 : 뇌실 안이나 뇌실 주변에 혈액이 고이는 것(미숙아의 경우 두개내출혈에 민감)

(2) 진단 : 뇌 초음파(출혈 확인), 뇌 CT(뇌수종 확인), MRI 등

(3) 치료 및 간호

① 신경학적 증상과 심혈관의 상태 변화를 확인, 매일 두위를 측정
② 뇌압 상승 예방 : 앙와위로 침상 머리를 20~30° 상승
③ 뇌압상승이 유발되는 자극을 피함 : 흡인, 자세변경, 울음, 체액량의 변화 등

10) 괴사성 장염 기출 12, 13, 19, 20, 23

(1) 정의 : 장관의 급성 괴사성 염증성 질병으로 궤양, 출혈, 경색, 천공을 동반함

(2) 원인 : 미숙아, 저산소증으로 장의 허혈, 장관영양(조제유), 세균감염 등

(3) 증상 : 복부팽만, 위정체, 장음감소, 혈변, 장천공, 수유곤란, 기면, 복막염, 쇼크 등

(4) 치료 및 간호

① 즉시 금식, 수액공급, 항생제, 비위관 감압 유지, 앙와위나 측위 취해줌
② 장 천공시 즉시 외과적 수술 시행

11) 신생아 패혈증

(1) 정의 : 신생아의 혈액 감염으로 전신 증상을 나타내는 질병

(2) 원인 : 박테리아, 바이러스, 진균 및 기생충 감염, 특발성 혹은 비특이성 면역결핍

(3) 증상 : 애매하고 비특이적, 호흡기나 위장관 증상, 체온 불안정, 기면, 활동 감소 등

(4) 치료 및 간호 : 배양검사 후 항생제 투여, 전해질 교정, 산소요법, 수혈 등

12) 신생아 저혈당증

(1) **정의** : 신생아의 혈장 포도당 농도가 40mg/dl 미만인 상태

(2) **원인** : 미숙아, 과숙아, 자궁 내 발육부진, 당뇨병 산모 등

(3) **증상** : 신경과민, 수유량 저하, 기면, 경련, 무호흡, 근 긴장도 저하, 서맥, 청색증 등

(4) **진단** : 혈당 확인, 소변에서 케톤 확인

(5) **치료 및 간호** 기출 23 : 2시간마다 혈당 수치 확인, 경장영양공급, 정맥으로 포도당 공급

13) 신생아 저칼슘혈증

(1) **정의** : 신생아의 혈청 칼슘농도가 7mg/dl 이하

(2) **원인** : 당뇨병 산모, 출생 시 질식, 부당경량아

(3) **증상** : 근육연축, 진전, 자극과민성, 신경과민, 심전도 변화, 경련

(4) **치료 및 간호**
- 구강 칼슘 투여 : 수유 시 투여
- 정맥 칼슘 투여 : 침윤 징후 확인(침윤시 괴사와 궤양 초래)

14) 구순과 구개열 기출 06, 10, 13, 14

(1) **정의** : 구순(입술) 및 구개(입천장)을 만드는 조직이 적절히 붙지 않았거나 떨어져 있는 갈림증

(2) **교정시기**
① 구순열 : 가능한 조기수술 → 모아결속 증진, 수유 용이
② 구개열 : 생후 6~12개월 → 언어 발달에 영향을 주기 전에 교정

(3) **치료 및 간호**

가. 수술 전 간호
① 충분한 영양공급을 위해 구멍이 크거나 길고 부드러운 젖꼭지 사용
② 질식 예방 및 효과적인 수유를 위해 영아의 머리를 똑바로 세운 자세를 유지
③ 천천히 수유하고 삼키는 동안 쉬는 시간을 주며, 트림 자주 시킴

나. 수술 후 간호 기출 10, 13, 14, 19
① 호흡유지와 분비물 관리
- 구순열 수술 : 복위 금지(수술 부위 닿지 않도록), 앙와위 혹은 측와위
- 구개열 수술 : 분비물의 흡인 방지를 위해 복위 취함

② Logan bow, 팔꿈치 억제대 사용
③ 노리개 젖꼭지, 빨대, 설압자 사용금지
④ 1~2주 동안 치아를 닦지 않고 물로 헹구어 냄

15) 식도폐쇄(Esophageal atresia)/기관식도루(Tracheo esophageal fistular, TEF)
기출 12, 15, 16, 18, 19

(1) **정의** : 식도에 나타나는 선천성 기형으로 단독 또는 복합적으로 발생

(2) **증상**

① 3Cs : coughing(기침), chocking(수유 시 질식), cyanosis(청색증) 기출 16
② 거품이 섞인 다량의 타액을 지속적으로 방출
③ 수유 시 구토, 역류, 호흡곤란, 호흡정지 발생
④ 비위관이나 흡인 카테터 삽입의 어려움

(3) **치료 및 간호**

① 수술 전 간호 기출 12, 19
- 구강분비물을 5~10분마다 흡인하며 반좌위 취해줌 → 흡인예방
- 금식, 정맥수액 주입
- 산소 및 습도 유지

② 수술 후 간호 기출 15, 18
- 호흡상태 관찰, 적정 체온 유지, 통증 완화, 수술부위 감염예방
- 노리개 젖꼭지를 물려 빨기 욕구, 연하반사 유지
- I/O check, 수액공급과 적절한 영양공급 → 소량씩 천천히 수유

16) 직장, 항문 기형 기출 03, 18

(1) **정의** : 항문의 개구 이상이나 누공을 형성하는 선천적 기형
(2) **증상** : 배변 곤란, 복부팽만, 녹색소변(누공), 태변을 배출하지 못함
(3) **진단** : 항문 직장의 개방유무 관찰, 출생 후 24시간 이내 태변 확인
(4) **치료** : 항문성형술 시행, 감염 및 수술 부위 손상 예방
(5) **간호** : 수술부위의 감염 및 손상 예방, 정상적인 장 연동운동이 시작되면 수유 시작

17) 유문협착증 기출 14, 15, 18

(1) **정의** : 유문근(위에서 장으로 이동하는 부분의 근육)의 비후로 유문강이 좁아진 상태

(2) **증상** 기출 14, 15, 20

① 수유 직후 담즙을 포함하지 않은 분출성(투사성) 구토
② 구토 직후에 매우 배고파하며 먹고 싶어함
③ 체중 감소, 변비, 탈수, 농축된 소변, 장운동 저하
④ 우상복부에서 단단한 올리브 모양의 덩어리가 만져짐

(3) **치료 및 간호** 기출 18 : 유문근 절제술 시행

① 수술 전
- 금식 유지 : 정맥 주입으로 수액과 전해질 불균형 예방

- 비위관 삽입하여 위내 감압 : 복부 팽만과 구토 방지를 위해 낮은 압력으로 흡인하여 배출량, 농도, 색깔을 관찰
- 흡인 예방 : 침상머리 높여 주고 구토 시 좌위, 측위를 취함

② **수술** : 유문근 절제술

③ **수술 후** : 소량씩 수유 시작하여 양을 늘림, 수유 후 트림 확인 및 오른쪽 반좌위 취해줌

18) 선천성 거대결장

(1) **정의** : 결장과 직장의 신경절세포의 부재로 연동운동이 소실됨으로 인해 장의 내용물이 하부로 이동할 수 없는 상태(하부 장폐색의 주요 원인)

(2) **증상** 기출 09, 17, 23

① 신생아 장폐색 시 : 태변 배출 지연, 담즙이 섞인 구토, 복부팽만
② 악취 나는 리본 모양의 대변, 좌측 하복부에서 대변 덩어리 촉진, 변비, 복통, 구토

(3) **진단**

① 바륨관장 : 이완된 근위부와 좁아진 원위부를 확인 가능
② 직장검사, 대장 조영술, 직장 생검(확진-신경절 부재 확인), 항문직장내압검사
③ 연령별 임상 증상으로 진단
- 신생아기 : 태변 배출의 실패나 장폐색의 임상증상으로 진단 확인
- 영아, 아동기(과거력 중요) : 만성적 증상으로 변비

(4) **치료 및 간호**

① 치료 : 무신경절 제거술, 일시적인 결장루 형성술
② ┌ 수술 전 : 비위관 삽입 및 개방성 유지, 생리식염수 관장, 항생제 요법, 복위 측정
　└ 수술 후 : 결장루 형성술 시행 시 개구부에 대한 교육 실시 및 정서적 지지

> **참고✓ 장폐색증 간호**
> - 수술 전 : 비위관 삽입, 영양 결핍 교정, 불편감 완화, 수분과 전해질 균형
> - 수술 후 : 위장 감압 유지(연동운동이 돌아올 때까지), 영양(구강 혹은 위루 영양을 통해 적은 양으로 시작, 서서히 양과 횟수를 늘림)

19) 담도폐쇄

(1) **정의** : 담관의 선천성 폐쇄나 결손

(2) **증상** : 황달, 회백색 대변, 짙은 소변, 간비대, 복부팽만, 소양증 등

(3) **진단검사** : 간생검, 담관촬영술, 복부초음파 등의 검사로 확진

(4) **치료 및 간호**

① 외과적 교정 시행
② 안정과 휴식, 영양공급, 소양증 완화 위한 전분목욕 실시

20) 서혜부 탈장(=샅굴탈장)

(1) **정의** : 복강 내 기관이 서혜부를 따라 밀려나온 상태

(2) **진단** : 새끼손가락을 서혜관에 넣어 본 후 복압상승 유도(발사바 수기) 후 내용물이 닿는지 확인

(3) **증상**

　① 울거나 기침할 때 복압상승으로 촉지가 쉬움
　② 덩어리가 만져지나 무통성
　③ 감돈 : 탈장 구멍에 장이 끼어 혈액순환이 안되어 괴사 발생

(4) **치료 및 간호**

　① 진단 즉시 외과적 탈장봉합술 시행
　② **수술 전** : 감돈을 예방하기 위해 복압 상승 행위 금지(울리기, 변비, 설사 등)
　③ **수술 후** : 상처부위는 깨끗하고 건조하게 유지, 젖은 기저귀 갈아주기, 부종경감 위해 얼음주머니를 적용하거나 탈장대로 지지

CHAPTER 1 고위험 신생아 간호

01. 선천성 거대결장으로 입원 치료중인 영아의 부모가 "왜 이런 병이 생기게 된 것이냐"고 질문할 때 간호사의 적절한 설명은?

① 신생아에게 흔히 발생하는 질병입니다.
② 아직 장이 발달하지 않아서 생길 수 있습니다.
③ 신생아가 겪는 태변성 장폐색 때문입니다.
④ 아이는 선천성 결함을 가지고 태어났습니다.
⑤ 유전 질환입니다.

> 해설 **선천성 거대결장**: 결장과 직장의 신경절세포의 부재로 연동운동이 소실됨으로 인해 장의 내용물이 하부로 이동할 수 없는 상태(하부 장폐색의 주요 원인)

02. 신생아 호흡곤란증후군으로 진단받은 미숙아가 신생아 집중 치료실에 입원하였다. 우선시되는 간호중재는?

① 계면활성제를 정맥으로 투여한다.
② sodium bicarbonate를 피하 투여한다.
③ 계면활성제를 기도 내 삽관 튜브를 통해 폐에 직접 투여한다.
④ 지속적인 기도유지를 위해 머리를 과신전시킨다.
⑤ 적절한 가스 교환을 위해 간헐적 기계호흡을 적용한다.

> 해설 [신생아 호흡곤란증후군 간호]
> - **지지 간호**: 산소 소모 감소를 위한 중성온도 환경 유지(온도, 습도적절), 미숙아 만지는 일을 적게, 적절한 영양과 순환 유지
> - **호흡 간호**: 계면활성제를 폐에 직접 투여, 적절한 환기와 정상범위내 산소공급으로 산소화 유지, 산-염기 균형 유지

정답 01. ④ 02. ③

03. 신생아에게 구순열과 구개열 교정수술을 시행하려고 한다. 수술 직후 가장 우선적인 간호진단은?

① 부동과 관련된 변비
② 위협적인 치료양식과 관련된 부모역할 장애
③ 조직손상과 관련된 감염의 위험성
④ 신체적 결함과 관련된 부모역할 갈등
⑤ 연하기능장애와 관련된 기도유지 불능

해설 [구순열과 구개열 교정수술 후 간호]
① 호흡유지와 분비물 관리
  ┌ 구순열 수술 : 복위 금지(수술 부위 닿지 않도록), 앙와위 혹은 측와위
  └ 구개열 수술 : 분비물의 흡인 방지를 위해 복위 취함
② Logan bow, 팔꿈치 억제대 사용
③ 노리개 젖꼭지, 빨대, 설압자 사용금지
④ 1~2주 동안 치아를 닦지 않고 물로 헹구어 냄

04. 출생 후 과도한 구강 분비물이 관찰되었던 신생아에게 첫 수유를 시도하는 동안 청색증을 동반한 질식 현상을 보였다. 우선적인 간호중재는?

① 구강분비물을 5~10분마다 흡인한다.
② 머리를 낮춘 체위를 취한다.
③ 불안한 부모에게 정서적 지지를 한다.
④ 흡인 후 많은 양을 수유한다.
⑤ 똑바른 자세로 수유한다.

해설 **식도폐쇄/기관식도루** : 식도에 나타나는 선천성 기형으로 단독 또는 복합적으로 발생
• 치료 및 간호(수술 전 간호)
 - 구강분비물을 5~10분마다 흡인하며 반좌위 취해줌 → 흡인예방
 - 금식, 정맥수액 주입
 - 산소 및 습도 유지

03. ⑤   04. ①

05. 산소모니터링이 필요한 미숙아의 수유 방법으로 옳은 것은?

① 자주 트림을 시키는 것은 피로를 가중시키므로 자제한다.
② 천천히 다 먹을 때까지 수유시간을 제한하지 않는다.
③ 수유 중 아이가 잠들면 측위로 눕혀준다.
④ 빠르게 나오는 구멍이 큰 젖꼭지를 선택한다.
⑤ 수유중 충분한 휴식시간을 제공한다.

해설 [미숙아 젖병수유]

수유 촉진 간호	수유 스트레스의 생리적 반응
• 천천히 나오는 약간 단단한 젖꼭지 선택 • 부드럽게 각성상태 유도 • 수유중 적절한 호흡 및 충분한 휴식시간 제공 • 트림을 자주 시킴	• 빈호흡, 산소포화도 저하 • 무호흡, 서맥 • 창백, 청색증

정답 05. ⑤

CHAPTER 02 영양/대사 문제를 가진 아동 간호

1 영양/대사 문제를 가진 아동의 간호

1) 산통 기출 12, 15

(1) **정의** : 생후 3개월 이하의 영아에서 발작적인 울음과 보챔이 하루 3시간 이상, 최소 한 주 동안 3회 이상 발생하는 상태

(2) **원인** : 영아의 기질, 소화흡수 능력의 미성숙, 알레르기, 급한 수유와 과식 등

(3) **증상** : 주로 늦은 오후나 저녁에 팔과 다리를 끌어당기며 자지러지게 울음, 일시적인 증상이나 감별 필요함, 2~4개월에 시작되어 3~4개월이 지나면 소실

(4) **간호**
① 복부를 부드럽게 마사지, 자세 변경
② 소량씩 자주 수유, 수유 중·후 트림 자주 시키기
③ 외출하기 등의 환경을 변화시킴
④ 따뜻한 수건, 따뜻한 물 제공

2) 탈수 기출 12, 15, 16

(1) **탈수의 유형** 기출 12

탈수유형	혈청 Na$^+$수치	원인	증상
등장성	• 수분과 전해질이 같은 비율로 소실 • Na$^+$ 정상범위 유지	단순 체내 총 수분량 결핍으로 설사, 구토, 기아 등에 의해 발생	피부 건조, 탄력성 저하, 차가운 피부, 소변량 감소, 갈증 등
저장성	• 수분 소실보다 전해질 소실이 많음 • 135mEq/L 미만	구토, 만성 설사, 신부전, 이뇨제, 부신기능부전 등	차고 끈적끈적한 피부, 탄력성 약화, 무기력, 빈맥, 기면, 혼수, 경련
고장성	• 전해질 소실보다 수분 소실이 많음 • 150mEq/L 초과	화상, 발열, 요붕증	피부 창백, 높고 날카로운 울음, 경련

(2) **탈수의 정도** 기출 15, 16 : 등장성 탈수가 있는 영유아는 수분 소실에 의한 체중 감소 비율에 따라 구분
① 영아의 탈수 정도 : 경증(체중의 5%), 중등도(5~10%), 중증(10% 이상) 기출 15
② 소아의 탈수 정도 : 경증(체중의 3%), 중등도(3~6%), 중증(6% 이상)

(3) 증상 기출 12, 16, 24

① 피부와 구강점막의 건조, 피부긴장도 저하, 사지 냉감, 타액감소, 모세혈관 충혈시간 지연, 쇠약감
② 체중감소, 대천문 함몰, 빈맥, 혈압하강, 움푹 파인 눈
③ 소변량 감소, 요비중 증가(1.030 이상)
④ 전해질 불균형의 후기 증상 : 테타니 및 경련

(4) 치료 및 간호

① 수분 및 전해질의 불균형을 교정
② 경구용 수분공급 : 재수화 용액으로 천천히 보충
  - 등장성, 저장성 탈수 시 신속한 수분보충
  - 고장성 탈수 시 갑작스런 수분을 보충할 경우 수분중독 및 뇌부종이 나타나므로 금기
③ 정맥 수액 투여 : 구강으로 수분 보충이 불가능할 때, 중증탈수, 심한 구토, 혼수상태일 때

3) 설사 기출 11, 15, 17, 19, 21

(1) 원인 : 감염, 영양 장애, 오염된 음식, 기생충, 위생불량, 로타바이러스 등

(2) 증상 : 소변량 감소, 입술건조, 체중감소, 식욕 부진, 전해질 불균형, 복부 불편감

(3) 치료 및 간호 기출 11, 15, 22

① 경구재수화 용액 공급, 구강 섭취 불가능할 때 정맥으로 수액 공급
② 원인 판명될 때까지 격리, 철저한 손 씻기 및 배설물관리 철저
③ 체중측정, I/O 측정, 필요시 금식, 수분과 전해질 균형 유지
④ 대사성 산증 교정, 탈수증상 사정

4) 구토 기출 11, 12, 15

(1) 원인 : 감염, 알러지, 대사 장애, 멀미, 폐색, 알레르기 반응이나 약물의 부작용 등

(2) 증상

① 투사성 구토 : 유문협착증, 뇌압의 증가
② 녹색 토사물 : 십이지장 이하의 장폐색
③ 변 냄새의 토사물 : 대장폐색, 복막염

(3) 치료 및 간호

① 흡인예방 및 기도확보를 위해 좌위나 측위를 취해줌
② 체중 및 I/O 측정, 탈수 시 정맥주입으로 수분과 전해질 보충
③ 지속적인 구토는 위산의 소실로 대사성 알칼리증을 초래함으로 주의깊게 관찰

5) 위식도 역류(Gastroesophageal reflux, GER) 기출 25
    (1) **정의** : 위 내용물이 식도로 역류하는 현상, 주요원인은 하부 식도괄약근의 기능부전으로 인해 발생하며 복부압력이 증가되는 때에도 발생
    (2) **증상** : 수유 후 반복적인 구토, 만성 기침, 수유 시 기침, 중이염과 폐렴의 재발, 성장지연, 불안, 복통 등
    (3) **진단** : 상부 위장관검사(해부학적 이상유무 확인; 유문협착, 틈새탈장, 식도협착 등), 산 역류검사, 식도경 검사, 상부 위장관 내시경
    (4) **치료 및 간호**
        ① 소량씩 자주 섭취, 식후 트림시키기, 상체를 높이는 자세
        ② 구토방지를 위해 곡분을 섞어 점도를 높인 조제유 먹임
        ③ **체위** : 복위(역류 예방에 효과적이나 영아돌연사증후군의 위험이 높음 → 깨어있을 때 관찰하며 복위 유지)
        ④ **약물요법** : 제산제, H_2수용체 길항제, 양성자펌프억제제 사용
        ⑤ 급성 출혈 시 비위관을 통한 위세척 시행(얼음식염수 사용 안함)
        ⑥ 위저부 추벽성형술

6) 감염성 위장염
    (1) **원인** : 오염된 물이나 음식, 사람들 사이의 오염
    (2) **증상** : 구토, 지속적 설사, 이급후증, 복통, 탈수, 발열
    (3) **치료 및 간호** : 수분 보충(필요시 수액 공급), 감염예방(손 씻기, 개인위생), 영양(고당, 고지방을 제외한 정상식)

7) 충수염
    (1) **정의** : 맹장 끝의 맹낭의 염증과 감염
    (2) **원인** : 굳은 대변의 찌꺼기, 바이러스성 감염 후, 세균 침범 등
    (3) **증상 및 진단**
        ① 열, 오심, 구토, 복통, 백혈구수 증가
        ② 우측 하복부 McBurney point(배꼽에서 전상 장골능 사이의 2/3 지점에 위치)에 국한된 통증과 반동성 압통
    (4) **치료 및 간호**
        ① **수술 전** : 금식, 냉요법 적용, 진통제 투여, 활력징후 측정
        ② **외과적 치료** : 충수절제술
        ③ **금기** : 열요법, 관장, 변완화제

8) 염증성 장 질환

(1) 증상
① 궤양성 대장염 : 대장에 호발(직장에서 상부로 진행), 설사, 출혈과 빈혈, 통증 없음, 덩어리 없음
② 크론병 : 위장관 전체(특히 회장말단), 혈액이 섞이지 않은 설사, 복통, 발열, 복부의 덩어리, 체중 감소, 누공과 폐색

(2) 치료 및 간호
① 크론병 : 비경구영양(급성기), 영구적인 구조적 변화가 진행되기 전 관리가 최선
② 궤양성 대장염 : 유제품 피함, 저자극성, 저섬유질, 저지방, 저잔여식, 고단백식이섭취, 결장절제술

9) 궤양

(1) 원인 : 위산의 과다분비, 프로스타글란딘 결핍, 아스피린, NSAIDs, 스트레스, 식이 등
(2) 증상 : 화끈거림, 공복 시 경련성 통증, 복부 불편감, 토혈, 혈변
(3) 치료 및 간호
① 부드럽고 소화되기 쉬운 음식을 소량씩 자주 섭취
② 아스피린이나 비스테로이드성 항염증제 사용을 금함 → 출혈의 원인
③ 부모교육 : 커피 찌꺼기 양상의 구토, 체중감소, 검은 변, 통증, 설사 시 병원 방문

10) 장중첩증 기출 11, 14, 19

(1) 정의 : 상부장의 일부분이 하부 장속으로 말려 들어간 상태
(2) 특징 : 2세 이하의 남아, 맹장과 회장에서 자주 발생
(3) 진단 : 직장검사, 복부 초음파, 바륨 또는 공기관장검사
(4) 임상증상 기출 11, 19, 20, 21
① 주기적이며 갑작스럽고 심한 복통 → 진행되면 지속적이면서 심한 통증
② 우상복부에 소시지 모양의 덩어리
③ 젤리모양의 혈액이 섞인 점액성 변
④ 담즙 섞인 구토, 복부팽만, 창백

(5) 치료 및 간호 기출 11, 14, 19, 20
① 금식 및 감압
② 쇼크나 패혈증의 증상 없다면 바륨, 등장성용액, 공기 관장으로 장환원 실시
③ 장환원 실패, 천공, 복막염 등 장손상 암시되면 응급수술 시행

11) 유당 불내성증

(1) 정의 : 젖당 소화에 필요한 락타아제 부족이나 결핍으로 발생
(2) 증상 : 많은 거품과 지방이 없는 심한 설사, 복통, 장내가스, 복부팽만, 우유거부
(3) 치료 및 간호 : 젖당 성분 제외 식이(우유, 유제품도 제한)와 단백질, 칼슘, 칼로리 등의 제공을 위한 식이변경에 대한 부모 교육 시행

12) 바이러스성 간염

(1) **원인** : 간염바이러스, 풍진, 거대세포 바이러스, 단순포진 바이러스

(2) **증상**

종류	전파경로	증상	전파예방	노출 후 예방
A형 간염	대변과 구강으로 오염된 음식이나 물 섭취	• 6세 이하 : 무증상과 무황달 • 황달, 열, 식욕부진, 불안, 피로, 복통	• 손 씻기, 기저귀 교환 시 소독 • 보호장비 : 장갑	2주 이내 면역글로불린 투여
B형 간염	혈액과 체액, 주사침, 출생시 감염	A형 간염과 거의 동일	• 표준주의지침 • 보호장비 : 장갑, 마스크, 눈/얼굴가리개 • 안전한 주사방법	모체 → 신생아 : 출생후 12시간 이내 면역글로불린과 백신 접종
C형 간염	수혈, 주사침, 출생시 감염	A형 간염과 거의 동일	• 표준주의지침 • 보호장비 : 장갑, 마스크, 눈/얼굴가리개 • 안전한 주사방법	없음

치료 및 간호 : 휴식과 안정, 균형 잡힌 영양공급(고단백, 고탄수화물, 고열량 저지방식이)

13) 중독

(1) **발생빈도와 원인**

① 영아 : 입으로 물질을 탐색하는 경향이 있어 중독물질을 섭취하는 사고가 쉽게 발생
② 유아 : 호기심에 의한 중독
③ 아동 : 약물과 가정 내 제품을 환각제로 실험해 보는 경향
④ 청소년 : 고의적인 시도가 많아 치사율 또한 높음

(2) **치료 및 간호** : 섭취한 독성물질에 대한 정확하고 구체적인 정보를 얻고 그에 맞는 중재를 적용해야 하며 아동은 우선 신체징후와 증상에 따라 치료

약물	치료 및 간호
Acetaminophen(Tylenol)	• 해독제 투여, IV 수액 공급 • 섭취 후 1~2시간 내에 활성탄 투여 • 고열량, 고단백, 염분제한
Salicylates(Aspirin)	• 토근시럽 이용하여 구토 유발 • 위세척, 활성탄 투여 • IV 수액 공급, 중탄산나트륨 투여
부식제(세제, 표백제 등)	• 물과 우유를 투여하여 희석 • 구토 유도 금기 • 금식동안 정맥 수액 공급
탄화수소(가솔린, 페인트, 가구광택제 등)	• 구토 유도 금기 • 환기시키고 산소 공급
납(유약바른도기, 한약, 장난감 등)	• 착화제 투여(succimer 구강투여, EDTA 정맥투여) • 칼슘, 인, 비타민 C와 D 투여
일산화탄소	• 재호흡 마스크로 100% 산소 공급 • 고압산소 치료

CHAPTER 2 영양/대사 문제를 가진 아동 간호

01. 영아산통을 완화시키기 위해 가장 먼저 해야 할 일은?

① 더운물 주머니를 적용한다.
② 따뜻한 손으로 복부마사지를 시행한다.
③ 진정제를 투여한다.
④ 수유를 중지하고 앙와위를 취해준다.
⑤ 위관 삽입 후 즉시 우유를 준다.

> **해설** 산통 : 생후 3개월 이하의 영아에서 발작적인 울음과 보챔이 하루 3시간 이상, 최소 한 주 동안 3회 이상 발생하는 상태
> [산통 간호]
> • 복부를 부드럽게 마사지, 자세변경
> • 소량씩 자주 수유, 수유 중·후 트림 자주 시키기
> • 외출하기 등의 환경을 변화시킴
> • 따뜻한 수건, 따뜻한 물 제공

02. 15개월 아동이 하루동안 15회 정도 묽은 변을 보아 입원하였다. 아동의 사정 결과로 적절한 간호진단은?

> • 창백하고 건조한 피부와 피부탄력성 저하
> • 약하고 힘이 없는 울음소리
> • 맥박 140회/분, 호흡 50회/분, 체온 37.9℃

① 배변량 증가와 관련된 체액부족
② 잦은 설사로 인한 손상 위험성
③ 위장관 운동증진과 관련된 영양불균형
④ 입원과 관련된 불안
⑤ 고통스러운 치료절차와 관련된 두려움

정답 01. ② 02. ①

03. 9개월 남아가 복통으로 응급실에 내원하였다. 우선적인 간호계획은?

> • 다리를 구부리고 고통스럽게 우는 행동
> • 간헐적이고 발작적인 복통
> • 혈액이 섞인 젤리모양의 점액성 변
> • 복부에서 소시지 모양의 덩어리 촉진

① 놀이 활동으로 통증을 완화시킨다.
② 쇼크나 패혈증의 증상이 없다면 장환원술을 시행한다.
③ 따뜻한 물을 소량씩 자주 먹이도록 한다.
④ 복부에 더운물 주머니를 적용한다.
⑤ 바륨 배출을 관찰하고 대변 특성을 기록한다.

해설 장중첩증 : 상부장의 일부분이 하부 장속으로 말려 들어간 상태

증상	• 주기적이며 갑작스럽고 심한 복통 → 진행되면 지속적이면서 심한 통증 • 우상복부에 소시지 모양의 덩어리 • 젤리모양의 혈액이 섞인 점액성 변 • 담즙 섞인 구토, 복부팽만, 창백
치료 및 간호	• 금식 및 감압 • 쇼크나 패혈증의 증상 없다면 바륨, 등장성용액, 공기 관장으로 장환원 실시 • 장환원 실패, 천공, 복막염 등 장손상 암시되면 응급수술 시행

03. ②

CHAPTER 03 호흡기 문제를 가진 아동 간호

1 호흡기 감염의 이해

1) 영향을 미치는 요인 기출 25

① 영아와 아동은 면역체계가 미성숙하고 상·하기도가 작고 연골의 미발달로 감염에 취약
② 기도 직경이 작아 점막의 부종과 분비물 증가로 기도가 좁아지거나 폐쇄되기 쉬움(기도직경이 작을수록 기도저항이 증가)
③ 호흡기의 각 구조 사이의 간격이 짧아 병원체의 확산이 빠르고 감염부위가 광범위 함
④ 허파꽈리(폐포)의 표면적이 넓지 않고 폐포수와 폐포 크기가 작아, 감염 시 가스교환 능력 감소

2 호흡기 문제를 가진 아동 간호

1) 비염 기출 12

(1) 원인
① 집먼지 진드기, 풀, 꽃가루, 깃털, 동물털, 동물비듬, 곰팡이 등
② 실내, 실외 알레르기 항원에 대한 Ⅰ형 알레르기 반응에 의해 나타남
③ 알레르기 항원에 자주, 지속적으로 노출되게 되면 만성 비강충혈이 나타남

(2) 증상
① 눈과 코, 귀의 소양증과 맑은 콧물, 발작적 재채기, 비점막 충혈, 구강호흡 등
② 알레르기 인사(allergic salute : 손바닥으로 코를 위로 문지르는 행동)
③ 알레르기 색소침착(allergic shiner : 눈밑의 다크써클)

(3) 치료 및 간호 기출 12
① 환경 조절과 알레르기 유발 물질을 제거
② 약물 요법 : 항히스타민제, 비강 내 스테로이드제, 비충혈제거제
③ 면역 요법 : 환경조절이나 약물요법에 효과가 없을 경우

2) 부비동염

(1) 원인 : 아데노이드비대, 면역결핍, 비강 내 이물질 폐쇄, 바이러스, 상기도 감염 등

(2) 증상
① 급성 : 미열, 화농성 비강 분비물, 기침, 발열, 두통, 경한 인후통, 압통 등
② 만성 : 만성 기침, 재발성 두통, 코 뒤로 넘어가는 콧물 등

(3) 치료 및 간호
① 급성 부비동염은 대부분 자연적으로 호전, 가습 유지, 수분 섭취 권장
② **자연치유 불가** : 항생제, 진통제, 해열제, 비충혈제거제 투약
③ **합병증 예방 및 관찰** : 중이염, 수막염

3) **중이염** 기출 06, 12, 14, 18, 19 : 영아나 어린아이에게 흔히 발생하는 질병중의 하나

(1) 원인
① 호흡기감염 후의 합병증, 알레르기 비염, 부비동염, 구개열, 면역결핍, 부적절한 수유방법 등
② 3세 이하 아동은 성인에 비해 유스타키오관이 넓고 짧으며 곧고 수평으로 위치하며 연골이 미발달되어 감염의 위험이 큼

(2) 증상
① 아픈 귀를 잡아당기거나 비빔, 머리를 이쪽저쪽으로 돌림, 울음, 안절부절못함
② 발열, 구토, 식욕부진
③ 만성으로 진행시 이명, 청력장애 등이 발생할 수 있음

(3) 치료 및 간호
① 상체를 높인 자세에서 수유
② 코 세게 풀지 않도록 하기 → 분비물이 중이로 이동
③ **항생제** : 증상이 모두 소실되어도 처방대로 복용(평균 2주 복용) 기출 22
④ 고열 시 열성 경련 예방 위해 해열제(Acetaminophen, Ibuprofen) 투여
⑤ **만성중이염** : 고막절개술 시행
⑥ **합병증** : 전도성 청력상실과 언어장애 문제

4) **인두염** 기출 05, 16, 18

(1) **원인** : 바이러스, A군 β용혈성 연쇄상구균이 가장 흔함

(2) **증상** : 발열, 권태, 식욕부진, 연하곤란, 인후통, 연하시 통증으로 침 흘림

(3) 치료 및 간호
① **바이러스 감염** : 대증요법(진통해열제, 따뜻한 식염수로 양치질 등)
② **A군 β용혈성 연쇄상구균 감염** : 10일간 Penicilline 투여, 페니실린에 과민한 경우 erythromycin, cephalosporin 투여(최근 amoxicilline, azithromycin, cephalosporin 등의 약제가 페니실린 치료효과와 같거나 높다고 보고됨), 항생제 사용 1일째까지 격리
③ **해열제, 진통제** : 아세트아미노펜, 이부프로펜
④ **일반적 간호** : 경부 통증 완화 위해 온·냉습포 적용, 침상안정, 큰 아동은 따뜻한 식염수 함수, 실내 습도를 높게 유지, 분비물로 인한 전파 예방

(4) 합병증

① 바이러스성 감염 : 중이염으로 진행 가능
② 세균성 감염 : 류마티스열, 화농성 중이염, 급성사구체신염, 폐렴 등으로 진행

5) 편도선염 기출 05, 06, 10, 11, 12, 14, 17, 24

(1) 원인

① 대부분 세균, 바이러스 감염
② 큰 편도(아동의 편도는 성인보다 큰 것이 정상, 12세에 성인의 크기로 됨)
③ 많은 림프조직과 잦은 상기도 감염

(2) 증상

① 편도선의 비대로 공기나 음식물의 통과를 방해하여 연하곤란과 호흡곤란 발생
② 구강호흡 → 구강점막 건조로 인해 통증 악화, 구취, 미각과 후각 손상

(3) 치료

① 바이러스 감염 : 대증요법
② A군 β용혈성 연쇄상구균 감염 : 항생제 치료
③ 진통제, 해열제, 식염수로 양치질, 침상안정, 연식이나 유동식 공급, 가습기 적용
④ 수술요법
　① 편도절제술 : 인두편도의 비대로 호흡곤란, 연하곤란 심할 경우
　　　편도선 수술 금기 : 구개파열, 활동성인 감염상태 등
　② 아데노이드절제술 : 중이염의 재발, 지속적인 비강 또는 기도폐쇄 발생하는 경우

(4) 간호

① 편도선절제술 후 간호 기출 04, 05, 11, 14, 17
　㉠ 분비물 배액 촉진 : 측위–반복위–복위로 잦은 체위변경
　㉡ 출혈 징후 관찰 : 호흡의 변화, 빠르고 약한 맥박, 혈압저하, 청색증, 토혈, 자주 삼키는 행동, 불안 등
　㉢ 통증 완화 : 얼음목도리, 비아스피린계 진통제(아세트아미노펜) 투여
　㉣ 구강섭취 : 의식이 완전히 회복되면 맑고 시원한 음료수 → 유동식 → 부드러운 연식
　　　제한 : 너무 뜨겁거나 차가운 것, 자극적인 음식(향신료, 탄산), 우유나 유제품, 거친 음식, 붉은색류의 음식 등/기침, 코풀기/빨대사용

6) 크룹 기출 06, 09, 13, 15, 17, 18

(1) 정의 : 후두, 기관, 기관지에 발생하는 염증성 질환으로 흡기성 협착음과 쇳소리나 컹컹거리는 개짖는 소리와 같은 기침, 호흡곤란 등의 복합적인 증상을 나타내는 증후군

(2) 종류

가. 급성 후두개염 기출 13, 16, 17
　① 원인균 : 세균, haemophilus influenza virus 감염
　② 심각한 폐쇄성 염증과정으로 즉각적 응급조치 필요

③ 발병 : 갑자기 발생하여 급속히 진행되며 심각한 호흡곤란 발생
④ 증상 : 고열, 인후통, 침 흘림, 연하곤란, 말하기 어려움, 흡기 시 어려움
⑤ 치료 및 간호 기출 13, 19
　㉠ 심한 호흡곤란시 기관내삽관이나 기관절개술 시행
　㉡ 인후 검진시 후두경련과 후두폐쇄를 일으킬 수 있으므로 기도 확보를 위한 응급물품 준비
　㉢ 항생제 7~10일간 투여(정맥 투여 후 경구 투여로 유지)
　㉣ 후두경련 완화를 위해 차가운 공기 흡입
　㉤ 아트로핀(호흡기 분비물 건조), 마약성진통제(호흡 및 기침 반사 억제) 등의 약물 사용 금지
　㉥ 기관 내 삽관 제거 24시간 전 스테로이드제제 투여

나. 급성 후두기관 기관지염 기출 03, 15, 16, 17
① 크룹 중 가장 흔한 형태
② 원인균 : 바이러스(RSV, parainfluenza virus)
③ 발병 : 상기도 감염이 선행되며 미열과 함께 서서히 진행
④ 증상 : 흡기성 협착음, 흉골 부위의 퇴축, 개가 짖는 듯한 기침, 호흡곤란, 불안정, 미열
⑤ 치료 및 간호 기출 16, 23
　㉠ 호흡곤란 시 차고 습도가 높은 공기 제공 : 부어있는 혈관을 수축시킴
　　例 찬 가습기, 영아용 산소 후드(산소공급가능), 크룹텐트(산소공급 및 분비물 액화), 차가운 밤공기 등
　㉡ 호흡곤란 심할 때 에피네프린 분무 : 기관지 확장, 점막혈관수축
　㉢ 편안하게 해주고 구강으로 먹을 수 없다면 정맥 내 수액 공급

다. 급성 경련성 후두염(연축크룹) 기출 17
① 정의 : 한밤중(보통 밤 11시~새벽 2시 사이)에 갑자기 발생하는 후두 경련
② 원인 : 알레르기, 식도역류, 바이러스, 정서적 요인 등
③ 증상 : 경한 증상으로 잠이 들었다가 개 짖는 듯한 쇳소리 기침, 흡기 시 협착음, 안절부절 못하며 잠을 깸
④ 치료 및 간호
　㉠ 찬 가습기 적용 : 후두경련의 완화
　㉡ 에피네프린 투여

라. 세균성 기관염
① 원인균 : 대부분 포도상구균, 3세 이하에서 바이러스성 호흡기 감염후에 발생
② 증상 : 전형적인 쇳소리의 기침과 고열, 호흡곤란, 다량의 화농성 분비물
　✎ 후두기관 기관지염의 증상과 유사하지만 후두기관 기관지염의 치료에 반응 없음
③ 치료 및 간호 : 항생제, 해열제, 흡인, 산소공급, 기도유지 위한 기관 내 삽관 준비

7) 기관지염(Bronchitis)
(1) 원인균 : 주된 요인은 바이러스 그 외 박테리아, 곰팡이, 알레르기, 공기오염(간접흡연) 등 다양함
(2) 증상 : 마른기침(특히 밤에 심함), 2~3일 후에 분비물 동반된 기침
(3) 치료 및 간호 : 영양섭취, 휴식, 적절한 습도유지, 수분섭취 증가, 담배연기 피함

8) 세기관지염(Bronchiolitis) 기출 20

(1) **원인균** : 대부분 바이러스이며 주요 원인은 RSV(호흡기세포융합바이러스)로 가장 흔한 하기도 감염
(2) **증상** : 세기관지의 부종과 분비물로 인한 기도폐쇄로 천명음, 호흡곤란, 빈호흡, 발열, 발작성 기침, 객담, 비익확장, 흉부 견축과 늑간 함몰
(3) **치료 및 간호**
① 대부분 고농도의 습도유지, 적절한 수분섭취, 휴식 등의 보존요법으로 치료 가능
② 호흡부전 발생 : 시원하고 가습화된 산소공급 → 호흡곤란과 저산소증 완화
③ 이차성 세균성 감염의 합병증(폐렴)이 있을 경우에만 항생제 투여
④ RSV 감염예방 : 다른 아동과 격리, 철저한 손 씻기, 접촉주의(가운과 장갑 착용) 유지
⑤ 체위 : 상체를 높여주고(기도개방유지) 목을 약간 신전시킨 자세(횡격막의 압력 낮춤) 취해줌
⑥ Ribavirin(항바이러스제제) 투여

9) 폐렴 기출 13, 15

(1) **정의** : 폐 실질조직의 염증
(2) **증상** : 발열, 저산소증, 빈호흡, 기침, 악설음, 호흡음 감소, 발열(38.5℃), 흉통(심호흡시 통증 심해짐)
(3) **치료 및 간호** 기출 13, 15

폐렴의 종류	중재
바이러스성 폐렴	• 세균성 폐렴보다 더 자주 발생 • 안정, 찬습도유지, 산소공급, 폐물리요법, 체위배액, 수액공급 등 • 2차적 세균감염 시에 항생제 투여
원발성 비정형성 폐렴	대증요법
세균성 폐렴	• 심각한 감염질병중 하나로 상기도 바이러스 감염이 선행된 후 발병 • 정맥으로 항생제 투여, 수액공급, 해열제, 산소공급 • 침상안정, 체위변경, 반좌위, 일측성인 경우는 감염된 쪽으로 눕게 함(부목효과), 수분섭취 증가

(4) **폐렴의 일반적 중재**
① 치료목표 : 환기를 최대화, 탈수 예방 → 충분한 수분섭취, 산소공급
② 휴식과 안정, 에너지 보존
③ 통증 사정 : 기침하거나 심호흡할 때 흉막에 통증 발생 → 통증을 최소화하기 위해 숨을 깊게 쉬지 않기, 기침을 하지 않도록 노력, 진통제 사용
④ 원인균을 확인할 때까지 아동은 격리가 필요

10) 천식 기출 04, 06, 11, 13, 19

(1) **정의** : 기도의 만성염증으로 기관지 수축과 기관지 과민반응을 특징으로 하는 폐쇄성 하부 기도 질환
(2) **원인** 기출 23 : 알레르기성 과민 반응, 유전적 소인, 외부로부터의 기관지 압박, 기도 내 이물질, 광범위한 기관지 염증, 운동 후 기관지 경축, 차가운 공기, 정서적 요인

(3) 증상 기출 25
① 재발성의 마르고 발작적인 기침
② 호기성 호흡곤란, 가슴 답답함
③ 천명음(과도공명음), 호흡음이 거칠고 폐 전체 잡음 청진
④ 거품 있는 맑은 가래
⑤ 술통형 흉부, 등을 앞으로 구부린 앉은 자세
⑥ 밤과 새벽에 천식 증상이 심해짐

(4) 치료 및 간호
① 알레르기원 제거
② 약물요법

응급약물	• 급성 천식 발작 완화 • β2 adrenergic agonist(속효성 β2 항진제) : albuterol(ventolin), levalbuterol(xopenex), terbutaline(brethine, brethaire)	
기본약물	Cromolyn sodium	• 알레르기원에 대한 반응 차단 • 운동 후, 차고 건조한 공기에 노출된 후 나타나는 급성 기도협착 억제
	methylxanthines (aminophylline, theophylline)	• 천식 발작을 예방, 증상 완화 📢 최근 theophylline은 천식치료에 잘 사용하지 않음
	코티코스테로이드	• 기도에 직접 작용하는 국소적 항염증성 약물 • 기도폐쇄를 호전, 만성 천식의 기관지 과민성을 감소시킴
	β-nedocromil	알레르기원에 대한 반응으로 기도가 수축되는 것을 억제

③ 흉부물리요법, 좌위, 산소공급, 습도유지(40~50%), 호흡기 감염으로부터 보호
④ 탈감작법 : 알레르기원이 확인되고, 약물로 조절되지 않은 경우 고려, 확인된 알레르기원으로 피하에 투여, 적은 양으로 시작해 점진적으로 양을 증가함
⑤ 퇴원 후 부모교육 기출 19, 20
  ㉠ 가정 내에 알레르기원(동물 비듬, 진드기, 꽃가루, 곰팡이 등) 제거
  ㉡ 저알레르기성 물질로 만든 제품 이용
  ㉢ 날씨 변화가 심한 곳, 담배 연기 등에 노출되지 않도록 주의
  ㉣ 알레르기 유발 음식 제한(계란, 우유, 땅콩, 초콜릿 등)
  ㉤ 운동 : 일상생활 활동과 적당한 운동 권유

11) 기관지폐 이형성증(Bronchopulmonary dysplasia, BPD=영아 만성 폐질환)
  (1) 정의 : 산소치료와 기계적 환기요법(양압환기)을 받은 영아의 급성 폐손상으로 동맥관개존증을 동반하는 경우가 많음
  (2) 원인 : 미숙아 출산, 호흡기 감염, 산소공급, 기계적 환기 적용
  (3) 증상
    ① 산소 부족으로 인한 호흡곤란, 빈맥, 빈호흡, 견축, 호기 지연

② 만성 저산소증으로 인한 창백, 청색증, 먹기와 움직이기 등의 활동 장애
③ 체중감소, 수유곤란, 불안정, 코를 벌렁거림, 입술을 오므리는 호흡

(4) 치료 및 간호중재

① 산소치료 : 후드, 텐트, 마스크, 캐뉼라를 통해 산소포화도 88~95%를 유지하며 공급함
② 약물치료 : 이뇨제, 기관지 확장제, 항생제
③ 영양 : 수분제한, 고칼로리 분유를 소량씩 자주 제공

12) 낭포성 섬유증(cystic fibrosis)

(1) 정의 : 외분비선에 영향을 미치는 만성 다발적 장애로 호흡기와 위장관에 영향을 미치는 상염색체열성유전질환

(2) 증상 : 증상과 징후, 침범되는 기관(호흡기, 소화기, 외분비선, 생식기), 연령에 따라 매우 다양하며 질병이 진행되면 증상은 악화되고 결국 사망

(3) 치료 및 간호

① 기도개방과 가스교환증진 : 분비물 제거(체위배액, 흡입치료), 감염에 관한 약물치료(소염제, 객담 용해제, 기관지 확장제)
② 영양 : 고칼로리, 고단백질, 고탄수화물식이 제공
③ 감염예방 : 경구 및 흡입용 항생제 사용, 철저한 손 씻기, 독감예방주사 접종

13) 결핵

(1) 정의 : Mycobacterium tuberculosis에 의한 감염

(2) 소아결핵의 특징

① 영아, 청소년, 면역기능이 억제된 경우에 호발
② 결핵균이 결절의 조직 안에 잠복해 있다가 아동의 저항력이 낮아질 때 다시 활동성 결핵으로 발현
③ 낮은 감염력(작은 병소, 약한 기침)
④ 초기에는 폐 하부, 국소 림프절 침범이 흔함
⑤ 진행 : 결절 형성 후 석회화된 덩어리 형태로 치유

(3) 진단

① 신체사정, x-ray 검사
② Mantoux 피부반응검사 [기출] 16, 20, 23 : PPD(Purified Protein Derivative)를 전박내측에 피내주사, 48~72시간 이후 경결의 직경을 측정
③ 세균검사 : 객담, 기관지흡인물, 위내용물 등에서 직접 도말하거나 배양

(4) 중재

① 잠복결핵감염 : 무증상, 활동성결핵발병의 예방을 위해 INH(isoniazid)+RMP(rifampin) 3개월 복용 또는 INH을 9개월 복용, 전염력 있는 가족과 생활할 경우 INH로 예방적 화학요법을 시행하기도 함

② **활동성결핵** : 6개월 이상 항결핵제 복용
③ 약물복용 2주 후 전염력이 소실된 것으로 간주하나 격리해제는 의사와 상의
④ 적절한 영양(단백질, 칼슘, 고열량 식이)과 휴식, 학교출석 가능, 규칙적인 약물복용의 중요성 교육, 마스크 착용, 손씻기, 기침예절

14) 이물질 흡인 기출 22

(1) **원인** : 호기심, 구강욕구, 감시 소홀로 손에 잡히는 대로 입으로 가져가 흡인 발생

(2) **증상** : 갑작스런 심한 기침, 구역, 구토, 청색증, 일시적 무호흡 등

(3) **치료 및 간호**
① 후두경 검사나 기관지경 검사를 통해 이물질 제거, 절대 손가락으로는 제거하지 않음
② 1세 이하 영아 : 등치기와 흉부압박법(머리를 몸통보다 낮추고 구조자의 팔 위에 얼굴을 높이 지지하여 견갑골 사이 등을 두드림)
③ 1세 이상 아동 : 하임리히 요법

CHAPTER 3 호흡기 문제를 가진 아동 간호

01. 아토피 피부염으로 치료중인 환자에게 천식이 의심되어 검사를 진행하려고 한다. 이 아동에 나타나는 천식증상이 아닌 것은?

① 재발성의 마르고 발작적인 기침
② 호기성 호흡곤란
③ 폐 청진시 천명음
④ 밤과 새벽에 심한 기침
⑤ 발열을 동반한 인후통

해설 [천식 증상]
- 재발성의 마르고 발작적인 기침
- 호기성 호흡곤란, 가슴 답답함
- 천명음(과도공명음), 호흡음이 거칠고 폐 전체 잡음 청진
- 거품 있는 맑은 가래
- 술통형 흉부, 등을 앞으로 구부린 앉은 자세
- 밤과 새벽에 천식 증상이 심해짐

02. 급성 후두기관 기관지염 환자에게 크룹텐트(croupette)를 적용하는 이유는?

① 탈수예방
② 체온유지
③ 감염예방
④ 분비물액화 및 배출
⑤ 기관지 확장

해설 급성 후두기관 기관지염 : 크룹 중 가장 흔한 형태
[치료 및 간호]
- 호흡관란 시 차고 습도가 높은 공기 제공 : 부어있는 혈관을 수축시킴
  예) 찬 가습기, 영아용 산소 후드(산소공급가능), 크룹텐트(산소공급 및 분비물 액화), 차가운 밤공기 등
- 호흡곤란 심할 때 에피네프린 분무 : 기관지 확장, 점막혈관수축
- 편안하게 해주고 구강으로 먹을 수 없다면 정맥 내 수액 공급

정답 01. ⑤ 02. ④

03. 다음 중 급성 연쇄상구균성 인두염으로 인해 발생 가능한 합병증은?

① 뇌막염
② 류마티스열
③ 성홍열
④ 천식
⑤ 설사

해설 인두염 : 바이러스, A군 β용혈성 연쇄상구균이 가장 흔함
[인두염 합병증]
- 바이러스성 감염 : 중이염으로 진행 가능
- 세균성 감염 : 류마티스열, 화농성 중이염, 급성사구체신염, 폐렴 등으로 진행

04. 폐렴으로 입원한 영아의 부모에게 교육할 내용으로 적절한 것은?

① "부종 예방을 위해 수분을 제한하세요."
② "폐환기를 위해 계속 움직이세요."
③ "통증이 있을 때 마다 숨을 깊게 쉬고, 기침하게 하세요."
④ "바이러스성 폐렴은 항생제를 사용합니다."
⑤ "반좌위로 침상안정하세요."

해설 [폐렴의 일반적 중재]
① 치료목표 : 환기를 최대화, 탈수 예방 → 충분한 수분섭취, 산소공급
② 휴식과 안정, 에너지 보존
③ 통증 사정 : 기침하거나 심호흡할 때 흉막에 통증 발생→ 통증을 최소화하기 위해 숨을 깊게 쉬지 말기, 기침을 하지 않도록 노력, 진통제 사용
④ 원인균을 확인할 때까지 아동은 격리가 필요

05. 편도선 절제술을 시행한 환아의 간호중재로 옳은 것은?

① 앙와위를 취해준다.
② 분비물 배출을 위해 기침 격려
③ 통증 호소시 아스피린 투여
④ 아이스크림이나 찬 우유 제공
⑤ 목 부위에 얼음 칼라 적용

해설 [편도선 절제술 후 간호]
- 분비물 배액 촉진 : 측위–반복위–복위로 잦은 체위변경
- 출혈 징후 관찰 : 호흡의 변화, 빠르고 약한 맥박, 혈압저하, 청색증, 토혈, 자주 삼키는 행동, 불안 등
- 통증 완화 : 얼음목도리, 비아스피린계 진통제(아세트아미노펜) 투여
- 구강섭취 : 의식이 완전히 회복되면 맑고 시원한 음료수 → 유동식 → 부드러운 연식
  - 제한 : 너무 뜨겁거나 차가운 것, 자극적인 음식(향신료, 탄산), 우유나 유제품, 거친 음식, 붉은 색류의 음식 등/기침, 코풀기/빨대사용

03. ② 04. ⑤ 05. ⑤

06. 급성 후두개염으로 입원한 아동이 심한 호흡곤란을 호소할 때 중재는?

① 기관내삽관 시행
② 따뜻하게 가습되는 산소 제공
③ 마약성 진통제 투여로 불안 완화
④ 심호흡 유도
⑤ 절대안정

> **해설** 급성 후두개염 : 심각한 폐쇄성 염증과정으로 즉각적 응급조치 필요, 갑자기 발생하여 급속히 진행되며 심각한 호흡곤란 발생
> [치료 및 간호]
> • 심한 호흡곤란 시 기관내삽관이나 기관절개술 시행
> • 인후 검진시 후두경련과 후두폐쇄를 일으킬 수 있으므로 기도 확보를 위한 응급물품 준비
> • 항생제 7~10일간 투여(정맥 투여 후 경구 투여로 유지)
> • 후두경련 완화를 위해 차가운 공기 흡입
> • 아트로핀(호흡기 분비물 건조), 마약성진통제(호흡 및 기침 반사 억제) 등의 약물 사용 금지
> • 기관 내 삽관 제거 24시간 전 스테로이드제제 투여

정답 06. ①

CHAPTER 04 심혈관 문제를 가진 아동 간호

1 신생아의 순환

1) 태아 순환(placental circulation)
① 태아의 가스교환은 태반에서 이루어지며 산소와 영양분은 제대정맥을 통해 운반
② 영양분과 산소는 제대정맥 → 정맥관 → 하대정맥 → 우심방 → 난원공 → 좌심방, 좌심실을 거쳐 대동맥을 통해 관상동맥(심장)과 뇌에 산소공급
③ 상체에서 되돌아온 혈액은 상대정맥 → 우심방 → 삼첨판(오른 방실판막)과 우심실을 통해 폐동맥 → 동맥관 → 하행대동맥 → 2개의 제대동맥을 통해 태반으로 되돌아감

> 참고 정맥관 : 제대정맥과 하대정맥 사이에 위치
> 난원공 : 우심방과 좌심방 사이에 위치
> 동맥관 : 폐동맥과 대동맥 사이에 위치

2) 신생아 순환의 변화 기출 16
① 첫 호흡과 동시에 물로 채워졌던 폐는 공기로 대치되며 산소에 의해 폐혈관 확장(태아기에는 폐를 우회하는 순환 → 출생 후 첫 호흡을 통해서 폐로의 산소 공급이 가능)
② 폐동맥혈류 증가 → 우심방(감소)과 좌심방(증가) 압력차이로 난원공 막힘
③ 출생 시 제대결찰로 혈류가 없어지면서 정맥관이 막힘
④ 폐혈관 저항 감소, 폐혈류량과 체순환 저항 증가로 폐동맥의 압력이 감소하여 동맥관의 수축을 일으켜 동맥관이 닫힘(동맥관은 대개 출생 후 24시간 이내 기능적으로 막히고 2~3주경 영구적으로 막힘)

2 심혈관 문제를 가진 아동 간호

1) 선천적 심장질환(Congenital heart disease)

(1) 생리적 결과
① 조직 저산소증은 대사성 산혈증, 뇌조직 변화 가져옴
② 동맥혈 내 산소포화량 감소 → 심장수축 증대 → 빈맥 → 울혈성 심부전 초래

(2) 분류 기출 25

비청색증형 심질환	폐혈류 증가	심방사이결손, 심실사이결손, 방실관결손, 동맥관열림증, 심방심실중격결손
	폐쇄성(심박출양 감소)	폐동맥판협착, 대동맥판협착, 대동맥축착
청색증형 심질환	폐혈류 감소	팔로네징후, 삼첨판폐쇄
	혈류혼합(폐혈류 증가)	대혈관전위, 좌심형성부전증, 총동맥간증

- 비청색증형 심질환 : 비산화혈이 체동맥 순환내로 유입되지 않는 경우
- 청색증형 심질환 : 비산화혈이 체동맥 순환내로 유입되는 경우

① 폐혈류 증가 질환(좌 → 우 단락)

구분	심방사이결손=ASD (심방중격결손)	심실사이결손=VSD (심실중격결손)	동맥관열림증=PDA (동맥관개존증)
특징	• 두 심방 사이의 벽이 개방 • 심방비대로 인한 심방부정맥 • 특징적인 심잡음(수축기 잡음)	• 두 심실 사이의 벽이 개방 • 가장 흔한 형태	태아동맥관이 닫히지 않아 발생
증상	대부분 무증상, 피로, 호흡곤란	• 울혈성심부전이 흔함 • 결손의 크기에 따라 다양	기계 소리 같은 심잡음, 넓어진 맥압, 도약맥박 등
치료	• 증상무 : 대개 자연 폐쇄 • 증상유 : 이뇨제, digoxin 투여 • 심방부정맥 : 항부정맥제 • 심도자술, 외과적 수술	• 대개 자연 폐쇄 • 울혈성심부전 시 : 이뇨제, digoxin, ACE 억제제(후부하 감소) • 수술요법	• Indomethacin(prostaglandin 억제제) 투약 → 동맥폐쇄 • 수술요법

② 폐혈류 감소 질환(우 → 좌 단락)

구분	팔로 4징후(TOF) 기출 09, 12, 16, 17	삼첨판 폐쇄(TA)
특징 기출 22	심실중격결손, 폐동맥협착, 대동맥 우위, 우심실 비대의 4가지 결손	삼첨판이 발달하지 못해 우심방에서 우심실로 혈액이 흐르지 못하는 상태
증상	• 청색증(주증상), 웅크린 자세 • TET spells(=과다 청색증, 무산소 발작) : 2세 이하, 주로 아침에 심함, 울음, 배변, 수유 시 빈호흡 • 적혈구 과다증, 곤봉상지, 성장지연	청색증, 저산소혈증, 빈맥, 호흡곤란
중재	• TET spells 중재 : 안정, 슬흉위, 산소공급, 모르핀(과호흡 경감) 투여, 혈관수축제(혈량증가) 투여 • 수술요법 : Blalock-Taussig shunt	• prostaglandin E_1 투여 → 동맥관 개방을 유지, 폐순환 가능하게 함 • 수술요법 : 폐-체동맥 문합술, 변형된 폰탄술

③ 폐쇄성 심질환

구분	폐동맥 협착(PS)	대동맥 협착(AS)	대동맥 축착(COA)
특징	폐동맥으로 나가는 입구가 좁아짐 → 우심실 비대 → 우심방으로 혈액 역류 → 폐혈류 감소	대동맥판막이 좁아짐 → 좌심실 비대, 심박출량 감소 → 심근에 혈액공급 감소, 폐동맥 울혈	대동맥 기시부위가 좁아져 결손의 근위부(상지부위)는 압력이 높고 결손의 원위부(몸체와 하지)는 압력이 낮아짐
증상	청색증, 울혈성심부전, 특징적인 분출성 잡음, 심장비대, 호흡곤란, 실신, 말초 맥박이 약함, 아동은 증상이 심해지면서 세균성 심내막염 위험 증가	활동(운동) 지속성 감소, 약한 맥박, 빈맥, 흉통, 어지럼증, 실신 등	• 팔과 다리의 맥박과 혈압 불일치(상지혈압, 맥박 > 하지혈압, 맥박) • 울혈성심부전 • 대사성산증, 쇼크 등
중재	풍선성형술, 판막절개술	• 풍선성형술, 판막절개술 • 심내막염의 예방적 항생제 치료	• 내과적 중재 : 강심제, 이뇨제 등 투여 • 외과적 중재 : 풍선혈관성형술, 문합술 등

④ 혈류혼합

구분	대혈관전위(TGA)	총동맥간증(TA)
특징	대동맥이 우심실에, 폐동맥이 좌심실에서 연결	동맥간의 불완전한 분리로 양쪽 심실에 걸쳐져 있는 상태
증상	청색증, 저산소혈증, 쇠약	울혈성심부전, 청색증, 특징적인 심잡음
중재	• 신속한 진단과 처치가 필요 • 내과적 중재 : PGE₁ 투여 • 외과적 중재 : 대혈관치환술(동맥전환수술)	총동맥 간의 분류에 따라 다양한 수술 방법 적용

2) 울혈성 심부전 기출 15

(1) **정의** : 신체의 대상요구량에 맞는 충분한 심박출량을 유지할 수 없는 심장의 기능부전

(2) **원인** : 선천 또는 후천 심장병에 의한 증상으로 심근의 과부담(심장 용적과 압력 증가)으로 인해 발생

(3) **증상**

① 심장비대, 빈맥, 말발굽 리듬, 약한 맥박, 빈호흡
② 발한, 차고 축축한 사지
③ 창백, 부종, 불안정
④ 성장 지연이나 불충분한 체중 증가
⑤ 빈호흡, 견축, 천명음, 나음이나 수포음
⑥ 간비대, 소변량 감소와 부종

(4) 치료 및 간호

① **치료의 목표** : 심장근육의 기능의 향상, 에너지공급과 보존
② **약물치료** 기출 24

이뇨제 furosemide(Lasix)	폐와 정맥 울혈을 감소시켜 증상 완화
Digoxin(Lanoxin)	심근의 수축과 심박출량 증가
안지오텐신 변환 효소(ACE) 억제제 capto-pril(Capoten), enalopril(Vasotec)	혈관평활근 이완, 심장의 후부하 감소 → 혈관수축과 염분정체 막음 → 심장의 펌핑 도움

- 디곡신 + 이뇨제 : 저칼륨혈증을 발생할 수 있으므로 주기적으로 혈청 칼륨수치 측정
- 디곡신 투여 전 1분 동안 심첨맥박 확인

③ **영양** : 고농도로 용량당 칼로리를 높임
④ 활동지속성 강화, 감염예방, 성장과 발달을 촉진, 교육과 정서적 지지

3) 후천성 심질환

(1) 감염성 심내막염(infective endocarditis)

가. **정의 및 원인** : 심장의 판막이나 내벽에 생긴 감염, 선천심장병에서 더 흔히 발생
나. **증상** : 미열, 발열, 식욕부진, 체중감소, 근육통, 관절통, 점상출혈
다. **치료 및 간호**
① 2~8주간 고용량의 항생제 투여
② 예방적 항생제 치료 : 치과치료를 비롯한 모든 세균감염위험이 있는 치료 전·후

(2) 류마티스 열 기출 11, 12, 14, 15, 16, 19

가. **정의** : 심장, 관절, 피하조직, 뇌, 혈관을 침범하는 염증 질환
나. **원인** : A군 β-연쇄상구균성 상기도 감염 후 2~6주간의 잠복기 후에 발병
다. **진단** : 연쇄상구균 항체(ASO) 역가 상승, 적혈구 침강 속도(ESR) 상승, C-반응단백질(CRP) 상승, P-R간격 연장, 침범 부위 조직 검사(Aschoff body 발견)
라. **증상** 기출 19, 20

주증상	부증상
• 심염 : 승모판 감염이 가장 흔하며, 심비대, 부정맥, 심전도상 P-R간격/ST-T의 연장, 빈맥, 심잡음 등 • 다발성관절염 : 관절의 통증, 부종, 종창, 열감 발생, 큰 관절 침범(무릎, 팔꿈치, 발목, 손목 등) • 무도병 : 다리, 팔, 얼굴의 갑작스럽고 목적없는 불규칙한 움직임 • 피하결절 : 작고 통증 없는 덩어리로 뼈 돌출 부위에 발현 • 유연성 홍반(홍반성 반점) : 몸통에 흔함	• 관절통 • 발열 : 38.5℃ 이상 • ESR 상승, CRP 상승

마. **치료 및 간호** 기출 15, 16
  ① **치료** : 항생제, 진통제, 해열제 투여
    - Penicillin 투여
    - 아스피린(관절염증 시)
    - 스테로이드(심염)
  ② **간호**
    - 최선의 처방은 예방(연쇄상구균의 조기발견)
    - 급성기 : 침상안정, 방문객 제한, 심부담을 줄이기 위한 활동 최소화, 정서적 지지
    - 부모교육 : 예방적 항생제(페니실린) 투약의 중요성 강조, 상기도 감염 예방하도록 함

(3) **가와사키병** 기출 12, 14
  가. **정의** : 원인불명의 급성 열성 전신성 발진성 혈관염으로 5세 미만 아동에게 흔한 질환
  나. **증상**

급성기 (8~10일)	5일 이상 계속되는 발열 : 항생제, 해열제에 반응하지 않음, 갈라진 입술, 딸기혀, 발진, 사지말단의 경직성 부종, 경부 림프절 종창, 손바닥과 발바닥 홍반
아급성기 (10~35일)	발가락과 손가락 끝 피부 박리, 혈소판수 증가, 관상동맥류 등의 심혈관계 증상 나타남, 관절염.
회복기	임상징후가 사라지고 ESR 정상으로 회복하는 시기

  다. **진단기준** 기출 14
    ① 5일 이상 지속되는 열
    ② 다음 5가지 증상 중 4가지 이상
      - 화농이 없는 양측성 결막 충혈
      - 구강점막의 변화(홍반, 건조하고 갈라지는 입술, 딸기혀)
      - 부정형 발진(몸통부터 시작되는 발진)
      - 경부 림프절 종창
      - 급성기 손발, 손발바닥의 부종, 아급성기 손가락, 발가락 주위의 낙설
  라. **임상검사** : ESR, CRP, 백혈구 증가, 혈소판 증가
  마. **합병증** : 심질환(관상동맥류, 울혈성 심부전, 심근경색증 등)
  바. **치료 및 간호** 기출 12
    ① 고용량의 면역글로불린과 아스피린 병행 정맥 투여 → 관상동맥 손상 예방
    ② 피부통합성 증진, 체온 유지, 안위증진, 충분한 수분섭취 제공, 부드러운 음식 제공
    ③ 부모교육 : 심장 상태에 대해 지속적 추적관리, 면역글로불린 투여 후 예방접종은 의사와 상의, 관절염 예방 교육

CHAPTER 4. 심혈관 문제를 가진 아동 간호

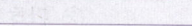

01. 팔로4징후로 치료중인 생후 1년 된 영아가 수유중 갑자기 청색증을 보일 때 간호로 적절한 것은?

① 다리를 들어 올려준다.
② 슬흉위를 취해준다.
③ 측위를 취하고 등을 자극한다.
④ 자극을 주어 울게 한다.
⑤ 앙와위로 눕혀 안정시킨다.

해설

	팔로 4징후(TOF)
특징	심실중격결손, 폐동맥협착, 대동맥 우위, 우심실 비대의 4가지 결손
증상	• 청색증(주증상), 웅크린 자세 • TET spells(=과다 청색증, 무산소 발작) : 2세 이하, 주로 아침에 심함, 울음, 배변, 수유 시 빈호흡 • 적혈구 과다증, 곤봉상지, 성장지연
중재	• TET spells 중재 : 안정, 슬흉위, 산소공급, 모르핀(과호흡 경감) 투여, 혈관수축제(혈량증가) 투여 • 수술요법 : Blalock-Taussig shunt

02. 류마티스열 치료 후 퇴원하는 환아에게 재발 방지와 후유증 예방을 위한 부모교육으로 가장 중요한 것은?

① 조용한 활동 격려
② 적절한 영양
③ 침상안정
④ 피부간호
⑤ 투약의 중요성

해설 [류마티스열 간호]
• 최선의 처방은 예방(연쇄상구균의 조기발견)
• 급성기 : 침상안정, 방문객 제한, 심부담을 줄이기 위한 활동 최소화, 정서적 지지
• 부모교육 : 예방적 항생제 투약의 중요성 강조, 상기도 감염 예방하도록 함

정답 01. ② 02. ⑤

CHAPTER 05 혈액 문제를 가진 아동 간호

간호사국가고시 대비

1 철분결핍성 빈혈 기출 06, 08, 13

1) **정의** : 체내 철분이 적혈구 생성에 필요한 양보다 부족하여 혈색소가 정상 수치보다 낮은 빈혈

2) **원인**
   ① 출생 시 철 보유량 부족(저체중, 미숙, 쌍생아)
   ② 섭취부족 : 빠른 성장, 철분섭취 부족, 만성 설사 등으로 흡수 저하
   ③ 저장된 철분 고갈(만삭아 4~6개월, 미숙아 2~3개월)

3) **임상증상** : 불안정, 빈맥, 빈호흡, 식욕부진, 피부와 점막의 창백, 기면, 피로, 설염 등

4) **치료 및 간호**
   ① 경구용 철분 보충제
   ② 근육주사 시 Z-track법 이용, 주사부위 마사지 금지
   ③ 경구용 철분제 복용 시 주의점 기출 23
      - 식간에 비타민 C(오렌지 주스) 함께 섭취 → 비타민 C는 철분 흡수를 도움
      - 12개월 이상 아동은 우유 섭취 제한
      - 치아착색을 예방하기 위해 빨대 또는 점적기 사용
      - 검고 녹색의 대변 볼 수 있음을 설명

2 재생불량성 빈혈 기출 14, 24

1) **정의** : 선천성 또는 후천성(화학물질, 방사선 등) 원인에 의해 범혈구(적혈구, 백혈구, 혈소판 모두)감소증이 나타나는 빈혈

2) **증상** : 점상출혈, 반상출혈, 감염, 창백, 빈맥, 오심, 피로

3) **진단** : 말초혈액검사, 골수검사(골수흡인) 등

4) **치료** 기출 21 : 면역억제요법(스테로이드 요법)과 조혈모세포 이식, 수혈, 감염에 대한 항생제 투여

5) **간호** : 외상과 상처예방, 부드러운 칫솔 사용, 출혈예방, 감염예방, 근육주사 피함

3 겸상 적혈구성 빈혈(낫적혈구 빈혈)

1) 정의 : 낫 모양의 혈색소를 생산하는 만성형, 상염색체 열성 유전질환으로 정상 혈색소가 부분적 또는 전체가 비정상 혈색소로 치환되는 혈색소병을 의미

2) 증상 : 용혈, 혈관폐쇄 등으로 모든 장기에 영향을 미침

3) 치료 및 간호
① 증상과 소견에 따라 진통제, 항생제, 수혈, 탈수와 산증의 교정
② 수분섭취 권장, 적절한 휴식 제공, 자외선 노출 피함
③ 감염 예방

4 혈우병 기출 13, 16, 19

1) 정의 : X 염색체에 위치한 유전자의 돌연변이로 인해 혈액 내 응고인자가 부족하게 되어 발생하는 출혈성 질환, 열성 유전(남자)

2) 증상 : 무릎 혈관절증, 구강출혈, 타박상, 비출혈, 검은 대변, 두 개내 출혈은 사망의 주요원인이 됨

3) 진단
응고시간(Clotting time) 연장, PTT(Patial Thromboplastin Time) 지연, PT(Prothrombin Time) 정상, 출혈시간(bleeding time) 정상

4) 치료 및 간호 기출 19, 22
① 결핍인자 보충, 혈우병 환아임을 알림
② **안전한 환경 조성** : 외상방지, 보호용구 사용
③ 부딪히는 운동 금지, 수영 등의 비접촉성 운동 권장
④ 아스피린 금지, 근육주사나 정맥 주사 제한(경구투여나 피하주사 실시)
⑤ **구강출혈 예방** : 물세척 도구, 부드럽고 크기가 작은 스펀지 칫솔 사용
⑥ **출혈 시 중재** : 얼음팩, 탄력붕대, 진통제, 출혈부위 고정, 충분한 압박(10~15분), 거상

5 혈소판 감소성 자반증 기출 20

1) 정의 : 혈소판의 파괴로 혈소판이 감소되고 자반성 발진, 정상골수를 특징으로 하는 출혈장애

2) 증상 : 점막과 잇몸의 출혈이 동반되는 자색반, 다발성 점상출혈

3) 진단 : 혈소판수 감소(150,000↓), 출혈시간(bleeding time) 연장, PTT, PT 정상, 점상출혈

4) 치료 및 간호
① 면역글로불린 투여, 스테로이드 치료(부작용 : 쿠싱증후군, 수면장애, 정서불안)
② 출혈예방 : 아스피린 투여 금지, 근육주사 피함, 직장체온검사 피함, 침습적인 시술은 매우 신중히 시행, 천자부위 10분 이상 압박, 외상방지, 과격한 운동이나 접촉스포츠 피함, 안전한 가정환경, 부드러운 칫솔 사용, 보호대 착용 등

CHAPTER 5 혈액 문제를 가진 아동 간호

01. 중증 혈우병으로 치료중인 환아에게 가장 흔하게 나타나는 합병증은?

① 두개내 출혈 ② 두통
③ 혈관절증 ④ 혈변
⑤ 자색반

> 해설 혈우병 증상 : 무릎 혈관절증, 구강출혈, 타박상, 비출혈, 검은 대변, 두 개내 출혈은 사망의 주요원인이 됨

02. 특발성 혈소판 감소성 자반증의 증상이 아닌 것은?

① 혈소판 수 감소 ② aPTT 감소
③ 출혈시간 연장 ④ 점상출혈
⑤ 반상출혈

> 해설 특발성 혈소판 감소성 자반증 증상 : 점막과 잇몸의 출혈이 동반되는 자색반, 다발성 점상출혈, 혈소판수 감소(150,000↓), 출혈시간(bleeding time) 연장, PTT, PT 정상, 점상출혈

03. 혈우병 진단을 받은 6세 아동의 부모에게 제공할 교육 내용은?

① "부딪히는 운동은 피하세요."
② "통증이 있으면 아스피린을 복용합니다."
③ "구강청결을 위해 치실을 이용하여 양치질을 하세요."
④ "출혈이 있으면 출혈부위를 심장보다 낮게 유지하세요."
⑤ "약품을 가능하면 근육주사로 투여 받습니다."

> 해설 [혈우병 환자 치료 및 간호]
> • 결핍인자 보충
> • 출혈시 중재 : 얼음팩, 탄력붕대, 진통제, 출혈부위 고정, 충분한 압박(10~15분), 거상
> • 부딪히는 운동 금지, 수영 등의 비접촉성 운동 권장
> • 안전한 환경 조성 : 외상방지, 보호용구 사용
> • 혈우병 환아임을 알림
> • 근육주사나 정맥 주사 제한 : 경구투여나 피하주사 실시
> • 아스피린 금지
> • 구강출혈 예방 : 물세척 도구, 부드럽고 크기가 작은 스펀지 칫솔 사용

정답 01. ③ 02. ② 03. ①

CHAPTER 06 면역 문제를 가진 아동 간호

1 전신홍반성 낭창(루푸스, SLE)

1) 정의 : 결체조직의 염증을 특징으로 하는 만성 다발기관 자가면역질환

2) 원인 : 유전, 환경(햇빛, 자외선), 호르몬, 면역 등과 관련

3) 증상

① **초기증상** : 권태감, 관절통, 원인불명의 열
② 양쪽 볼의 나비 모양의 발진
③ 광과민성, 원반형 발진
④ 구강과 코의 궤양
⑤ **신장질환** : 단백뇨, 혈뇨
⑥ 흉막염, 심막염, 복막염
⑦ **신경계 질환** : 두통, 인격 변화, 경련, 정신증
⑧ **혈액질환** : 빈혈, 백혈구감소증, 림프종, 저혈소판증

4) 치료 및 간호중재

① 스테로이드 치료, cyclophosphamide, ibuprofen
② 항경련제, 항고혈압제, 항말라리아제
③ 저염식이, 저단백식이
④ **악화 요인을 피함** : 햇빛 혹은 감염노출(항상 자외선차단제 바르도록 교육), 추위

2 헤노흐 쇤라인 자반증 = 알레르기 자색반병 = 아나필락스양 자반증 기출 22

1) 정의 : 아동기에 흔한 질병으로 비혈소판 감소성 자반, 복통, 관절염, 신장염을 특징으로 하며 경과는 양호하고 관절 증상은 영구적인 손상 없이 며칠 이내 회복되는 질병

2) 원인 : 원인불명이나 상기도감염, 알러지, 약물에 대한 과민반응과 관련

3) 증상
① 엉덩이와 하지에 대칭성 자반
② 구진성 발진과 두드러기, 홍반
③ 두피, 귀, 입술, 손, 발등에 심한 부종
④ 관절증상 : 무릎과 발목에 흔함
⑤ 복부증상 : 배꼽 부근에 심한 통증이 반복적으로 발생
⑥ 신장증상 : 현미경적 혈뇨, 단백뇨

4) 간호중재
① 피부 자반에 대한 지지 : 일시적 증상임을 설명하고 긴 옷을 입도록 함
② 신장 침범이 예후에 가장 중요 → 소변특성과 대변 잠혈반응 주의깊게 관찰
③ 관절통 : 적절한 체위 유지, 진통제 투여

CHAPTER 6. 면역 문제를 가진 아동 간호

01. 헤노흐-쇤라인 자색반을 가지고 있는 아동에게서 사정 가능한 증상은?

① 대칭적 자반증
② 딸기모양의 혀
③ 고열
④ 피부낙설
⑤ 양측 안구의 결막 충혈

[해설] [헤노흐-쇤라인 자색반 증상]
• 엉덩이와 하지에 대칭성 자반
• 구진성 발진과 두드러기, 홍반
• 두피, 귀, 입술, 손, 발등에 심한 부종
• 관절증상 : 무릎과 발목에 흔함
• 복부증상 : 배꼽 부근에 심한 통증이 반복적으로 발생
• 신장증상 : 현미경적 혈뇨, 단백뇨

02. 12세 여아가 양쪽 볼의 나비 모양의 발진과 광과민성을 주호소로 내원하였다. 예상 가능한 질환은?

① 아토피피부염
② 접촉성피부염
③ 전신 홍반성 낭창
④ 아나필락시스양 자반증
⑤ 혈소판 감소성 자반증

[해설] [전신홍반성 낭창 증상]
• 초기 : 권태감, 관절통, 원인불명의 열
• 양쪽 볼의 나비 모양의 발진
• 광과민성, 원반형 발진
• 구강과 코의 궤양
• 신장질환 : 단백뇨, 혈뇨
• 흉막염, 심막염, 복막염
• 신경계 질환 : 두통, 인격 변화, 경련, 정신증
• 혈액질환 : 빈혈, 백혈구감소증, 림프종, 저혈소판증

01. ① 02. ③

CHAPTER 07 피부 문제를 가진 아동 간호

간호사국가고시 대비

1 아구창 기출 08, 18

1) **정의** : 구강 점막에 Candida albicans의 과잉 증식으로 발생하는 표재성 진균감염

2) **원인** 기출 09 : 주로 영유아에게 감염된 산도, 감염된 유방, 노리개젖꼭지나 우유병을 통한 칸디다균의 감염

3) **증상** : 뺨 안쪽 점막이나 혀, 잇몸에 플라그 같은 흰 응괴 → 무리하게 떼어내면 출혈이 발생하고 아동은 구강 통증으로 우유를 잘 빨지 못함

4) **치료 및 간호** 기출 18
   ① 구강 점막에 nystantin 현탁액이나 연고를 적용
   ② 노리개젖꼭지, 유두, 우유병은 철저하게 세척하고 손 씻기 중요성 교육
   ③ 조금씩 자주 수유하고 큰 아동에게는 시원한 음료 제공
   ④ 칸디다성 기저귀발진 발생 시 니스타틴(항칸디다 연고)를 기저귀 교환마다 도포하고 건조하게 유지

2 기저귀 발진 기출 12, 18, 24

1) **정의** : 습기, 마찰, 화학물질 같은 자극물에 의해 나타나는 접촉피부염의 한 형태로 세균 혹은 진균감염이 수반

2) **원인** : 기저귀를 자주 갈아주지 않거나, 모유에서 인공수유로 전환, 고형식 시작 등의 식이 양상의 변화 시에 자주 발생

3) **치료 및 간호**
   ① 기저귀를 자주 교환하여 건조하게 유지
   ② 둔부나 회음부의 피부를 깨끗이 씻어주고 공기 중에 자주 노출시켜 건조하게 유지
   ③ 천 기저귀 사용 시 세제가 남지 않도록 하고 기저귀 커버는 사용하지 않음
   ④ 국소적 스테로이드 적용
   ⑤ 필요시 항진균제 사용

3 아토피 피부염 기출 07, 10, 12, 13, 15

1) 정의 : 피부의 알레르기 상태로 심한 소양증을 특징으로 하는 만성적 염증성피부질환

2) 원인 : 건조하고 민감한 피부, 알레르기, 정서적 스트레스, 천식이나 아토피 피부염에 대한 가족력 등

3) 치료 및 간호 기출 12, 13, 15

① **소양증 조절** : 피부보습, 과열, 자극물과 알레르겐을 제거하는 것, 다른 피부자극물 같은 환경 촉발물을 피하는 것, 항히스타민제 약물 투여, 2차성 세균감염 예방이 목적
② 목욕시 미지근한 물과 순한 비누 사용, 목욕 후 즉시 보습크림 도포, 습성찜질 적용
③ 거친 의류 피하고 부드러운 면-폴리에스테르 제품을 가볍게 입힘
④ 이차감염 예방을 위해 손톱은 짧고 깨끗이 유지하며 필요하다면 손싸개 등을 이용
⑤ 서늘한 환경 제공, 햇빛에 오래 노출되지 않게 함
⑥ **고탄수화물 식이, 고지방식이 제한** : 알레르기 유발 식품 제한
⑦ 피부감염 증상 시 구강항생제나 국소약물을 처방받아 투여

4 접촉성 피부염

1) 정의 : 자극성 물질이 피부에 직접 접촉하여 생기는 피부염증

2) 원인 : 고무제품, 의류염료, 니켈(지퍼, 장신구 등), 화장품, 모직의류 등

3) 증상 : 피부건조, 염증, 소양증, 수포, 진물 등

4) 치료 및 간호

① 자극이 되는 물질에 접촉을 하지 않도록 함
② 피부에 남은 자극물을 철저하게 씻어줌
③ 찬물 찜질과 미지근한 전분목욕으로 가려움증 완화
④ 항히스타민제나 스테로이드 크림 적용

5 농가진 기출 24

1) 정의 : 아동기의 가장 흔한 세균감염으로 표재성의 작은 포도상구균 감염

2) 원인 : 나쁜 위생상태, 뜨겁고 습한 환경, 인구 밀집 환경, 상처, 침습 등 손상된 피부

3) 증상, 치료 및 간호

① 홍반 → 소수포, 농포, 대수포 → 쉽게 파열, 습한 미란 형성 → 삼출물이 마르면 두꺼운 가피 형성
② 가피는 습포하여 부드럽게 제거 후 항생제 연고 도포
③ 증상이 심하거나 광범위한 병소는 경구 또는 비경구적 항생제 투여
④ 자가감염과 접촉으로 감염되므로 일정기간 혼자 지내도록 함
  • 감염 부위를 긁었다면 다른 부위 만지지 않도록 함
  • 가족들은 타올이나 빗 등을 감염된 아동과 따로 사용

6 옴 아동 간호 기출 13

1) 정의 : 옴 진드기라는 피부 기생충에 의해 발생

2) 증상 : 심한 소양증(특히 밤에), 구진, 심한 습진

3) 치료 및 간호

① 소양증 간호 : 손 씻기, 손톱 짧게 깎기, 자주 목욕, 가려운 부분 생리식염수 냉습포
② 약물 치료 : 린덴 로션, 퍼메트린(Elimite) 연고 5% 사용 → 모든 가족 구성원이 함께 치료
③ 전염력에 주의 : 만지는 것 최소화, 장갑 끼고 간호
④ 옷과 침구류 등은 뜨거운 물에 삶아서 세탁, 햇빛에 건조

7 머릿니 아동 간호

1) 정의 : 학령기에 흔하며 머리와 머리의 접촉에 의한 전염력이 매우 높은 두피감염

2) 증상 : 심한 소양증, 후두부, 귀 뒤, 목덜미에 발생

3) 치료 및 간호

① lindane 샴푸를 반복적으로 적용(중추신경계 영향으로 임신 중 금기, 2세 미만 아동 사용금지)
② Permethrin 1% 크림 : 영아와 아동을 위한 약물
③ 서캐제거 빗 사용, 감염과 전파예방, 가족 함께 치료
④ 정서적 지지 : 누구나 감염될 수 있음을 설명

8 여드름(Acne) 기출 10

1) 정의 : 피지모낭의 장애

2) 원인
① 스트레스, 가족력, 해부학적, 신체적, 생화학적, 면역학적, 심리적 요소
② 남아 > 여아(주로 남아 17~18세, 여아 16~17세 호발)

3) 치료 및 간호 기출 18
① 1~2회/일 자극이 적은 비누로 세안하고 매일 머리 감기
② 너무 과도하게 만지거나 세게 문지르거나 짜지 않음 → 이차감염 예방
③ 균형 잡힌 식이, 정서적 긴장과 스트레스 감소, 적절한 휴식 제공
④ 유성화장품과 크림 사용 제한, 보습제와 자외선 차단제 사용
⑤ **약물적용**
- tretinoin, benzoyl peroxide, 국소도포 항생제
- 염증이 심한 경우 광범위 항생제를 면봉으로 바름

CHAPTER 7 피부 문제를 가진 아동 간호

01. 혀와 뺨 안쪽 점막에 플라그같은 흰 응괴가 형성된 환아에게 적용 가능한 간호중재는?

① 소독제를 이용하여 플라그를 조심히 긁어 낸다.
② 항생제 시럽을 이용해 가글한다.
③ nystatin 연고를 도포한다.
④ 바이러스성 감염으로 격리한다.
⑤ 플라그가 제거될 때까지 위관영양을 공급한다.

해설 [아구창 치료 및 간호]
- 구강 점막에 nystantin 현탁액이나 연고를 적용
- 노리개젖꼭지, 유두, 우유병은 철저하게 세척하고 손씻기 중요성 교육
- 조금씩 자주 수유하고 큰 아동에게는 시원한 음료 제공
- 칸디다성 기저귀발진 발생 시 니스타틴(항칸디다 연고)를 기저귀 교환마다 도포하고 건조하게 유지

02. 아토피 피부염으로 치료 후 퇴원하는 아동의 부모에게 퇴원교육을 진행하였다. 추가교육이 필요한 어머님의 진술은?

① "목욕은 뜨거운 물로 짧게 끝내야 합니다."
② "서늘한 환경을 유지합니다."
③ "목욕 직후 보습크림을 듬뿍 발라줍니다."
④ "부드러운 면 옷을 입힙니다."
⑤ "심하게 가려워하면 항히스타민제를 처방받아 투여합니다."

해설 [아토피 피부염 치료 및 간호]
- 소양증 조절 : 피부보습, 과열, 자극물과 알레르겐을 제거하는 것, 다른 피부자극물 같은 환경 촉발물을 피하는 것, 항히스타민제 약물 투여, 2차성 세균감염 예방이 목적
- 목욕시 미지근한 물과 순한 비누 사용, 목욕 후 즉시 보습크림 도포, 습성찜질 적용
- 거친 의류 피하고 부드러운 면-폴리에스테르 제품을 가볍게 입힘
- 이차감염 예방위해 손톱은 짧고 깨끗이 유지하며 필요하다면 손싸개 등을 이용
- 서늘한 환경 제공, 햇빛에 오래 노출되지 않게 함
- 고탄수화물식이, 고지방식이 제한 : 알레르기 유발 제한
- 피부감염 증상시 구강항생제나 국소약물을 처방받아 투여

정답 01. ③ 02. ①

03. 다음 중 기저귀 발진의 간호중재로 옳은 것은?

① 둔부를 깨끗하게 씻어주고 공기 중에 자주 노출시켜 건조하게 한다.
② 배변, 배뇨 후에 알코올을 이용하여 청결을 유지한다.
③ 전신적인 스테로이드제를 도포한다.
④ 피부건조를 위하여 heat lamp 등을 이용한다.
⑤ 기저귀 교환 시마다 베이비 파우더를 적용한다.

해설 [기저귀 발진 치료 및 간호]
- 기저귀를 자주 교환하여 건조하게 유지
- 둔부나 회음부의 피부를 깨끗이 씻어주고 공기 중에 자주 노출시켜 건조하게 유지
- 천 기저귀 사용시 세제가 남지 않도록 하고 기저귀 커버는 사용하지 않음
- 국소적 스테로이드 적용
- 필요시 항진균제 사용
- 파우더 사용 안함(흡인위험, 곰팡이 성장)

03. ①

CHAPTER 08 내분비 문제를 가진 아동 간호

1 뇌하수체 기능장애

1) 성장호르몬 결핍증 기출 14

(1) **정의** : 성장호르몬의 생산 또는 분비가 적절하지 못하여 성장지연을 보이는 상태

(2) **원인** : 뇌하수체기능저하, 뇌하수체의 선천성 기형, 뇌종양, 두개내 방사선 조사 등

(3) **증상**

① 해당 성과 연령에서 5 백분위수 미만의 저신장, 성장률 저하
② 작은 체구, 어려보이는 외모, 근육 감소
③ 사춘기 지연, 작은 크기의 음경과 고환, 저혈당증

(4) **치료** : 합성 성장호르몬 피하 투여

2) 성조숙증 기출 14

(1) **정의** : 9세 이전의 남아 또는 8세 이전 여아에게 사춘기가 시작되는 것

(2) **원인** : 특발성, 중추신경계 종양, 뇌 손상, 뇌방사선 조사

(3) **증상** : 이차성징의 조기발현, 급속한 성장, 조기 골성숙, 최종 성인의 신장은 저신장

① **여아** : 월경 시작, 유방 발달, 음모 및 액모 출현
② **남아** : 고환 크기 증가, 음경 비대, 목소리가 굵어지고 수염 발생

(4) **치료** : GnRH agonist 투여

3) 요붕증 기출 14

(1) **정의** : 항이뇨호르몬의 분비 저하로 신장의 수분 조절 장애가 발생하여 배뇨를 통제하지 못하고 소변을 농축할 수 없는 상태

(2) **원인** : 시상하부의 손상에 의한 신장의 수분 재흡수장애, 시상하부 종양 등

(3) **증상** : 소변량의 증가(다뇨)와 과도한 갈증(다음)과 탈수, 야뇨증 등

[요붕증과 SIADH 증상 비교]

요붕증	항이뇨호르몬분비이상증후군(SIADH)
• 배뇨 증가(다뇨) • 야뇨증 • 갈증 증가(다음) • 탈수 • 고나트륨혈증 • 요비중 < 1.005 • 혈청 오스몰 상승(> 300mOsm/kg) • 요 오스몰 감소	• 배뇨 감소 • 고혈압 • 체중 증가 • 수분정체 • 저나트륨혈증 • 요비중 > 1.030 • 혈청 오스몰 저하(< 280mOsm/kg) • 요 오스몰 증가

(4) **진단** : 고나트륨혈증과 다뇨, 고혈당증이 없는 상태에서 요비중 저하, 수분제한 검사결과 소변량 변화 없음

(5) **치료 및 간호**

① 수분균형 유지, 항이뇨호르몬(DDAVP) 매일 투여
② 탈수 및 전해질 불균형 교정, 정확한 I/O 관찰, 체중 측정, 소변 비중 확인
③ 항이뇨호르몬(DDAVP) 과다 투여시 증상 교육 : 요배설량 감소, 수분정체, 두통, 저나트륨혈증 (증상 심해지면 경련 발생)

2 갑상샘 기능장애

1) **선천성 갑상샘 기능 저하증** : 갑상샘 호르몬이 충분히 생산하지 못하는 상태로 치료하지 않으면 지능저하, 지적장애 유발할 수 있음 → 선별검사를 통한 조기발견과 치료 중요

   (1) **원인** : 갑상선의 무형성, 위치이상, 미발달, 임부의 PTU 약물의 복용 등

   (2) **증상** 기출 10, 16, 17

   ① 저긴장증, 쉰 목소리 울음, 크고 열려있는 대천문, 느린 반사, 복부팽만, 차갑고 얼룩얼룩한 피부
   ② 수유곤란, 오래 지속되는 황달, 변비, 쉰 목소리의 울음, 과도한 수면증상

   (3) **진단** : T_4(티록신) 저하, TSH(갑상선자극호르몬) 상승 기출 17

   (4) **치료 및 간호** 기출 16, 22

   ① 갑상선호르몬(Levothyroxine)을 평생 투여, 1일 1회 경구투여, 체중과 연령에 따라 용량 조절 → 과량 투여 시 갑상샘항진증 초래 가능, 자주 맥박 사정 → 빈맥 나타나면 병원 알리도록 교육
   ② 평생 치료해야 함으로 투약과 정기적 관리에 대한 중요성 설명

2) **갑상샘 항진증(그레이브스병)** : 비대된 갑상선에서 갑상선 호르몬이 과도하게 생산되는 자가면역질환

   (1) **증상** : 빈맥, 식욕증가, 체중감소, 불안정, 고혈압, 안면홍조, 돌출된 눈, 더위를 참지 못함, 갑상선 비대 등

   (2) **진단** : T_4 상승, TSH 저하

(3) 치료 및 간호
① 항갑상샘제 투여 : PTU(propylthiouracil), MTZ(methimazole)(부작용 : 관절통, 피부발진, 소양증)
② 경구적 방사선요오드 치료 : 10세 이상 아동에게 적용
③ 외과적 수술 : 전체 혹은 부분 갑상선절제술

3 당뇨병 기출 10, 12, 14, 16, 24

1) **정의** : 췌장 내 랑게르한스섬에서 베타세포가 파괴되어 인슐린을 적절히 생산해내지 못하는 상태

2) **종류**

구분	제1형 당뇨병	제2형 당뇨병
원인	인슐린을 생산·분비하지 못함	고혈당을 조절하기에 인슐린 양이 불충분
연령	소아나 20세 미만	대개 중년, 최근 아동에게도 발병
증상	• 다음, 다뇨, 다갈, 다식, 체중감소, 피로, 시력감소 • 당뇨성케톤산증 : 오심, 구토, 호흡시 아세톤 냄새, 탈수, 기면, 쿠스말호흡, 혼수, 케톤뇨	과체중, 흑색극세포증(대사증후군의 표시)
인슐린투여	필수적	필요 시 투여
경구혈당강하제	비효과적, 복용하지 않음	효과적, 복용
식이요법	정상적인 성장 도모, 합병증 예방, 혈당수치를 가능한 정상범위로 유지하기 위해 병행	개별화, 열량섭취 감소, 당혈 조절, 체중 감소 또는 유지
운동요법	혈당수치 저하, 신체·심혈관계 상태 건강하게 유지, 저혈당(떨림, 발한, 창백, 심계항진, 의식 저하 등) 예방 교육 기출 20	신체활동 증가, 체중감소 및 유지

3) **진단** : 혈당검사, 당화혈색소 검사
① 공복 혈당 : 126mg/dl 이상
② 임의 혈당 : 200mg/dl 이상

4) **간호** 기출 16, 17
① 아동의 활동량이나 성장요구(과식, 질병, 스트레스, 월경 시 고혈당)에 따라 인슐린 양과 칼로리 증가 필요
② 인슐린 투여 : 피하주사로 상박, 복부, 대퇴, 둔부를 돌아가면서 주사 → 지방조직이 비후되어 인슐린의 흡수가 방해되는 것을 예방하기 위함
③ 인슐린 보관 : 시원한 곳(약물의 종류에 따라 보관방법 다름)

④ 인슐린 혼합 시 단시간형 먼저 빼내고 중간형을 빼냄
⑤ 저혈당 · 고혈당 · 케톤산증에 대한 교육

구분		저혈당	고혈당	케톤산증
발병		빠르게 발생	느리게 발생	느리게 발생
증상 징후		창백, 발한, 끈적끈적한 피부, 빈맥, 떨림, 의식저하 기출 23	홍조, 덜 빠르고 약한 맥박	건조한 입술과 점막, 깊고 빠름(kussmaul), 아세톤(과일향) 냄새
감각변화			산증, 혼수	
의식상태		흔들리는 감정, 배고픔, 두통, 어지러움, 집중력 저하, 의식 저하, 쇼크, 혼수	갈증, 피로, 오심, 구토, 복통, 정서적 불안정, 두통, 배고픔	기면, 의식상태 저하, 혼수상태
혈액	포도당	낮음 : 60mg/dL 이하	높음 : 160mg/dL 이상	높음 : 300mg/dL 이상
	케톤	없거나 미량		형성
소변	케톤	음성 또는 미량		형성
간호		• 의식 있다면 과일주스, 초콜릿, 사탕, 포도당 알약 등을 제공 • 의식이 없다면 glucagon, glucose 비경구 투여	과식, 급성 감염, 스트레스, 월경 시에는 인슐린 요구량이 증가하므로 즉시 인슐린 투여량을 늘려줌	• 정맥을 통한 수액 공급 • 인슐린 정맥투여 • 전해질 대체

CHAPTER 8 내분비 문제를 가진 아동 간호

01. 선천성 갑상샘 저하증 신생아의 특성으로 옳은 것은?

① 과민한 반사
② 따뜻하고 붉은 피부
③ 지속적인 설사
④ 크고 열려있는 대천문
⑤ 불안정하고 날카로운 울음소리

해설 [선천성 갑상샘 저하증 증상]
- 저긴장증, 쉰 목소리 울음, 크고 열려있는 대천문, 느린 반사, 복부팽만, 차갑고 얼룩얼룩한 피부
- 수유곤란, 오래 지속되는 황달, 변비, 쉰 목소리의 울음, 과도한 수면증상
- T_4(티록신) 저하, TSH(갑상선자극호르몬) 상승

02. 제1형 당뇨로 치료중인 아동에게 인슐린 요구량이 증가되는 상황이 아닌 것은?

① 사춘기 여아의 월경시
② 급성인후두염에 걸렸을 때
③ 시험으로 인한 스트레스가 심할 때
④ 농축된 당의 섭취
⑤ 과격한 신체활동

해설 아동의 활동량이나 성장요구(과식, 질병, 스트레스, 월경 시 고혈당)에 따라 인슐린 양과 칼로리 증가 필요

03. 제1형 당뇨로 입원중인 환아에게 저혈당 증상이 발생하였을 때 가장 우선적인 중재는?

① 의식 확인
② 혈액검사 시행
③ 즉시 구강으로 오렌지 주스 제공
④ 인슐린 투여
⑤ 포도당 수액으로 정맥으로 투여

해설 [저혈당 간호중재]
- 의식 있다면 과일주스, 초콜릿, 사탕, 포도당 알약 등을 제공
- 의식이 없다면 glucagon, glucose 비경구 투여

정답 01. ④ 02. ⑤ 03. ①

CHAPTER 09 비뇨생식기 문제를 가진 아동 간호

1 아동의 비뇨생식기

① **영아기** : 방광의 크기가 매우 작고, 생후 2개월간은 신장이 요를 잘 농축하지 못함. 헨리고리의 길이가 짧아 소변 농축 기능이 미숙, 소변 비중이 낮고 사구체 여과율 낮음
② 신장기능은 생후 6~12개월이면 성인과 거의 유사
③ 미숙아는 포도당, 나트륨, 중탄산염, 인의 재흡수 감소
④ 보통 4~5세에 완전한 방광기능 가능하나 요도가 짧아 요로 감염에 이환되기 쉬움

2 비뇨생식기 기능장애 아동의 간호

1) 요로감염 기출 10

(1) 정의 : 요로의 세균 감염으로 전신증상과 함께 소변에 세균이 존재하는 질환

(2) 원인 및 호발
① 원인균 : 대장균(75~90%)이 가장 흔하며 그 외 그람음성균, 그람양성균
② 신생아기, 여아의 경우 발생빈도 높음(여아는 요도 길이가 짧고 항문과 가깝기 때문)

(3) 임상증상
① 발열, 배뇨곤란, 불안정, 배뇨통, 세균뇨, 악취 나는 소변, 잔뇨감, 급뇨
② 옆구리 통증과 압통은 신우신염의 징후

(4) 진단 : 소변검사(아침 첫 소변), 소변배양검사(확진검사)

(5) 치료 및 간호
① 항생제 투여
② 요로감염 예방 교육 : 수분섭취 권장, 소변을 참지 않고 자주 배뇨하기, 방광을 완전히 비우기, 배변 후 앞쪽에서 뒤쪽으로 닦기, 면 속옷 입기, 기저귀 자주 갈아주기
③ 배뇨 습관 관찰, 정기적 소변 검사, 신기능 사정 등을 통해 재발을 예방

2) 급성 사구체신염 기출 04, 12, 16, 17, 25

(1) 정의 : 선행감염으로부터 잠복기를 거친 뒤 신장의 사구체의 염증성 손상으로 혈뇨, 단백뇨, 부종, 요감소, 고혈압이 나타나는 질환

(2) 원인 : 연쇄상구균의 상기도감염 1~2주 후, 연쇄상구균 피부 감염 3~6주 후

(3) 증상 : 혈뇨(콜라 혹은 차 색깔 혹은 탁한), 단백뇨, 소변량 감소(사구체 여과율 감소), 얼굴(특히 눈 주위) 부종, 고혈압, 식욕부진, 두통, 복부불편감, 피로, 체중증가, 복통 등

(4) 진단 : 배양검사, 소변검사 시 혈뇨, 단백뇨, 요비중 증가, ASO titer, WBC & ESR, BUN & Cr 상승

(5) 치료 및 간호
① 안정, 수분제한, 저염식이, 저단백, 고칼로리, 적절한 휴식, 피부통합성 유지, 감염예방
② 항생제, 혈압강하제, 이뇨제 투여(저칼륨혈증 주의)
③ 수액의 균형유지 : 활력징후(특히 혈압), 체중, 섭취량 & 소변 배설량 측정
④ 합병증 관찰 : 폐부종, 급성신장손상 등

3) 신증후군 기출 10, 12, 15, 18, 21, 22

(1) 정의 : 사구체의 손상으로 투과성이 증가하여 혈액 내 단백질이 신장으로 빠져나가 단백뇨, 저알부민혈증, 부종을 나타내는 신장질환

(2) 임상증상
① 4대 증상 : 단백뇨, 저알부민혈증, 부종, 고지혈증
② 기타 증상 : 거품 섞인 소변, 혈뇨, 소변량 감소, 저혈량증, 정상 혈압, 창백, 피로, 식욕부진, 체중증가

(3) 치료 및 간호
① Corticosteroid(prednisone) 투여 기출 18, 21, 22
- 장점 : 싸고 안정적이며, 효과적인 치료를 기대할 수 있으므로 우선 적용
- 단점 : 감염에 대한 저항력 낮춰 감염증상 가릴 수 있음
- 부작용 기출 21 : 체중과 식욕 증가, 혈압상승, 이차감염 발생
- 주의점 : 생백신 접종 금지
② 면역억제제(스테로이드에 반응하지 않거나, 재발할 때)
- 부작용 : 백혈구 감소, 남아의 경우 불임
③ 이뇨제
- 부작용 : 저칼륨혈증
④ 부종 기출 21, 22 : I&O, 체중, 복부둘레, 함요부종 측정, 소변검사, 수분과 염분제한, 이뇨제나 알부민 투여 가능
⑤ 상기도 감염자와의 접촉 제한(감염예방), 피부손상 예방
⑥ 적절한 영양공급, 소량씩 자주 제공

4) 급성 신부전

(1) 정의 : 갑작스럽고 심한 신장기능 저하(신 단위 손상 → 신장 혈류량 감소 → 환류 저하 → 실질조직 손상)

(2) 원인

신장 전	탈수, 산전 질식, 저혈압, 패혈성 쇼크, 출혈 쇼크, 신동맥 폐색
신장 내	신독성 물질, 용혈성 요독증후군, 사구체신염, 신우신염
신장 후	요관방광 폐색, 결석, 종양 등 구조 이상

(3) **증상** : 전해질 불균형(칼륨 : 상승, 나트륨 : 상승 또는 감소), 체액 불균형(탈수, 체액 과부하), BUN과 creatinine 증가, 대사성산증, 고혈압 등

(4) **치료**

① 원인이 교정 → 신기능 회복
② 투석 적응증 : 심한 체액과부하, 울혈성 심부전, 심한 고혈압, 투약에 반응하지 않는 대사성산증이나 고칼륨혈증, BUN 수준이 120mg/dL 이상

(5) **간호**

① 체액, 전해질, 산 염기 균형 측정과 유지
② 감염예방
③ 적절한 영양제공
④ 부모와 아동의 불안 감소
⑤ 투석에 관한 교육

5) 잠복고환(cryptorchidism)

(1) **정의** : 한쪽 혹은 양쪽 고환이 서혜관을 통해 음낭 속으로 하강하지 못한 상태로 미숙아와 저체중출생아에서 흔함(고환은 대개 임신 8개월에 음낭으로 하강)

(2) **사정** : 따뜻한 환경, 검진자의 따뜻한 손, 아동의 다리를 교차하도록(양반다리, 개구리다리)하여 검진, 외부 서혜륜 위치를 손가락으로 눌러보기

(3) **치료 및 간호**

① 생후 6개월~24개월 사이에 외과적 고환고정술 시행(수술 후 통증, 출혈과 감염 예방)
② 불임에 대한 불안 등 정서적 지지

6) 음낭수종 기출 10, 13

(1) **정의** : 음낭 내에 비정상적인 체액이 축적에 의한 음낭의 무통성 부종으로 대개 생후 12개월이 되면 자연 해결됨
(2) **증상** : 음낭이 커지고 팽팽하게 변함, 반투명한 액낭 및 광선 투과
(3) **진단** : 음낭 빛 투과 검사 시 빛이 통과, 탈장이나 덩어리가 있는 경우에는 불빛이 통과하지 않음
(4) **치료 및 간호** : 생후 1년까지 기다린 후 자연치료되지 않으면 수술 시행

CHAPTER 9 비뇨생식기 문제를 가진 아동 간호

01. 혈뇨와 단백뇨, 부종을 주증상으로 입원하여 급성 사구체 신염을 진단받은 아동의 식이로 적절한 것은?

① 고단백식이
② 저탄수화물식이
③ 저염식이
④ 칼륨제한식
⑤ 다량의 수분공급

해설 [급성 사구체 신염 치료 및 간호]
- 안정, 수분제한, 저염식이, 저단백, 고칼로리, 적절한 휴식, 피부통합성유지, 감염예방
- 항생제, 혈압강하제, 이뇨제 투여(저칼륨혈증 주의)
- 수액의 균형유지 : 활력징후(특히 혈압), 체중, 섭취량 & 소변 배설량 측정
- 합병증 관찰 : 폐부종, 급성신장손상 등

02. 코티코스테로이드를 투여중인 신증후군 아동의 간호중재로 옳은 것은?

① 사백신 접종을 금지한다.
② 수분과 염분 섭취를 격려한다.
③ 적극적이고 격렬한 운동을 권장한다.
④ 감염증상을 주의깊게 관찰한다.
⑤ 주기적으로 혈액검사 결과를 확인한다.

해설 [신증후군 치료 중 Corticosteroid(prednisone) 투여]
- 장점 : 싸고 안정적이며, 효과적인 치료를 기대할 수 있으므로 우선 적용
- 단점 : 감염에 대한 저항력 낮춰 감염증상을 가릴 수 있음
- 부작용 : 체중과 식욕 증가, 혈압상승, 이차감염 발생
- 주의점 : 생백신 접종 금지

정답 01. ③ 02. ④

03. 7개월 영아의 부모는 아동의 음낭이 커지고 팽팽해지며 부어있는 상태가 지속되어 걱정하며 내원하였다. 이 아동의 부모에게 간호사의 설명내용으로 적절한 것은?

① "생후 1년까지 기다린 후 자연치료되지 않으면 수술을 시행합니다."
② "정상적인 발달 과정입니다."
③ "일시적인 현상으로 자연스럽게 좋아집니다."
④ "즉시 음낭절제술을 시행해야 합니다."
⑤ "감염예방을 위해 항생제를 투여하게 됩니다."

해설 **음낭수종** : 음낭 내에 비정상적인 체액의 축적에 의한 음낭의 무통성 부종으로 대개 생후 12개월이 되면 자연 해결됨
- 증상 : 음낭이 커지고 팽팽하게 변함, 반투명한 액낭 및 광선 투과
- 진단 : 음낭 빛 투과 검사시 빛이 통과, 탈장이나 덩어리가 있는 경우에는 불빛이 통과하지 않음
- 치료 및 간호 : 생후 1년까지 기다린 후 자연치료되지 않으면 수술 시행

03. ①

CHAPTER 10 인지/감각 문제를 가진 아동 간호

1 다운증후군 기출 09, 11, 13, 14

1) **정의** : 21번의 염색체가 1개 더 있어 3개인 삼체성인 경우 발생하는 선천성 질환

2) **증상** 기출 11, 14
   ① 특징적 얼굴 모양 : 내안간주름, 작고 납작한 콧대, 좁고 높은 구개, 작은 귀, 편평한 얼굴, 대천문 폐쇄 지연, 튀어나온 혀
   ② 지적장애, 성장발달 저하, 사회적 발달 지연, 선천성 심장기형 등

3) **중재**
   ① 발달 도움
      - 아동 상태에 맞는 수분과 칼로리 섭취 방법을 찾도록 도움(혀가 앞으로 나와 있으므로 음식을 입안 깊숙이 넣어줌)
      - 코 청결, 가습기 사용 : 비강 점막의 건조 방지
      - 변비(섬유질식이권장, 수분섭취권장, 일정한 시간에 배변하도록 격려, 채소야채권장)와 비만 예방 기출 22
      - 근육긴장 저하로 인해 열손실이 증가하므로 보온 유지
      - 정기적인 시력, 청력 검사
      - 심한 성장지연이 있는 경우 : 갑상선 기능 검사
      - 평상시 생활패턴을 유지 : 대처능력 부족
   ② 조기 중재 프로그램, 사회교육 등 특수간호 요구를 교육하는 자원 제공

2 자폐증 기출 15

1) **정의** : 대인관계 형성 및 사회적 반응의 결여, 언어장애, 반복적 행동 등의 특징적인 증상을 나타내는 복합적인 발달 장애

2) **원인** : 많은 잠재적 원인, 중추신경계의 손상, 유전 가능성(자폐증이 있는 형제자매가 걸릴 확률 높음)

3) 증상 기출 15

① 사회적 특성 : 타인에 대한 인식결핍, 또래와의 관계 수립 실패, 사회적 상호성의 결여 등
② 언어적 특성 : 언어적 의사소통의 결핍 또는 지연, 반복적인 언어나 기이한 언어 사용 등
③ 제한된 행동양식 : 반복된 행동양식, 특정물건이나 패턴 행동에 집착과 고수 등

4) 치료 및 간호 : 행동치료가 자폐증의 치료에 가장 중요, 개별화된 일대일 학습을 제공, 친숙한 환경 제공, 가족지지(부모와 아동의 애착형성)

3 주의력결핍 과잉행동장애(ADHD) 기출 16

1) 정의 : 아동에게 가장 흔한 만성 행동장애로 주의집중력, 충동조절, 과잉행동의 세 영역에서 모두 문제를 보임

2) 증상

주의력 결핍	집중 장애, 부주의, 경청이나 지시에 따르지 않음, 산만, 건망증, 경청하지 않음, 임무수행 어려움 등
과잉행동	안절부절, 돌발행동, 다른 아동의 수업 방해, 손이나 발을 가만히 두지 못함, 한자리에 가만히 있지 못함, 과도하게 말이 많음
충동적 행동	참을성 없음, 다른 사람 말을 중단시키거나 방해, 차례를 기다리지 못함

3) 치료 및 간호 기출 16

① 약물치료(Ritalin, Dexedrine 등), 행동치료와 사회·심리적 치료 병행
② 아동의 능력과 자존감 향상, 아동 수준에 맞는 전략 수립
③ 가족지지 및 교육, 상담

4 정신지체(인지장애) 기출 07, 13, 18, 25

1) 정의 : 지능발달지연은 지능이 평균 이하, 적응행동의 결여, 지연이 18세 이전에 발생한 경우를 의미

2) 원인 : 유전적, 생화학적, 바이러스 감염, 갑상샘저하증, 외상, 발생학상의 문제점 등 다양한 관련요인 (감염, 중독, 뇌질환, 임신장애 등)으로 발생

3) 증상

① 운동반응(미세운동 및 전체운동)이나 언어발달 지연 또는 언어곤란
② 접촉에 무반응 혹은 과민 반응, 불안정, 소리 및 움직임에 대한 반응이 느림
③ 수유곤란 또는 수유시간 연장, 수유 시 눈을 마주치지 못하거나 비정상적인 눈 맞춤

4) 중재

(1) 가족 교육 및 지지
① 아동의 학습능력과 결함에 대하여 인지
② 말보다는 행동으로 보이고 이해보다는 기술을 습득하는 방향으로 유도
③ 간단한 지시를 통해 학습
④ 행동변화를 위한 동기유발 원칙과 긍정적인 강화 사용
⑤ 지역사회 내 프로그램 이용

(2) 아동에게 최적의 발달을 증진시킴 기출 18 : 선천성 기형 치료, 발달 수준에 맞는 교육, 독립적인 자가간호 기술을 습득할 수 있도록 함

(3) 지연의 예방
① 발달지연 프로그램에 참여하도록 격려
② 모체의 건강을 증진, 임신기간 동안 화학물질의 노출 위험성에 대해 교육
③ 고위험 신생아에 선별검사, 조기진단, 의학적 치료 제공
④ 발달장애 아동에게 조기치료와 재활간호를 제공

5 시각장애

1) 시각장애의 특성

① 초점을 모으지 못하거나 두 눈이 물체를 따라 움직이지 못함
② 한쪽이나 양쪽 눈의 지속적인 분비물 특히 공막의 출혈 동반
③ 눈물의 과다분비 특히 가려움증이나 통증 수반
④ 동공의 혼탁, 사시
⑤ 보기 위해 머리를 기울이거나 눈을 가늘게 뜨고 한쪽 눈을 감음
⑥ 두통, 시야의 흐림, 복시 호소
⑦ 책, 텔레비전, 칠판 등을 가까이서 보려 함

2) 시각장애 아동의 중재 기출 23

① 모든 처치 전후 설명 제공 : 아동의 수준에 맞는 익숙한 용어 사용
② 아동에게 자주 시간과 장소에 대한 오리엔테이션을 줌
③ 소음 발생 시 소음의 원인을 설명
④ 모든 물품은 같은 장소에 순서대로 배열
⑤ 상세한 설명 제공
⑥ 의사소통에 있는 가장 좋은 자원은 부모임으로 필요에 따라 부모와 상의

6 청각장애

1) 청각장애의 특성 기출 19,24
① 갑작스러운 큰소리에 반응하지 않고 소리나는 쪽으로 머리를 돌리지 않음
② 부르는 소리나 언어 지시에 반응하지 않음, 언어습득이 느림
③ 언어적 반응보다 얼굴표정이나 몸짓으로 반응함
④ 비명을 지르거나 고함을 치고 이해 부족으로 자주 고집을 부림
⑤ 수줍고 위축된 모습을 보이며 반복적인 진술을 요구함

2) 청각장애 아동의 중재
① **모든 아동에게 청력기능 선별검사** : 청각장애로 언어장애가 초래
② 청력보조기구 사용 여부 확인
③ 독순술, 수화, 언어치료 제공
④ 전화나 현관벨의 섬광화, 훈련된 개와 같은 보조수단을 적극 활용
⑤ 사회적 접촉을 촉진하는 방법을 가족과 논의

CHAPTER 10 인지/감각 문제를 가진 아동 간호

01. 5세 다운증후군 아동의 부모에게 아동의 변비예방을 위한 교육을 시행하였다. 재교육이 필요한 어머니의 진술은?

① "물을 많이 먹일게요."
② "과일과 채소를 골고루 먹이도록 할게요."
③ "관장을 규칙적으로 시행할게요."
④ "일정한 시간에 변기에 앉힐게요."
⑤ "규칙적으로 운동하도록 하고 장마사지를 시행할게요."

해설 변비 예방 : 섬유질 식이권장, 수분섭취권장, 일정한 시간에 배변하도록 격려, 채소야채권장

02. 인지장애 아동에게 최적의 발달을 증진하기 위한 중재로 옳은 것은?

① 발달 수준에 맞는 교육 제공
② 해당 연령에 맞는 교육을 받을 수 있도록 격려
③ 상세한 설명과 지시를 통해 학습
④ 행동보다는 말로 듣고 이해를 통해 습득하도록 유도
⑤ 의존적인 자가 간호 기술을 배우도록 배려

해설 아동에게 최적의 발달을 증진시킴 : 선천성 기형 치료, 발달 수준에 맞는 교육, 독립적인 자가간호 기술을 습득할 수 있도록 함

정답 01. ③ 02. ①

03. 청각장애가 의심되는 아동의 특성은?

① 생후 2개월경 옹알이를 한다.
② 생후 3개월경 소리가 나는 방향으로 고개를 돌린다.
③ 생후 12개월경 소리나는 장난감을 가지고 노는걸 좋아한다.
④ 생후 16개월경 말보다는 몸짓이나 얼굴 표정으로 반응한다.
⑤ 생후 24개월경 다른 방에서 나는 소리를 듣고 반응하며 식별한다.

해설 [청각장애 아동의 특성]
① 갑작스러운 큰소리에 반응하지 않고 소리나는 쪽으로 머리를 돌리지 않음
② 부르는 소리나 언어 지시에 반응하지 않음. 언어습득이 느림
③ 언어적 반응보다 얼굴표정이나 몸짓으로 반응함
④ 비명을 지르거나 고함을 치고 이해 부족으로 자주 고집을 부림
⑤ 수줍고 위축된 모습을 보이며 반복적인 진술을 요구함

03. ④

CHAPTER 11 근골격계 문제를 가진 아동 간호

1 아동의 근골격계 특성 기출 12, 17, 19

1) **골단 성장판** : 긴 뼈의 성장이 이루어지는 곳이며 뼈의 약한 부위로, 손상 시 성장장애 초래

2) **골막** : 성인보다 두껍고 강하며 혈액공급이 잘 되어 손상 후 재생능력이 좋음, 골막은 골절 시 손상되지 않을 수 있음

3) **유연한 뼈** : 성인보다 다공성이어서 유연
   - 불완전굴곡골절(green-stick fracture = 생목 = 유연골절 : 뼈의 한쪽 면은 골절, 한쪽은 휘어짐), 선상골절(선 모양으로 금이 감)이 많음 기출 23
   - 1세 이하의 영아는 뼈가 휘어질 수 있으나 골절되지는 않아 골절이 흔하지 않음
   - 팽륜골절(buckle fracture=융기골절) : 골절 부위가 융기되거나 튀어나오는 형태
   - 요곡골절(bend fracture=굴절골절) : 부러지지 않고 구부러진 형태

4) **골절시 치유속도는 어릴수록 빠름**

5) **아동의 연조직은 탄력성이 좋아 탈구나 염좌는 흔하지 않음**

6) **골절시 증상** : 통증, 압통, 부종, 기능감소, 뼈 마찰음, 절룩거리거나 비정상적인 걸음 등

7) **골절 간호 사정-말초 신경혈관 기능, 5P(Pain, Pallor, Pulse, Paresthesia, Paralysis)** : 통증, 창백, 맥박, 감각이상, 마비

2 석고붕대 아동 간호 기출 11, 24

1) **목적** : 골절 치료나 수술 후 기형교정, 해부학적 자세 유지하고 보호하기 위해 사용

2) 간호중재

건조 시	• 단단한 침대 사용, 완전히 마를 때까지 공기중에 노출 • 마르지 않은 석고붕대는 손바닥으로 만지고 비닐로 덮은 베개로 석고붕대와 관절 지지 • 2시간마다 체위변경 • 선풍기 이용 가능하나 온풍기 사용 금지
유지 시	• 부종완화 : 냉찜질, 사지 상승 • 석고붕대 끝은 대소변으로 오염되지 않도록 주의 • 목욕 시에는 플라스틱 봉투나 랩으로 보호 • 긁거나 석고붕대 안쪽에 날카로운 물건으로 찌르지 않도록 함 • 근육과 관절의 수동적 운동 • CMS(circulation, motor, sensory) 관찰 → 순환계, 신경계, 피부통합성(말초 부위 순환, 감각, 색, 온도)의 변화, 악취나 분비물이 있을 경우, 마비, 떨림, 부종, 갑작스런 통증, 발열 시 의사에게 보고
제거 시	사전에 충분한 설명을 하여 신체 손상에 대한 두려움과 불안을 감소시킴

3 견인 아동 간호

1) 견인의 목적
골편의 재정렬, 구축의 예방과 개선, 사지의 안정, 변형된 관절과 탈구의 교정, 수술 전후에 바른 자세와 선열 유지, 부동유지, 근육경련 감소

2) 견인 아동의 간호

견인 유지	• 골편은 항상 정상위치에 위치 • 견인장치(붕대, 뼈대, 부목, 끈, 도르레, 추의 무게)는 원 위치에 유지 → 임의로 추를 제거하거나 무게를 줄이거나 견인을 치우지 않도록 함 • 견인으로 인한 통증이나 불편감 사정 • 바른 선열 유지
피부손상 방지	• 압박 부위 피부에 발적과 손상유무 사정 • 매일 씻기고 건조하게 유지 • 건강한 피부는 마사지하여 혈액순환 촉진 • 2시간마다 체위 변경
합병증 예방	• 붕대가 과도하게 조이는지 사정 • 신경혈관계 변화(피부와 손톱색, 감각, 통증, 운동능력) 사정 → 변화 있을 시 즉시 중재하거나 보고 • 관절의 수동적, 능동적 및 저항운동 수행 • 심호흡 격려, 수분섭취 격려, 칼슘이 풍부한 식이 제공 • 부동으로 인한 합병증 : 경축, 뼈의 감염, 색전, 고칼슘뇨등 관찰

4 근골격계 문제를 가진 아동 간호

1) 발달성 고관절이형성증(선천성 고관절 탈구) 기출▶ 07, 12, 14

(1) 정의 : 고관절의 불완전한 발육으로 대퇴골두가 골반의 관골구에 위치하지 않은 상태

(2) 증상

① 탈구된 쪽 대퇴가 짧음, 굴곡 시에 둔부의 제한된 외전, 다리 길이가 다름
② 둔부와 대퇴주름의 비대칭(탈구된 다리의 안쪽 대퇴 위의 피부 주름이 많음)
③ 이상한 걸음걸이 : 일측성이면 절뚝거리는 걸음, 양측성이면 오리걸음

종류	방법
Allis 검사	아동을 눕혀서 무릎 세우면 탈구된 무릎의 높이가 낮음
Ortolani 검사	아동을 눕혀서 무릎, 고관절을 90° 굴곡시키고 고관절을 밖으로 돌리면 탈구된 쪽에서 "뚝" 하는 느낌을 받음
Barlow 검사	엉덩이 관절을 중립 또는 약간 바깥쪽으로 밀어 탈구를 유도하는 검사
Trendelenburg 징후	탈구가 있는 쪽으로 서고 정상 다리를 들면 정상쪽으로 기울어짐

(3) 치료 및 간호

① Pavlik harness(파브릭 보장구) 기출▶ 20
  • 생후 6개월 미만의 영아에게 가장 많이 사용하는 정복 장치로 무릎은 굴곡시키고 고관절은 외전된 상태로 유지
  • 임의로 장치를 제거하지 않음, 제거할 수 없을 때는 스폰지 목욕 적용
  • 피부손상 예방 : 보조기 안에 면 내의, 양말 신기고 매일 점검
  • 파우더나 로션 사용 금지
  • 압박부위인 어깨에 패드 적용
② 정복과 석고붕대 : spica cast
③ 견인 : Bryant, Buck, Russell

피부견인 종류	적응증 및 방법	그림
Bryant 견인	• 한쪽 방향으로 당김 • 2세 이하 어린아동에게 적용 • 대퇴골절이나 발달성 고관절이형성증에 적용 • 둔부가 침대에서 약간 떨어지게 하고 무릎은 신전, 고관절은 90°로 굴곡시킴	
Buck 신전 견인	• 다리를 편 상태로 적용 • 골절, 고관절탈구, 경축, 근경련에 적용 • 특수부츠 또는 붕대를 이용하여 지속적 또는 간헐적 적용	

Russell 견인	• 무릎아래 패드를 대고 하지에 적용 • 고관절과 대퇴 골절, 무릎손상, 경축 치료에 적용 • 두 방향으로 견인선 유지(수평, 수직) • 족하수 예방을 위해 지지 필요	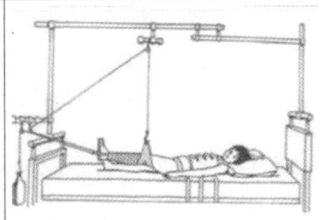

2) 쇄골 골절

(1) **정의** : 분만 시 가장 잘 발생하는 쇄골의 손상

(2) **원인** : 과체중 영아의 두정위 혹은 둔위 분만, 인위적 만출을 시도한 경우

(3) **증상**

① 골절된 쪽의 팔이 잘 움직이지 않으며 모로반사 소실

② 국소 부종, 골절된 골편이 부딪칠 때 마찰음 있거나 불규칙한 뼈가 만져짐

(4) **치료 및 간호** : 골절부위에 삼각대 또는 8자 붕대 적용

3) 사경(Torticollis)

(1) **정의** : 선천적 혹은 후천적으로 목이 기울어져 목의 움직임에 제한이 있는 상태

(2) **증상**

① 손상 받은 흉쇄유돌근에서 덩어리가 만져짐

② 머리와 얼굴의 비대칭 : 머리는 손상부위 방향으로 턱은 반대로 기울임

(3) **치료 및 중재**

① 신전운동 : 얼굴은 침범 받은 근육쪽으로, 머리는 반대 방향으로 돌리는 운동

② 운동으로 교정되지 않으면 흉쇄유돌근 제거술 시행

4) 척추만곡증 기출▶ 12, 13, 14 ,16

(1) **척추측만증** 기출▶ 09

가. **정의** : 척추 변형 질환 중 가장 흔한 형태로 척추가 10° 이상 옆으로 굽은 상태

나. **원인**

① 특발성 : 뚜렷한 원인 없음, 대부분 청소년기 초기의 급성장기에 나타남

② 선천적 : 태아기 발달 중 발생, 다른 장기의 선천성 기형 동반

③ 신경근육성 : 뇌성마비, 근이영양증, 사지마비등과 같은 신경근육질환이 있을 때 발생

다. **증상**

① 서 있는 자세 : 어깨 높이 다름, 견갑골 높이, 고관절과 둔부의 높이 비대칭, 옆구리 모양과 가슴 크기 다름

② Adam's 검사(전방굴곡 검사) : 몸을 앞으로 굽힐 때 등의 높이 다름, 늑골과 옆구리 비대칭, 한쪽 견갑골이 위쪽으로 튀어 나옴

라. 치료 및 간호 기출 16
　① 경한 만곡 : 25° 이하인 경우 치료없이 지속적 관찰
　② 중정도 만곡 : 25°~40°(45°) 만곡 시 보조기 적용
　　• 피부손상 예방위해 셔츠를 입고 보조기 착용하며 로션이나 파우더 사용제한
　　• 하루 22~23시간 착용
　　• 완전히 성장할 때까지 착용
　③ 심한 만곡 : 40°(45°) 이상인 경우 아동의 나이, 만곡의 위치와 크기에 따라 수술 시행

(2) 척추후만증
　가. 정의 : 흉추의 만곡 부위가 45° 이상으로 볼록하게 튀어 나온 형태
　나. 임상증상 : 통증과 피로 호소
　다. 치료
　　① 자세교정과 근육 강화 운동으로 척추 유연성 증가, 요추 과전만 방지 등
　　② 성장중인 아동은 보조기 착용
　　③ 통증이 있고 진행성이 심한 만곡 시 수술적 교정

5) 만곡족(Clubfoot) 기출 07
　① 내반첨족(=내반마제족 : 발바닥이 아래쪽과 안쪽으로 향한 복합 굴곡)이 빈번(95%), 일측성 또는 양측성으로 발생
　② 치료 및 간호
　③ 관찰되는 즉시 치료 시작 : 기형 감소, 변형의 교정, 정상적인 기능과 구조를 유지, 통증 개선
　④ 석고붕대, 물리치료, 수술적 교정, 교정신발 적용

6) 근이양증(근디스트로피 : MD) 기출 14
　(1) 정의
　　① 골격근 단백질의 부족으로 특정 근육군의 근세포가 위축되고 쇠약해져 운동부전과 기형을 나타내는 진행성 퇴행성 유전 질환
　　② 뒤시엔느형 근이영양증 : 가장 흔하고 심각한 형태
　(2) 증상 : 진행성 근육쇠약, 3~7세경 근육약화를 보이고 9~12세경 혼자 걷지 못함
　(3) 치료 및 간호
　　① 물리치료, 보조기 사용, 수술
　　② 자세유지, 호흡기감염 예방, 비만 방지, 활동능력과 자가간호 유지할 수 있도록 지지

7) 골수염 기출 04, 06, 13, 15

(1) 정의 : 상처, 수술, 골격견인, 호흡기 감염, 발치 등에 의한 뼈의 감염(성장이 빠른 장골에 주로 나타남)

(2) 원인 : 5세 이하 남아에게 호발하며 Staphylococcus aureus(황색포도상구균) 가장 흔함

(3) 증상 : 고열, 안절부절, 수유장애, 기면, 통증, 열감, 압통과 발적, ROM 제한

(4) 치료 및 간호 기출 15
① 배양검사 후 고용량의 항생제 치료 → 주기적으로 간기능, 신기능 수치 확인
② 외과적 시술(농양 배액) → 외과적 무균술 실시, 배액의 양, 색깔, 농도, 냄새 기록
③ 신경혈관계와 통증 사정 : 활동제한, 침상안정, 체중부하 금지, 체위변경 실시, 진통제 투여
④ 고단백, 고칼로리, 소량씩 자주 섭취

8) 소아류마티스관절염

(1) 정의 : 다수의 관절에 통증, 경직, 압통으로 인한 운동범위의 제한, 관절 종창의 악화와 완화를 반복하는 염증성 자가면역질환으로 소아만성관절염 또는 소아특발성관절염이라고 함

(2) 진단 : ESR(적혈구침강속도) 증가, CRP 상승, RF(류마티스인자)는 10% 정도에서만 상승, ANA (antinuclear antibody: 항핵항체) 양성, 백혈구 증가, 빈혈

(3) 치료
① 약물요법 : 비스테로이드 항염증제, 항류마티즘 제제, 스테로이드 투여
② 외과적 중재 : 관절의 경축이나 변형으로 사지의 성장이 비대칭되었을 때 고려

(4) 간호중재(목표 : 관절기능 유지, 통증 완화) 기출 25
① 통증조절(목적: 항염증약물 투여와 기타 치료를 하면서 통증을 이기고 일상생활을 유지할 수 있도록 돕는 것) : 처방된 약물의 복용, 휴식, 열적용(습열, 욕조에 몸 담그기, 소용돌이수조 목욕, 파라핀찜질, 핫팩), 기분전환, 이완요법 등
② 관절 기능 유지를 위한 운동 권장 : 급성기 이후 등척운동과 관절범위 내 운동 격려, 수영이나 걷기 권장
③ 부목 : 기능유지와 기형의 가능성을 감소, 신체선열 유지
④ 수면과 휴식, 최적의 영양증진, 정상발달의 증진, 자존감과 신체상 강화, 긍정적 적응의 지지

CHAPTER 11 근골격계 문제를 가진 아동 간호

01. 골절로 견인 유지중인 환아의 간호중재로 옳은 것은?

① 이동시 추를 제거하여 기동성을 증진시킨다.
② 통증이 발생하면 즉시 견인장치를 제거한다.
③ 피부의 발적과 혈액순환 장애 여부를 관찰한다.
④ 붕대가 느슨하지 않도록 단단하게 고정한다.
⑤ 불편감 호소 시 추의 무게를 줄여준다.

해설 [견인유지 간호]
- 골편은 항상 정상위치에 위치
- 견인장치(붕대, 뼈대, 부목, 끈, 도르레, 추의 무게)는 원 위치에 유지
  → 임의로 추를 제거하거나 무게를 줄이거나 견인을 치우지 않도록 함
- 견인으로 인한 통증이나 불편감 사정
- 바른 선열 유지
- 붕대가 과도하게 조이는지 사정
- 신경혈관계 변화(피부와 손톱색, 감각, 통증, 운동능력) 사정 → 변화 있을 시 즉시 중재하거나 보고

02. 아동 골절의 특성은?

① 골막이 성인보다 두꺼워 손상 후 골융합이 느림
② 골막의 손상이 흔하게 발생
③ 어릴수록 골절의 치료 속도가 빠름
④ 영아에게는 완전골절형태의 골절이 잦음
⑤ 연조직의 미성숙으로 골절과 함께 성장장애 초래

해설 [아동의 근골격계 특성]
① 골단 성장판 : 손상 시 성장장애 초래
② 골막 : 성인보다 두껍고 강하며 골막은 골절 시 손상되지 않을 수 있음
③ 유연한 뼈 : 성인보다 다공성이어서 유연
④ 골절 시 치유속도는 어릴수록 빠름
⑤ 아동의 연조직은 탄력성이 좋아 탈구나 염좌는 흔하지 않음

정답 01. ③ 02. ③

03. 간호사는 골수염으로 입원한 5세 아동의 부모에게 골수염에 대해 설명하고 있다. 설명 중 확인이 필요한 내용은?

① "주로 바이러스에 의해 발생합니다."
② "상처나 발치 등에 의한 뼈의 감염입니다."
③ "농양 배액술을 시행할 수 있습니다."
④ "고용량의 항생제 치료를 받게 됩니다."
⑤ "활동 시 통증이 악화되므로 침상안정 해야 합니다."

해설 골수염 : 상처, 수술, 골격견인, 호흡기 감염, 발치 등에 의한 뼈의 감염(성장이 빠른 장골에 주로 나타남), 5세 이하 남아에게 호발하며 Staphylococcus aureus(황색포도상구균) 가장 흔함

[골수염 치료 및 간호]
- 배양검사 후 고용량의 항생제 치료 → 주기적으로 간기능, 신기능 수치 확인
- 외과적 시술(농양 배액) → 외과적 무균술 실시, 배액의 양, 색깔, 농도, 냄새 기록
- 신경혈관계와 통증 사정 : 활동제한, 침상안정, 체중부하 금지, 체위변경 실시, 진통제 투여
- 고단백, 고칼로리, 소량씩 자주 섭취

03. ①

CHAPTER 12 신경 문제를 가진 아동 간호

간호사국가고시 대비

1 신경계 기능장애 아동의 간호

1) 세균수막염 기출 25

(1) 정의 : 세균이 뇌막에 침범함으로써 야기되는 중추신경계 감염

(2) 증상
① 발열, 구토, 두통, 목의 강직, 고음의 울음 등
② Kernig's sign(+) : 누운 상태에서 한쪽 다리를 90°로 올려 무릎을 굴곡시킨 후 폈을 때 저항감과 통증을 보이며 무릎관절이 굴곡을 보임
③ Brudzinski's sign(+) : 머리를 앞으로 굴곡시켰을 때 다리를 펴지 못하고 굴곡하며 턱이 흉부에 닿지 못하고 경직을 보임

(3) 진단 : 요추천자에 의한 뇌척수액 검사(탁한 색깔, 압력 증가, 포도당 저하, 단백질 상승, 백혈구 증가(유동적))

- 요추천자(lumbar puncture) : L_3~L_4, L_4~L_5 지주막하부위로 척추바늘을 삽입하여 뇌척수압을 측정하고 뇌척수액을 추출
- 간호중재
  - 동의서 받고 시행
  - 체위 - 시술 중 : 새우등 자세, 시술 후 : 앙와위
  - 천자 후 천자부위에 뇌척수액이 새어 나오는지 관찰하고 신경계 징후와 활력 징후 기록, 감염 증상 확인

(4) 치료 및 간호 기출 25
① 격리, 항생제 치료
② 손 씻기 중요성 강조, 조용하고 환자자극 최소화, 방문객 제한, **침대머리를 약간 높여준 상태를 유지**(머리를 들어 올리는 행동은 피함)
③ 활력징후, 신경학적 증상, 의식수준, 소변량, 합병증과 관련된 증상을 규칙적으로 관찰
④ 무의식아동의 경우 두개내압 상승, 쇼크, 호흡부전과 같은 합병증 관찰

2) 뇌수종(=수두증) 기출 03, 06, 12, 13, 18, 19

(1) 정의 : 뇌척수액의 생성, 순환, 흡수간의 불균형으로 뇌척수액이 비정상적으로 축적된 질환

(2) 증상 : 뇌압상승 기출 12
  ① 영아기 : 비정상적인 두위 증가, 대천문의 팽창, 수유곤란, 불안정성, 일몰징후(눈이 아래로 전위되어 공막이 동공 위로 보이는 증상)
  ② 아동기 : 아침에 시작되는 두통, 유두부종(papilledema), 사시, 운동실조증, 불안정, 혼돈

(3) 치료 및 간호 기출 13, 19
  ① 수술적 치료
  ② 수술 전 간호 중재
    • 뇌압상승 징후 감시, 두개내압 상승 예방을 위해 침상머리 30° 상승
    • 심호흡 측정, 동공 크기, 운동능력, 의식수준 자주 측정, 이뇨제, 진통제 투여
  ③ 수술 후 간호 중재
    • 뇌압상승 징후(혈압, 동공 확장, 신경학적 사정) 감시, 복부팽만, I&O 측정
    • 감염 징후 사정 : 체온상승, 수유곤란, 구토, 경련 등
    • 베개 없이 편평하게 눕도록 함, 뇌압상승시 침상머리를 올리거나 앉은 자세 취해줌

3) 발작장애 기출 09, 10, 15, 16, 17, 19, 20
(1) 정의 : 간질 발작을 일으킬 수 있는 원인 인자가 없음에도 발작이 반복적으로 발생하는 만성적 질환
(2) 증상

부분발작	단순부분발작	• 의식/반응 : 변화 또는 유지 • 감각/정신 : 전조 증상은 부분발작의 한 증상 • 운동기능 : 긴장성-간대성 움직임 • 자율신경증상 : 타액분비, 산동, 작열감, 배뇨장애 등
	복합부분발작	
	미분류형 발작	
전신발작	긴장성-간대성 발작 (긴장간대발작)	• 행동정지(사지 강직)와 의식장애(의식 잃음)가 갑자기 발생 • 전신근육 강직 • 근육의 수축과 이완이 대칭적
	결신(실신)발작 (소발작)	• 갑자기 5~10초간 의식이 없고 하루에 여러 번 반복적 발생 • 5~8세에 주로 나타남
	간대성 근경련 발작	• 갑작스럽고 무작위로 근육 수축, 근 긴장도 감소 • 앞으로 넘어지거나 쓰러짐
	무긴장성 발작	전신의 근긴장이 갑자기 소실

(3) 치료 및 간호 기출 10, 16, 17, 19, 20
  ① 항경련제(페니토인, 카바마제핀, 페노바비탈) : 발작 행동 조절, 갑자기 중단하지 않고 완치 때까지 점차 감소, 투여 하는 동안 혈액검사 시행(치료적 농도 유지여부, 간이나 혈구세포 손상여부)
  ② 발작 시 우선적 간호 기출 19, 20
    • 기도유지 : 분비물이 흡인되지 않도록 고개를 옆으로 돌리거나 측위를 취해줌, 옷을 느슨하게 풀어줌
    • 외상 방지 : 주위에 위험한 물건은 치우기, 바닥에 눕히기
    • 금지 : 아동을 붙잡기, 억제하기, 힘을 가하기, 음식이나 음료수를 먹이기, 입에 어떤 것을 넣기

4) 열성경련 기출 07, 12, 15, 18, 22

(1) 원인 및 특징
① 급격한 체온상승(38.8℃ 이상)으로 인한 일시적 발작
② 체온이 상승하는 동안 발생
③ 대부분 상기도감염의 발열로 인함
④ 가족 내 감수성이 높음
⑤ 주로 전신성 강직대발작

(2) 간호
① 해열제 투여 : 아세트아미노펜 투약, 바이러스 질환일 때 아스피린 투약 금지(레이증후군 발생 우려) – 발작예방에는 효과 없지만 열과 관련된 증상 완화
② 지속적인 재발성 열발작 시 항경련제를 투약, 대부분 저절로 멈추며 치료 필요하지 않음
③ 뇌전증으로 발전할 가능성은 매우 낮음으로 부모에게 정서적 지지 제공

5) 이분척추(spina bifida) 기출 02, 03, 09, 13, 14

태생기에 척추와 신경관의 봉합이 불완전한 융합부전으로 발생한 선천성 신경관 결함

(1) 원인 : 유전적 소인, 임부의 엽산 결핍

(2) 진단검사
① 재태 16~18주에 혈액 내 검사(AFP), 태아 초음파, 양수천자
② 분만 후 CT scan, myelography(척수방사선 검사)

(3) 특성

잠재성 이분척추		5번 요추와 1번 천추 사이의 척추만곡 융합에 실패
낭성 이분척추	수막류	뇌막과 뇌척수액을 포함하는 낭 모양의 돌출부위
	척수수막류	낭 모양으로 돌출된 부위에 뇌막, 뇌척수액, 신경근, 척수가 차 있는 경우

(4) 치료 및 간호

가. 수술 전 간호 기출 02, 03, 14, 24
① 낭포 보호 : 무균적이고 습한 비부착성 드레싱으로 건조하지 않게 보호
② 체위 ┬ 낭포가 터지지 않도록 복위로 눕힘
       └ 대퇴관절 탈구 예방 : 두 무릎 사이에 패드를 대고 외전
③ 피부통합성 유지 : 기저귀 채우지 않고 바닥에 패드 깔아주고 자주 교환, 대소변에 의해 감염 되지 않도록 주의
④ 비뇨기계 기능의 지속적 사정, 관절 운동, 합병증 관찰

나. 수술 후 간호
① 감염 방지 : 대소변에 오염되지 않도록 함, 둔부를 노출
② 쇼크 예방 : 머리를 낮추어 수술부위 압력을 낮추고 뇌척수압 유지, 보온

6) 뇌성마비 기출 12, 15, 16, 21

(1) 정의 기출 21
아동기에 가장 흔한 영구적인 신체장애로 만성적이고 비진행적인 운동장애와 체위조절장애가 발생하여 근육조절이 어렵고 활동이 제한되는 질환

(2) 원인
① 저산소증으로 인한 뇌손상이 대표적인 원인
② 그 외 미숙아, 급속분만, 두개내출혈, 선천기형, 질식, 외상, 임신중독증, 자간전증, 태내 약물노출, 감염 등

(3) 증상
① 무정위성, 수의근의 힘 조절이 비정상적이고 어려움
② 강직성, 경직, 팔근육 긴장, 다리는 가위모양으로 꼬임
③ 원시적 반사 지속
④ 전신적 긴장성-간대성 경련과 경미한 운동발작 발생
⑤ 수유 시 연하 곤란, 기관지 분비물 배출의 어려움으로 호흡곤란
⑥ 성장 지연, 지적 발달 저하 가능성, 시·청각 장애 등

(4) 진단 기출 16
심부건반사의 항진과 지속적인 뇌간반사(모로반사, 잡기반사, 긴장성경반사 등)

(5) 치료 및 간호 기출 15
① **목표** : 완치 목적이 아닌 조기 발견과 합병증을 예방하면서 최적의 발달 도모
② **흡인 예방** : 식사중 기침, 질식, 씹고 삼키는 조절이 안되므로 주의해서 관찰
③ **적절한 영양 공급** : 고열량 식이, 소량씩 자주 제공, 턱을 지지, 삼켰는지 확인 후 제공
④ 물리치료, 보조기구 사용 지도
⑤ 아동의 인지적·신체적 능력에 따라 일상생활 활동 격려
⑥ 아동의 요구와 잠재력을 기반으로 인지능력과 사고과정을 촉진
⑦ 언어적·비언어적 의사소통 증진, 건전한 부모 역할 증진, 가족지지, 건강한 자아개념 갖도록 지지

7) 두개 내 출혈 기출 15

(1) 종류

경막외 출혈	두개골과 경막 사이에서 발생되는 출혈이 급속히 진행	① 호흡기능, 신경계기능 사정 ② 신체활동 제한, 7~10일 또는 수주 내지 수개월 회복시간을 가질 것 ③ 뇌압상승 아동과 유사한 간호중재 제공
경막하 출혈	• 경막과 뇌 사이 출혈, 급성 또는 만성으로 진행 • 흔들린 아기증후군에서 경막하출혈이나 망막혈종이 발생	
뇌실 내 출혈	뇌실주변 혹은 뇌실 내 출혈 발생	① 매일 두위 측정 ② 뇌압상승 피함 • 기도 내 흡인, 머리의 급격한 위치변화, 울음 등

CHAPTER 12 신경 문제를 가진 아동 간호

01. 발작으로 항경련제를 처방받은 환아의 부모에게 약물에 대한 설명을 진행하였다. 추가 교육이 필요한 부모의 진술은?

① "발작 행동을 조절해주는군요."
② "갑자기 중단하면 안됩니다."
③ "정기적으로 혈액검사를 받아야 합니다."
④ "처방용량을 지켜서 규칙적으로 복용해야 합니다."
⑤ "평생 복용해야 합니다."

해설 항경련제(페니토인, 카바마제핀, 페노바비탈) : 발작 행동 조절, 보통 2~3년간 발작이 없을 때까지 계속 투여, 갑자기 중단하지 않고 완치 때까지 점차 감소

02. 낭성이분척추로 수술을 위해 입원한 아동의 수술 전 간호중재로 적절한 것은?

① 소독포로 낭포를 덮어줌
② 기저귀를 낭포 위로 채움
③ 좌위 유지
④ 낭포는 청결하고 건조하게 유지
⑤ 대소변에 의한 감염 예방

해설 [낭성 이분척추의 치료 및 간호(수술 전 간호)]
① 낭포 보호 : 무균적이고 습한 비부착성 드레싱으로 건조하지 않게 보호
② 체위 ┬ 낭포가 터지지 않도록 복위로 눕힘
       └ 대퇴관절 탈구 예방 : 두 무릎 사이에 패드를 대고 외전
③ 피부통합성 유지 : 기저귀 채우지 않고 바닥에 패드 깔아주고 자주 교환, 대소변에 의해 감염되지 않도록 주의
④ 비뇨기계 기능의 지속적 사정, 관절 운동, 합병증 관찰

03. 1개월 영아에게 발생한 수두증에서 발견할 수 있는 증상은?

① 대천문의 함몰
② 갑작스런 두위 감소
③ 일몰징후
④ 저체온증
⑤ 두피정맥 수축

해설
• 수두증 증상 : 뇌압상승
• 영아기 : 비정상적인 두위 증가, 대천문의 팽창, 수유곤란, 불안정성, 일몰징후(눈이 아래로 전위되어 공막이 동공 위로 보이는 증상)
• 아동기 : 아침에 시작되는 두통, 유두부종(papilledema), 사시, 운동실조증, 불안정, 혼돈

정답 01. ⑤ 02. ⑤ 03. ③

CHAPTER 13 전염성 문제를 가진 아동 간호

간호사국가고시 대비

1 바이러스성 감염

종류	원인균	전파	임상증상	치료 및 간호
홍역 (measles) 기출 13, 14, 15, 16, 18, 20	measles virus	직접접촉, 비말, 공기	• 전구기(카타르기) : 전염력이 가장 강한 시기로 발열, 기침, 콧물, 결막염, Koplick 반점(볼 점막에 생기는 모래알 같은 발진) • 발진기 : 코플릭 반점 발현 3~4일 뒤 시작, 홍반성 구진상 발진이 목 뒤와 귀 아래에서 시작, 2~3일 전체 확산 • 회복기 : 발진이 났던 순서대로 소실, 갈색을 띔, 피부 벗겨지면서 7일 내 소실 • 전염기간 : 발진 전 3~5일~발진 후 4일 기출 20, 21	• 합병증 없다면 대증요법 실시 – 열성기 : 침상안정, 해열제 투여, 수분섭취 권장, 진해제 투여, 가습기 적용 – 결막염 : 직사광선 피하고 방을 어둡게 함 • 비타민 A 보충 • 전파기 : 격리, 호흡기 전파 주의 • 홍역 유행시기에는 MMR 접종력이 없는 생후 6~11개월 아동에게 홍역 단독 또는 MMR 백신 접종
이하선염 = 볼거리 (mumps) 기출 15, 16, 17, 21, 23	Paramyxo virus	직접접촉, 비말	• 전구증상(발열, 두통, 구토, 근육통, 권태감) 나타난 후 1~2일 후 침샘비대 • 합병증 : 뇌척수막염, 고환염, 난소염, 유방염 발생 가능 • 전염기간 : 종창시작 전·후에 전염력 강함	• 합병증 없다면 대증요법(침상안정, 해열제, 진통제 투약) • 전파기간 동안 격리 • **유동식 제공, 씹는 음식이나 신맛 나는 음식 피함** 기출 21 • 합병증(고환염, 난소염) 예방 • 고환염 발생 : 침상안정, 냉찜질 적용 기출 23
수두 (chicken pox, varicella) 기출 09, 15, 17, 19	Varicella –zoster virus	직접접촉, 비말, 공기	• 전구기 : 미열, 식욕부진, 권태감, 두통 • 발진기 기출 19 – 반점→**구진성발진(구진)**→수포→농포→가피의 형태로 3~4일 동안 연속적이고 빠르게 진행 – 심한 소양증 – **구심성(몸통, 얼굴, 머리→사지)으로 분포** • 전염기간 : 발진 1~2일 전부터 가피형성까지(보통 발진 3~7일)	• 합병증 없으면 대증치료 • 증상이 심한 경우 항바이러스제 투여 • 수포가 모두 건조되기까지 격리 • 소양증 간호 : 시원한 환경, 전환요법, 전분목욕, 항히스타민제(칼라민 로션), 긁지 말고 지그시 누르도록 교육 • 해열제 : 아세트아미노펜 투여(아스피린 금지) • 합병증 : 이차 세균감염 → 피부간호 실시 기출 21

종류	원인균	전파	임상증상	치료 및 간호
풍진 (rubella) 기출 16	Rubella virus	직접접촉, 비말, 비인두분비물, 태반을 통한 태아 감염	• 전구기 : 미열, 두통, 결막염, 권태감, 콧물 • 발진기 – 발진출현 전 귀와 목 뒤 림프절 비대와 통증 발생 – 발진 : 얼굴→머리, 팔, 몸통으로 퍼짐 – 연분홍색의 홍반성 구진 – 3일 후 순서대로 소실, 색소침착 없음 • 전염기간 : 발진 전 7일~발진 후 7~8일	• 대증요법(해열제 & 진통제) • 발진이 나타나기 시작한 이후 격리 • 가임기 여성 : 임신 전 예방접종 • 임산부 주의 : 태아기형 유발 – 임신 3개월 전 태반을 통해 수직감염되어 태아 기형의 원인
감염홍반 (erythema infectiosum)	Human parvovirus B19	비말, 혈액, 태반	• '따귀 맞은 뺨'(화염처럼 붉고 부은 발진이 뺨에 나타남) • 발진 1~4일 후 홍반성·구진성 반점, 몸통과 사지에 레이스 모양 발진 나타남 • 발진 사라지나 피부자극이 있을 경우 다시 나타남(태양, 열, 운동, 스트레스 등)	• 대증요법(해열제, 진통제) • 임신 20주에 모성 감염 시 유산의 위험이 15% 증가
소아장미진, 돌발진 (roseola infantum) 기출 22	Human herpes virus type6	분비물 접촉(타액, 뇌척수액)	• 갑작스런 고열, 권태감, 안절부절 • 3~5일 후 열이 떨어지고 발진 발현 • 발진은 목과 몸통에서 두드러짐 • 홍반성 구진 혹은 가장자리가 흰 고리 형태의 발진→압력으로 사라지며 보통 24~48시간 지속 • 소양증은 없음	• 대증요법(해열제, 미온수목욕, 가벼운 의복, 시원한 환경, 수분섭취 증가) 기출 22 • 열성 경련에 대해 사전교육 실시

2 세균감염

종류	원인균	전파	임상증상	치료 및 간호
백일해 (pertussis) 기출 05, 11, 18, 19, 20, 22, 24	Bordetella pertussis	직접접촉, 기침 시 비말 기출 22	• 카타르기(1~2주) – 전염력이 가장 강한 시기 – 상기도감염증상(콧물, 결막염, 눈물, 기침, 미열) • 발작기(2~4주나 그 이상) – 발작적 기침, 구토, 짧은 호기 기침, 흡기 말에 '흡'하는 소리 남, 얼굴과 눈 충혈, 끈적이는 가래 • 회복기(1~2주) – 기침과 구토 점차 감소	• 격리 : 항생제 치료 시작 5일 동안 또는 발작적인 기침이 시작된 후 3주 • 초기에 항생제 투여(Erythromycin) : 증상 완화, 전염력 감소 • 기도유지, 안위제공, 식이요법, 습도유지, 수분섭취, 해열제 • 실내 자극인자(먼지, 연기 등) 최소화 • 합병증 예방 : 기관지 폐렴 • DPT 예방접종
성홍열 (scalet fever) 기출 15, 16, 24	A군 β-용혈성 연쇄상구균	직접접촉, 비말, 비인두분비물	• 갑작스러운 고열, 두통, 구토, 오한 • 편도선증대, 인후통, 발진 1~2일에 흰 딸기혀, 선홍색의 작은 구진이 얼굴 제외 전신에 출현 → pastia sign(팔오금에 분홍이나 붉은색 가로선), 입주위 창백 • 발진 4~5일 : 붉은 딸기혀, 발진 감소 → 피부가 벗겨지기 시작	• 항생제 투여(Penicillin(효과적), Erythromycin) • 침상안정, 해열제, 수분섭취 권장, 진통제 투여 • 치료시작 후 24시간까지 비말전파 예방지침 준수(항생제 투여 24시간 후 전염력 없음) • 합병증(류마티스열, 급성사구체신염 등) 예방 관리
파상풍 (tetanus)	Clostridium tetani	오염된 흙이나 동물의 분변으로부터 상처를 통해 침입	• 신경계 침범 • 목과 턱의 근육 경직 : 입을 벌리지 못하고 삼키지 못함 • 과민, 두통, 오한, 전신통 • 전신경련 시 활모양강직 • 후두와 호흡기 근육경직 : 호흡곤란 야기	• 파상풍 항독소 투여 • 증상이 발현된 시점은 파상풍 독소가 신경계에 이미 침범된 상태이므로 대증요법 시행 • 상처 : 소독, 괴사조직 제거, 개방 유지 • 경련예방 : 자극을 최소화, 어둡고 조용한 방 • 기도유지 : 단기간 기계호흡 적용 • 격리 불필요
디프테리아 (diphtheria)	Corynebacterium diphtheriae	직접접촉, 비인두 비말, 호흡기 분비물과의 접촉	• 콧물 : 장액혈액성에서 화농점액성 • 편도/인두/후두 : 식욕부진, 권태감, 미열, 인두와 후두를 덮는 희거나 회색의 유착성 점막, 쉰 목소리, 호흡곤란, 개 짖는 기침 • 피부 : 점막의 궤양성 병변 • 진단 : Shick test(+)	• 디프테리아 항독소투여 • 페니실린 또는 에리스로마이신 항생제 투여(14일간 경구 또는 정맥투여) • 치료 후 두 번의 배양검사에서 균의 완전제거 확인 • 냉습한 가습기 적용 • 분비물 흡인 • 합병증(심근염) 예방 : 절대안정

3 수족구

1) **원인 및 특징**

   원인균은 Coxsackie virus A16로 감염자의 대변, 호흡기분비물, 수포 삼출물 등을 통한 직접접촉을 통해 전파

2) **증상** : 미열, 구강궤양, 손, 발의 수포성 발진

3) **치료 및 간호** : 보통 치료없이 7~10일 이내 회복, 대증요법, 항생제 불필요, 철저한 손 씻기, 환자와 접촉 피하기

4 장내기생충-요충증

1) **정의** : 요충(Enterobius vermicularis) 감염에 의한 항문 기생충 질환

2) **증상** : 야간에 항문 주위 심한 소양증, 수면장애

3) **진단**

   tape test : 테이프를 이용하여 항문에 여러 번 접착하여 충란을 채취 후 현미경 검사 → 밤에 테이프를 붙이고 아침에 채취, 충란이 채취될 때까지 반복

4) **치료 및 간호**

   ① alvendazole, mebendazole(vermox) 투약
   ② 철저한 손 씻기, 위생교육, 침구류와 옷은 분리해 뜨거운 물로 세탁, 햇빛에 건조
   ③ 손톱 밑 청결, 변기나 화장실은 표백제로 청소
   ④ 충란의 저항력과 전파력이 강하여 가족 전원 치료

CHAPTER 13. 전염성 문제를 가진 아동 간호

01. 성홍열의 주된 감염 경로는?

① 감염된 소에게서 짜낸 우유의 섭취
② 공기에 의한 바이러스 감염
③ 녹슨 철사에 찔림
④ 환자와의 직접접촉이나 비인두 분비물에 의해 감염
⑤ 수혈을 통한 혈액 감염

해설 성홍열 감염 경로 : A군 β-용혈성 연쇄상구균의 직접접촉, 비말, 비인두분비물

02. 홍역의 특이적 증상은?

① 발작적 기침
② 코플릭반점
③ 농포성 발진
④ 근육경직
⑤ 흰 딸기혀

해설 [홍역 증상]
- 전구기(카타르기) : 전염력이 가장 강한 시기로 발열, 기침, 콧물, 결막염, 코플릭 반점
- 발진기 : 코플릭 반점 발현 3~4일 뒤 시작, 홍반성구진상 발진이 목 뒤, 귀 아래에서 시작, 2~3일 전체 확산
- 회복기 : 발진이 났던 순서대로 소실, 갈색을 띰, 피부 벗겨지면서 7일 내 소실
- 전염기간 : 발진 전 3~5일~발진 후 4일

03. 이하선염의 합병증으로 발생한 고환염의 간호중재로 적절한 것은?

① 절대안정 교육
② 냉찜질 적용
③ 충분한 수분 공급
④ 알코올 마사지 시행
⑤ 좌욕 격려

해설 이하선염의 합병증 : 고환염, 난소염
- 고환염 발생시 간호 : 침상안정, 냉찜질 적용

01. ④ 02. ② 03. ②

CHAPTER 14 종양 문제를 가진 아동 간호

간호사국가고시 대비

1 백혈병 기출 06, 13, 14, 16, 17, 18, 19, 20, 21, 22

1) **정의** : 미성숙 백혈구의 비정상적인 증식으로 정상적인 백혈구와 적혈구, 혈소판의 생성이 억제되는 질환

2) **증상**
   ① 골수기능장애 : 창백, 피로, 빈혈(적혈구 감소), 출혈(혈소판 감소), 감염과 발열(호중구 감소), 뼈(보통 무릎과 다리)의 통증(골수침범)
   ② 간과 비장의 비대, 림프 종창
   ③ 중추신경계 증상(뇌압상승, 뇌실증대, 뇌막 자극) : 두통, 구토, 기면, 혼수, 유두부종, 강직
   ④ 체중감소, 식욕부진, 잇몸 비대

3) **진단** 기출 20, 25 : 혈액검사(CBC, 혈액화학검사), 골수천자(장골능 전방이나 후방) 및 생검, 요추천자(중추신경계 침범여부 확인)

4) **치료 및 간호** 기출 13, 14, 16, 17, 19 : 진단이 내려지면 즉시 항암화학요법 또는 조혈모세포 이식 실시
   ① 항암화학요법 : 완전관해(혈구수치 정상, 골수의 백혈병 모세포 5% 미만이 되는 상태)를 목표로 4~5주 시행 기출 22
   ② 항함화학요법의 중재 : 골수억제작용으로 관해 직후 매우 위험한 시기

감염예방 기출 20, 21, 23	손 씻기, 구강위생 실행(알코올 포함된 구강세정제 금지), 생화나 화분 금지, 생백신 투여 금지, 방문객 제한, 무균술 적용
출혈예방 기출 17, 21	천자부위 강하게 압박, 부드러운 칫솔 사용, 대변완화제 투여, 좌약/관장/직장체온 금지, 날카로운 음식 제한, 코 살살 푸는 방법에 대한 교육, 아스피린 계통의 약물 금지
구내염 기출 22	생리식염수 가글, 중탄산나트륨(가글용액) 가글, 구강청결 유지, 수분공급
영양 불균형 기출 24	고단백, 고열량의 식사를 소량씩 자주 제공, 수분공급
오심, 구토	• 약물중단 조치는 하지 않으나 감염증상, 출혈성 방광염, 심한 구토, 이식편대숙주병 등은 중재가 필요 • 오심 있을 때 차갑고 맑은 물을 주고 상온의 부드러운 음식 제공
탈모	일시적인 것으로 치료가 완료된 후 회복될 수 있음을 설명

   ③ 조혈모세포 이식 부작용 중재 기출 20, 21 : 감염징후 사정, 거부반응 관찰, 이식편대숙주병(손과 발의 피부 발진, 복통, 설사, 권태감 등) 관찰

2 신경모세포종(Neuroblastoma) 기출 03, 07, 16

1) 정의 : 부신수질과 교감신경계가 될 배아 신경능선세포에서 발생하는 악성고형종양

2) 특징 기출 16
① 영아와 아동에게 흔함
② 가장 흔한 부위는 복부(대부분 부신이나 후복막 교감신경줄기) 그 외 머리, 목, 흉부, 골반
③ 70% 이상 전이가 된 이후 발견('침묵의 종양'), 전이가 빠름

3) 증상 기출 21
① 신체 중심선을 넘는 단단하고 불규칙적이며 압통이 없는 복부덩어리, 복부 팽만
② 뼈 전이된 경우 통증, 다리의 절뚝거림 등의 움직임 장애
③ 신장, 요로, 방광 압박으로 요정체, 빈뇨, 혈뇨
④ 두 개내 전이 시 불안정, 두개내압 상승, 구토, 안와 부위 부종

4) 치료 및 간호
① 수술, 방사선 치료, 화학요법
② 통증 간호, 감염예방, 수분과 전해질 균형, 영양공급, 출혈예방, 환아와 가족지지

3 뇌종양

1) 원인
① 원인불명, 유전적
② 환경적 요인 : 산업용 물질, 화학성 독성물질, 방사선 노출
③ 항암 치료 : 방사선 치료 후 뇌종양 발생위험 증가

2) 증상
① 아침에 일어날 때 두통과 구토발생
② 운동실조증(불안정한 보행), 균형상실
③ 행동변화 : 기면, 혼수, 식욕감소 등
④ 활력징후 변화 : 맥박과 호흡수 감소, 혈압 상승, 불규칙한 호흡
⑤ 뇌신경 손상 시 가장 흔한 증상 : 머리를 기울임, 시각 결손(눈 떨림, 복시, 사시 등)
⑥ 기타 : 발작, 목경축, 유두부종, 반신부전마비 등

3) 치료 및 간호

① 수술, 방사선요법, 화학요법
② **수술 전 간호** : 의식수준, 활력징후 측정, 조용한 환경, 진통제(비마약성)
③ **수술 후 간호**
  ㉠ 기도 유지, 산소공급, 활력징후 변화, 오심과 구토, 경련여부 확인
  ㉡ 두개내압 상승 증상 모니터링 : 의식의 변화, 동공반응(크기가 비대칭이거나 동공반사가 느린 경우 즉각 대처), 오심과 구토, 경련 여부 확인
  ㉢ 1~2시간마다 체위변경, 뇌척수액 유출 사정
  ㉣ 수액공급 관찰(체액과다 예방)

4 빌름스 종양(Wilm's tumor=Nephroblastoma[신장모세포종]) 기출 25

1) 정의 : 신장의 실질조직에 발생하는 아동기에 가장 흔한 신장종양으로 한쪽 또는 양쪽 신장에 모두 발생(일측성이 많음)

2) 증상

① 복강내에 종창 또는 덩어리(한측에만 국한되고 압통이 없는 단단함)
② 전이되거나 악화될 때 복통
③ 복부팽만, 빈혈, 고열, 혈뇨 등
④ 옆구리 깊은 곳에 위치하여 목욕을 하거나 옷을 입을 때 발견

3) 진단 : 복부 영상검사(복부방사선, 초음파, CT, MRI), 흉부 CT(폐전이 확인), 도플러초음파검사(하대정맥 검사), 임상검사(CBC, 생화학검사, 소변검사), 생검 등

4) 치료 및 간호

① 수술(신장 적출술), 방사선, 화학요법
② **수술 전 간호** : 종양세포가 촉진에 의해 터질 수 있기 때문에 종양을 만지지 않음, 침대에 '복부 촉진 금지'라는 팻말을 부착하고 환아나 부모가 만지지 않도록 함, 목욕을 할 때나 아동을 다룰 때 조심하도록 부모교육 시행, 레닌 증가에 의한 고혈압이 발생할 수 있으므로 혈압관찰
③ **수술 후 간호** : 소화기계 활동, 장음, 복부팽만, 배변, 감염 예방, 혈압 관찰, I&O 정확히 측정

CHAPTER 14. 종양 문제를 가진 아동 간호

01. 신경모세포종 환아의 신체검진 시 확인 가능한 증상은?

① 한쪽에 국한된 덩어리
② 압통을 호소하는 덩어리의 촉진
③ 신체 중심선을 넘는 불규칙적인 복부덩어리
④ 지속적인 고혈압
⑤ 심한 복통 호소

해설 [신경모세포종 증상]
- 신체 중심선을 넘는 단단하고 불규칙적이며 압통이 없는 복부덩어리, 복부 팽만
- 뼈 전이된 경우 통증, 다리의 절뚝거림 등의 움직임 장애
- 신장, 요로, 방광 압박으로 요정체, 빈뇨, 혈뇨
- 두개 내 전이 시 불안정, 두개내압 상승, 구토, 안와 부위 부종

02. 급성골수세포백혈병으로 항암화학요법을 받은 아동의 출혈예방을 위한 간호중재로 적절한 것은?

① 통증조절시 아스피린 계통의 진통제를 투약한다.
② 규칙적인 관장으로 변비를 예방한다.
③ 정맥천자의 빈도를 최소화한다.
④ 치간 칫솔을 사용하도록 한다.
⑤ 코를 절대 풀지 않도록 교육한다.

해설 항암화학요법 출혈예방 간호 : 천자부위 강하게 압박, 부드러운 칫솔 사용, 대변완화제 투여, 좌약/관장/직장체온 금지, 날카로운 음식 제한, 코 살살 푸는 방법에 대한 교육, 아스피린 계통의 약물 금지

03. 빌림스종양 아동의 간호중재로 옳은 것은?

① 절대안정을 시킨다.
② 가슴둘레를 측정한다.
③ 고섬유질 식사를 제공한다.
④ 복부를 촉진하지 않는다.
⑤ 완화제를 직장으로 투여한다.

해설
- 빌림스종양 : 신장의 실질조직에 발생하는 아동기에 가장 흔한 신장종양으로 한쪽 또는 양쪽 신장에 모두 발생 (일측성이 많음)
- 수술 전 간호 : 종양세포가 촉진에 의해 터질 수 있기 때문에 종양을 만지지 않음. 침대에 '복부 촉진 금지'라는 팻말을 부착하고 환아나 부모가 만지지 않도록 함. 목욕을 할 때나 아동을 다룰 때 조심하도록 부모교육 시행. 레닌 증가에 의한 고혈압이 발생할 수 있으므로 혈압관찰

01. ③ 02. ③ 03. ④

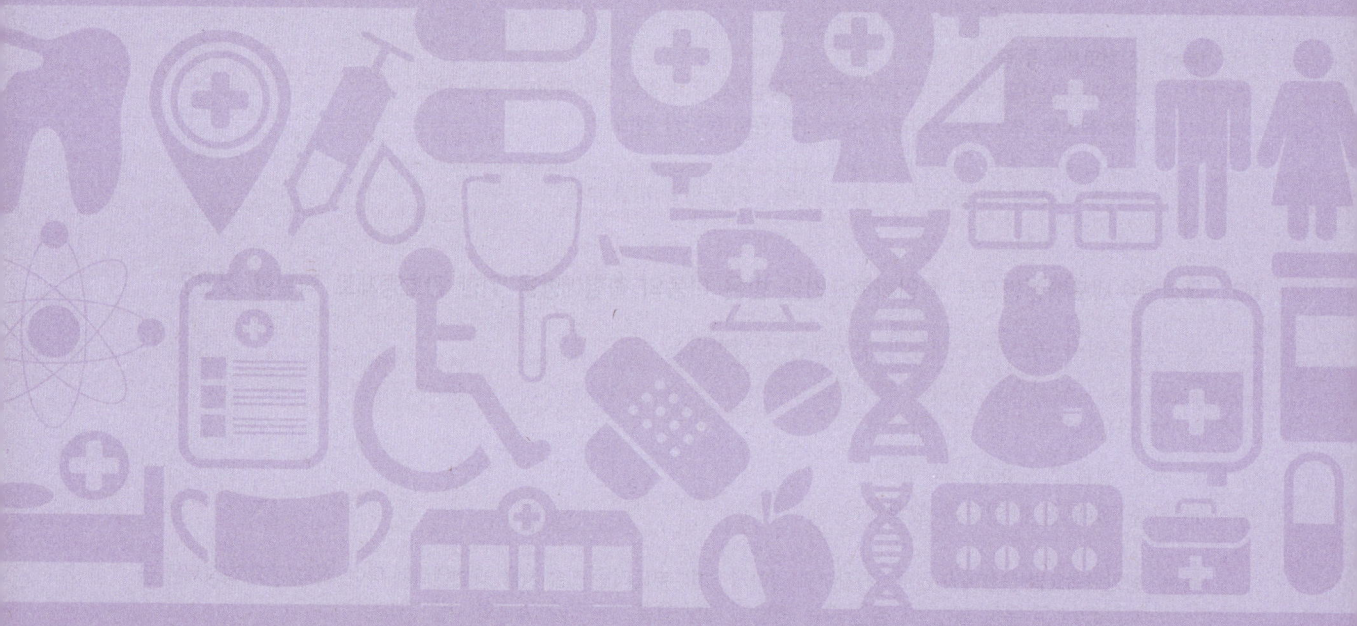

1권 성인·모성·아동·기본간호
간호사 국가고시

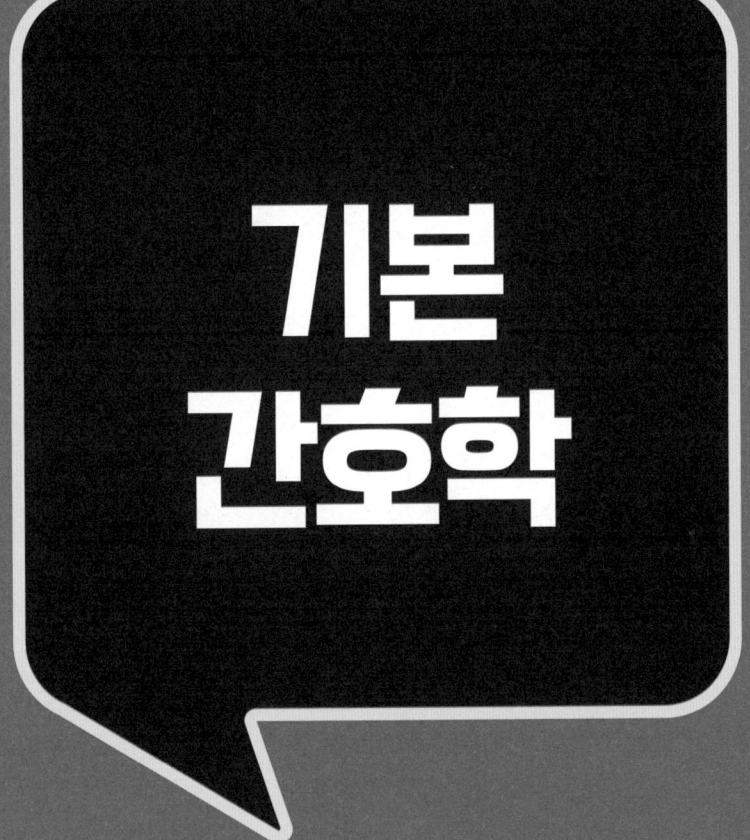

기본 간호학

4 과목

성인간호학 · 모성간호학 · 아동간호학 · 지역사회간호학 · 정신간호학 · 간호관리학 · 기본간호학 · 보건의약관계법규

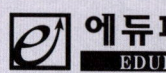

온라인 교육의 명품브랜드 www.edupd.com

1권 성인·모성·아동·기본간호
간호사국가고시

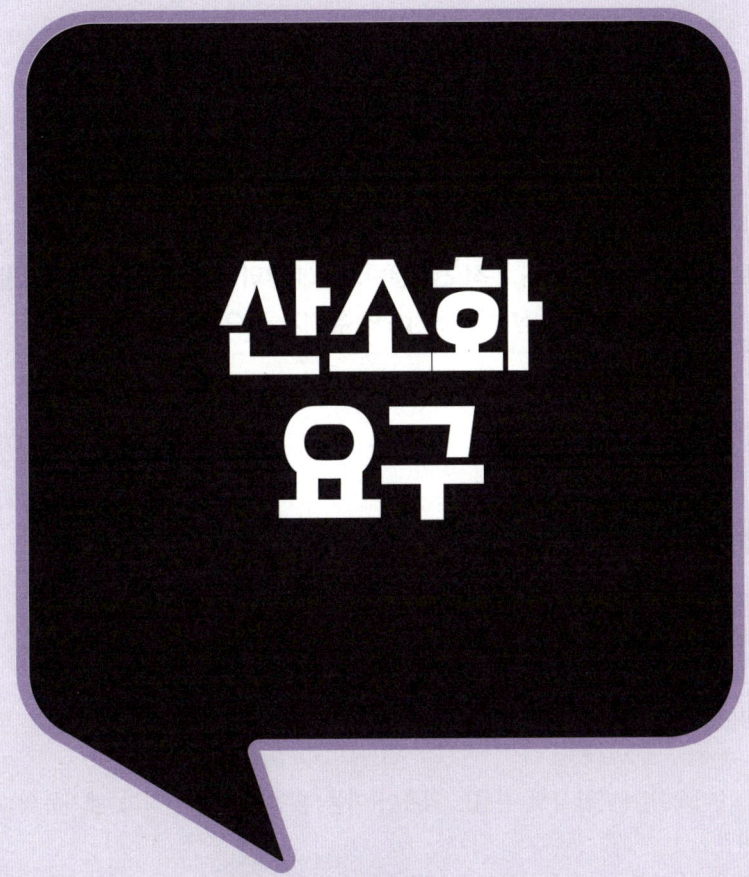

산소화 요구

PART 1

CHAPTER 01. 산소화 요구 사정
CHAPTER 02. 산소화 간호

CHAPTER 01 산소화 요구 사정

> **정의** 산소는 인간의 생명유지를 위한 필수물질이며 호흡작용으로 폐를 통해 몸속으로 들어와 심장의 펌프작용으로 혈액을 타고 전신의 조직으로 운반되는데 우리 몸의 정상적인 산소화를 위해서는 ▶정상적인 순환기계의 기능 ▶정상호흡 ▶기도의 유지가 필요하다.

1 산소화

1) 산소화에 영향을 주는 요인 기출 05

① 산소운반능력 감소 : 출혈, 빈혈, 일산화탄소
② 흡입산소농도의 부족 : 기도폐쇄, 고지대
③ 대사율증가 : 임신, 운동
④ 흉벽의 정상운동방해 : 근골격계질환(근위축, 척추후만증) 신경계질환(근무력증, 척수손상), 임신, 비만, 외상 등
⑤ 발달단계 : 미숙아(계면활성제 결핍), 영유아(이물 흡인), 노인(심장과 폐기능의 저하)
⑥ 약물 : 마약
⑦ 기타 : 영양, 수분부족, 운동, 흡연, 스트레스
⑧ 환경적 요인 : 공해, 미세먼지

2) 산소화 문제의 일반적 사정

(1) 의식수준, 지남력

(2) 활동량, 호흡양상, 청색증

(3) 활력징후, 폐음청진

(4) 맥박 산소포화도 측정(Pulse Oximetry)

① 혈액 내 산소포화도를 확인하기 위한 주기적·지속적인 비침습적, 경피적 측정기
② 적외선을 방출하여 헤모글로빈에 의해 흡수된 빛의 양을 반대편 감지기에서 감지하여 산소포화도를 측정, 적용부위는 귓불, 손가락, 발가락이며 대상자에 맞게 감지기(sensor)와 측정 위치를 선택하여 부착
③ 정상범위 : SpO_2 95~100%(85% 이하는 심각한 저산소혈증)

④ 2시간마다 적용부위 변경 필요. 혈압측정 시 일시적으로 측정이 안되므로 BP Cuff 반대편에 센서를 부착
⑤ 헤모글로빈이 낮은 경우에도 산소포화도는 정상으로 나타날 수 있음
⑥ 맥박 산소포화도는 혈중 이산화탄소의 수치를 반영하지 못함

3) **부적절한 산소화의 증상(저산소증, hypoxia)** 기출 01, 02, 11, 12

① 빠른 맥박, 빠르고 얕은 호흡
② 기좌호흡(Orthopnea), 활동저하
③ 호흡 보조근의 사용 및 흉골 늑간의 퇴축, 코를 벌렁거리는 등(비익호흡) 힘들어 보이는 호흡을 함
④ 안절부절 못하거나 혼돈, 혼미, 혼수상태에 빠짐
⑤ 피부와 입술, 손톱의 청색증을 보임(어두운 피부색의 환자인 경우에는 점막을 확인할 것)

4) **진단검사**

(1) 전혈구 검사 및 백혈구 감별(Complete Blood Count; CBC & WBC DIFF Count) 검사

(2) 심근효소검사(Myoglobin CK-MB, Tropoin-T, Tropoin-I, BNP)

(3) 전해질검사

(4) 동맥혈가스분석검사(ABGA) : Allen Test 시행 후 천자, 채취 후 마개를 막아 대기노출로 인한 화학적 변화 방지, 천자부위 압박지혈

(5) 심전도(ECG), 흉부X선검사(chest-PA)

(6) 기관지경 검사(Bronchoscopy) 기출 07

금식 필요, 후두, 기관, 기관지를 직접 관찰하여 병변확인과 조직생검, 이물제거를 할 수 있는 방법, 검사가 끝나도 구개반사확인 이후 경구섭취가능

(7) 폐기능검사(Pulmonary Function Test : PFT) : 실시 전에 기관지 확장제나 흡연은 피하도록 교육

(8) 객담검사(Sputum specimens)

① 폐의 병리적인 상태를 평가하기 위해 실시함
② 배양 및 민감도 검사(Culture & Sensitivity, C&S)를 통한 폐렴의 원인균 확인
③ 항산성 박테리아 검사(Acid-Fast Bacilli, AFB)는 결핵이 의심될 때 시행
④ 세포학적 검사(Cytology)는 폐암의 진단을 위해 시행
⑤ 검체(Specimen)는 아침에 일어나서 밥을 먹거나 물을 마시기 전에 수집
   → 밤 사이 폐에 고여 있던 가래를 아침에 받을 수 있기 때문
⑥ 구강인두에 있는 세균에 의해 검체가 오염되는 것을 방지하기 위해 가래를 뱉기 전 입을 물로 씻어 내도록 교육(단, 치약 사용은 금지)

> **참고 폐용적의 구분**
> ① 1회 호흡량(Tidal Volume, TV : 500mL) : 평상시의 1회 호흡 시 들이마시거나 내쉰 공기의 양
> ② 흡기 예비 용량(Inspiratory Reserve Volume, IRV : 3,100mL) : 평상시의 호흡에서 1회 흡기량까지 들이마신 후 계속해서 최대한 더 들이마실 수 있는 공기의 양

③ 흡기 용량(Inspiratory Capacity, IC ③ = TV ① + IRV ② : 3,600mL) : 정상호흡에서 최대한 흡입할 수 있는 공기의 양
④ 호기 예비 용량(Expiratory Reserve Volume : 1,200mL) : 평상시 호흡의 내쉰 상태로부터 인위적으로 더 숨을 끝까지 내쉴 수 있는 공기의 양
⑤ 잔기량(Residual Volume, RV : 1,200mL) : 호흡을 통하여 가능한 한 폐 내의 공기를 모두 배출한 이후에도 폐 내에 잔류하고 있는 공기의 양
⑥ 기능적 잔기용량(Functional Residual Capacity, FRC ⑥ = ERV ④ + RV ⑤ : 2,400mL) : 정상 호기 후 폐 내에 남아 있는 공기량
⑦ 폐활량(Vital Capacity, VC ⑦ = TV ① + IRV ② + ERV ④ : 4,800mL) : 최대한 공기를 들이마신 후 최대한 배출시킬 수 있는 공기의 양
⑧ 총 폐용량(Total Lung Capacity, TLC ⑧ = VC ⑦ + RV ⑤ : 6,000mL) : 최대한 공기를 흡입하였을 때 폐 내에 있는 공기의 양

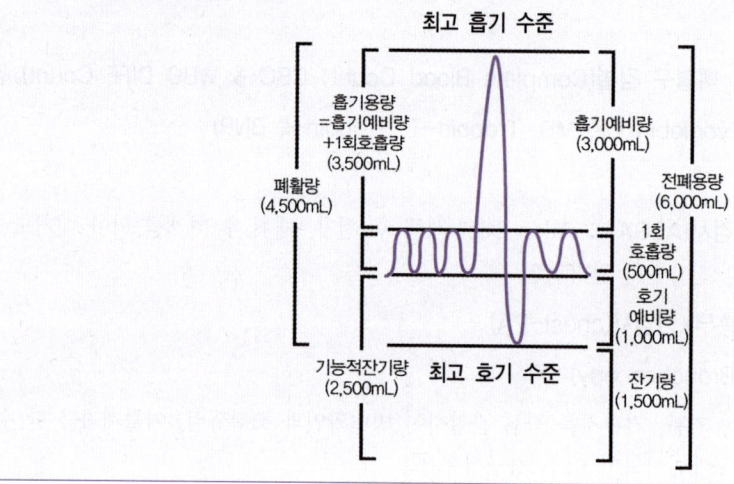

2 활력징후 기출 04

체온, 맥박, 호흡, 혈압 및 산소포화도외에 환자의 통증까지를 의미하며 혈액순환, 호흡, 신경, 내분비 기능의 효과를 반영하는 지표이며 간호사는 활력징후 측정의 책임이 있고 결과를 분석하고 의미를 해석하며 중재를 결정할 수 있어야 한다.

[활력징후 정상 범위]

생애단계	혈압(mmHg)		맥박 (회/min)	호흡 (회/min)	체온(℃)
	수축기압	이완기압			
신생아	60~90	30~60	120~160	30~60	35.8~37.5
영유아	80~110	50~80	80~130	25~40	35.8~37.5
학령전기	80~110	50~80	80~120	20~35	35.8~37.2
학령기	80~120	55~80	75~110	18~30	35.8~37.0
성인	90~140	60~90	60~100	12~20	35.5~37.0
노인	90~140	60~90	60~100	12~20	35.5~37.0

1) 활력징후를 측정해야 하는 경우 기출 14
   ① 입원 시나 가정방문처럼 기초 자료를 수집할 때
   ② 의사의 처방이나 기관의 규칙에 의한 정규적인 절차
   ③ 활력징후에 영향을 주는 약물 투여나 간호중재 전 후
   ④ 대상자가 신체적 변화에 대한 주관적 증상을 호소거나 의식변화있을 때
   ⑤ 수혈 전·중·후
   ⑥ 외과적 처치나 침습적 진단 검사 전·후
   ⑦ 수술과 같이 생리적 변수가 급격하게 변하는 위험이 있거나 상태가 매우 불안정할 경우

2) 체온
   (1) 체온에 영향을 미치는 요인
      ① 나이
         • 신생아의 체온은 35.5~37.5℃의 범위, 생리적 기전이 미성숙하여 체온조절이 잘 되지 않음
         • 연령이 증가할수록 체온의 정상범위가 점차 낮아짐. 노인은 체온 조절 능력이 저하(저체온 주의)
      ② 호르몬
         • 여성이 남성보다 체온변화가 심함
         • 배란기와 폐경기의 호르몬 변화가 체온의 변동을 야기
      ③ 일주기 변화 : 보통 새벽 4~6시 사이에 가장 낮고, 오후 4~6시경에 가장 높음
      ④ 스트레스 : 신체적, 정서적 스트레스는 교감신경을 자극하여 신진대사가 항진되고, 그 결과 체온이 상승
      ⑤ 환경 : 외부 온도가 인간의 체온 조절 체계에 영향을 줌
      ⑥ 운동 : 심한 활동이나 격렬한 근육 운동은 체온을 상승시킴

   (2) 체온측정부위

부위	장점	금기 및 주의사항
구강	접근이 용이, 혀 아래에 탐침을 놓음	체온계를 깨물 가능성이 있는 사람, 영아나 소아, 의식 손상이나 구강 손상 대상자, 입으로 호흡하는 사람 등
직장	정확한 체온측정 가능	직장 내 문제나 수술환자, 심장 질환자 등
액와	가장 안전	안전한 방법이나 피부와 밀착성이 떨어짐, 광범위 화상환자 등
고막	체온조절중추인 시상하부와 동일한 동맥	• 외이도 상태(귀지 등)나 측정방법에 따라 정확도 떨어짐 • 성인은 귓바퀴를 후상방으로 소아는 후하방으로 당겨 외이도를 곧게 펴고 탐침삽입해야 함.
비접촉식	감염가능성 최소화	이마, 손목 등의 부위, 2~5cm 거리에서 측정

   (3) 생리적 조절 기전
      ① 체온 조절 중추 : 뇌의 시상하부
         • 정온기(thermostat)에서 기준점 유지(36.4~37℃)
         • 시상하부 전엽 : 열 소실 중추 – 체온이 상승될 때 자극 : 혈관 확장, 발한
         • 시상하부 후엽 : 열 생산 중추 – 체온이 하강할 때 자극 : 혈관 수축, 떨림

② 열생산
- 기초대사율 : 표준상태에서 생명유지를 위해 필요한 에너지, 연령, 성별, 음식섭취, 운동, 호르몬(갑상샘 호르몬), 교감신경계의 활동에 영향을 받음
- 수의적 골격근 수축(운동) : 정상보다 50배까지 열 생산 증가
- 불수의적 골격근 수축(떨림 : shivering) : 떨림으로 정상보다 4~5배의 열 생산 증가
- 신생아 비전율성 열 생산 : 출생 시의 혈관성 갈색지방 조직의 대사

③ 열손실 – 복사, 전도, 대류, 증발

> **참고** 열손실 : 체온을 하강, 상승시키기 위한 중재시 적용 가능해야 함

방법	설명	예
복사	물체 간의 직접 접촉없이 열의 전달	신체 열로 인하여 수면백 내에서 공기가 따뜻해짐
전도	직접 접촉에 의해 열 전달	열이 날 때 얼음찜질을 함
대류	공기의 움직임에 의해 열 전달	땀이 날 때 바람이 불면 더 시원함
증발	액체가 기체로 변화할 때 에너지의 이동	체온이 증가하면 땀 분비 증가

3) 맥박 [기출] 01, 11, 13, 15

(1) 생리기전

① 맥박은 좌심실의 수축에 의해 동맥으로 전달되는 혈류의 박동을 촉진하는 것으로 1분 동안 감지되는 맥박횟수가 심박수이다.

② 교감신경 : 심박수와 심근수축력 증가를 유도하여 심박출량을 증가시킴
→ 심장박동과 심근수축력 증가 → CO(cardiac output) 증가

③ 부교감신경 : 심박수와 심근수축력 감소로 이어져 심박출량을 감소시킴
→ 심장박동과 심근수축력 감소 → CO 감소

④ 심박출량(CO) = 일 박출량(stroke volume, SV) × 심박동수(heart rate, HR)

(2) 맥박 측정 부위와 방법 [기출] 13

주로 요골동맥에서 가운데 세 개의 손가락을 사용하여 측정하며 처음 입원시는 1분간 측정하고, 입원중이며 규칙적임을 확인했으면 30초 측정하여 2배를 한다.
맥박수, 리듬, 강도, 동질성을 평가해야 한다.

① **요골동맥** : 쉽게 촉지 가능하여 가장 많이 사용, 자신의 맥박을 스스로 측정할 때도 사용, 엄지의 사용은 하지 않는다.(간호사 자신의 동맥을 느껴 정확한 측정이 어렵다.)

② **심첨맥박** : 청진기를 심장의 심첨부위(4세 이하는 왼쪽 쇄골중앙선과 4번째 늑골간 교차지점, 4~6세는 왼쪽 쇄골중앙선과 5번째 늑골간 교차지점, 성인은 5번째 늑골간 교차부위 흉골에서 약 8cm 왼쪽 지점, 4~6세 심박측정부위와 흉골중앙선 사이)에 대고 심음을 1분간 청취하여 측정. 영유아의 맥박사정이나 특정 약물(digitalis등)을 투여할 때 혹은 심장질환자에 사용

③ **대퇴동맥** : 다리의 순환을 확인하기 위해 사용하거나 심정지 대상자 및 유아와 어린이에게 사용하며 Shock 대상자에 쉽게 측정 가능한 부위임

④ 경동맥 : 쇼크나 심정지시에 두뇌로의 혈액순환을 평가할 때
⑤ 측두맥박 : 어린이 맥박 측정 시에 용이함
⑥ 상완맥박 : 상지 혈압 측정시에 사용
⑦ 척골맥박 : Allen test 등 손의 순환상태를 사정할 때 이용
⑧ 후경골맥박 : 발의 순환 상태를 사정하기 위해 사용
⑨ 족배맥박 : 후경골 맥박과 마찬가지로 발의 순환 상태를 사정하기 위해 사용(버거스질환, 당뇨병성 족부병변 환자)

(3) 이상맥박

① 빈맥 : 100회/분 이상의 빠른 맥박으로 통증, 공포, 운동, 열상승, 혈액손실에 의한 혈압하강, epinephrine, atropine과 같은 약물 사용시 나타남
② 서맥 : 60회/분 이하의 느린 맥박
③ 부정맥 : 계류박동, 비정상 리듬
④ 맥박결손 : 심첨맥박수와 요골맥박수가 10회 이상 차이 발생 기출 13, 15
  • 심장의 비효율적 수축으로 말초동맥까지 박동을 충분히 전달하지 못함을 의미
  • 두 명의 간호사가 각각 심첨맥박과 요골맥박을 동시에 측정

(4) 맥박에 영향을 미치는 요인

① 연령 : 맥박수는 영아기에서 성인기까지 연령이 증가함에 따라 감소
② 발열 : 대사율이 증가하므로 맥박수가 증가함
③ 통증 : 급성통증에는 증가, 만성통증에는 감소하거나 변화없음.
④ 약물
  • digitalis, β-아드레날린 차단제, 칼슘차단제는 맥박수를 감소시킴
  • atropine과 epinephrine은 맥박수를 증가시킴
⑤ 출혈 : 혈액소실은 교감신경을 자극하여 맥박수를 증가시킴
⑥ 대사
  • 갑상샘 기능항진증은 맥박수를 증가시킴
  • 갑상샘 기능저하는 맥박수를 감소시킴
⑦ 운동
  • 단기간 운동은 맥박률 증가
  • 장기간 운동은 맥박률 감소(스포츠 심장), 운동 후 안정수준 회복이 빠름
⑧ 감정 : 스트레스, 불안↑, 이완과 휴식↓
⑨ 자세 : 서거나 앉은 자세↑, 누운 자세↓

4) 호흡 기출 06, 07, 14

(1) 생리적 기전

① 대기와 혈액, 혈액과 세포간의 가스교환을 호흡이라고 한다.
② 가스교환은 환기, 확산, 관류에 의해 일어나는데 환기는 호흡수, 깊이, 리듬을 통해 사정하고 확산과 관류기능은 산소포화도를 통해 사정한다.

③ 호흡은 정상적으로 불수의적으로 일어나지만 흉곽확장에 관여하는 근육을 조절함으로서 수의적 조절도 가능하다.

(2) 호흡에 영향을 미치는 요인 기출 20, 25

① 연령 : 영아기에서 성인기로 성장함에 따라 폐 용량이 증가하여 호흡수는 점차 감소, 노인은 폐 용량과 호흡의 깊이가 감소하며 변화가 없거나 약간 느려질 수 있음
② 고열 : 고열은 비정상적으로 빠른 호흡수를 초래함
③ 스트레스 : 불안과 스트레스는 교감신경자극으로 호흡수와 깊이를 증가시켜 과도환기 초래
④ 약물 : 마약성 진통제, 전신마취제, 안정제는 호흡수와 깊이를 억제, 암페타민, 코카인 등은 때때로 호흡수와 깊이를 증가시킴
 → 기관지 확장제는 기도확장으로 호흡이 느려질 수 있음
⑤ 흡연 : 장기간의 흡연은 기도에 변화를 초래하여 호흡수를 증가시킴
⑥ 운동 : 호흡수와 깊이 증가
⑦ 체위 : 상체를 세운 자세는 폐확장을 용이하게 하지만 누운 자세나 웅크린 자세는 환기를 방해함
⑧ 뇌간손상 : 신경손상으로 호흡수와 리듬을 억제

(3) 호흡의 양상

양상	파형	설명
정상호흡(Eupnea)	흡기-호기	• 성인의 정상 호흡수 : 분당 12~20회 • 잡음과 부속근의 움직임이 없다.
빠르고 얕은 호흡 (빈호흡 : tachypnea)		열, 불안, 운동, 빈혈, 흡연
느린 호흡 (서호흡 : bradypnea)		수면, 약물과용(진정제등), 중추신경계기능 불량
과도호흡, 과대환기 (hyperventilation)		호흡의 횟수와 깊이도 증가
과소호흡, 과소환기 (hypoventilation)		뇌졸중으로 뇌간손상, 마약성진통제 과다, COPD
쿠스마울 호흡 (Kussmaul respiration)		• 깊고 빠른 한숨형태의 호흡 • 신부전, 대사성 산독증, 당뇨성 케톤산증
체인-스톡 호흡 (Cheyne - Stokes breathing)	과호흡 무호흡	• 깊은 호흡기와 무호흡기가 번갈아 일어나는 호흡 • 아동, 노인에서 수면 시 정상으로 나타날 수 있음 • 심부전, 요독증, 약물과용, 뇌손상, 임종
Biot's breathing		수막염, 심한 뇌손상, 2~3회의 비정상적인 얕은 호흡 후 무호흡이 불규칙적으로 나타남

운동 실조성 호흡 (ataxic breathing)	～	• 호흡이 얕거나 깊을 수 있고, 짧은 기간 동안 멈출 수도 있음, 예측할 수 없는 불규칙성이 특징 • 뇌막염, 뇌손상, 연수 부위의 손상 시 올 수 있음
기좌호흡(orthopnea)		앉거나 상체를 세울 때만 호흡할 수 있는 상태

(4) 측정방법

호흡은 정상적으로 불수의적으로 일어나지만 흉곽확장에 관여하는 근육을 조절함으로서 수의적 조절도 가능함

→ 대상자가 의식하지 못하도록 측정
→ 맥박 측정 후 손목을 잡은 채로 호흡측정(처음 입원시는 1분간 측정하고 입원중이며 규칙적임을 확인했으면 30초를 측정하여 2배를 한다.)
→ 호흡수(호기와 흡기를 합해 호흡 1회임), 깊이, 리듬

5) 혈압 기출 12, 14

(1) 생리적 기전

혈압이란 심장의 수축에 의해 방출된 혈액이 동맥벽에 미치는 힘(압력)으로 순환기계의 기능을 사정할 수 있는 기초적 방법 예 120/80mmHg
- 수축기압 : 좌심실의 수축으로 동맥관 내로 혈액이 방출될 때 동맥벽에 미치는 가장 높은 압력
- 이완기압 : 심실이 이완될 때 동맥내를 흐르는 혈액이 동맥벽에 미치는 압력
- 맥압 : 수축기압－이완기압(혈관의 탄력성을 나타냄, 지속적으로 높다면 심혈관질환의 위험이 높음, 매우 낮은 맥압은 울혈성 심부전일 수 있음)

[고혈압 진료지침에 따른 혈압의 분류]

혈압 분류		수축기 혈압(mmHg)		이완기 혈압(mmHg)
정상 혈압*		<120	그리고	<80
주의 혈압		120~129	그리고	<80
고혈압 전 단계		130~139	또는	80~89
고혈압	1기	140~159	또는	90~99
	2기	≥160	또는	≥100
수축기 단독 고혈압		≥140	그리고	<90

*심뇌혈관 질환의 발생 위험이 가장 낮은 최적 혈압

(2) 혈압측정

① 커프 : 팔이나 대퇴 위의 약 2/3를 덮는 정도의 크기 사용
(즉, 커프 너비가 측정부위둘레의 40% 정도, 블래더의 길이는 측정부위둘레의 80~100%)

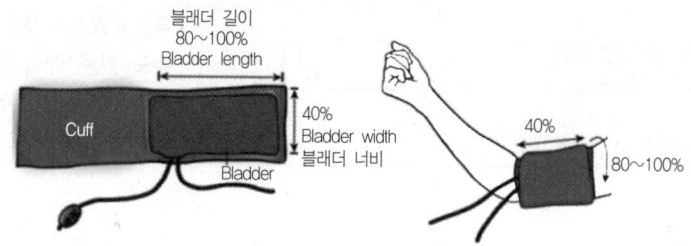

②	청진기 : 판막형으로 들음(상완동맥이용)
③	Korotkoff sound
- phaseⅠ : 수축기압, 처음 들리는 약하지만 깨끗하면서 분명한 소리
- phaseⅡ : 잡음 또는 휙휙 거리는 소리
- phaseⅢ : 강한 소리가 부드럽게 들림
- phaseⅣ : 부드럽던 소리가 갑자기 약해짐(제1이완기압, 소아, 임산부, 심박출량이 큰 사람은 Korotkoff sound가 0mmHg까지 들리는 경우가 있어 미국심장협회에서는 아동의 이완기압을 네 번째 Korotkoff sound를 읽도록 권장하고 있다)
- phaseⅤ : 이완기압, 소리가 완전히 사라짐, 제2이완기압

④	수축기압 측정시 평상시 수축기압보다 30mmHg 정도 올림, 혈압계의 눈금은 초당 2mmHg의 속도로 내림
⑤	반복 측정하고자 할 때는 30초 이상 여유를 두어야 함(정맥 울혈 완화)
⑥	대퇴혈압의 수축기압은 상완동맥의 혈압보다 10~40mmHg 정도 더 높음(슬와동맥 이용) 기출 21

(3) 혈압 측정 시 생기는 오류 기출 01, 04, 14, 18, 19, 22, 23, 24

①	혈압이 높게 측정되는 경우
- 커프가 너무 좁거나, 느슨히 감을 때
- 공기를 너무 느리게 주입하거나 밸브를 너무 천천히 풀 때(혈관내 울혈로 인해 이완기혈압이 높게 측정)
- 운동 직후 또는 활동 직후의 혈압 측정
- 측정팔이 심장보다 낮을 때
- 재측정을 곧바로 한 경우(말초혈관 저항으로 수축기혈압이 높게 측정)

②	혈압이 낮게 측정되는 경우
- 팔의 크기에 비해 너무 넓은 커프를 사용했을 때
- 커프를 감은 팔을 심장보다 높게 했을 때
- 밸브를 너무 빨리 풀 때(수축압은 낮게, 이완압은 높게 읽힘)
- 충분한 공기를 주입하지 않은 경우(수축압이 낮게 읽힘)

(4) 혈압에 영향을 주는 요인 기출 02, 03

①	심박출량, 말초혈관저항, 혈액량, 혈액의 점도 : 증가하면 혈압증가
②	혈관의 탄성 : 감소하면 혈압증가
③	나이 : 연령증가에 따라 점점 더 높아짐
④	스트레스, 통증, 불안, 발열 → 교감신경자극 → 심박수 증가, 말초혈관수축 → 혈압상승

⑤ 활동 : 심박출량 증가 → 혈압상승
⑥ 흡연 : 혈관수축으로 혈압상승(약 15분 후 복귀)
⑦ 기타 : 약물(마약성진통제 → 혈압하강), 체중(비만 → 고혈압 경향), 식이(저염, 고칼륨 → 혈압 감소)

(5) 핵심기본간호술, 활력징후

1. 물과 비누로 손위생을 실시한다.
2. 필요한 물품을 준비하고, 작동여부를 확인한다(청진기, 체온계, 혈압계).
3. 준비한 물품을 가지고 대상자에게 가서 간호사 자신을 소개한다.
4. 손소독제로 손위생을 실시한다.
5*. 대상자의 이름을 개방형으로 질문하여 대상자를 확인하고, 입원팔찌와 환자리스트(또는 처방지)를 대조하여 대상자(이름, 등록번호)를 확인한다.
6. 대상자에게 체온, 맥박, 호흡, 혈압을 측정하는 목적과 절차를 설명한다.
7*. 전자체온계를 꺼내어 끝부분을 소독솜으로 닦은 후 겨드랑이 중앙에 삽입하여 체온계가 빠지지 않도록 지지한다.
8. 대상자에게 체온이 측정(체온계 화면에 나타난 글자가 더 이상 깜박이지 않거나 "삐~" 소리 등 해당 전자체온계의 작동방법 적용)될 때까지 체온계가 유지되도록 설명한다.
9. 대상자의 팔을 편한 자세로 놓고, 대상자의 이불을 내려 가슴이 보이도록 한다.
10*. 손가락으로 요골동맥을 찾아서 그 위에 놓고, 맥박 부위를 확인한 후, 맥박을 측정한다.
    [처음 입원 시] 1분간 맥박수를 측정한다.
    [입원 중 규칙적임을 확인한 후] 30초 동안 맥박수를 측정한 후 2배를 한다.
11. 맥박을 측정한 후 동맥에 손을 그대로 댄 채로 호흡을 측정한다.
    [처음 입원 시] 1분간 호흡수를 측정한다.
    [입원 중] 30초 동안 호흡수를 측정한 후 2배를 한다.
12. 체온이 측정되면 체온계를 빼고, 소독솜으로 닦은 후 체온계의 전원을 끄고 용기에 넣는다.
13. 측정된 맥박과 호흡, 체온을 메모한다.
14. 대상자가 편안한 자세를 취하게 한 후, 대상자의 팔을 심장과 같은 높이로 놓고 팔을 노출시킨다.
15*. 팔오금 상완동맥 2~3Cm 위에 커프의 bulb에 연결된 줄이 상완동맥과 평행이 되게 놓이도록 하고 손가락 하나가 들어갈 정도의 여유를 주고 감는다.
16*. 손가락으로 상완동맥을 찾아 그 위에 청진기를 대고, 움직이지 않게 손으로 고정한다.

> **참고**
> 처음(initial) 혈압측정인 경우 다음의 사항을 15번 후에 먼저 시행한다.
> 1. 한 손으로 혈압계의 조절 밸브를 잠그고 압력 밸브를 눌러 커프에 공기를 넣고, 다른 손의 손가락을 상완동맥 또는 요골동맥 위에 올려놓는다.
> 2. 상완동맥 또는 요골동맥을 촉지하여 맥박이 소실되는 지점에서 혈압계의 눈금을 30mmHg 정도 더 올린다.
> 3. 조절 밸브를 천천히 열어 눈금을 1초에 2mmHg의 속도로 내리면서 상완동맥이나 요골동맥에서의 맥박이 다시 촉지되는 지점의 눈금을 읽어서 기억한다.
> 4. 커프의 공기를 완전히 뺀 후 최소한 15초 동안 기다린다.

17*. 혈압계의 조절 밸브를 잠그고 압력 bulb를 눌러 혈압계의 눈금이 160~200mmHg까지 올라가게 공기를 넣는다.

※ 처음(initial) 측정인 경우, 다음의 사항을 시행한다. 혈압계의 조절 밸브를 잠그고 압력 bulb를 눌러 혈압계의 눈금이 상완동맥이나 요골동맥에서의 맥박이 다시 촉지되었던 지점의 눈금을 기억하여 눈금보다 30mmHg 더 올라가게 혈압계의 눈금을 올린다.

18*. 조절 밸브를 천천히 열어 1초에 2mmHg씩 눈금을 내리면서 처음 소리가 들리는 지점의 눈금을 읽어서 기억한다.

19*. 조절 밸브를 천천히 열어 차츰 커프에서 공기를 **빼**면서 소리가 없어지는 지점의 눈금을 읽어서 기억한다.

20. 조절 밸브를 완전히 열어 커프에서 공기를 완전히 뺀 후 커프를 풀어, 혈압계를 정리한다.
21. 대상자의 환의를 정리한다.
22. 측정한 혈압을 메모한다.
23. 청진기의 귀꽂이(ear piece)와 판막(diaphragm)을 소독솜으로 닦는다.
24. 물과 비누로 손위생을 실시한다.
25. 간호기록지에 호흡, 체온, 맥박, 혈압측정치를 기록한다.

(6) 핵심기본간호술, 고막 체온

1. 필요한 물품을 준비하고 작동여부를 확인한다.
2. 준비한 물품을 가지고 대상자에게 가서 간호사 자신을 소개한다.
3. 손소독제로 손위생을 실시한다.
4*. 대상자의 이름을 개방형으로 질문하여 대상자를 확인하고, 입원팔찌와 환자리스트(또는 처방지)를 대조하여 대상자(이름, 등록번호)를 확인한다.
5. 대상자에게 체온을 측정하는 목적과 절차를 설명한다.
6. 용기에서 탐침 덮개를 꺼낸 후 탐침 덮개를 고막체온계에 덮는다.
7*. 대상자의 머리를 한 쪽으로 돌려 체온을 측정할 귀를 노출시킨 후 귓바퀴를(성인의 귓바퀴는 후상방으로, 소아는 후하방으로) 당긴 다음 탐침을 부드럽게 외이도로 삽입하여 체온을 측정한다.
8. 탐침 덮개를 제거한 후 체온을 메모한다.
9. 물과 비누로 손위생을 실시한다.
10. 간호기록지에 체온을 기록한다.

CHAPTER 02 산소화 간호

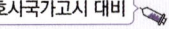

1 기도유지를 위한 일반적 간호중재

1) 자세

① 건강한 대상자는 스스로의 빈번한 체위변경으로 적절한 산소화와 환기를 유지할 수 있다.
② 심장 호흡기계질환 대상자는 복부에 의한 횡격막의 압력을 감소시키고 폐확장을 도울 수 있는 45° 정도의 Semi-Fowler's position이 가장 효과적이다.
③ 무기폐나 기흉과 같은 일측성 폐질환을 가진 대상자는 건강한 폐쪽을 아래로 가게 하여 건강한 폐쪽으로 관류를 증진시켜 가스교환을 원활하게 할 수 있다.
④ 폐농양이나 폐출혈이 있는 경우는 병변이 있는 쪽을 아래로 하여 건측폐를 보호한다.

2) 호흡

(1) 심호흡 기출 00, 11, 16

① 최대 환기를 위해 맨 마지막 늑골까지 충분히 움직이도록 깊게 호흡
② 코를 통한 흡기를 하여 공기를 따뜻하게 하고 가습화 되도록 한다.
③ 입을 통해 서서히 내뱉는다.

(2) 입술 오므리기(Pulsed-lip) 호흡 기출 16, 18, 21

① 호기를 의식적으로 길게 하며, 호기를 연장하기 위한 근육을 훈련하는 방법
② 폐로부터 공기흐름에 대한 저항을 만들어 호기동안 기도압을 증가시키고 기도의 저항을 줄여주어 세기관지의 허탈을 막을 수 있고 평상시 이산화탄소의 양보다 더 많은 양을 제거한다.
③ 호기를 흡기보다 2~3배 길게 하여, 과탄산혈증을 특징으로 하는 COPD 환자에게 유용하다.

(3) 횡격막 호흡(복식호흡)

COPD 환자는 얕고 빠른 호흡을 하는 경향이 있는데 이런 호흡은 에너지 소모는 많고 호흡의 효율성은 떨어지므로 의식적인 횡격막 호흡운동을 함으로서 횟수는 줄이고 일회호흡량은 늘리며 기능적 잔기량을 줄여줄 수 있다.

① 한 손은 배 위에 한 손은 가슴 위에 각각 놓음
② 코를 통해 천천히 깊게 숨을 들이마시면서 배에 올려진 손만 상승하도록 가능한 복부를 멀리 밀어낸다.
③ 입술을 오므린 채 복부 근육을 수축시켜 숨을 내쉼
④ 편안한 자세에서 시작하여 점진적으로 선 자세나 보행 시에도(두걸음 흡기 네걸음 호기) 할 수 있도록 한다.

(4) 강화 폐활량계(incentive spirometer)

① 흡기량을 눈으로 확인하는 피드백을 제공하여 자발적인 심호흡을 할 수 있는 방법이다.
② 수술 후 대상자에게 무기폐를 예방하거나 치료하기 위해 주로 사용된다.
③ 정상 호기 후 흡기 시에 mouth piece를 물고 입을 통해 천천히 가능한 깊이 숨을 들이 마시도록 하여 공이 뜨는 높이나 체류시간을 보며 유지하려고 노력한다.

> **참고** 강화 폐활량계 사용방법 기출 21
>
> **핵심기본간호술. Incentive spirometer 사용방법 교육**
> 1. 대상자에게 목적(수술 후 심호흡, 기침, incentive spirometer가 필요한 이유)과 절차를 설명한다. (수술 후 대상자에게 무기폐를 예방하거나 치료하기 위해 주로 사용)
> 2. 대상자를 좌위/반좌위를 취하게 한다. (시행 전 통증을 감소시키기 위해 진통제를 투여하거나 흉벽을 지지)
> 3. Incentive spirometer 사용법을 설명한다.
>   - 최대한 숨을 내쉬고 호스를 입에 문다.
>   - 최대한 깊게 숨을 들이마신다.
>   - 지표가 기준선에 3~5초 유지할 수 있도록 한다.
> 4. 대상자가 Incentive spirometer를 사용해 보도록 한다.
> 5. 대상자의 최대 흡식량을 확인하고, indicator로 지정한다.
> 6. 수술 후 사용 빈도, 수술부위 지지방법 등에 대해 설명한다.

> **참고**
> ① 5~10회 반복한다. (1회 사용 시마다 휴지기를 가지도록 설명한다. 과대환기 시 두통과 어지러움 발생가능)
> ② 1시간에 10분씩 사용하도록 설명한다.
> ③ 심리적으로 격려해 준다.
> ④ 수술 전 최대흡식량을 지시계(indicator)로 표시해 둔다.
> ⑤ 가능한 indicator까지 공을 올리도록 격려한다.

3) 기침 기출 11, 22, 24

① 기침은 기도의 분비물 배출로 기도를 깨끗하게 유지하도록 돕고 이물질의 흡인을 방지하기 위한 정상적인 방어기전임
② 객담의 양이 많거나 상·하기도 감염을 가진 대상자는 매 1~2시간마다 기침을 하도록 격려
③ 반사자극으로 인한 기침이 발생하지 않으면 수술 전·후 의도적으로 기침을 하도록 교육
④ 이른 아침과 식사 전, 취침시간이 효과적이며 심호흡 후 호기하면서 3~4회 강하게 기침하도록 교육. 이 때 복부를 베개로 지지
⑤ 비자발적인 기침 : 안정과 수면을 방해하므로 적절한 약물치료가 필요할 수도 있다. (진해제, 거담제)

> **참고** 효과적인 기침 방법
> • 앉은 자세에서 머리와 상체를 앞으로 약간 숙임
> • 가능한 한 발을 바닥에 닿게 함

- 베개를 복부에 대고 무릎을 구부림
- 천천히 코로 흡기하면서 몸을 일으킴
- 천천히 코로 흡기, 입술 오므리기 호흡으로 호기하면서 머리를 앞쪽으로 숙임
- 이상과 같은 호기와 흡기를 4회 반복하여 객담을 이동시킴
- 횡격막 호흡으로 최대 흡기한 상태에서 몸을 앞으로 숙이고 호기하면서 3~4회 강하게 기침한다. 이 때 복부를 베개로 지지한다.

2 흉부 물리요법

기침으로 가래를 뱉어내거나 흡인을 하기 전에 체위배액, 흉부타진, 흉부진동으로 분비물배출을 용이하도록 돕는 방법이다.

하루에 30ml 이상의 가래를 배출하는 대상자이거나 흉부X선검사에서 무기폐가 관찰되는 대상자를 위해 사용한다.

시행 전에 대상자의 활력징후, 투약상태, 병력, 인지기능수준, 운동지속성 정도를 사정해야 한다.

1) 체위배액(postural drainage) 기출 13, 18, 20, 25

① 여러 폐 분절에 있는 분비물을 밖으로 배출시키기 위해 중력을 이용하는 방법
② 주로 폐 하엽의 배액에 흔히 이용하며, 체위 배액 이전에 기관지 확장제나 분무치료를 하여 분비물을 묽게 하면 배액이 용이해짐
③ **흉부물리요법 순서** : 체위배액(postural drainage) → 흉부타진법 → 흉부진동법(vibration) → 기침 혹은 흡인에 의한 분비물 제거
④ **적절한 시간** : 아침 식전, 점심 식전, 오후 늦게, 잠자기 전 15분간 지속(식후에 하면 피로와 구토 유발)
⑤ 하루 2~4회, 1회당 20~30분 동안 시행. 체위배액 도중 빈맥, 심계항진, 호흡곤란, 흉통, 어지러움, 허약감, 객혈, 저혈압, 기관지 경련 등 발생 시 즉시 중단. 식후 1~2시간 동안은 구토를 예방하기 위해 실시하지 않는다.

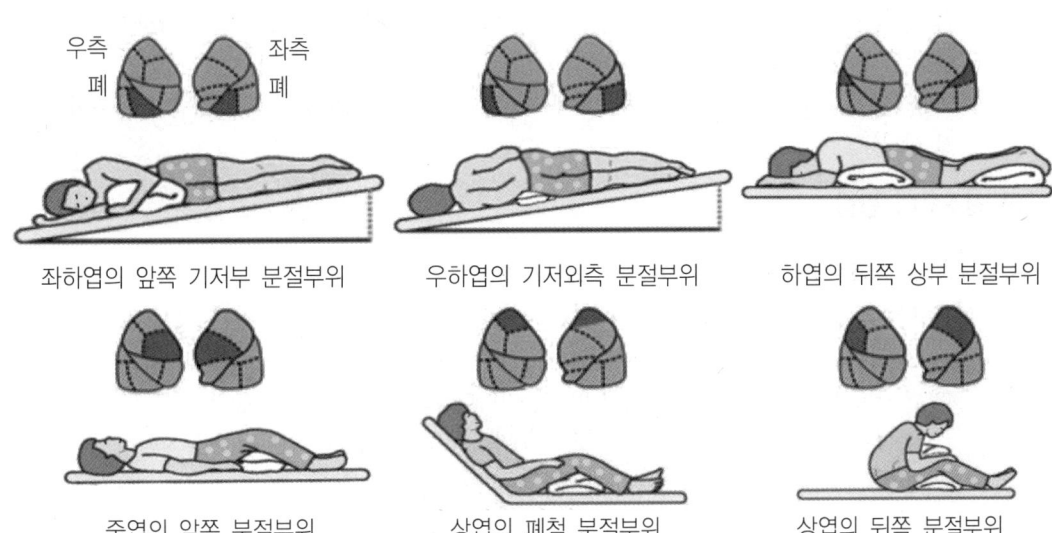

2) 흉부타진법 기출 02, 12, 17, 21

① 간호사가 손을 컵모양으로 만들어 흉벽을 두드림으로서 분비물 배출을 돕는 과정이다.(컵 모양 손안의 공기는 흉벽을 통해 진동을 분비물까지 전달)
② 맨살이 아닌 가운이나 환자복을 입은 상태로 실시하며 한 부위에 여러 번 시행하고 30~60초 동안 실시한다.
③ 금기 : 유방, 흉골, 척추 및 신장 부위는 조직 손상 위험으로 인해 두드리지 않음, 출혈성 질환, 골다공증, 늑골골절에도 금기

3) 흉부진동법(vibration) 기출 10, 12, 13, 15, 19

① 타진 후에 시행하며, 대상자의 흉벽에 손바닥을 펼쳐대어 강한 떨림을 제공한다. 호흡성 분비물을 묽게 하여 분비물이 쉽게 배출될 수 있다.
② 영아나 소아, 늑골연, 척추, 흉골, 유방, 신장부위에는 적용하지 않는다.
③ 대상자가 깊게 흡기 후 천천히 호기하는 동안 200회/분의 속도로 진동하고 흡기하는 동안은 진동을 멈춘다.(주로 전기진동기 사용)
④ 간호사의 팔을 곧게 펴고 두 손을 포개어 편 상태로 적용하며 팔과 어깨근육의 율동적인 수축과 이완을 반복하는 방법으로 시행한다.

3 산소요법 기출 00, 13, 14

1) 산소투여시 주의점

① 저산소증을 예방하거나 완화하기위해 적응증이 될 때 의사의 처방에 의해 적용한다.
② 부작용을 예방하기위해 지속적인 관찰이 필요하며 투약의 원칙을 적용한다.
③ 산소의 처방은 분당 산소의 양(liter per minuite, LPM) 또는 흡입산소농도(fraction of inspired oxygen, FiO_2)로 처방된다.
④ 산소는 가연성기체로 화재의 가능성이 있다는 위험성을 알고 화재예방에 대한 대비를 해야 한다.
⑤ 높은 농도(2L/분 이상)의 산소를 주입할 때는 호흡기계점막의 건조를 예방하기 위해 반드시 가습(멸균증류수 사용)을 해주어야 한다.
⑥ 대상자에게 가능하면 반좌위(파울러자세)를 취해준다(반좌위는 가슴의 확장을 도와주어 호흡을 편하게 한다).

2) 산소투여 방법

(1) 비강 캐뉼라(nasal cannula) 기출 14, 17, 19

① 단순하고 쉽게 적용할 수 있어 가장 흔하게 사용되며 말하거나 먹는데 방해되지 않으나, 쉽게 빠질 수 있고 귀나 코 주위 피부손상가능성이 있다.
② 2~6L/분, 22~44%로 공급, 1리터 증가마다 흡입농도는 4%씩 증가함
③ 분당 6L 이상에서는 산소흡입농도는 증가하지 않고 비강과 인두점막을 자극하거나 건조함이 유발됨

(2) 산소 마스크(mask) 기출 12, 14, 15

① 단순 안면마스크
- 가장 많이 사용, 5~8L/분, 40~60% 공급
- 분당 5L 이상으로 산소를 공급하지 않으면 호기 시 마스크 내에 이산화탄소가 축적되어 재호흡을 하게 됨
- 높은 농도의 산소제공 및 습도제공을 할 수 있으나 대상자가 불편해 함

② 벤츄리 마스크 기출 12, 15, 22, 25
- 대상자의 호흡양상에 관계없이 처방된 산소농도에 따라 산소를 가장 정확한 농도로 투여할 수 있음
- 만성 폐쇄성 호흡기질환자에게 주로 이용(COPD)
- 4~15L/min, 24~50% 농도로 산소공급

③ 부분 재호흡 마스크 기출 24
- 단순마스크에 저장백이 부착된 형태. 6~10L/분, 40~70% 공급
- 내뱉은 일부 호기 공기가 저장주머니 속으로 유입되어 다음 흡기 시 1/3이 산소와 혼합됨
- 마스크 적용 전 저장백에 산소를 채운 후 적용해야 하며 저장주머니가 완전히 수축되지 않도록 산소가 일정속도 이상 유지되어야 한다.

④ 비재호흡 마스크 기출 10, 14, 18, 20, 23
- 자발호흡을 하는 대상자에게 가장 높은 산소를 제공하기 위해 사용
- 5~15L/분, 80~100% 공급
- 두 개의 일방향 판막이 존재하여 하나는 호기된 공기가 저장주머니로 유입되지 않도록 하고 하나는 호기가스가 나가고 흡기동안 대기 공기가 들어오지 않도록 하여 내쉬는 공기와 공급되는 산소가 혼합되는 것을 막는다.
- 마스크 적용 전 저장백에 산소를 채운 후 적용해야 한다.

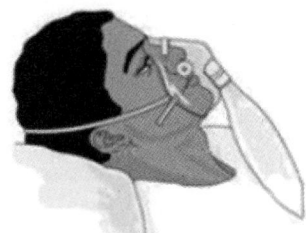

[비재호흡 마스크]

> **참고 산소투여 방법 정리**
> - 비강 캐뉼라(nasal cannula) : 2~6L/min
> - 단순 안면마스크 : 5~8L/min
> - 벤츄리 마스크 : 산소를 가장 정확한 농도로 투여, COPD, 4~15L/min
> - 비재호흡 마스크 : 5~15L/min, 가장 높은 산소를 제공, 일방향 판막이 존재, 저장백에 산소를 채운 후 적용
> - 처방확인, pulse oximeter monitoring, 가습(멸균증류수 사용), 화재예방

3) 핵심기본간호술, 비강 캐뉼라를 이용한 산소요법

1. 물과 비누로 손위생을 실시한다.
2. 처방을 확인한 후 필요한 물품을 준비한다.
3. 준비한 물품을 가지고 대상자에게 가서 간호사 자신을 소개한다.
4. 손소독제로 손위생을 실시한다.
5*. 대상자의 이름을 개방형으로 질문하여 대상자를 확인하고, 입원팔찌와 환자리스트(또는 처방지)를 대조하여 대상자(이름, 등록번호)를 확인한다.
6. 대상자에게 산소요법의 목적과 절차를 설명한다.
7. 대상자에게 가능하면 반좌위를 취해준다.
8. 습윤병에 증류수를 정해진 눈금까지 채운 후 증류수 마개를 닫는다.
9. 유량계와 습윤병을 연결한 후 Wall O_2 벽에 산소유량계를 꽂는다.
10. 습윤병에 있는 산소장치 출구와 비강 캐뉼라를 연결한다.
11*. 대상자에게 연결하기 전에 비강 캐뉼라를 통해 산소가 나오는지 확인한 후 유량계를 잠근다.
12*. 대상자 비공의 폐색 여부를 확인한다.
13*. 캐뉼라 끝부분을 대상자의 양쪽 비강에 삽입하고 귀 뒤에 걸친 후 턱 밑에서 길이를 조절한다.

> 참고
> 장기적 사용 시 패딩 적용 예 COPD, asthma 환자 등

14*. 유량계를 열어 처방된 산소 흡입량을 눈높이에서 조절한다(유량기 내 Ball의 중심을 눈금에 일치시킨다).
15. 대상자에게 가능하면 입을 다물고 코를 통해 호흡하도록 설명한다.
16. 대상자를 편안하게 해준 후 산소사용에 따른 화재 위험성과 피부손상(코, 귀 등 접촉부위) 등을 설명한다.
17. 물과 비누로 손위생을 실시한다.
18. 수행 결과를 간호기록지에 기록한다.
    ① 산소주입 시작시간
    ② 산소주입량
    ③ 호흡양상
    ④ 대상자의 반응

4) 핵심기본간호술, Pulse oximeter와 EKG monitor 적용

1. 물과 비누로 손위생을 실시한다.
2. 필요한 물품을 준비한다.
3. 준비한 물품을 가지고 대상자에게 가서 간호사 자신을 소개한다.
4. 손소독제로 손위생을 실시한다.
5*. 대상자의 이름을 개방형으로 질문하여 대상자를 확인하고, 입원팔찌와 환자리스트(또는 처방지)를 대조하여 대상자(이름, 등록번호)를 확인한다.

[산소포화도 측정]

6. 대상자에게 산소포화도 측정의 목적과 절차에 대해 설명한다.
7. 산소포화도 측정기계를 켜고 센서에 불이 들어오는지 확인한다.
8. 손톱상태를 확인한 후, 센서를 손가락에 부착하여 고정한다(매니큐어가 있는 경우 지운다).
9. 대상자에게 주의점을 설명한다.
    1) 혈액 순환(perfusion)을 잘 측정할 수 있도록 팔을 많이 움직이지 말 것
    2) 강한 외부 빛이 센서에 비치지 않도록 할 것
    3) 손가락이 아프거나 습기 차면 보고할 것
10*. 산소포화도를 확인한 후 경고음을 설정하고, 대상자에게 경고음이 울리면 간호사에게 알리도록 설명한다.
11. 측정 기계의 줄이 당기지 않도록 정리한다.

[심전도 측정]

12. 심전도 모니터링의 목적 및 절차에 대해 설명한다.
13. 대상자의 가슴을 노출시키고, 전극 부착 위치의 피부 상태를 확인하여 땀이나 이물질이 있는 경우 제거한다.
14. 전극을 준비한다.
    1) 대상자에게 붙일 전극(electrode)과 전선(lead wires)를 연결한다.
    2) 전극 뒷부분의 비닐을 제거한다.
15*. 준비된 전극을 각각 정확한 위치에 부착하고 잘 고정되었는지 확인한다(이때 젤 패드는 누르지 않는다).

> 📢 위치
> 1) 오른쪽 팔(RA) 전극 : 오른쪽 쇄골 아래
> 2) 왼쪽 팔(LA) 전극 : 왼쪽 쇄골 아래
> 3) 왼쪽 다리(LL) 전극 : 왼쪽 5번째 늑간 중심 액와선

16*. 심전도 lead II를 설정하고 리듬, 심박동수(HR)를 확인한 후 경고음을 설정한다.
17. 대상자에게 경고음이 울리면 간호사가 확인할 것이라고 설명한다.
18. 사용한 물품을 정리한다.
19. 물과 비누로 손위생을 실시한다.
20. 수행 결과를 간호기록지에 기록한다.
    ① 산소포화도
    ② 심박동수(HR)
    ③ EKG 결과

4 인공기도 기출 03, 14

의식저하, 기도폐쇄, 기계환기적용 대상자의 기도유지 및 분비물제거를 위해 사용

1) 인두관(pharyngeal tube)
대상자의 혀가 뒤로 말려 기도를 막는 것을 예방하여 기도를 유지하고 분비물을 흡인할 수 있다.

(1) 구강 인두관
① 전신 마취 시 또는 무의식 환자의 인두 흡인 시 사용하며 입을 통해 인두 위쪽으로 삽입하는 플라스틱관
② 입술가장자리에서 귓불까지의 거리를 측정하여 선택
③ 구강인두관 끝이 입천장을 향하도록 삽입하여 인두후벽에 닿으면 180° 회전시켜 끝부분이 아래로 가게 한다.

(2) 비강 인두관
① 기침반사나 구역반사로 인해 구강 인두관을 사용하지 못할 때 사용
② 코를 통해 인두 위쪽으로 삽입하는 플라스틱관으로 코끝에서 하악각(귓불)까지의 길이를 측정하여 선택

2) 기관 내관(Endotracheal tube)
① 구강이나 비강을 통해 성대하부의 기관내로 삽입되는 관, 급성호흡부전, 중추신경억제, 후두경련, 상기도폐쇄시 기도를 유지해준다.
② 전신마취 시, 기계의 흡인이 필요한 응급상황에서 흔히 사용
③ 커프가 부착되어있어 기계환기에 의해 폐로 들어간 공기가 새는 것을 막고 구토로 인한 흡인을 막아주지만 과도한 압력은 기도의 괴사를 유발할 수 있으므로 적절한 압력을 유지해야한다.

3) 기관 절개관(Tracheostomy) 기출 14, 16, 19, 22
① 장기간 기계적 호흡이 요구될 때, 만성적 상부기도 폐쇄, 기도화상 등에 사용
② 2~4번째 기관 환(tracheal ring)을 외과적 절개 후 삽입
③ 기관절개관의 커프는 튜브주변의 공기 누출을 막고 기도흡인을 예방하여 기계환기를 용이하게 하지만 기도의 괴사 위험을 줄이기 위해 커프를 2~3시간 간격으로 이완(커프의 압력 15~20mmHg으로 유지)해야 한다.

> **참고**
> 기관 절개관 커프의 팽창은 합병증을 최소화하기 위해
> ▸삽입 후 첫 24시간 ▸인공호흡기(IPPB) 사용시 ▸무의식환자의 구강인두 분비물 흡인방지를 위해서만 적용한다.

4) 핵심기본간호술, 기관절개관 관리(tracheostomy care)
1. 물과 비누로 손위생을 실시한다.
2. 멸균된 드레싱세트에 소독된 내관을 넣는다.
3. 소독솜과 Y-거즈 등 소독할 물품을 드레싱 세트 안에 넣고 필요한 물품을 준비한다.

4. 준비한 물품을 가지고 대상자에게 가서 간호사 자신을 소개한다.
5. 손소독제로 손위생을 실시한다.
6*. 대상자의 이름을 개방형으로 질문하여 대상자를 확인하고, 입원팔찌와 환자리스트(또는 처방지)를 대조하여 대상자(이름, 등록번호)를 확인한다.
7. 대상자에게 기관절개관 관리의 목적과 절차를 설명한다.
8. 대상자의 자세를 편하게 해주고 대상자 가슴 위에 방수포를 깐다.
9. 손소독제로 손위생을 실시한다.
10. 드레싱세트를 무균적으로 열고 멸균장갑을 낀다.
11. 분비물을 제거하기 위해 기관내 흡인을 실시한다.
12*. 한 손으로 외관을 잡고 다른 손으로 잠금장치를 열어 내관을 조심스럽게 뺀다(내관 주변의 분비물의 양, 색, 냄새 등의 특성을 확인한다).
13. 외관에 있는 분비물을 흡인한다.
14. 외관 밑에 있는 사용한 Y-거즈를 빼내어 버린다.
15. 손소독제로 손위생을 실시한다.
16*. 멸균장갑을 새로 바꿔 낀다.
17*. 한 손으로 소독된 내관의 끝을 잡고 삽입한 후 빠지지 않게 잠금장치를 확인한다.
18*. 섭자를 이용하여 기관절개관 주위와 피부를 소독솜으로 절개 부위에서 바깥쪽으로 닦는다. 솜은 한 번에 한 개씩 사용한다.
19*. 습기가 남아있는 기관절개 부위를 멸균 마른 거즈로 가볍게 두드리며 습기를 제거하고, Y거즈를 끼운다.
20. 장갑을 벗고 손소독제로 손위생을 실시한다.
21. 기관절개관이 빠지지 않도록 손으로 잡은 후 다른 손으로 기존의 끈을 조심스럽게 가위로 잘라 제거한다(가위의 끝이 대상자 쪽으로 향하지 않도록 한다).
22*. 기관절개관이 빠지지 않도록 손으로 잡은 후 고정구에 새 끈을 넣어 목을 두른 후 고정한다.
23. 사용한 물품을 정리한다.
24. 내관을 과산화수소수 용액(과산화수소수:생리식염수 = 1:2)에 담가 놓는다.
25. 멸균된 세척솔이나 긴 면봉을 이용하여 과산화수소수에 담겨 있는 내관을 깨끗이 닦는다.
26. 내관을 생리식염수로 헹구고, 물기가 마르도록 마른 거즈로 내관의 물기를 닦거나 말려 놓는다.
27. 물과 비누로 손위생을 실시한다.
28. 수행 결과를 간호기록지에 기록한다.
    ① 날짜와 시간   ② 기관절개 부위 상태
    ③ 분비물의 양, 색, 냄새, 점도   ④ 대상자의 호흡양상과 반응

5 흡인(Suction) 기출 04, 11, 17, 23, 24, 25

1) 흡인의 목적

① 대상자가 효과적으로 기도의 분비물을 제거할 수 없을 때 기도개방을 유지하기 위해
② 진단적 목적으로 분비물을 채취하기 위해
③ 분비물 축적으로 인한 감염의 방지

2) 흡인의 원칙

① 가능한 식사 전에 흡인하여 aspiration을 예방한다.
② 흡인압을 점검한다(성인 : 110~150mmHg, 아동 : 95~100mmHg).
③ 흡인 시 체위는 의식 있는 대상자의 경우 반좌위로 하고, 무의식 대상자는 측위에서 간호사와 얼굴을 마주보도록 한다.
④ 기관흡인, 기관내관, 기관절개관 흡인시 무균법을 수행하여 미생물의 침입을 차단한다.
  무균용기세트, 멸균생리식염수를 흡인시마다 교체하여 사용한다.
⑤ 흡인하는 동안은 산소가 폐까지 도착할 수 없으므로 카테터를 삽입하는 동안에는 흡인하지 않으며 카테터의 삽입에서 제거까지 10~15초 이상 걸리면 안된다(저산소증의 위험).
⑥ 분비물이 제거될 때까지 3~4회 같은 방법으로 흡인을 시행하되 20~30초 간격을 유지한다.
⑦ 흡인의 빈도는 대상자의 사정에 의해 분비물이 확인되면 시행한다. 필요 이상의 잦은 흡인은 오히려 기침반사를 억제한다.
⑧ 기관지 점막의 손상을 피하기 위해 카테터를 잡은 손 엄지와 검지로 카테터를 부드럽게 회전시키면서 위로 뺀다.
⑨ **카테터의 삽입 길이** : 구강인두의 위치(대상자의 코에서 귓불까지이며 약 13cm)
  카테터의 굵기 : 흡인경로 지름의 1/2 흡인 전후로 100% 산소를 공급함

> **참고 ✓ suction시 주의점**
> - 감염예방 : suction catheter 및 용액(멸균생리식염수)을 흡인시마다 교체, 무균적 조작(멸균장갑)
> - 저산소증예방 : 카테터의 삽입에서 제거까지 10~15초 이하로, 카테터 삽입시 흡인압이 걸리지 않도록 하며 흡인 전후로 100% 산소를 공급(과환기)
> - 미주신경자극예방 : 불필요한 흡인은 피한다.
> - 기관점막손상예방 : 카테터를 삽입하는 동안에는 흡인하지 않고 빼낼 때는 회전하면서 뺀다.

3) 핵심기본간호술, 기관 내 흡인(endotracheal suction)

1. 가능한 식사 전에 흡인하여 aspiration을 예방한다.
2. 흡인압을 점검한다(성인 : 110~150mmHg, 아동 : 95~100mmHg).
3. 흡인 시 체위는 의식 있는 대상자의 경우 반좌위로 하고, 무의식 대상자는 측위에서 간호사와 얼굴을 마주보도록 한다.
4. 무균용기가 들어있는 세트를 열어 용기에 일회용 생리식염수를 따른다.

> **참고 ✓** 세트를 사용하지 않는 경우 일회용 멸균 생리식염수 30ml를 개봉하여 사용한다.

5*. 카테터의 개봉 부위를 약간 개봉한 후, 카테터와 흡인병이 연결되는 압력 조절구 쪽을 노출하여 흡인 line과 연결한다.
6. 손소독제로 손위생을 실시한다.
7. 양손에 멸균장갑을 낀다(필요에 따라 흡인 전 과환기 실시).
8. 흡인 line을 잡을 손으로 흡인기를 켠 다음 흡인 line을 들고, 흡인을 할 손으로 포장지 바깥쪽이 닿지 않도록 주의하며 카테터를 꺼낸다.

9*. 삽입할 카테터의 길이를 정한 후 끝을 생리식염수로 윤활시키고, 흡인 line을 잡은 손의 엄지손가락으로 연결관을 눌러보아 식염수가 잘 통과하는지 확인한다.
10*. 연결관을 누르고 있던 엄지손가락을 떼고 나서 인공 기도를 통해 카테터를 부드럽게 삽입한다.
11*. 연결관을 막고 카테터를 잡은 손 엄지와 검지로 카테터를 부드럽게 회전시키면서 위로 뺀다(분비물 양상과 대상자의 저산소 상태 등을 살피면서 10~15초를 넘지 않도록 신속히 흡인한다).
12*. 흡인을 한 카테터는 무균용기(또는 일회용 멸균 생리식염수)에 있는 생리식염수를 다시 통과시킨다 (분비물이 통과할 때 분비물의 양상을 관찰한다).
13. 분비물이 제거될 때까지 3~4회 같은 방법으로 흡인을 시행하되 20~30초 간격을 유지한다.
14. 흡인이 끝나면 장갑을 벗고, 흡인기를 끈 다음 사용한 물품을 정리한다.
15. 물과 비누로 손위생을 실시한다.
16. 수행 결과를 간호기록지에 기록한다.
    ① 날짜와 시간
    ② 분비물의 특성, 양
    ③ 흡인 전후 대상자의 호흡양상과 반응

6 수화(Hydration)

1) 수분 섭취량의 증가

적절한 수화는 분비물의 액화로 가벼운 기침으로도 배출이 가능하게 만들어주며, 점액섬모의 청소기능을 증진시키고 점액과 기도의 세포잔해를 이동시킴. 이를 위해 기본적으로 수분을 1,500~2,000mL/Day 섭취하는 것을 권장함

2) 습화된 공기의 제공

① 실내용 가습기 사용
② 분무가습기 : 체온과 같은 온도로 100% 습도를 제공, 인공호흡기의 경우에는 수분이 있는 산소제공 시 사용
③ Oxygen humidifier : 가습화된 산소를 제공하기 위하여 산소기구와 함께 사용하며 4mL/min 이상의 산소공급시 필수

3) 분무 요법(Nebulizer)

(1) 저용량분무기(small volume Nebulizer)
    ① MDI에 비해 고농도의 많은 양의 약물을 폐에 직접 투여하고 기도를 습윤 환경으로 만들어 줌
    ② 단점은 전원을 연결하여야 하고 기계의 부피가 커 휴대하기가 힘들고 많은 양의 약이 필요
    ③ ventolin, pulmicot, intal 등 사용

(2) MDI(metered-dose inhaler, 정량식 흡입기) : 휴대가 간편하며 약물투여가 용이하다. 흡입구를 입에 물고 흡입과 동시에 약물이 분사되도록 한 후 5~10초 숨을 참은 후 천천히 호기하도록 한다.

PART 1 산소화 요구

01. 다음 중 혈압이 실제보다 낮게 측정되는 경우로 옳은 것은?

① 계단을 막 올라온 후에
② 팔이 지지되지 않을 때
③ 커프를 느슨하게 감을 때
④ 측정위치가 심장보다 낮을 때
⑤ 커프의 너비가 상박둘레보다 넓을 때

🔑해설 [혈압 측정 시 생기는 오류]
- 혈압이 높게 측정되는 경우
  - 커프가 너무 좁거나, 느슨히 감을 때
  - 공기를 너무 느리게 주입하거나 밸브를 너무 천천히 풀 때(혈관 내 울혈로 인해 이완기혈압이 높게 측정)
  - 운동 직후 또는 활동 직후의 혈압 측정
  - 팔이 심장보다 낮을 때
  - 재측정을 곧바로 한 경우(말초혈관 저항으로 수축기혈압이 높게 측정)
- 혈압이 낮게 측정되는 경우
  - 팔의 크기에 비해 너무 넓은 커프를 사용했을 때
  - 커프를 감은 팔을 심장보다 높게 했을 때
  - 밸브를 너무 빨리 풀 때(수축압은 낮게, 이완압은 높게 읽힘)
  - 충분한 공기를 주입하지 않은 경우(수축압이 낮게 읽힘)

02. 버거스질환을 의심하여 진단검사를 위해 입원한 환자에게 병변으로의 순환상태를 확인하기 위해 체크해야 할 맥박부위는?

① 요골동맥
② 상완동맥
③ 심첨맥박
④ 대퇴동맥
⑤ 족배동맥

🔑해설 [맥박 측정 부위]
- **요골동맥** : 쉽게 촉지 가능하여 가장 많이 사용, 자신의 맥박을 스스로 측정할 때도 사용, 엄지의 사용은 하지 않는다.(간호사 자신의 동맥을 느껴 정확한 측정이 어렵다.)
- **심첨맥박** : 청진기를 심장의 심첨부위(4번째, 5번째 늑골간)에 대고 심음을 1분간 청취하여 측정. 영유아의 맥박 사정이나 특정 약물(digitalis 등)을 투여할 때 사용
- **대퇴동맥** : 다리의 순환을 확인하기 위해 사용하거나 심정지 대상자 및 유아와 어린이에게 사용하며 Shock대상자에 쉽게 측정가능
- **경동맥** : 쇼크나 두뇌로의 혈액순환을 평가할 때 쉽게 사용가능하며 유아 및 심장 정지시에 사용

정답 01. ⑤ 02. ⑤

- **측두맥박** : 어린이 맥박 측정 시에 용이함
- **상완맥박** : 상지 혈압 측정 시에 사용
- **척골맥박** : Allen test 등 손의 순환상태를 사정할 때 이용
- **후경골맥박** : 발의 순환 상태를 사정하기 위해 사용
- **족배맥박** : 후경골 맥박과 마찬가지로 발의 순환 상태를 사정하기 위해 사용(버거스질환, 당뇨병성 족부병변 환자)

03. 대상자의 혈압이 기존보다 하강되었다고 예측할 수 있는 경우는?

① 혈관의 탄성 감소
② 심박출량 증가
③ 혈관 저항 증가
④ 저염, 고칼륨 식단 유지
⑤ 흡연 직후

해설 [혈압에 영향을 주는 요인]
- 심박출량, 말초혈관저항, 혈액량, 혈액의 점도 : 증가하면 혈압 증가
- 혈관의 탄성 : 감소하면 혈압 증가
- 나이 : 연령증가에 따라 점점 더 높아짐
- 스트레스, 통증, 불안, 발열 → 교감신경자극 → 심박수 증가, 말초혈관 수축 → 혈압 상승
- 활동 : 심박출량 증가 → 혈압 상승
- 흡연 : 혈관수축으로 혈압 상승(약 15분 후 복귀)
- 기타 : 약물(마약성 진통제 → 혈압 하강), 체중(비만 → 고혈압 경향), 식이(저염, 고칼륨 → 혈압 감소)

04. 호흡곤란을 호소하는 대상자에게 정상적인 호흡을 유지하기 위한 간호중재로 옳은 것은?

① 반좌위를 유지한다.
② 입을 벌리고 크게 호흡하도록 권장한다.
③ 계단오르내리기 운동을 권장한다.
④ 가능한 기침은 참아야 한다.
⑤ 가습기는 치운다.

해설 [기도유지를 위한 간호중재]
- 자세 : Semi-Fowler's position
- 호흡 : ① 심호흡, ② 입술 오므리기(Pulsed-lip) 호흡, ③ 횡격막 호흡(복식호흡), ④ 강화 폐활량계(incentive spirometer)
- 기침
- 흉부물리요법 : 체위배액(postural drainage) → 흉부타진법 → 흉부진동법(vibration)
- 산소요법
- 흡인(Suction)
- 수화(Hydration)
- 인공기도
- 흉곽튜브

05. 만성폐쇄성폐질환 환자의 호기를 연장하고 기도허탈을 최소화하기 위한 간호중재로 옳은 것은?

① 산소요법
② 분무요법
③ 흉부타진법
④ 신체활동장려
⑤ 입술오므리기호흡

해설 [입술 오므리기(Pulsed-lip) 호흡]
- 호기를 의식적으로 길게 하며, 호기를 연장하기 위한 근육을 훈련하는 방법.
- 폐로부터 공기흐름에 대한 저항을 만들어 호기동안 기도압을 증가시키고 기도의 저항을 줄여주어 세기관지의 허탈을 막을 수 있고 평상 시 이산화탄소의 양보다 더 많은 양을 제거한다.
- 호기를 흡기보다 2~3배 길게 하여, 과탄산혈증을 특징으로 하는 COPD환자에게 유용하다.

06. 강화폐활량계 사용방법에 대한 교육 내용으로 옳은 것은?

① 체위는 똑바로 누운 자세를 취한다.
② 강화폐활량계를 비스듬히 세워 잡는다.
③ 공이 위쪽 끝에 닿을 때까지 숨을 내쉰다.
④ 강화폐활량계 사용 후 심호흡과 기침을 한다.
⑤ 정상적으로 흡기한 후 입술을 마우스피스로 단단히 물고 강하게 숨을 내쉬도록 한다.

해설 [강화 폐활량계 사용방법]
- 흡기량을 눈으로 확인하는 피드백을 제공하여 자발적인 심호흡을 할 수 있는 방법이다.
- 수술 후 대상자에게 무기폐를 예방하거나 치료하기 위해 주로 사용된다.
- 수술 전 최대 흡식량을 지시계(indicator)로 표시해 둔다.
- 가능한 앉은 자세에서 시행 전 통증을 감소시키기 위해 진통제를 투여하거나 흉벽을 지지해준다.
- 정상호기후 흡기 시에 mouth piece를 물고 입을 통해 천천히 가능한 깊이 숨을 들이 마시고 호흡을 멈추고 3까지 숫자를 센다.(가능한 indicator까지 공을 올리도록 격려)
- 입술을 떼고 정상적으로 호기한다.
- 매시간 5~10회 반복하도록 한다.

07. 흉부진동법의 적용시기로 가장 적절한 것은?

① 체위배액 직후
② 깊게 흡기할 때
③ 취침 전
④ 기침 후
⑤ 흉부타진 후

해설 [흉부진동법(vibration)]
- 타진 후에 시행하며, 대상자의 흉벽에 손바닥을 펼쳐대어 강한 떨림을 제공한다. 호흡성 분비물을 묽게 하여 분비물이 쉽게 배출될 수 있다.
- 영아나 소아, 늑골연, 척추, 흉골, 유방, 신장에는 적용하지 않는다.

정답 05. ⑤ 06. ④ 07. ⑤

- 대상자가 깊게 흡기 후 천천히 호기하는 동안 200회/분의 속도로 진동하고 흡기하는 동안은 진동을 멈춘다.(주로 전기진동기 사용)
- 적절한 체위배액 → 타진 → 진동 → 기침

08. 흉부타진법을 올바르게 시행한 간호사는?

① 흡기하는 동안만 적용함
② 손을 컵모양으로 하여 적용함
③ 옷을 걷고 피부에 직접 적용함
④ 유방, 척추, 늑골연을 따라 적용함
⑤ 팔을 곧게 펴고 두 손을 펴서 포개어 적용함

[해설] [흉부타진법]
- 간호사가 손을 컵모양으로 만들어 흉벽을 두드림으로서 분비물 배출을 돕는 과정이다.(컵 모양 손안의 공기는 흉벽을 통해 진동을 분비물까지 전달)
- 맨살이 아닌 가운이나 환자복을 입은 상태로 실시하며 한 부위에 여러 번 시행하고 30~60초 동안 실시한다.
- 금기 : 유방, 흉골, 척추 및 신장 부위는 조직 손상 위험으로 인해 두드리지 않음
  출혈성 질환, 골다공증, 늑골골절에도 금기

09. 비재호흡마스크로 산소를 투여할 때 방법으로 옳은 것은?

① 습윤병은 생리식염수로 채운다.
② 착용전 저장백에 산소를 채운다.
③ 만성폐쇄성 폐질환 환자에게 주로 사용한다.
④ 산소주입은 4L/min 미만으로 유지한다.
⑤ 저장백이 허탈되면 산소주입속도를 낮춘다.

[해설]
① 습윤병은 증류수를 사용한다.
② 착용전 저장백에 산소를 채운다.
③ 만성폐쇄성 폐질환 환자 : 벤츄리 마스크
④ 산소주입은 5L~15L/min로 유지한다.
⑤ 저장백이 허탈되지 않도록 일정속도 이상의 산소유량을 유지하여야 한다.

[산소투여방법]
- 비강 캐뉼라(nasal cannula) : 2~6L/min
- 단순 안면마스크 : 5~8L/min
- 벤츄리 마스크 : 산소를 가장 정확한 농도로 투여, COPD, 4~15L/min
- 비재호흡 마스크 : 5~15L/min, 가장 높은 산소를 제공, 일방향 판막이 존재, 저장백에 산소를 채운 후 적용
- 처방확인, pulse oxymeter monitoring, 가습, 화재예방

08. ② 09. ②

10. 기관절개관을 삽입하고 있는 환자에게 수행하는 간호중재로 옳은 것은?

① 내관흡인 시 비닐장갑을 착용한다.
② 내관소독 시 포비돈 희석액을 사용한다.
③ 내관 삽입 전 외관의 분비물을 제거한다.
④ 삽입부위 피부는 바깥쪽에서 안쪽으로 소독한다.
⑤ 흡인 시 흡인관의 조절구멍을 막은 상태에서 삽입한다.

해설 [기관절개관을 가진 대상자 간호]
- 인공기도를 통한 흡인시 감염을 예방하기 위해 흡인카테터와 멸균생리식염수는 매번 교환하며 멸균장갑을 착용하고 카테터 조작 시에도 오염에 주의하여 무균법을 지켜야 한다.
- 내관소독은 과산화수소수 : 생리식염수 = 1:2에 15분~20분 담근 후 솔을 이용해 세척하고 Glutaldehyde 용액에 5분 담궈 소독 후 생리식염수로 세척하여 외관에 다시 끼워 준다.
- 내관 삽입 전 외관 안쪽의 분비물을 흡인하여 제거 후 내관을 끼워 준다.
- 삽입부위 피부는 안쪽에서 바깥쪽으로 소독한다.(생리식염수를 묻힌 거즈 사용함)
- 흡인관의 조절구멍을 막으면 흡인압이 걸림 → 카테터를 삽입하는 동안에는 흡인하지 않음, 저산소증예방

정답 10. ③

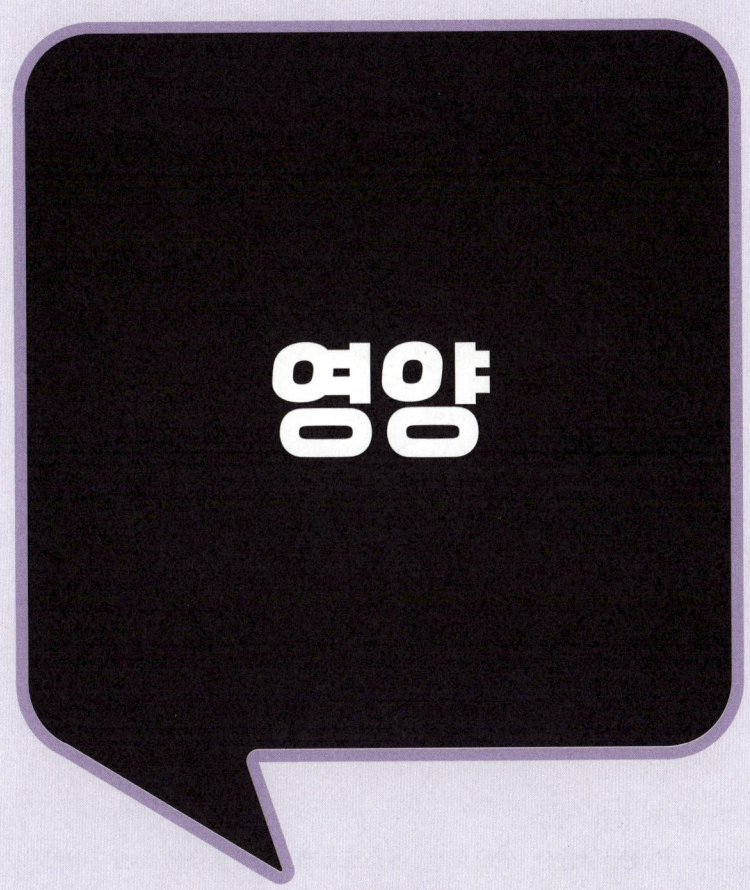

영양

PART 2

CHAPTER 01. 영양 요구 사정
CHAPTER 02. 영양 간호

CHAPTER 01 영양 요구 사정

1 영양과 대사

1) 탄수화물
① 총열량의 55~65% 섭취권장
② 주요 에너지원, 단백질 절약기능, 지방의 불완전연소로 인한 ketosis 예방, 신체의 구성성분, 정상적인 배변기능도움

2) 단백질
① 총열량의 7~20% 섭취권장
② 체단백 합성을 위한 아미노산의 공급원
- 뼈, 건, 혈관, 피부, 모발, 손톱구성
- 체액, 호르몬, 혈장단백질, 면역세포, 신경전달물질 합성원료

3) 지방
① 총열량의 15~30% 섭취 권장
② 에너지원, 필수지방산, 담즙산, 안드로겐, 에스트로겐 등의 호르몬 주요구성성분, 지용성비타민의 흡수도움, 열의 방출을 막아 체온유지
③ 종류

포화 지방산	상온에서 고체, 동물성지방에 많이 함유		
불포화 지방산	상온에서 액체	단일불포화 지방산 – 올리브유(혈중 콜레스테롤 하강)	
		다가불포화 지방 – 콩기름, 참기름, 들기름	
트랜스지방산	불포화지방산인 식물성기름을 가공식품으로 만들 때 산패를 억제하기위해 첨가하는 과정(수소화)에서 생기는 지방산(마가린) – 심혈관계질환 발병율 높임		
필수지방산	세포의 성장과 발달에 필수지만 체내합성이 되지 않아 반드시 섭취해야 한다.	리놀레산, 리놀렌산, 아라키돈산	
콜레스테롤	세포막, 뇌와 신경, 담즙산의 합성, 스테로이드호르몬에 필수	혈액내 수치가 높으면 동맥경화의 위험 증가 < 200mg/dL	
LDL(Low Density Lipoprotein)	세포와 조직에 콜레스테롤을 전달	< 130mg/dL	
HDL(High Density Lipoprotein)	조직에서 콜레스테롤을 이동시켜 최후배설을 위해 간으로 이동시킴	30~85mg/dL	

4) 무기질

무기질	주요기능	주요 식품원
sodium(Na) : 나트륨	체액과 전해질의 균형, 산염기 균형	식용염, 가공처리한 고기
potassium(K) : 칼륨	체액과 전해질의 균형, 산염기 균형 신경자극전달, 효소반응	바나나, 오렌지, 감자
chlorine(Cl) : 염소	체액과 전해질의 균형, 산염기 균형, 위액의 성분	식용 소금
calcium(Ca) : 칼슘	치아, 골의 형성, 신경근 활동, 혈액 응고, 세포벽 투과성	우유, 유제품
phosphorus(P) : 인	산염기 균형, 뼈·치아 형성	달걀, 고기, 우유
iodine(I) : 요오드	갑상선호르몬의 기본성분	해조류
iron(Fe) : 철	헤모글로빈의 구성 요소, 세포산화 보조	간, 달걀 노른자, 고기
magnesium(Mg) : 마그네슘	신경 활동, 효소의 활성화, 뼈·치아 형성	현미, 우유, 고기
zinc(Zn) : 아연	효소, 인슐린의 조성	굴, 간, 콩, 견과류

5) 비타민

비타민	성질	결핍 시 증상	기능 및 효능·효과	식품
B₁ 티아민(thiamine)	수용성	각기병, 식욕부진, 피로, 권태	에너지대사, 정상신경기능유지	싱싱한 고기, 달걀 노른자, 우유, 곡식, 채소, 과일
B₂ 리보플라빈(riboflavin)		리보플라빈 결핍증, 구순구각염, 안질, 설염	세포 내 에너지대사에 관여 알코올중독 등 흡수장애 시 결핍	
B₃ 니코틴산, 니아신(niacin)		펠라그라, 니코틴산 결핍증후군, 체중감소	탄수화물, 단백질, 지방대사	
B₅ 판토텐산(pantothenic acid)		성장정지, 체중감소	탄수화물, 단백질, 지방대사	
B₆ 피리독신(pyridoxine)		피부병, 저혈소성 빈혈	아미노산대사. 효소작용을 돕고 신경을 지킴	
B₇ 비오틴(biotin)		피부염, 성장정지, 피로	탄수화물, 단백질, 지방대사	
B₉ 엽산(folic acid)		빈혈, 피로, 허약	적혈구 형성과 성숙. 위장, 입 안의 점막 보호	
B₁₂ 코발라민(cobalamine)		내인자부족으로 악성빈혈	효소의 조효소로 작용, 조혈작용에 관여	
C 아스코르브산(ascorbic acid)		괴혈병, 피하출혈, 상처치유지연, 감염가능성 증가	콜라겐을 생성. 모세관벽 통합성 유지, 적혈구 형성	귤, 키위, 감자, 채소
A 레티놀(retinol)	지용성	야맹증	성장촉진, 정상시력 유지, 피부 건강	간, 달걀 노른자, 버터, 우유
D 칼시페롤(calciferol)		구루병, 골연화증, 다공증	뼈, 치아 발달 시 칼슘흡수와 이용. 신장에서 인과 칼슘 재흡수 촉진	간, 달걀 노른자, 고등어 등 기름기 있는 생선

E 토코페롤 (tocopherol)	노화성, 불임증	몸의 산화 방지, 혈관 보호, 근육의 기능을 정상화시킴. 생식기능 강화	우유, 식물성 기름
K 필로퀴논 (phylloquinone)	혈액응고 지연, 신생아 출혈	혈액응고에 필수인 단백질 합성	간, 달걀, 고기, 시금치

6) 체액 기출 13, 14, 16

(1) 체액의 구성

체액 (체중의 60~70%)	• 세포외액(Extracellular Fluid, ECF) • 체중의 20% • 나트륨의 99%가 세포외액에 존재	혈장액 (Intravascular fluid)	체중의 5%	혈관내 존재
		간질액 (Interstitial fluid)	체중의 15%	세포와 세포사이, 세포대사의 용매
		체강액 (Transcellular fluid)	체중의 1%	세포외액 중 상피세포층에 의해 분리된 것
	• 세포내액(Intracellular Fluid, ICF) • 체중의 40% • 칼륨의 98%가 세포내액에 존재	인체의 구조물을 구성함		세포내에 존재

(2) 체액불균형

체액의 평형은 수분의 섭취량과 배설량이 같고 두 체액 구역(세포 안과 밖)에 수분과 용질이 정상적으로 분포하는 것이다.

	결핍(탈수)	과다(부종)
원인	• 수분, 나트륨 손실 • 불충분한 섭취 : 의식장애, 연하곤란, 금식, 혼수, 갈증, 감각의 손상 • 배설 증가 : 위장관(설사, 구토, 흡인), 신장(요농축 불능, 과다한 요배설, 요붕증), 폐(과다한 환기, 기관절개술), 피부(과다한 발한, 화상, 고열)	• 수분배설장애, 신부전, 울혈성 심부전, 나트륨과다섭취, 스테로이드요법, 쿠싱증후군 같은 나트륨균형 장애로 이차적으로 발생가능 • 세포외액량 과다 시 정수압 증가로 수분이 조직으로 이동되어 말초부종과 폐수종 유발 • 저장액으로 관장 또는 세척, 화상
증상	• 갈증, 피부탄력성↓, 안구함몰, 체온상승, 빈맥, 저혈압, 핍뇨, 체중 감소, 혼돈 • 혈청성 삼투압 농도 증가(〉295mOsm/kg) • 혈청내 Na이 증가하거나 정상(145mEq/L) • BUN의 증가(〉25mg/dL) • Hct 상승(〉55%)	• 호흡곤란, 폐수종, 사지부종, 혈압상승, 뇌부종, 체중 증가, 의식수준의 변화 • 혈청내 삼투압 농도 감소(〈275mOsm/kg) • 혈청내 Na 변화(〈135mEq/L, 〉145mEq/L) • Hct 감소 • 요비중 1.010 이하
간호	• V/S 측정, 체중 측정, 섭취/배설량 측정, 의식상태 사정, 전해질 수치 사정 • 수분보충, 저염식이, 피부 간호, 구강 간호	• 활력징후(강한 맥박, 혈압상승, 약하고 빠른 맥박), 악설음, 천명음, 요흔성 부종, 정맥울혈, 체중, 섭취/배설량, 의식수준(뇌부종)사정 • 이뇨제 투여, 수분제한, 침상머리 상승

(3) 전해질 불균형

> **참고**
> 나트륨이온의 99%가 세포외액에 존재하며 1%가 세포 내에 존재하여 Na-K펌프를 유지한다.
> 칼륨의 대부분은 세포 내에 있지만 세포외의 2%가 조금만 변해도 불균형을 유발하고 치명적 결과를 가져온다.

	고나트륨혈증(hypernatremia)	저나트륨혈증(hyponatremia)
정의	혈장 나트륨 145mEq/L 이상	혈장 나트륨 135mEq/L 이하
원인	• 나트륨 배설 저하 : aldosterone 과잉증, 신부전, 쿠싱증후군 • 나트륨 섭취 증가, 정맥 내 식염수 주입 • 수분 섭취 감소 : 금식 • 수분 소실 증가 : 대사율 증가, 과다 환기, 감염, 과도한 발열, 설사, 탈수	• 나트륨 배설 증가 : 과도한 발한, 이뇨제, 위장관 배액, aldosterone 분비 저하, 고지혈증, 신장 질환 • 부적절한 나트륨의 희석 : 저장성 용액의 과도한 섭취, 신부전, 고혈당, 울혈성 심부전, 항이뇨호르몬 부적절 분비증후군
증상	부종, 체중증가, 건조한 피부와 혀, 갈증, 불안, 흥분, 핍뇨나 무뇨	피부긴장감소, 불안, 혼란, 근심, 저혈압, 심계항진, 두통, 떨림, 경련, 복통, 구토, 설사
치료 간호	• 근본적인 원인 교정 • 이뇨제(Lasix)와 포도당 용액 투여 • 저장액 투여 : 0.2% 또는 0.45% 식염수, 포도당액 • 나트륨 섭취 제한	• Na^+ 126~136mEq/L : 수분제한과 균형잡힌 식이요법 • Na^+ 116~125mEq/L : 수액요법(0.9% 생리식염수, 젖산염 링거액) • Na^+ 115mEq/L 이하(신경학적 징후가 보임) : 고장액(3% 식염수)을 천천히 주입 • 이뇨제 투여(체액 과다 예방)

	고칼륨혈증(Hyperkalemia)	저칼륨혈증(Hypokalemia)
정의	혈장 내 K^+ 농도가 5.0mEq/L 이상	혈장 내 K^+ 농도가 3.5mEq/L 이하

원인	• K^+ 섭취 증가 : 과도한 정맥주입
	• 세포외액으로 K^+ 이동 : 산독증, 조직의 이화작용
	• Digitalis 제제 과량 투여 : 심근수축력 감소, 심부정맥 유발
	• 부신피질 장애
	• 신부전
		• K^+ 섭취 감소
		• 세포 내로 K^+ 유입
		  - 알칼리혈증
		  - 과식 또는 포도당 정맥투여로 인한 인슐린 과다 분비
		• K^+ 배출 증가
		  - 이뇨제, 투석
		  - 설사, 변완화제 사용
		  - 지나친 발한
		• K^+ 소실 : 구토, 비위관 흡인

증상	불안, 걱정, 혼란, 구토, 호흡곤란, 위장관의 과활동, 근육허약, 사지의 무감각, 저혈압, 심부정맥, 심정지	근육통과 허약, 심장근육의 약화, 식욕부진, 오심, 구토, 우울, 혼란, 졸음, 복부팽만, 소변량 증가, 얕은 호흡, 불규칙한 맥박

치료 간호	· 인슐린, 당 주입 · 이뇨제 투여 · 고칼륨 음식 제한 · kayexalate 등의 양이온 교환수지를 구강, 직장으로 투여(K⁺ 대변으로 배출) · 구강으로 금식(NPO) · 침상안정 : 칼륨수치 정상 시까지	· 고칼륨 식품 섭취(바나나, 오렌지 주스, 고기, 토마토주스 등) · 칼륨이 즉시 투입되지 않을 시 사망할 수 있으므로 구강 섭취(가장 안전), 정맥 투입 시에는 ECG모니터를 관찰해야 함 · 이뇨제에 의한 칼륨 부족 시 : 칼륨 보충제나 칼륨 보유 이뇨제 사용

> **참고**
> ① 인슐린은 포도당과 칼륨이 세포내로 들어가는 것을 촉진한다.(혈당과 칼륨농도는 인슐린에 의해 동시에 낮아진다.)
> ② 혈중수소농도 증가(=pH 하락) → 수소가 세포내로 유입 → 세포내 칼륨이 혈장으로 나감 → 혈중 칼륨농도 증가
> ③ 고칼륨 식품(바나나, 오렌지주스, 고기, 토마토주스 등)

> **참고**
> 정상 potassium 농도 : 3.5mEq/L ~ 5.0mEq/L
> 정상 sodium 농도 : 135mEq/L ~ 145mEq/L 이상

2 영양장애

1) 영양에 영향을 미치는 요인

① **발달단계** : 성장, 발달, 활동, 연령과 관계된다. 영아, 청소년기, 임신, 수유기에는 많은 영양이 필요하고 노인은 연령이 증가함에 따라 대사율 감소로 열량요구량이 감소한다.
② **성별** : 남성은 여성에 비해 큰 근육을 사용하므로 더 많은 열량과 단백질이 필요하고 가임여성은 남성에 비해 월경과 관련되어 더 많은 철분이 필요하다.
③ 건강상태, 투약과 치료
④ 사회, 문화, 경제적 특성
⑤ 심리적 요인

2) 영양과잉

에너지요구량을 초과하는 열량섭취는 지방조직의 형태로 저장되어 과체중을 유발하여 고혈압, 당뇨 같은 만성질환의 원인이 된다.

3) 영양결핍

필요 에너지량보다 적게 섭취하거나, 편중되고 부적절한 섭취는 소화흡수장애로 발생할 수 있다.

4) 오심(Nausea)

① 구토할 것 같은 느낌으로 위장관의 감각 또는 약물 등이 연수의 구토중추를 자극하여 발생
② 타액분비, 어지러움, 발한, 피부 창백, 빠른 맥박, 두통 등이 함께 나타남
③ 가라앉을 때까지 일시적으로 음식과 수분 섭취 제한

5) 구토(Vomiting)

① 헛구역질(retching) : 위장이 비어있어 구토물 없이 구토하는 행위만 함
② 역류(regurgitation) : 구토하려는 증상 없이 위장 내용물이 인후나 입으로 올라옴(흔히, 영아에게서 나타남)
③ 투사성 구토(projectile vomiting) : 분출하듯 구토를 일으키는 것(뇌압상승이나 위장관 출혈 시 나타남)
④ 구토 후에는 가능한 빨리 구강간호를 제공하여 위산으로 인한 치아손상을 예방, 추가적 음식섭취는 구토를 발생시키므로 음식섭취를 제한함)

6) 가스팽만

① 트림(belching) : 입을 통한 위장 가스의 분출
② 장내 가스(flatus) : 장에서 생성되어 직장으로 방출되는 가스
③ 대상자가 입을 다물고 음식을 씹도록 권장, 빨대, 껌, 흡연, 탄산음료, 스트레스를 피하여야 한다. 의사와 상의하여 위장가스를 감소시키는 약물 처방(simethicone은 가스제거 도움)

7) 연하곤란

① 흡인의 위험이 있어 먹고 삼키는데 많은 주의가 필요하다.
② 상체를 세우고 앉은 자세에서 고개를 턱 쪽으로 약간 당기는 것이 흡인의 위험을 줄인다.
③ 편측성 약화가 있다면 건측으로 씹을 수 있도록 교육한다.
④ 대상자의 상태에 적절한 농도의 음식을 제공한다. 액체는 흡인 가능성이 더 높으며 진한 농도의 음료가 삼키기 더 쉽다.
⑤ 천천히 조금씩 먹도록 하며 식사 후의 목소리를 사정한다.

8) 금식

① 진단, 치료, 수술, 질병으로 인해 구강으로 음식의 섭취를 중단하는 것으로 구강간호가 필요하다.
② 금식으로 인한 체단백소실을 막기 위해 처방에 의한 포도당수액주입이 필요할 수도 있다.

3 영양상태사정

1) 간호력
① 표준화된 영양선별검사 : 표준화된 질문양식을 통해 주관적 일반평가도구
② 식이력
③ 병력

2) 신체사정
① 분류

분류	측정방법	결과 평가	
		WHO 기준	아시아, 태평양 지역
키, 몸무게	체중계, 신장계		
체질량 지수 : BMI(Body-Mass Index)	• BMI = weight(kg) / Height(m)^2 • 키와 체중을 이용하여 지방의 양을 추정하는 방법	• 18.5 미만 : 체중미달 • 18.5~24.9 : 정상 • 25.0~29.9 : 과체중 • 30.0 이상 : 비만	• 18.5 미만 : 체중미달 • 18.5~22.9 : 정상 • 23.0~24.9 : 과체중 • 25.0 이상 : 비만
중간 상박 둘레 측정 (Midarm circumference : MAC)	• 골격근의 무게를 평가하기 위함, 주로 사용하지 않는 팔을 측정 • 어깨와 팔꿈치 사이의 상박의 중간부위를 찾아서 중간 위치 표시 • 표시된 부분의 중심을 줄자로 팔을 둘러 측정, cm로 기록	평균 : 남자 25cm 　　　여자 20cm	
피부 주름 두께 측정 (triceps skin fold, TSF) 기출 21	• 피하지방의 두께를 이용하여 영양평가를 하기 위함, 중간상박 둘레 측정 시 이용하던 팔 사용 • 이전에 표시해둔 자리의 피부를 잡아서 당긴 후 캘리퍼스(calipers)로 측정 • 적어도 2회 이상 측정하여 그 평균값을 계산하여 사용하며 mm로 기록함	평균 : 남자 10~12mm 　　　여자 21~25mm	

② 영양불량 - 신체계측자료해석
• 체중이 정상보다 10% 이하이거나 20% 이상일 때
• 최근의 갑작스런 10% 이상 체중감소
• 상박근육둘레나 피부주름두께가 표준의 85% 이하일 때

3) 진단검사

검사		의의	참고치
일반 혈액 검사(CBC)		혈액의 가장 기본적인 검사	Hb : 12~18mg/dL Hct : 40~50%
혈청 albumin		간에서 합성되는 단백질로, 내장단백 저장의 지표로 총 단백보다 단백질상태를 더 잘 나타내는 것, 혈청단백질로 수화상태, 출혈, 장, 간, 신장의 질병 평가	3.3~5.0g/dL
트랜스페린(transferrin)		철분과 결합하여 혈장을 통해 운반되는 단백질. 내장단백상태의 지표, 단백질소실, 철결핍성 빈혈, 간기능부전, 신장질환	22~26μg/dL
총 림프구수 (total lymphocyte count)		면역력 결정짓는 요소, 영양불량은 면역력 저하와 관련	1,500~1,800/mm³ 이상
크레아티닌(Cr, creatinine)		• 골격근 대사과정에서 에너지가 방출될 때 생기는 최종산물 • 신기능이 정상일 때 감소했다면 심한 영양결핍, 기아상태	0.4~1.5mg/dL
질소평형 (nitrogen balance)	BUN(blood urea nitrogen)	• 요소는 단백질과 아미노산대사의 주요노폐물로 간에 의해 해독된 암모니아로부터 형성되어 신장으로 배설 • 음식을 통한 단백질의 섭취와 분해, 간내요소생성율, 신장내 요소제거율에 영향을 받음	• BUN상승은 신장질환, BUN하강은 저단백식이, 수분과잉, 영양실조 반영 • 7~21mg/dL
	UUN(urine urea nitrogen)		

4) 섭취 배설량 사정 [기출] 18, 19, 22, 23

① 건강한 성인의 하루 수분섭취량은 약 2,500mL이며 소변을 통해 약 60%인 1,500mL가 배설되고 나머지 40%는 대변, 호흡, 피부를 통해 배설된다.
② 24시간 Intake & Output을 기록하여 대상자의 섭취배설량을 평가할 수 있다.
③ 섭취량 [기출] 25
  • 구강으로 섭취된 모든 것(얼음-고체였을 때 용량의 1/2)
  • 비위관, 공장루, feeding tube 등 각종 튜브를 통해 주입된 수분
  • 비경구적인 수분 섭취(정맥으로 주입된 수액, 혈액) 및 피하조직이나 복막주입액 포함
④ 배설량 [기출] 24
  • 체외로 배출되는 모든 것
  • 소변, 설사, 구토, 출혈, 상처배액, 위 흡인액, 흉부 튜브나 배액관을 통한 배출액 모두가 포함
  • 방광세척(bladder irrigation)시 들어가고 나오는 양을 모두 기록

CHAPTER 02 영양 간호

1 식이의 종류 기출 15, 16, 19

일반식(regular diet)			구성에 특별한 제한 두지 않고 모든 입원 대상자에게 제공
연식 (soft diet) 기출 19			• 씹히는 질감이 부드러운 음식을 포함하며 일반식과 같이 충분한 열량 함유하여 장기간 급여가능 • 소화능력이 좋지 않은 대상자나 수술 후 회복기에 있는 대상자, 실내온도에서 액체이거나 액화되는 음식 기출 19
전 유동식 (full liquid)			• 수술 후 회복기 환자 : 고형식품을 섭취할 수 없는 환자에게 처방 • 쉽게 흡수되며 상온에서 액체로 되는 식품 미음식(최근엔 상업용 미음이 다양), 아이스크림, 우유 • 1일 6회 이상 급식 • 3~4일 이상 지속 시 농축 유동식을 처방
맑은 유동식 (clear liquid)			• 수술 전·후에 처방 • 조직의 수분 공급 및 환자의 갈증 해소가 목적(소량의 당질과 물 공급) • 최소의 잔사식(우유, 지방질 금지), 가스를 발생하지 않는 액체식 : 물, 연한 보리차, 맑은 육즙, 체로 거른 과즙 기출 16
특별 치료식 (special therapeutic)	당뇨식		대상자의 권장 열량에 따라 다양하게 구성, 탄수화물, 지방, 단백질의 균형잡힌 섭취와 치료 혈당유지가 목표
	저지방식		• 지방에서 특히 포화지방산, 콜레스테롤을 제외한 치료식 • 건강인 지방 섭취량의 30~40%인 약 9~12g 정도를 제공 • 적용 : 고지혈증, 담낭질환, 지방흡수불량증 등
	저단백질식		단백질을 1일 40~60g으로 제한, 적용 : 간성뇌병변, 신부전 등
	저나트륨식		나트륨을 1일 0.5~2.0g 정도로 제한, 고혈압, 신장병, 부종 등
	저섬유식이 기출 15		분변량을 감소시키기 위해 섬유질이 적은 식이, 게실염의 급성기, 궤양성 대장염, 결장염
	저잔사식이		섬유질과 유당을 제외한 식이, 대장의 잔사량을 줄이기 위해 장관의 외과 수술 전후에 처방, 수술 후 상처치유, 급성설사, 국소적 장염, 대장염
	고단백식		• 1일 100~125g의 단백질함유 • 만성소모성질환, 만성간질환, 알코올성간경변증
	연하곤란식	1단계	겔 형태, 경관유동식에서 일반식으로 전환을 위한 초기단계
		2단계	곱게 간 형태, 일반식전환을 위한 중간단계
		3단계	다진 형태, 일반식전환을 위한 최종단계

2 식욕촉진 기출 13, 22

① 대상자가 좋아하는 음식을 소량씩 제공(질환에 따른 제한 식이 고려)한다.
② 적당한 온도로 제공하며 영양이 고농도로 함축된 음식을 제공한다.
③ 편안한 자세로 쉽게 먹을 수 있도록 정리하거나 도구를 준비한다.
④ 즐겁고 명랑한 분위기에서 식사할 수 있도록 한다.
⑤ 식사시간에 앞서 식욕감퇴를 초래하는 증상(통증, 열, 피로)을 피한다.
⑥ 식사 전에 구강 간호를 제공함으로써 타액의 분비를 자극하고 먹는 즐거움을 자극하도록 한다.

3 경장영양(=장관영양 : Enteral nutrition)

관을 삽입하여 위 또는 장으로 영양소를 제공하는 것

> **참고**
> 경구영양이 가장 바람직하나 가능하지 않을 경우 비경구영양보다 경장영양이 영양소의 이용을 향상시키고, 장의 구조와 기능을 유지할 수 있고, 감염과 패혈증의 위험을 감소시키며, 저렴한 장점이 있기 때문에 더 유리하다.

1) 종류

종류	대상	장점	단점
비위관	6주 이하 단기	삽입이 용이	• 흡인 위험 대상자는 금기 • 비강, 인두의 불편감
비장관	소화흡수가 정상인 대상에 단기적용 (4주 이상)	구토반사, 기침반사, 의식저하, 흡인성폐렴의 경험이 있는 대상자에 적용, 흡인 위험성 낮음	• 덤핑신드롬 발생 가능성 높음 • 비강, 인두의 불편감
위루관	장기영양	• 비강을 통과하지 않아 대상자가 편안함 • 외부에서 보이지 않아 미관상 좋음	• 유출이 잘 되고 피부손상이 발생할 수 있음 • 상처부위 봉와직염의 위험 • 위장에 내용물이 과도하게 축적되고 위 내용물이 역류될 수 있음
공장루	흡인성폐렴 가능성 대상자에 장기영양	• 위폐색, 위배출 지연, 위절제시 사용 • 흡인가능성 낮음	튜브의 위치가 부적절하면 복막염 발생 가능

2) 삽입

종류	삽입방법	주의사항
비위관 기출 02, 10, 12, 15, 17, 25	• levin tube • 코-귀볼-검상돌기까지의 길이만큼 • 좌위에서 콧구멍을 통해 삽입-비인두에 튜브가 도달하면 고개를 앞으로 숙이고 침을 삼키게 하면서 삽입	위치확인 기출 15, 16, 21 • 방사선 검사(가장 신뢰할만함) • 위액을 흡인하여 pH 검사(pH 1~4, 초록색) • 위산 억제제 복용 시 pH 4~6 • 구강간호, 비강간호 필요함
비장관	코에서 소장상부까지 100~120cm	방사선 촬영으로 위치확인
위루관	• 좌상복부절개하여 (G-tube) 삽입 • 경피적 내시경위루조루술 PEG(Percutaneous Endoscopic Gastrostomy)	• 유출이 잘 되고 피부손상이 발생할 수 있으므로 피부간호가 필요함 • 튜브가 빠지지 않도록 잘 고정해 주어야 함
공장루	• 복부절개하여 (J-tube) 삽입 • 경피적 내시경공장루조루술 PEJ(Percutaneous Endoscopic Jejunostomy)	

3) 영양 공급 방식 기출 22

① 간헐적 집중식 주입
- 1회 분량을 주사기를 통해 중력에 의해 주입
- 하루에 4~6회, 50~100mL/분의 속도로 300~400mL의 영양액 주입
- 위장이 빠른 속도로 팽창하고 위 내용물 역류의 위험성이 높음

② 간헐적 점적식 주입
- feeding bag에 유동식을 주입
- 하루 4~6회, 1회 30~60분 정도에 걸쳐 250~400cc 영양액을 주입하는 방법
- 비교적 천천히 주입하므로, 복부 팽만감 적음
- 24시간마다 영양액 주입 기구 교환

③ 지속적 영양액 주입
  영양액 주입 펌프를 이용하여 분당 1.5cc 속도를 유지하면서 영양액을 계속적으로 주입

4) 핵심기본간호술, 간헐적 위관 영양 기출 02, 10, 12, 15, 18, 19, 20, 21, 23, 24

1. 대상자 확인, 대상자에게 위관영양을 하는 목적과 절차를 설명, 손 씻기 및 금기가 아닌 경우 대상자를 30~45° 정도 앉은 자세를 취하게 한다(일어나지 못하면 오른쪽으로 눕힌다), 가슴위에 방수포 깔기
2. 손소독제로 손위생을 실시한다.
3. 대상자의 옷에 고정되어 있는 위관을 풀고, 꺾은 후 마개를 빼고 위관에 소량의 공기가 든 주사기를 연결한다.
4. 꺾어 쥔 위관을 풀고 위관을 위벽에서 분리하기 위해 공기를 주입한 후 주사기로 위 내용물을 흡인하고, 내용물이 소화액인 경우에는 위로 다시 주입한다. (전해질 불균형예방)

> 참고✓ 흡인해 낸 위 내용물이 200~250mL 미만이면 위로 다시 주입하고, 250mL 이상으로 소화가 안 된 채 나오면 영양공급을 하지 않고 의사에게 알린다.

5. 위관을 꺾어서 쥐고 주사기를 분리하고 위관 마개를 막는다.
6. 처방된 위관영양액(체온정도로 데워 준비)을 담은 용기를 주입세트와 연결한 다음 공기를 끝부분까지 제거하고 걸대(pole대)에 건다.
7. 주사기 내관을 제거한 뒤 위관을 꺾어 쥔 후 위관 마개를 열고 위관에 주사기를 연결한다.
8. 실온의 물 15~30mL 정도를 주사기에 붓고 꺾어 쥔 위관을 풀어 천천히 주입하다가 주사기 끝에 물이 도달했을 때 다시 위관을 꺾어 쥐고 주사기를 제거한다.
9. 걸대에 걸어둔 처방된 위관영양액 용기를 위관에 연결한 후 꺾어 쥔 위관을 풀고 용액을 천천히 주입한다.

> **참고** 1분에 50mL 이하의 속도로 주입

10. 처방된 위관영양액을 모두 주입하여 용기 끝에 용액이 도달 했을 때 위관을 꺾어 쥔 후 용기를 제거한다.
11. 내관을 뺀 주사기를 위관에 연결하고 실온의 물 30~60mL를 주사기에 부어 위관을 씻어준다.
12. 물이 위관으로 다 주입되기 직전에 위관을 꺾어 쥔 후 주사기를 빼고 위관 마개를 막은 후 위관을 다시 제자리에 고정한다.
13. 대상자에게 구토를 예방하기 위해 앉아 있어야 함을 설명하고 현재의 자세(30~45° 앉은 자세)를 30분 이상 유지하도록 한다.

> **요약정리**
> - 물-영양액-물이 모두 들어가기 전에 위관을 꺾어쥔다.(공기가 위로 들어가지 않도록)
> - 영양액의 온도는 체온과 비슷하게, 1분에 50mL 이하의 속도로 영양액 주입(복통, 장경련예방)
> - 물 30~60mL 주입함(튜브세척목적, 위관의 개방성을 유지)
> - 주사기에 물이 모두 주입되기 전에 튜브를 막아둠(공기유입방지)
> - 주입 후 최소 30~60분간 침대 머리를 높여줌(역류방지)

5) 경장영양의 합병증 기출 06, 07

① **흡인(aspiration)** : 침상머리 상승, 위 잔여량 확인
② **설사, 장경련** : 고농도식이, 주입속도가 너무 빠를 때, 영양액 온도가 너무 차가울 때 발생가능, 온도는 체온정도로 데워서 사용, 천천히 주입
③ **오심, 구토** : 비위관의 위치가 부적당, 빠른 주입 : 공복지연시 호발, 잔류량 확인, 천천히 주입
④ **탈수** : 탄수화물의 빠른 주입으로 삼투성이뇨, 불충분한 수분섭취 : 천천히 주입, I/O 확인

4 총 비경구영양(Total parenteral nutrition)

1) 구강 또는 경장영양으로 섭취를 전혀 할 수 없는 대상자에게 완전한 영양을 공급하기 위하여 임상병리검사결과와 대사 및 영양요구를 반영하여 의사가 처방하고 약사가 조제한 용액을 투여하는 것

> **참고 비경구영양의 종류**
> - 중심비경구영양(central parenteral nutrition) : 10% 이상의 포도당을 함유한 용액, 말초혈관을 자극하므로 중심정맥관으로 주입
> - 말초비경구영양(peripheral parenteral nutrition) : 900mOsm 미만인 용액 주입
> - 총비경구영양(Total parenteral nutrition)

2) TPN이 필요한 대상자 기출 09, 11
① 위장계폐색, 복막염, 만성 구토, 만성 설사, 흡수장애
② 신경성 식욕부진, 혼수, 중증 영양 불량, 암환자
③ 광범위 화상, 복합 골절, 패혈증 등을 포함한 수술 혹은 외상 후에 적용

3) TPN 용액
① 25%의 glucose, 단백질, 비타민, 전해질로 구성되어 리터당 1,000kcal의 열량을 내는 고장성용액
② fat emulsion은 TPN과 따로 주 1~3회 주입
③ TNA(total nutrition admixture) : 아미노산, 포도당, 지방유액이 혼합된 것

4) 대상자간호 기출 23, 25
① 감염예방
- 삽입 및 드레싱을 무균적으로 하며 연결부위도 오염되지 않도록 주의한다.
- 인라인 필터사용, 24시간 이상 주입하지 않으며, TPN 주입포트를 구분하여 사용한다.
- 감염징후 관찰(임상병리검사, 활력징후 등)
- 약물이나 혈액을 TPN관으로 주입하면 세균오염의 위험이 증가하므로 금기
- TPN제제의 미생물증식 가능성으로 사용직전 개봉하여 바로 사용하여야 한다.

② 튜브로 인한 합병증예방
- 기흉 : 갑작스러운 호흡곤란, 가슴통증 : 흉부 X선 촬영
- 공기색전 : 카테터 삽입이나 교환 시 valsalva 방법 시행
- 연결관이나 튜브가 빠지지 않도록 고정

③ 체액 불균형 기출 24, 25
- 반드시 infusion pump를 이용하여 주입 : 고장액의 빠른 주입은 삼투성 이뇨, 탈수발생가능
- 첫 30분 동안은 0.5~1mL/min의 속도로 주입하며 대상자반응관찰
- 혈당의 갑작스러운 변동을 막기 위해 서서히 시작하고 서서히 감량한다.(혈당체크필요)

PART 2 영양

01. 연하곤란 환자에게 식사에 대해 바르게 설명한 것은?

① 편측의 힘을 기르기 위해 시간이 걸리더라도 편측으로 씹도록 권장한다.
② 경장영양을 실시해야 한다.
③ 누운 자세로 먹는 것이 안전하다.
④ 묽은 액체 음식을 섭취하는 것이 좋다.
⑤ 천천히 조금씩 먹고 식사 후 쉰 목소리가 나는지 사정한다.

해설 [연하곤란대상자의 식사]
- 흡인의 위험이 있어 먹고 삼키는데 많은 주의가 필요하다.
- 상체를 세우고 앉은 자세에서 고개를 턱쪽으로 약간 당기는 것이 흡인의 위험을 줄인다.
- 편측성약화가 있다면 건측으로 씹을 수 있도록 교육한다.
- 대상자의 상태에 적절한 농도의 음식을 제공한다. 액체는 흡인 가능성이 더 높으며 진한 농도의 음료가 삼키기 쉽다.
- 천천히 조금씩 먹도록 하며 식사 후의 목소리를 사정한다. 미량의 흡인이 지속되는 경우 식사 후 쉰 목소리가 난다.

02. 완전비경구영양을 위한 간호중재로 옳은 것은?

① TPN주입 첫 30분은 신속히 주입한다.
② TPN연결관으로 혈액과 함께 주입한다.
③ 투여하기 시작한 영양액은 96시간 이상 천천히 주입한다.
④ 주사삽입부위 염증발견시 주입속도를 높인다.
⑤ TPN주입을 중단할 때 주입속도를 천천히 주입한다.

해설 [TPN대상자간호]
① 감염예방
- 삽입 및 드레싱을 무균적으로 하며 연결부위도 오염되지 않도록 주의한다.
- 인라인 필터사용, 24시간 이상 주입하지 않으며, TPN 주입포트를 구분하여 사용한다.
- 감염징후 관찰(임상병리검사, 활력징후 등)
- 약물이나 혈액을 TPN관으로 주입하면 세균오염의 위험이 증가하므로 금기
- TPN제제의 미생물증식 가능성으로 사용직전 개봉하여 바로 사용하여야 한다.
② 튜브로 인한 합병증예방
- 기흉 : 갑작스러운 호흡곤란, 가슴통증 : 흉부 X선 촬영

01. ⑤ 02. ⑤

- 공기색전 : 카테터 삽입이나 교환 시 valsalva 방법 시행
- 연결관이나 튜브가 빠지지 않도록 고정

③ 체액 불균형
- 반드시 infusion pump를 이용하여 주입 : 고장액의 빠른 주입은 삼투성 이뇨, 탈수발생가능
- 첫 30분 동안은 0.5~1mL/min의 속도로 주입하며 대상자반응관찰
- 혈당의 갑작스러운 변동을 막기 위해 서서히 시작하고 서서히 감량한다.(혈당체크필요)

03. 다음 대상자 중 영양결핍으로 판단되는 경우는?

① BMI가 18인 여성
② 중간 상박 둘레 측정(Midarm circumference, MAC) : 25cm인 남성
③ 피부 주름 두께 측정(triceps skin fold, TSF) : 25mm인 여성
④ 혈청 albumin : 4.1 남성
⑤ Hb 14mg/dL, Hct 41% : 여성

해설

	측정방법	결과 평가
키, 몸무게	체중계, 신장계	기초 자료가 된다.
체질량 지수 : BMI(Body-Mass Index)	• BMI = weight(kg) / Height(m)² • 키와 체중을 이용하여 지방의 양을 추정	• 18.5 미만 : 체중 미달 • 18.5~24.9 : 정상 • 25.0~29.9 : 과체중 • 30.0 이상 : 비만
중간 상박 둘레 측정(Midarm circumference : MAC)	• 골격근의 무게를 평가하기 위함, 주로 사용하지 않는 팔을 측정 • 어깨와 팔꿈치 사이의 상박의 중간부위를 찾아서 중간 위치 표시 • 표시된 부분의 중심을 줄자로 팔을 둘러 측정, cm로 기록	평균 : 남자 25cm 여자 20cm
피부 주름 두께 측정(triceps skin fold, TSF)	• 피하지방의 두께를 이용하여 영양평가를 하기 위함, 중간 상박 둘레 측정 시 이용하던 팔 사용 • 이전에 표시해 둔 자리의 피부를 잡아서 당긴 후 캘리퍼스(calipers)로 측정 • 적어도 2회 이상 측정하여 그 평균값을 계산하여 사용하며 mm로 기록함	평균 : 남자 10~12mm 여자 21~25mm

정답 03. ①

검사		의의	참고치
일반 혈액 검사(CBC)		혈액의 가장 기본적인 검사	Hb : 12~18mg/dL Hct : 40~50%
혈청 albumin		간에서 합성되는 단백질로, 내장단백 저장의 지표로 총 단백보다 단백질상태를 더 잘 나타내는 것, 혈청단백질로 수화상태, 출혈, 장, 간, 신장의 질병 평가	3.3~5.0g/dL
트랜스페린 (transferrin)		철분과 결합하여 혈장을 통해 운반되는 단백질. 내장단백상태의 지표, 단백질소실, 철결핍성 빈혈, 간기능부전, 신장질환	22~26μg/dL
총 림프구수 (total lymphocyte count)		면역력 결정짓는 요소, 영양불량은 면역력 저하와 관련	1,500~1,800/mm³ 이상
크레아티닌 (Cr, creatinine)		• 골격근 대사과정에서 에너지가 방출될 때 생기는 최종산물 • 신기능이 정상일 때 감소했다면 심한 영양결핍, 기아상태	0.4~1.5mg/dL
질소평형 (nitrogen balance)	BUN(blood urea nitrogen)	• 요소는 단백질과 아미노산대사의 주요노폐물로 간에 의해 해독된 암모니아로부터 형성되어 신장으로 배설 • 음식을 통한 단백질의 섭취와 분해, 간내 요소 생성율, 신장내 요소제거율에 영향을 받음	BUN상승은 신장질환, BUN하강은 저단백식이, 수분과잉, 영양실조 반영 7~21mg/dL
	UUN(Urine urea nitrogen)		

04. 섭취량과 배설량을 측정할 때 배설량에 포함되는 것은?

① H-vac배액량
② 경장영양액
③ 항생제희석액
④ 정맥주입혈액
⑤ 약물복용시 섭취한 물

해설 [섭취 배설량사정]
건강한 성인의 하루 수분섭취량은 약 2,500mL이며 소변을 통해 약 60%인 1,500mL가 배설되고 나머지 40%는 대변, 호흡, 피부를 통해 배설된다. 24시간 Intake & Output을 기록하여 대상자의 섭취배설량을 평가할 수 있다.
[섭취량]
• 구강으로 섭취된 모든 것
• 비위관, 공장루, feeding tube 등 각종 튜브를 통해 주입된 수분
• 비경구적인 수분 섭취(정맥으로 주입된 수액, 혈액) 및 피하조직이나 복막주입액 포함
[배설량]
• 체외로 배출되는 모든 것
• 소변, 설사, 구토, 물, 위 흡인액, 흉부 튜브나 배액관을 통한 배출액 모두가 포함
• 방광세척(bladder irrigation)시 들어가고 나오는 양을 모두 기록

04. ①

05. 수술 후 회복기 식사나 소화능력이 좋지 않은 대상자에게 제공하는 식사의 형태로 가장 적절한 것은?

① 아이스크림, 우유
② 익힌 채소, 익히거나 통조림에 든 과일
③ 점증제를 첨가한 물
④ 탄산음료, 맑은 과일주스, 커피
⑤ 콜레스테롤을 300mg/day 이하로 제한한 식사

해설 [연식(soft diet)]
- 소화능력이 좋지 않은 대상자나 수술 후 회복기에 있는 대상자에 제공한다.
- 실내온도에서 액체이거나 액화되는 음식
- 씹히는 질감이 부드러운 음식을 포함하며 일반식과 같이 충분한 열량 함유하여 장기간 급여가능
- 갈거나 잘게 다진 육류, 잘게 부순 생선, 치즈, 쌀, 감자, 익힌 채소, 익히거나 통조림에 든 과일, 바나나, 스프

06. 식욕부진 환자에 대한 간호중재로 옳은 것은?

① 환자가 싫어하는 음식도 먹도록 권장한다.
② 불쾌한 냄새가 나는 환경을 정비 후 먹도록 한다.
③ 좋아하는 음식을 한 번에 많이 먹도록 한다.
④ 식사 전에 통증을 유발하는 간호처치를 한다.
⑤ 하루 식사횟수를 줄이고 한 번의 식사시간은 짧게 한다.

해설 [식욕촉진을 위한 대상자간호]
- 대상자가 좋아하는 음식을 소량씩 제공(질환에 따른 제한 식이 고려)한다.
- 적당한 온도로 제공하며 영양이 고농도로 함축된 음식을 제공한다.
- 편안한 자세로 쉽게 먹을 수 있도록 정리하거나 도구를 준비한다.
- 즐겁고 명랑한 분위기에서 식사할 수 있도록 한다.
- 식사시간에 앞서 식욕감퇴를 초래하는 증상(통증, 열, 피로)을 피한다.
- 식사 전에 구강 간호를 제공함으로써 타액의 분비를 자극하고 먹는 즐거움을 자극하도록 한다.

07. 식도의 화학적 손상으로 인하여 경피적 내시경위조루술이 결정된 환자에 대한 간호중재로 적절한 것은?

① 전신마취에 대한 준비가 필요하다.
② 좌상복부의 상처에 위액의 유출로 인한 피부손상이 발생할 수 있다.
③ 삽입하는 튜브의 길이는 코-귀볼-검상돌기까지의 길이이다.
④ 구강간호와 비강간호가 필요하다.
⑤ 5주 이하의 단기영양공급에 적절하다.

종류	대상	장점	단점
비위관	6주 이하 단기		• 흡인위험 대상자는 금기 • 비강, 인두의 불편감
비장관	소화흡수가 정상인 대상에 단기적용 (4주 이상)	• 구토반사, 기침반사, 의식저하, 흡인성 폐렴의 경험이 있는 대상자에 적용 • 흡인 위험성 낮음	• 덤핑신드롬 발생 가능성 높음 • 비강, 인두의 불편감
위루관	장기영양공급	• 비강을 통과하지 않아 대상자가 편안함 • 외부에서 보이지 않아 미관상 좋음	• 유출이 잘 되고 피부손상이 발생할 수 있음 • 상처부위 봉와직염의 위험 • 위장에 내용물이 과도하게 축적되고 위 내용물이 역류될 수 있음
공장루	흡인성폐렴가능성 대상자에 장기영양	• 위폐색, 위배출지연, 위절제시 사용 • 흡인가능성 낮음	튜브의 위치가 부적절하면 복막염발생가능

08. 간헐적 위관영양을 시행하기 위해 흡인한 위 내용물이 300mL로 측정되었을 때 간호로 옳은 것은?

① 30분 경과 후 영양액을 주입한다.
② 처방된 영양액을 반만 줄여서 주입한다.
③ 앉은 자세를 취해주고 영양액 주입을 시작한다.
④ 처방된 영양액을 평소보다 천천히 주입한다.
⑤ 흡인한 위 내용물은 다시 위속으로 주입하고 준비해간 영양액은 공급하지 않는다.

해설 [비위관을 통한 영양액 공급]
• 대상자 확인, 손 씻기 및 반좌위 또는 좌위를 취해줌, 가슴위에 방수포 깔기
• levin tube 꺾어 쥐고 뚜껑 열어 공기가 약간 들어있는 빈주사기 연결
• 공기를 약간 주입하여 위벽에서 튜브분리 → 흡인
  ⇨ 흡인한 위 내용물이 200~250mL 미만이면 위로 다시 주입하고 영양액 주입
  ⇨ 250mL 이상으로 소화가 안된 채 나오면 위액은 주입하고 영양액은 주지 않고 보고
• 실온의 물을 15~30mL 넣어준 후 튜브를 풀어줌(30cm 이상 높이지 않음)
• 물이 모두 들어가기 전에 다시 위관을 꺾어준다.(공기가 위로 들어가지 않도록)
• 영양액의 온도는 체온과 비슷하게(복통, 장경련예방), 1분에 50mL 이하의 속도로 영양액 주입
• 물 30~60mL 주입함(튜브세척목적, 위관의 개방성을 유지)
• 주사기에 물이 모두 주입되기 전에 튜브를 막아둠(공기유입방지)
• 주입 후 최소 30~60분간 침대 머리를 높여줌(역류방지)

08. ⑤

09. 위관영양액주입 중 환자가 복통을 호소할 때 간호로 옳은 것은?

① 공기를 주입해 본다.
② 연하능력을 확인한다.
③ 영양액의 온도를 확인한다.
④ 위관이 꺾여있는지 확인한다.
⑤ 영양액 주입속도를 빠르게 한다.

해설 [경장영양의 합병증]
- 흡인(aspiration) : 침상머리상승, 위 잔여량 확인
- 설사, 장경련 : 고농도식이, 주입속도가 너무 빠를 때, 영양액 온도가 너무 차가울 때 발생가능 : 온도는 체온정도로 데워서 사용, 천천히 주입
- 오심, 구토 : 비위관의 위치가 부적당, 빠른 주입 : 공복 지연 시 호발, 잔류량 확인, 천천히 주입
- 탈수 : 탄수화물의 빠른 주입으로 삼투성이뇨, 불충분한 수분섭취 : 천천히 주입, I/O 확인

10. 간헐적 위관영양의 절차로 적절한 것은?

① 영양액은 상하기 쉬우므로 냉장보관했다가 바로 주입한다.
② 비위관을 개방한 상태에서 주사기의 외관을 연결한다.
③ 위잔류량이 20mL 이하이면 영양액을 주입한다.
④ 영양액주입 전과 후에 비위관에 물 30mL를 주입한다.
⑤ 영양액이 1분에 70mL 이상 들어가도록 한다.

해설 8번 해설과 같음

정답 09. ③ 10. ④

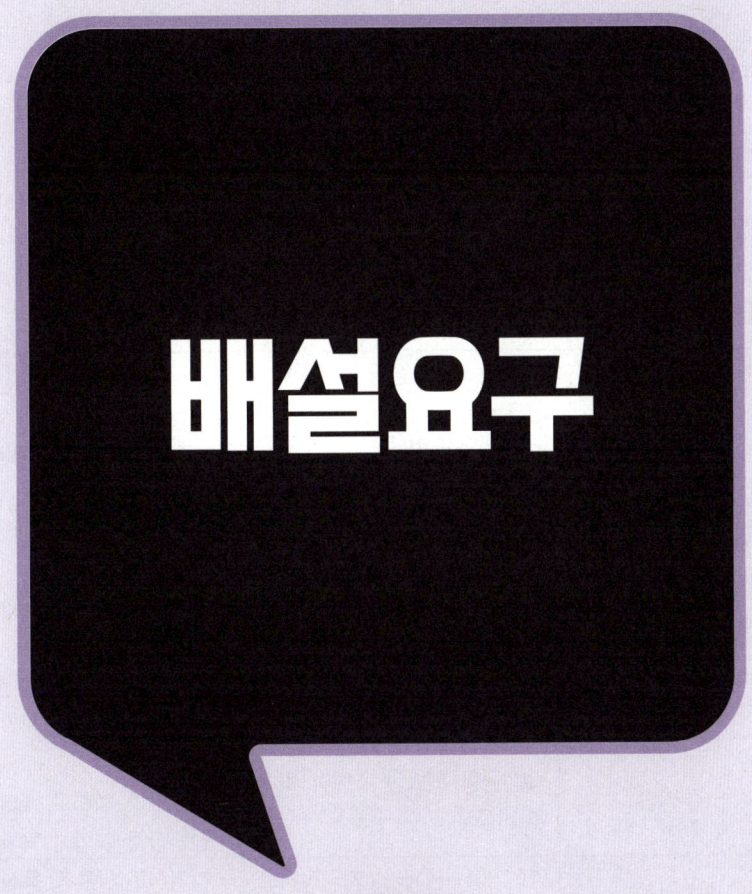

PART 3

CHAPTER 01. 배설 요구사정
CHAPTER 02. 배설 간호

CHAPTER 01 배설 요구사정

1 정상배뇨

1) 정상소변의 특성

특성	정상	비정상	원인
양	1,500~2,000cc/일	< 100cc : 무뇨 < 500cc : 핍뇨 > 3,000cc : 다뇨	수분섭취 감소, 과도한 수분손실, 신기능 이상, 과도한 수분섭취, 내분비질환(요붕증), 이뇨제
요비중	요비중은 소변 내 물질의 농도를 의미함(1.010~1.025)	• 높은 비중은 농축된 소변을 의미함 • 낮은 비중은 소변이 희석된 것을 의미함	• 수분과다와 부적절한 항이뇨호르몬 분비 시 비중이 감소됨 • 탈수, 항이뇨호르몬의 분비증가는 비중을 상승시킴
색깔	연한 노란색	• 어두운 호박색, 갈색 • 적갈색, 오렌지색, 녹색	• 탈수, 간/담낭 질환, 출혈 • 일부 약물은 소변색깔을 변화시킴
혼탁도	투명함	탁함(금방 배뇨한 소변이 탁하면 비정상)	• 감염, 정체 • 적혈구와 백혈구, 질분비물, 세균, 정자, 전립선액에 의해 탁해짐
냄새	약한 냄새	역하거나 냄새가 자극적이고 강함	• 감염, 탈수, 특정 음식섭취 • 심하게 감염된 소변은 악취가 남
pH	4.6~8.0		pH는 산, 염기 평형을 나타냄
단백질	(8mg 이하/10mL) 정상소변에는 없음	사구체 막 손상 시 소변에 단백질이 나오므로 이러한 경우는 신장질환을 의미함	격렬한 운동 후나 추운 날씨, 혹은 심리적인 스트레스에 일시적으로 검출되기도 함
포도당	정상소변에는 포도당은 없음		당뇨환자는 세뇨관이 고농도의 포도당의 재흡수를 못하므로 소변으로 배출됨
케톤	정상소변에는 케톤이 없음	당뇨환자는 지방산의 최종 대산물인 케톤을 소변으로 배출	탈수, 기아, 아스피린 과다복용 시 케톤뇨가 됨
혈액	적혈구 2개 이내가 정상임	사구체나 세뇨관의 손상은 적혈구가 소변으로 빠져나오게 함	하부 요로계 손상질환은 혈뇨의 원인이 됨

2) 정상배뇨 기전 [기출] 24

배뇨근의 수축, 내·외요도괄약근의 이완, 복벽과 회음부 근육의 수축, 횡격막 하강 등의 비뇨생식기계, 자율신경계, 중추신경계의 작용에 의해 조절됨

① 교감신경의 자극은 배뇨를 억제한다.(방광배뇨근 이완, 요도내부괄약근수축)
② 부교감신경의 자극은 배뇨를 유발한다.
　　방광 내 150~300cc의 소변 축적(성인 : 200~300cc, 아동 : 100~200cc) → 신장감수기 흥분 → 배뇨반사중추로 전달(천골 2~4번) → 부교감 신경 자극 → 방광배뇨근 수축 → 요도내부괄약근 이완 → 대뇌피질(수의적 조절) → 회음부 근육과 외괄약근 이완 → 배뇨
③ 배뇨 반사에 수의적 조절기전이 있어 심리적, 문화적 요인에 의해 외괄약근을 수축하면서 시작, 억제, 중지가 조절됨
④ 방광의 용량은 500mL이며 하루 소변량은 성인의 경우 1,500~2,000mL/일, 아동은 800~1,400mL 정도임

3) 배뇨에 영향을 미치는 요인

① 성장발달단계
② 노화는 방광근육의 긴장도 감소로 소변을 수용하는 방광능력이 감소하고 빈뇨가 증가
③ 수분섭취와 음식
④ **심리적 요인** : 스트레스-적은 양의 소변을 자주 배뇨
⑤ **문화적 요인** : 성별이나 인종, 개인적으로 요구하는 기준이 달라질 수 있다.
⑥ 활동과 근긴장도
⑦ **질병** : 비뇨기계, 신경계
⑧ **약물** : 이뇨제(소변량 증가), 콜린성 약물(자주 배뇨), 진정제(배뇨방해)

2 정상배변

1) 정상배변 [기출] 20, 21

(1) 정상적인 위장관의 기능, 직장의 팽창과 내용물에 대한 감각, 적절한 수분섭취, 수의적인 괄약근조절, 배설물로 적절히 채워진 직장 등의 생리적 요인이 있어야 한다.

(2) 하행결장의 움직임 → 대변이 직장으로 이동 → 팽창된 직장으로 부교감신경자극 → 내항문괄약근 이완 → 복근수축 → 외항문괄약근이완(수의적 조절) → 배변

(3) 위대장 반사(gastrocolic reflex) : 식후 위가 충만해짐에 따라 대장의 집단운동(mass movement)을 유발하여 장의 내용물을 아래로 보냄

(4) Valsalva maneuver
　① 심호흡 후 입과 콧구멍을 막고 숨을 내뱉으려고 할 때 배에 힘을 주는 것
　　= 숨을 참고, 가로막을 수축시키고 성대문을 닫아서 배벽근육을 수축시키면 복강의 압력이 평상시보다 높아져서 배변에 도움이 됨

② 배변 중 복부와 흉강 내 압력이 4~5배 증가하여 순간적으로 심박출량이 감소
③ 일단 배변 후 압력이 감소되며 심장으로 평상시보다 많은 혈류량이 유입됨
④ 금기 : 심혈관질환 또는 다른 질병이 있을 때 주의

(5) 정상적인 배변의 주기는 없다.

(6) 변의 형태

특성	정상	비정상
색깔	갈색	검정, 회색, 노랑, 녹색
냄새	독특한 냄새	악취
고형정도	부드러운 고형	너무 부드러움, 딱딱하고 건조함, 물 또는 풀과 같음
모양	원형	형태 없음, 리본과 같은 형태, 가느다란 형태
성분	소화되지 않은 섬유소	기생충, 혈액, 농, 점액 등

2) 배변에 영향을 미치는 요인

① **성장발달** : 생후 18~24개월경부터 항문괄약근에 분포된 신경섬유가 발달하면서 자율적 배변이 가능해짐, 노인기에는 변비의 가능성이 증가
② **음식과 수분**
③ **배변습관, 자세** : 앞으로 쪼그리고 앉는 자세가 직장의 하향압력을 높여준다.
④ **활동과 근긴장도**
⑤ **스트레스, 불안** : 부교감자극(설사, 가스참)
⑥ **약물** : 마약(연동운동억제)
⑦ **질병**

CHAPTER 02 배설 간호

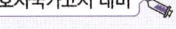
간호사국가고시 대비

1 배뇨문제 간호

1) 정상 배뇨유지 기출 17, 21

① 정상 배뇨습관 유지 : 변기에 앉거나 쭈그려 앉는 자세는 중력에 의해 소변 이동이 촉진됨, 남자의 경우 서서 배뇨하는 것 등 평상시의 배뇨자세를 취하게 함
② 수분 섭취를 1,500~2,000mL/일 유지
③ 스크린 등을 이용하여 프라이버시 유지
④ 대상자와 근거리에서 물소리를 들려주기
⑤ **따뜻한 변기 사용** : 회음주위 근육의 이완
⑥ 요의를 느낄 때 즉시 화장실에 가도록 함
⑦ 회음부에 더운 물 부어주기, 손을 따뜻한 물에 담그기, 대퇴안쪽을 문질러주기
⑧ 방광 위를 부드럽게 눌러주기
   (Crede's maneuver : 의사의 처방에 의해 시행하며 방광이 이완된 상태일 때 방광 부위를 손으로 압박하여 요도괄약근이완을 유발)

2) 배뇨문제

(1) **배뇨곤란(dysuria)** : 배뇨 시 통증 / 작열감, 불편감

(2) **빈뇨(frequency)** : 1일 배뇨 횟수가 증가(10회 이상) 또는 소량 자주 배뇨, 수분섭취과다, 감염, 구조적 문제, 심리적 요인에 의함

(3) **긴박뇨(urgency)** : 절박뇨, 요의를 긴박하게 느껴 참을 수가 없음, 스트레스, 감염, 방광수축력의 문제, 노화

(4) **야뇨(nocturia)** : 밤에 소변을 보기 위해 깨는 것(수면 주기 동안 2번 이상 반복), 호르몬, 노화, 심리적

(5) **유뇨증(enuresis)** : 4~5세가 지나도 소변을 가리지 못함

(6) **요정체(urinary retesion)** : 전립선비대, 수술, 약물 등으로 방광을 비우는데 문제가 생겨 방광이 팽만된 상태

(7) **요실금(urinary incontinence)** : 요도괄약근의 기능부전으로 소변이 불수의적으로 흘러나오는 상태이며 사회적, 위생적 문제를 유발함 기출 13

종류	병태생리	치료
복압요실금 (stress, 스트레스성)	• 요도 괄약근 약화, 복압상승 시 실금 (기침, 재채기, 웃음, 코풀기, 운동 등) • 대개 여성에게 나타남(폐경 후, 다산부)	• 골반 저 근육 운동(케겔 운동) • 비만인 경우 체중 조절
절박요실금 (urgency)	• 강한 요의와 함께 불수의적 방광수축으로 갑작스럽게 다량의 실금 • 요의 흐름을 저지시키지 못함 • 운동 신경장애 : 억제성 배뇨근 조절 장애	• 원인치료 • 골반 저 근육 운동(케겔 운동) • 방광 훈련
범람, 역류성요실금 (Overflow)	• 방광수축력 상실 • 전립선비대증 • 신경장애	• 원인질환 치료 • 인공 도뇨 • valsalva 수기 • Cred's maneuver
반사성 (reflex, 계속성)	• 예측가능한 규칙적 간격의 배뇨 • 불수의적 방광수축, 경련 • 방광팽만을 인지하지 못함	• 원인질환 치료 • 방광 훈련 • 체외 소변 수집 기구
기능성 (functional)	• 화장실에 가는데 필요한 시간 동안 괄약근 조절 불가능 • 신체적 제한, 지남력 상실, 환경장애	• 이동보조 기구 • 방광 훈련 • 간이 소변기

요실금 대상자간호 기출 20, 23

① 깨어 있는 시간 동안에는 1~2시간마다, 취침 전, 밤에는 4시간마다 배뇨 시도
② 요의와 관계없이 규칙적 간격으로 배뇨 → 배뇨 조절이 잘 되면 배뇨 간격을 늘림
③ 케겔 운동(Kegel exercise)
④ **피부통합성의 유지** : 세심한 피부간호, 건조한 린넨과 옷 제공, 피부보호용 크림 사용
⑤ **체외 요배설 장치의 사용** : 남성 요실금 대상자에게 적용
⑥ **카페인 함유 음료 제한** : 방광 자극
⑦ 침대에 패드 적용은 가능하나 기저귀는 금지(자연방뇨를 허용하는 것으로 이해할 수 있음)
⑧ 유치카테터 삽입은 요로 감염의 원인이 될 수 있으므로 자제
⑨ 배변양상을 기록하고 적절한 수분을 섭취 → 2,000~2,500mL/일

(8) **요로감염예방**

① 병원성 감염으로 가장 빈도가 높음
② 수분섭취를 충분히 유지
③ 목욕물의 세균이 요도에 침입하지 않도록 통 목욕 대신 샤워
④ 자주 배뇨하도록 교육, 오랜 시간 요의를 참지 않기
⑤ 성관계 후에는 즉시 배뇨
⑥ 여성이 요도와 항문과의 거리가 짧아 더 취약함 → 회음부 위생 철저

3) 인공배뇨

도뇨는 병원감염의 가장 일반적인 원인이므로 가능한 피하고, 삽입, 유지, 제거시 무균술을 철저히 지켜야 하며, 요도점막은 상처받기 쉬우므로 마찰로 인한 손상을 예방해야 한다.

(1) 단순도뇨(simple, nelaton catheterization) 기출 > 13, 15, 16, 17, 18, 22, 23, 25

① 목적
- 급성 방광팽만의 즉각적인 완화를 위해
  - 예) 요도 외상 후 급성 요정체 완화, 진정제나 진통제의 효과로 배뇨를 할 수 없을 때
- 방광기능 장애 대상자들의 장기간 관리를 위해
  - 예) 척수 손상, 점진적인 신경근육의 퇴행-간헐적 자가도뇨 시행
- 무균적인 소변 검사물을 얻기 위해-소변배양검사
- 잔뇨량의 측정을 위해 배뇨 후 즉시 시행, 잔뇨량 50mL 이상이면 필요시 유치 도뇨관 삽입가능
- 수술 전·중·후 진단검사 전에 방광을 비우기 위해

② 단순, 유치도뇨 방법

핵심기본간호술, 단순도뇨 **1** ~ **27** 순서로 적용, 유치도뇨 **1** ~ **38** 순서로 적용

단순도뇨	유치도뇨	내용
1	1	도뇨세트를 쟁반(tray) 위에 놓고 무균적으로 편다.
2	2	도뇨세트의 종지에 소독솜을 넣고, 멸균 윤활제를 세트 내에 짜 넣는다.
	3	나머지 종지 속에 멸균 증류수와 멸균 주사기를 무균적으로 넣는다.
	4	적당한 크기의 도뇨관을 무균적으로 세트 속에 넣은 후 세트를 무균적으로 싼다. 참고 : 여자 : 14~16Fr. 남자 : 16~18Fr 의 유치도뇨관
3		적당한 크기의 도뇨관을 무균적으로 세트 속에 넣은 후 세트를 무균적으로 싼다. 참고 : 여자 : 6~7#. 남자 : 7~8# 의 단순도뇨관
4	5	준비한 물품을 가지고 대상자에게 가서 간호사 자신을 소개한다.
5	6	손소독제로 손위생을 실시한다.
6	7	대상자의 이름을 개방형으로 질문하여 대상자를 확인하고, 입원팔찌와 환자리스트(또는 처방지)를 대조하여 대상자(이름, 등록번호)를 확인한다.
7	8	대상자에게 단순도뇨(유치도뇨)를 하는 목적과 절차를 설명한다.
8	9	커튼(스크린)으로 대상자의 사생활을 보호해 주고, 똑바로 눕도록 한 후 침구(이불 또는 홑이불)를 덮어준다.
9	10	방수포(또는 고무포와 반홑이불)를 대상자 둔부 밑에 깐다.
10	11	대상자의 하의를 벗기고 무릎을 굽힌 후 60cm 가량 다리를 벌려 배횡와위(dorsal recumbent position)를 취하도록 도와준다. 참고 : 남자는 똑바로 눕게 하고 회음부만 노출(앙와위)
11	12	복부 위로 침구(또는 홑이불) 끝을 접어 올려서 회음부를 노출시키고 대상자에게 다리를 움직이지 말라고 설명한다.

단순도뇨	유치도뇨	내용
12	13	세트가 있는 쟁반(tray)과 곡반을 대상자 다리 사이에 놓고 준비한 세트를 연다.
13	14	손소독제로 손위생을 실시한다.
14	15	멸균장갑을 무균적으로 착용한다.
15	16	멸균장갑 낀 손이 오염되지 않게 외음부의 노출된 부위를 공포(hole towel)로 덮어 준다.
	17	주사기에 도뇨관에 표시된 정확한 양의 증류수를 준비한다.
	18	도뇨관의 풍선주입구(balloon lumen)에 주사기에 있는 증류수를 주입하여 도뇨관 풍선의 팽창 여부를 확인하고, 다시 주사기 속으로 빼낸다.
16	19	도뇨관 끝(5cm)에 윤활제(멸균, 수용성)를 바르고, 소독솜으로 외음부 주위를 닦을 때 찬 느낌이 있을 수 있음을 설명한다.
	20	도뇨관의 소변이 흘러나오는 출구를 겸자로 잠근다.
17	21	소독솜으로 외음부 주위를 닦는다(한 번 닦을 때 마다 새 솜을 사용하고 닦은 솜은 세트바깥 포에 놓는다).
18	22	한 손의 엄지와 검지로 음순을 벌려서 요도를 노출시킨다. (해부학적 지표를 잘 보이게 하고 삽입 동안 도뇨관이 오염되는 것을 방지하기 위함)
19	23	다른 손으로 양편 대음순을 위에서 아래로 닦는다.
20	24	양편 소음순을 위에서 아래로 닦는다.
21	25	요도를 위에서 아래로 닦는다. (심부조직면을 소독하기 전에 피부표면 먼저 소독, 남성 : 요도 입구에서 나선형으로 소독) 참고 : 남자의 경우 　1) 한 손의 엄지와 검지로 음경을 잡고 포피(Preputium)를 잡아당긴다. 　2) 요도를 소독솜으로 닦고 버린다. 　3) 요도구 바깥쪽으로 둥글게 닦고 버린다.
22	26	도뇨관을 삽입할 때까지 음순을 한 손으로 벌리고 있는다.
23	27	도뇨관을 삽입함을 대상자에게 설명하고 긴장을 풀도록 유도한다.(환자가 심호흡을 하도록 유도하여 하복부 이완유도하면서 삽입)
24		다른 손으로 도뇨관이 오염되지 않게 잘 감아쥐고 요도 후상방으로 5~8cm 삽입한다. 참고 : 남자 : 12~18cm 삽입
25		소변이 흘러나오기 시작하면 도뇨관을 2~4cm 가량 더 삽입하여 소변이 곡반 속으로 흘러나오게 한다.(카테터를 조금 빼서 입구의 소변이 나오도록 하고, 아랫배를 살며시 눌러 소변이 완전히 나오도록 함)
26		소변이 더 이상 흘러나오지 않게 되면 도뇨관을 천천히 돌리면서 빼어 세트에 넣고, 마른 거즈로 요도구와 그 주위를 닦는다.
27		공포(hole towel)를 치우고 장갑을 벗는다.
	28	다른 손으로 도뇨관이 오염되지 않게 겸자와 함께 삽입부위로부터 8cm 가량 되는 곳을 잘 감아쥐고 요도 후상방으로 5~8cm 삽입한다. 참고 : 남자 : 12~18cm 삽입
	29	카테터 끝을 곡반에 대고 잠가둔 겸자를 풀어 소변이 나오는지 확인한다.

단순 도뇨	유치 도뇨	내용
	㉚	소변이 흘러나오면 다시 겸자를 잠그고 도뇨관을 2~4cm 가량 더 삽입한 후 음순을 벌리고 있던 손을 뗀다. 소변이 흘러 나온 후 더 집어넣음(풍선으로 인한 요도손상방지)
	㉛	도뇨관의 풍선 주입구(balloon lumen)에 연결된 주사기에 들어 있는 증류수를 주입한 후 주사기를 제거한다. (카테터를 내부에 고정함, 생리식염수는 결정체를 형성할 수 있으므로 장기 유치도뇨관 사용 시에는 금지)
	㉜	도뇨관을 부드럽게 잡아당겨 카테터가 안전하게 방광 안에 있는지 확인한다.
	㉝	공포(hole towel)를 치우고 장갑을 벗는다.
	㉞	손소독제로 손위생을 실시한다.
	㉟	소변주머니 하단의 조절기(clamp)가 잠겨 있는지 확인한 후 소변 수집 주머니를 도뇨관과 연결한다.
	㊱	도뇨관의 소변 나오는 출구를 잠가 두었던 겸자를 제거한 후 도뇨관을 반창고로 대퇴에 고정시킨다. ⊙ 참고 : 남자 : 하복부(해부학적 구조상 요도의 꺾임을 방지하기 위함)
	㊲	소변 수집 주머니 상단의 조절기(clamp)가 열려 있어 소변이 잘 나오는지 확인하고, 소변 수집주머니를 침상아래 부분에 고정하되 바닥에 닿지 않도록 한다.(중력을 이용해 배액 함) • urine bag이 항상 방광보다 아래에 있도록 하여 역류를 방지함 기출 02, 11 • 튜브가 꼬이지 않도록 하고 대상자가 충분히 움직일 수 있게 여유를 두되 침상난간 위에 걸치지 않도록 고정(튜브가 꼬이면 방광으로부터 중력 배액을 방해하고 침상난간에 고정하면 난간의 높낮이 정도에 따라 배액관이 달라짐) 기출 07 • 바닥에 내려놓으면 감염의 위험있음
	㊳	대상자에게 현재의 체위와 삽입한 도뇨관이 편안한지를 묻고 소변 수집 주머니 관리 방법에 대해 설명한다.

(2) **유치도뇨(retention, Foley catheterization)** 기출 02, 07, 11, 14, 15, 16

① 유치도뇨의 목적 기출 15, 20, 24
- 소변 배출의 폐쇄가 있을 때(전립선 비대, 요도 협착증)
- 하복부 수술시 방광의 손상을 막고 수술부위 시야를 넓히기 위해
- 혈괴로 인한 요도 폐쇄를 방지하기 위해
- 중환자의 계속적인 소변량 측정을 위해
- 실금하는 혼수환자의 피부손상을 예방하기 위해
- 계속적이거나 간헐적 방광세척을 위해

② 유치도뇨관 제거
- 도뇨관을 고정한 반창고 제거
- 주사기로 카테터의 풍선 내 액체를 흡입(요도손상방지)
- 요도구의 바깥 지점까지 카테터를 부드럽게 잡아당김
- 요도구를 닦음
- 제거 후 4시간 이내에 스스로 배뇨를 해야 함 ⇨ 확인필요
- 제거 후 8~10시간 동안 환자의 배뇨상태를 관찰하며 배뇨 시마다 배뇨량 측정

③ 유치도뇨 대상자 간호 기출▶ 16, 19, 24
- 하루에 두 번 배변 후 회음부 간호 특히 요도구 근처는 깨끗이 유지(물과 비누 이용가능)
- 하루 3,000cc 이상의 충분한 수분섭취를 권장하여 배뇨량을 증가시킴
- I/O check(8시간마다 기록 함)
- 소변의 산성도를 유지하여 미생물의 성장을 억제하도록 함
- 필요할 때 유치도뇨관 교환(대개 5일~2주일, 침전물이 보일 시) ⇨ 가능한 교환하지 않는 것이 감염위험을 줄이는 방법이다.
- 연결관이 분리되지 않게 하여 배액체계의 폐쇄성을 유지함
- 감염징후 관찰 시 즉시 보고 하도록 함
- 배뇨수집용기는 항상 방광보다 낮게 위치
- 혈괴나 도뇨관의 꼬임 등으로 관이 막히지 않도록 배액관의 개방성을 유지

> **참고 ✓ 인공도뇨시 감염방지대책**
> - 인공도뇨시, 보유시 무균술적용하여 요로감염예방
> - 폐쇄도뇨 시스템 유지
> - urine bag은 항상 방광보다 아래로 하여 역류방지
> - catheter에서 urine bag까지의 개방성 유지
> - 적절한 수분섭취

(3) 방광 세척(bladder irrigation) 기출▶ 21, 22, 24

① 지속적 혹은 간헐적으로 시행하며 개방형(도뇨관 분리)보다는 폐쇄형(3way 카테터 이용)이 감염 가능성이 낮다.
② 멸균생리식염수를 이용하며 비뇨생식기계수술을 받은 환자에게 카테터가 고름이나 혈괴로 막히는 것을 예방하기 위해 시행된다.
③ 처방된 양을 주입하고 잠깐 정체 후 배출시킨다.
④ 배출량이 주입량보다 적으면 환자의 자세를 변경해본다.
⑤ 1분에 30~40방울에서 시작해서 100~200방울까지 가능함, 지나치게 빠른 주입은 방광의 팽만을 초래한다.
⑥ 방광의 용적은 300mL이므로 이를 넘지 않아야 한다.

4) 약물요법

① 콜린성 약물(bethanechol urecholine) : 방광의 수축증가, 괄약근이완
② 항콜린성 약물(propantheline) : 방광의 수축을 막아 요실금 감소

5) 행동수정요법

(1) 방광훈련(bladder training) : 유치도뇨를 삽입한 상태로 2~3시간 간격으로 잠금을 풀어 소변보는 것처럼 훈련 후 다시 잠금, 도뇨관 없이 배뇨간격을 점차 늘리는 방법으로 잦은 배뇨나 절박감, 요정체를 교정할 수 있다.

(2) 골반저부근육강화운동(케겔운동, Kegel exercise)
① 골반 근육의 긴장도를 증가시키기 위한 운동(요실금예방)
② 직장, 요도, 질의 근육을 조이고 모은다(10초 유지) → 10초에 거쳐 이완
③ 근육의 수축을 매번 10회씩 하루 5회 실시한다.

(3) 계획배뇨
배뇨일기를 기록해보면서 자신의 배뇨양상을 파악하여 긴급한 요의가 있기 전에 배뇨하여 요실금이나 긴박뇨를 조절한다.

2 진단검사

1) 일반소변검사 기출 08
① 요도구 및 주변 조직 소독(소변 내 존재하는 미생물 외에 다른 물질로 인한 오염을 방지하기 위함)
② 처음에 나오는 소변을 배뇨하다가 중간 소변으로 수집
③ 깨끗한 소변을 채취하기 위함

2) 24시간 소변검사
① 소변을 농축하고 희석하는 신장 기능 사정, 포도당 대사 작용의 기능 장애 결정, 소변 속의 특성 성분(크레아티닌, 유로빌리노겐, 에스트리올 등)의 수준을 측정하기 위해
② 배뇨한 소변은 깨끗한 용기에 받아서 화학보존제가 삽입된 큰 냉장용 병에 즉시 옮겨 담아 냉장보관함(검사실의 지침을 따름)
③ 수집 시작 시간의 첫 소변은 버리고, 24시간 동안 마지막 소변까지 배설된 소변의 전부를 모음(수집 시간동안 방광에 모인 소변을 전부 수집함)

3) 소변배양검사
① 단순도뇨관을 삽입하여 멸균채집통에 소변채취 기출 08, 18
② 유치도뇨관을 가진 환자의 소변채취 기출 01, 15, 16, 18, 20, 25
- 채취 전에 5~10분 동안 소변 수집 부위(entry port) 아래쪽의 배액 튜브 조절기를 잠금 → 손을 씻고 장갑 착용
- 소독솜으로 도뇨관에서 소변 수집 부위(entry port)를 닦아서 소변의 오염을 막음
- 수집할 부위에 30°~45° 각도로 주사바늘을 삽입함, 배양을 위해서는 2~3cc의 소변을 흡인하고 일반적인 소변검사를 위해서는 20~30cc를 뽑음
- 준비된 검사용기에 소변을 넣고 용기를 덮은 뒤 뚜껑 안은 멸균상태를 유지
- 검체채취후 반드시 카테터 튜브를 열어줌
- 검사용기에 이름을 부착하고 15분 안에 검사실로 보냄, 기구의 물기를 제거하고 장갑을 벗은 뒤 손을 씻음

> **암기 ✓**
> - 일반소변검사 : 중간소변
> - 24시간 소변검사 : 수집 시작 시간의 첫 소변은 버리고, 24시간 동안 소변과 마지막 소변은 모음
> - 소변배양검사 : 도뇨관을 삽입하여 멸균채집통에 소변채취
> - 유치도뇨관을 가진 환자의 소변채취 : 도뇨관의 port에 주사바늘을 삽입하여 채뇨

3 배변문제 간호

1) 정상배변 증진 기출 25

① 규칙적인 배변시간
② **자세** : 직장에 하향압력을 가하여 복근의 이용을 용이하게 하는 웅크리는 자세가 가장 좋음, 와상환자라면 상체를 세우거나 이동식 좌변기를 사용하는 것이 좋음
③ 사생활 보호
④ **영양** : 충분한 수분섭취, 고섬유식이
⑤ 적절한 운동으로 연동운동자극
⑥ 심혈관질환, 호흡기질환, 뇌압상승 대상자에게는 발살바 수기(Valsalva maneuver) 금지

2) 배변문제 기출 05, 07, 12, 13, 20

(1) 변비(Constipation) 기출 13, 15, 18, 20, 21, 23

① 불충분한 운동, 식이섬유, 수분, 일상의 변화, 스트레스, 하제의 만성적 사용, 신경계질환, 마약, 항우울제 등이 원인
② 간호중재
- 정상배변 습관 형성
- 약물
  - 부피형성 완화제 : 가스, 수분 등으로 덩어리를 증가시키고 변을 부드럽게 하여 배변을 유도 (psyllium hydrophilic mucilloid)
  - 대변 연화제 : 물과 지방이 분변 속으로 침투하게 하여 변을 크고 부드럽게 함(colace)
  - 윤활제 : 장내에서 변을 부드럽게 하여 쉽게 통과하게 함(mineral oil)
  - 자극제 : 장점막 자극, 연동 운동 촉진, 수분 흡수 억제(bisacodyl dulcolax, 피마자 기름), 장기사용금지
  - 식염성 삼투제 : 장에서 잘 흡수되지 않는 수용성 염(phospho-soda)으로 장내 수분의 증가로 배변 유도, 신속한 효과(예 fleets)
- 관장

(2) 분변매복(Fecal impaction)

① 단단한 큰 대변 덩어리가 배출되지 않고 직장 내에 쌓여 있는 상태로 자발적으로 대변을 배출시킬 수 없음

② 만성적인 변비, Barium enema, 탈수, 근육 약화 등으로 나타남
③ 기름정체관장, 청결관장 혹은 용수관장(finger enema : 손가락으로 대변 제거)
④ 미주신경자극증상이 나타날 수 있으므로 주의 필요

(3) 설사(Diarrhea)
① 장 내 자극성 물질의 제거를 위한 작용으로 인해 수분이 많고 형태가 없는 변을 자주 배출
② 상한 음식의 섭취나 심리적 스트레스, 장염, 크론병 같은 질환이 원인
③ 간호중재
- 자극이 적은 음식 섭취와 생과일이나 채소 제한
- 수분과 전해질 불균형 관찰, 필요시 비경구 수분과 전해질 공급
- 지사제 투여
- 피부 간호-항문주위 피부가 헐 수 있다.

(4) 장내가스(=고창, Flatulence)
① 장내가스의 과도한 축적으로 장이 늘어나고 팽만된 것
② 음식의 빠른 섭취로 인해 과도한 공기를 삼키거나, 느린 연동운동, 장내 박테리아가 발효하면서 생성된 가스, 가스 형성 음식(양배추, 오이, 양파, 콩 등)의 다량 섭취
③ 간호중재 : 운동, 직장 내 삽관

(5) 변실금(Fecal incontinence)
① 항문괄약근의 대변이나 가스배출을 조절하는 능력이 상실되어 배변조절이 불가능한 상태
② 장기능은 정상이나, 근활동 손상이나 감각손상 등 신경계 변화로 인해 초래
③ 심리적 위축, 피부손상가능성 증가
④ 원인 : 항문괄약근, 신경분포의 장애, 신경근육질환, 척수손상, 다발성 경화증, 외괄약근 종양
⑤ 간호중재
- 매일 비슷한 시간에 실금이 일어나는지 알기 위해 변실금 형태 관찰
- 변의를 느낄만한 시간 이전에 화장실에 가거나 변기를 준비함
- 말이나 행동으로 환자의 변실금을 비난하지 않도록 보호자 교육

(6) 치질(Hemorrhoid)
치핵이라고도 하며, 항문 주위의 정맥이 이완되고 울혈된 상태로 배변시 통증과 출혈을 동반하며 만성 변비, 임신, 울혈성 심부전 등이 원인일 수 있음

3) 간호중재

(1) 직장 내 좌약(Suppository) 삽입
① 좌약(suppository)은 체온에 의해 녹는 구형 또는 타원 형태의 알약으로 직장에 삽입하여 건조한 대변을 부드럽게 하여 대변의 배출을 증진시킴
② 방법 기출 05, 12, 13
- 좌측 심스 체위를 취하도록 함(하행결장이 좌측에 위치)
- 천천히 심호흡을 하게 함(근육이완 증진)

- 뾰족한 부분을 앞으로 해서 좌약을 성인 10cm, 소아 5cm 정도 삽입(좌약은 괄약근을 지나 시지의 길이만큼 삽입해야 빠져 나오지 않음)
- 대변 내로 좌약이 들어가지 않도록 함(좌약을 대변이 아닌 직장벽에 밀착시켜야 효과 나타남)
- 직장 내로 약물이 잘 퍼지도록 15~30분 정도 좌약을 보유하고 있다가 배변하도록 교육

(2) 관장(Enema) 기출 05, 12, 13, 17

① 직장과 S상 결장 내로 용액을 주입하는 것
- 연동운동을 자극하여 배변을 증진함으로 변비를 일시적으로 완화
- 수술이나 진단적 검사를 시행하기 전 대장 청결
- 가스 제거

② 금기
- 장염, 장폐색 등과 같은 장 질환자는 관장으로 인해 장파열 등의 합병증 유발가능
- 관장액 주입 시 장천공, 출혈가능성, 장점막 괴사 및 손상 가능성 있을 때
- 순환과잉, 수분중독증, 고칼륨혈증 환자
- 장수술 및 부인과 수술 직후
- 절대 안정시(두개내압 상승, 급성 심근경색증 등)

③ 관장의 종류 기출 17, 19
  ㉠ 청결관장(= 배출관장, Cleansing enema) 기출 03, 05, 14 : 직장 내 대변 제거가 목적

[청결관장용액의 종류]

용액	양	작용기전	장점	단점
수돗물 (저장액)	500~1,000mL	결장 팽창, 연동운동 자극, 대변을 부드럽게	자극없이 직장질환자에도 사용가능	저장성 용액이라 수분중독증 유발가능 - 반복사용주의 심부전 신부전 시 금기
생리식염수 (등장액)	500~1,000mL		등장액으로 노인과 유아에게 사용가능, 가장 안전함	나트륨 정체 가능성
비눗물	500~1,000mL (물:비누 = 200:1)	직장팽만, 대변수화 (안전한 castile soap 사용)		직장 점막에 화학적 자극
고장액	90~120mL	삼투압작용으로 결장내로 수분 이동	관장 용액이 적어 피로와 통증 덜 느낌	수분·전해질 불균형 초래(저칼슘혈증, 고인산혈증, 탈수 가능성 있음)

  ㉡ 구풍관장(Carminative enema) 기출 16, 24 : 장내 가스를 배출시켜 가스로 인한 팽만을 완화시킴, 50% magnesium sulfate 30cc+glycerine 60cc+water 90cc 혼합(온도 37.7~43.3℃)
  ㉢ 정체관장(Retention enema) 기출 16, 22 : 정해진 시간 동안 관장액을 대장 내에 보유하는 관장(보유시간 30~60분)으로 배변, 투약, 체온하강, 수분과 영양소 공급, 구충 효과 등이 목적 [구풍, 윤활, 약물, 바륨관장을 정체관장의 형태로 구분하기도 함]
  ㉣ 역류관장(return - flew enema = Harris flush) : 연동운동을 자극하고 장내 가스를 제거하기 위해 사용

ⓔ 윤활관장(Glycerin Enema) 기출 19 : 굳은 변을 부드럽게 하여 윤활 작용으로 변이 잘 배출되도록 하기 위함, 50% 글리세린을 주로 사용함

(3) 관장의 순서 기출 11, 12, 14

> **참고 핵심기본간호술, 배출관장**
>
> 1. 일회용 장갑을 착용한 후, 주사기 내관을 빼고 주사기 앞부분을 손으로 막은 상태에서 글리세린과 온수를 1:1로 부어 관장액을 준비한다.
> 2. 주사기 내관을 꽂고 공기를 뺀 다음 카테터나 직장튜브의 끝부분을 개봉하여 주사기를 연결하고 공기를 빼준다.
> 3. 카테터나 직장튜브 끝 10~15cm 부위에 윤활제를 바른 후 장갑을 벗는다.
> 4. 준비한 물품을 가지고 대상자에게 가서 간호사 자신을 소개한다.
> 5. 손소독제로 손위생을 실시한다.
> 6. 대상자의 이름을 개방형으로 질문하여 대상자를 확인하고, 입원팔찌와 환자리스트(또는 처방지)를 대조하여 대상자(이름, 등록번호)를 확인한다.
> 7. 대상자에게 관장의 목적과 절차를 설명한다.
> 8. 커튼(스크린)으로 대상자의 사생활을 보호해 주고 홑이불을 덮어준다.
> 9. 대상자의 둔부가 간호사 쪽을 향하도록 하여 Sims' position 또는 측위를 취하게 하고, 둔부 밑에 방수포(또는 고무포와 반홑이불)를 깐다.
> 10. 대상자의 둔부를 노출시키고 항문이 보이도록 사이를 벌리고 긴장을 풀도록 유도한다.
> 11. 일회용 장갑을 착용한다.
> 12. 카테터나 직장튜브 끝을 대상자의 배꼽을 향하도록 해서 5~10cm 정도 삽입한다.
> 13. 카테터나 직장튜브 위치를 고정하고 관장액을 천천히 주입한다.
> 14. 관장액이 주입되는 동안 불편함이 있을 수 있으며, 주입 후 팽만감을 느끼는 것은 정상임을 설명한다.
> 15. 관장액을 전부 주입한 후 휴지로 항문을 막으면서 카테터나 직장튜브를 항문에서 빼낸다.
> 16. 직장튜브를 말아 쥐고, 쥔 손의 장갑을 벗어 직장튜브를 감싼 후 곡반에 놓는다.
> 17. 휴지로 항문을 막아주고 나머지 장갑을 벗는다.
> 18. 대상자에게 참을 수 있을 만큼 대변을 참은 후(10~15분 정도) 화장실에 가야 함을 설명한다.
> 19. 대상자에게 대변을 본 후 그 결과를 알려야 함을 설명한다.
> 20. 대변을 본 후 적어도 한 시간 동안 둔부 밑에 방수포(또는 고무포와 반홑이불)를 그대로 둔다.
> 21. 대상자를 편안하게 해주고 사용한 물품을 정리한다.
> 22. 물과 비누로 손위생을 실시한다.
> 23. 수행 결과를 간호기록지에 기록한다.
>   ① 관장의 종류   ② 관장 용액 및 주입한 양
>   ③ 관장절차에 대한 대상자의 이상반응   ④ 대상자의 관장 결과(대변양, 대변양상)

(4) 관장 주의사항 기출 25

① **관장액 준비** : 성인은 40~43℃, 아동은 37.7℃ 정도가 적당함(뜨거운 용액은 장 점막에 손상을 입히고 통증을 유발, 너무 찬 용액은 괄약근의 경련을 유발)

② 직장관 준비
- 성인 : 22~30Fr
- 학령 전후 아동 : 14~18Fr
- 영아 : 12Fr

③ 대상자를 확인하고 절차를 설명
④ 대상자가 복통을 호소하거나 용액이 관 사이로 빠져 나올 경우 용기를 낮추거나 관을 잠금
⑤ 관장용기를 들어(30~45cm 높이) 용액이 들어가게 함. 용액을 지속적으로 천천히 주입, 용기를 너무 높이 들어 올리는 것은 주입속도를 빠르게 만들어 결장의 통증성 팽만을 일으킴(영아에게 높은 압력은 장 파열을 초래할 수 있음)
⑥ 용액 주입이 끝날 때까지 튜브를 잡아 장 수축으로 직장 튜브가 빠져 나오지 않도록 함
⑦ 용액이 다 주입되기 전 관을 잠그고 항문에 있는 튜브 주위를 휴지로 막은 채 직장튜브를 제거(공기주입예방)
⑧ 배출된 변과 용액을 관찰, 기록하고 기대되지 않은 결과에 대해서는 의사에게 보고, 심한 경련, 출혈 혹은 갑작스런 심한 복통 등이 발생하면 관장을 멈춤

(5) 대변 잠혈검사(fecal occult blood test) 기출 22

① 대장암 선별검사에 유용
② 검사하기 3일 전부터 붉은 고기, 생선, 일부채소, 철분제, 스테로이드 등은 위양성의 결과가 나올 수 있어 피해야 함
③ 생리혈이나 치핵출혈로 오염되지 않도록 검체를 채취해야 함

4) 장루간호

(1) 장루

① 복벽을 절개하여 일시적 혹은 영구적으로 stoma를 형성한 것
② 회장루는 묽은 상태의 변을 자주 보고 소화효소가 함유되어 피부간호를 철저히 하여야 함
③ S상 결장루는 거의 정상에 가까운 대변을 배출함
④ 장루에는 배설물을 모아주는 주머니를 달아 주어야 함

(2) 장루주머니 교환방법 기출 10

① 누공 주위 피부의 발적, 궤양, 자극 유무, stoma 상태 관찰 : 수술 후 6주까지는 장루에 부종이 있음
② 주머니는 1/3이나 1/2 정도 찼을 때 비우도록 함
③ 누공 주위의 피부를 중성 비누를 이용해 닦고 건조
④ 피부 보호판을 부착하기 전에 장루주위의 털을 면도하면 모낭염을 예방할 수 있음
⑤ 피부 보호제를 바르고 새 주머니를 부착
⑥ 한 번 붙인 피부보호막은 3~5일이 지나면 녹아서 새어나와 피부에 자극을 주므로 교환
⑦ 따뜻한 수돗물과 비누를 사용하여 장루 주머니를 세척
⑧ 변 배출량이 적을 때(식전, 취침 전, 기상 후), 장을 비운 후, 4~5일마다, 샐 때마다 비우기
⑨ 장루주머니교환은 대상자 스스로 가정에서 해야 하므로 교육이 필요

PART 3 배설 요구

01. 정상배뇨에 대한 설명으로 옳은 것은?

① 부교감신경의 자극은 배뇨를 유발한다.
② 배뇨 반사에 수의적 조절기전이 있어 심리적, 문화적 요인에 의해 외괄약근을 수축하면서 배뇨를 유발한다.
③ 노화는 방광근육의 긴장도 증가로 소변을 수용하는 방광능력이 증가한다.
④ 색깔은 연한 노란색이며 케톤, 포도당, 적혈구 등이 포함되어 있다.
⑤ 요비중은 소변의 농축정도를 의미하며 수분 과다섭취시 비중이 증가한다.

해설 [정상배뇨 기전]
- 교감신경의 자극은 배뇨를 억제한다.(방광배뇨근 이완, 요도내부괄약근 수축)
- 부교감신경의 자극은 배뇨를 유발한다.
  방광 내 150~300cc의 소변 축적(성인 : 200~300cc, 아동 : 100~200cc) → 신장감수기 흥분 → 배뇨반사중추로 전달(천골 2~4번) → 부교감 신경 자극 → 방광배뇨근 수축 → 요도내부괄약근 이완 → 요도로 보냄 → 대뇌피질(수의적 조절) → 회음부 근육과 외괄약근 이완 → 배뇨
- 배뇨 반사에 수의적 조절기전이 있어 심리적, 문화적 요인에 의해 외괄약근을 수축하면서 억제됨
- 방광의 용량은 500mL이며 하루 소변량은 성인의 경우 1,500~2,000mL/일, 아동은 800~1,400mL 정도임

[배뇨에 영향을 미치는 요인]
- 성장발달단계
- 노화는 방광근육의 긴장도 감소로 소변을 수용하는 방광능력이 감소하고 빈뇨가 증가
- 수분섭취와 음식
- 심리적 요인 : 스트레스-적은 양의 소변을 자주 배뇨
- 문화적 요인 : 성별이나 인종, 개인적으로 요구하는 기준이 달라질 수 있다.
- 활동과 근긴장도
- 질병 : 비뇨기계, 신경계
- 약물 : 이뇨제(소변량 증가), 콜린성약물(자주 배뇨), 진정제(배뇨방해)

02. 배변기전에 대한 설명으로 옳은 것은?

① 복근의 이완
② 횡격막 이완
③ 직장내압 감소
④ 내항문괄약근 수축
⑤ 외항문괄약근 이완

01. ① 02. ⑤

> 해설 [배변기전]
> 하행결장의 움직임 → 대변이 직장으로 이동 → 팽창된 직장으로 부교감신경자극 → 내항문괄약근이완 → 복근수축 → 외항문괄약근이완(수의적 조절) → 배변
> [Valsalva maneuver]
> 숨을 참고, 가로막을 수축시키고 성대문을 닫아서 배벽근육을 수축시키면 복강의 압력이 평상시보다 높아져서 배변에 도움이 됨
> [쪼그려 앉는 자세]
> 대퇴근육을 굽히면 복강의 압력이 높아지고, 앉는 자세는 직장아래방향으로 압력이 증가하여 배변에 도움

03. 만성변비를 가진 대상자의 정상배변을 돕기 위한 간호중재로 옳은 것은?

① 활동을 제한한다.
② 수분섭취를 제한한다.
③ 저섬유소식사를 권장한다.
④ 배변시 복부를 마사지한다.
⑤ 배변시 앉은 자세에서 허리를 똑바로 세운다.

> 해설 [배변에 영향을 미치는 요인]
> • 성장발달 : 생후 18~24개월경부터 항문 괄약근에 분포된 신경섬유가 발달하면서 자율적 배변이 가능해짐. 노인기에는 변비의 가능성이 증가
> • 음식과 수분
> • 배변습관, 자세 : 앞으로 쪼그리고 앉는 자세가 직장의 하향압력을 높여준다.
> • 활동과 근긴장도
> • 스트레스, 불안 : 부교감 자극(설사, 가스 참)
> • 약물 : 마약(연동운동억제)
> • 질병

04. 재채기를 하거나 물건을 들려고 힘을 주다가 소변이 새어나오는 것을 경험했다고 호소하는 대상자에 적절한 간호중재는?

① 체중을 늘리도록 한다.
② 크레데방법을 사용한다.
③ 골반저부근육 강화운동을 교육한다.
④ 배뇨시 물 흐르는 소리를 들려준다.
⑤ 하루에 수분을 3,000mL 이상 섭취하도록 한다.

> 해설
>
> | 종류 | 병태생리 | 치료 |
> | --- | --- | --- |
> | 복압요실금 (stress, 스트레스성) | • 요도 괄약근 약화, 복압상승 시 실금 (기침, 재채기, 웃음, 코풀기, 운동 등)
• 대개 여성에게 나타남(폐경 후, 다산부) | • 골반 저 근육 운동(케겔 운동)
• 비만인 경우 체중 조절 |

정답 03. ④ 04. ③

절박요실금 (urge)	• 강한 요의와 함께 불수의적 방광수축으로 갑작스럽게 다량의 실금 • 요의 흐름을 저지시키지 못함 • 운동 신경장애 : 억제성 배뇨근 조절 장애	• 원인치료 • 골반 저 근육 운동(케겔 운동) • 방광 훈련
범람, 역류성요실금 (Overflow)	• 방광수축력 상실 • 전립선비대증 • 신경장애	• 원인질환 치료 • 인공 도뇨 • valsalva 수기 • Cred's maneuver
반사성 (reflex, 계속성)	• 예측가능한 규칙적 간격의 배뇨 • 불수의적 방광 수축, 경련 • 방광팽만을 인지하지 못함	• 원인질환 치료 • 방광 훈련 • 체외 소변 수집 기구
기능성 (functional)	• 화장실에 가는데 필요한 시간 동안 괄약근 조절 불가능 • 신체적 제한, 지남력 상실, 환경장애	• 이동보조 기구 • 방광 훈련 • 간이 소변기

05. 요실금 대상자를 위한 간호중재로 옳은 것은?

① 피부통합성을 유지하기 위한 간호를 제공한다.
② 기저귀를 착용시킨다.
③ 소변이 마려울 때 배뇨하도록 한다.
④ 커피는 이뇨효과가 있어 요실금에 도움이 된다.
⑤ 하루에 수분을 2,000mL 이하로 섭취하도록 한다.

해설 [요실금 대상자간호]
- 깨어 있는 시간 동안에는 1~2시간마다, 취침 전, 밤에는 4시간마다 배뇨 시도
- 요의와 관계없이 규칙적 간격으로 배뇨 → 배뇨 조절을 잘 하면 배뇨 간격을 늘림
- 케겔 운동(Kegel exercise)
- 피부통합성의 유지 : 세심한 피부간호, 건조한 린넨과 옷 제공, 피부보호용 크림 사용
- 체외 요배설 장치의 사용 : 남성 요실금 대상자에게 적용
- 카페인 함유 음료 제한 : 방광 자극
- 침대에 패드 적용은 가능하나 기저귀는 금지(자연방뇨를 허용하는 것으로 이해할 수 있음)
- 유치카테터 삽입은 요로 감염의 원인이 될 수 있으므로 자제
- 배변양상을 기록하고 적절한 수분을 섭취 2,000~2,500mL/일

05. ①

06. 다음 중 단순도뇨가 필요한 경우는?

① 자연배뇨 도움
② 장기간 소변배출 필요성
③ 지속적 방광세척
④ 시간당 소변량 측정
⑤ 잔뇨량 측정

해설 [단순도뇨(simple, nelaton catheterization)의 목적]
- 급성 방광팽만의 즉각적인 완화를 위해
  - 예) 요도 외상 후 급성 요정체 완화, 진정제나 진통제의 효과로 배뇨를 할 수 없을 때
- 방광기능 장애 대상자들의 장기간 관리를 위해
  - 예) 척수 손상, 점진적인 신경근육의 퇴행-간헐적 자가도뇨시행
- 무균적인 소변 검사물을 얻기 위해-소변배양검사
- 잔뇨량의 측정을 위해 배뇨 후 즉시 시행, 잔뇨량 50mL 이상이면 필요시 유치 도뇨관 삽입
- 수술 전·중·후 진단검사 전에 방광을 비우기 위해

[유치도뇨의 목적]
- 소변 배출의 폐쇄가 있을 때(전립선 비대, 요도 협착증)
- 하복부 수술시 방광의 손상을 막고 수술부위 시야를 넓히기 위해
- 혈괴로 인한 요도 폐쇄를 방지하기 위해
- 중환자의 계속적인 소변량 측정을 위해
- 실금하는 혼수환자의 피부손상을 예방하기 위해
- 계속적이거나 간헐적 방광세척을 위해

07. 지속적 방광세척을 받고 있는 대상자가 심한 복통을 호소하여 하복부를 촉진한 결과 방광의 팽만이 확인되었다. 우선적인 간호중재는?

① 방광훈련 시행
② 유치도뇨관 교체
③ 소변배양검사 실시
④ 세척액의 주입속도 확인
⑤ 유치도뇨관 삽입기간 확인

해설 [방광 세척(bladder irrigation)]
- 지속적 혹은 간헐적으로 시행하며 개방형(도뇨관 분리)보다는 폐쇄형(3way 카테터 이용)이 감염가능성이 낮다.
- 멸균생리식염수를 이용하며 비뇨생식기계수술을 받은 환자에게 카테터가 고름이나 혈괴로 막히는 것을 예방하기 위해 시행된다.
- 처방된 양의 세척제를 주입 후 잠가 세척액을 방광에 처방된 시간만큼 머물게 했다가 잠금장치를 풀어 배출시킴
- 주입된 양만큼 배출되기를 기다리고 양이 적으면 대상자의 체위를 변경한다.
- 방광의 지나친 팽창을 막기 위해 분당 30~40방울로 시작하여 100~200방울까지 가능
- 정상방광용적이 300mL이므로 용액의 양은 이를 넘지 않아야 한다.
- 무균술을 준수하여 감염방지에 주의를 기울여야 한다.

정답 06. ⑤ 07. ④

08. 잔뇨량을 측정하기 위해 여자환자에게 도뇨할 때 간호중재로 옳은 것은?

① 1회용 장갑을 착용하고 도뇨한다.
② 배뇨직후에 도뇨한다.
③ 요도구, 음순 순서로 소독한다.
④ 도뇨관은 15~20cm 정도 삽입한다.
⑤ 도뇨관이 삽입되면 손을 떼어도 된다.

해설 [단순 도뇨 방법]
- 여성-배횡와위, 남성-앙와위
- 카테터 8~10cm 수용성 윤활제(멸균장갑을 낀 상태)를 바름
- 회음부 소독(여 : 대음순 → 소음순 → 요도, 남 : 요도 입구에서 나선형)
- 도뇨관 삽입(여 : 5~8cm, 남 : 16~20cm)
  환자가 심호흡을 하고 소변이 흘러나오기 시작하면 1~2cm 더 삽입하고 소음순을 벌리고 있던 손으로 카테터가 빠지지 않게 고정함.
- 소변이 모두 나오면 카테터를 조금 빼서 입구의 소변이 나오도록 하고, 아랫배를 살며시 눌러 소변이 완전히 나오도록 함
- 검사물 채취(무균적)
- 기록(배뇨시간, 배뇨량, 색깔, 냄새, 반응)

09. 유치도뇨관을 삽입하고 있는 환자에게 적용할 간호로 옳은 것은?

① urine bag은 항상 방광보다 위에 둔다.
② 폐쇄도뇨 시스템을 유지한다.
③ 매주 1회 회음부간호를 한다.
④ 매주 1회 유치도뇨관을 바꿔 삽입한다.
⑤ urine bag은 침상난간에 고정한다.

해설 [유치도뇨 대상자 간호]
- 하루에 두 번 배변 후 회음부 간호 특히 요도구 근처는 깨끗이 유지(물과 비누 이용가능)
- 하루 3,000cc 이상의 충분한 수분섭취를 권장하여 배뇨량을 증가시킴
- I/O check(8시간마다 기록함)
- 소변의 산성도를 유지하여 미생물의 성장을 억제하도록 함
- 필요할 때 유치도뇨관 교환(대개 5일~2주일, 침전물이 보일 시) : 가능한 교환하지 않는 것이 감염위험을 줄이는 방법이다.
- 연결관이 분리되지 않게 하여 배액체계의 폐쇄성을 유지함
- 감염징후 관찰 시 즉시 보고하도록 함
- 배뇨수집용기는 항상 방광보다 낮게 위치
- 혈괴나 도뇨관의 꼬임 등으로 관이 막히지 않도록 배액관의 개방성을 유지

08. ② 09. ②

10. 하제의 종류에 따른 주요 작용의 연결이 옳은 것은?

① 부피형성제 – 분변수분흡수 억제
② 윤활제 – 장점막 자극
③ 자극제 – 장의 연동운동 억제
④ 식염성 삼투제 – 장내 수분량 증가
⑤ 대변 연화제 – 분변표면장력 증가

해설 [변비에 사용하는 약물]
- 부피형성 완화제 : 가스, 수분 등으로 덩어리를 증가시키고 변을 부드럽게 하여 배변을 유도(psyllium hydrophilic mucilloid)
- 윤활제 : 장내에서 변을 부드럽게 하여 쉽게 통과하게 함(mineral oil)
- 자극제 : 장점막 자극, 연동 운동 촉진, 수분 흡수 억제(bisacodyl dulcolax, 피마자 기름), 장기사용금지
- 식염성 삼투제 : 장에서 잘 흡수되지 않는 수용성 염(phospho-soda)으로 장내 수분의 증가로 배변 유도(예 fleets), 신속한 효과
- 대변 연화제 : 물과 지방이 분변 속으로 침투하게 하여 변을 크고 부드럽게 함(액체 바세린)

정답 10. ④

1권 성인·모성·아동·기본간호
간호사 국가고시

활동과 운동요구

PART 4

CHAPTER 01. 활동과 운동요구 사정
CHAPTER 02. 활동과 운동요구

CHAPTER 01 활동과 운동요구 사정

1 신체 역학(Body mechanics) 기출 02, 14, 15, 16, 19, 20, 22

1) 균형, 자세 및 신체 선열을 유지하기 위한 근골격계와 신경계의 조정된 노력으로 근골격계 긴장 감소, 적절한 근긴장도 유지 및 신체 균형 이루어 손상방지 가능

2) 신체 역학 사용방법
   ① 무게 중심이 낮을수록, 기저면이 넓을수록, 무게 중심을 지나는 수직선이 기저면을 통과할 때 신체균형이 잘 이루어짐
   ② 다리를 벌리고 서는 것이 붙이는 것보다 편하고, 서 있는 것보다 앉는 것이 편함
   ③ 가능한 한 대상자 가까이에서 지지
   ④ **침상의 높이를 허리정도로 조절** : 중력중심이 낮을수록 안전, 너무 낮으면 허리를 구부려야 해서 좋지 않음
   ⑤ 움직이는 방향으로 몸 전체가 향하도록 하여 척추의 비틀림을 방지함
   ⑥ 들어올릴 때 둔부와 다리의 근육을 사용 → 무릎과 둔부를 구부린 자세, 들어올리는 것보다는 끌기, 지렛대의 원리를 이용

   > **참고 ✓ 신체 역학**
   > - 대상자와 간호사의 근골격계 손상을 방지하기 위해 필요
   > - 무게 중심이 낮을수록(허리를 구부리는 것이 아니라 무릎을 굽힘으로서 가능)
   > - 기저면이 넓을수록(발을 어깨넓이로 벌림으로써 가능)
   > - 무게 중심을 지나는 수직선이 기저면을 통과할 때 신체균형이 잘 이루어짐
   > - 들어올릴 때 둔부와 다리의 근육을 사용
   > - 척추의 비틀림을 방지

2 부동이 인체에 미치는 영향 기출 06, 13, 15, 17, 21, 24, 25

1) 호흡기계
   ① 환기량 감소 : 부동으로 폐 확장이 저하, 호흡근의 약화
   ② 산-염기 불균형 : 환기량 저하로 O_2 부족 및 CO_2 정체가 유발되어 호흡성 산독증이 유발
   ③ 침강성 폐렴 : 폐의 확장이 저하되고 호흡근이 약화되어 호흡분비물이 증가되고 약한 기침을 하게 됨

2) 순환기계
① **기립성 저혈압** : 정맥혈의 정체와 정맥 귀환량 감소로 인해 심박출량이 감소하여 저혈압 유발
② **심장 과부담** : 하지에 정체되어 있는 혈액을 귀환시키기 위한 심장 노력이 필요함
③ **혈전형성** : 정맥혈 정체 및 뼈에서 칼슘이 유리되어 과잉응고능력을 갖게 됨

3) 근골격계
① **근육량 상실** : 근육을 사용하지 않으므로 근육 크기가 줄어들고 위축됨
② **관절경축** : 근육의 위축, 근섬유의 단축으로 관절이 굴곡되고 고정되어 ROM 감소
③ **골다공증** : 뼈의 재흡수를 증가시키고 뼈에서 칼슘을 방출하여 혈액 속으로 빠져나와 뼈의 치밀성이 감소되어 병리적 골절 위험 증가

4) 피부
: 피부손상과 욕창 위험성 증가(피부압력은 조직의 순환을 감소시키거나 방해함으로써 세포대사에 영향을 미침)

5) 배뇨/배변 기능
① **요정체** : 부동으로 인해 중력에 의한 완전한 소변배출이 어려움
② **신결석** : 칼슘대사변화로 인해 고칼슘혈증 초래
③ **요로 감염 위험** : 소변 정체
④ **장 연동운동의 감소** : 만성 변비 초래
⑤ **사회, 심리적 기능** : 기대역할을 충족시키지 못함으로 인한 자아개념의 손상, 사회적 상호작용의 기회 감소, 우울감, 스트레스로 인한 수면양상의 변화 등

> **참고 부동이 미치는 영향**
> - 호흡근의 약화, 폐분비물 정체
> - 심장의 부하, 혈전형성, 기립성저혈압 가능성증가
> - 근육의 크기, 힘, 관절가동성감소
> - 요정체, 신결석의 위험, 요로감염 위험증가
> - 변비, 우울감, 욕창발생위험증가

3 운동의 종류

구분	종류	내용
산소 소모 유·무	유산소	운동하는 동안 산소를 최대로 이용할 수 있는 능력을 증가시키며 장시간도 가능, 심폐기능과 대사량 증가 예 보행, 달리기, 수영 등
	무산소	운동하는 동안 산소 소모가 최소인 운동으로 근력훈련을 통해 근육군의 크기와 힘을 향상시키는데 목적이 있음, 단시간만 가능 예 역도, 단거리 달리기 등

근육수축 정도	등척성 운동 (isometric exercise)	• 정지된 상태에서 운동하는 동안 관절의 움직임은 없으며 근육길이의 변화도 없으나 의식적으로 근육의 긴장으로 에너지를 소비함. 석고붕대나 견인으로 부동대상자의 근력유지 등에 유용 • 근위축 예방, 순환 증가(관절가동성 유지✕) 예 근육의 힘을 줬다 뺐다 반복
	등장성 운동 (isotonic exercise)	근육수축과 관절의 움직임이 있는 능동적 운동 예 관절가동범위(ROM)운동, 유산소 운동, 아령 들기, 팔굽혀 펴기, 수영, 달리기, 자전거 타기 등
	등속성 운동 (isokinetic exercise)	• 저항에 대항한 근육수축운동 • 외부기구가 일정한 속도로 저항을 제공 예 아령을 올렸다 내렸다 반복
운동주체	능동 운동	• 본인이 스스로 관절과 근육을 모두 사용하는 운동 • 불용성 위축, 관절 경직 모두 예방가능
	보조적 능동 운동	운동능력에 한계가 있을 때 보조자나 도구의 도움을 받아서 하는 운동
	수동 운동	보조자가 대상자의 관절을 가동범위내로 움직여 수동적으로 운동을 제공함. 관절가동성 유지가능(근위축 예방✕)

4 관절가동범위(Range of Motion : ROM) 기출 10, 16, 21, 22, 25

굴곡(Flexion)	두 관절 사이의 각도를 감소시키는 것으로 구부리는 것
신전(Extension)	두 관절 사이의 각도를 180°까지 증가시키는 것으로 일직선이 된 상태
과신전(Hyperextension)	두 관절 사이의 각도를 180° 이상 증가시키는 것
외전(Abduction)	몸의 중심에서 멀어지도록 신체의 일부를 측면으로 움직임
내전(Adduction)	몸의 중심으로 가까워지도록 신체의 일부를 움직임
회전(Rotation)	축을 중심으로 신체를 돌리는 것
외회전(External rotation)	몸의 중심축으로부터 멀어지도록 신체를 밖으로 돌리는 것
내회전(Internal rotation)	몸의 중심축을 향해 신체를 안으로 돌리는 것
순환 회선(Circumduction)	뼈의 근위부는 고정된 채 사지 원위부가 원을 그리는 운동
회내(Pronation)	손바닥을 아래로 향해 돌리는 것
회외(Supination)	손바닥을 위로 돌리는 것
족저굴곡(Plantar flexion)	발바닥을 향해 발을 구부리는 것
족배굴곡(Dorsiflexion)	발등을 향해 발을 구부리는 것
내번(Inversion)	발바닥이 신체의 중심쪽으로 향한 상태
외번(Eversion)	발바닥이 신체의 바깥쪽으로 향한 상태

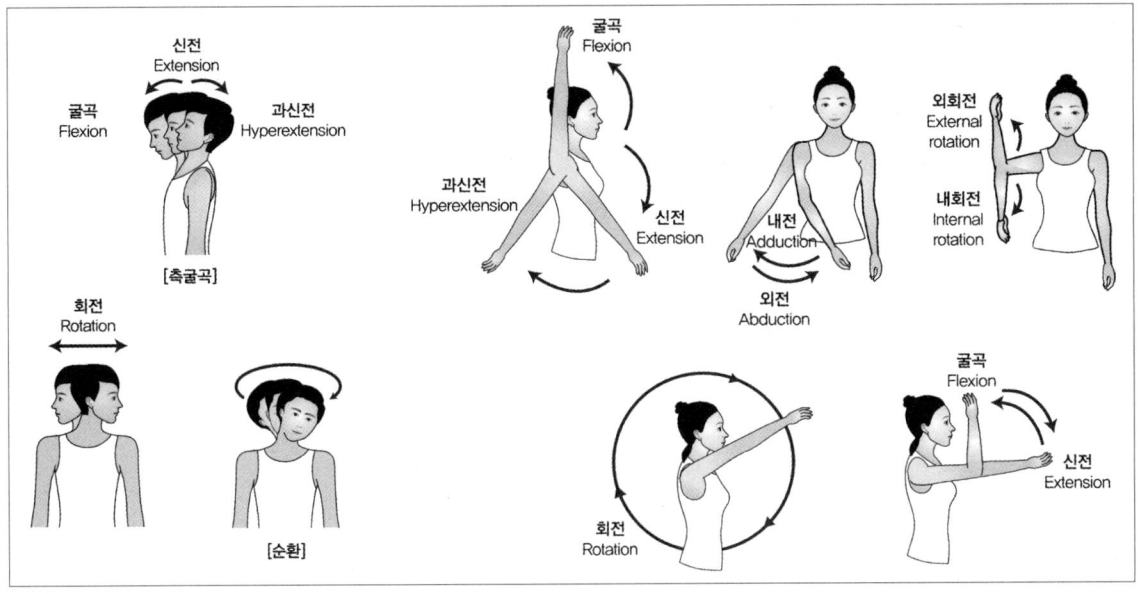

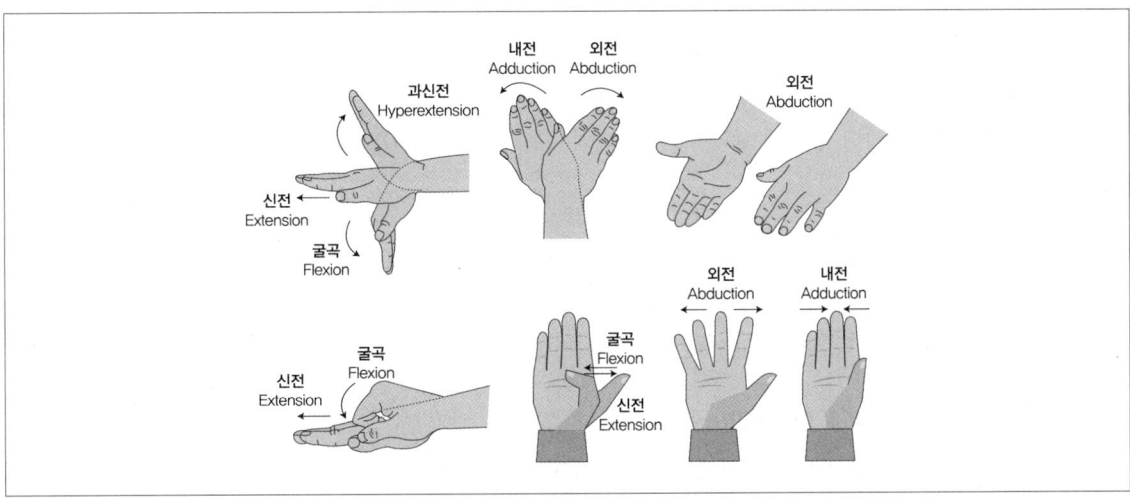

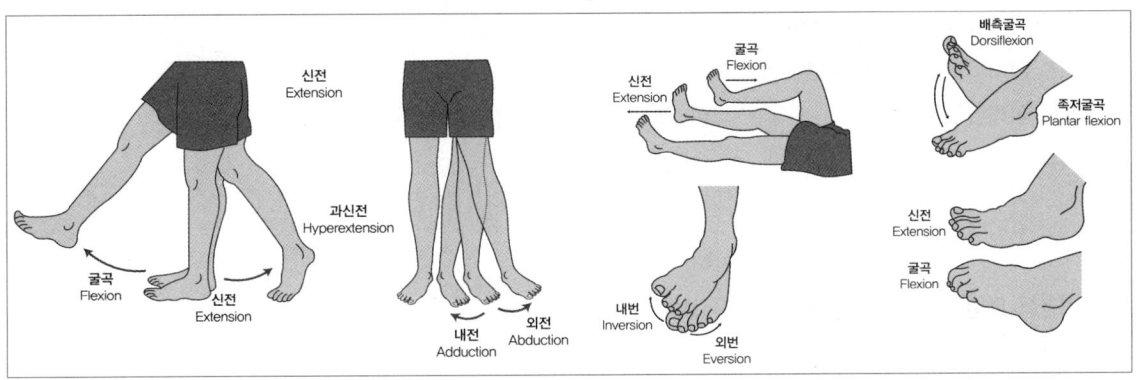

CHAPTER 02 활동과 운동요구

간호사국가고시 대비

1 체위(문제점 : 간호중재) 기출 13, 14, 15

1) **앙와위** : 등을 바닥에 대고 바로 누운 자세이며 대상자에 따라 흡인의 위험성 있음 기출 22
   ① 목의 굴곡구축 : 적절한 높이의 베개 사용
   ② 요추만곡유지 : 수건이나 작은 베개로 지지
   ③ 대퇴의 외회전 : 대전자두루마리 적용
   ④ foot drop(족하수) : 발지지대 적용

2) **복위** : 엎드려 눕는 체위, 흡인예방, 배액용이 vs 척추전만증을 발생시키고 흉곽확장에 방해
   ① 척추의 과신전 호흡장애 : 머리에 작은 베개, 상복부에 지지물
   ② 족하수 : 발가락이 침대에 닿지 않도록 베개를 발목아래 대어줌

3) **측위** : 옆으로 누운 체위(오른쪽, 왼쪽) 기출 13, 20
   ① 팔의 내회전과 호흡장애 : 위쪽 팔 아래에 베개를 대어주고 팔을 굴곡시킴
   ② 대퇴의 내회전, 내전 : 서혜부에서 발 사이 베개로 지지
   ③ 척추의 비틀림 : 양어깨와 양 둔부의 선열유지를 위해 등 뒤에 베개로 지지

4) **파울러 체위(Fowler's position)** : 상체를 약 45~60° 올린 자세 기출 14, 15, 24
   • 횡격막의 이완과 수축을 용이하게 하여 호흡곤란 완화에 좋은 자세
   • 이 자세는 대상자의 몸이 침대발치 쪽으로 미끄러지면서 천골부위 심부조직의 욕창발생가능성이 있다.
   ① 손의 부종 : 손을 팔꿈치 보다 조금 높게 지지
   ② 하지순환장애, 무릎구축, 발뒤꿈치 욕창 : 무릎아래 베개로 지지
   ③ 어깨탈구 : 전박아래 베개를 고여 팔을 높여주어 어깨가 늘어지지 않도록 함
   ④ 대전자두루마리, 발지지대, 손과 손목의 부목적용
   ⑤ 척추의 과도한 만곡 : 등에 단단한 지지물, 하지상승이 둔부에서 시작되도록 함
   ⑥ 좌위 : 똑바로 앉아있는 자세

5) **변형 트렌델렌버그 체위** : 앙와위에서 다리를 45° 높인 체위 – 하지순환의 문제가 있거나 쇼크대상자의 정맥귀환을 도움

6) **쇄석위** : 앙와위에서 발걸이에 발을 올려놓고 무릎을 굴곡시킨 체위 – 여성의 생식기검진, 분만

7) **배횡와위** : 앙와위에서 다리를 벌리고 무릎은 세운 체위 – 복부, 질검사, 인공도뇨

8) **슬흉위** : 가슴을 침대에 대고 무릎을 굴곡시킨 체위 – 산후운동, 월경통완화

9) **심스위** : 측위에서 아래에 있는 팔을 등 뒤로 빼고 위쪽의 팔과 다리는 굴곡시킨 체위 – 항문검사, 관장

2 부동환자 간호중재 기출 08, 12, 18

1) **혈전형성방지**
   ① 올바른 자세유지, 하지운동(장딴지펌프)
   ② 항색전용 스타킹-8시간마다 벗겼다가 재착용한다.
   ③ IPC(intermittent pneumatic compression, 간헐적 공기다리압박)사용
   ④ 저분자량 헤파린(low molecular weight Heparin)의 처방 (예 ardeparin, enoxaparin)

2) 체위변경을 최소 2시간에 한 번씩 하여 폐의 재확장을 돕고 심호흡, 기침을 격려하여 환자의 호흡기능 유지를 증진시킬 것

3) **피부통합성 유지** → 체위변경과 압력감소기구의 사용으로 욕창예방

4) 하루 3회 이상 ROM 운동을 실시하여 관절의 변형예방

5) 배뇨, 배변간호

6) 장기간 침상 안정을 취했던 대상자를 일으킬 때는 기립성 저혈압주의

7) 체위변경 시 이전 체위로 압력받은 부분의 압력금지

3 이동

1) **보행보조 방법** 기출 18, 23
   ① 침상안정 후 처음 몇 번은 대상자의 보행을 간호사가 동행해야 한다.
   ② 침대 밖으로 나오기 전에 대상자의 보행능력과 도움의 필요성을 사정해야 한다.
   ③ 대상자가 편측마비일 때 환측 뒤에서 보조하며 필요시 보행벨트를 이용한다.
   ④ 대상자가 실신하거나 쓰러진 경우 : 다리를 넓게 벌리면서 한쪽 다리를 대상자 다리사이로 넣어 그 위로 미끄러지듯이 바닥으로 대상자를 앉거나 눕힌다.
   ⑤ 보행 전 팔굽혀 펴기 등으로 어깨와 상박의 근육운동을 선행한다.

2) **보행기, 지팡이** 기출 20
   ① 보행기와 지팡이는 평소 신는 신발을 신고 손잡이를 잡았을 때 대상자의 팔꿈치가 약 30° 굴곡되도록 (고관절 높이) 조절한다.

② 보행기와 약한 다리를 함께 앞으로 → 건강한 다리 순서로 옮김
③ 지팡이 길이는 대상자 발에서 옆으로 10~15cm에서 측정
④ 지팡이 → 약한 다리 → 강한 다리
⑤ 지팡이는 손상 받은 다리의 반대쪽 손(건강한 손)으로 잡는다.

3) 목발 [기출] 16

(1) 목발의 길이
① 서 있는 자세 : 목발 끝이 액와 전면에서 발 옆쪽과 앞쪽의 15cm 되는 지점
② 누워 있는 자세 : 액와 전면에서 발뒤꿈치 측면까지의 길이 +2.5cm

(2) 목발 사용방법
① 손목, 손바닥, 팔로 체중을 지탱함
② 목발에 기대지 않도록 주의해야 함 → 액와에 체중이 부하되면 목발마비(Crutch palsy)가 올 수 있음

(3) 목발보행 [기출] 19
① 삼각위(Tripod position) : 목발의 위치가 발에서 앞쪽으로 15cm, 옆으로 15cm 떨어진 곳을 이은 삼각형을 의미하며 기저면을 넓혀주고 대상자의 균형을 좋게 함, 머리와 목은 똑바로 하고, 척추는 반듯하며 둔부와 무릎은 신전되어야 함
② 4점 보행(4 Point gait)
  - 항상 3개의 지지점이 있어 가장 안전한 보행법, 보행연습초기에 적합
  - 약해도 두 다리 모두에 체중을 지탱할 수 있는 대상자
  - 오른쪽 목발 → 왼쪽 발 → 왼쪽 목발 → 오른쪽 발 순으로 나감
③ 3점 보행(3 Point gait) [기출] 14, 25
  - 한쪽 다리는 체중을 지탱할 수 없지만 나머지 다리에 체중을 지탱할 수 있는 대상자
  - 2개의 목발과 이환된(약한) 다리를 앞으로 내밈 → 건강한 다리를 앞으로 옮김
④ 2점 보행(2 Point gait) [기출] 24
  - 4점 보행에 익숙해진 후 적용하기 적합, 속도가 빠름
  - 체중을 두 점이 지탱하므로 좀 더 많은 균형이 필요함
  - 왼쪽 목발과 오른쪽 발 → 오른쪽 목발과 왼쪽 발
⑤ 목발로 계단 오르기 [기출] 19
  건강한 다리를 먼저 위쪽 계단에 올림 → 그 다음 목발과 약한 다리를 위로
⑥ 목발로 계단 내려오기
  건강한 다리에 체중을 의지하고 목발과 약한 다리를 계단 아래로 → 체중을 목발로 이동 후 건강한 다리를 아래 계단의 목발까지 내림

4) 휠체어 기출 21

대상자의 건강한 쪽 침대난간에 붙인(또는 30~45° 비스듬히 놓은) 다음 반드시 잠금장치를 잠그고 건강한 손으로 이동하는 곳을 짚으며 갈 수 있도록 환측 옆에서 보조한다.

> **참고 ✓ [보조기이용 보행순서 요약]** 이동시 체중을 어디에 먼저 실을지도 생각해보기
> ① 보행기와 약한 다리를 함께 앞으로 → 건강한 다리
> ② 지팡이 → 약한 다리 → 강한 다리
> ③ 4점 보행 : 오른쪽 목발 → 왼쪽 발 → 왼쪽 목발 → 오른쪽 발
> ④ 3점 보행 : 2개의 목발과 이환된(약한) 다리를 앞으로 내밈 → 건강한 다리
> ⑤ 2점 보행 : 왼쪽 목발과 오른쪽 발 → 오른쪽 목발과 왼쪽 발
> ⑥ 목발로 계단 오르기 : 건강한 다리를 먼저 위쪽 계단에 올림 → 그 다음 목발과 약한 다리를 위로
> ⑦ 목발로 계단 내려오기 : 목발과 약한 다리를 계단 아래로 → 건강한 다리를 아래로

PART 4. 활동과 운동요구

01. 신체역학에 대한 설명으로 옳은 것은?

① 기저면이 좁을수록 안정성이 높아진다.
② 중력중심이 낮을수록 안정성이 낮아진다.
③ 중력선이 기저면에서 멀어질수록 균형이 유지된다.
④ 축을 중심으로 회전시키거나 굴리면 들어올리는 것보다 힘이 많이 든다.
⑤ 길고 강한 큰 근육을 사용하면 근육의 긴장이 예방된다.

해설 [신체 역학]
- 무게 중심이 낮을수록, 기저면이 넓을수록, 무게 중심을 지나는 수직선이 기저면을 통과할 때 신체균형이 잘 이루어짐
- 다리를 벌리고 서는 것이 붙이는 것보다 편하고, 서 있는 것보다 앉는 것이 편함
- 가능한 한 대상자 가까이에서 지지
- 침상의 높이를 허리정도로 조절 : 중력중심이 낮을수록 안전
- 움직이는 방향으로 몸 전체가 향하도록 하여 척추의 비틀림을 방지함
- 들어올릴 때 둔부와 다리의 근육을 사용 → 무릎과 둔부를 구부린 자세, 들어올리는 것보다는 끌기, 지렛대의 원리를 이용
- 균형, 자세 및 신체 선열을 유지하기 위한 근골격계와 신경계의 조정된 노력으로 근골격계 긴장 감소, 적절한 근긴장도 유지 및 신체 균형 이루어 손상방지가능

02. 대상자의 올바른 신체선열을 유지하기 위한 간호로 옳은 것은?

① 관절은 약간 구부린 상태를 유지하게 한다.
② 푹신한 침요를 제공한다.
③ 고관절의 내회전을 예방하기 위해 대전자두루마리를 적용한다.
④ 휠체어에 앉아있는 대상자는 2시간마다 체위를 변경한다.
⑤ 족하수를 예방하기 위해 삼각대를 적용한다.

해설 [부동환자 간호중재]
- 대퇴의 외회전 예방 → 대전자 두루마리 적용
- foot drop(족하수) 예방 → 발지지대 적용
- 체위변경을 최소 2시간에 한 번씩 하여 폐의 재확장을 돕고 심호흡, 기침을 격려하여 환자의 호흡기능 유지를 증진시킬 것
- 피부통합성 유지위해 체위변경과 압력감소기구의 사용으로 욕창예방

정답 01. ⑤ 02. ①

03. 장기간 와상상태의 대상자에게 예측가능한 문제로 옳은 것은?

① 심장의 부담 감소
② 근육의 크기 증가
③ 잔뇨량 감소
④ 신결석 위험 감소
⑤ 관절가동성 감소

해설 [부동이 미치는 영향]
- 호흡근의 약화, 폐분비물 정체
- 심장의 부하, 혈전형성, 기립성저혈압↑
- 근육의 크기, 힘, 관절가동성↓
- 요정체, 신결석의 위험, 요로감염↑
- 변비, 우울감, 욕창↑

04. 등척성 운동에 대한 설명으로 옳은 것은?

① 근위축예방, 순환증가
② 본인이 스스로 관절과 근육을 모두 사용하는 운동
③ 수영, 달리기 등
④ 저항에 대항한 근육수축
⑤ 완전관절가동범위로 근육과 관절을 부드럽게 뻗도록 하는 운동

해설

구분	종류	내용
산소 소모 유, 무	유산소	운동하는 동안 산소를 최대로 이용할 수 있는 능력을 증가시키며 장시간도 가능, 심폐기능과 대사량 증가 예 보행, 달리기, 수영 등
	무산소	운동하는 동안 산소 소모가 최소인 운동으로 근력훈련을 통해 근육군의 크기와 힘을 향상시키는데 목적이 있음, 단시간만 가능 예 역도, 단거리 달리기 등
근육수축 정도	등척성 운동 (isometric exercise)	• 근육의 길이는 단축되지 않으면서 근육의 긴장은 증가되는 운동, 부동대상자의 근력유지 등에 유용 • 근위축 예방, 순환 증가(관절가동성 유지X) 예 흔히 무산소 운동, weight 운동을 의미하며, 물구나무서기, 벽 밀기 등이 해당
	등장성 운동 (isotonic exercise)	근육수축과 관절의 움직임이 있는 능동적 운동 예 관절가동범위(ROM)운동, 유산소 운동, 아령 들기, 팔굽혀 펴기, 수영, 달리기, 자전거 타기 등
	등속성 운동 (isokinetic exercise)	• 저항에 대항한 근육수축운동 • 외부기구가 일정한 속도로 저항을 제공 예 아령을 올렸다 내렸다 반복
운동주체	능동 운동	• 본인이 스스로 관절과 근육을 모두 사용하는 운동 • 불용성 위축, 관절 경직 모두 예방가능
	보조적 능동 운동	운동능력에 한계가 있을 때 보조자나 도구의 도움을 받아서 하는 운동
	수동 운동	보조자가 대상자의 관절을 가동범위내로 움직여 수동적으로 운동을 제공함, 관절가동성 유지가능(근위축예방X)

스트레칭 : 완전관절가동범위로 근육과 관절을 부드럽게 뻗도록 하는 운동

03. ⑤ 04. ①

05. 어깨를 만세하듯 들어올렸다면 어깨에서 일어난 운동은?

① 신전
② 굴곡
③ 과신전
④ 내전
⑤ 외전

해설

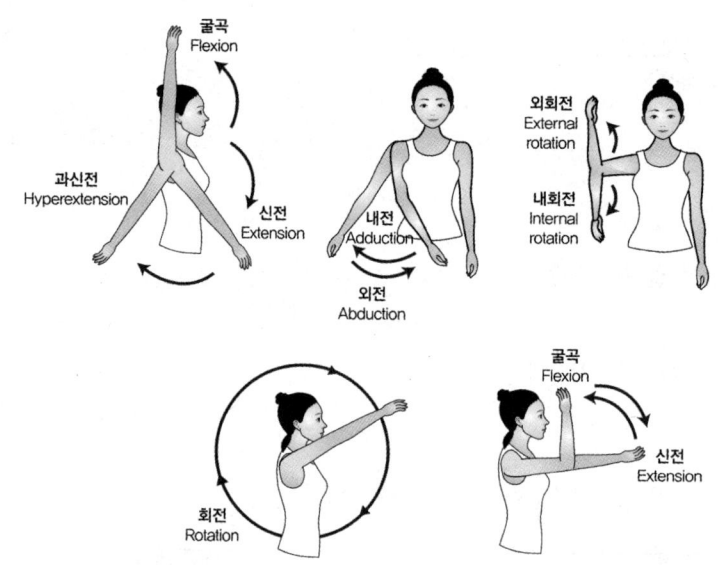

06. 수동관절범위 운동 중 족저굴곡에 대한 설명으로 옳은 것은?

① 발가락을 쫙 편다.
② 발가락을 오므린다.
③ 발가락 끝이 아래쪽을 향하게 발목을 굽힌다.
④ 발바닥이 몸 내측을 향하게 돌린다.
⑤ 발가락 끝이 위쪽을 향하게 발목을 굽힌다.

해설 족저굴곡(Plantar flexion) : 발바닥을 향해 발을 구부리는 것
족배굴곡(Dorsiflexion) : 발등을 향해 발을 구부리는 것

정답 05. ② 06. ③

07. 장기간 측위를 취하는 환자에게 발생하는 문제로 예측가능한 것은?

① 고관절의 외회전
② 척추의 비틀림
③ 목의 과신전
④ 어깨의 외회전
⑤ 무릎의 과신전

> **해설** 측위 : 옆으로 누운 체위(오른쪽, 왼쪽)
> • 팔의 내회전과 호흡장애 : 위쪽 팔 아래에 베개를 대어주고 팔을 굴곡시킴
> • 대퇴의 내회전, 내전 : 서혜부에서 발 사이 베개로 지지
> • 척추의 비틀림 : 양 어깨와 양 둔부의 선열유지 위해 등 뒤에 베개로 지지

08. 지팡이를 사용하는 대상자에 대한 교육으로 옳은 것은?

① 지팡이의 길이는 바닥에서 가슴높이로 한다.
② 지팡이를 잡은 쪽의 팔꿈치는 곧게 펴도록 한다.
③ 지팡이는 건강한 다리쪽 손으로 잡게 한다.
④ 몸을 앞쪽으로 굽혀 지팡이에 기대어 걷도록 한다.
⑤ 보행시작시 지팡이보다 약한 다리를 먼저 내딛도록 한다.

> **해설** [보행기, 지팡이]
> • 보행기와 지팡이는 대상자의 팔꿈치가 약 30° 굴곡되도록 고관절 높이 정도로 조절한다.
> • 보행기와 약한 다리를 함께 앞으로 → 건강한 다리를 앞으로 옮김
> • 지팡이 길이는 대상자 발에서 옆으로 10~15cm에서 측정
> • 지팡이 → 약한 다리 → 강한 다리
> • 지팡이는 손상 받은 다리의 반대쪽 손으로 잡는다.

09. 좌측편마비 환자를 침대에서 휠체어로 이동시키려고 한다. 간호중재로 옳은 것은?

① 휠체어는 환자 왼쪽에 놓는다.
② 간호사는 보폭을 좁혀 환자와 마주선다.
③ 간호사는 허리를 굽히면서 환자를 휠체어에 앉힌다.
④ 간호사는 환자의 무릎을 지지하면서 환자를 일으켜 세운다.
⑤ 간호사는 환자의 팔을 잡고 환자를 침상에서 일으켜 세운다.

> **해설** [휠체어]
> 대상자의 건강한 쪽 침대난간에 붙임(또는 30~45° 비스듬히 놓은) 다음 반드시 잠금장치를 잠그고 건강한 손으로 이동하는 곳을 짚으며 갈 수 있도록 환측 옆에서 보조한다.

07. ② 08. ③ 09. ④

10. 왼쪽 발목골절로 목발보행중인 환자가 계단을 내려갈 때 가장 먼저 수행하도록 교육할 내용은?

① 목발에 체중을 지탱한 후 왼쪽 다리를 내리세요.
② 목발에 체중을 지탱한 후 오른쪽 다리를 내리세요.
③ 오른쪽 다리에 체중을 지탱한 후 목발과 왼쪽 발을 내리세요.
④ 오른쪽 다리에 체중을 지탱한 후 왼쪽 발을 내리세요.
⑤ 왼쪽 다리에 체중을 지탱한 후 오른쪽 발을 내리세요.

해설 [목발로 계단 내려오기]
　　　건강한 다리에 체중을 의지하고 목발과 약한 다리를 계단 아래로 함
　　　→ 체중을 목발로 이동 후 건강한 다리를 아래 계단의 목발까지 내림

10. ③

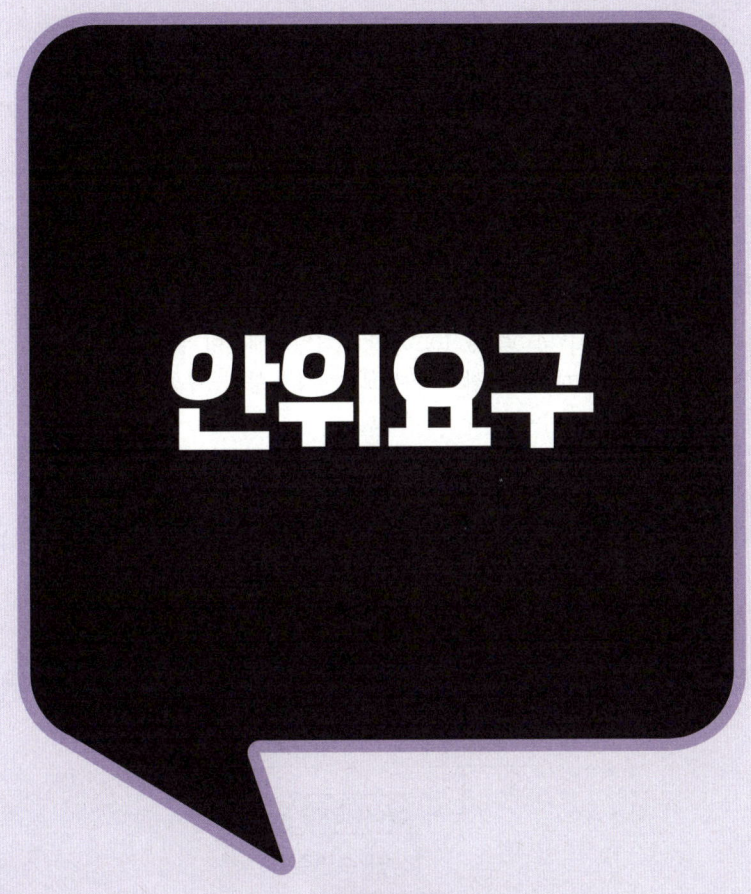

안위요구

PART 5

CHAPTER 01. 수면과 휴식사정 및 간호
CHAPTER 02. 체온사정 및 조절 간호
CHAPTER 03. 임종징후 사정 및 간호

CHAPTER 01 수면과 휴식사정 및 간호

간호사국가고시 대비

1 정상수면

1) 수면의 생리
① 망상활성계(reticular activating system) 자극(알람, 새소리 등) → 각성
② 불을 끄고 침대에 누우면 RAS 자극 감소 → 부교감신경계 통제중추의 연수동조 영역(bulbar synchronizing region) 기능 우세 → 수면

2) 수면 주기
성인 : 4~6회의 REM 수면 취함, 각 단계는 약 90분 지속

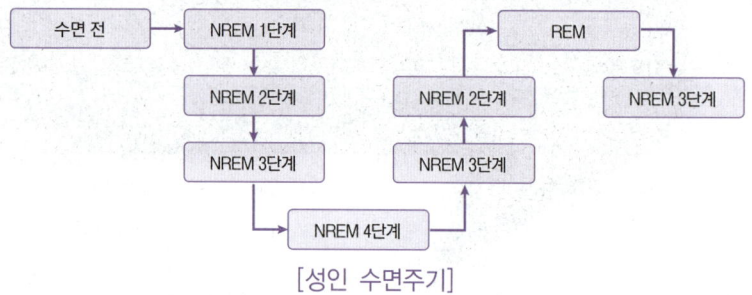

[성인 수면주기]

3) 각 수면 단계의 특징 기출 17, 23

수면단계		기간	특징
NREM (50~90분) 기출 16, 20, 24, 25	1	1~2분, 5%	• 가벼운 수면, 활력징후와 대사의 점진적 하강 • 소음 등의 자극에 쉽게 깸
	2	10~20분, 40~50%	• 이완이 진행됨, 노력하면 깰 수 있음 • 신체기능이 지속적으로 느려짐
	3	15~30분, 10%	• 깊은 수면의 초기 단계, 코골이 나타남 • 근긴장도 이완되어 신체적 움직임 거의 없으며 깨어나기 어려움
	4	15~30분, 10% 아침이 될수록 시간이 짧아짐	• 델타 수면(깊은 수면) 맥박, 호흡 느려짐, 혈압감소, 근육이완 • 깨어나기 매우 어려움 • 전체 수면 중 전반부에서만 4단계 수면 있음 • 골격성장, 단백질 합성, 조직재생 위한 성장 호르몬 분비 증가(어린이의 경우, 4단계 수면이 더욱 요구됨) • 몽유병, 야뇨증, 악몽등의 사건수면 나타남

REM 기출 11	평균 20분, 20~25%, 아침이 될수록 시간이 길어짐	• 안구 운동 및 뇌파 활동 활발 • 선명한 천연색의 생생한 꿈을 꿈 • 위액분비, 대사, 체온증가, 빠르거나 불규칙한 맥박 • 깨어나기 매우 어려움 • 코골이가 사라짐 • 정신활동 회복에 도움 • 남자의 경우 발기될 수 있음

2 수면에 영향을 주는 요인 기출 13, 17

1) **성장발달 – 노인** 기출 10, 12

① NREM 3, 4단계 수면 감소, 1단계에 많은 시간소요됨
② 저녁에 일찍 자고 새벽에 깸, 수면의 질 저하, 낮잠 증가
③ REM 수면은 짧아짐
④ 인지장애 노인은 일몰증후군(Sundown Syndrome : 지남력 상실 발생) 보임

2) **신체적 질병** : 통증, 호흡곤란, 오심, 불안이나 우울 등은 수면 장애 초래

3) **약물** : 수면제(깊은 수면방해), 이뇨제, 항우울제, 신경자극제, 알코올, 카페인, 벤조디아제핀, 마약류, 항히스타민 등

4) **생활양식** : 낮과 밤의 교대 근무자의 경우 생활주기의 잦은 바뀜으로 수면장애 발생

5) **정서적 스트레스** : 개인적인 문제나 상황에 대한 걱정은 수면 방해

6) **환경** : 환기가 잘 되고 어둡고 편안한 방, 수면 적합 온도(18~21℃), 소음감소

7) **식이와 열량 섭취** : 취침 전 3~4시간 이내의 많은 음식 섭취는 수면방해

8) **운동과 피로** : 취침 2시간 전의 적당한 운동(신체 진정, 이완 증진)

3 수면장애

1) **불면증(Insomnia)** 기출 14 : 잠들기 어렵거나 오래 자지 못하고 일찍 깨며 적어도 한 달 동안 매주 3번 이상 잠을 이루지 못하는 것

2) **과다수면(Hypersomnia)** : 특히 주간수면이 과다, 정신적 장애, 중추신경계 손상, 갑상샘 기능 저하증으로 인한 대사 장애 등이 원인

3) **기면증(발작수면, Narcolepsy)** 기출 14, 21 : 통제할 수 없는 수면요구, 원인을 정확히 모르지만 히포크레틴(hypocretin)의 부족으로 인함, 각성을 위해 암페타민 처방, 사고가능성 대비

4) 수면 무호흡(Sleep apnea) : 수면 무호흡증 → 공기량 감소 → 혈중 산소 농도 저하 및 이산화탄소 축적 → NREM과 REM 단계 이행 방해 → 반복적으로 잠에서 깸 → 피곤함 호소

① 지속적 기도양압호흡장치(continuous positive airway pressure machine, CPAP) 사용권장
② 구강저부 연조직 제거수술

5) 하지불안증후군(restless leg syndrome) : 주로 종아리 부위에서 근질거리고 저린 감각이 느껴지는 것으로 말기신부전, 당뇨, 철분부족, 임신, 말초신경병 등으로 인함

6) 사건수면 : 몽유증, 야경증, 야뇨증, 악몽 등 – 주로 소아에 호발, 사고예방

7) 수면박탈 : 수면의 양, 일관성, 질의 감소로 수면을 취하지 않는 상태가 연장되는 것

예) 입원 중 야간간호로 못자는 것, 통증으로 잠을 못자는 것

4 수면장애간호 기출 12

1) 비약물적 간호중재

① 수면건강과 규칙적인 생활습관을 위해 낮에 활동하고 밤에 수면을 취하도록 함
② **편안한 환경제공** : 침실에서 수면 이외의 활동 제한(공부, 간식 먹기, TV 시청 등), 조용한 음악
③ **이완 요법** : 취침 전 온수 목욕, 심호흡, 등마사지
④ 수면 2~3시간 전 적절한 운동은 근육이완을 유도하여 수면을 유도할 수 있음
⑤ 저녁시간에 카페인 음료나 알코올, 과식은 피할 것
⑥ 따뜻한 우유(L-트립토판), 가벼운 간식(탄수화물)을 섭취하는 것은 수면에 도움이 됨
⑦ 30분 이내에 잠이 들지 않으면 졸릴 때까지 조용한 활동 권유

2) 약물요법

① 비약물적 중재가 실패한 경우 사용, 의존하지 않도록 주의
　약물에 의해 유도된 수면은 자연수면이 아니므로 REM, NREM을 어느 정도 방해한다.
② zaleplon(sonata), zolpidem(Ambian) : 단기사용, 벤조디아제핀계
③ Ramelton(Rozerem) : 장기사용, 수면개시촉진, 멜라토닌수용체 활성화
④ Eszopiclone(Lunesta) : 만성불면증에 장기사용

CHAPTER 02 체온사정 및 조절 간호

1 체온 = 열생산 – 열소실

1) **체온조절** : 인체 내 온도를 조절하는 통합기 = 뇌의 시상하부 = 체온조절의 중추
   → 정온기(thermostat)에서 기준점에 비교하여 36.4~37℃로 유지

2) **열생산** : 대사반응의 결과
   ① 열생산 중추는 시상하부 후면으로 피부혈관 수축, 전율, 한선활동 감소, 대사활동 증가 및 에피네프린 분비 작용을 함
   ② 기초대사율의 증가
   ③ 근육 활동, 몸의 떨림(오한은 체온을 상승시킴)
   ④ 갑상샘 호르몬 분비 : 화학적 열생산, 포도당과 지방의 분해를 촉진함으로써 기초대사율 증가
   ⑤ 교감신경 자극(에피네프린과 노르에피네프린은 세포 대사율 증가)

3) **열소실** 기출 15, 17
   ① 열소실 중추는 시상하부의 전면으로 피부혈관의 확장과 땀분비 작용을 함
   ② **피부를 통한 열소실(80%)** : 복사(공기를 통해), 전도(직접접촉에 의함, 열냉요법의 원리), 대류(밀도가 다른 공기의 흐름을 통해, 선풍기), 증발(액체의 기화로 인함)
   ③ **불감성 소실** : 호흡기, 소화기, 비뇨기계의 점막을 통한 열소실, 증발에 해당됨

   > **참고 발열(pyrexia, fever)**
   > 원인 : 감염, 염증반응, 이식거부반응, 악성종양 등의 질병이 원인으로 나타남
   > 기전 : 감염물질에서 나온 cytokine → 시상하부근처 혈관에서 내재성발열물질인 prostagladin 생성유도 → 체온조절의 set point 상승 → 인체의 면역체계향상으로 백혈구 생산 증가, 박테리아 성장 억제의 긍정적 반응유도

2 발열의 단계 기출 19, 21, 24

단계	정의	증상	간호중재
오한기 (상승기)	set point 급등으로 열생산의 기전이 일어나는 시기 (10~40분간 지속)	• 추위와 오한으로 인한 떨림 • 혈관수축 • 차고 창백한 피부 • 기모근 수축(소름) • 심박동 증가	• 보온(가볍게 담요 덮음) • 탈수가능성증가로 수분섭취 필요 • 활동 제한으로 열생산감소 • 심장이나 호흡기 질환 시 산소 공급
발열기 (고온기)	새로 지정된 온도에 도달하여 상승된 체온이 일정 기간 지속되는 시기	• 상기되고 뜨거운 피부 • 맥박과 호흡이 빠름 • 탈수 증상(갈증 호소, 건조한 구강 점막, 소변량 감소, 요비중 증가) • 근육통 • 춥거나 덥지는 않으나 피로, 허약감, 혼미함, 불안정	• 떨림을 방지하기 위해 가볍고 따뜻한 의복을 덮음 • 수분 섭취 • 안정 및 휴식 • 고열 시 미온수 목욕 • 구강 및 비강 간호 • 공기온도를 낮게 하기 위해 환기시킴 • 불안정하거나 경련 대비하여 안전에 유의
해열기 (하강기)	set point 하강으로 열 손실기전이 일어나는 때	• 발한, 떨림 감소, 탈수 가능성 • 피부 홍조, 따뜻한 피부 • 골격근 긴장 감소	• 미온수 목욕 • 수분 섭취 증가 • 발한으로 젖은 옷 교체, 가벼운 의복 착용 • 활동 제한

3 발열 형태

1) **간헐열(Intermittent fever)** : 하루 1℃ 이상의 차이를 보이며 갑자기 상승 또는 하락을 하는 형태가 규칙적으로 교대되어 나타남 예 말라리아, 급성신우신염

2) **이장열(Remittent fever)** : 체온의 변화가 심하여 하루 중의 체온의 차가 1℃ 이상이며 정상체온보다 높은 상태 예 폐결핵, 담낭염, 패혈증, 폐렴

3) **지속열(=계류열, Constant fever)** : 체온 상승이 며칠 혹은 몇 주 동안 지속되면서 약간의 변화는 있으나 항상 고열상태가 지속되는 것 예 성홍열, 장티푸스

4) **재귀열(Relapsing fever)** : 상승된 체온이 여러 날 동안 지속되고 며칠 동안은 정상체온으로 변하는 상태 예 황열

5) **소모열(Septic fever)** : 하루동안 체온이 불규칙하게 상승하며 24시간 동안 변화의 폭이 2.2℃ 정도인 상태

6) 고체온의 유형 기출 11, 14, 15

유형	원인	증상	간호
열피로 (Heat exhaustion)	고온 환경에 장시간 폭로되어 심한 발한으로 인한 수분전해질소실로 순환문제 초래	어지러움, 불안정, 두통, 오심, 빈맥, 저혈압, 소변량 감소	대상자를 눕힌 다음 염분이 함유된 음료를 마시게 함
열성경련 (Febrile convulsion)	고온 환경에서 작업 시 발한에 의한 탈수와 염분 소실로 골격근의 통증이나 간헐적 경축유발	근육의 통증성 경련, 전구증상(현기증, 이명, 두통, 구역, 구토)	활동을 멈추고 염분제제나 염분이 많이 함유된 수분을 섭취하도록 함
열사병 (Heat stroke)	고온 다습한 환경에서의 격심한 육체적 작업을 하거나 옥외에서 태양의 복사열을 직접 받은 경우, 중추성 체온조절의 기능 장애로 발병	체온이 급격히 상승(40~42℃), 피부 건조, 두통, 현기증, 혼수상태	저체온 담요적용 등 체온하강을 위한 다양한 노력 필요, 정맥으로 수액주입, 차가운 생리식염수로 위나 하부장세척, 호흡 곤란 시 산소 공급

7) 저체온

① 사고로 인한 저체온(Accidental hypothermia)
    추운 환경에 장시간 노출 : 동상으로 인한 국소적 손상가능, 사망과 유사한 징후를 보이며 불필요한 움직임, 마사지 마찰을 금하며 강한 흔들림은 심정지를 유발할 수 있으므로 주의 필요
② 유도된 저체온(Induced hypothermia)
    30~32℃까지 서서히 체온을 낮추어 심장수술이나 심폐소생술 후 산소소모량을 감소시켜 중요기관을 보존하기 위해 적용

4 발열대상자 간호

1) 온·냉 요법 적용과 효과

	열 기출 20, 22	냉 기출 11, 16
효과	• 소동맥혈관의 확장(피부의 발적) • 1회 심박출량의 감소, 호흡수의 증가 • 근육긴장도, 관절강직 감소 • 혈액점도의 감소 • 조직대사의 증가 • 통증 감소 • 백혈구, 염증반응 • 모세혈관 투과성 증가 → 부종증가	• 소동맥혈관의 수축(창백하고 푸른빛을 띤 피부) • 1회 심박출량의 증가, 호흡수의 감소 • 근육긴장도, 관절강직 증가 • 모세혈관의 수축(부종방지, 혈관확장에 의해 야기되는 통증 경감) • 혈액점도의 증가 • 조직대사의 감소 • 염증 반응의 감소 • 모세혈관 투과성 감소 → 부종감소
금기	• 외상 후 24시간 이내 → 출혈, 부종 가속화 • 충수돌기염 같은 급성염증 • 감각장애, 소아, 노인	• 개방성상처 → 혈류량감소로 조직손상 가속화 • 혈액순환 장애 • 감각소실, 한냉 알러지

2) 적용원칙

① 건조한 것보다 습한 것이 더 깊이 침투함(습열은 화상의 위험증가)
② 피부를 건조하게 하거나(건조열, 냉) 침연을 일으킬 수 있음(습열, 냉)
③ 습한 것은 불감성 소실이나 발한을 더 증가시키지는 않음

3) 고체온 대상자의 간호중재 기출 11, 14, 15, 17, 19, 25

① 호흡과 발한증가로 체액부족 위험증가, 1일 2,500~3,000cc 정도로 수분섭취를 증가시킨다.
② 발열동안 세포의 신진대사증가로 산소 소모량이 증가하여 산소요법이 필요하다.
③ 구강간호와 구강위생을 철저히, 오한이 없는 경우에는 서늘한 환경을 유지하면서 옷은 가볍고 헐렁한 것으로 입힌다.
④ 대사증가와 조직파괴로 단백질, 탄수화물 공급이 필요함, 균형잡힌 식이를 수분과 함께 섭취하도록 한다.
⑤ 에너지 요구량을 최소화하기 위해서 또한 활동은 근육의 열생산이 증가되므로 활동을 최소로 유지한다.
⑥ 전신적 냉요법(미온수 스펀지 목욕)이나 국소적 냉요법(얼음주머니, 냉습포, 관장법 등)을 적용한다.
⑦ 미온수목욕은 40℃ 이상의 고열이 있을 때 주로 적용하며 27~34℃ 미온수를 적신 스펀지로 10~30분간 큰혈관이 지나는 부위(목, 겨드랑이, 서혜부)위주로 가볍게 두드리듯 닦아주며 가슴과 복부는 제외한다. 오한예방을 위해 노출부위는 최소화하고 청색증, 떨림, 빈맥이 나타나면 중단한다. 손발은 따뜻하게 하는 것이 순환증진으로 해열에 도움이 되며 자주 물을 마시게 하여 탈수를 예방한다.
⑧ 의사의 처방에 따른 해열제를 투약한다.

CHAPTER 03 임종징후 사정 및 간호

1 죽음에 대한 심리적 적응 단계(Elizabeth Kubler-Ross) 기출 15

1) 1단계 : 부정(Denial)
① 현실을 받아들이지 않는 상태, 죽음을 부정함
② 의사가 오진하였다고 믿고 진단을 다시 확인하기를 원함
③ 환자가 자기 질병의 심각성을 수용하지 못한 상태임

2) 2단계 : 분노(Anger)
① "내가 왜 죽어야 하며, 벌을 받을 만한 일을 했는가"에 대해 생각
② 의료진 및 가족 등에게 적개감을 가지며 주위 사람들에게 폭언을 하며 받고 있는 치료나 간호에 대해 혹평을 함
③ 개인적인 감정이 있는 것이 아니라 운명이나 신에게 화를 내는 것으로 환자의 행동을 인내와 관용으로 이해해야 함

3) 3단계 : 협상(Bargaining) 기출 15
① 자신의 죽음을 예전의 나쁜 행동에 대한 대가라고 생각하는 것
② 죽음을 연기하기 위해 신과 협상하려 함
③ 환자가 현실을 직시할 수 있도록 도와줌

4) 4단계 : 우울(Depression)
① 더 이상 병을 부인하지 못하며 극도의 상실감과 우울증이 나타남
② 말수가 줄어들고 가장 가까운 사람이나 좋아하는 사람들과 같이 있기만을 원함
③ 간호사는 환자가 같이 있기를 원하지 않는다는 것으로 알고 방문횟수를 줄이면 안되며 진심으로 간호해 주는 사람이 있다는 것을 인식시켜 주어야 함

5) 5단계 : 수용(Acceptance)
① 자신의 운명에 더 이상 분노하거나 우울해하지 않는 단계
② 가족들과 추억을 나누며 자신의 주변을 정리함
③ 가치 있는 존재였음을 환자가 깨닫도록 도와줌

2 임종과 관련된 윤리, 법적 측면

1) 임종시기와 치료 연장의 결정
① 대상자와 가족이 임종과 치료연장에 대해 결정할 때 간호사의 충고와 지지가 필요함
② 간호사는 대상자와 가족들이 원하는 결정사항을 의사에게 알림
③ 모든 의료팀은 환자와 그 가족들에게 알려줄 정보를 정확히 알아야 함

2) 장기기증
장기기증에 관심이 있는 대상자와 가족에게 장기기증 여부 결정과 장기기증 승낙서 작성을 도움

3) 부검
부검에 대한 승낙을 얻는 것은 의사의 책임이며 간호사는 부검이 필요한 이유를 설명함

4) 사망확인서
① **사망선언** : 의사에 의한 사망선언, 선언 후 시간을 기록하며 생명유지장치 등을 제거
② **사망확인서** : 의사는 사망확인서에 서명을 하고 가족에게 임종을 알리는 책임이 있음
③ 사망한 자는 법적으로 반드시 사망확인서가 있어야 함
④ 장의사는 사망확인서를 다룰 의무가 있으며, 간호사는 사망확인서에 의사의 서명유무를 확인해야 함

3 임종환자의 임상적 징후와 간호 기출 11, 12, 14

1) 근긴장도 상실
① 안면근의 이완(턱이 늘어짐)
② 대화곤란
③ 연하곤란과 구토반사의 점차적 상실 → 필요시 정맥 영양 공급
④ **위장관 활동저하** : 오심, 복부 가스 축적, 복부팽만 및 대변정체 → 오심을 억제하고 식욕을 자극하기 위해 진토제, 음료 공급, 고칼로리, 고비타민 식이를 공급, 필요시 하제 투여
⑤ 괄약근 조절 감소로 대·소변 실금 → 홑이불을 자주 갈아주고 피부 간호, 필요시 도뇨관 삽입, 흡수성 있는 패드를 자주 교체
⑥ 신체 움직임의 감소 → 주기적인 체위 변경

2) 활력징후 변화
맥박이 느려지고 약해지며 혈압 하강, 빠르고 얕고 불규칙적이거나 비정상적으로 느린 호흡(cheyne-stokes 호흡), 불규칙한 호흡정지가 반복되는 비오호흡(Biot respiration), 구강 호흡
→ 호흡곤란 완화를 위해 파울러씨 체위 또는 심스 체위를 취하고 분비물 제거, 처방에 의한 산소 공급 및 구강 건조완화를 위해 구강 간호

3) 감각 손상

① 시각이 흐려지므로 대상자의 방을 밝게 유지하고 대상자에게 큰소리로 말하거나 속삭이지 않고 분명하고 또렷하게 말함
② 청각은 가장 마지막에 상실되는 감각이므로 혼수상태인 대상자에게도 말을 건네는 것은 사려 깊은 행동이며 가족에게도 그렇게 하도록 교육함

4) 순환 속도 변화

사지의 반점 형성과 청색증을 보이며, 발, 손, 귀, 코의 순서로 피부가 차가워짐, 말초 부종
→ 보온을 해주고 피로하지 않도록 활동을 조절함

5) 정서적 간호

① 임종환자에게 고독감, 우울을 경감시키도록 환자의 이야기를 경청하도록 함
② 진실만을 이야기하고 현실에 바탕을 둔 정확한 정보를 제공
③ 대상자의 안정감, 자아신뢰감, 존엄성, 자아가치를 유지할 수 있도록 지지
④ 가족이나 의미 있는 사람의 방문을 격려하고 밤에 누군가 곁에 있도록 함
⑤ 말없이 함께 있어 주는 것도 도움이 됨

4 사후간호

1) 사후의 신체적 변화 기출 08

(1) 사후 강직(Rigor mortis) 기출 19, 22

① 사망한지 2~4시간 후에 신체가 경직되기 시작하여 98시간까지 지속
② 신체의 글리코겐의 부족 때문에 ATP가 합성되지 않아 ATP의 부족현상으로 강직 발생
③ 불수의적 근육(심장, 방광 등)에서 시작되어 머리 → 목 → 몸통 → 사지로 진행

(2) 사후 한랭(Algor mortis)

① 사망한 후에 체온이 점차적으로 하강하는 것
② 혈액순환이 정지되고 시상하부의 기능 중단
③ 체온이 실내온도와 같게 됨(1시간에 1℃씩 하강)

(3) 사후 시반(Livor mortis) 기출 18, 23

① 혈액순환이 정지된 후에 적혈구가 파괴되고 헤모글로빈이 방출되어 피부가 변색되는 것
② 신체의 가장 낮은 부위에 나타나게 됨

(4) 조직은 연해지고 박테리아 작용에 의해 액화 됨

2) 사후처치 기출 13, 14, 16, 20, 21, 24, 25

(1) 사망의 확인

① 의사에 의해 확인해야 함
② 확인이 있은 후 생명 유지를 위한 장치를 모두 제거하고 각종 튜브를 제거하거나 잠그거나 튜브를 피부에서 2.5cm 이내로 자른 후 그 부위에 테이프를 붙임.(단, 기관의 정책이나 부검 여부에 따라 다를 수 있다.)
③ 간호사는 사망한 시간과 확인한 의사명을 정확히 기록할 것
④ 사체에 이름표 부착-간호사의 책임

(2) 사체의 형태 손상 예방

① 먼저 눈을 곱게 감도록 쓸어내릴 것(감기지 않을 때는 거즈로 덮기)
② 사체의 팔을 가지런히 하고 손바닥을 아래로 향하게 두기(최대한 자연스럽고 편안하게 보이도록 함)
③ 두경부 아래에는 작은 베개를 두어 머리를 약간(10~15° 정도) 높게 하기-얼굴색의 변화 방지
④ 정상적인 안면 윤곽 유지를 위해 제거했던 의치는 다시 삽입하고 입이 다물어지도록 둥글게 만 수건을 턱 아래에 두기
⑤ 둔부 아래에 흡수용 패드를 적용
⑥ 오염된 신체부위를 깨끗이 한 후, 깨끗한 환의로 갈아 입히기 – 젖은 드레싱을 제거하고 깨끗한 거즈 드레싱으로 교환

(3) 부검 등

① 입원 24시간 이내 사망, 자살, 살인, 사인을 모를 때 등의 경우 부검을 함
② 의사는 가족에게 부검 승낙을 요청하며, 부검 승낙은 법적 요구사항임
③ 이는 간호사의 업무는 아니며 단지 환자 가족에게 간단한 설명을 해주면 됨

(4) 사망 후 장기 및 시신을 기증하고자 하는 경우인지를 확인

(5) 의사는 사망확인서에 서명을 하고 환자나 가족에게 임종을 알리는 책임이 있음

> 참고
> • 보석이나 소지품은 제거하여 가족에게 전달
> • 가족이 방을 떠나면 홑이불을 완전히 펴고 사체를 누인 후 한쪽 발목에 이름표를 붙임
> • 수의 위로 어깨, 허리, 다리를 붕대로 묶음
> • 홑이불로 사체를 완전히 싸고, 어깨, 허리, 다리를 묶고 두 번째 이름표를 붙임(대상자가 감염이 있다면 특별한 라벨을 붙임)
> • 사체에 대한 모든 준비가 끝나면 사체를 운반차로 옮겨 영안실로 내려 보냄
> • 병실을 정리한 후 환기를 시키고 병실을 청소하게 하며 손 씻기

PART 5 안위 요구

01. 렘(REM) 수면단계의 특징으로 옳은 것은?

① 델타수면
② 뇌대사 증가
③ 느린 안구운동
④ 세포의 재생과 회복
⑤ 성장호르몬 최대분비

해설 [렘(REM = rapid eye movement) 수면]
- 평균 20분, 전체수면의 20~25% 차지, 아침이 될수록 시간이 길어짐
- 안구 운동 및 뇌파 활동 활발
- 생생한 꿈을 꿈
- 위액분비, 대사, 체온증가, 빠르거나 불규칙한 맥박
- 깨어나기 매우 어려움
- 코골이가 사라짐
- 정신활동 회복에 도움
- 남자의 경우 발기될 수 있음

02. 비렘(NREM) 수면단계에서 나타나는 생리적 변화로 옳은 것은?

① 말초혈관 수축
② 맥박 감소
③ 기초대사율 증가
④ 위액분비 증가
⑤ 심박출량 증가

해설 [비렘(NREM=none rapid eye movement) 수면]
- 1단계 : 1~2분 5% 가벼운 수면, 활력징후와 대사의 점진적 하강, 소음 등의 자극에 쉽게 깸
- 2단계 : 10~20분 40~50% 이완이 진행됨, 노력하면 깰 수 있음, 신체기능이 지속적으로 느려짐
- 3단계 : 15~30분 10% 깊은 수면의 초기 단계, 코골이 나타남, 근 긴장도 이완되어 신체적 움직임 거의 없으며 깨어나기 어려움
- 4단계 : 15~30분 10% 아침이 될수록 시간이 짧아짐, 델타 수면(깊은 수면), 맥박, 호흡 느려짐, 혈압감소, 근육이완, 깨어나기 매우 어려움
- 전체 수면 중 전반부에서만 4단계 수면 있음
- 골격성장, 단백질 합성, 조직재생 위한 성장 호르몬 분비 증가(어린이 경우, 4단계 수면이 더욱 요구됨), 몽유병, 야뇨증 나타남

01. ② 02. ②

03. 수면장애를 호소하는 대상자에 대한 간호중재로 옳은 것은?

① 수면제를 처방 받아 복용하도록 한다.
② 조용하고 편안한 환경을 제공한다.
③ 누운 채 게임하는 것을 허용한다.
④ 식사를 하도록 한다.
⑤ 취침 전 운동을 해보라고 한다.

해설 [수면을 위한 비약물적 간호중재]
- 수면건강과 규칙적인 생활습관을 위해 낮에 활동하고 밤에 수면을 취하도록 함
- 편안한 환경제공 : 침실에서 수면 이외의 활동 제한(공부, 간식 먹기, TV 시청 등), 조용한 음악
- 이완 요법 : 취침 전 온수 목욕, 심호흡, 등마사지
- 수면 2~3시간 전 적절한 운동은 근육이완을 유도하여 수면을 유도할 수 있음
- 저녁시간에 카페인 음료나 알코올, 과식은 피할 것
- 따뜻한 우유(L-트립토판), 가벼운 간식(탄수화물)을 섭취하는 것은 수면에 도움이 됨
- 30분 이내에 잠이 들지 않으면 졸릴 때까지 조용한 활동 권유

04. 체온이 오르기 시작하면서 몸이 떨리고 소름이 돋고 추위를 호소하는 성인 환자에게 요구되는 간호중재는?

① 담요를 덮어준다.
② 미온수목욕을 제공한다.
③ 수분섭취는 제한한다.
④ 얼음주머니를 대어준다.
⑤ 주위 환경을 서늘하게 해준다.

해설 [발열의 단계]
- 1단계 : 오한기(상승기)
  - 증상 • 추위와 오한으로 인한 떨림 • 혈관수축 • 차고 창백한 피부
         • 기모근 수축(소름) • 심박동 증가
  - 간호중재 • 보온(가볍게 담요 덮음) • 수분섭취 증가 • 활동 제한
            • 심장이나 호흡기 질환 시 산소 공급

05. 발열단계 중 고온기의 환자에게 적용한 간호중재로 옳은 것은?

① 두꺼운 옷을 입는다.
② 전기장판을 대어준다.
③ 수분섭취를 제한한다.
④ 신체활동을 증가시킨다.
⑤ 미온수 스펀지목욕을 적용한다.

정답 03. ② 04. ① 05. ⑤

해설 [발열의 단계]
- 2단계 : 발열기(고온기)
  - 증상 • 상기되고 뜨거운 피부 • 맥박과 호흡이 빠름
    • 탈수 증상(갈증 호소, 건조한 구강 점막, 소변량 감소, 요비중 증가)
    • 근육통 • 춥거나 덥지는 않으나 피로, 허약감, 혼미함, 불안정
  - 간호중재 • 떨림을 방지하기 위해 가볍고 따뜻한 의복을 덮음
    • 수분 섭취 • 안정 및 휴식 • 고열 시 미온수 목욕 • 구강 및 비강 간호
    • 공기온도를 낮게 하기 위해 환기시킴
    • 불안정하거나 경련 대비하여 안전에 유의

06. 여름철 비닐하우스에서 작업중 의식을 잃은 채로 병원으로 실려온 환자의 체온이 42℃이며 열사병의 진단을 받았을 때 적절한 간호중재는?

① 수분전해질을 섭취하도록 한다.
② 경련이 발생한 근육을 마사지한다.
③ 얇은 담요를 덮어준다.
④ 찬물 수건으로 몸을 닦으면서 동시에 선풍기를 틀어준다.
⑤ 깨어날 때까지 잠시 기다린다.

해설 [열사병(Heat stroke)]
- 원인 : 고온 다습한 환경에서의 격심한 육체적 작업을 하거나 옥외에서 태양의 복사열을 직접 받은 경우 중추성 체온조절의 기능 장애로 발병
- 증상 : 체온이 급격히 상승(40~42℃), 피부 건조, 두통, 현기증, 혼수상태
- 간호중재 : 저체온 담요적용 등 체온하강을 위한 다양한 노력 필요, 호흡 곤란 시 산소 공급

07. 온습포 적용의 치료적 효과로 옳은 것은?

① 혈류 감소   ② 근육긴장완화
③ 염증과정 억제   ④ 모세혈관 투과력 감소
⑤ 조직대사 감소

해설 [열의 생리적 효과]
- 소동맥혈관의 확장(피부의 발적)
- 1회 심박출량의 감소, 호흡수의 증가
- 근육긴장도, 관절강직 감소
- 혈액점도의 감소
- 조직대사의 증가
- 통증 감소
- 백혈구, 염증반응
- 모세혈관 투과성 증가 → 부종증가

06. ④ 07. ②

08. 사망 후 신체 내의 글리코겐부족으로 ATP가 합성되지 않아 근육이 수축하고 관절이 경직되는 신체적 변화는?

① 사후시반
② 사후강직
③ 사후한랭
④ 사후연화
⑤ 사후부패

해설 [사후 강직(Rigor mortis)]
- 사망한지 2~4시간 후에 신체가 경직되기 시작하여 98시간까지 지속
- 신체의 글리코겐의 부족 때문에 ATP가 합성되지 않아 ATP의 부족현상으로 강직 발생
- 불수의적 근육(심장, 방광 등)에서 시작되어 머리, 목, 몸통, 사지로 진행

09. 사후처치의 간호중재로 옳은 것은?

① 사망진단서에 서명한다.
② 둔부 아래에 흡수용 패드를 적용한다.
③ 다리를 높여준다.
④ 손목의 이름표를 제거한다.
⑤ 부검예정인 경우 삽입된 튜브를 제거한다.

해설 [사후처치 중 사체의 형태 손상 예방]
- 먼저 눈이 감기도록 쓸어내릴 것(감기지 않을 때는 거즈로 덮기)
- 사체의 팔을 가지런히 하고 손바닥을 아래로 향하게 두기(최대한 자연스럽고 편안하게 보이도록 함)
- 두경부 아래에는 작은 베개를 두어 머리를 약간(10~15° 정도) 높게 하기 - 얼굴색의 변화 방지
- 정상적인 안면 윤곽 유지를 위해 제거했던 의치는 다시 삽입하고 입이 다물어지도록 둥글게 만 수건을 턱 아래에 두기
- 둔부 아래에 흡수용 패드를 적용
- 오염된 신체부위를 깨끗이 한 후, 깨끗한 환의로 갈아 입히기 - 젖은 드레싱을 제거하고 깨끗한 거즈 드레싱으로 교환
- 사망진단서는 의사가 사인함

10. 사망환자의 머리 밑에 베개를 대어주는 이유는?

① 분비물 배출방지
② 근육강직예방
③ 조직연화방지
④ 얼굴변색방지
⑤ 구강 뒤틀림방지

정답 08. ② 09. ② 10. ④

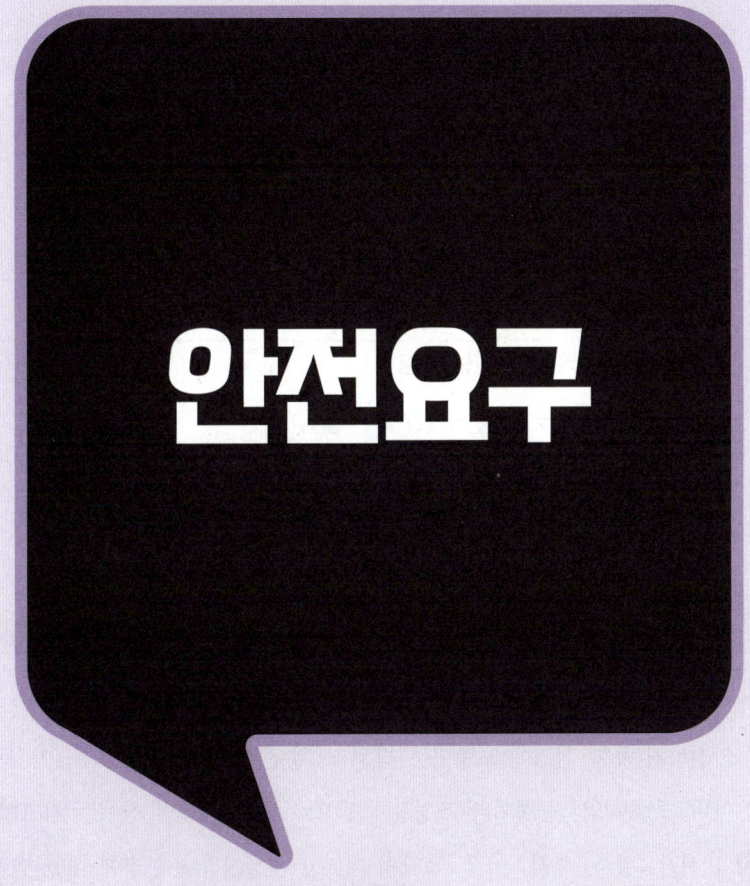

안전요구

PART 6

CHAPTER 01. 낙상 및 사고 위험 사정
CHAPTER 02. 낙상 및 사고예방 간호
CHAPTER 03. 감염 사정
CHAPTER 04. 감염 관리
CHAPTER 05. 투약 간호
CHAPTER 06. 욕창 사정
CHAPTER 07. 욕창 간호

CHAPTER 01 낙상 및 사고 위험 사정

1 안전에 영향을 미치는 요인 기출 06, 16, 17, 18

1) **연령** : 각 단계별로 특수한 안전 위험성 요인이 있음

시기	자주 발생하는 손상	중재
영아~학령전기	질병보다 손상으로 인한 사망과 불구 많음	낙상, 교통, 흡입 등 주변 환경의 통제가 필요함
학령기	활동적이어서 놀이와 관련 부상위험 높음	안전보호구 착용 교육
청소년	도전적인 활동 즐김, 스포츠 활동과 관련된 부상, 약물중독, 교통사고 등	예방교육
성인	스트레스 과로 등으로 인한 사고	스트레스 관리
노인	질병이나 감각 변화로 인한 손상	생활환경 내에서 낙상의 위험요인을 제거, 난간설치, 조명 설치

2) **생활양식** : 안전하지 못한 환경에 노출되는 경우 → 운전기사, 위험물질 취급자 등
3) **활동장애** : 마비, 근육허약, 균형이나 조정장애 등으로 인한 움직임 장애는 사고의 위험이 높음
4) **감각의 변화** : 시각, 청각, 후각, 미각, 촉각의 어떠한 손상이라도 환경에 대한 민감성을 감소시킬 수 있으며, 이로 인해 사고의 위험성이 증가될 수 있음
5) **인지수준** : 수면부족, 무의식, 혼돈된 사람, 약물 복용 등으로 인한 인지 손상은 사고 초래가능성 증가
6) **의사소통 능력** : 실어증 환자, 언어장애 환자, 문맹자 등은 사고 위험 높음
7) **정신사회적 상태** : 스트레스, 우울, 혼돈, 사회적 고립 등은 집중력 저하, 판단 착오, 지각 감소 등 유발
8) **건강상태** : 뇌, 신경계질환, 뇌졸중, 심한 허약상태, 메니에르질환 등
9) **낙상의 위험요인** 기출 20, 21, 24, 25
   ① 건강관리 기관에서 보고된 안전사고의 90% 이상이 낙상 → 보행이나 하지문제, 대소변 실금, 약물로 인해 발생
   ② 낙상위험사정도구로 사정이 필요함
   - 연령 : 70세 이상, 15세 이하
   - 고위험약물복용 : 수면제, 이뇨제, 마취제, 진정제, 항우울제, 항정신병치료 등
   - 낙상경험 : 최근 12개월 내 낙상경험

- 보행 및 평형장애 : 보행장애, 어지럼증, 실신, 발작, 평형장애
- 관련질환 : 뇌졸중, 고혈압이나 저혈압, 치매, 파킨슨병, 골다공증, 근골격계질환 등
- 의식상태 : 혼미, 지남력상실
- 배뇨/배설기능 : 배뇨 및 배설장애
- 전신상태 : 전신쇠약
- 청력/시력기능 : 청력, 시력장애
- 부적절한 환경, 부적절한 조명, 미끄러운 바닥, 부적절한 신발등

CHAPTER 02 낙상 및 사고예방 간호

간호사국가고시 대비

1 억제대(Restraints) 사용법 기출 11, 13, 16, 21, 22

① 억제대 필요성 여부 결정(억제대는 최후의 수단으로 사용해야 함)
② 억제대를 사용하는 목적을 설명하여 일시적인 것임을 알리고 동의서를 받아야 함
③ 억제대로 인한 손상이 없도록 사용함
  - 가능한 움직임의 최대 정도 허용(호흡과 순환 방해하지 않도록 최소한의 제한 둘 것)
  - 뼈 돌출부위에 패드를 대어 피부손상 방지
  - 사지억제대는 억제대와 대상자의 손목, 발목 사이에 손가락 2개가 들어가도록 함
  - 신체선열 유지함(근육수축과 근골격계 손상의 가능성을 줄임)
  - 매듭은 잡아당길 때 억제대가 조여져서는 안되며(Clove hitch 매듭) 응급 시 쉽게 풀 수 있어야 함
  - 억제대는 난간(side rail)이 아닌 침대 틀에 묶도록 함(억제대가 침대 난간에 묶여 있으면 침대 난간을 내릴 때 억제대가 당겨지게 되어 대상자가 손상 받을 수 있음)
  - 매듭 부위가 대상자 손에 쉽게 닿아서는 안됨
④ 질식의 위험, 순환장애(혈액순환감소로 인한 창백, 차가움, 저림 등), 피부 손상 위험성(피부열상, 찰과상, 타박상 등) 징후를 관찰(2시간마다 30분 휴식)
⑤ 억제대 다시 사용 전, ROM 운동시행
⑥ 사용한 억제대의 종류 및 적용 시간, 적용 부위 상태 기록

2 억제대의 종류 기출 00, 10, 14, 18, 23

자켓 억제대 기출 18	의자 또는 휠체어에 앉아 있거나 침대에 누워있는 동안 억제하기 위한 것으로 호흡에 방해되지 않는지 관찰 필요
벨트 억제대	운반차나 휠체어에서 대상자의 안전을 보호하기 위한 것
손목, 발목 억제대	붕대와 패드를 이용하여 8자(Clove hitch) 억제대를 만들어 적용, 의식이 혼미한 대상자에게서 자신이나 타인을 보호하기 위해 적용
장갑 억제대 기출 14	벙어리장갑 모양으로 피부 질환 시 긁는 행위 예방을 위해 적용하며 24시간에 한 번씩은 장갑을 벗김
팔꿈치 억제대	영아들의 팔꿈치 굴곡을 막아 긁는 행위나 얼굴 쪽 상처를 보호하기 위해 기출 23
전신 억제대	영아의 머리나 목의 검사 및 치료 시에 몸통과 사지의 움직임 조절 가능

3 낙상예방을 위한 간호중재 기출 11, 12, 14, 16, 20, 24

① 침대 옆 탁자(자주 사용하는 물건)를 가능한 대상자 가까이 두도록 가족에게 교육함
② 체위성 저혈압의 경우 서서히 일어서도록 교육함
③ 화장실, 목욕탕에는 벽 손잡이를 설치하고 사용방법을 교육함
④ 바닥이 미끄럽지 않도록 특히 욕실에 미끄럼방지 깔판 깔아줌, 사방이 뜨면 걸려 넘어지므로 주의
⑤ 바퀴의자는 잠그도록 하고 발받침은 미끄러지지 않는 것으로 함
⑥ stretcher cart나 침대에 있을 때는 침대난간(side rail)을 반드시 올리고 휠체어 등의 바퀴는 정지시 반드시 잠그도록 함

CHAPTER 1~2 낙상 및 사고 위험 사정 및 예방간호

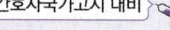

01. 억제대(신체보호대)를 적용할 때 간호로 옳은 것은?

① 쉽게 풀 수 없도록 매듭을 묶는다.
② 지속적으로 억제대를 적용한다.
③ 적용 전에 진정제를 투여한다.
④ 침상난간에 묶는다.
⑤ 적용부위의 피부상태를 사정한다.

해설 [억제대(Restraints) 사용법]
- 억제대 필요성 여부 결정(억제대는 최후의 수단으로 사용해야 함)
- 억제대를 사용하는 목적을 설명하고 일시적인 것임을 알리고 동의서를 받아야 함
- 억제대로 인한 손상이 없도록 사용함
  - 가능한 움직임의 최대 정도 허용(호흡과 순환 방해하지 않도록 최소한의 제한 둘 것)
  - 뼈 돌출부위에 패드를 대어 피부손상 방지
  - 사지억제대는 억제대와 대상자의 손목, 발목 사이에 손가락 2개가 들어가도록 함
  - 신체선열 유지함(근육수축과 근골격계 손상의 가능성을 줄임)
  - 매듭은 잡아당길 때 억제대가 조여져서는 안되며(Clove hitch) 응급 시 쉽게 풀 수 있어야 함
  - 억제대는 난간(side rail)이 아닌 침대 틀에 묶도록 함(억제대가 침대 난간에 묶여 있으면 침대 난간을 내릴 때 억제대가 당겨지게 되어 대상자가 손상 받을 수 있음)
  - 매듭 부위가 대상자 손에 쉽게 닿아서는 안됨
- 질식의 위험, 순환장애(혈액순환감소로 인한 창백, 차가움, 저림 등), 피부 손상 위험성(피부열상, 찰과상, 타박상 등) 징후를 관찰(2시간마다 30분 휴식)
- 억제대 다시 사용 전, ROM 운동시행
- 사용한 억제대의 종류 및 적용 시간, 적용 부위 상태 기록

정답 01. ⑤

02. 다음의 대상자에게 공통적으로 내릴 수 있는 간호진단은?

- 87세 노인
- 이뇨제를 복용중인 노인
- 지남력이 상실된 30대 남자
- 시력이 상실된 중년남자
- 40일간 침상 안정 후 기동을 시작하는 여고생

① 중독위험성 ② 낙상위험성
③ 저체온 ④ 기억장애
⑤ 질식위험성

03. 노인의 낙상위험을 높이는 물리적 환경은?

① 깔개바닥면에 미끄럼방지용 고무를 대어준다.
② 침상 옆 탁자는 대상자 가까이 배치한다.
③ 휠체어는 바퀴의 잠금장치를 풀어 둔다.
④ 화장실에는 손잡이를 설치한다.
⑤ 침대는 높이를 낮춘다.

> **해설** [낙상예방을 위한 간호중재]
> - 침대 옆 탁자(자주 사용하는 물건)를 가능한 대상자 가까이 두도록 가족에게 교육함
> - 체위성 저혈압의 경우 서서히 일어서도록 교육함
> - 화장실, 목욕탕에는 벽 손잡이를 설치하고 사용방법을 교육함
> - 바닥이 미끄럽지 않도록 특히 욕실에 미끄럼방지 깔판 깔아줌, 사방이 뜨면 걸려 넘어지므로 주의
> - 바퀴의자는 잠그도록 하고 발받침은 미끄러지지 않는 것으로 함
> - stretcher cart나 침대에 있을 때는 침대난간(side rail)을 반드시 올리고 휠체어 등의 바퀴는 정지시 반드시 잠그도록 함

02. ② 03. ③

04. 야뇨증을 호소하는 노인의 낙상을 방지하는 중재로 옳은 것은?

① 야간에 화장실 앞 보조등을 항상 켜두도록 한다.
② 취침 전 물을 한컵 마시도록 한다.
③ 커피는 시간에 관계없이 마셔도 된다.
④ 쉽게 내려올 수 있도록 침상난간을 내려둔다.
⑤ 수분섭취를 하루 1,000mL 이하로 제한한다.

해설
- 자다깨서 화장실을 가는 경우가 많으므로 낙상방지를 위해 화장실 앞 보조등을 늘 켜두도록 한다.
- 취침 2~4시간 전에는 차, 커피, 알콜 등 이뇨를 유발하는 음료의 섭취를 삼가며 1~2시간 전부터는 물도 마시지 않는 것이 좋다.
- 1일 수분섭취량은 2,000~2,500mL를 유지하여야 한다.
- 침상의 높이는 쉽게 내려올 수 있도록 낮아야 하며 침상난간은 올려준다.

05. 낙상의 위험이 높은 경우는?

① 목감기
② 지팡이보행
③ 과체중
④ 침상안정
⑤ 소화장애

해설 [낙상위험요인]
- 연령 : 70세 이상, 15세 이하
- 고위험약물복용 : 수면제, 이뇨제, 마취제, 진정제, 항우울제, 항정신병치료등
- 낙상경험 : 최근 12개월내 낙상경험
- 보행 및 평형장애 : 보행장애, 어지럼증, 실신, 발작, 평형장애
- 관련 질환 : 뇌졸중, 고혈압이나 저혈압, 치매, 파킨슨병, 골다공증, 근골격계질환등
- 의식상태 : 혼미, 지남력상실
- 배뇨/배설기능 : 배뇨 및 배설장애
- 전신상태 : 전신쇠약
- 청력/시력기능 : 청력, 시력장애
- 부적절한 환경, 부적절한 조명, 미끄러운 바닥, 부적절한 신발등

정답 04. ① 05. ②

CHAPTER 03 감염 사정

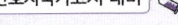

1 감염회로 기출 11, 12, 13, 22

1) 병원체(병원성 미생물)
① 세균, 바이러스, 곰팡이, 기생충 등
② 독성이 강할수록, 미생물 수가 많을수록, 숙주 내 침투능력이 강할수록, 접촉빈도가 높을수록 감염위험성 증가

2) 병원소(저장소)
① 병원성 미생물의 성장과 증식을 위한 서식지
② 사람, 동물, 토양, 음식, 대소변 등

3) 탈출 기출 12
① 병원성 미생물이 저장소에서 빠져나가는 출구, 이를 통해 다른 숙주를 감염시킴
② 소화기계, 호흡기계, 비뇨기계, 혈액, 피부 등

4) 전파 기출 14
① 미생물이 다른 병원체로 이동하는 방법
② 접촉(직접 접촉, 간접 접촉), 공기 매개, 비말, 매개물, 매개체 등에 의해 전파

경로		설명	예
접촉전파	직접	감염된 한 사람에서 다른 사람으로 실제적 신체전파 (신체 표면에서 신체 표면으로 전파)	감염자와의 성교·키스
	간접	오염된 물건과 민감한 사람과의 접촉	오염된 수술기구의 사용
비말전파		비말(5μm 이상)이 1m 반경 내에 다른 사람에게 전파	재채기, 기침, 말할 때 비말의 흡입
공기매개		비말핵(5μm 이하)이 수증기화 된 물방울이나 먼지 입자에 붙어 1m 이상 거리로 미생물이 이동하는 경우	포자의 흡입
매개전파		오염된 음식, 물, 약, 장비 등에 있던 미생물의 전파	미생물에 의해 오염된 물을 마심
곤충전파		감염된 동물로부터 미생물의 전파	모기, 벼룩, 진드기, 쥐에 의해 퍼진 질병

5) 침입구
미생물이 병원소에서 탈출했던 출구와 같은 경로로 침입

6) 감수성 있는 숙주
① 숙주가 병원균에 대해 가지고 있는 저항 정도
② 면역능력이 저하된 민감성이 높은 대상자가 감염성이 높음
③ 면역체계가 미성숙한 소아, 면역체계가 낮아진 노인, 질병상태, 스트레스(코티솔 분비 → 면역력 감소) 등

2 감염에 대한 신체 방어기전 기출 16

비특이적 방어	1차방어	해부학적 방어	피부	기계적 방어
			호흡기계	점액흡착, 섬모운동으로 배출
			소화기계	위산
			땀, 눈물, 콧물, 타액	lysozyme : 세포벽 용해
	2차방어	식균작용	조직 내에서의 호중구, 대식세포에 의함	
		염증반응	감염을 국소적으로 제한하고자 하는 반응	발적-열감-부종-통증-WBC증가-발열
특이적 반응 = 면역	세균의 침입, 자가단백질 등의 항원에 대한 반응	B림프구=체액성 =면역글로불린= 항체매개	능동면역	숙주가 병원균과 접촉	자연	질병에 감염되어 획득
					인공	예방접종으로 획득
		T세포=세포성= 세포매개	수동면역	항체나 면역체를 투여하여 획득한 면역	자연	태반이나 모유를 통한 전달
					인공	면역글로불린주사

3 감염 단계

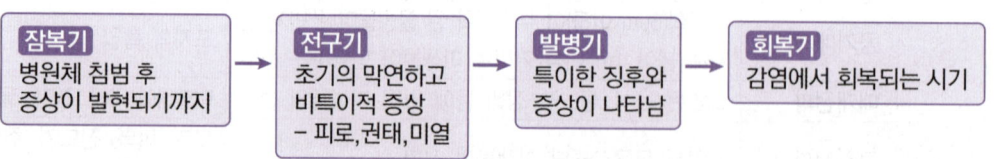

잠복기: 병원체 침범 후 증상이 발현되기까지 → 전구기: 초기의 막연하고 비특이적 증상 - 피로, 권태, 미열 → 발병기: 특이한 징후와 증상이 나타남 → 회복기: 감염에서 회복되는 시기

CHAPTER 04 감염 관리

간호사국가고시 대비

1 소독 : 병원성 미생물만을 주로 사멸, 아포형성균의 제거는 어려움 기출 21

용어	정의
무균(asepsis)	질병을 유발하는 미생물이 없는 상태
소독(disinfection)	아포가 없는 병원성균 즉 병원성 미생물을 죽이는 방법
멸균(Sterilization)	아포(spore)을 포함한 병원균, 정상균까지 모든 미생물의 파괴
방부제(antiseptics)	미생물을 완전히 죽이지 않고 성장을 막는 약제
세척(cleaning)	물과 세제를 이용하여 기계적 마찰로 이물질을 제거하는 것으로 소독 멸균 전 필수

1) 끓이는 소독(자비소독)

① 가정에서 쉽게 사용가능
② 소독할 물품을 물에 잠긴 상태에서 100℃에서 10~15분간 가열
③ 아포를 가진 세균과 일부 바이러스는 제거하지 못함

2) 자외선 소독 : 음식이나 열에 약한 물건의 소독 방법

3) 화학적 소독 기출 17 : 화학약품이나 가스를 사용

(1) 알코올(Alcohol) : 70~75%

① 체온계, 청진기 표면, 피부 소독에 이용
② 다제내성균(MRSA, VRE 등)을 포함한 증식형 그람양성 및 음성균, 결핵균, 다양한 바이러스에 효과적인 것으로 증명되었으며 지질피막 바이러스(herpes-simplex virus, HIV, influenza virus, RSV, vaccinia virus등)에도 효과적이다. Hepatitis B virus, Hepatitis C virus는 피막바이러스이면서 알코올에 감수성이 떨어지지만 60~70% 농도에서는 사멸된다. 세균에 대한 효과는 좋지만 세균의 아포, 원충의 난모세포, 비피막(비지질) 바이러스에 대해서는 효과가 떨어진다.
③ 작용시간이 빠르고 착색이 되지 않음
④ 단점 : 잔류 효과가 없고, 피부를 건조시키며, 고무 제품은 딱딱해짐, 아포에는 살균력이 약함

(2) 포비돈 아이오다인(Povidone Iodine : 베타딘)

① 피부소독에 주로 이용 : 7.5~10%
② 그람양성균, 그람음성균과 아포, 바이러스, 진균, 원충까지 살균의 범위가 넓다.

③ 독성과 자극성이 적고 작용시간이 빠름, 발현시간은 알코올보다 느리지만 지속시간이 길다.
④ 단점 : 피부를 착색시키고 금속을 부식시킨다.

(3) 과산화수소(H_2O_2) : 3%

① 악취 제거 및 살균 효과가 있으나 불안정하여 물과 산소로 쉽게 분해되며 작용이 짧고 미약함
② 상처 표면, 구강점막, 인두의 소독에 사용
③ 구강 소독 시 물이나 생리식염수와 희석하여 사용

(4) 클로르헥시딘 글루코네이트(Chlorhexidine gluconate)

① 그람양성균, 피막바이러스(herpes-simplex virus, HIV, CMV, influenza virus, RSV 등)에 효과 있다.
② 4% 클로르헥시딘은 7.5% 포비돈 아이오다인에 비하여 세균감소 효과가 매우 높다.
③ 클로르헥시딘은 잔류 효과가 높다. 알코올 제제에 저농도(0.5~2.0%)의 클로르헥시딘을 섞으면 알코올 단독 제제보다 잔류 효과가 좋아진다.

2 멸균 : 아포를 포함한 모든 미생물을 사멸

1) 가압증기멸균법(autoclave) 기출▶ 13, 21, 22, 25

① 높은 압력, 높은 온도의 증기로 모든 미생물과 아포를 파괴하는 가장 확실한 방법
② 120~130℃, 15~17Ib/inch^3, 20~30분간 멸균
③ 관리방법 편리, 독성이 없음, 저렴한 비용
④ 수술용 기계 및 기구, 일반 기구 및 물품, 린넨류, 스테인레스 기구
⑤ 고무제품, 내시경 제품은 제외

2) 산화에틸렌 가스(EO gas) 기출▶ 17, 18, 24

① 세포의 대사과정을 변화시켜 아포와 미생물을 파괴시킴
② 30~60% 습도, 45~55℃에서 1시간 30분~2시간 동안 멸균
③ 독성이 있어 멸균 종료 후 공기 정화에 일반적으로 50℃에서 12시간, 60℃에서 8시간 소요된다.(장시간 걸림)
④ 기구 내관의 크기나 길이에 제한 받지 않으며 각종 카테터 및 내시경 등 열에 약하고 습기에 예민한 기구에 효과적임
⑤ 단점 : E.O.가스 독성, 발암성, 가연성임, 가격이 비싸고 오랜시간이 소요됨

3) 건열 멸균

① 160~170℃에서 1~2시간 이상 뜨거운 공기를 이용하여 멸균
② 열에 의해 녹지 않고, 물기가 닿으면 용해되는 물품(예 젤라틴으로 만들어진 캡슐, powder 등)
③ 수증기가 통과하지 못하는 물품(예 oil, glycol&glycerin, petrolatum gauze 등)

4) Wydex(Glutaraldehyde) 기출 20

① 금속 표면을 부식시키지 않고, 렌즈 장착 기구, 고무, 플라스틱을 손상시키지 않아 높은 수준의 소독제로 내시경류, 폐기능 측정기구, 투석기, 트랜스듀서, 마취 및 호흡 치료기구 등에 주로 사용한다.
② 침적시간은 소독 효과에 영향을 미치는 중요한 요소이며, 온도와 농도에 의해 영향을 받는다. 일반적으로 기관지 내시경을 제외한 내시경의 경우 철저한 세척 후 10분 이상 침적시키며, 결핵균을 사멸하려면 최소 한 20분 이상 침적시켜야 한다.
③ 소독제의 유해한 성분에 환자 및 직원이 노출되는 것을 방지하기 위해 남아 있는 글루탈알데하이드를 멸균증류수로 충분히 헹구어 제거한다.

3 소독수준에 따른 물품의 분류

분류	용도	물품	소독수준
고위험물품	인체 내나 혈관계로 삽입되는 기구	수술기구, 심도관, 요로카테터, 이식물, 내시경부속품 중 생검겸자나 절단기, 무균적 체강내로 삽입되는 초음파탐침(probe)과 내시경류(관절경, 복강경등), 전기소작팁(Electrocautery tips), 자궁경부큐렛(Endocervical curettes), 이동겸자(Transfer forceps), 초고속 치과용핸드피스를 포함한 치과기구(Dental equipment including high speed dental handpieces)	• 멸균 • 화학멸균
준위험물품	점막이나 손상있는 피부와 접촉하는 기구	내시경류(위내시경, 기관지내시경, 대장내시경 등), 호흡치료기구 및 마취 기구, 후두경날(laryngoscope blade), 식도기능검사 카테터(esophageal manometry catheter), 대장항문기능검사 카테터(anorectal manometry catheter), 냉동수술 탐침(cryosurgical probes), 개검기(nasal/anal/vaginal specula), 심폐소생백 마스크(CPR facemasks), 유축기구 부속품(Breast pump accessories), 직장/질 초음파 탐침	• 화학멸균 • 높은 수준의 소독
비위험물품	손상없는 피부와 접촉하는 기구	혈압계, 청진기, 심전도기계 손상없는 피부와 접촉하는 초음파탐침(복부, 방광초음파등)	• 낮은 수준의 소독

- 모든 소독과 멸균 전에는 세척이 선행되어야 함
- 유기물이 남아있다면 완벽하게 소독과 멸균될 수 없음
- 방부 : 세균의 성장환경을 불리하게 만들어서 증식을 억제하는 것, 정균의 개념을 적용한 것임, 대표적인 방부용액은 boric acid

4 내과적 무균법(Medical asepsis) 기출 11, 16, 25

1) 내과적 무균법의 정의

미생물의 수를 한정하거나 줄이는 방법으로 병원체의 수와 전파를 줄일 수 있는 방법, 감염회로를 차단하는 것이며 감염이 없는 대상자에게도 적용된다. 병실, 격리실 모든 환자에 기본으로 적용되며 관장, 코위관삽입, 코위관영양, 배액병 비우기 등에도 적용한다.

2) 손 씻기 기출 16, 22
① 병원 감염을 예방하기 위해 가장 중요하고 기본적인 방법
② 비누나 세제, 물을 사용하여 30초 이상 씻거나 손 소독제만을 이용한 손 씻기 가능
 (눈에 보이는 오염물이 묻었거나 화장실 다녀온 후는 반드시 물과 비누로 세척)
③ 손이 팔꿈치보다 아래로 있게 하며 흐르는 물에 비누를 묻혀 30초 정도 강하게 비비면서 씻음
④ 기계적 마찰을 이용하여 먼지와 유기물 제거, 물기는 종이타월을 이용하여 제거
⑤ 장갑은 손 위생을 대신할 수 없음

3) 개인 보호장비 착용
유니폼, 소독복, 소독가운, 마스크, 장갑, 머리와 신발덮개, 보호 안경 등 착용

5 외과적 무균법 기출 09, 10, 14, 16, 18, 19, 21, 23

1) 정의
① 멸균 유효기간이 지나면 더 이상 멸균된 것으로 간주되지 않음
② 멸균 영역 바깥에서 2.5cm 이내의 가장자리는 오염지대로 간주함
③ 멸균포장이 젖으면 미생물이 침투해서 오염된 것으로 간주 함
④ 허리선 이하에 있는 멸균품은 철저히 감시되지 못하므로 오염된 것으로 간주 함
⑤ 공기에 오랜 시간 동안 노출되면 오염되므로 공기의 흐름을 일으킬 수 있는 활동은 피해야 함
⑥ 멸균 영역에서 사용되는 모든 물품은 멸균되어야 함
⑦ 피부는 멸균할 수 없으므로 오염으로 간주 함
⑧ 도뇨관삽입(인공도뇨시), 주사약 준비과정, 멸균물품을 다룰 때, 주사시, 수술시, 침습적 행위시, 요추천자시, 수술부위나 개방창상의 드레싱교환, 흉곽배액관 교환, 수술복 착용시, 수술기구 소독시 적용한다.

2) 멸균용액 따르기 기출 15
① 용액을 따르는 동안 뚜껑을 들고 있으려면 뚜껑의 안쪽 면이 아래로 향하게 들고 있어야 하고, 테이블에 놓으려면 뚜껑의 안쪽 면이 위를 향하게 놓아야 함
② 멸균용액 사용 전 용기의 입구에 있던 오염물 제거를 위해 소량의 용액을 먼저 따라 버림
③ 용액이 멸균영역에 튀어서 젖은 오염지역을 만들지 않도록 용기의 높이를 너무 높지 않게 함
④ 라벨이 붙어 있는 쪽을 손으로 감싸고 용액을 따르기(라벨에 용액이 묻을 경우 미생물의 서식지가 될 가능성이 있으며 라벨의 표기사항이 지워질 수 있고 따르는 동안 용액이름을 확인할 수도 있음)

3) 외과적 손 씻기(Surgical hand scrub)
① 목적 : 손, 손톱, 전박에 있는 일시균이나 상주균을 물리적, 화학적, 기계적인 방법을 사용하여 제거하기 위함
② 방법 : 손을 팔꿈치보다 높게 함
 → 소독력이 있는 항균비누를 묻혀서 2~5분 동안 손의 피부 주름과 손톱 밑에 있는 상주균까지 제거
 → 세척 후에도 손끝이 팔꿈치보다 높이 유지
 → 멸균수건으로 손을 기계적 마찰을 이용해 닦음

4) 이동 섭자 사용방법

① 멸균된 물품을 용기에서 꺼낼 때와 옮길 때 이동 섭자를 사용함(예 멸균베타딘스펀지를 드레싱세트로 옮길 때)
② 섭자 통에는 섭자를 하나씩만 꽂아 사용함
③ 섭자 통 가장자리는 오염 영역으로 간주하기 때문에 섭자가 닿지 않도록 함
④ 섭자 끝은 항상 아래로 향하게 하며 시야 안에 있도록(허리 아래로 내려가지 않도록) 함
⑤ 물건을 옮길 때 섭자의 끝이 소독부위 면에 닿지 않도록 떨어뜨림
⑥ 섭자 통과 이동 섭자는 매일 소독한 후 사용(24시간마다 교환) 함

5) 멸균포장 물품 열기

① 멸균포는 간호사의 먼쪽부터 풀기 시작
② 멸균포의 가장자리 2.5cm는 오염된 것으로 간주하고 오른쪽은 오른손으로, 왼쪽은 왼손으로 폄
③ 간호사 가까운 쪽을 마지막으로 연다.

6 격리와 역격리 기출 13, 19

	격리	역격리(보호격리) 기출 18
정의	환자의 전염병으로부터 타인을 보호하는 것	민감한 환자를 외부 균으로부터 보호하는 것
대상	대상자가 전염성 질환일 때	• 질병이나 상처 혹은 면역억제제의 사용으로 감염에 대해 정상적인 신체 방어력이 낮아진 사람들에게 필요 • 신생아, 화상, 백혈병, 동종조혈모세포이식환자 등
간호	• 물품과 진단기구는 격리기간이 끝날 때까지 병실 안에 두고 쓰고, 린넨통과 쓰레기통은 문 바로 앞에 놓고 쓰기 • 방문은 닫아두고 외부와 공기순환이 없어야 함 • 환자 개인 방에 있는 화장실을 사용하고, 가능한 일회용품을 쓰기 • 비 일회용품의 경우는 이중포장을 해야 함 • 의료인에게 MRSA, VRE 감염 대상자임을 알려 접촉 전파를 예방하도록 함 • 장갑만 착용한 경우는 대상자 방에서 벗고 소독제로 손위생 후 밖으로 나와서 물과 비누로 다시 손위생 • 보호구를 모두 착용한 경우는 출입구나 대기실에서 보호구 벗고 손위생 두 번 동일 • N95마스크 착용한 경우는 대상자 방을 나와서 병실문을 완전히 닫은 후 마스크를 벗는다. • 공기주의의 경우 음압격리실(병실 내부공기가 밖으로 나가지 않게)	• 양압유지병실, 문을 닫아둠(병실 외부공기가 병실안으로 들어오지 않도록 유지, 외부공기유입으로 감염이 될 수 있음) • 내과적 무균법 실시 • 욕실과 변기가 개인실에 있어야 함 • 마스크 · 신발덮개 · 가운 등 모든 물품은 멸균 혹은 소독된 후 사용해야 함 • 장갑은 직접적 접촉에만 착용 • 환자에게 사용될 모든 물품은 최소의 감염도 치명적일 수 있으므로 사용하기 전에 멸균한 상태여야 함

7 표준주의 기출▶ 13, 14, 16, 17, 20, 24

질병종류나 감염상태 여부와 무관하게 의료기관 내에서 환자를 대상으로 하는 모든 처치와 술기, 간호를 하는데 가장 기본적인 지침이다. 환자의 혈액, 체액, 분비물, 배설물, 손상된 피부와 점막을 다룰 때 표준주의에 따라 환자를 진료하여 의료인 스스로를 보호하며 환자의 안전을 도모해야 한다. 대상자에 따라 가운, 마스크, 장갑등의 보호구를 적절하게 착용하며 대상자간 접촉사이, 혈액, 체액, 분비물과 접촉한 후, 이런 물질에 오염된 의료물품이나 장비와 접촉한 후 장갑을 벗은 후에 적절한 손위생을 실시하여야 한다.

8 전파경로별 주의 기출▶ 20, 23

공기주의	5㎛ 이하의 비말핵을 통한 공기전파	홍역, 수두, 폐결핵, 코로나바이러스	• 음압1인격리실 • Hepa filter를 통한 공기교환 • 출입구는 항상 닫혀 있어야 함 • 간호시 N95 마스크나, 적절한 호흡기구사용 • 가능한 환자의 이동제한(음압이송도구나 환자에 외과용마스크 착용)
비말주의	5㎛ 이상의 호흡기비말을 통한 1m 이내에서 전파	디프테리아, 풍진, 성홍열, 백일해, 마이코플라즈마폐렴	• 1인실 혹은 코호트격리 • 간호시 대상자와 1m 이내에서 외과용 마스크 착용 • 가능한 환자의 이동제한(환자이동시 외과용 마스크 착용)
접촉주의	대상자나 환경과의 직접접촉	농가진, 이기생충, 옴, 의료관련감염(healthcare associated infection, HAI 예 MRSA, VRE 등)	• 1인실 혹은 코호트격리 • 코호트환자, 장갑, 가운등 개인보호구 착용은 기관의 규정에 따름 • 격리카트비치(혈압계, 체온계, 청진기, 토니켓등) • 가능한 환자이동제한(환자이동시 덧가운이나 시트로 감싸기)
보호격리	면역저하환자	면역동종조혈모세포이식 (alogeneic hematopoietic stem cel transplant)대상자	• 양압유지병실 • Hepa filter를 통한 공기교환 • 문은 항상 닫아두고 외부공기 들어올 수 없도록 함 • 손위생, 반입되는 일상용품도 무균법준수

9 의료폐기물 분류 · 관리 방법 기출 23, 25

1) 격리의료폐기물(붉은색 도형)
[감염병의 예방 및 관리에 관한 법률] 제2조 제1항에 따른 감염병으로부터 타인을 보호하기 위하여 격리된 사람에 대한 의료행위에서 발생한 일체의 폐기물

2) 위해의료폐기물(상자형-노란색, 봉투형-검은색)

(1) 조직물류폐기물
① 인체 또는 동물의 조직, 장기, 기관, 신체의 일부, 동물의 사체, 혈액, 고름, 혈청, 혈장, 혈액제제
② 피고름, 분비물은 의료폐기물 처리시설에서 처리하여야 하나 폐수배출시설의 설치허가권자가 수질오염방지시설에 유입 · 처리하는 것을 인정하는 경우는 예외로 처리방법으로 인정
📢 의료폐기물처리계획 확인을 받아야 하며, 폐수배출시설 설치허가증 · 신고필증에 의료폐기물 유입처리(종류, 양)가 명시되어야 함

(2) 병리계폐기물
시험, 검사등에 사용된 배양액, 배양용기, 보관균주, 폐시험관, 슬라이드, 커버글라스, 폐배지, 폐장갑

(3) 손상성폐기물
주삿바늘, 봉합바늘, 수술용칼날, 한방침, 파손된 유리재질의 시험기구

(4) 생물 · 화학폐기물
① 폐백신, 폐항암제, 폐화학치료제
② 백신, 항암제, 화학치료제 등과 혼합되어 사용한 수액팩, 수액병

(5) 혈액오염폐기물
폐혈액백, 혈액투석시 사용된 폐기물, 그 밖의 혈액이 유출될 정도로 포함되어있어 특별한 관리가 필요한 폐기물

3) 일반의료폐기물(상자형-노란색, 봉투형-검은색) : 혈액 · 체액 · 분비물 · 배설물이 함유되어 있는 탈지면, 붕대, 거즈, 일회용 기저귀, 생리대, 일회용 주사기, 수액세트
📢 의료폐기물이 아닌 폐기물로서 의료폐기물과 혼합되거나 접촉된 폐기물은 혼합되거나 접촉된 의료폐기물과 같은 폐기물로 봄

4) 인체조직물중 태반(초록색)
혈액 · 체액 · 분비물 · 배설물이 함유되어 있는 탈지면재활용의 경우 4℃ 이하의 전용냉장시설
📢 격리의료폐기물, 조직물류 폐기물, 손상성폐기물과 액체상태의 폐기물은 합성수지류의 상자형 용기에 보관
📢 그 외는 봉투형용기 또는 골판지류 상자형용기

CHAPTER 3~4 감염 사정 및 관리

01. 메티실린 내성 황색포도알균(MRSA, methicillin-resistant Staphylococcus aureus)의 감염확산을 막기 위한 간호로 옳은 것은?

① 병실에 들어서기 전에 N95 마스크를 착용한다.
② 환자 접촉 전에 장갑과 가운을 착용한다.
③ 병실을 음압상태로 유지한다.
④ 혈압계와 청진기는 일반병실환자와 같이 사용한다.
⑤ 환자에게 사용한 물품은 일반의료폐기물에 버린다.

해설

	격리	역격리
정의	환자의 전염병으로부터 타인을 보호하는 것	민감한 환자를 외부 균으로부터 보호하는 것
대상	대상자가 전염성 질환일 때	• 질병이나 상처 혹은 면역억제제의 사용으로 감염에 대해 정상적인 신체 방어력이 낮아진 사람들에게 필요 • 신생아, 화상, 백혈병 대상자 등
간호	• 물품과 진단기구는 격리기간이 끝날 때까지 병실 안에 두고 쓰고, 린넨통과 쓰레기통은 문 바로 안에 놓고 쓰기 • 방문은 닫아두고 공기순환이 없어야 함 • 환자 개인 방에 있는 화장실을 사용하고, 가능한 일회용품을 쓰기 • 비 일회용품의 경우는 이중포장을 해야 함 • 의료인에게 MRSA, VRE 감염 대상자임을 알려 접촉 전파를 예방하도록 함	• 양압유지병실, 문을 닫아둠(외부공기유입으로 감염이 될 수 있음) • 내과적 무균법 실시 • 욕실과 변기가 개인실에 있어야 함 • 마스크·신발덮개·가운 등 모든 물품은 멸균 혹은 소독된 후 사용해야 함 • 장갑은 직접적 접촉에만 착용 • 환자에게 사용될 모든 물품은 최소의 감염도 치명적일 수 있으므로 사용하기 전에 멸균한 상태여야 함

02. 수액주입을 위한 정맥천자 후 탐침과 파손된 유리앰플은 어디에 폐기하는가?

① 병리계폐기물 전용용기 ② 손상성폐기물 전용용기
③ 조직물류폐기물 전용용기 ④ 혈액오염폐기물 전용용기
⑤ 일반의료폐기물 전용용기

정답 01. ② 02. ②

해설

구분		내용	도형의 색상
격리 의료폐기물		「감염병의 예방 및 관리에 관한 법률」 제2조제1호에 따른 감염병으로부터 타인을 보호하기 위하여 격리된 사람에 대한 의료 행위에서 발생한 일체의 폐기물(최대 보관기간 7일)	붉은색
위해 의료 폐기물	조직물류폐기물	인체 또는 동물의 조직·장기·기관·신체의 일부, 동물의 사체, 혈액·고름 및 혈청, 혈장, 혈액제제(최대 보관기간 15일)	노란색 상자형 용기 / 검정색 봉투형 용기
	병리계폐기물	시험·검사 등에 사용된 배양액, 배양용기, 보관균주, 폐시험관, 슬라이드, 커버글라스, 폐배지, 폐장갑(최대 보관기간 15일)	
	손상성폐기물	주삿바늘, 봉합바늘, 수술용 칼날, 한방 침, 치과용 침, 파손된 유리재질의 시험기구(최대 보관기간 30일)	
	생물·화학폐기물	폐백신, 폐항암제, 폐화학치료제(최대 보관기간 15일)	
	혈액오염폐기물	폐혈액백, 혈액투석 시 사용된 폐기물, 그 밖에 혈액이 유출된 정도로 포함되어 특별 관리가 필요한 폐기물(최대 보관기간 15일)	
일반의료폐기물		혈액·체액·분비물·배설물이 함유되어 있는 탈지면, 붕대, 거즈, 일회용 기저귀, 생리대, 일회용 주사기, 수액세트(최대 보관기간 15일)	
인체 조직물 중 태반		재활용하는 경우 4℃ 이하 전용 냉장 시설(최대 보관기간 15일)	녹색

03. A간호사가 간호중재시 외과적 무균술을 적용했다면 적절한 것은?

① 경구투약준비
② 관장시행
③ 단순도뇨 시행
④ 상처드레싱 제거
⑤ 격리실 출입위해 가운 착용

해설 [외과적 무균술이 요구되는 상황]
도뇨관 삽입(인공도뇨시), 주사약준비과정, 멸균물품을 다룰 때, 주사시, 수술시, 침습적 행위시, 요추천자시, 수술부위나 개방창 상의 드레싱교환, 흉곽배액관 교환, 수술복 착용시, 수술기구 소독시

[내과적 무균술이 요구되는 상황]
비위관 삽입, 위관영양, 관장액 주입, 배액관 비우기, 직장튜브 삽입, 장루주머니 교환, 귀 점적투여, 일반격리(표준격리)나 역격리시

04. 환자에게 사용한 위내시경의 소독멸균제로 적절한 것은?

① 알코올
② 페놀
③ 포비돈
④ 클로르헥시딘
⑤ 글루타알데히드

해설 [Wydex(Glutaraldehyde)]
- EO 가스 멸균을 할 수 없거나 열에 약한 물건(내시경, 마취장비 등)을 멸균할 때 이용
- 독성이 있으므로 멸균 증류수로 세척해야 함

03. ③ 04. ⑤

05. 감염예방을 위한 표준주의지침을 올바르게 적용한 것은?

① 손 위생을 대신하여 멸균장갑을 착용한다.
② 체액이 튈 위험이 있으면 안면보호대를 착용한다.
③ 사용한 주사바늘은 뚜껑을 씌워 버린다.
④ 장갑을 착용한 후 소변백을 비웠다면 장갑벗은 후 손 씻기는 안해도 된다.
⑤ 화장실 다녀온 후 손세정제로 손 위생을 한다.

해설
- 주사바늘로 인한 자상을 예방하기 위해 뚜껑은 절대 다시 씌우지 않는다.
- 장갑은 눈에 보이지 않는 구멍이 있을 수 있고 벗는 과정에서 손이 오염될 수도 있으므로 끼고 간호수행을 하더라도 반드시 손을 씻어야 한다.
- 오염물이 묻었거나 화장실 다녀온 후는 반드시 물과 비누로 손 위생을 시행한다.
- 손 위생이 요구되는 경우 : 환자의 혈액·체액·분비물 등을 접촉하기 전후, 장갑 혹은 기타 개인보호장비를 벗은 후 즉시, 오염되었을 가능성이 있는 장비들을 다루기 전후
- 장갑은 손 위생을 대체할 수 없다.
- 시술 또는 환자 처치 중 혈액, 체액, 분비물, 삼출액이 튈 것으로 예상되는 경우에는 눈, 코, 입의 점막을 보호하기 위하여 개인보호구를 착용한다. 마스크, 고글, 안면보호구 등을 작업 종류에 따라 적절히 사용한다.

06. 공기주의 격리 지침으로 옳은 것은?

① 환자와 1m 이내 접촉할 때만 가운을 착용한다.
② 혈압을 측정할 때 멸균장갑을 착용한다.
③ 병실 안에서 마스크를 벗고 나온다.
④ 환자를 음압격리실에 격리한다.
⑤ 식사 후 환기를 위해 병실문을 열어둔다.

해설

공기주의	5μm 이하의 비말핵을 통한 공기전파	홍역, 수두, 폐결핵, 코로나바이러스 (4급감염병)	• 음압1인격리실 • Hepa filter를 통한 공기교환 • 출입구는 항상 닫혀 있어야 함 • N95 마스크나, 적절한 호흡기구 사용 • 가능한 환자의 이동제한
비말주의	5μm 이상의 호흡기비말을 통한 1m 이내에서 전파	디프테리아, 풍진, 성홍열	• 1인실 혹은 코호트격리 • 외과용 마스크 착용 • 가능한 환자의 이동제한
접촉주의	대상자나 환경과의 직접접촉	농가진, 이기생충, 옴	1인실 혹은 코호트격리
보호적 격리	면역저하환자	면역동종조혈모세포이식대상자, 백혈병	• 양압유지병실 • Hepa filter를 통한 공기교환

정답 05. ② 06. ④

07. 물체의 표면에 있는 세균의 아포를 제외한 미생물을 사멸할 수 있는 방법은?

① 무균
② 소독
③ 세척
④ 멸균
⑤ 방부

해설 [소독 및 멸균과 관련된 용어정의]
- 멸균 : 아포를 포함한 병원성 및 비병원성균을 전부 사멸
- 소독 : 병원성 미생물은 사멸시키나 세균의 아포는 사멸시키지 못함.
- 방부제(정균) : 세균의 서식을 불리하게 만들어 유해한 미생물의 증식·발육저지
- 무균 : 감염되지 않은 상태로 병원성 미생물이 없는 상태
- 감염 : 질병을 일으키는 미생물이 숙주에 침입해 증식하는 상태
- 살균 : 세균을 죽이는 것

08. 감염회로 중 면역억제치료를 받는 환자는 어느 요소에 해당하는가?

① 감염원
② 저장소
③ 탈출구
④ 전파경로
⑤ 민감한 숙주

해설 ① 병원체(병원성 미생물)
- 세균, 바이러스, 곰팡이, 기생충 등
- 독성이 강할수록, 미생물 수가 많을수록, 숙주 내 침투능력이 강할수록, 접촉빈도가 높을수록 감염 위험성 증가

② 병원소(저장소)
- 병원성 미생물의 성장과 증식을 위한 서식지
- 사람, 동물, 토양, 음식, 대소변 등

③ 탈출
- 병원성 미생물이 저장소에서 빠져나가는 출구, 이를 통해 다른 숙주를 감염시킴
- 소화기계, 호흡기계, 비뇨기계, 혈액, 피부 등

④ 전파
- 미생물이 다른 병원체로 이동하는 방법
- 접촉(직접 접촉, 간접 접촉), 공기 매개, 비말, 매개물, 매개체 등에 의해 전파

⑤ 침입구
- 미생물이 병원소에서 탈출했던 출구와 같은 경로로 침입

⑥ 민감한 숙주
- 숙주가 병원균에 대해 가지고 있는 저항 정도
- 면역능력이 저하된 민감성이 높은 대상자가 감염성이 높음
- 면역체계가 미성숙한 소아, 면역체계가 낮아진 노인, 질병상태, 스트레스(코티솔 분비 → 면역력 감소) 등

07. ② 08. ⑤

09. 다음 중 멸균을 할 수 있는 방법은?

① 효소세척
② 자비소독
③ 알코올소독
④ 자외선소독
⑤ 고압증기멸균

> **해설**
> • **멸균** : 아포를 포함한 모든 미생물을 사멸
>   – 고압증기멸균법(autoclave)
>   – 산화에틸렌 가스(EO gas)
>   – 건열 멸균
>   – Wydex(Glutaraldehyde)
> • **소독** : 병원성 미생물만을 주로 사멸, 아포형성균의 제거는 어려움
>   – 끓이는 소독(자비소독)
>   – 자외선 소독
>   – 화학적 소독 : 화학약품이나 가스를 사용
>   ✓ 알코올(Alcohol) : 70~75%
>   ✓ 포비돈 아이오다인(Povidone Iodine : 베타딘)
>   ✓ 과산화수소(H_2O_2) : 3%

10. 비경구투약을 준비하기 위한 손 씻기 방법으로 옳은 것은?

① 뜨거운 물로 씻는다.
② 항균제 함유비누로 손을 닦는다.
③ 장갑을 착용하므로 씻지 않아도 된다.
④ 씻은 다음 손을 털어 말린다.
⑤ 일회용 종이타월로 손과 손목을 찍듯이 눌러 닦는다.

> **해설** 내과적 무균술 손 씻기를 하여야 한다.
>   **[내과적 무균법의 손 씻기]**
> • 병원 감염을 예방하기 위해 가장 중요하고 기본적인 방법
> • 비누나 세제, 물을 사용하여 30초 이상 씻거나 손 소독제만을 이용한 손 씻기
> • 손이 팔꿈치보다 아래로 있게 하며 흐르는 물에 비누를 묻혀 30초 정도 강하게 비비면서 씻음, 종이타월로 물기 제거
> • 기계적 마찰을 이용하여 먼지와 유기물 제거
>   **[외과적 손 씻기(Surgical hand scrub)]**
> • 목적 : 손, 손톱, 전박에 있는 일시균이나 상주균을 물리적, 화학적, 기계적인 방법을 사용하여 제거하기 위함
> • 방법 : 손을 팔꿈치보다 높게
>   → 소독력이 있는 항균비누를 묻혀서 2~5분 동안 손의 피부 주름과 손톱 밑에 있는 상주균까지 제거 → 세척 후에도 손끝이 팔꿈치보다 높이 유지
>   → 멸균수건으로 손을 기계적 마찰을 이용해 닦음

정답 09. ⑤ 10. ⑤

CHAPTER 05 투약 간호

1 약물의 작용기전

1) 약동학적 특성
① 흡수 : 약물이 체내로 들어가 혈류에 도달하기까지의 과정
② 분포 : 혈액 속으로 흡수된 장소에서 특정조직세포(작용부위)까지의 이동과정
③ 대사 : 약물이 인체 내에서 변화되는 과정 = 생체전환, 주로 간에서 특수한 구조가 많은 독성물질을 산화하여 배설하기 쉬운 형태로 만듦, 간 기능 체크 필요
④ 배설 : 주로 신장을 통하며 그외 간, 장, 폐, 외분비선을 통해 체외로 배설 됨, 신장 기능 체크 필요

2) 약물의 흡수에 영향을 미치는 요소
① 투여경로 : 혈액 < 근육주사 < 피하주사 < 경구투여 : 피부 < 점막, 폐 → 혈류량이 많을수록 흡수빠름
② 약물의 용해도 : 정제, 캡슐 < 용액
③ 약물의 지질용해도 : 세포막은 한 개의 지질층으로 구성되어 있기 때문에 지용성약물이 더 잘 흡수됨
④ 체표면적 : 위 < 소장 : 흡수표면적이 넓을수록 약물의 흡수가 좋고 효과가 빠름
⑤ 약물의 산도(pH) : 산성 → 위에서 빠름, 알칼리성 → 소장에서 더 빠름

3) 약물 작용의 유형 [기출] 12, 14

(1) **치료 효과** : 약물 투여로 기대되는 바람직한 생리적 반응

(2) **약물의 역효과**
① **부작용(side effect)** : 예측할 수 있지만 피할 수 없는 2차적인 효과. 부작용이 치료작용의 효과를 방해할 정도로 심각하다면 약물의 사용을 중단할 수도 있다. (예 오심, 구토, 변비 등)
② **역효과(adverse effect)** : 원하거나 의도하지 않은 예측할 수 없는 심각한 약물 반응
③ **독작용(=독성효과, toxic effect)** : 많은 양의 약물 투여 후 축적되거나 민감성으로 초래되며 다양한 신체기관이나 조직에 대한 약물의 해로운 효과를 의미
④ **알레르기 반응** : 약물에 대해 예측할 수 없는 면역반응 중 하나로 어떤 약물에 대한 감수성이 있어 약물의 투약에 따른 면역학적 반응을 보이는 것
→ 이전에 투여된 약물에 항체를 가지고 있었던 대상자에게 나타남(약물의 5~10%), 두드러기, 소양감, 오심, 구토 등의 증상 나타남

　　🔖 아나필락틱 반응(anaphylactic reaction)은 즉각형 과민반응으로 생명을 위협하는 응급상황, 갑작스런 기관지 근육 수축, 심한 천명음과 호흡곤란 동반

⑤ 약물내성 : 장기간 약물을 사용한 경우 대사 작용이 저하되어 용량을 증가시키지 않으면 약물 효과가 나타나지 않는 상태
⑥ 축적 작용 : 흡수에 비해 배설 또는 해독이 지연되는 경우로 다음 약물이 투여되기 전에 대상자가 약물을 대사할 수 없어 혈중 또는 조직 내에 약물이 축적되는 경우
⑦ 약물의 상호작용 : 약물을 한 종류만 투여했을 때보다 두 종류 또는 그 이상의 약물을 동시에 투여했을 때의 효과

(3) 비치료적 투약
① 약물 오용(misuse) : 과량 사용, 소량 사용, 잘못 사용
② 약물 남용(abuse) : 약물을 부적절하게 과량 복용하는 것으로 알코올, 각성제, 카페인, 담배, 진정제 등
③ 약물 의존성(drug dependence) : 신체적, 정신적으로 특정 약물을 갈망하고 탐닉하는 것

(4) 약물의 작용에 영향을 미치는 요소
① 성장발달단계 : 소아는 대사에 필요한 효소부족으로 민감, 노인은 순환이 느려 흡수가 느려져서 민감해짐
② 체중 : 약물은 건강한 성인(18~65세, 68kg) 기준이므로 체중에 따른 계산이 필요함
③ 음식과의 상호작용 고려 : 물과 함께 복용하도록 함, 흡수에 영향을 주는 음식을 체크해야 함
   예 녹차 ↔ 철분, 칼슘 ↔ 카페인
   • 철분과 비스테로이드성 소염진통제 등은 위장장애를 유발하므로 식후에 복용
   • quinolone류는 카페인과 같이 섭취하면 카페인 배설억제로 증상 있을 수 있음
   • 항진균제(fluconazole, ketoconazole) 복용하고 술을 마시면 오심, 구토, 간 장애, 홍조발생 → 3일 이상 금주
④ 성별 : 골격근이 많은 남성은 수용성약물이, 상대적으로 지방층이 많은 여성은 지용성약물이 더 잘 흡수됨
⑤ 유전(대사장애), 질병(간, 신장, 심장기능장애), 심리적 요인(placebo), 환경(고온, 저온), 약물투여시간(공복)

2 투약처방

1) 투약처방의 종류 기출 12

① 구두 처방(verbal order) : 일단 투약을 먼저 한 다음 처방을 한 의사로부터 서면화된 처방을 즉각 요청해야 함
② 즉시 처방(stat order) : 처방이 내려진 즉시 투여하되 단 1회에 한해 투여
③ 1회 처방(single order) : 약물을 특정한 시간에 한 번만 투여
④ 정규 처방(routine order) : 그 약물의 투여를 중단하라고 처방이 서면으로 내려질 때까지 계속해서 투여
⑤ 필요시 처방(prn order) : 대상자에게 그 약물이 필요할 순간에 간호사가 판단하여 투약을 실시하는 과정

2) 투약의 기본원칙 : (5right+6right) 기출 01, 23

① 정확한 약(right Drug)
② 정확한 용량(right Dose)
③ 정확한 경로(right Route)
④ 정확한 시간(right Time)
⑤ 정확한 대상자(right Client)
⑥ 정확한 기록, 정확한 교육, 거부할 권리, 정확한 사정, 정확한 평가, 정확한 이유

3) 투약 처방시의 구성요소 기출 12, 21

① 대상자 이름 및 병록번호
② 투여날짜, 시간
③ 약물명 : 상품명 혹은 성분명
④ 투여용량
⑤ 투여경로 : 경구, 국소, 흡입, 비경구 등
⑥ 투여횟수
  - bid(하루에 두 번), tid(하루에 세 번), qid(하루에 네 번)
  - q.h.(매 시간마다), q4h(4시간마다), hs(취침 전), ac(식전), prn(필요할 때마다)
  - stat(즉시), q.d.(매일), q.o.d(하루 건너)
⑦ 투약 처방 의사 서명
  - 투약 처방시의 구성요소 중 하나라도 누락되었다면 누락된 정보가 채워질 때까지 투약을 보류함
⑧ 안전한 약물준비 방법
  - 밝은 조명 아래에서 약물을 준비함
  - 약물용기의 라벨 3번 확인 : 약병을 약장에서 꺼내면서 → 약물을 준비하기 전에 → 약물을 다시 제자리에 놓을 때
  - 유효기간을 확인할 것

4) 약물 투여 기록

① 투약기록은 법적으로 매우 의미있고 중요한 기록이며 약물 투여 후 즉시 기록해야 함
② 약 이름, 용량, 투여경로, 시간, 간호사 서명 등
③ 투약거절 혹은 어떠한 이유로 투약하지 못한 경우 상황과 이유를 자세히 기록해야 함

5) 마약류 관리

① 마약은 이중 잠금 장치가 있는 서랍, 상자, 방 등에 보관함
② 마약을 정확하게 사용하고, 사용하고 남은 마약을 정확하게 기록하고 약국에 반납
③ 부득이 폐기하여야 하는 경우는 다른 간호사 입회하에 실시하고 두 명의 간호사가 마약대장에 서명
④ 마약사용을 기록 : 대상자명, 투약 날짜 및 시간, 약명 및 용량, 처방한 의사와 면허번호, 투여한 간호사명

6) 투약 과오 발생 시 중재
① 오류를 발견하자마자 곧바로 대상자 상태를 사정
② 처방자와 감독간호사에게 즉시 보고(윤리적 법적 책임)
③ 기관 정책에 따른 과오 발생 보고서 작성

7) 투약 과오 예방
① **투약 전 대상자 문진** : 과거력, 과거 약물의 부작용, 대상자 가족력 등
② **사전검사** : 과민반응을 일으킬 수 있는 약물 투여 전, 피부반응검사
③ 약품 설명서의 주의사항, 부작용 및 금기 사항에 대한 확인
④ 투약에 관한 기본 원칙 준수, 모든 용량은 두 번 계산, 다른 간호사와 함께 확인
⑤ 통상 용량을 초과하거나 미달된 처방은 확인 후 투약, 알아보기 어려운 기록은 해석하지 말고 처방자에게 확인
⑥ 투약 후에는 즉시 기록
⑦ 투약에 관한 보수 교육 참여

3 경구투약 및 국소투약

1) 경구 투약 : 구강, 설하, 볼점막으로 약물을 투여하는 것으로 가장 쉽고 흔히 사용 기출▶ 16, 22
① **경구 투여의 장점** : 편리하고 경제적이며 피부를 손상시키지 않음
② **경구 투여의 단점** : 무의식, 연하곤란, 오심, 구토가 심한 대상자, 금식중에는 금기 위장 장애, 흡인, 치아변색 등의 위험이 있음

2) 경구 투약 간호중재 기출▶ 18, 20, 22
① 종이컵이나 플라스틱 컵을 대상자의 침상가에 놓고 준비할 것
② 간호사는 자신이 준비한 약만을 대상자에게 투여하며, 다른 간호사가 준비한 약은 투약하면 안됨
③ 침상가에 놓았을 때 대상자가 약을 다 먹는 것을 확인해야 함
④ 대상자가 금식인 경우 약물 투여를 금함
⑤ 설하 또는 볼점막 투여 약물은 삼키지 말고 녹여서 약물이 점막으로 흡수되도록 함
⑥ 특별한 경우가 아니면 약의 형태를 변형하지 않음
⑦ 특별한 지시가 없으면 두 가지 이상의 약물을 섞어 주지 않음
⑧ 대상자가 약을 다 먹는 것을 확인하고 약물 투여하지 않은 경우(금식) 또는 투약을 거절하여 투약하지 못한 경우는 반드시 기록할 것
⑨ 흡인 예방
 - 가능한 앉거나 상체를 세운 자세에서 투약
 - 한 번에 한 알씩, 물과 함께 투약
 - 편마비가 있을 경우에는 건강한 쪽으로 약을 넣어 삼키도록 교육
⑩ 연하곤란을 확인하기 위해 침을 삼키거나 물을 한 모금 마셔보도록 한다.

⑪ **핵심기본간호술 경구투약**
1. 물과 비누로 손위생을 실시한다.
2. 투약카트에서 대상자의 약물이 들어 있는 약포지를 꺼내어 투약처방(투약카드 또는 컴퓨터 출력물 등)과 투약원칙(5 rights; 대상자 등록번호, 대상자명, 약명, 용량, 투여경로, 시간)을 확인한다.
3. 필요한 물품을 준비한다.
4. 준비한 물품을 가지고 대상자에게 가서 간호사 자신을 소개한다.
5. 손소독제로 손위생을 실시한다.
6. 대상자의 이름을 개방형으로 질문하여 대상자를 확인하고, 입원팔찌와 투약카드(또는 컴퓨터 출력물)를 대조하여 대상자(이름, 등록번호)를 확인한다.
7. 약물 투여 목적과 작용 및 유의사항을 설명한 다음 약물에 대한 의문사항이 있으면 질문하도록 한다.
8. 앉거나 파울러씨 체위를 취하도록 하되 앉는 것이 금기라면 측위를 취하도록 돕는다.
9. 흘리지 않도록 휴지나 타월을 대준다.
10. 구강건조로 연하곤란이 있는지 확인하기 위해 침을 삼켜보거나 물을 한 모금 마셔보도록 한다.
11. 알약은 한꺼번에 복용하지 말고, 한 번에 한 알씩 복용하도록 돕는다. 알약 복용 후에 물약을 복용하도록 한다.
12. 약물을 다 삼킬 때까지 대상자 옆에 있으면서, 약물복용 여부를 확인하기가 어려우면 대상자에게 말을 시켜보거나 입을 벌려보도록 한다.
13. 투약 후에는 대상자가 편안한 체위를 취하도록 도와준다.
14. 물과 비누로 손위생을 실시한다.
15. 수행 결과를 간호기록지와 투약기록지에 기록한다.
    - 5 rights(대상자명, 약명, 용량, 투약경로, 투약시간)
    - 필요시 투약목적, 대상자의 반응, 투약 못한 이유

⑫ **약물용량계산** 기출 25
b.i.d 하루두번, t.i.d 하루세번, q.i.d 하루네번, q.d 하루한번
- 소론도 1정에 prednisolone 5mg 이므로 'prednisolone 60mg q.d'라면 하루 한번 소론도 12정을 복용하여야 함
- 아세트아미노펜 1정이 500mg이므로 '아세트아미노펜 1.0g q.i.d'라면 하루 총투여량은 8정임

3) 위관을 통한 약물 투여
① 액체약 혹은 물에 탄 가루약을 줄 수 있으며 가루약은 적은 양의 따뜻한 물 15~30cc로 희석함
② 완화제는 부피가 커지므로 투약을 피하도록 함
③ 물약은 실온 상태로 투여
④ 조절기를 열고 비위관의 위치를 확인한 후 투약, 투약 전·후 15~30mL의 물이나 생리식염수를 통과시킴
⑤ 공복 시 복용하는 약물은 투약 15~30분 전후로 위관영양을 피함
⑥ 투약 후 clamp하고 오른쪽으로 반좌위 유지(역류방지, 장으로 잘 내려가도록 하기 위함)

4) 국소 투여 기출 10

(1) 피부약 : 국소 효과를 내어 부작용이 적은 장점이 있음
① 손을 씻도록 함(손에 있는 미생물 제거)
② 비누와 물로 치료 부위를 세척(약물 흡수 촉진)
③ 오일, 로션 또는 크림 등과 같은 약제를 설압자 끝이나 면봉 또는 사각 거즈에 묻혀 피부에 문지름
④ 필요시 적용 부위에 열을 가함(말초 혈관을 확장시켜 흡수 속도 증가)

(2) 피부 부착제(patch) 기출 10
① 약물이 접착제에 도포되어 있어 피부에 접착하여 사용
　예) 니트로글리세린(Nitroglycerine, 관상 동맥 확장제), 스코폴라민(Scopolamine, 멀미약), 에스트로겐(Estrogen, 폐경기 증상 치료 호르몬), 니코틴 패치(Nicotine patch) 등
② 혈관 분포가 적절한 모든 부위에 사용 가능(가슴, 어깨 및 상완과 같은 상체 부위, 귀 뒤 등) 직전 부착부위를 피하고 상처나 털이 없는 곳을 선택하며 부착부위를 기록함
③ 새 patch를 적용하기 전에 반드시 이전 patch를 확인하고 제거해야 함

(3) 안약
① 목적 : 눈의 소염, 진통완화, 분비물 제거, 치료, 이물질 제거가 목적이거나 검사나 수술목적으로 동공의 확대나 수축위해 사용
② 투약 시 주의 사항
　• 약물이 각막에 직접 닿지 않도록(각막에는 많은 통증섬유가 있음) 함
　• 감염예방을 위해 안검이나 눈의 다른 부위에 약물 용기가 닿지 않도록 함
　• 안약은 다른 사람과 함께 쓰면 안됨
③ 안약 투약 방법 기출 08, 13, 16, 20, 23
　• 미생물 번식을 방지하기 위해 손을 씻고 투약
　• 대상자를 눕히거나 앉게 한 후 머리를 뒤로 젖힘
　• 소독된 생리식염수로 내안각에서 외안각 쪽으로 닦음
　• 안약 투여 시에 천정 쪽을 보도록 지시함(각막은 통증에 민감하고 동공반사로 눈이 감겨지기 때문)
　• 하안검의 피부 아래쪽으로 잡아당겨 안연고는 조금 짜서 버리고 하안검 결막낭 내측에서 외측으로 1~2cm 정도 바름
　• 안약은 처음 방울은 버리고 처방된 방울만큼 아래쪽 결막낭 중앙이나 외측에 떨어뜨림
　• 약물이 고르게 퍼지도록 눈을 서서히 감은 후 눈동자를 굴림(안연고), 내안각의 비루관을 살짝 30초 정도 눌러줌(안약)

(4) 귀약
① 목적 : 외이도의 귀지를 부드럽게 하고 청결 유지, 외이도의 통증 감소, 내이의 감염 방지 및 염증 치료위해 투약
② 귀약 점적방법 기출 13, 24
　• 아픈 귀가 위로 오도록 측위를 취함

- 이관을 곧게 하기 위해 성인은 이개를 후상방, 3세 이하 어린이는 이개를 후하방으로 당김
- 현훈과 오심을 예방하기 위하여 체온과 비슷한 온도의 약물을 사용
- 약물을 투여 후 이주를 몇 번 눌러 줌 ⇨ 강제주입시 고막파열의 위험 있음
- 여분의 약물이 흡수되도록 솜으로 귀를 느슨하게 막음
- 반대편 귀에도 약물 투여 시, 적어도 15분 기다린 후 점적(자세를 바로 바꾸면 약이 흘러나옴)

(5) 코약 기출 22
① 목적 : 비점막의 부종, 울혈 경감, 비강과 부비강의 염증 제거
② 코약 투여 방법
- 앉은 자세에서 머리를 뒤로 젖히거나 눕는 자세(어깨 밑은 베개로 지지)
- 입으로 숨 쉴 수 있도록, 점적기가 비점막에 닿지 않도록, 반대쪽 비공을 막고 숨을 들이쉬며 코속으로 약물 분사
- 점적 후 5분 동안 같은 자세 유지

(6) 질 좌약 기출 24
① 목적 : 질의 청결과 감염의 치료, 소양증이나 통증 감소 및 질의 불편함 감소
② 방법
- 목적과 절차 설명, 약물 투여 전 방광을 비우도록 함(방광이 팽만되면 좌약삽입 시 불편함)
- 배횡와위, 프라이버시 유지
- 음순 소독(위에서 아래)
- 음순을 벌리고 질 내로 질 투여기를 보통 5~10cm 정도 밀어 넣기
- 삽입 후 적어도 10~30분 동안 누워 있도록 함, 투여 후 원한다면 위생패드를 착용할 것

(7) 직장 좌약 삽입 기출 05, 12, 13, 25
① 목적 : 하제, 해열제, 진정제, 신경안정제, 기관지 확장제 약물을 투여하기 위함
② 직장 내 약물 투여 방법
- 좌측위 혹은 좌측심스위를 취하게 한 후
- 항문괄약근의 원활한 이완을 위해 환자에게 입으로 호흡하게 하면서 좌약이 대변속이 아니라 직장벽을 따라 삽입되도록 10cm 정도 삽입함(소아의 경우에는 5cm 삽입)
- 삽입 후 10~15분간은 지나서 배변을 하도록 한다.(앙와위를 취하거나 둔부를 손으로 모아쥐고 있으면 변의를 참기가 용이함)

③ 장점
- 상부위장관의 문제가 있는 대상자인 경우 : 투약으로 인한 위장관의 자극 방지
- 약물의 맛이나 냄새가 불쾌한 경우
- 약물이 천천히, 일정한 속도로 흡수됨

(8) 흡입제(Inhaler) 기출 22
① 목적 : 기도 내 분비물액화, 환기를 증진, 약물 투여를 위함(폐의 넓은 표면적을 통해 약물의 흡수가 빠름)

② 흡입제 적용 방법
- 약물이 들어 있는 압축통을 흔든 후 흡입기에 삽입
- 머리를 약간 뒤로 기울이고 오므린 입술로 천천히 숨을 내쉴 것
- 흡입기를 입에 물고 입술을 단단히 조인 후 숨을 들이쉬는 동시에 분무하여 흡인
- 약물이 폐에 도달할 수 있도록 5~10초간 호흡을 멈추기
- 입술을 오므리고 천천히 숨을 내쉴 것
- 흡입치료 후 가능하면 물로 입을 헹구도록 함(스테로이드 함유약물은 구강 내 진균감염 위험증가)

4 비경구투약

1) 피내주사(Intradermal injection) 기출 11, 15, 19, 23

① 목적 : 투베르쿨린 반응, 알레르기 반응 등의 진단 목적 및 BCG 접종
② 비경구 투약 중 가장 흡수가 느림, 약물에 대한 반응을 쉽게 육안으로 확인가능
③ 예) 항생제 1g 용액 + 5mL 증류수(200mg/mL) : ⓐ
  ⇨ ⓐ 용액 0.1mL + 증류수 0.9mL(20mg/mL) : ⓑ
  ⇨ ⓑ 용액 0.1mL + 증류수 0.9mL(2mg/mL) : ⓒ
  ⇨ ⓒ 용액 0.05mL나 수포지름이 5~6mm가 되도록 주사
④ 부위 : 전완의 내측면, 흉곽의 상부, 견갑골 부위
⑤ 피내주사 방법 기출 11, 15, 19, 24
  - 주사가 삽입될 부분의 중심을 바깥쪽을 향해 원을 그리며 알코올로 소독
  - 환자의 팔을 잡고 주사 부위 피부를 팽팽하게 함
  - 주사기를 잡고 주사바늘의 경사면을 위로하여 주사바늘을 피부와 거의 평행하게 약 10~15° 정도로 주사바늘 삽입
  - 주사기의 내관을 밀어 넣어 피부에 작은 물집을 형성(수포지름이 5~6mm 정도, blister가 나타나지 않거나 주사침을 뺀 후 피가 나오면 피하조직으로 약물이 들어간 것으로 결과를 신뢰할 수 없음)
  - 주사바늘을 빠르게 제거 후 주사부위를 마사지하지 않도록 교육(문지르거나 마사지하게 되면 다른 조직으로 약물 흡수를 촉진시킬 수 있음)
  - 낭포 둘레에 검정색 볼펜으로 둥글게 표시하고, 주입한 시간을 표시한다.
  - 10~15분 후 결과를 판독한다.(오랜 시간 경과하게 되면 약물에 너무 오래 노출되어 정확한 결과를 알 수 없다)(투베르쿨린 반응 관찰 시에는 48~72시간 후)
⑥ 핵심기본간호술, 피내주사(전완의 내측면)
  1. 물과 비누로 손위생을 실시한다.
  2. 투약처방(투약카드 또는 컴퓨터 출력물 등)과 투약원칙(5 rights; 대상자 등록번호, 대상자명, 약명, 용량, 투여경로, 시간)을 확인한다.
  3. 주사기로 주사용 증류수 5mL를 앰플에서 빼낸다.
  4. 약물이 든 바이알의 고무마개를 소독솜으로 닦는다(바이알에 1g의 약물이 들어있는 경우를 기준으로 한다).

5. 바이알에 증류수 또는 생리식염수 5mL를 멸균적으로 주입한다(1000mg/5mL). (200mg/mL, 참고 0.5g/V-2.5mL, 1g/V-5mL, 2g/V-10mL mix)
6. 바이알에 들어있는 분말이 완전히 녹을 때까지 기포가 생기지 않게 조심스럽게 바이알을 흔든다.
7. 바이알의 고무마개를 소독솜으로 다시 닦는다.
8. 1mL 주사기로 바이알에서 0.1mL의 약물을 빼내 총량 1mL로 희석한다(20mg/mL).
9. 주사기 약물 중 0.9mL는 버리고 나머지 0.1mL를 다시 총량 1mL로 희석한다(2mg/mL).
10. 필요한 물품을 준비한다.
11. 준비한 물품을 가지고 대상자에게 가서 간호사 자신을 소개한다.
12. 손소독제로 손위생을 실시한다.
13. 대상자의 이름을 개방형으로 질문하여 대상자를 확인하고, 입원팔찌와 투약카드(또는 컴퓨터 출력물)를 대조하여 대상자(이름, 등록번호)를 확인한다.
14. 대상자에게 피내주사의 목적과 절차를 설명한다.
15. 적절한 피내주사 부위를 선택한다(전완의 내측면).
16. 대상자의 팔을 침대나 침상 밑 탁자(over-bed table) 위에 바로 펴서 얹은 다음 편안한 자세로 있게 한다.
17. 손소독제로 손위생을 실시한다.
18. 주사 놓을 부위를 소독솜으로 안에서 바깥쪽으로 직경 5~8cm 정도 둥글게 닦은 다음 소독액이 마를 때까지 잠시 기다린다.
19. 한 손으로 주사부위 위쪽 또는 아래쪽으로 2~3cm 떨어진 부위의 피부를 팽팽하게 잡아당긴다.
20. 다른 손으로 주사바늘의 사면이 위로 오도록 하여 주사기가 피부와 10~15°의 각도를 유지하도록 잡은 다음 표피 아래 진피층에 주사바늘의 사면이 들어갈 때까지 피내에 삽입한다.
21. 주사바늘의 사면이 피내로 삽입되고 나면 피부를 잡아당겼던 손으로 주사기의 밀대를 밀어 피부에 직경이 약 5~6mm(0.05mL) 정도의 낭포가 생길 때까지 약물을 서서히 주입한다.
22. 주사바늘을 빼낸 후 주사바늘이 빠져나온 부위로 약물이 나와 물기가 생긴 경우는 마른 소독솜으로 살짝 닦아낸다.

> 참고 1mL 주사기에 생리식염수를 준비하여 위의 주사 부위의 3~4cm 떨어진 옆 또는 반대쪽 팔의 대칭 부위에 같은 양을 대조액으로(0.02~0.05mL) 피내주사 하여 음성 대조군을 만들어 비교하는 절차가 있으나 여기서는 생략됨.

23. 작은 낭포의 둘레를 볼펜으로 동그랗게 표시한 다음, 주사약명과 투여시간을 적고 주사 부위는 마사지하지 않는다.
24. 사용한 물품을 정리한다(주사바늘은 뚜껑을 되씌우지 않은 채 손상성폐기물 전용용기에 버리고, 사용했던 소독솜과 주사기는 일반 의료폐기물 전용용기에 버린다).
25. 물과 비누로 손위생을 실시한다.
26. 15분 후에 주사 부위의 피부반응 결과를 판독한다.
27. 다음의 사항을 간호기록지에 기록한다.
    ① 5 rights(대상자명, 약명, 용량, 투약경로, 투약시간)
    ② 피부반응결과 : 양성 혹은 음성
    ③ 필요시 투약목적, 대상자의 반응, 투약 못한 이유

항생제 피부반응검사 결과판독 기출 19, 21			
	양성(Positive)	의양성	음성(negative)
redness, 발적	직경 15mm 이상	직경 10mm 내외	직경 5mm 미만
wheal, 팽진	직경 10mm 이상	직경 6~9mm	직경 5mm 미만
간호중재	혹은 두통, 이명, 호흡곤란, 빈맥, 안면홍조, 두드러기, 가려움 호소 시 의사에게 보고하여 다른 약물 처방받아야 함	대조액으로 아무것도 섞지 않은 생리식염수를 반대편 팔의 전박 또는 동일한 팔의 시험부위로부터 3cm 정도 떨어진 부위에 피내주사	생리식염수 대조군 < 약물주입 ⇒ 양성 생리식염수 대조군 = 약물주입 ⇒ 음성	기록하고 투약함

2) 피하주사(Subcutaneous injection) 기출 06, 14, 18, 25

(1) 목적 : 경구투여보다 빠른 효과, 인슐린, 헤파린, 백신 등을 투여

(2) 부위
① 주사부위 : 상완 외측 후면, 복부 아랫부분, 대퇴 전면, 견갑골, 하복부
② 주사부위 선정방법
- 인슐린 : 자가주사 시 대퇴전면과 복부, 간호사 주사 시에는 상박외측과 복부 사용
- 헤파린 : 장골능보다 높은 복부 부위를 선택하여야 혈종 형성 가능성이 적어짐

(3) 인슐린 주사투여 기출 09, 11, 17
① 피하지방의 손상과 위축을 방지하기 위해 전날 주사부위에서 2.5cm 떨어진 부위에 주사, 같은 부위의 주사는 한달 이상의 간격이 필요함, 팔·복부 등의 부위를 매일 바꾸면 혈류이동속도가 달라서 혈당조절에 어려움이 있음(복부주사권장)
② 인슐린은 냉장고 보관, 사용 직전에 손바닥에 놓고 굴려서 약이 섞이도록 함(흔들지 않음)
③ 주사 후 마사지 금기(흡수가 너무 빨라지면 저혈당 초래)

(4) 헤파린 주사투여 기출 14, 25
① 항응고제로서 혈액이 응고되는 시간을 지연시킴(DVT 예방에 가장 널리 사용)
② 투여량 : 0.1 혹은 0.01cc 정도
③ 주사 부위에 국소 출혈(혈종) 예방
- 이전 장소를 피해 돌아가면서 투여함, 혈관 분포가 좋은 팔 다리나 배꼽 5cm 내는 금지, 주로 복부에 주사
- 약물준비후 주입전 헤파린이 묻어 있지 않은 새주사침으로 교환
- 주사기를 주사부위에 찌른 후 주사기 내관을 당겨 흡인하지 않아야 함
- 90°로 주사, 30초 이상 천천히 주입, 주사 후 마사지 금기
  ✎ 배꼽 5cm 내, 근육 내 주사는 국소혈종 형성과 조직의 자극성 때문에 피해야 한다.

(5) 핵심기본간호술, 피하주사(간이 혈당측정 검사 포함)

1. 물과 비누로 손위생을 실시한다.
2. 필요한 물품을 준비한다.
3. 준비한 물품을 가지고 대상자에게 가서 간호사 자신을 소개한다.
4. 손소독제로 손위생을 실시한다.
5. 대상자의 이름을 개방형으로 질문하여 대상자를 확인하고, 입원팔찌와 환자리스트(또는 처방지)를 대조하여 대상자(이름, 등록번호)를 확인한다.
6. 대상자에게 혈당측정목적과 절차에 대해 설명한다.
7. 대상자의 손가락 끝을 채혈하기 적절한지 확인한 다음 소독솜으로 닦아 말린다.
8. 채혈기에 채혈침을 끼워 대상자의 피부 상태에 맞도록 삽입 깊이를 조절한다.
9. 검사지를 꺼내 혈당측정기를 준비한다(기계에 따라 시행 – 전원작동, 검사지 삽입).
10. 손가락 끝부분의 측면에 채혈기를 놓고 채혈침이 피부를 순간적으로 천자하도록 버튼을 누른다.
11. 천자 부위는 혈액이 자연스럽게 흘러나오게 한 다음 혈액방울을 검사지에 묻히고 천자부위는 소독솜으로 눌러준다.
12. 혈당측정기의 모니터에 나온 수치를 확인하고 메모한 후 대상자에게 설명해 준다.
13. 사용한 물품을 정리한다(채혈침은 손상성폐기물 전용용기에 버리고, 사용했던 소독솜과 혈액이 묻은 검사지는 일반 의료폐기물 전용용기에 버린다).
14. 손소독제로 손위생을 실시한다.
15. 혈당 기록지에 혈당 측정치를 기록한다.
16. 혈당 측정치에 따라 R-I Scale에 따른 투약할 인슐린 양을 확정한 후, 투약카드를 준비한다.
17. 손소독제로 손위생을 실시한다.
18. 투약처방(투약카드 또는 컴퓨터 출력물 등)과 투약원칙(5 rights; 대상자 등록번호, 대상자명, 약명, 용량, 투여경로, 시간)을 확인하여 정확한 양의 인슐린을 주사기에 준비한다.
19. 필요한 물품을 준비한다.
20. 손소독제로 손위생을 실시한다.
21. 대상자의 이름을 개방형으로 질문하여 대상자를 확인하고, 입원팔찌와 투약카드를 대조하여 대상자(이름, 등록번호)를 확인한다.
22. 준비된 약물의 투여목적과 작용 및 유의사항에 대해 설명한다.
23. 인슐린 주사 부위 기록지(그림표)를 보고 주사 부위를 선택한 후 대상자에게 편안한 자세를 취하도록 한다. (주사 부위에 타박상, 부종, 경결, 민감성, 변색 등이 있는지 사정한 다음 이전 주사부위를 확인하고 이번에 교대로 주사해야 할 주사부위를 확인한다.)
24. 손소독제로 손위생을 실시한다.
25. 주사 놓을 부위를 소독솜으로 안에서 바깥쪽으로 직경 5~8cm 정도 둥글게 닦는다.
26. 주사 바늘 뚜껑을 제거하고, 주사기를 잡지 않은 손으로 주사부위 주변의 피부를 팽팽하게 잡고, 주사바늘을 45°~90°로 빠르면서도 정확하게 삽입한 후 약물을 주입한다.
27. 주사바늘을 재빨리 뺀 후 주사기는 쟁반(tray)에 넣고, 주사기를 빼낸 부위는 소독솜으로 살짝 눌러주되 주사부위는 마사지하지 않는다.
28. 인슐린 주사부위 기록지(그림표)에 주사시행 사항을 기록한다(날짜, 시간, 서명).

29. 사용한 물품을 정리한다(주사바늘은 뚜껑을 되씌우지 않은 채 손상성폐기물 전용용기에 버리고, 사용했던 소독솜과 주사기는 일반 의료폐기물 전용용기에 버린다).
30. 물과 비누로 손위생을 실시한다.
31. 수행 결과를 간호기록지와 투약기록지에 기록한다.
    ① 5 rights(대상자명, 약명, 용량, 투약경로, 투약시간)
    ② 필요시 투약목적, 대상자의 반응, 투약 못한 이유, 혈당측정결과, 인슐린 투여량

3) 근육주사(Intramuscular injection) 기출 11, 13, 18, 19

(1) 목적 및 장점
① 경구투여, 피하주사보다 흡수율이 높고 빠르게 작용하는 약물 투여
② 피하투여보다 많은 양 투여가능
③ 피하투여에 비해 조직의 약물 자극이 적음

(2) 주사부위 : 대상자의 상태와 약물 용량에 따라 적합한 주사부위를 정한 후 적절한 체위를 취하도록 하고 주사부위를 노출시킨 다음 주사부위를 선정한다.(사례에 따라 ①~④ 중 선택하여 수행)

① 둔부의 배면(=배둔부위, Dorsogluteal) 기출 11, 13
  - 엎드려 누운 자세에서 엄지발가락을 안쪽으로 모으고 둔부를 노출시킨 다음 대전자와 후상장골극을 연결한 사선의 상외측이나 장골능에서 5cm 아래, 또는 둔부를 4등분한 상외측부위를 주사부위로 선정한다.(주로 중둔근과 일부의 대둔근) → 복위나 측위
  - 주의점 : 좌골신경과 주요한 혈관 및 골조직의 손상을 피하도록 주의하여야 함, 근육이완을 위해 복위를 취한 후 발끝을 내전시킴

② 둔부의 복면(=측둔근, Ventrogluteal) 기출 17, 20, 25
  - 왼쪽 측위로 누워 오른쪽 무릎을 구부린 자세에서 둔부를 노출시킨 다음 간호사는 왼손의 손바닥을 대상자의 오른쪽 대전자 위에, 집게손가락은 전상장골극(anterior superior iliac spine) 위에 올려놓고 가운데 손가락은 장골능을 따라 V자로 벌려서 주사 부위를 선정한다.(중둔근과 소둔근) → 측위나 앙와위
  - 실금환자와 같이 둔부배면을 사용할 수 없는 경우에 적용함
  - 7개월 이상된 어린이, 실금 대상자, 누운 자세, 비만한 사람

③ 외측광근(Vastus lateralis)
  - 앉거나 누운 자세에서 대퇴부를 세로로 3등분하여 바깥쪽과 가로로 3등분한 가운데 부분에 주사 함(앙와위 또는 좌위)
  - 3세 미만 어린이, 영아에게 적당한 부위 → 주요 혈관이나 신경이 없음

④ 대퇴직근(Rectus femoris) 기출 12
  - 앉거나 누운 자세에서 대퇴 앞쪽 대퇴직근에 주사함(앙와위 또는 좌위)
  - 다른 부위를 사용할 수 없는 경우(자가 주사, 장기안정 시 사용, 영아, 어린이)

⑤ 삼각근(Deltoid)
  - 앉거나 선 자세 또는 측위에서 어깨를 노출시킨 다음 상박의 외측, 견봉돌기에서 5cm 아래 부위를 주사부위로 선정한다.

- 삼각근육은 근육이 작아 많은 양의 약물을 흡수할 수 없으므로 잘 사용하지 않음
- B형간염 예방접종 등 빨리 흡수해야 하는 약물, 주로 성인에게만 사용

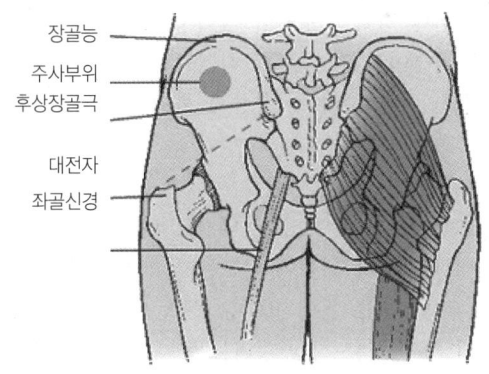

[둔부의 배면]

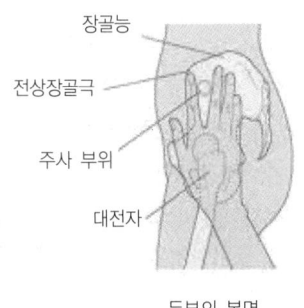

둔부의 복면

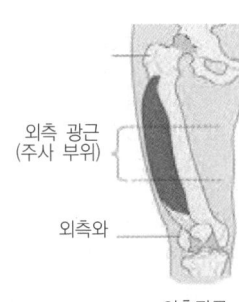

외측광근

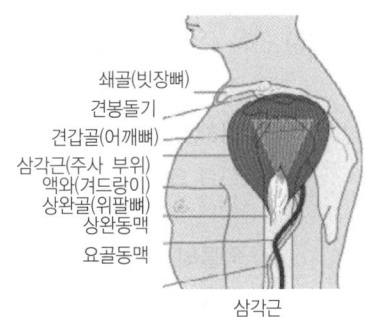

삼각근

[근육주사부위]

(3) 근육주사방법

① 굵은 신경, 굵은 혈관, 뼈를 피해서 안전한 부위를 선택하는 곳이 가장 중요
② 피부 소독 후 피부를 팽팽하게 잡고, 피부와 90° 각도로 바늘을 찌른 후 내관을 당겨 혈액이 올라오는지 확인
③ 약물을 서서히 주입하고 바늘을 재빨리 제거
④ 소독 솜으로 주사부위를 부드럽게 문지름
⑤ 주사부위 불편감 완화
- 허용되는 한 가장 작은 게이지의 바늘 사용
- 조직을 자극하는 약물의 경우 투여하기 전 주사바늘 교환
- 주사 부위 교대함
- 주사바늘의 삽입과 제거 시에는 머뭇거리지 않도록 함
- 주사바늘 제거 후 마사지하기
- 근육을 이완하게 한 다음 주사
- 통증이 심한 대상자는 주사 전 피부에 얼음을 적용하여 통증 완화

(4) Z-track 기법 기출 00, 15

① 목적 기출 15
- 피하조직에 심한 자극을 주거나 착색시키는 약물 주사 시(철분제, DPT 백신)
- 피하조직에 약물이 묻지 않도록 하기 위해
- 자극성이 강한 약물 주입 시 통증과 불편함을 감소시키기 위해

② 방법
- 큰 근육 부위 선택
- 바늘 삽입 전 피부를 2.5~3cm 옆으로 당기며 그 상태로 바늘 주입
- 한손으로 내관을 당겨 혈액이 나오는지 확인(피부를 계속 당기고 있음)
- 약물 주입 후 약 10초 동안 피부는 계속 당기고 있음
- 약물이 새어나오지 않도록 주사바늘을 재빨리 빼면서 당긴 피부를 놓음
- 주사 후 문지르지 않음

(5) 근육 주사 부작용

① 주사로 인한 동통, 불편감 : 긴장된 근육에 주사 시
② 피하, 근육조직 경결 형성 : 한 부위에 계속적인 약물 주입 시, 피하조직에 약물이 투여된 경우
③ 신경 손상 : 주사 시 신경을 건드리거나, 약물이 신경 가까이 주입됨
  (좌골/대퇴신경 → 다리 마비(footdrop), 요골신경 → 손과 팔 마비 초래)
④ 약물의 지나치게 빠른 흡수 : 정맥 또는 동맥으로 약물이 들어갔을 때
⑤ 근육의 조직 감염 : 무균술을 지키지 않아 미생물이 침투됨
⑥ 뼈의 손상(통증 또는 손상) : 마른 대상자에게 약물 주입 시

(6) 핵심기본간호술, 근육주사

1. 물과 비누로 손위생을 실시한다.
2. 투약처방(투약카드 또는 컴퓨터 출력물 등)과 투약원칙(5 rights; 대상자 등록번호, 대상자명, 약명, 용량, 투여경로, 시간)을 확인한다.
3. 근육주사에 필요한 약물을 정확한 용량 및 방법으로 주사기에 준비한다.
4. 필요한 물품을 준비한다.
5. 준비한 물품을 가지고 대상자에게 가서 간호사 자신을 소개한다.
6. 손소독제로 손위생을 실시한다.
7. 대상자의 이름을 개방형으로 질문하여 대상자를 확인하고, 입원팔찌와 투약카드를 대조하여 대상자(이름, 등록번호)를 확인한다.
8. 약물의 투여 목적과 작용 및 유의사항에 대해 설명한 다음 의문사항이 있으면 질문하도록 한다.
9. 커튼(스크린)으로 대상자의 사생활을 보호해 준다.
10. 대상자의 상태와 약물 용량에 따라 적합한 주사부위를 정한 후 적절한 체위를 취하도록 하고 주사부위를 노출시킨 다음 주사부위를 선정한다.(사례에 따라 ①~④ 중 선택하여 수행)
    ① 둔부의 배면 부위 : 엎드려 누운 자세에서 엄지발가락을 안쪽으로 모으고 둔부를 노출시킨 다음 대전자와 후상장골극을 연결한 사선의 상외측이나 장골능에서 5cm 아래, 또는 둔부를 4등분한 상외측부위를 주사부위로 선정한다.

② 둔부의 복면 부위 : 왼쪽 측위로 누워 오른쪽 무릎을 구부린 자세에서 둔부를 노출시킨 다음 간호사는 왼손의 손바닥을 대상자의 오른쪽 대전자 위에, 집게손가락은 전상장골극(anterior superior iliac spine) 위에 올려놓고 가운데 손가락은 장골능을 따라 V자로 벌려서 주사 부위를 선정한다.
③ 대퇴 부위 : 앉거나 누운 자세에서 대퇴 부위를 노출시킨 다음 외측광근을 3등분한 가운데 부분, 또는 대퇴직근 부위를 주사 부위로 선정한다.
④ 삼각근 중앙 부위 : 앉거나 선 자세 또는 측위에서 어깨를 노출시킨 다음 상박의 외측, 견봉 돌기에서 5cm 아래 부위를 주사부위로 선정한다.
11. 손소독제로 손위생을 실시한다.
12. 선정된 부위를 소독솜으로 안쪽에서 바깥쪽으로 직경 5~8cm 정도 둥글게 닦아낸 후 소독약이 마르면 투약카드를 보고 약을 확인한 후 한 손으로 주사기를 집어 올려 주사바늘 뚜껑을 제거한다.
13. 주사바늘을 90°로 유지한 다음 주사기로 선정된 주사부위 근육을 재빨리 찌른다.
14. 피부를 잡았던 손의 엄지와 집게손가락으로 주사기 하단부를 잡고, 주사기를 잡았던 손으로는 주사기의 내관을 살짝 뒤로 당겨 혈액이 나오지 않으면 주사기 내관을 당겨보던 손의 엄지손가락으로 내관을 밀어서 약물을 천천히 주입한다. (만약 주사기에 혈액이 보인다면 주사기를 빼내어 버린 다음 주사 준비를 처음부터 다시 해야 함)
15. 약물 주입이 끝나면 소독솜으로 주사부위를 누르면서 주사바늘 삽입할 때와 같은 각도로 주사기를 재빨리 빼서 트레이에 놓고, 소독솜을 댄 채로 주사부위를 마사지 한다. (주사바늘 제거 후 출혈이 있을 때는 주사부위를 1~2분 정도 압박한다.)
16. 소독솜을 트레이에 놓고 환의를 입힌 후 대상자의 자세를 편안하게 해준다.
17. 주사 후의 기대효과에 대해 설명한다.
18. 커튼(스크린)을 걷는다.
19. 사용한 물품을 정리한다(주사바늘은 뚜껑을 되씌우지 않은 채 손상성폐기물 전용용기에 버리고, 사용했던 소독솜과 주사기는 일반 의료폐기물 전용용기에 버린다).
20. 물과 비누로 손위생을 실시한다.
21. 수행 결과를 간호기록지, 투약기록지에 기록한다.
    ① 5 rights(대상자명, 약명, 용량, 투약경로, 투약시간)
    ② 필요시 투약목적, 대상자의 반응, 투약 사유 또는 못한 이유

4) 정맥 주사(Intravenous injection) 기출 19

(1) 정맥주사 목적 기출 11

① 신체에 수분과 전해질, 영양 및 산·염기의 균형을 유지
② 많은 용량의 약물을 희석하여 서서히 주입하기 위해
③ 약물에 대해 빠른 효과를 얻기 위해
④ 정맥 내 주입으로 약물의 치료적 혈중 농도를 일정하게 유지가능
⑤ 장기간 약물 치료를 하기 위해
⑥ 많은 용량의 약물 투여 시
⑦ 피하나 근육에 자극이 심한 약물, 위장장애가 심한 약물 투여 시

(2) 정맥 주사 부위 선정 시 고려사항

① **정맥의 접근성** : 정맥부위를 찾기 힘든 대상자의 경우는 피부 표면에 가깝고 잘 촉지되는 정맥을 선택 → 비만, 노인, 습관적인 약물 투여자, 화상, 아동, 영아
② **정맥의 상태, 순환 상태** : 쇼크나 순환계 허탈로 말초혈관의 정맥천자가 어려운 경우는 정맥절개술을 시행(surgical cutdown)
③ **주입 용액의 유형** : 고장액이나 혈관에 자극을 주는 약물 주입은 쇄골하 정맥과 같은 큰 혈관을 선정
④ **주입 예상 시간** : 장기간 정맥주사를 시행해야 하는 경우에는 관절부위는 피하고 자주 사용하지 않는 팔 선정

(3) 정맥주입속도 조절 방법(정맥주입 펌프 등) 기출 19

① 수액세트의 drip factor는 10, 15, 20, 60으로 표시(주로 20을 사용)
② 약물용량계산 기출 18, 19, 22
  • 약물계산 공식

  $$투여량 = \frac{처방된\ 약물\ 용량}{약의\ 용량} \times 용액의\ 양$$

  예) cefazolin 400mg을 12시간마다 IV하라는 처방이 있다. 1vial 500mg을 5mL에 용해해야 한다면 투여할 약물의 양은?

  $$계산 = \frac{400mg}{500mg} \times 5mL = 4mL$$

  • 수액 계산 기출 18, 19, 20, 21

  $$분당\ 방울\ 수 = \frac{1일\ 수액주입량(mL) \times mL당\ 방울\ 수}{24시간 \times 60분}$$

  $$1방울\ 점적\ 시\ 걸리는\ 시간 = \frac{24시간 \times 60분 \times 60초}{1일\ 수액주입량(mL) \times mL당\ 방울\ 수}\ (주입\ 세트\ 1mL당\ 20방울)$$

  예) 2,000mL의 수액을 24시간 동안 주려고 한다. 몇 초에 한 방울씩 주입되도록 조절해야 하는가?

  $$계산 = \frac{24시간 \times 60분 \times 60초}{2000(mL) \times 20drops/mL} = 2.16$$

  ⇨ 2.16초에 한 방울씩 점적되도록 수액을 조절한다.

③ 정맥주입속도 조절
  • 주입속도를 계산하여 조절기(roller clamp)로 drop 수 조절, 30분마다 주입속도 사정
  • 주입속도를 정확히 하기 위해 경보장치가 있는 주입펌프(infusion pump) 사용
    전자 주입기구(electric infusion device, EID)
    주사기 펌프(syringe pump) : 100mL 이하의 적은 양(아동에게 유용)
  • 주입속도에 영향을 미치는 요인
    – 수액 주입 속도 영향 요인 : 자세, 바늘과 수액 세트의 굵기, 수액병의 높이, 수액의 점도 등

- 정맥주사시 주입에 문제가 생길 경우 문제를 찾을 때까지 모든 요인들을 관찰

수액병의 높이	수액병을 높이거나 낮춤으로써 중력의 변화로 주입속도 변화 → 높을수록 빨리 들어감, 이동 시, 수액병 같은 높이로 유지
주사부위의 위치 변화	캐뉼라 움직이면 캐뉼라의 각진 면이 정맥의 벽을 눌러 속도 변화 → 속도 조절하기 전에 용액이 자유롭게 주입되는지 확인, 활동 시 extension세트 연결
수액세트의 위치나 개방성	수액세트가 대상자에 의해 눌리거나, 주사부위보다 아래에 늘어져 속도 감소 → 원래대로 조정
캐뉼라 안의 혈전	캐뉼라 안쪽에 혈전이 형성되어 부분적, 완전하게 캐뉼라 막음 → 헤파린 희석액으로 막히지 않게 예방
조직의 침윤	주사부위에 부종, 냉감, 조여드는 느낌, 통증, 불편감 등이 있으면 수액이 조직으로 새고 있음 → 정맥주사 제거 후 다른 부위에 다시 삽입, 온찜질
혈관수축	찬 혈액이나 자극적인 용액의 주입으로 인한 혈관 수축 자극은 정맥경련을 초래해 주입 방해 → 주입캐뉼라의 근위 정맥부위에 더운 물주머니를 대줌
공기구멍의 폐쇄	주입세트에 공기구멍이 있을 경우, 이 구멍이 막히면 주입 멈춤
정맥천자부위의 단단한 드레싱	천자부위 드레싱이 너무 단단하면 수액의 흐름이 차단되어 수액 주입 중단 → 드레싱 느슨하게 조정
카테터가 손목이나 팔꿈치 부위	체위에 의해 카테터 끝이 혈관벽을 밀면서 주입속도 떨어짐 → 지지대(arm board)가 관절신전을 유지하고 정맥천자 부위 보호

(4) 정맥주사 부작용 기출 12, 14, 16

① 체액의 과부담(fluid overload)
- 액체의 너무 많은 양이 순환계에 주입될 때 일어나는 상태
- 울혈된 경정맥, 혈압상승, 호흡곤란
- 간호중재 : 정확한 주입속도를 지키는 것이 중요!
  증상이 나타나면 주입률을 늦추고 즉시 의사에게 보고, 활력징후 관찰

② 조직침윤(infiltration) 기출 12, 14, 20, 23
- 피하조직으로 정맥주사 약물이 유출된 것
- 잘못 위치한 바늘, 정맥벽의 관통으로 수액이 혈관 벽이나 주위조직으로 새는 것
- 종창, 창백함, 냉감, 주입 부위의 통증, 부종, 수액이 안 들어감
- 간호중재 : 징후가 나타나면 주입을 중지하고 다른 부위에서 주입을 다시 시작
  IV site의 과격한 움직임 제한

③ 정맥염(phlebitis) 기출 25
- 주사바늘이 접촉한 정맥 내벽에 염증발생으로 혈관 벽에 섬유소 막이 형성되어 혈전이 형성됨 (혈전성 정맥염)
- 정맥혈관을 따라 발적, 통증, 발열 발생
- 즉시, 주입을 정지하고 다른 부위 정맥에서 다시 주입 시작
- 손상정맥은 더 이상의 사용을 제한하고 따뜻한 습포적용

④ 순환과잉으로 인한 쇼크(speed shock)
- 약물이 순환계에 너무 빠른 속도로 주입되었을 경우
- 두통, 불안, 현기증, 오한 등의 증상을 나타냄
- 간호중재 : 증상이 나타나면 즉시 주입을 중지하고 활력징후 관찰

⑤ 패혈증(sepsis)
- 카테터 삽입 부위를 통한 혈류로의 미생물 침투, 장기간 카테터 삽입 시
- 주입부위의 발적, 민감, 발열, 허약
- 간호중재 : 카테터 삽입 부위를 매일 관찰하고 감염증상 또는 열이 나는 경우에는 즉시 보고할 것, 주입 시작 시 철저한 무균술 유지

⑥ 공기 색전(air embolus) 기출 16
- 공기가 수액라인을 통해 정맥으로 들어옴
- 호흡 곤란, 청색증, 혈압하강, 의식소실
- 간호중재 : 좌측으로 눕히고 머리를 낮추는 트렌델렌버그 체위를 취해줌, 즉시 도움을 요청하고 활력징후 관찰 및 산소 투여

(5) 정맥주사방법

① 정맥주사 전 사전준비 – 주입 시작 전 용액이 깨끗한지, 입자나 침전물 확인
  ⇨ 장기간의 정맥요법, 완전 비경구영양, 화학요법 받는 대상자는 in-line filter를 활용하여 용액 여과를 시행한다.

② 정맥주사부위 준비
- 주사할 부위를 관찰한다.
- 70% 알코올 또는 povidone-iodine을 사용해서 소독
- 천자할 부위 12~15cm 위를 tourniquet으로 묶고 정맥이 확장되면 바늘을 삽입
- 팔을 심장보다 아래로 하거나 온찜질을 하면 도움이 됨
- 유방수술을 했거나 동정맥루가 있는 팔은 피한다.

③ 주사각도는 혈관의 방향과 깊이에 따라 15~30°로 시행한다.

④ 간헐적 정맥 투여

절 대

㉠ 일차 정맥 주입선에 주사(side shooting) : 오류발생시 교정 할 시간적 여유가 없어 위험한 방법 포트를 알코올 스펀지로 소독 → 약을 잰 주사기의 바늘을 포트에 꽂기
  → 주입용 포트 윗부분의 세트를 꺾어 주입 중단 : 일시적 정맥 수액 흐름을 중단하여 약제가 튜브 윗부분으로 역류되지 않기 위함
  → 주사기의 내관 뒤로 잡아당겨 수액세트 내로 피가 역류되는지 관찰 : 카테터가 정맥 내로 잘 위치하고 있는지 확인하기 위함
  → 투약할 약을 서서히 밀어 넣기 → 꺾었던 세트를 풀어 수액 주입

㉡ Heparin Lock 기출 06
- 정맥주사 카테터 끝을 막아 놓은 마개로 생리식염수나 헤파린이 관류한 것을 말함
- SAS : 식염수(Saline, S) · 약제 투약(Administration, A) · 식염수(S)
- SASH : 식염수(S) · 약제 투약(A) · 식염수(S) · 헤파린(Heparin, H)

질끼 Heparin lock의 주입구를 소독솜으로 닦음
→ 1~2mL의 생리식염수 주사기를 꽂고 혈액 역류 확인 후 생리식염수 주입
→ 약물 주사기를 꽂고 주입
→ 또 다른 생리식염수 주사기(헤파린 주사기)를 꽂고 생리식염수 주입

ⓒ Piggy-bag

질끼 보통 50~100mL의 소량의 수액에 약제를 희석하여 30~60분에 걸쳐 주입하는 방법
- Piggy-bag 용기를 1차 정맥주입 용기보다 높게 IV 걸대에 걸어둠
- 1차 주입액과 함께 독립적으로 나란히 직렬식으로 투여됨
- 2차 용기(Piggy-bag)에 약물이 다 주입되면 Piggy-bag의 조절기를 잠그고 1차 정맥주입 속도 재조정

⑤ 정맥주사 금기부위
- 정맥 벽이 얇고 상흔 조직이 있는 정맥, 경화된 혈관
- 최근 사용 후 합병증이 생긴 혈관
- 굴절부위, 억제대 아래 있는 혈관
- 하지 혈관(소아와 영아는 제외), 손목 안쪽 부위
- 유방절제술 받은 쪽 팔에 있는 혈관
- 동정맥루 또는 단락(shunt)이 있는 쪽의 혈관
- 감염에 의한 부종, 발적, 단단, 침윤이나 혈전이 있는 부위(염증이 있는 부위는 붉고, 부어 있으며 만지면 열감 있음)

(6) 핵심기본간호술, 정맥 수액 주입

1. 물과 비누로 손위생을 실시한다.
2. 투약처방(투약카드 또는 컴퓨터 출력물 등)과 투약원칙(5 rights; 대상자 등록번호, 대상자명, 약명, 용량, 투여경로, 시간)을 확인한다.
3. 투약 처방을 보고 수액의 유효일자, 이물질 유무 등을 확인한 후, 정확한 수액, 수액주입에 필요한 물품을 준비한다.
4. 수액백에 날짜, 등록번호, 대상자 이름, 수액명, 용량, 주입속도 등이 적혀 있는 라벨을 붙인다.
5. 수액과 수액세트를 연결한다. 수액백의 고무마개를 소독솜으로 닦은 후 수액세트를 꽂아 점적통의 1/2 정도를 수액으로 채운다.
6. 수액백을 높이 들어 올리거나 수액걸대에 걸고 수액을 통과시켜 튜브의 공기를 빼낸 다음 조절기를 잠근다.
7. 필요한 물품을 준비한다.
8. 준비한 물품을 가지고 대상자에게 가서 간호사 자신을 소개한다.
9. 손소독제로 손위생을 실시한다.
10. 대상자의 이름을 개방형으로 질문하여 대상자를 확인하고, 입원팔찌와 투약카드(또는 컴퓨터 출력물)를 대조하여 대상자(이름, 등록번호)를 확인한다.
11. 투약의 목적과 약물의 효과, 주의사항, 방법을 설명한다.
12. 침상 옆의 수액 걸대에 수액백을 걸고 수액세트의 끝을 대상자에게 주사할 부위 가까이에 둔다.
13. 대상자에게 편안한 자세를 취하도록 하고 팔을 심장보다 낮게 위치하도록 한 다음 정맥의 상태를 확인한다.

14. 정맥 상태가 양호한 부위 보다 12~15cm 위쪽을 지혈대로 묶어 삽입할 카테터의 길이보다 정맥이 곧고 길게 두드러진 부위를 주사부위로 선정한다.
15. 손소독제로 손위생을 실시한다.
16. 천자할 정맥을 정하고 나면 소독솜으로 주사부위를 안에서 밖으로 5~8cm 정도 둥글게 닦는다.
17. 정맥 천자할 부위의 위쪽이나 아래쪽으로 2~3cm 떨어진 부분의 피부를 한손 엄지손가락으로 팽팽히 잡아당긴 다음 다른 손으로 카테터의 사면이 위로 오도록 잡고 15°~30°로 혈류 방향을 따라 카테터를 정맥 내로 삽입한다.
18. 카테터 내로 혈액이 역류되면 카테터의 중심부를 잡고 카테터의 삽입각도를 약간 낮추면서 카테터를 혈관으로 진입시키면서 카테터 길이만큼 탐침을 조금씩 빼낸다.
19. 카테터가 완전히 삽입된 후 카테터를 잡지 않은 손으로 지혈대를 푼다.
20. 한 손으로 혈관 내로 삽입된 카테터의 끝 부위를 눌러주면서 다른 손으로 탐침을 재빨리 제거한다.
21. 탐침을 제거한 후 바로 수액세트의 튜브를 카테터의 중심부와 연결하여 혈액이 카테터를 통해 흘러내리지 않도록 한다.
22. 한 손으로 카테터 삽입 부분을 고정하듯 잡으면서 다른 손으로는 수액세트의 조절기를 풀어 수액 주입여부와 정맥천자 부위에 부종, 통증 등의 침윤 증상이 있는지 관찰한다.
23. 카테터에서 손을 떼도 카테터 삽입부분이 꺾이지 않도록 수액 주입관을 안정적 위치에 놓은 후 반창고나 투명드레싱으로 카테터 삽입부위를 고정한다.
24. 처방에 따라 주입하는 수액의 속도를 조절한다.
25. 고정용 반창고나 드레싱에 카테터 삽입 날짜와 시간, 카테터의 크기를 기입한다.
26. 대상자가 편안한 자세를 취하도록 돕는다.
27. 사용한 물품을 정리한다(주사바늘은 뚜껑을 되씌우지 않은 채 손상성폐기물 전용용기에 버리고, 사용했던 소독솜과 주사기는 일반 의료폐기물 전용용기에 버린다).
28. 물과 비누로 손위생을 실시한다.
29. 수행 결과를 간호기록지에 기록한다.
    ① 5 rights(대상자명, 약명, 용량, 투약경로, 투약시간)
    ② 필요시 투약목적, 대상자의 반응, 투약 못한 이유

6 중심정맥관(Central Venous Catheter, CVC)

경정맥, 쇄골하정맥으로 관이 삽입되어 상대정맥이나 우심방 끝에 관이 위치

1) 목적

① 대상자의 상태가 불안정하고 다수의 수액주입을 지속적으로 해야 할 필요가 있다고 판단될 때(TPN, 수분과 전해질, 약물, 혈액과 혈액제제 등)
② 3개월 이상의 항암요법이 예상될 때
③ 정맥주사용 약제가 말초혈관에 자극을 주는 경우
④ 말초 삽입 카테터의 삽입과 유지가 어려운 경우
⑤ 중심정맥압(CVP) 측정이 필요할 때

2) 종류

① 말초 삽입 중심정맥관(peripherally inserted central catheter, PICC)
팔의 정맥을 천자하여 상대정맥이나 쇄골하 정맥까지 관을 삽입하는 것으로 비교적 카테터 삽입으로 인한 감염합병증이 적음

② 터널형 중심정맥카테터(tunneled central catheter)
수술실이나 혈관조영실에서 삽입, 피부 밑의 피하조직에 터널을 형성하므로 감염가능성이 적어 장기간사용 가능(Hickmann cath)

③ 비터널형 중심정맥카테터(non-tunneled central catheter)
3~10일 정도 단기간에 사용, 병실이나 외래에서 시술하며 감염과 기흉의 가능성 높음

④ 매립형 카테터(피하이식형 포트, Implanted port)
- 피부 밑에 숨겨져 있는 카테터
- 감염 가능성으로부터 최대한 보호
- 수년간 사용 가능(2,000번 정도 바늘(huber needle) 삽입 가능) : 불편감과 감염의 위험이 큼
- 정기적으로 헤파린으로 세척하여 개방성을 유지해야 함

7 수혈 기출 16

1) 수혈의 목적

① 질병, 외상, 수술 등으로 인한 출혈 시 순환혈액량 보충
② 급성·만성 빈혈 시 적혈구 공급
③ 혈액 성분 보충(혈액 응고 인자, 혈소판, 알부민)

2) 혈액의 종류

혈액 성분	용량	적응증
전혈(whole blood)	400mL	급성 출혈, 수술시 혈액량 소실, 빈혈 교정, 다량의 출혈시 혈액량 보충 및 산소 운반 능력 제공
농축적혈구(packed red cell) 전혈을 원심분리하여 혈장성분을 80% 이상 제거한 적혈구	200mL	빈혈, 적혈구 기능 저하, 사고로 인한 출혈 순환혈액량의 증가 없이 산소운반 능력의 증가만 필요한 경우
세척적혈구(washed RBCs) 적혈구 농축액을 같은 양의 0.85% N/S으로 2~3회 세척한 적혈구(적혈구 이외의 모든 성분이 제거됨)	180mL	백혈구와 혈소판에 항체를 가진 환자
	160mL	수혈이 필요한 장기이식 환자
농축혈소판(platelet concentrate)	50mL	혈소판 감소증, 재생불량성 빈혈로 인한 출혈, 혈소판 기능의 이상이 있는 경우
신선동결혈장(fresh frozen plasma) 전혈을 6시간 내에 냉동 분리시켜 얻으며 혈액응고인자가 포함되어 있음	200mL	혈액 응고인자 공급, 화상이나 대출혈 시 혈압 보충, 혈액형 교차시험이 필요없음
백혈구 제거 혈액(leukocyte-poor RBC)	160mL	백혈구나 혈장 성분에 의한 부작용이 예측되는 경우

3) 수혈 절차 기출 16

① 혈액형과 혈액의 종류, 혈액번호, 환자이름, 나이, 등록번호의 일치 여부 확인
  → 반드시 2명의 간호사가 확인하고 서명함
② 혈액은행으로부터 출고된 혈액은 최대한 신속히 수혈되어야 하고, 혈액제제는 세균증식의 위험 때문에 오랜 시간 실온에 방치해서는 안되며, 4시간 이내에 수혈을 마치는 것이 원칙이다(대한수혈학회, 2016). 해동된 신선동결혈장제제는 혈액응고인자 활성의 감소를 막기 위하여 가능한 빠른 시간 내에 수혈하는 것이 좋으며, 해동 후 3시간 이내에 사용하도록 권장하고 있다(대한수혈학회, 2016).
③ 활력징후 측정 시 열이 나는 경우는 수혈 연기
④ 18G~20G 혈관 카테터로 정맥천자를 시행하여 수혈세트의 Y자 관에 생리식염수를 연결하고 혈액 주입을 시작함(생리식염수는 수혈 부작용 시 대체 가능)
⑤ 수혈세트의 Chamber는 3/4 정도 채울 것
⑥ 처음 15분간은 부작용이 가장 많이 나타나므로 15gtt로 주입하면서 주의깊게 관찰 → 부작용이 없다면 주입량을 증가시켜 4시간 이내에 수혈을 마치도록 함
⑦ 첫 1시간 동안은 15분마다 활력 징후 측정, 수혈이 끝날 때까지 30분마다 확인
⑧ 수혈 중 다른 투약을 함께 하지 않도록 함
⑨ 수혈이 끝나면 수혈세트의 조절기를 잠그고 생리식염수를 연결하여 20~50mL를 주입시켜 튜브에 남은 혈액을 정맥으로 완전히 흘려보냄
⑩ 수혈시작 시간과 끝난 시간, 혈액량, 혈액번호, 담당간호사 이름을 기록하고 수혈전표를 순서대로 붙임
⑪ 핵심기본간호술, 수혈요법
  1. 수혈 처방을 확인한 후 수혈동의서를 확인한다.
  2. 혈액은행에서 수령해 온 혈액을 의료인 2인이 직접 적십자 혈액원 스티커와 후면의 본원 혈액부착 스티커에 기재된 대상자 이름, 성별, 나이, 등록번호, 혈액제제, 혈액고유번호, 혈액형, irradiation 유무, 교차검사 결과, 유통기한, 혈액의 상태(공기방울, 혼탁도, 색깔 이상 등)를 확인하고 확인란에 서명한다.
  3. 물과 비누로 손위생을 실시한다.
  4. 필요한 물품을 준비한다.
  5. 준비한 물품을 가지고 대상자에게 가서 간호사 자신을 소개한다.
  6. 손소독제로 손위생을 실시한다.
  7. 대상자의 이름을 개방형으로 질문하여 대상자를 확인하고, 입원팔찌와 환자리스트(또는 처방지)를 대조하여 대상자(이름, 등록번호)를 확인한 후 혈액형을 말하도록 하여 준비한 혈액과 동일한지 확인한다(의료인 2인이 직접 실시).
  8. 대상자에게 과거 수혈경험과 부작용 경험 유무를 확인하고, 수혈의 목적, 부작용을 설명한다.
  9. 수혈 전 활력징후 측정과 피부상태 관찰, 가려움증과 같은 대상자 상태를 확인한다.
  10. 손소독제로 손위생을 실시한다.
  11. 청결장갑을 착용한다.
  12. 수혈세트를 꺼내어 조절기(clamp)를 완전히 잠근다.
  13. 삽입침을 혈액백에 정확하게 삽입하여 수혈세트와 혈액백을 연결한다.
  14. drip chamber에 2/3~3/4 이상 혈액을 채운 후, 수혈세트의 조절기를 열고 공기를 완전히 제거한다.

15. 생리식염수 주입 line에 있는 3-way stopcock의 보호덮개를 열고 소독솜으로 연결부위를 소독한 후 수혈세트를 연결한다.
16. 3-way의 조절기를 돌려서 혈액제제가 주입되도록 하고, 다른 수액이 주입되지 않도록 한다.
17. 수혈세트 조절기(clamp)를 열어서 수혈을 시작하고 잘 들어가는지, 팔이 붓지 않는지를 확인한다.
18. 첫 15분 동안 15~20gtts/분으로 주입속도를 맞춘다.
19. 청결장갑을 벗는다.
20. 수혈 직후 15분간 주의 깊게 관찰하고, 다음 사항을 대상자에게 설명한다.
    ① 주사부위에 부종, 통증이 있거나, 혈액이 잘 들어가지 않거나, 오심/구토, 피부 가려움, 발적, 발열, 오한이 생기면 바로 이야기 할 것
    ② 혈액제재에 따른 주입시간
    ③ 수혈 시작 후 15분에 활력징후를 측정할 것
21. 사용한 물품을 정리한다.
22. 물과 비누로 손위생을 실시한다.
23. 수행 결과를 간호기록지에 기록한다.
    ① 혈액제제의 종류, 혈액형, irradiation 유무, 수혈 양, 혈액 주입 시작 시간과 주입속도
    ② 수혈 전·중·후 활력징후
    ③ 수혈 부작용 발생 유무

4) 수혈 부작용과 간호중재 기출 08, 14, 15

수혈에 의한 세균감염 예방 및 발생 의심 시 의료기관 대응절차 가이드라인(질병관리본부, 2016)에 따르면 수혈도중 혹은 수혈 후 90분 이내에 다음과 같은 증상 중 하나 이상이 동반되는 경우 수혈에 의한 세균감염을 의심할 수 있다.

① 체온이 39℃를 초과하거나 수혈 전보다 2℃ 이상 증가
② 맥박수 분당 120회 초과 시 또는 수혈 전보다 분당 40회 이상 증가
③ 수축기 혈압이 수혈 전보다 30mmHg 이상 감소하거나 상승
④ 심한 오한, 오심, 구토, 호흡곤란, 요통 등

위와 같은 증상 중 하나 이상이 동반되는 경우 즉시 수혈을 중단하고 담당의사에게 보고

반응	증상	간호중재
[용혈 반응] ABO 부적합	오한, 열, 빈맥, 저혈압, 두통, 핍뇨, 황달, 호흡곤란, 청색증, 흉통, 아나필락시스 반응	• 급속히 나타나므로 수혈 후 첫 15분 동안 환자를 자세히 관찰하고 반응이 나타나면 즉시 수혈을 중단할 것 • 식염수로 정맥주입을 유지 • 의사와 혈액은행에 알림 • 검사표본과 소변 채취 • 섭취량과 배설량을 측정하여 신기능을 파악
[발열 반응] 혈액성분에 대한 알레르기 반응	오한, 열, 두통	• 즉시 수혈 중지 • 생리식염수로 정맥 확보 • 의사에게 알림 • 처방된 해열제 투여, 30분 마다 활력징후 측정
[알레르기 반응] 혈액 내 단백질, 수혈자의 항원에 대한 항체반응	두드러기, 천식, 관절통, 전신 가려움, 기관지 경련	• 소양증이 있다면 천천히 수혈 • 심한 반응 시 수혈을 중지하고 의사에게 알림 • 항히스타민제 투여 • 아나필락시스 반응 관찰
[순환과잉] 수용할 수 있을 정도보다 혈액을 빠르게 공급	기침, 호흡곤란, 악설음, 경정맥 팽창, 빈맥, 고혈압	• 수혈을 중단 • 생리식염수 주입으로 정맥개방성을 유지 • 의사에게 알림 • 수액, 항생제를 투여 • 검사실에 남은 혈액을 보냄

CHAPTER 5 투약 간호

01. 경구로 진통제를 투약할 수 있는 대상자로 옳은 것은?

① 심한 구토를 하는 대상자
② 무의식인 대상자
③ 수술예정으로 금식중인 대상자
④ 구역반사가 상실된 대상자
⑤ 연식을 섭취하고 있는 대상자

> **해설** 경구투약 금기 : 무의식, 연하곤란, 오심, 구토가 심한 대상자, 금식중에는 금기 위장 장애, 흡인, 치아변색 등의 위험이 있음

02. 직장좌약 투여시 주의사항으로 옳은 것은?

① 직장벽에 닿지 않도록 삽입함
② 삽입 전에 좌약을 찬물에 담궜다가 삽입함
③ 좌약에 윤활제를 바르고 삽입
④ 앙와위 상태로 멸균장갑을 착용하고 삽입
⑤ 삽입즉시 용변을 유도함

> **해설** [직장 내 약물 투여 방법]
> - 좌측위 혹은 좌측심스위를 취하게 한 후
> - 항문괄약근의 원활한 이완을 위해 환자에게 입으로 호흡하게 하면서 좌약이 직장 벽에 위치하게 하여 10cm 삽입함(소아의 경우에는 5cm 삽입)
> - 삽입 후 10~15분간은 지나서 배변을 하도록 한다.(앙와위를 취하거나 둔부를 손으로 모아쥐고 있으면 변의를 참기가 용이함)

03. 흡입용 스테로이드를 사용하는 경우 간호중재로 옳은 것은?

① 부작용은 없다.
② 흡입 후 물로 입을 헹궈내도록 한다.
③ 안면마스크로 흡입 후 눈을 잘 씻어준다.
④ 스페이서는 한 달에 한번 세척한다.
⑤ 증상이 완화되면 바로 투여를 중단한다.

01. ⑤   02. ③   03. ②

[해설] **[흡입용 스테로이드 사용 시 주의사항]**
- 고용량을 장기간 사용할 경우에는 부신기능 억제, 혈압상승, 백내장 등의 부작용이 발생할 수 있다.
- 입 안에 백색~연한 노란색의 반점이 보이는 칸디다 감염이 생길 수 있으므로 매회 흡입 투여 후 입안을 물로 씻어 주는 것이 좋다.
- 보조장치(스페이서)를 이용하면 칸디다 감염 발생률이 감소할 수 있으며, 스페이서 내부에 약물이 남아있는 경우 약물 전달량에 차이가 나타날 수 있다. 따라서, 스페이서는 일주일에 한번 정도 온수와 세제로 가볍게 세척한다.
- 세척 후 스페이서의 내부를 문질러서 닦는 경우 정전기가 발생하여 약물이 스페이서 벽에 붙을 수 있다. 따라서 세척한 스페이서는 공기 중에서 건조시키도록 한다.
- 안면마스크가 부착된 보조장치를 이용하는 경우에는 흡입 후 얼굴을 잘 닦아 준다.
- 이 약의 사용을 갑자기 중단해서는 안된다.
- 흡입제 안전사용 매뉴얼(의약품안전나라 의약품 안전사용정보)

04. 코약을 점적하기 전에 대상자에게 코를 풀라고 교육하였다면 근거는?

① 약물적정농도유지
② 약물흡수증진
③ 약물농도 희석
④ 미생물 전파방지
⑤ 비점막 손상방지

[해설] 코속의 이물을 제거하여 약의 흡수를 증진하기 위함이다.

05. 5% 포도당 첨가 증류수 1.5L를 5시간 동안 정맥으로 주입할 때 1분당 주입양은?

① 50mL
② 5mL
③ 0.5mL
④ 20mL
⑤ 2mL

[해설] 5시간×60분=300분, 1,500mL÷300분=5mL, 1분당 5mL 주입

06. Ampicillin 투여 전 피부반응검사 결과 8mm의 발적과 7mm의 팽진이 발생하였다면 적절한 간호중재는?

① 음성이므로 처방대로 투약한다.
② 양성이므로 투약하지 않는다.
③ 의양성이므로 투약한다.
④ 같은 약으로 재검사를 시행한다.
⑤ 생리식염수로 대조군을 만들어 비교해본다.

정답 04. ② 05. ② 06. ⑤

🔖해설 [피내주사]

목적		• 결핵을 진단하기 위함 • 약물의 피부반응검사를 위함 • 예방접종 시행
판정	양성	발적지름 15mm 이상, 팽진 지름 10mm 이상 시 : 명백한 임상증상 발현(두통, 안면 홍조, 현훈, 이명 등) → 의사에게 보고
	의양성	발적지름 10mm 내외, 팽진 지름 6~9mm → 희석된 주사액과 같은 양의 생리식염수를 반대 팔에 주사하여 대조검사 시행
	음성	발적지름 5mm 이하, 팽진 지름 5mm 이하 → 약물 투여 가능

07. 우측 유방암으로 유방절제술을 받은 환자에게 정맥주사를 할 때 알아야 할 것은?

① 우측 팔에 정맥주사를 해도 된다.
② 어느 팔이든 정맥주사를 해도 관계없다.
③ 카테터가 완전히 삽입될 때까지 무균술을 적용한다.
④ 주사바늘은 굵을수록 좋다.
⑤ 주사부위소독은 포비딘만 사용가능하다.

🔖해설 [정맥주사방법]
- 정맥주사 전 사전준비 – 주입 시작 전 용액이 깨끗한지, 입자나 침전물 확인
  → 장기간의 정맥요법, 완전 비경구영양, 화학요법 받는 대상자는 in-line filter를 활용하여 용액 여과를 시행한다.
- 정맥주사부위 준비(외과적 무균술 적용)
  - 주사부위 털 제거(면도는 미세한 상처를 남겨 미생물이 침투할 수 있는 통로가 되므로 피함)
  - 70% 알코올 또는 povidone-iodine을 사용해서 소독
- 목적에 따른 적절한 굵기의 카테터 선택, 주사각도는 혈관의 방향과 깊이에 따라 15~30°로 시행한다.
- 유방절제술의 경우 림프절을 통한 전이를 막기 위해 절제측 액와 림프절을 제거하므로 순환을 위해 수술후 혈압 측정이나 정맥주사는 금한다.

08. 체중 70kg인 천식환자에게 아미노필린 0.5mg/kg/hr 처방이 났다. 5% D/W 500mL 용액에 아미노필린 250mg을 혼합하여 주입할 때 주입속도는?

① 10mL/hr
② 50mL/hr
③ 70mL/hr
④ 100mL/hr
⑤ 150mL/hr

🔖해설 70×0.5 = 35mg 즉, 시간당 35mg의 아미노필린을 투여해야함
5% D/W 500mL에 아미노필린 250mg을 혼합하였으므로 5% D/W 2mL = 아미노필린 1mg
⇨ 시간당 70mL의 5% D/W 용액 주입

07. ③   08. ③

09. NPH 인슐린 40unit를 투여하라는 처방이 있다. 바이알 라벨에 NPH 인슐린 100unit/mL로 표기되어 있다면 몇 mL를 투약해야 하는가?

① 4mL
② 0.4mL
③ 0.04mL
④ 40mL
⑤ 2mL

해설 1mL = 100unit이므로 10unit = 0.1mL 즉 40unit를 투약하려면 0.4mL를 투약해야한다.

10. 수혈시 간호중재로 옳은 것은?

① 추가약물 투여시 혈액에 혼합한다.
② 다른 혈관을 확보하여 생리식염수를 주입한다.
③ 전혈 1pint를 6시간동안 주입하여야 한다.
④ 두 명의 간호사가 대상자 성명과 혈액형, 혈액번호, 혈액의 종류를 확인하고 서명한다.
⑤ 수혈부작용이 나타나면 의사에게 보고 후 중지한다.

해설
- 혈액형과 혈액의 종류, 혈액번호, 환자이름, 나이, 등록번호의 일치 여부 확인
  → 반드시 2명의 간호사가 확인하고 서명함
- 혈액은행으로부터 출고된 혈액은 최대한 신속히 수혈되어야 하고, 혈액제제는 세균증식의 위험 때문에 오랜 시간 실온에 방치해서는 안되며, 4시간 이내에 수혈을 마치는 것이 원칙이다.
- 18G~20G 혈관 카테터로 정맥천자를 시행하여 수혈세트의 Y자 관에 생리식염수를 연결하고 혈액 주입을 시작함(생리식염수는 수혈 부작용 시 대체 가능)
- 처음 15분간은 부작용이 가장 많이 나타나므로 15gtt로 주입하면서 주의 깊게 관찰. 부작용이 없다면 주입량을 증가시켜 4시간 이내에 수혈을 마치도록 함
- 수혈도중 혹은 수혈 후 90분 이내에 부작용의 증상이 하나 이상 동반되는 경우 즉시 수혈을 중단하고 담당의사에게 보고

정답 09. ② 10. ④

CHAPTER 06 욕창사정

1 상처의 종류

상처분류	종류	설명	원인	치유시 유의점
피부표면 파열 유무에 따라	개방성 상처	피부나 점막에 손상을 입은 상처	외과적 절개나 정맥 천자, 총상과 같은 날카로운 물건에 의한 상처	피부손상으로 인한 감염위험성 증가
	폐쇄성 상처	피부표면이 손상은 없으나 내부손상 있음	강타, 충격 또는 추락이나 공격, 자동차 사고와 같은 외상	연조직의 파괴, 내부조직의 손상 출혈이 있을 수 있음
원인에 따라	의도적 상처	치료나 처방 목적의 상처	외과적 절개, 천자, 정맥요법, 요추천자, 흉부천자, 복부천자 등	무균상태에서 시행되므로 감염의 기회가 최소화되고 치유가 빠름
	비의도적 상처	불의의 손상에 의한 상처	사고로 인한 상처 즉, 화상이나 칼에 의한 상처	균이 존재하는 상황에서 일어나며 감염위험이 높음
손상의 정도에 따라	표재성 상처	피부의 표피층에만 국한된 상처	찰과상, 1도, 2도 화상 등의 피부표면 마찰에 의한 상처	피부손상으로 감염률이 높아지나 손상 부위 밑에 있는 조직이나 기관에는 손상이 없으며 혈액 공급도 완전한 상태임
	자상	표피뿐만 아니라 진피 및 피하조직에 손상을 입은 상처	이물질인 기구로 신체 조직이 찔린 상처	감염률이 매우 높고 외출혈 뿐만 아니라 내출혈의 위험이 있으며 내장기관의 손상 가능성
	관통상 (천공)	표피, 진피층과 같은 조직 또는 기관까지 손상된 상처	이물질이 내장기관을 뚫고 나가 생긴 상처	감염률이 매우 높고 외출혈 뿐만 아니라 내출혈의 위험이 있으며 내장기관의 손상 가능성
청결 정도에 따라	청결한 상처	병원체가 없는 상처	소화기관, 호흡기관, 비뇨생식기 이외의 외과적 절개 상처	감염률이 낮음
	잠재적 상처	멸균상태로 시행했으나 신체강 내에 정상 균주가 있어 병원체가 존재하게 된 상처	소화기관 및 호흡기관, 비뇨생식기관 내의 외과적 상처	청결상처보다 감염의 위험률이 큼
	오염된 상처	미생물이 소규모로 존재하는 상황에서 일어난 상처	무균처리가 안된 상황에서 유발된 상처	조직이 건강하지 못하고 염증이 생기며 감염률이 매우 높음
	감염된 상처	상처 부위에 병원균이 존재하는 상처	병원체가 자라고 있는 오래된 상처나 장관 파열과 같이 감염된 곳을 절개한 외과적 상처	감염위험이 매우 높음, 천공된 기관에 따라 기능손상이 다름 (폐-산소공급결손, 대혈관-심각한 출혈, 소화기관-복막염)

상처의 모양에 따라	열상	상처 가장자리가 불규칙하게 찢겨진 상처	칼이나 기계, 유리 조각에 의한 산업재해 등으로 심한 손상을 받은 사고 상처	대부분 오염 물질에 의한 상처로서 상처의 길이가 합병증 유무를 결정 지음
	찰과상	마찰로 인하여 피부 표면이 긁히거나 벗겨지는 우연한 손상 또는 의도적 피부과적 치료	주로 넘어지게 되는 경우 생기며 무릎, 팔꿈치 부분에 많이 발생	노출된 피부표면이 오염됨으로써 감염의 위험이 높음
	타박상	신체의 일부분이 둔탁한 물건에 부딪힘으로써 생기는 폐쇄성 상처	외부 압력으로 인해 조직 내에 출혈이 발생하는 것(증상 : 부종, 피부색 변화, 통증)	조직 내의 국소출혈은 혈종을 형성할 수 있음 내부 장기의 경우 심각한 결과를 초래할 수 있음

2 상처치유과정 기출 18, 19, 21

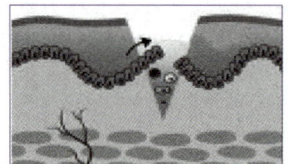

1) 응고 및 염증기

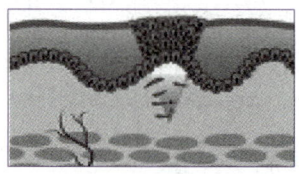

2) 조직 형성기

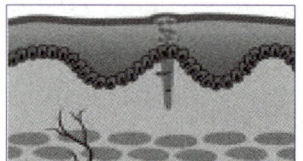

3) 조직 성숙기

[상처치유과정]

1) **지혈(응고, Hemostasis)**

   혈소판 응집, 혈관수축 : 조직 손상을 받았을 때 혈액 성분이 유출되며 즉각적으로 발생함
   ⇨ 곧 혈관확장과 모세혈관 투과성 증가로 삼출물(exudate) 형성

2) **염증기(Inflammation)** : 지혈 후 4~6일간 지속

   ① 백혈구와 대식세포가 상처부위로 이동(파편섭취와 성장인자방출 → 섬유모세포유인)
   ② 통증, 열, 발적, 부종, 약간의 체온상승, 백혈구 증가증 유발

3) **조직 형성기(증식기, proliferative phase)** : 몇 주간 지속

   ① 잘린 혈관이 상처 내에서 재생 : 상처부위에 산소와 영양분 공급
   ② 상처 아래 부드러운 덩어리가 육아조직(granulation tissue)으로 형성
   ③ 섬유모세포가 아교질을 합성하고 분비, 상피세포의 수와 이동을 증가하며 섬유소가 되어 응고됨
   ④ 얇은 상피세포가 상처전반에 형성됨(수축이 일어남)

4) **조직 성숙기(재형성기, Tissue remodeling)** : 3주 후 시작되어 몇 개월~몇 년간 지속됨

   ① 상처가장자리의 상피세포가 분열하면서 표피의 상피재생이 일어남
   ② 새로운 아교질이 상처부위를 덮고 압박하며 무혈관의 아교조직인 흉터(scar) 형성
   ③ **흉터는 정상조직보다 탄력이 적고 강도가 낮음** : 관절부위인 경우 움직임을 제한할 수 있음

3 상처사정

① 상처의 유형
② 배액 특성(색깔, 양, 냄새), 배양결과 등
③ 상처 상태(상처의 가장자리 모양, 삼출물 유무, 감염징후 등)
④ **피부** : 색깔변화
⑤ **배액관** : 배액관의 위치, 안정성, 개방성, 배액의 특성과 양
⑥ **통증** : 심한 불편감은 잠재적인 감염 문제가 있음을 의미
⑦ **혈액순환 정도** : 조직으로의 산소운반이 감소되어 상피세포 형성 및 교원질 합성에 변화, 치유속도 지연
⑧ 괴사조직의 양
⑨ 감염여부
⑩ 대상자의 건강상태(연령, 영양상태, 약물, 동반 질환, 면역 상태, 비만, 스트레스 등)
   - 예 스테로이드 약물 : 상처의 염증반응을 억제하여 치유 과정 지연
   - 예 스트레스 : 신체적, 심리적 스트레스는 카테콜아민 방출 → 혈관 수축, 상처 혈류순환 감소

4 상처치유의 합병증

1) 출혈(Bleeding)

상처 입은 즉시 나타나는 출혈은 정상이나, 지혈 기간 이후에 지속되는 출혈의 원인은 외과적 봉합이 풀렸거나 감염, 수술 부위의 응고 부전증 등에 의해 발생할 수 있으므로 관찰 필요

① 내출혈 : 증상 환부 주위의 팽창이나 부종, 저혈량으로 인한 쇼크징후(혈압강하, 빈맥, 호흡수 증가, 불안정, 과도발한 등)
② 외출혈 : 드레싱 시 혈액성 삼출액이 있는지 관찰, 수술 후 24~48시간 내에 출혈의 위험성이 가장 크므로 수술 상처를 특히 자주 관찰해야 함

2) 감염(Infection)

① 체온상승, 통증, 백혈구수의 증가, 상처가장자리의 발적과 부종, 농성 배액 등
② 노란색, 녹색, 갈색을 띠며 냄새나는 상처의 배액

3) 열개(Dehiscence)

① 피부층과 조직이 분리됨
② 상처 입은 후 3~11일 사이에 많이 발생
③ 원인 : 비만, 복부 수술환자의 경우에 기침이나 구토, 침상에서 일어날 때, 장액성 및 혈액성의 배출액이 증가할 때 등

4) 적출(Evisceration)

① 상처층이 분리되어 내장 장기들이 열려진 상처 밖으로 돌출되어 나온 것
② 외과적 수술을 요하는 응급 상태
③ 생리 식염수에 적신 멸균 소독 거즈를 돌출된 조직에 덮어주고, 즉시 의사에게 보고함

5) 누공(fistula)
① 두 기관 사이에 혹은 신체외부와 기관 사이에 비정상 통로로 교통됨을 의미
② 감염률이 높고, 체액손실로 인한 수분·전해질 불균형이 초래됨

5 욕창의 정의와 원인(Decubitus ulcer, bed sore)

1) 욕창의 정의 기출 17
① 특정한 부위에 지속적인 압력이 가해져 순환장애로 인해 조직이 손상된 상태
② 뼈 돌출 부위와 외피 사이의 연조직이 장기간 압박을 받을 때 혈액순환 장애를 일으켜 국소적으로 조직 괴사(necrosis)와 궤양(ulcer) 유발
③ 동맥모세혈관 종단부의 압력(32mmHg)의 두 배, 즉 70mmHg 이상으로 지속적 압력이 가해지면, 주변 세포들이 산소와 영양분 부족으로 조직 손상을 유발함
④ **호발 부위** : 대전자, 발뒤꿈치, 천골, 미골, 척추극상돌기, 무릎, 전면경골능, 후두골, 복사뼈 등
기출 17, 18

2) 욕창의 원인 기출 10, 18, 23

(1) 외재적 요인
① **체위에 따른 피부의 압력** : 30mmHg 이상의 압력은 혈류량을 감소시킴
  - 압력의 크기보다 압력이 주어진 기간이 욕창발생에 더 중요한 영향을 미침
  - 넓은 부위에 가해지는 압력보다 좁은 부위에 가해지는 압력이 조직 손상 큼
  - 높은 압력에 단시간 노출되는 것보다 낮은 압력에 장시간 노출될 때 욕창이 더 잘 발생함
  - 낮은 압력이라도 장시간 노출되면 욕창이 발생할 수 있다는 것을 간호사는 알고 간호해야 함
② **마찰** : 표면 사이에서 서로 반대로 움직이는 힘으로 마찰은 피부의 찰과상을 유발하여 혈관 손상 유발
③ **응전력(전단력, Shearing force)** : 압력과 마찰력이 합쳐진 물리적인 힘
  조직의 한층이 다른 층 위로 미끄러질 때 생김

(2) 내재적 요인
① **영양부족** : 저단백혈증, 전해질 불균형, 비타민 C 결핍, 빈혈 등(영양 및 산소 공급이 불충분한 세포는 손상이 쉽고, 치유가 지연됨)
② **연령** : 고령의 경우 피부조직이 얇아져서 쉽게 발생
③ **습기** : 변실금, 요실금(습한 피부조직은 탄력성이 감소하고 압력과 마찰에 의해 쉽게 상해를 받게 됨)
④ **피부감각 부재** : 압력에 대한 불편감 부재
⑤ **부동** : 무의식, 마비, 인지장애, 골절 등의 상황에서 발생가능
⑥ **혈압 및 혈관 질환** : 쇼크, 저혈압, 당뇨병 등은 모세혈관에 손상 줌

6 욕창의 단계 기출 06, 07, 09, 19, 20, 24, 25

일시적인 순환장애 : 발적 → 심부 조직의 괴사 → 광범위한 궤양, 감염

1) **1단계** : 발적은 있으나 피부 손상은 없음, 촉진 시 창백해지지 않는 홍반 형성, 피부 온감, 부종
2) **2단계** : 표피와 진피의 일부 손상, slough 없이 얕게 파인 다홍색 상처, 표재성 궤양, 수포, 찰과상 있음
3) **3단계** : 피부의 전층을 상실한 상태, 피하지방은 보이나 뼈, 건, 근육 노출 전, 잠식, 터널형성가능
4) **4단계** : 광범위한 손상과 조직괴사를 포함한 완전 피부상실(뼈, 건, 근육까지 침범), 피부의 결손, 침식, 공동 형성
5) **미분류단계** : 상처의 기저부가 딱지와 가피로 덮여있어 충분히 이들을 제거할 때까지 판단을 보류
6) **심부조직손상 단계** : 압력이나 전단력으로 피부의 일부가 보라색 또는 적갈색으로 변색되거나 혈액이 찬 수포발생 → 미분류 욕창 → 3,4단계 욕창으로 발전함

CHAPTER 07 욕창 간호

1 드레싱

1) 목적 : 상처가 미생물에 노출되지 않도록 보호, 지혈 촉진, 상처 배액 촉진, 괴사 조직 제거

2) 드레싱 교환 원칙 기출 25

① 외과적 무균술 적용
② 드레싱 부위의 배액, 특성 등 관찰
③ 드레싱 순서
  - 오염이 덜 된 부위 → 오염된 부위 순으로 상처 소독
  - 수술절개부위 → 주변 피부
  - 배액부위 → 주변 조직으로 원을 그리며 바깥으로
④ 반창고 제거 시 피부를 누르며 상처 쪽으로 당겨 불편감 완화

3) 상처 세척

(1) 목적

① 삼출물과 괴사조직 제거
② 냉·온 요법을 적용하여 상처 치유 촉진
③ 상처부위의 항생제 같은 약물의 도포

(2) 방법

① 대상자의 피부 상처 범위, 배액양과 색깔, 냄새, 감염징후, 통증을 사정함
② 체온 정도의 따뜻한 멸균세척용액을 준비(생리식염수, 37℃) : 따뜻한 용액은 환자를 편안하게 하고 조직의 혈관수축을 감소시키며 세포의 유사분열활동과 성장에 적합한 온도인 정상체온정도를 유지하기 위함임
③ 주사기에 세척용액을 담아서 상처 2.5cm 위에서 일정한 속도로 천천히 지속적으로 흐르도록 하면서 상처 전체를 세척함
④ 세척용액이 깨끗해질 때까지 주사기로 세척을 계속함
  → 육아조직 손상 방지, 괴사조직 제거 및 상처 치유 촉진 목적

4) 상처 드레싱의 종류 기출 10, 12, 13, 16

거즈 드레싱	• 헝겊섬유로 짜여진 것으로 흡수가 잘 됨 • 혈액이나 삼출물이 배액되는 초기상처를 덮는데 좋음 • 단점 : 상처를 사정할 수 없고 상처부위에 연고를 바르지 않고 드레싱을 하면 육아조직이 헝겊 섬유에 붙어 조직손상 유발	
	건조 드레싱	습포 드레싱
	• 상처를 깨끗이 하여 병원균의 침입 방지 • 외과적 절개부, 출혈부위 • 분비물이 적고 1차 유합으로 치유되는 상처	• 상처를 깨끗이 하여 병원균의 침입 방지 • 깊은 상처에 packing • 괴사조직 제거
투명드레싱	• 접착력이 있는 비흡수 드레싱, 표재성 상처 관리 • IV site, c-line드레싱, 표재성 상처, 1단계 욕창 • 장점 : 드레싱을 제거하지 않고도 상처를 사정할 수 있음. 거즈보다 얇고 고정을 위해 테이프를 사용하지 않아도 됨 • 단점 : 흡수성이 낮아 삼출물이 많은 상처에는 부적합함	
하이드로 콜로이드 드레싱 기출 12, 13	• 불투명하고 접착성이 있으며 공기와 물을 통과시키지 않는 드레싱 • 장점 : 주변의 분비물이 상처로 유입되는 것을 방지해 줌, 세포의 성장을 빠르게 하며 상처치유를 촉진시킴 • 청결한 2단계나 감염되지 않은 3단계 욕창 • 상처의 환경을 촉촉하게 유지하여 1~3일 유지 가능	
하이드로 겔 드레싱 (Hydro-gel dressing) 기출 12, 13	• 괴사조직을 수화하여 육아와 상피세포에 손상없이 자연분해를 촉진 • 욕창, 찢어진 부위 • 장점 : 깊은 상처의 사강을 감소시켜주며 세척이 용이 • 단점 : 고정하기 위한 2차 드레싱이 필요	
폼(foam) 드레싱	• 스펀지와 같이 흡수하는 성질의 드레싱 • 삼출물이 있는 상처 • 단점 : 고정하기 위한 2차 드레싱 필요	
칼슘 알지네이트 드레싱 (Calcium alginate dressing) 기출 11, 16	• 삼출물을 흡수하여 상처표면에 젤 형성 • 상처의 사강을 줄이기 위한 packing용으로 사용 가능 • 지혈성분 함유로 출혈성 상처의 지혈을 촉진 • 장점 : 삼출물의 흡수력이 뛰어남 • 단점 : 2차 드레싱이 필요	

2 욕창의 간호중재

욕창은 환자의 불편감, 변형, 삶의 질 저하, 의료비 지출 등의 면에서 대가가 크고 치료에 많은 고통이 따르므로 고위험대상을 사정하여 집중적인 관찰과 간호로 발생하기 전에 예방하는 것과 조기에 발견하는 것이 가장 중요하다.

1) **욕창의 예방** 기출 08, 18, 19, 20, 21, 22, 24

   ① 2~3시간마다 체위변경, 압박부위 지지
   ② 올바른 신체선열
   - 압박 부위의 압력 경감을 위한 베개 사용
   - 응전력의 발생을 예방하기 위해 침상머리 30° 이상 높이지 않도록 함
   ③ 마사지, 영양공급, 능동적 혹은 수동적 관절운동 제공
   - 강한 마사지는 자극이 되므로 금지함, 뼈 돌출부위의 마사지는 피함
   - 적절한 마사지와 운동은 국소적인 순환증진 효과를 가져와 정맥귀환이 증진 됨
   ④ 물침대 및 Air mattress 사용, 체위변경 시 끌기보다는 들어 올림
   ⑤ 도넛 모양이나 링 모양의 쿠션사용은 국소 압력을 증가시켜 바람직하지 않음

2) **욕창의 치료** 기출 08, 15

   원칙 : 괴사조직은 촉촉하게 습윤 상태를 유지하고 주변 조직은 건조하게 유지함

   (1) 괴사조직 제거(데브리망, debridement)

   ① 생리식염수 거즈(Wet-to-dry dressing)
   ② 효소제제 : 괴사조직 제거함(Elase, Travase)
   ③ 월풀 목욕
   ④ 수술 : 일차봉합, 피부이식

   (2) 욕창부위에 직접적 압박 피하기

   (3) 적어도 2시간마다 체위변경하기

   (4) 욕창부위 세척 → 매일

   ① 외과적 무균술로 세척 후 드레싱
   ② 상처를 습기 있게 유지하는 드레싱 사용
   ③ 궤양 주변 피부는 손상받기 쉬우므로 건조 상태를 유지
   ④ 상처 표면은 반습기 있는 드레싱
   ⑤ 삼출물을 흡수하는 드레싱 사용
   ⑥ 삼출물이 있는 경우 박테리아혈증을 예방하기 위해 항생제 사용

   (5) 욕창 단계별 드레싱 기출 12, 13, 15

욕창단계	드레싱법
단계 1	드레싱이 없거나, 투명 드레싱·하이드로 콜로이드 사용
단계 2	투명드레싱, 하이드로 콜로이드 사용
단계 3	삼출물이 적은 경우 : 하이드로 콜로이드+하이드로 겔 삼출물이 많은 경우 : 칼슘 알지네이트 팩킹
단계 4	하이드로 콜로이드+하이드로 겔+칼슘 알지네이트 팩킹

3 상처지지 : 붕대법과 바인더 기출 14

1) 붕대법의 목적

① 신체 부위에 압박을 가하여 편안감과 지혈에 도움
② 상처 또는 외과적 절개부위 지지
③ 부목 지지
④ 견인 유지
⑤ 관절부위 고정

2) 붕대적용원칙

원칙	이론적 근거
• 정상적인 해부학적 선열의 편안한 체위로 붕대를 감음 • 사지에 붕대를 감을 때는 먼저 원위부에서 시작하여 몸체 쪽으로 감음 • 균등한 압력으로 단단히 감고, 과도하게 붕대가 겹치는 것 피함 • 혈액순환 상태를 관찰할 수 있도록 신체부위 말단을 노출시켜 놓기(냉감, 창백, 부종, 저림 등) • 뼈 돌출 부위는 거즈나 면 패드 적용 • 상처 위나 민감한 부위에는 매듭 고정 피함	• 기형이나 손상의 위험 줄임 • 정맥귀환을 촉진시키고 부종 또는 순환부전의 위험성 줄임 • 국소적 압력은 순환장애를 유발함 • 국소적 압력에 의한 순환장애를 관찰하기 위함 • 피부 손상 방지 • 상처부위의 국소적 압력이나 피부 자극 제한

3) 붕대법의 종류 기출 14

① 환행대 : 붕대의 시작과 끝맺음시 적용하는 것으로 같은 부위를 겹치게 감는 법
② 나선대 : 굵기가 고른 신체부위에 적용하며 사선으로 겹치게 감음(상박, 대퇴부)
③ 나선 절전대 : 굵기가 고르지 못한 신체부위에 적용(전박, 하지)
④ 8자대 : 관절이나 돌출부위에 적용(슬관절, 주관절, 발목)
⑤ 회귀붕대법 : 손끝, 머리, 발끝 같은 말단 부위

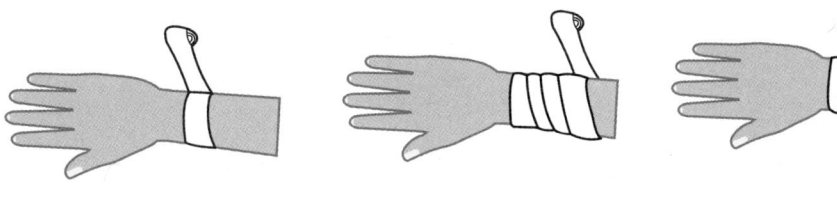

A. 환행대　　　　　B. 나선대　　　　　C. 나선절전대

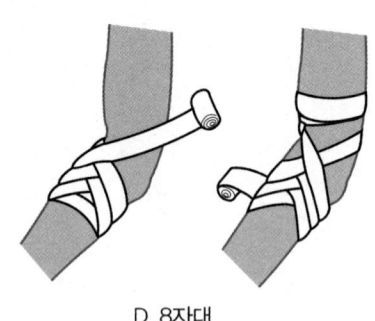
D. 8자대

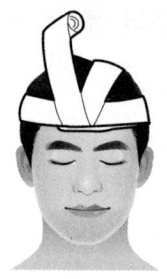
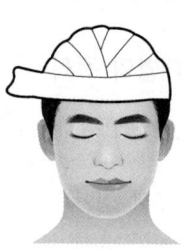
E. 회귀대

[붕대법]

4) 바인더 종류

① **유방 바인더(breast binder)** : 유방수술 후 유방지지, 산후 유즙분비 감소 유도 시
② **복부 바인더(abdominal binder)** : 기침이나 움직임으로 복부 절개 부위에 긴장이나 자극이 주어지는 것 피함, 상처 지지
③ **T 바인더(T-binder)** : 항문 부위와 회음부 드레싱 고정
④ **삼각건** : 염좌 또는 골절된 팔을 지지
⑤ **흉부 복대(chest binder)** : 흉벽 지지, 늑골 골절시 늑골 고정, 흉벽 운동 억제로 인한 호흡곤란 확인
⑥ **4-tailed binder** : 턱을 고정할 때 사용, 두 꼬리는 머리 위로, 두 꼬리는 후두부로 묶도록 함
⑦ **몽고메리 반창고** : 드레싱 교환이 잦은 경우 상처의 피부자극을 막기 위해

CHAPTER 6~7 욕창 사정 및 간호

01. 좌위로 있던 환자가 침상발치로 미끄러지고 있는 것을 발견하고 간호사가 침상머리를 30도 이하로 낮춰 주었다면 근거는?

① 전단력 감소
② 혈액의 순환 감소
③ 압력증가
④ 부종완화
⑤ 출혈예방

해설 [욕창의 외재적 요인]
- 체위에 따른 피부의 압력
- 마찰 : 표면 사이에서 서로 반대로 움직이는 힘으로 마찰은 피부의 찰과상을 유발하여 혈관 손상 유발
- 응전력(전단력, Shearing force) : 압력과 마찰력이 합쳐진 물리적인 힘
- 조직의 한층이 다른 층위로 미끄러질 때 생김

02. 요실금을 보이는 무의식환자의 욕창예방을 위한 간호로 옳은 것은?

① 좌위를 취해준다.
② 도넛모양 쿠션을 적용한다.
③ 실금에 노출된 피부에 습기방지연고를 적용한다.
④ 발적 부위는 더 주의하여 마사지한다.
⑤ 침상 가장 자리로 끌어당겨 홑이불을 교환해준다.

해설 [욕창의 예방]
- 2~3시간마다 체위변경, 압박부위 지지
- 압박 부위의 압력 경감을 위한 베개 사용
- 응전력의 발생을 예방하기 위해 침상머리 30° 이상 높이지 않도록 함
- 강한 마사지는 자극이 되므로 금지함, 뼈 돌출부위의 마사지는 피함
- 적절한 마사지와 운동은 국소적인 순환증진 효과를 가져와 정맥귀환이 증진 됨
- 물침대 및 Air mattress 사용, 체위변경 시 끌기보다는 들어 올림
- 도넛 모양이나 링 모양의 쿠션사용은 국소 압력을 증가시켜 바람직하지 않음

01. ① 02. ③

03. 발적, 체온상승, 식균작용, 혈중백혈구증가 같은 현상이 있는 상처치유과정은?

① 삼출물형성과정
② 혈관과 세포의 염증과정
③ 새로운 혈관의 생성과정
④ 육아조직형성과정
⑤ 상피세포화과정

해설 [상처치유과정]
- 지혈(Hemostasis)
  혈소판 응집, 혈관수축 → 곧 혈관확장과 모세혈관 투과성 증가로 삼출물(exudate) 형성
- 염증기(Inflammation)
  백혈구와 대식세포가 상처부위로 이동 → 통증, 열, 발적, 부종, 약간의 체온상승, 백혈구 증가증 유발
- 조직 형성기(증식기, proliferative phase)
  잘린 혈관이 상처 내에서 재생 : 상처부위에 산소와 영양분 공급
  → 상처 아래 부드러운 덩어리가 육아조직(granulation tissue)으로 형성
  → 섬유모세포가 아교질을 합성하고 분비, 상피세포의 수와 이동을 증가하며 섬유소가 되어 응고됨
  → 얇은 상피세포가 상처전반에 형성됨(수축이 일어남)
- 조직 성숙기(재형성기, Tissue remodeling)
  상처가장자리의 상피세포가 분열하면서 표피의 상피재생이 일어남
  → 새로운 아교질이 상처부위를 덮고 압박하며 무혈관의 아교조직인 흉터(scar) 형성
  → 흉터는 정상조직보다 탄력이 적고 강도가 낮음 : 관절부위인 경우 움직임을 제한할 수 있음

04. 거동이 불가능하여 침상에 누워 지내야 하는 노인환자의 욕창예방으로 옳은 것은?

① 체위변경을 1일 3회 시행한다.
② 변경시마다 욕창호발부위를 마사지 한다.
③ 침상머리는 50° 이상 올린다.
④ 실금에 노출된 피부는 냉습포를 적용한다.
⑤ 발뒤꿈치는 바닥에 닿지 않도록 보호대를 한다.

05. 욕창예방 간호중재로 옳은 것은?

① 영양상태를 주기적으로 체크한다.
② 침상머리를 올려서 전단력을 높여준다.
③ 체위 변경 시 뼈 돌출부위를 마사지한다.
④ 도넛모양 쿠션을 엉덩이에 적용한다.
⑤ 기저귀 교환 시 알코올 세정제로 닦아준다.

정답 03. ② 04. ⑤ 05. ①

06. 피부의 전층을 상실한 상태로 피하지방은 보이나 뼈, 건, 근육은 노출되지 않았으며 잠식, 터널형성이 되었다면 욕창의 단계는?

① 1단계 ② 2단계
③ 3단계 ④ 4단계
⑤ 심부조직손상단계

해설 [욕창의 단계]
- 1단계 : 발적은 있으나 피부 손상은 없음, 촉진 시 창백해지지 않는 홍반 형성, 피부 온감, 부종발생
- 2단계 : 표피와 진피의 일부 손상. slough(딱지, 부육, 가피)없이 얕게 파인 다홍색 상처, 표재성 궤양, 수포, 찰과상 있음
- 3단계 : 피부의 전층을 상실한 상태, 피하지방은 보이나 뼈, 건, 근육 노출 전, 잠식, 터널형성가능
- 4단계 : 광범위한 손상과 조직괴사를 포함한 완전 피부상실(뼈, 건, 근육까지 침범), 피부의 결손, 침식, 공동 형성
- 미분류 단계 : 상처의 기저부가 딱지와 가피로 덮여있어 충분히 이들을 제거할 때까지 판단을 보류
- 심부조직손상 단계 : 압력이나 전단력으로 피부의 일부가 보라색 또는 적갈색으로 변색되거나 혈액이 찬 수포발생 → 미분류 욕창 → 3,4단계 욕창으로 발전함

07. 압력이 가해진 부위에 발적이 발생하였고 발적부분을 손으로 눌러도 색변화가 없을 때 간호중재는?

① 드레싱적용 ② 체위변경
③ 마사지 ④ 통목욕 권장
⑤ 화상드레싱

해설 욕창의 초기단계에 해당하므로 마사지나 압력은 절대 금하며 병변이 더 이상 체위로 압력받지 않도록 주의하며 체위변경을 실시한다.
[욕창의 단계]
일시적인 순환장애 : 발적 → 심부 조직의 괴사 → 광범위한 궤양, 감염
- 1단계 : 발적은 있으나 피부 손상은 없음, 촉진 시 창백해지지 않는 홍반 형성, 피부 온감, 부종
- 2단계 : 표피와 진피의 일부 손상. slough없이 얕게 파인 다홍색 상처, 표재성 궤양, 수포, 찰과상 있음
- 3단계 : 피부의 전층을 상실한 상태, 피하지방은 보이나 뼈, 건, 근육 노출 전, 잠식, 터널형성가능
- 4단계 : 광범위한 손상과 조직괴사를 포함한 완전 피부상실(뼈, 건, 근육까지 침범), 피부의 결손, 침식, 공동 형성
- 미분류 단계 : 상처의 기저부가 딱지와 가피로 덮여있어 충분히 이들을 제거할 때까지 판단을 보류
- 심부조직손상 단계 : 압력이나 전단력으로 피부의 일부가 보라색 또는 적갈색으로 변색되거나 혈액이 찬 수포발생 → 미분류 욕창 → 3,4단계 욕창으로 발전함

08. 상처에 자극이 없고 화상이나 궤양이나 욕창같은 2차 유합에 의해 치유되는 상처를 위한 드레싱의 종류는?

① Dry-to-dry(건조대 건조) ② Wet-to-dry(습기대 건조)
③ Wet-to-wet(습기대 습기) ④ Wet-to-damp(습기대 반건조)
⑤ Film dressing(투명드레싱)

06. ③ 07. ② 08. ②

> **해설**

종류	목적	특징
Dry-to-dry (건조대 건조)	상처보호, 배액이 거의 없을 때, 1차유합상처 찰과상, 배액관 없는 수술절개상처	상처표면을 덮는 면 거즈
Wet-to-dry (습기대 건조)	화상, 욕창, 궤양, 2차유합상처, 깊이 패인 상처에서 상처부스러기나 괴사조직제거 필요할 때	창상을 습윤상태로 유지 하이드로 콜로이드
Wet-to-wet (습기대 습기)	삼출물희석 위해 상처표면이 치유되는 상처에 사용	상처표면에 항균용액이나 생리식염수로 적신 거즈
Wet-to-damp (습기대 반건조)	패킹거즈 제거시 상처부스러기 제거	젖은 거즈로 패킹 후 마른 거즈로 덮어줌
Film dressing (투명드레싱)	상처보호, 정맥주사부위	상처를 관찰할 수 있다.

09. 욕창의 위험이 높은 대상자는?

① 충수돌기절제술을 한 70대 남자
② 자간증으로 침상안정중인 30대 여자
③ 심한 호흡곤란을 호소하는 60대 남자
④ 뇌출혈로 무의식인 20대 남자
⑤ 급성심근경색으로 관상동맥 스텐드시술을 받은 80대 여자

> **해설** [욕창위험이 높은 대상자]
> - 영양부족 : 저단백혈증, 전해질 불균형, 비타민 C 결핍, 빈혈 등(영양 및 산소 공급이 불충분한 세포는 손상이 쉽고, 치유가 지연됨)
> - 연령 : 고령의 경우 피부조직이 얇아져서 쉽게 발생
> - 습기 : 변실금, 요실금(습한 피부조직은 탄력성이 감소하고 압력과 마찰에 의해 쉽게 상해를 받게 됨)
> - 피부감각 부재 : 압력에 대한 불편감 부재
> - 부동 : 무의식, 마비, 인지장애, 골절 등의 상황에서 발생가능
> - 혈압 및 혈관 질환 : 쇼크, 저혈압, 당뇨병 등은 모세혈관에 손상 줌

10. 욕창 고위험 대상자를 2시간마다 체위변경을 시행하는 근거는?

① 통증완화 ② 흡인예방
③ 혈액순환촉진 ④ 피부탄력유지
⑤ 세포의 영양공급 억제

> **해설** 체위에 따른 피부의 압력 : 30mmHg 이상의 압력은 혈류량을 감소시킴
> - 압력의 크기보다 압력이 주어진 기간이 욕창발생에 더 중요한 영향을 미침
> - 넓은 부위에 가해지는 압력보다 좁은 부위에 가해지는 압력이 조직 손상 큼
> - 높은 압력에 단시간 노출되는 것보다 낮은 압력에 장시간 노출될 때 욕창이 더 잘 발생함
> - 낮은 압력이라도 장시간 노출되면 욕창이 발생할 수 있다는 것을 간호사는 알고 간호해야 함

정답 09. ④ 10. ③